Operative Otolaryngology
Head and Neck Surgery

Volume 1

Second Edition

耳鼻咽喉头颈外科手术学

上 卷

第2版

主　　编　〔美〕尤金·N.迈尔斯

主　　译　倪道凤　陶泽璋　张秋航　杨大章

副 主 译　尹金淑　刘剑锋

学术秘书　刘剑锋

天津出版传媒集团

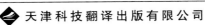

天津科技翻译出版有限公司

著作权合同登记号：图字：02 - 2013 - 226

图书在版编目（CIP）数据

耳鼻咽喉头颈外科手术学/（美）尤金·N. 迈尔斯（Eugene N. Myers）主编；倪道凤等译. —天津：天津科技翻译出版有限公司，2017.2
书名原文：Operative Otolaryngology：Head and Neck Surgery
ISBN 978 - 7 - 5433 - 3657 - 5

Ⅰ. ①耳…　Ⅱ. ①尤…　②倪…　Ⅲ. ①耳鼻喉外科手术　②头部 - 外科手术　③颈 - 外科手术　Ⅳ. ①R762 ②R65

中国版本图书馆 CIP 数据核字（2016）第 298879 号

Elsevier：3 Killiney Road，#08 - 01 Winsland House I，Singapore 239519，Tel：（65）6349 - 0200，Fax：（65）6733 - 1817

授权单位：Elsevier（Singapore）Pte Ltd.
出　　版：天津科技翻译出版有限公司
出 版 人：刘 庆
地　　址：天津市南开区白堤路 244 号
邮政编码：300192
电　　话：（022）87894896
传　　真：（022）87895650
网　　址：www. tsttpc. com
印　　刷：山东鸿君杰文化发展有限公司
发　　行：全国新华书店
版本记录：889×1194　16 开本　82 印张　1800 千字
　　　　　2017 年 2 月第 1 版　2017 年 2 月第 1 次印刷
　　　　　定价：880.00 元（上下卷）

翻译委员会名单

翻译委员会名单（按姓氏汉语拼音排序）

柴 亮	副主任医师	浙江大学医学院附属第一医院耳鼻咽喉科
陈 敏	副主任医师	首都医科大学附属北京儿童医院耳鼻咽喉头颈外科
陈建军	副主任医师,副教授	华中科技大学同济医学院附属协和医院耳鼻咽喉科
陈始明	副主任医师,副教授	武汉大学人民医院耳鼻咽喉科
陈晓巍	主任医师	中国医学科学院北京协和医院耳鼻咽喉科
陈志宏	副主任医师	福建医科大学附属第一医院耳鼻咽喉头颈外科
程 庆	副主任医师	华中科技大学同济医学院附属协和医院耳鼻咽喉科
程靖宁	副主任医师	中日友好医院耳鼻咽喉科
冯 云	副主任医师	中日友好医院耳鼻咽喉科
冯国栋	副主任医师	中国医学科学院北京协和医院耳鼻咽喉科
高占巍	副主任医师	中日友好医院整形外科
顾凤明	副主任医师	复旦大学附属眼耳鼻喉科医院耳鼻咽喉科
韩 军	副主任医师	中日友好医院耳鼻咽喉科
韩红蕾	副主任医师	中日友好医院耳鼻咽喉科
胡晓根	副主任医师	中日友好医院整形外科
华清泉	教授	武汉大学人民医院耳鼻咽喉头颈外科
李 明	主任医师,教授	上海中医药大学附属岳阳医院耳鼻咽喉科
李 原	主任医师	中日友好医院耳鼻咽喉科
李予鲁	主任医师	北京隆福医院耳鼻咽喉科
林 昶	主任医师	福建医科大学附属第一医院耳鼻咽喉头颈外科
刘丹丹	主任医师	中日友好医院耳鼻咽喉科
刘剑锋	副主任医师	中日友好医院耳鼻咽喉科
刘希云	主任医师	首都医科大学附属北京世纪坛医院口腔科
刘业海	教授,主任医师	安徽医科大学第一附属医院耳鼻咽喉头颈外科
罗克强	主任医师	中日友好医院耳鼻咽喉科
吕秋萍	主任医师	中日友好医院耳鼻咽喉科
倪道凤	主任医师,教授	中国医学科学院北京协和医院耳鼻咽喉科
潘宏光	主任医师	深圳市儿童医院耳鼻咽喉科

商莹莹	副主任医师	中国医学科学院北京协和医院耳鼻咽喉科
尚政军	主任医师,教授	武汉大学口腔医院口腔颌面外科
孙 彦	教授	青岛大学附属医院耳鼻咽喉头颈外科
孙敬武	教授	安徽省立医院耳鼻咽喉头颈外科
陶泽璋	主任医师,教授	武汉大学人民医院耳鼻咽喉科
王 剑	副主任医师	中国医学科学院北京协和医院耳鼻咽喉科
王成元	副主任医师	中日友好医院耳鼻咽喉科
王志军	主任医师	中日友好医院眼科
夏 寅	主任医师	首都医科大学附属北京天坛医院耳鼻咽喉科
谢 洪	副主任医师	首都医科大学附属北京世纪坛医院耳鼻咽喉头颈外科
许 昱	主任医师,教授	武汉大学人民医院耳鼻咽喉科
杨 华	主任医师,教授	中国医学科学院北京协和医院耳鼻咽喉科
杨大章	主任医师	中日友好医院耳鼻咽喉科
尹金淑	主任医师,教授	首都医科大学附属北京世纪坛医院耳鼻咽喉头颈外科
于炎冰	主任医师	中日友好医院神经外科
余日月	主任医师	首都医科大学附属北京世纪坛医院口腔科
喻 妮	主任医师	中日友好医院耳鼻咽喉科
张 韬	教授	中国医学科学院北京协和医院口腔颌面外科
张剑宁	副主任医师	上海中医药大学附属岳阳医院耳鼻咽喉科
张立红	主任医师	北京大学人民医院耳鼻咽喉科
张秋航	主任医师,教授	首都医科大学附属宣武医院耳鼻咽喉头颈外科
张亚梅	主任医师	首都医科大学附属北京儿童医院耳鼻咽喉头颈外科
周新文	副主任医师	首都医科大学附属北京世纪坛医院口腔科

参加翻译人员名单

参加翻译人员名单（按姓氏汉语拼音排序）

白　娟	主治医师	首都医科大学附属北京世纪坛医院耳鼻咽喉头颈外科
陈　波	医师	中日友好医院整形外科
陈　晨	主治医师	武汉大学人民医院耳鼻咽喉头颈外科
陈　剑	主治医师	中日友好医院耳鼻咽喉科
陈　柳	硕士研究生	武汉大学人民医院耳鼻咽喉头颈外科
邓玉琴	主治医师	武汉大学人民医院耳鼻咽喉头颈外科
樊　悦	住院医师	中国医学科学院北京协和医院耳鼻咽喉科
付　涛	副教授	青岛大学附属医院耳鼻咽喉头颈外科
高　彦	住院医师	首都医科大学宣武医院耳鼻咽喉头颈外科
葛瑞锋	副教授	青岛大学附属医院耳鼻咽喉头颈外科
关　静	医师	中国人民解放军总医院耳鼻咽喉头颈外科,解放军耳鼻咽喉研究所
管红霞	硕士研究生	武汉大学人民医院耳鼻咽喉头颈外科
韩继波	主治医师	武汉大学人民医院耳鼻咽喉头颈外科
何双八	副教授	安徽省立医院耳鼻咽喉头颈外科
胡志华	硕士研究生	武汉大学人民医院耳鼻咽喉头颈外科
华　辉	副教授	青岛大学附属医院耳鼻咽喉头颈外科
黄沂传	副主任医师	青岛大学附属医院耳鼻咽喉头颈外科
姬　巍	主治医师	首都医科大学附属北京世纪坛医院耳鼻咽喉头颈外科
李全成	医师	浙江大学医学院附属第一医院耳鼻咽喉科
林功标	副主任医师	福建医科大学附属第一医院耳鼻咽喉头颈外科
刘　江	主治医师	中日友好医院神经外科
刘艾竹	住院医师	首都医科大学附属北京世纪坛医院耳鼻咽喉头颈外科
罗　静	医师	安徽省立医院耳鼻咽喉头颈外科
吕　勇	住院医师	中日友好医院耳鼻咽喉科
倪耀峰	主治医师	首都医科大学附属北京世纪坛医院口腔科
彭振兴	主治医师	北京民航总医院耳鼻咽喉头颈外科

邱 杰	副教授	青岛大学附属医院耳鼻咽喉头颈外科
邵晓琳	住院医师	中国医学科学院北京协和医院口腔颌面外科
盛建飞	主治医师	武汉大学人民医院耳鼻咽喉头颈外科
唐 琦	硕士研究生	中国医学科学院北京协和医院耳鼻咽喉科
王 禧	主治医师	中日友好医院病理科
王 佳	主治医师	首都医科大学附属北京世纪坛医院耳鼻咽喉头颈外科
王 萌	医师	武汉大学口腔医院口腔颌面外科
王 珍	主治医师	中国医学科学院北京协和医院耳鼻咽喉科
王晓琳	住院医师	首都医科大学附属北京世纪坛医院口腔科
王晓巍	主治医师	中国医学科学院北京协和医院耳鼻咽喉科
王艺贝	硕士研究生	中国医学科学院北京协和医院耳鼻咽喉科
王宇光	研究生	北京大学人民医院耳鼻咽喉科
许 珍	住院医师	武汉大学人民医院耳鼻咽喉头颈外科
许 智	医师	武汉大学口腔医院口腔颌面外科
严钰洁	医师	中日友好医院眼科
晏挺林	医师	武汉大学口腔医院口腔颌面外科
伊海金	副主任医师	首都医科大学附属北京天坛医院耳鼻咽喉科
张志利	医师	浙江大学医学院附属第一医院耳鼻咽喉科
张志敏	硕士研究生	武汉大学人民医院耳鼻咽喉头颈外科
赵 宇	住院医师	中日友好医院耳鼻咽喉科
赵建辉	住院医师	中日友好医院耳鼻咽喉科
赵小平	医师	武汉大学口腔医院口腔颌面外科
赵一馨	研究生	北京大学人民医院耳鼻咽喉科
祝园平	主治医师	武汉大学人民医院耳鼻咽喉头颈外科
邹琦娟	主治医师	首都医科大学附属北京同仁医院耳鼻咽喉头颈外科

Stephanie Moody Antonio, MD
Assistant Professor, Department of Otolaryngology, Eastern Virginia Medical School, Norfolk, Virginia
Chapter 123

Jeffrey Balzer, PhD
Associate Professor, Department of Neurological Surgery, University of Pittsburgh School of Medicine; University of Pittsburgh Medical Center, Pittsburgh, Pennsylvania
Chapter 130

Thomas W. Braun, DMD, PhD
Professor and Dean, Department of Oral and Maxillofacial Surgery, University of Pittsburgh School of Dental Medicine; Chair, Department of Dental Medicine, UPMC Presbyterian-Shadyside, Pittsburgh, Pennsylvania
Chapter 21

John F. Caccamese, Jr., DMD, MD, FACS
Assistant Professor and Residency Program Director, Department of Oral and Maxillofacial Surgery, University of Maryland Medical Center, R. Adams Cowley Shock Trauma Center, Baltimore, Maryland
Chapter 91

Ricardo L. Carrau, MD, FACS
Professor, Department of Otolaryngology, University of Pittsburgh School of Medicine; University of Pittsburgh Medical Center, Pittsburgh, Pennsylvania
Chapters 2, 6, 15, 18, 20, 30, 42, 45, 52, 53, 54, 70, 96, 100, 101, 103, 104, 105, 106

C. Y. Joseph Chang, MD
Clinical Professor, Department of Otolaryngology–Head and Neck Surgery, University of Texas-Houston Medical School; University of Texas-Houston Medical Center, Houston, Texas
Chapter 123

Bernard J. Costello, DMD, MD, FACS
Assistant Professor and Program Director, Department of Oral and Maxillofacial Surgery, University of Pittsburgh School of Dental Medicine; Chief, Pediatric Oral and Maxillofacial Surgery, Children's Hospital of Pittsburgh, Pittsburgh, Pennsylvania
Chapters 83, 91

Frederic W.-B. Deleyiannis, MD, MPhil, MPH
Associate Professor of Plastic and Reconstructive Surgery, Departments of Surgery and Otolaryngology, University of Pittsburgh School of Medicine, Pittsburgh, Pennsylvania
Chapters 81, 87

David E. Eibling, MD, FACS
Professor, Department of Otolaryngology, University of Pittsburgh School of Medicine, Pittsburgh, Pennsylvania
Chapters 8, 33, 35, 48, 49, 50, 57, 67, 78

Johnathan A. Engh, MD
Assistant Professor, Department of Neurological Surgery, University of Pittsburgh School of Medicine, Pittsburgh, Pennsylvania
Chapter 130

Berrylin J. Ferguson, MD, FACS
Associate Professor, Department of Otolaryngology, University of Pittsburgh School of Medicine; Director, Division of Sino-Nasal Disorders and Allergy, University of Pittsburgh Medical Center, Pittsburgh, Pennsylvania
Chapters 1, 3, 12, 19

Robert L. Ferris, MD, PhD, FACS
Associate Professor, Vice Chair for Clinical Operations, and Chief, Division of Head and Neck Surgery, Departments of Otolaryngology and Immunology; Co-Leader, Cancer Immunology Program, University of Pittsburgh Cancer Institute, Pittsburgh, Pennsylvania
Chapters 24, 28, 46, 66, 73

Peter F. Ferson, MD
Professor, Department of Surgery, Heart, Lung, and Esophageal Surgery Institute, University of Pittsburgh School of Medicine; Chief, Thoracic Surgery, Pittsburgh Health Care System
Chapter 67

Andrew S. Florea, MD
Assistant Professor, Department of Otolaryngology–Head and Neck Surgery, Loma Linda University School of Medicine; Chief, Division of Laryngology, Loma Linda University Medical Center, Loma Linda, California
Chapters 39, 40

Rebecca E. Fraioli, MD
Resident, Department of Otolaryngology, University of Pittsburgh Medical Center, Pittsburgh, Pennsylvania
Chapters 58, 61

Paul A. Gardner, MD
Assistant Professor, Department of Neurosurgery, University of Pittsburgh School of Medicine; University of Pittsburgh Medical Center, Pittsburgh, Pennsylvania
Chapter 106

Brian R. Gastman, MD
Assistant Professor, Department of Otolaryngology and Surgery, Divisions of Otolaryngology and Plastic Surgery, University of Maryland School of Medicine, Baltimore, Maryland
Chapter 81

Grant S. Gillman, MD, FRCS(C)
Assistant Professor, Department of Otolaryngology, University of Pittsburgh School of Medicine; Director, Division of Facial Plastic Surgery, UPMC Shadyside, Pittsburgh, Pennsylvania
Chapters 24, 84, 86, 89, 90

Suman Golla, MD, FACS
Associate Professor, Department of Otolaryngology, University of Pittsburgh School of Medicine, Pittsburgh, Pennsylvania
Chapters 5, 23

Jennifer R. Grandis, MD, FACS
Professor, Department of Otolaryngology and Pharmacology, University of Pittsburgh School of Medicine; Vice Chair for Research, UPMC Endowed Chair in Head and Neck Cancer Surgical Research, Program Leader, Head and Neck Cancer Program, University of Pittsburgh Cancer Institute, Pittsburgh, Pennsylvania
Chapters 58, 61

Anil Gungor, MD
Director, Department of Otolaryngology–Head and Neck Surgery, Anadolu Foundation Healthcare/Johns Hopkins, Istanbul, Turkey
Chapter 83

Alyssa Hackett, MD
Visiting Research Instructor, Department of Otolaryngology, University of Pittsburgh School of Medicine; University of Pittsburgh Medical Center, Pittsburgh, Pennsylvania
Chapter 107

Trevor Hackman, MD
Resident, Department of Otolaryngology, University of Pittsburgh Medical Center, Pittsburgh, Pennsylvania
Chapter 102

Bridget Hathaway, MD
Assistant Professor, Department of Otolaryngology, University of Pittsburgh School of Medicine, Pittsburgh, Pennsylvania
Chapter 54

Barry E. Hirsch, MD, FACS
Professor, Departments of Otolaryngology, Neurological Surgery, and Communication Science and Disorders, University of Pittsburgh School of Medicine; Director, Division of Otology/Neurotology, University of Pittsburgh Medical Center, Pittsburgh, Pennsylvania
Chapters 108, 109, 111, 112, 113, 114, 117, 119, 121, 123, 124, 125, 126

Michael Horowitz, MD
Professor, Department of Neurological Surgery and Radiology, University of Pittsburgh School of Medicine; Chief, Department of Neurosurgery, UPMC Presbyterian, Pittsburgh, Pennsylvania
Chapter 130

Jonas T. Johnson, MD
Professor and Eugene N. Myers, MD Chair, Department of Otolaryngology, University of Pittsburgh School of Medicine, Pittsburgh, Pennsylvania
Chapters 9, 11, 13, 21, 26, 34, 44, 47, 55, 62, 63, 76, 77

Amin B. Kassam, MD
Professor and Chair, Department of Neurological Surgery, University of Pittsburgh School of Medicine; Director, Minimally Invasive endoNeurosurgery Center, University of Pittsburgh Medical Center, Pittsburgh, Pennsylvania
Chapters 6, 18, 79, 96, 100, 101, 103, 104, 105, 106, 124, 130

Karen M. Kost, MD, FRCSC
Associate Professor, Department of Otolaryngology, and Director of the Voice Laboratory, McGill University; Site Director, Department of Otolaryngology, Montreal General Hospital, Montreal, Quebec, Canada
Chapter 68

Priya Krishna, MD
Assistant Professor, Department of Otolaryngology, University of Pittsburgh School of Medicine; Laryngologist, University of Pittsburgh Voice Center, University of Pittsburgh Medical Center, Pittsburgh, Pennsylvania
Chapter 36

Stephen Y. Lai, MD, PhD, FACS
Assistant Professor, Department of Otolaryngology and Pharmacology, University of Pittsburgh School of Medicine, Pittsburgh, Pennsylvania
Chapter 55

John Y. K. Lee, MD
Assistant Professor, Department of Neurological Surgery, University of Pennsylvania School of Medicine; Pennsylvania Hospital, Philadelphia, Pennsylvania
Chapter 130

Li-Xing Man, MD
Resident, Department of Otolaryngology, University of Pittsburgh School of Medicine, Pittsburgh, Pennsylvania
Chapter 1

Ernest K. Manders, MD
Professor, Department of Surgery, Division of Plastic and Reconstructive Surgery, University of Pittsburgh School of Medicine, Pittsburgh, Pennsylvania
Chapter 82

Arpita I. Mehta, MD
Resident, Department of Otolaryngology, University of Pittsburgh Medical Center, Pittsburgh, Pennsylvania
Chapter 116

Eugene N. Myers, MD, FACS, FRCS Edin (Hon)
Distinguished Professor and Emeritus Chair, Department of Otolaryngology, University of Pittsburgh School of Medicine; University of Pittsburgh Medical Center, Pittsburgh, Pennsylvania
Chapters 4, 8, 10, 22, 25, 27, 29, 31, 32, 35, 43, 51, 56, 60, 64, 65, 68, 69, 71, 72, 74, 75, 76

Jayakar V. Nayak, MD, PhD
Chief Resident, Department of Otolaryngology, University of Pittsburgh Medical Center, Pittsburgh, Pennsylvania
Chapter 87

Mark W. Ochs, DMD, MD
Professor and Chair, Department of Oral and Maxillofacial Surgery, University of Pittsburgh School of Dental Medicine; Head, Hospital Dentistry, University of Pittsburgh Medical Center, Pittsburgh, Pennsylvania
Chapters 92, 93

Yael Raz, MD
Assistant Professor, Department of Otolaryngology, University of Pittsburgh School of Medicine; University of Pittsburgh Medical Center, Pittsburgh, Pennsylvania
Chapters 107, 110, 115, 116, 118, 120

Clark A. Rosen, MD, FACS
Associate Professor, Department of Otolaryngology, University of Pittsburgh School of Medicine; Director, University of Pittsburgh Voice Center, University of Pittsburgh Medical Center, Pittsburgh, Pennsylvania
Chapters 36, 37, 38, 39, 40, 41, 59

Ramon Ruiz, DMD, MD
Clinical Assistant Professor, Department of Oral and Maxillofacial Surgery, University of North Carolina at Chapel Hill, Chapel Hill, North Carolina; Director, Pediatric Craniomaxillofacial Surgery, Arnold Palmer Hospital for Children and Winnie Palmer Hospital for Women and Babies, Orlando, Florida
Chapter 83

James M. Russavage, MD, DMD
Assistant Professor, Department of Surgery, Division of Plastic and Reconstructive Surgery, University of Pittsburgh School of Medicine, Pittsburgh, Pennsylvania
Chapter 81

Barry M. Schaitkin, MD, FACS
Professor, Department of Otolaryngology, University of Pittsburgh School of Medicine; UPMC Shadyside, Pittsburgh, Pennsylvania
Chapters 7, 14, 15, 16, 17, 88, 99

Jacob Sedgh, MD
Resident, Department of Otolaryngology, University of Pittsburgh Medical Center, Pittsburgh, Pennsylvania
Chapter 1

Libby J. Smith, DO
Assistant Professor, Department of Otolaryngology,
University of Pittsburgh School of Medicine;
Laryngologist, University of Pittsburgh Voice Center,
University of Pittsburgh Medical Center, Pittsburgh,
Pennsylvania
Chapters 37, 38

Carl H. Snyderman, MD, FACS
Professor, Department of Otolaryngology, University
of Pittsburgh School of Medicine; Co-Director, Center
for Cranial Base Surgery, University of Pittsburgh
Medical Center, Pittsburgh, Pennsylvania
*Chapters 2, 6, 18, 20, 79, 95, 96, 98, 100, 101, 103,
104, 105, 106*

John C. Sok, MD, PhD
Resident, Department of Otolaryngology, University
of Pittsburgh Medical Center, Pittsburgh,
Pennsylvania
Chapter 59

Ryan J. Soose, MD
Assistant Professor, Department of Otolaryngology,
University of Pittsburgh School of Medicine;
University of Pittsburgh Medical Center, Pittsburgh,
Pennsylvania
Chapters 30, 42, 45, 52, 53, 70

S. Tonya Stefko, MD
Assistant Professor, Departments of Ophthalmology,
Otolaryngology, and Neurosurgery, University of
Pittsburgh School of Medicine; Director, Orbital,
Oculoplastics and Aesthetic Surgery, University of
Pittsburgh Medical Center, Pittsburgh, Pennsylvania
Chapters 94, 95, 97, 98

Michele St. Martin, MD, MBA
Assistant Professor, Department of Otolaryngology,
University of Florida College of Medicine, Gainesville,
Florida
Chapters 115, 121, 124

Elizabeth H. Toh, MD, FACS
Assistant Professor, Department of Otolaryngology,
University of Pittsburgh School of Medicine;
Attending/Faculty, University of Pittsburgh Medical
Center, Pittsburgh, Pennsylvania
Chapters 102, 111, 122, 127, 128, 129, 131

Alec Vaezi, MD, PhD
Resident, Department of Otolaryngology, University
of Pittsburgh Medical Center, Pittsburgh,
Pennsylvania
Chapter 126

Allan D. Vescan, MD, FRCS(C)
Lecturer in the Department of Otolaryngology–Head
and Neck Surgery, University of Toronto Faculty of
Medicine; Staff Surgeon, Otolaryngology–Head and
Neck Surgery, Mount Sinai Hospital/University
Health Network, Toronto, Ontario, Canada
Chapters 96, 100, 101, 104, 105

William A. Wood, MD
Resident, Department of Otolaryngology, University
of Pittsburgh Medical Center, Pittsburgh,
Pennsylvania
Chapters 120, 131

Robert F. Yellon, MD
Associate Professor, Department of Otolaryngology,
University of Pittsburgh School of Medicine; Director
of Clinical Services and Co-Director, Department of
Pediatric Otolaryngology, Children's Hospital of
Pittsburgh, Pittsburgh, Pennsylvania
Chapter 85

Yu-Lan Mary Ying, MD
Resident, Department of Otolaryngology, University
of Pittsburgh Medical Center, Pittsburgh,
Pennsylvania
Chapters 122, 129

John A. Zitelli, MD
Clinical Associate Professor, Departments of
Dermatology and Otolaryngology, University of
Pittsburgh School of Medicine, Pittsburgh,
Pennsylvania
Chapter 80

　　《耳鼻咽喉头颈外科手术学》第 2 版被翻译成中文令我荣幸之至。我也很荣幸能为中文版撰写序言。该书的翻译是因曾经以访问学者身份在匹兹堡大学医学中心耳鼻喉科学习的刘剑锋医生的推动而完成的。刘剑锋医生在 Carl H. Snyderman 教授指导下花费一年多的时间学习内镜颅底肿瘤外科技术及患者的临床结果研究。他还曾在 Snyderman 的实验室工作。当他回到中国，就产生了要把这本书翻译成中文，介绍给住院医生和其他年轻医生的想法。

　　1997 年出版的本书第 1 版与其说是类似《头颈肿瘤学》那样的索引文献，不如说是一本教科书的混合体。因为那本书不仅提供了许多如外科手术图谱一样详尽的外科手术技术，同时还包含了很多背景信息，如手术适应证和术后护理及并发症的防治。目前出版的第 2 版在世界范围内越来越受欢迎。

　　令我惊讶的是，在第 1 版和第 2 版发行间隔的这些年里，我们这个领域取得了巨大的进步，很大程度上由于技术的进步。第 1 版所描述的有些手术已经过时，因此没有在第 2 版中出现。我们估计在未来的第 3 版中还将介绍很多新的技术，比如令人瞩目的机器人手术、睡眠外科，以及涎腺内镜技术。

　　在世界各地参加学术会议，很多年轻的医生在会议期间会让我在书上签字。他们经常告诉我，这本书在他们的诊疗实践中非常有价值。然而我知道，在许多国家缺乏开展这些新的外科技术所需的专著，这些书甚至是无法获得的。因此，在未来的第 3 版我们仍将保留标准化外科技术的内容，使得发展中国家那些对最新技术获取渠道有限的医疗工作者能获得更多的帮助。

　　我很高兴天津科技翻译出版有限公司深谋远虑地出版发行了这套具有普及性的专著。从某种角度说，这本书可以看作中美友谊的见证。感谢倪道凤、陶泽璋、张秋航、杨大章主译和尹金淑、刘剑锋副主译。尹金淑医生和刘剑锋医生一样是匹兹堡大学医学中心的访问学者。谨向过去一年里参加翻译工作的 100 多名医生表示由衷的感谢，感谢他们为这本译著的出版发行所做出的努力。

匹兹堡大学耳鼻咽喉-头颈外科

Eugene N Myers

2016 年 9 月

中文版前言

美国耳鼻咽喉-头颈外科学界泰斗之一、匹兹堡大学医学中心耳鼻咽喉-头颈外科的尤金·N.迈尔斯(Eugene N. Myers)教授主编的《耳鼻咽喉头颈外科手术学》是最受美国耳鼻喉科医生欢迎的手术学专著之一。1997年首次出版,十余年后推出了第2版。全书共计15篇,131个章节,分上下两卷。本书图文并茂,涵盖了耳鼻咽喉-头颈外科领域各种经典手术和新近开展的新技术。该书已被翻译为多种语言出版,我们经过努力争取到将其译成中文在中国出版的机会。这是国内首次翻译出版的最系统、最全面的耳鼻咽喉-头颈外科手术学专著。该书集应用基础和临床于一体,特别强调病例的选择、术前的评估和术后处理,手术技术的叙述尤其详尽,并简要介绍相关手术历史沿革。 每一章的最后还归纳了精要和隐患,提供了参考文献。我们在译、审过程中深感作者恰似一位谆谆善诱的长者,不放过每一个细节,认真指导下级医师完成临床培训。翻译委员们虽然在各自的领域从事了数十年临床工作,积累了一定经验,依然感觉受益匪浅。我们坚信这本书对耳鼻咽喉-头颈外科以及相关学科的住院医师、主治医师将是一部极好的教科书,对更高年资的医生是重要的参考书,对规范耳鼻咽喉-头颈外科的临床诊治工作也具有借鉴意义。

翻译这部著作是一项巨大的工程。全书邀请了国内22家医院相关领域的专家进行翻译,共计102名医师参与,涉及耳鼻咽喉-头颈外科、眼科、神经外科、整形外科、口腔颌面外科和病理科等多个学科。翻译工作历时一年之久。

为了确保翻译质量,翻译任务交由相关领域的专家完成后,主译和副主译负责最终审定。倪道凤教授负责耳科学、陶泽璋教授负责鼻科学、张秋航教授负责颅底科学、杨大章教授负责头颈肿瘤、尹金淑教授负责咽喉科学、刘剑锋副教授负责外伤整形部分。但由于语言翻译自身的困难、文化和部分理解层面的偏差,以及有限的学识水平,一定会有疏漏错误之处,欢迎同道不吝赐教。

感谢天津科技翻译出版有限公司出版本书,感谢所有参与翻译工作的同行和本书编辑们所给予的辛勤付出,特别要感谢天津科技翻译出版有限公司刘子媛副经理的慧眼、热情和耐心。

倪道凤　陶泽璋　张秋航　杨大章　尹金淑　刘剑锋

2016 年 9 月

前　言

我们非常高兴和自豪地介绍第 2 版《耳鼻咽喉头颈外科手术学》。这本书由匹兹堡大学医学中心的耳鼻咽喉科、皮肤科、神经外科、眼科、口腔颌面外科和整形外科的同仁共同编写完成。我们和这些科室的同事们有着长期的、良好的合作关系。没有他们的合作，我们不可能成为亚专科领域的领导者，这需要多学科紧密合作，如头颈外科、颅底外科、神经耳科等。

回顾第 1 版的目录，我惊讶地发现第 1 版描述的很多手术技术现在已经过时或很少应用。自第 1 版出版至今已有十年，耳鼻咽喉科学专业取得了突飞猛进的发展。我们现在已经进入一个令人兴奋的崭新阶段，科技的发展不仅为外科技术的进步和革新创造条件，同时为维护患者良好的生活质量奠定了基础。

相对于第 1 版 125 章，第 2 版有 131 章。但是原来的许多章节已经被删除或合并，我们实际新增了 30 章的内容，最后呈现为新增 6 章。新增 46 位作者对本书的编撰做出了重要贡献。他们都是匹兹堡大学医学中心的医生，从各自擅长的领域为本书增添了巨大的活力和才情。令人振奋的耳科学新领域包括 BAHA 手术新技术的应用和快速发展的耳蜗植入领域的新进展。功能性内镜鼻窦外科技术由于太新没能纳入第 1 版。这些技术在第 2 版中做了详尽的描述，比如对这类手术术中可能出现的令人棘手的并发症的处理。这些患者生活质量得到明显改善。

本书重点阐述了内镜经鼻处理颅底肿瘤以及遇到的特殊并发症处理。在我们中心，我们率先开展两个团队入路，由耳鼻咽喉-头颈外科医生和神经外科医生同时同台操作以实现四手操作。在这个解剖区域的几乎所有良恶性肿瘤，都可以在鼻内镜下切除。经鼻内镜外科还可以完成因 Graves 病、外伤、眼眶及颅底肿瘤所致视神经损伤的视神经减压术。这项技术能很快完成并且没有副作用，视力迅速恢复，令人激动。内镜经鼻泪囊吻合术是处理溢泪时的有用的技术。内镜经鼻入路可以成功处理不同程度的脑脊液鼻漏。

内镜在甲状腺和甲状旁腺肿瘤切除的手术中扮演着越来越重要的作用。对于选定的患者，这项技术既可以获得无血的手术视野，充分的暴露，又能够完整切除中等大小以下的肿瘤。

内镜联合 CO_2 激光技术的创新应用可以切除喉部的良恶性肿瘤。这项技术在上一版中没有提及，在第 2 版中有详细的阐述。选择性颈清扫技术在第 1 版时还没有广泛开展，本书也有阐述。

在过去的十年，我们已经发展成为最主要的嗓音医学中心之一。匹兹堡大学嗓音医学中心有三位经过专科培训的喉科医师和受过良好培训的言语病理医生骨干，他们为再版书中的喉科学增添了崭新的内容。由于很多患者需要行喉部肉毒素注射治疗各种喉痉挛，我们的喉科医师已经非常擅长处理味觉性出汗综合征（Frey's syndrome）患者的肉毒素注射技术，这是另一新增内容。

本书不仅详细描述了外科技术，同时增加了详尽的术前评估和术后护理的内容。因为我们认为术前评估和术后护理对取得良好疗效具有重要意义。

谨以此书献给我们的科室、我们的同事，以及我们的患者，他们是该领域外科技术进步的受益者。希望我们的读者也能从本书所描述的新技术中获益。

尤金·N.迈尔斯

致　谢

　　衷心感谢为本书的编撰做出巨大贡献的编辑协调员 Mary Jo Tutchko。 Mary Jo 也是本书第 1 版的编辑协调员,她为本书的再版贡献了同样的智慧,其成熟、惊人的职业道德和毅力让我们敬佩。没有她的亲自努力,就不可能有这本书的出版。

　　同样衷心感谢来自爱思唯尔(Elsevier)出版公司的 Rebecca S. Gaertner、Helen Sofio 和 Maria Lorusso,她们高效和友善的帮助,使得本书的再版成为可能。

目　录

下　卷

第 1 篇

鼻腔、鼻咽和鼻窦

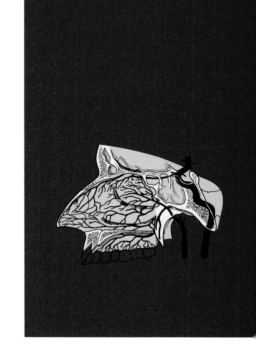

第 **1** 章

鼻-鼻窦疾病的诊室内诊断

Berrylin J. Ferguson，Li-Xing Man，Jacob Sedgh

鼻内镜为鼻-鼻窦疾病的诊断带来了革命性的进步。以下讨论重点述及鼻科学中的常见疾病。

过敏性鼻炎

按不同年龄划分,正常人群中有 15%~30%患有过敏性鼻炎，通常表现为季节性过敏性鼻炎或常年性过敏性鼻炎。有些患者(如长期鼻塞和鼻后滴漏者)可能并未意识到自己患有过敏性鼻炎。患者查体所见与感冒相似,然而,几个星期或几个月的持续症状无法用病毒病因学解释。

例如,一个 20 岁男性有长期鼻塞症状,鼻腔使用减充血剂(数滴 1:1000 肾上腺素)收缩血管,以及4%利多卡因表面麻醉,进行诊断性的鼻内镜检查。先检查左侧鼻腔,可观察到鼻中隔偏曲以及黏稠的白色分泌物,中鼻道没有脓性分泌物。右侧鼻腔所见与左侧相似。分泌物来自下鼻甲和中鼻甲,流至鼻腔后部。鼻甲呈现典型的苍白水肿表现。若黏膜表现为

红色,提示可能由其他病因引起,如接触香烟烟雾、刺激性气体或是食物过敏。

普通感冒

普通感冒患者体检所见与过敏性鼻炎相似。本例中患者进行鼻腔检查时，可见右侧鼻中隔黏膜糜烂,右侧中鼻道白色黏性分泌物。可以取部分鼻分泌物用于培养。感冒时的鼻分泌物亦可表现为脓性。炎症后期继发性感染常可导致黏性分泌物分泌增多。在本病例中,当最初的感冒症状消失数天后,仍可见顽固的流涕症状。

药物性鼻炎

药物性鼻炎是局部血管收缩剂滥用导致的后果,常见的药物如羟甲唑啉(阿福林)。本例中患者连续使用数月阿福林,每日两到三次。尤应注意浆黏液

腺体的分泌增强，导致沿着鼻中隔和下鼻甲的表面的"鹅卵石"样特征，双侧鼻腔均可见类似表现。本例中患者是在鼻腔使用减充血剂后进行的内镜检查，以确保鼻内镜的视野清晰。药物性鼻炎的治疗方式为停止使用局部减充血剂。常应用局部糖皮质激素喷鼻治疗。

内镜引导下的急性细菌性鼻窦炎鼻分泌物取样培养

在进行抽吸物培养时，获得穿刺样本较为经济的方法是使用结核菌素注射器，剪去其末端，然后紧密地连接于吸引管。可将 7 号 Frazier 吸引器连接至注射器管口。一旦获得样本，在将抽吸物样本放入培养管之前，需将注射器末端即连接吸引器软管的部位剪断丢弃以免污染。

急性细菌性鼻窦炎内镜引导下的抽出物培养

先将吸嘴小心地插入鼻腔，避免触及鼻前庭。在可视化内镜的引导下，将脓性渗出物从中鼻道吸出。吸出物与来自上颌窦者相关性达 50%~80%，通常需进行革兰染色及氧培养来明确急性鼻窦炎的诊断。

有些情况下，由于分泌物过少或者吸嘴难以到达内镜侧面的狭窄区域，以至于无法使用吸嘴吸引。可用钙藻酸盐拭子(Calgiswab)轻柔弯折后到达此区域，插入时需小心勿触及鼻前庭以避免污染。

急性细菌性鼻窦炎的上颌窦穿刺

在这个急性细菌性鼻窦炎的病例中，鼻腔已进行麻醉以备上颌窦穿刺。使用 4% 利多卡因及 1:1000 肾上腺素浸湿的棉片置入鼻腔。几分钟后，当黏膜被收缩及麻醉后，可取出棉片，并将新的棉片置入下鼻道。必要时可使用耳用刮匙将棉片推进并置入下鼻甲下方恰当位置。5~10 分钟后，取出棉片，使用 1.5 英寸(1 英寸≈2.54cm)长的 25 号针头，将 0.5~1mL 1% 利多卡因和 1:100 000 的肾上腺素注入下鼻道黏膜。5~10 分钟内麻醉效应将最大，因而进行操作时患者不会感觉疼痛。麻醉后可适当将下鼻甲压向内侧。可采用 16 号或 18 号腰椎穿刺针或鼻窦穿刺套

管针，经下鼻道外侧的薄骨壁穿刺进入上颌窦。下鼻甲上外侧方向的骨质通常是最易穿刺的部位。有时，骨质过厚或鼻腔解剖异常可能妨碍经下鼻道的鼻窦穿刺。一旦针头或套管针穿过骨壁进入鼻窦，可拔出引导针头，使用注射器将上颌窦内的脓性分泌物吸引出来。将获取的样本送检，可进行有氧菌和厌氧菌培养以及革兰染色。对某些情况，如免疫功能低下及过敏的患者，其标本还需进行真菌培养。取得培养标本后，可进行鼻窦灌洗。如果鼻窦内无分泌物，可用少量无菌生理盐水注入上颌窦然后再吸出。鼻窦灌洗时，可予患者一个容器自行接住冲洗液。嘱患者前倾，自上颌窦内缓慢注入 10~50mL 无菌生理盐水。如果此过程中患者感到不适，需停止操作。有时上颌窦开口可因水肿堵塞，导致注入的生理盐水无法流出。上颌窦穿刺及灌洗不仅可以用于诊断，而且可以达到治疗的目的。在上颌窦灌洗结束时，通常需将空气注入鼻窦内。如有需要，也可在鼻窦内注入抗生素。

不常见的鼻窦疾病

瘢痕性类天疱疮

这位患有瘢痕性类天疱疮的患者，尽管经过几次手术，仍可见其右侧鼻腔再次完全狭窄以及左侧鼻腔 50% 以上的狭窄。置入扩张管可使左侧鼻腔保持通畅。仅在需要清洗时才将扩张管取出，清洗后即将扩张管重新插入鼻腔内。

吸气时完全性内、外鼻阈塌陷

这位患者表现为吸气时鼻阈塌陷，原因在于缺乏鼻翼下外侧软骨的支撑。鼻中隔及下鼻甲手术并不能很好地解决该问题。可使用软骨条置于下外侧软骨处以加强支撑，并防止吸气时鼻腔塌陷。患者呼吸越快，鼻阈闭合得越严密。这是由于吸入空气的速度增加产生的伯努利效应。患者有鼻塞症状而又没有鼻塞体征时，需评估鼻阈塌陷度。对于该患者，应使用软管内镜对整个上气道进行评估。

鼻-鼻窦疾病的诊疗程序

经前鼻孔鼻腔出血的处理

人群中每年有 5% 发生鼻出血，只有小部分患者

需要去医院就诊。其中去医院就诊的鼻出血患者中有 95% 发生于鼻中隔前部的血管破损。这个区域称为"利特尔区"或者"克氏丛"。对于该例患者，需用浸有 4% 利多卡因及血管收缩剂的棉片麻醉及收缩鼻黏膜。如果鼻腔正在出血，对活动性出血点可使用硝酸银烧灼。如果没有发现活动性出血点，可用硝酸银对 1~3mm 大小的可疑有损伤及血管扩张处轻柔触碰，如果该处是出血所在部位，鼻出血会即刻发生。这时可使用细棒蘸硝酸银轻压于出血部位，直至出血停止。可嘱患者使用凝胶或者可可脂奶油滴入鼻腔，经常加湿鼻腔和盐水喷雾，可起到预防鼻出血的作用。使用以下方法可控制大多数鼻出血：擤出鼻腔内的血凝块，头前倾防止血液流至咽喉部，使用手指按压两侧鼻翼 5~10 分钟。鼻停（Nasal Cease）是一款非处方产品，有鼻出血时可将其放入鼻腔止血，半小时后取出。这种暂时性的填塞对于简单的鼻出血止血有很高的成功率。

鼻中隔穿孔导致的出血通常来自穿孔后方的创面，多表现为鼻出血、结痂和穿孔。其病因诊断包括：血管炎，经鼻吸入可卡因，使用鼻喷激素（少见），挖鼻，鼻中隔成形手术以及鼻出血止血过程中对鼻中隔黏膜的强烈腐蚀。有时，细菌感染可导致结痂甚至萎缩性鼻炎及鼻中隔穿孔。尽管萎缩性鼻炎通常为臭鼻克雷伯菌感染，其他细菌亦可导致。由侵袭性真菌导致的结痂和穿孔较罕见。免疫功能低下的患者可增加侵袭性真菌感染发生的风险。

嗜酸细胞黏蛋白性鼻窦炎

与嗜酸细胞黏蛋白有关的鼻息肉最为难治。

这位青少年患者，患有嗜酸细胞黏蛋白性鼻息肉 3 年，此类鼻炎既非细菌性也非真菌性。尽管她确实有过敏症，但是抗过敏治疗却无效。对其黏性分泌物，需进行病理学检查并特别注意有无真菌的存在。高表达的嗜酸细胞性黏蛋白连同真菌特异性 IgE 的升高，可诊断为过敏性真菌性鼻窦炎。

伴有鼻中隔穿孔的萎缩性鼻炎

萎缩性鼻炎可由臭鼻克雷白杆菌或其他细菌导致。本例为 80 岁的柬埔寨患者，鼻腔内腐臭气味 1 年，从她的鼻腔内分离出了克氏柠檬酸杆菌。给予鼻腔鼻窦广泛清理，针对病原菌局部使用抗生素（80mg 庆大霉素溶于 500mL 生理盐水，每天冲洗两次，每次 20mL），口服氟喹诺酮类药物，患者鼻腔内腐臭的结痂得以有效解决。需注意鼻咽部黏稠的分泌物。

20 岁鼻中隔穿孔患者的活检

在新诊断的原因不明的鼻中隔穿孔病例中，为了评估穿孔是由血管炎，还是由感染性因素（如结核杆菌或梅毒）引起的，活检是必须的。实验室检查包括血沉、全血分类计数、循环抗中性粒细胞胞浆抗体（C-ANCA）和抗核抗体（ANA）。活检应在溃烂和正常组织交界处进行，然后及时送检。应提示病理科医师活检的关键点，特别是提示韦格肉芽肿和血管炎的可能性。只有极少数感染可导致鼻中隔穿孔和伴有结痂的萎缩性鼻炎。常见的感染导致的鼻中隔穿孔多继发于臭鼻克雷白杆菌感染，但也可能由其他细菌所致。有的患者活检时未见组织病理学异常，但是有持续的鼻腔严重结痂，病因可能为可卡因滥用。即使在停用可卡因后，鼻中隔穿孔和结痂仍可能发展及持续，甚至导致上腭穿孔。在本例中，这位 20 岁鼻中隔穿孔患者诊断为轻微糖尿病和金黄色葡萄球菌感染。该患者经过长期口服和局部应用抗生素、定期的鼻腔清理及鼻腔冲洗等治疗后，鼻腔结痂最终得以缓解。

鼻息肉患者的糖皮质激素注射治疗

鼻腔局部使用糖皮质激素对鼻息肉通常有效。对于难治性鼻息肉或者对糖皮质激素喷雾难以耐受的患者可使用息肉内激素注射。由于鼻息肉通常无痛觉，故注射之前鼻腔内可进行或不进行麻醉。在未造成渗漏的情况下，注入鼻息肉内的糖皮质激素很少能超过 0.2mL。推荐使用 40mg/mL 的曲安奈德，因这种药物为小分子结构。糖皮质激素注射的效果可持续 8~12 周。

下鼻甲的糖皮质激素注射

20 世纪 80 年代中期，有下鼻甲注射糖皮质激素后出现暂时性或永久性失明的病例报道。其机制是由于自下鼻甲血管至视网膜动脉的逆行性栓塞。在进行下鼻甲糖皮质激素注射之前，应充分告知患者相关风险，并采用以下方法使风险最小化：对鼻腔黏膜充分收缩，多点注射以减少单一部位的大剂量药物沉积。推荐使用 40mg/mL 的曲安奈德，因这种药物为小分子结构。可将总量 0.5mL 的激素分别注入两侧下鼻甲。分次注射时，应于鼻甲后部开始，再逐渐向前，以尽可能减少栓子进入眶内血管的可能性。通常中下鼻甲注射后出血难以避免，故应在鼻腔内放置棉片5~10分钟。糖皮质激素注射的疗效可持续8~12周。对局部激素喷雾疗效不佳的患者,鼻甲激素注射很有帮助。

韦格肉芽肿患者额窦引流术后的额窦内糖皮质激素注射

使用26号腰穿针进行激素注射,以降低额窦口再狭窄及瘢痕的机会。在本病例中,额隐窝内注入0.15mL的曲安奈德。将鼻内镜自鼻中隔上端置入双侧额窦,注射剂进入额窦后壁黏膜。该患者之前已行经鼻内镜额窦引流手术(Lothrop Ⅳ手术)。

鼻息肉的微创处理

如果没有术后定期复查,超过80%的鼻息肉可能复发。鼻息肉可用微创刀轻松切除。用浸有4%利多卡因的棉片鼻黏膜麻醉10分钟,然后用3.5mm的微创刀切除鼻息肉。如果鼻息肉较大,且有充分的空间,推荐使用4mm的微创刀。注意使微创刀的头端最大限度地接触息肉表面,以更好地切除息肉。当刀头不能达到息肉时,可使用吸引器边吸引边切除鼻息肉。鼻息肉可生长于中鼻甲中部或后端。鼻息肉通常可被吸入微创刀,因而无需进入鼻窦追踪鼻息肉。在此过程中,如果患者感到不适,需再次使用棉片对鼻腔麻醉5~10分钟。通常,术者在等待一侧鼻腔麻醉起效时,可对对侧鼻腔进行操作。可在微创刀上安装一个收集网,以便对切除的组织进行病理学检查。注意术中不要触及鼻甲及鼻中隔,它们远较鼻息肉敏感和易出血。极少数患者需对鼻息肉注射局部麻醉剂以加强麻醉效果。

使用鳄牙钳去除鼻息肉

每个微创刀的价格略低于150美元。也可使用贝鲁奇剪刀或者鳄牙钳切除鼻息肉。对于某些患者,鼻息肉去除后可以即刻缓解鼻塞症状。单侧鼻息肉需送病理学检查,因为单侧的鼻息肉与双侧者相比,更有可能为鼻腔内翻性乳头状瘤或恶性肿瘤。上颌窦后鼻孔息肉可发生于单侧,然而多数炎性息肉发生于双侧鼻腔。

鼻内翻性乳头状瘤患者的鼻内镜下活检

鼻内翻性乳头状瘤有复发风险,因而术后定期复查很重要。在本病例中,我们注意到这位患者左侧前组筛窦有可疑病变。这是位于颅底的位置,对其内外侧均行检查。减弱内镜亮度可凸显不规则的外侧区域。注射麻醉剂,注射点的上方为额窦。额窦底部可见息肉样组织,这也是筛前动脉所在位置。麻醉该部位时,前组筛窦亦同时被麻醉。这可从退针后发生活动性的出血及注射后左侧额部黏膜变白得以证实。可用小的活检钳从鼻腔不同部位收集活组织标本。样本需要仔细贴上标签,标明位置,其结果可为进一步手术的精确定位作参考。这位患者内侧部位活检标本为良性,而外侧部位活检标本显示为鼻内翻性乳头状瘤。

慢性细菌性鼻窦炎和生物膜

有时,鼻窦感染无论通过外科手术还是药物都难以治愈。硬管鼻内镜可清楚地显示鼻腔内的生物膜结构。然而,一些术后患者的上颌窦感染可能只有使用纤维鼻内镜并将其置入上颌窦内才可见。可抽吸或冲洗上颌窦获得脓性渗出物并行培养。可使用弯头吸引器收集脓液培养,并对其进行灌洗治疗。同时,可将局部抗生素或糖皮质激素注入鼻窦内。

鼻中隔纽扣的放置

对于有症状的鼻中隔穿孔患者,在穿孔处放置一个硅橡胶纽扣可以有效缓解症状。此装置由Hood实验室(575 Washington Street,Pembroke,MA 02359)发明并上市 (1cm的编号为NSB-10-S,2cm的编号为NSB-20-S,最大直径可达5cm)。麻醉鼻腔黏膜,以内镜或头灯作为光源照明,将硅橡胶纽扣放入一侧鼻腔,纽扣的外缘牵引入对侧鼻腔,即可固定其位置。通常穿孔直径远小于纽扣大小,所以术者需修剪纽扣以适合穿孔大小和鼻腔尺寸。放置妥当后,每天在纽扣表面涂抗生素油膏可延缓细菌生物膜的形成。一旦纽扣过于陈旧,需将其移除。此时穿孔边缘已充分黏膜化,不会有进一步的出血或结痂。

(陈建军 译)

第 2 章

鼻出血

Carl H. Snyderman，Ricardo L. Carrau

鼻出血是耳鼻咽喉科最常见的急症之一。较轻的鼻出血一般来自于鼻中隔前端，由于鼻中隔黏膜的小创伤导致。儿童鼻出血常由挖鼻导致。成人鼻出血多因冬季干燥空气刺激导致。较轻的鼻出血通常来自鼻腔前部，但也可能来自于鼻腔上部（筛前动脉）和鼻腔后部。保守治疗的方法如直接压迫（捏住鼻翼、鼻腔填塞）以及化学烧灼，对于控制此类出血通常有效，很少需要手术治疗。

鼻腔大出血通常难以明确定位，且对患者来说难以控制，需要到医院急诊治疗，并可有生命危险。绝大多数鼻腔大出血是自发性的，通过仔细的病史询问可发现相关诱因，如使用抗血小板药物等。大出血通常发生于鼻腔后部，源于蝶腭动脉的分支，也有造成患者呼吸道堵塞的风险。严重的后鼻孔出血患者通常年龄较大，且可能有全身合并症。这些患者需要急诊处理和恰当治疗。需要迅速判断出血来源，并进行鼻腔填塞以暂时止血。鼻出血治疗方案选择包括：经前鼻孔/后鼻孔鼻腔填塞，鼻腔热水灌洗[1-3]，颈外动脉栓塞以及手术[4]。外科手术包括电凝止血和鼻腔血管结扎。远端血管结扎（蝶腭动脉和筛动脉）较颈外动脉结扎和上颌动脉（IMA）结扎更佳，因其可减少并发症的发生并提高治愈率[5,6]。

有些特殊患者应予特别注意，包括遗传性毛细血管扩张症、鼻腔新生物、鼻腔手术后或外伤后出血。对于鼻出血的患者，不论什么原因引起的出血，都需有一个有序的治疗计划或治疗框架。本章着重介绍严重鼻出血的外科治疗。

解剖

鼻腔黏膜有丰富的黏膜下血管网。鼻中隔前部血管丛，又称"利特尔区"或"克氏丛"，是来自筛前动脉、蝶腭动脉和面动脉的小血管汇集区（图2.1）。鼻腔上部黏膜的血管由筛动脉供血。尽管它们通常被命名为筛前动脉和筛后动脉，但亦可能多于两条血管。这些血管来源于眼动脉，为颈内动脉的分支之一（图2.2）。眼动脉穿过眼内组织，经额筛缝上的骨性小孔，为鼻腔上部黏膜供血，然后再从筛板边缘进入颅内。在多数病例中，筛前动脉一般较筛后动脉（PEA）粗大，也具有更为重要的临床意义。筛前动脉进入鼻腔的部位位于额筛缝之后2cm以内（平均14~18mm）。它位于鼻额隐窝的后缘，通常黏膜表面下可见。在一些病例中，可位于隆起的嵴或分隔下方，因而很容易辨认。在图像导航技术的指引下，该血管可在术中被定位于眼球后表面与冠状平面的切面交叉处。筛后动脉位于筛前动脉的后方约1cm（平均9~13mm），视神经管前方7~8mm（平均4~7mm）。它在蝶窦前方穿过颅底，可以此定位筛板的后缘。

鼻腔的主要血液供应来自于上颌动脉（IMA）分支，即颈外动脉的一个主要分支（图2.3）。上颌动脉横向进入翼腭窝或者翼上颌间隙，然后分成多条血管供应鼻腔、口腔和周围软组织。在翼腭窝内，上颌动脉的分支可有简单或复杂的形式，因此，要辨认特定的血管极为困难。蝶腭动脉是上颌动脉的终支，是

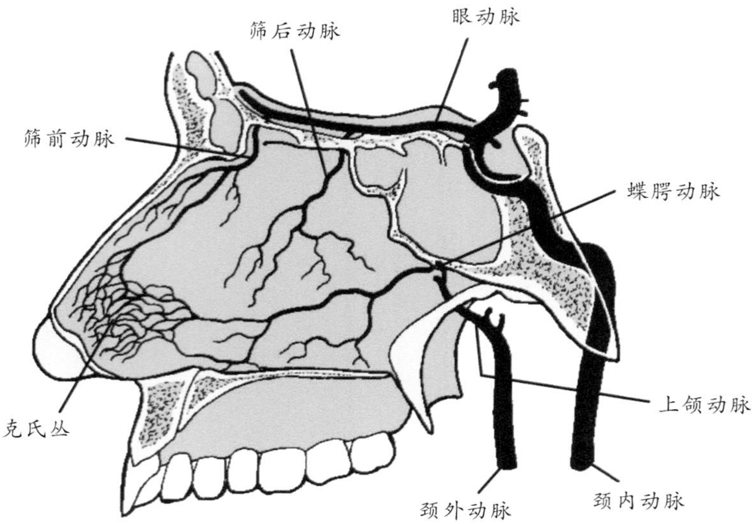

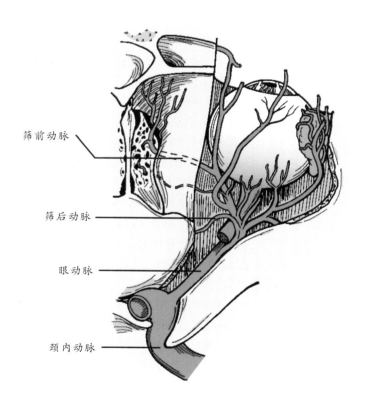

图 2.1   鼻中隔的血供。

图 2.2   眼动脉的筛前动脉和筛后动脉分支。

鼻腔后部黏膜的主要供血血管[7]。它在蝶腭孔处进入鼻腔。蝶腭孔位于腭骨垂直板的上方,腭骨垂直板形成翼腭窝的内侧边界[8]。在上颌窦的后上内侧角可以发现蝶腭孔,即位于中鼻甲后方与鼻腔外侧壁附着处(图 2.4)。蝶腭动脉的分支形成鼻腔外侧分支和鼻中隔后段分支,分别供应鼻腔外侧壁和鼻中隔后段黏膜。鼻后分支通常称为鼻后动脉,在本章中将使用这个名称。在 42% 的尸检标本中,蝶腭动脉的该分支

通常邻近蝶腭孔[7]。鼻外侧分支自后向前穿过鼻甲。鼻后动脉经过蝶窦前壁下方,在进行较大的蝶窦开放术时较易受损(图 2.5)。

病例选择

较严重的鼻出血有多种治疗方式,包括鼻腔填塞、热水鼻腔灌洗、血管造影及栓塞,以及手术。治疗

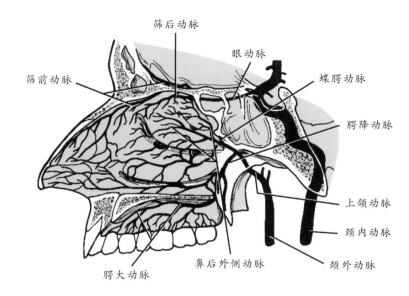

图 2.3　鼻腔外侧壁的血供。

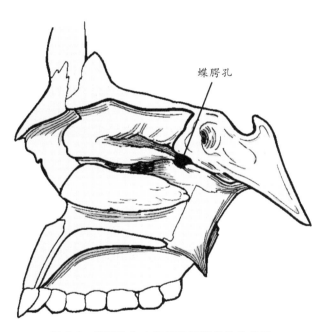

图 2.4　蝶腭孔和中鼻甲后端附着处的关系。

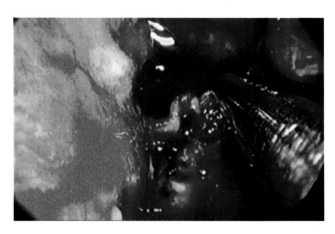

图 2.5　蝶窦开放术内镜下所见，左侧鼻后动脉位于下缘。

方式的选择是基于鼻出血的原因、出血部位、耳鼻喉科医师的经验、患者存在的伴随疾病、患者的选择、可获得的治疗资源以及治疗费用。多数患者急诊进行鼻腔填塞，以往是在前后鼻孔填塞纱条，最多可填塞达 5 天时间；现在多数医师倾向于使用气囊式导管，因为这种方式压迫更加容易，而且可提高患者的舒适度。

除了鼻腔填塞，另一种选择是鼻腔热水灌洗。为防止误吸，使用一个末端有气囊的双腔导管，然后使用热水（50℃）进行鼻腔灌洗。临床试验显示此方法和鼻腔填塞同样有效，而且更少痛苦及更少的鼻腔组织损伤。此种治疗方式的可能机制是：血管舒张及血流量减少，组织水肿压迫血管，凝血过程的激活。作为鼻出血的辅助治疗方式，鼻腔热水灌洗越来越多地应用于临床。

血管造影栓塞是鼻出血的有效治疗方式，但也有几个重要的局限。血管栓塞仅限于颈外动脉分支（上颌动脉、面动脉）。为了防止导致失明，不得栓塞筛动脉。尽管由有经验的介入放射科医师进行动脉造影栓塞是安全的，它的潜在并发症仍然值得重视，包括失明、面瘫、颈动脉夹层和中风。调查显示，血管造影栓塞在多数医疗机构，尤其是偏远地区的医疗机构是无法进行的。血管造影栓塞的适应证包括：不适于外科手术者、肿瘤出血、患者意愿或是儿童患者。

外科手术包括内镜下电凝术和鼻腔黏膜供血血管的结扎。文献显示它们的疗效相同。手术中,如果出血点不明确或手术器械无法到达出血部位时,多倾向于外科结扎。多年来,经典手术方式包括经鼻窦的上颌动脉分支结扎、筛前动脉或筛后动脉的鼻外结扎。经鼻窦的此类手术可能造成严重的并发症,如疼痛、口腔切口裂开及眶下神经麻痹。由于辨认出上颌动脉位于翼腭间隙的全部分支较为困难,因此手术也可能失败。远端血管的结扎避免了额外的并发症,而且不易失败。其新的手术方式是内镜下(或显微镜下)在蝶腭动脉进入鼻腔的位置对蝶腭动脉进行结扎。

手术结扎的适应证包括:保守治疗失败,经常性鼻出血病史,由于鼻腔解剖畸形导致鼻腔填塞无法操作(极度的鼻中隔偏曲),以及存在血管栓塞禁忌。血管栓塞的禁忌证包括:颈动脉粥样硬化、既往颈外动脉结扎史,以及来自于筛动脉的出血(颈内动脉循环)。鼻腔前后鼻孔填塞可给患者尤其是有合并症者造成极度不适感,也可引起严重的心肺问题甚至死亡。如果让患者选择,他们多数选择外科手术治疗,而非鼻腔填塞数日。因此,对于所有需住院治疗的严重鼻出血的患者,应向其告知外科手术结扎这一治疗方式。

另一个影响治疗选择的因素是治疗费用。在作者所在医院,手术结扎的费用约为血管栓塞的一半。最贵的治疗方式是在重症监护下的后鼻孔填塞,特别是填塞物移除后再次发生出血的情况。手术结扎的禁忌证包括:存在合并症不能耐受麻醉,潜在的凝血功能障碍。一般应首先治疗凝血功能障碍,如果手

术结扎对这类患者有益,仍可以安全进行。前次手术结扎失败也是相对禁忌证,取决于结扎的血管和手术技巧。

在大多数病例中,对蝶腭动脉和筛前动脉应同时结扎。筛后动脉很少结扎,除非它是出血动脉,这是因为筛后动脉靠近视神经。许多鼻出血患者在初次治疗后被转诊,患者的病史可能不可靠,其鼻腔填塞亦多在未明确出血来源时进行。在手术室中取出鼻腔填塞物后,探查时可能并不能发现出血点,或仅有多处黏膜的少量出血。即使最初的鼻出血来自于某一个血管的供血区域,填塞本身也可对鼻腔黏膜造成再次损伤出血,而这次损伤出血部位可来源于另外一支血管。同时结扎蝶腭动脉和筛前动脉的另一个原因是,此方法对于来自偏远地区医疗条件有限的患者可取得确切的疗效,多结扎一根血管带来的并发症概率也非常小。

对严重鼻出血可按以下流程进行处理(图2.6)。对有凝血功能障碍的患者,首先予以鼻腔填塞并辅以药物治疗。有时,可能发现既往被忽略的凝血功能障碍。如果患者适于手术,在出血来源明确时可选择性结扎筛前动脉或蝶腭动脉。如果出血来源不明,则可结扎两支动脉。对手术失败者可进行动脉栓塞或结扎其他血管。

术前评估

对患者的术前评估包括仔细问询病史,识别鼻出血的潜在危险因素,如凝血障碍、鼻外伤以及其他

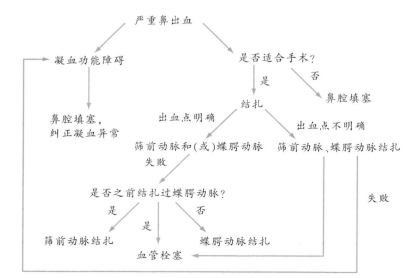

图2.6　严重鼻出血的治疗流程。

需要服用抗凝药物的病史，尤其需询问患者有无抗血小板药物使用史，如非甾体抗炎药。患者可能不知道乙醇、维生素 E 以及草药制品（大蒜、人参、银杏）也具有抗血小板作用。尝试从病史（侧别、前后鼻孔、出血量）判断出血点可能价值有限。相关症状如鼻塞、面瘫和复视可能提示鼻出血继发于尚未确诊的鼻腔鼻窦新生物。已存在的合并症可能影响治疗方式的选择。

除非鼻出血非常严重以至于无法进行鼻腔检查外，鼻腔应该用减充血剂收缩，并使用内镜检查，尝试寻找出出血点，并排除其他病变。所有鼻腔血管分布区域均需确定有无活动性出血或血凝块。需轻轻移除血凝块以探查相应部位有无出血情况发生。其他病变，如鼻中隔偏曲、鼻息肉、鼻窦炎、鼻中隔穿孔或新生物亦需相应诊断。

如果没有相应症状，可不必进行鼻窦放射检查。如果病史特殊，且有相关的症状或体检异常，则需进行鼻窦 CT 检查。除非患者有反复出血或瘀伤的病史，凝血功能检查亦非必须。

术前计划

知情同意包括相关治疗方式以及各种治疗方式的优缺点。需告知患者手术治疗相关事宜，如手术有很高的成功率，术中可能需同时结扎筛前动脉和蝶腭动脉。手术治疗优点还包括并发症少、住院时间短。手术潜在的风险与其他内镜鼻窦手术相同（出血、眶内感染、脑脊液漏），其他如腭降神经损伤（腭部感觉迟钝）和翼管神经损伤（泪液减少）。

尽管术前影像学检查不是必须，但术中带导航的 CT 断层扫描对于解剖结构的定位很有帮助。手术应使用全身麻醉以确保患者舒适并防止误吸。

对于有严重合并症的患者，需请相关科室医生会诊。对于有凝血障碍或病史提示有凝血障碍的患者，需血液科专家会诊。

手术技术

患者全麻后，取出鼻腔填塞物，放入浸有羟甲唑啉的棉片。一般不会有持续的鼻腔出血出现。如果准备在鼻外结扎筛前动脉，可先行临时性睑缘缝合，手术部位局部浸润麻醉。如需同时结扎筛前动脉（鼻外结扎法）和蝶腭动脉（鼻内镜下结扎法），可先行筛前动脉结扎，因其视野较鼻腔内部"清晰"，且可同时监测眶内以防止形成眶内血肿；结扎筛前动脉后，再进行内镜下蝶腭动脉结扎，可有效减少鼻内出血。如果行内镜下筛前动脉结扎，则可在蝶腭动脉结扎之后进行。

筛前动脉的鼻外结扎方法

在鼻背部和内眦中线处做一长 1cm 的弧形切口（图 2.7）。较小的切口可以避免术后瘢痕挛缩以确保良好的美容效果（图 2.8）。切口的下界是内眦的水平位，因为筛额缝位于内眦上方。沿切口向下切开软组织和骨膜，如遇面静脉的分支出血需行结扎止血。在眶内壁沿筛额缝将骨膜从骨壁上剥离开。下界可暴露泪囊。筛额缝可在泪骨上方找到，向后一直探查直至发现筛前动脉。用一狭窄柔韧的带状物将眶组织

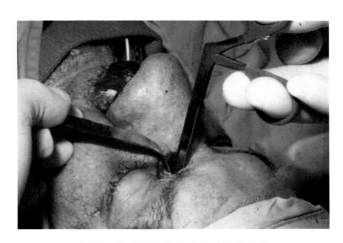

图 2.7　鼻外结扎筛前动脉的手术进路。

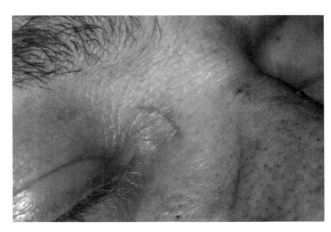

图 2.8　鼻外结扎筛前动脉术后愈合的瘢痕，不伴有瘢痕挛缩。

拉开，可在筛额缝中发现筛前动脉（图 2.9）。分离筛前动脉周围的骨膜，以使筛前动脉周围有足够的空间放置血管夹。在该血管的位置常有眶脂肪疝出。使用 4mm 的鼻内镜放入切口确定血管，然后放置两个中等尺寸的血管夹，并确保牢固地夹在动脉上（图 2.10）。不要切断筛前动脉，以防止其缩入眶组织。在准备结扎蝶腭动脉的时候，此伤口可暂时填以潮湿的棉片，以防止血肿形成。手术最后，切口使用 4-0 丝线和 5-0 可吸收肠线分层缝合。切口中放置一根长 1/8 英寸引流条以便于引流。

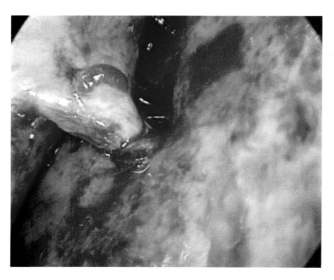

图 2.9　筛前动脉的内镜下所见（鼻外进路）。

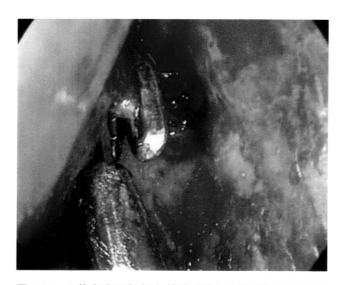

图 2.10　血管夹放置完成后，筛前动脉的内镜下所见（鼻外进路）。

内镜下蝶腭动脉结扎术[4,9]

待鼻腔黏膜减充血后，进行鼻内镜下鼻腔检查。如果出血较迅猛，可先使用单极电凝暂时止血。为了获得一个大的开窗，可使用反咬钳切除钩突。开窗的下界到达下鼻甲附着处，后界到达上颌窦后壁（图 2.11）。一个大的开窗可为手术器械使用提供足够空间，同时也便于鼻腔外侧壁的骨膜下分离。使用剥离子从开窗的下后部位开始分离鼻腔外侧壁的黏膜骨膜（图 2.12）。使用内镜自下而上检视鼻腔，可观察到蝶腭孔处蝶筛动脉隆起（图 2.13）。在蝶腭孔的前下方可观察到筛骨嵴（一个小的骨嵴）。蝶腭孔位于上颌窦的后上角。打开大的开窗的优点包括：在手术分离时避免蝶腭动脉的直接损伤，便于发现血管近端分支出现的多个穿支小血管，为吸引器（第三只手）放置提供空间。

一旦黏膜下小袋形成，可放置一个 7F Frazier 头吸引器于袋内，以保持术区无血。牵引蝶腭动脉横跨术区。使用 1mm 克氏咬骨钳咬除蝶腭动脉上方蝶腭孔周围骨质（图 2.14）。术中确保咬骨钳顶端位于血管浅表位置极为重要，可防止血管被咬断。去除覆盖在翼腭间隙的骨质范围约 1cm，为在其分支点附近夹住蝶腭动脉提供足够空间（图 2.15）。将血管夹放

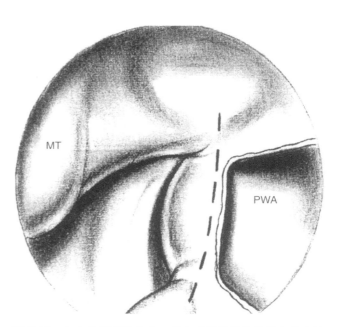

图 2.11　左中鼻道开窗术后，开窗后部黏膜性骨膜自鼻腔外侧壁隆起。MT 中鼻甲；PWA 窦后壁。(Reprinted with permission from Waring M, Padgham N: Osteologic classification of the SP foramen. Laryngoscope 108:125–127, 1998.)

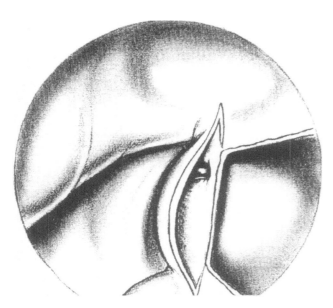

图 2.12　蝶腭动脉自上颌窦上后角显露。(Reprinted with permission from Waring M, Padgham N: Osteologic classification of the SP foramen. Laryngoscope 108:125–127, 1998.)

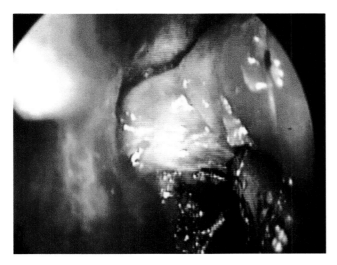

图 2.13　右侧蝶腭动脉的内镜下所见，位于该动脉的蝶腭孔出口位置。

置于邻近的主干及远端分支。暴露的血管以小片的可吸收止血材料覆盖。若有周围黏膜的持续出血，则以鼻腔止血纱条填塞。鼻硅橡胶薄片放置于鼻中隔两侧，防止术后鼻腔粘连，特别是对于由鼻腔填塞及烧灼造成的广泛性黏膜创伤者。

筛前动脉的内镜下结扎[10]

　　与鼻外结扎不同，该手术是鼻内进路。该手术进路可避免面部瘢痕形成，降低眶内并发症发生风险。

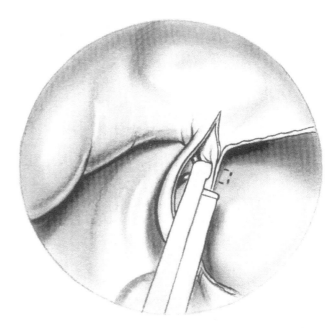

图 2.14　小孔由咬骨钳扩大，为了显露蝶腭动脉的主要分支。(Reprinted with permission from Waring M, Padgham N: Osteologic classification of the SP foramen. Laryngoscope 108: 125–127, 1998.)

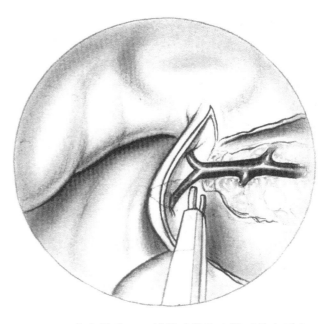

图 2.15　血管夹被放置于蝶腭动脉终支附近的主干上。(Reprinted with permission from Waring M, Padgham N: Osteologic classification of the SP foramen. Laryngoscope 108: 125–127, 1998.)

　　首先进行前组筛窦切除术，暴露鼻额隐窝。在鼻额隐窝的后方，可见筛前动脉横跨筛窦顶壁（图 2.16）。如果血管位于侧缘，可使用剥离子剥开筛前动脉骨管，

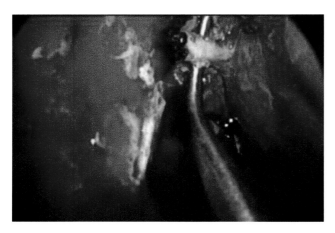

图 2.16　内镜下所见筛前动脉穿出颅底的位置。

并向颅底方向小心剥开碎片。剥开筛前动脉骨壁周缘骨片后,使用血管夹夹于血管的近眶侧,或使用双极电凝烧灼。不要切断血管,以防断端缩入眶内造成眶内血肿。

术后护理

　　结扎手术患者的术后护理,与内镜下鼻窦手术的患者相似。需要注意的是,应当避免增加头部血管的压力,并控制血压。如果鼻腔有持续的少量渗血,可使用减充血剂喷鼻。鼻内硅橡胶薄片可在 1 周内取出,使用生理盐水喷雾或冲洗保持鼻腔清洁,直到彻底治愈。血管夹上方彻底黏膜化约需 1~2 个月。极少数情况下,暴露的血管夹导致鼻腔内反复产生痂皮,这时需将其取出(图 2.17)。

并发症

　　转诊前行鼻腔填塞或鼻腔黏膜烧灼造成黏膜损伤的患者,筛前动脉或蝶腭动脉结扎术后可能发生鼻中隔坏死或穿孔。血管结扎导致的血流量减少可能增加坏死的风险,特别是在双侧血管均结扎的情况下。

筛前动脉的鼻外结扎

　　鼻外筛窦切除术以及鼻腔内囊造瘘术的皮肤切口位置,对于鼻外筛前动脉结扎术来说都显得过低。延长切口会使其更弯曲,术后可能形成更多的瘢痕挛缩,并形成影响美观的瘢痕。由于骨质的弯曲,过短的切口又会限制手术器械使用的空间。注意避免

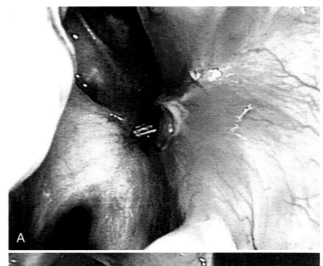

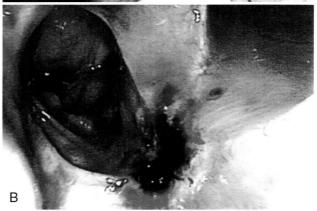

图 2.17　(A)蝶腭动脉上暴露的血管夹处反复痂皮形成。(B)术后数月需取出血管夹。

撕裂眶骨膜,因为这样可导致眶脂肪的疝出并影响视力。如果眶脂肪疝形成,应使用双极电凝使脂肪收缩。额筛缝是颅底的分界线。尽管部分筛窦的小孔可能位于额筛缝下方,仍要避免额筛缝上方的骨质骨折,否则可能导致脑脊液漏或者颅内血肿。尽可能地剥离眶骨膜有利于发现筛前动脉,同时可避免进入过深。剥离时应注意避免损伤上方的滑车神经,否则可能导致复视。注意勿切断筛前动脉,以防止血管近心端缩入眶内造成眶内血肿。

筛前动脉的鼻内镜下结扎

　　鼻内镜下筛前动脉结扎的主要风险包括眶内组织的损伤、眶内血肿以及脑脊液漏。对眶侧颅底进行仔细解剖,可将脑脊液漏的风险降到最低。避免剥离鼻额隐窝处的黏膜,因其可能造成术后瘢痕,堵塞额窦引流。

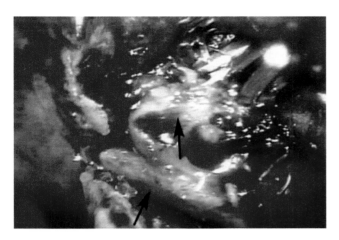

图 2.18 血管夹夹于后侧的动脉上（第一次手术），但是蝶腭动脉的其他分支（箭头所示）被遗漏（第二次术）。

蝶腭动脉的鼻内镜下结扎

充分暴露蝶腭孔以确保蝶腭动脉的所有分支均可见，同时也可为手术器械操作提供足够空间。否则，由于某一个分支未夹住，可导致持续性出血（图 2.18）。蝶腭动脉后方的骨质去除过多可能会损伤腭降神经和腭大神经，造成上腭的感觉迟钝。过度分离翼腭间隙可损伤上颌动脉分支造成难以处理的出血。分离过深可能损伤三叉神经的分支以及蝶腭神经节。翼管神经功能丧失可导致泪液减少，特别是情绪性的流泪时。对已有泪液减少的患者或眼部受到刺激时，会造成一定影响。蝶腭动脉结扎手术失败的原因包括出血部位不清（出血来自筛前动脉）、未能结扎蝶腭动脉的所有远端分支、血管夹脱落、侧支循环形成（图 2.19），以及未能发现的凝血功能障碍。

总结

就作者的经验来说，对于严重鼻出血，手术结扎可提供最经济及最少并发症的疗效。筛前动脉和蝶腭动脉同时结扎可使治疗获得最大的成功。近来推荐内镜下筛前动脉烧灼或结扎，因其避免了鼻外进路的并发症。在蝶腭动脉结扎的同时，此操作也较易进行。可以为严重鼻出血的患者拟定一个阶梯化的治疗方案，鼻腔填塞以及血管栓塞可作为不能耐受手术或者手术失败患者的备选治疗方案。

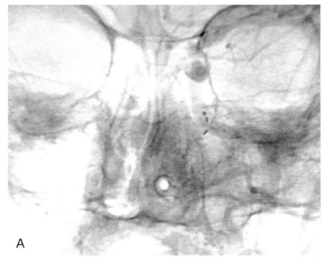

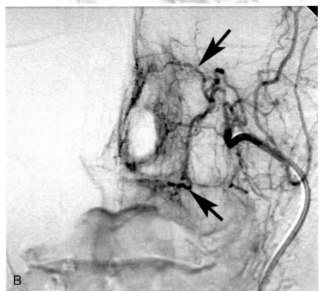

图 2.19 （A）位于左侧蝶腭动脉的结扎点，血管夹可见。（B）术后 6 个月再次发生鼻出血，继发于侧支循环形成（箭头所示）。

精要

- 患者通常不知道乙醇、维生素 E，以及草药制品（大蒜、银杏和人参）可导致鼻出血。
- 蝶腭孔位于中鼻甲后方附着处，上颌窦后上角。
- 42% 的蝶腭动脉分支位于蝶腭孔附近。
- 在蝶腭孔下方的黏膜下放置一个小的吸引装置可空出一只手，同时在夹住血管夹时保持蝶腭动脉的张力。
- 筛前动脉位于眼球后表面与冠状平面的切面交叉处。

隐患

- 切断筛前动脉,其断端可能缩入眶组织,造成眶内血肿。
- 鼻腔外侧壁分离过少,可能不能充分暴露蝶腭动脉的所有分支。
- 蝶腭动脉结扎术后填塞止血棉时,可能导致血管夹的移位。
- 去除蝶腭动脉后方的骨质可能损伤腭降神经。
- 对于鼻黏膜有损伤的患者,双侧鼻腔血管同时结扎可能导致鼻中隔坏死。

（陈建军　译）

参考文献

1. Stangerup SE, Thomsen HK: Histological changes in the nasal mucosa after hot-water irrigation. An animal experimental study. Rhinology 34:14-17, 1995.

2. Stangerup SE, Dommerby H, Siim C, et al: New modification of hot-water irrigation in the treatment of posterior epistaxis. Arch Otolaryngol Head Neck Surg 125:686-690, 1999.

3. Schlegel-Wagner C, Siekmann U, Linder T: Non-invasive treatment of intractable posterior epistaxis with hot-water irrigation. Rhinology 44:90-93, 2006.

4. Snyderman CH, Carrau RL: Advances in the treatment of epistaxis. In Myers EN (ed): Advances in Otolaryngology–Head and Neck Surgery, vol 14. St Louis, CV Mosby, 2000, pp 213-223.

5. Kumar S, Shetty A, Rockey J, Nilssen E: Contemporary surgical treatment of epistaxis: What is the evidence for SPA ligation? Clin Otolaryngol 28:360-363, 2003.

6. Snyderman CH, Goldman SA, Carrau RL, et al: Endoscopic sphenopalatine artery ligation is an effective method of treatment for posterior epistaxis. Am J Rhinol 13:137-140, 1999.

7. Schwartzbauer HR, Shete M, Tami TA: Endoscopic anatomy of the sphenopalatine and posterior nasal arteries: Implications for the endoscopic management of epistaxis. Am J Rhinol 17:63-66, 2003.

8. Waring M, Padgham N: Osteologic classification of the SP foramen. Laryngoscope 108:125-127, 1998.

9. Snyderman CH, Carrau RL: Endoscopic ligation of the sphenopalatine artery for epistaxis. Op Tech Otolaryngol Head Neck Surg 88:85-89, 1997.

10. Kassam A, Snyderman CH, Carrau RL, et al: Endoneurosurgical hemostasis techniques: Lessons learned from 400 cases. Neurosurg Focus 19(1):E7, 2005. Available at http://www.aans.org/education/journal/neurosurgical/July05/19-1-7.pdf.

第 **3** 章

鼻阻塞的手术矫正

Berrylin J. Ferguson

鼻中隔的畸形是引起持续性鼻阻塞最常见的原因，尤其是在应用鼻减充血剂或药物治疗无效的情况下。这种阻塞空气流动的鼻内畸形往往合并对侧鼻甲肥厚。因此，鼻中隔的矫正通常需要同时对肥厚的下鼻甲进行减容。

鼻阻塞的鉴别诊断见表 3.1。此外，引起暂时性鼻阻塞的原因还包括鼻内的分泌物，如黏涕、脓涕或血性分泌物，以及包括药物性鼻炎等各种原因引起的鼻甲肿胀。最后，患者还可能在缺乏阻塞的客观证据的情况下，仍主诉气流不够，可能是因为鼻内缺乏空气流动的感觉。

病例选择

客观地讲，体格检查发现鼻中隔偏曲的情况要比不偏曲者更为普遍。而无显著阻塞气道的偏曲并不需要手术矫正，除非是为鼻内镜鼻窦手术提供通路或控制鼻出血的需要。鼻中隔成形术的目的是对因鼻中隔畸形而导致鼻阻塞的患者提供帮助。鼻腔

表3.1	鼻阻塞的原因
常见	**少见或罕见**
鼻中隔的畸形	异物
下鼻甲肥大	鼻中隔肥厚
鼻息肉	后鼻孔闭锁（单侧或双侧）
内翻性乳头状瘤	肿瘤
鼻瓣区内陷或外部的塌陷	后天性狭窄（手术后或继发于系统性疾病，如天疱疮）
巨大泡性鼻甲	鼻中隔血肿

最狭窄的部位是鼻瓣区。鼻中隔在这一部位即使是仅仅几毫米的偏曲，也可能导致严重的鼻阻塞。向侧方牵拉面颊可以扩张鼻瓣区。如果这一动作可以减轻鼻阻塞感，则可将阻塞的部位定位于鼻瓣区。这一方法以该技术的发布者 Maurice Cottle 医生的名字命名为 Cottle 方法。除鼻中隔偏曲外，有时鼻外侧软骨的形态或力量的不足也是引起鼻瓣区塌陷的原因。施行矫正术需要一块外侧的鼻板条(batten)[1]。若在前期所行鼻整形术中过度切除下侧鼻软骨，将会增加鼻瓣区塌陷的风险。而在鼻瓣区之外的鼻腔后部区域，只有非常严重的鼻中隔偏曲才能引起鼻阻塞。

某些情况下需行鼻中隔成形术以控制鼻出血，尤其是当出血部位位于鼻中隔棘突的下方或后方，或是鼻中隔的偏斜阻碍鼻内镜对出血血管的观察的情况下。未经加湿的空气更易直接作用在偏曲侧的黏膜，因而鼻出血通常见于阻塞侧的鼻腔。很多保险公司不会支付单纯为鼻内镜鼻窦手术而施行的鼻中隔成形术，但会支付那些为矫正显著的鼻阻塞而同期施行的鼻中隔成形术。

突起达到甚至超过 1cm 的鼻中隔棘突并非罕见，且往往没有症状。某些患者可能伴有面部压迫感，或是位于筛区或太阳穴的牵涉痛触发点。如果对棘突与鼻甲的接触点进行表面麻醉或局部注射浸润麻醉能减轻疼痛或压迫感，则提示手术去除棘突将产生良好的效果。鼻窦手术与头面部疼痛缓解的远期疗效是矛盾的[2,3]。在施行针对鼻阻塞的鼻中隔成形术时，笔者通常也会将不产生症状的棘突去除。这样做可以在将来有需要时，提供无阻塞的鼻内视野和鼻内插管的通路。

在门诊检查中，对患者的鼻道喷以局部减充血

剂。如果这样可以达到减轻鼻塞的效果,则表明鼻阻塞与鼻甲的可逆性肥大有关。患者也更可能通过鼻喷激素、鼻喷抗组胺药物或者两者并用来缓解鼻阻塞。一些保险公司要求患者在接受鼻中隔成形术之前,有至少 70%程度的持续性鼻阻塞是鼻喷激素无法解决的。过度使用局部鼻减充血剂将导致反跳性的鼻堵塞,称为药物性鼻炎。针对这种情况的治疗,可以通过应用鼻喷激素来减轻局部减充血剂的影响[4]。对于应用鼻喷激素后仍诉持续性鼻阻塞的患者,则需要应用鼻内镜排除感染或息肉的存在,如有上述情况且药物治疗效果不理想,则需要进行手术治疗。

对于药物治疗反应良好的鼻阻塞患者,其解剖结构上几乎总是包括了鼻甲或鼻息肉等对药物有反应的因素。如果患者伴有黏涕、喷嚏或水样涕等鼻敏感症状,并能被诸如鼻喷激素等药物所缓解,则可以选择继续应用鼻喷激素或针对过敏进行评估。手术不能减轻黏液分泌物或喷嚏。应当运用最安全的、性价比最高的干预措施来综合地减轻患者的症状。对于具有鼻阻塞之外症状的患者,最佳的治疗方式是长期应用鼻喷激素或进行脱敏治疗等。对于药物治疗不能缓解的持续性鼻塞患者,方可考虑通过手术矫正鼻中隔畸形或鼻甲肥大。

鼻阻塞的主观感受可能与鼻内客观的阻塞程度并不相关,反之亦然。许多患者由于习惯了鼻内的堵塞而没有鼻阻塞感。对于客观上气道通畅的鼻阻塞患者,手术并无益处。主观上的鼻阻塞感可能来自于气体流动感觉减少,有时发生在对于鼻甲的过度手术治疗之后。对于接受过多项鼻部手术操作、客观上具有通畅的气道却仍不断抱怨通气不足的患者,还应注意是否存在心理问题躯体化或是精神疾病的可能。通过鼻声反射或视频内镜演示说明气道的通畅性,有助于对这类患者解释为什么进一步手术是无益的。

其他主客观不匹配的情况包括易被忽略的鼻瓣区塌陷或鼻中隔肿胀[5]。针对这些情况可以通过手术进行矫正。

鼻中隔畸形和鼻甲肥大的病因

伴有鼻部骨折的创伤通常是鼻中隔偏曲的一个明确的、但并非最常见的原因。鼻中隔偏曲更常见的原因是先天性的,并且由于患者已习惯了单侧鼻阻塞而不易被察觉。随着年龄的增长,一旦鼻甲肿胀或软骨松弛,堵塞会进一步加重,患者则出现能感受到的鼻阻塞感。随着阻塞性睡眠呼吸暂停(OSA)更多地被重视,人们对作为影响因素的鼻阻塞的研究发现,其既参与影响 OSA 又可减低持续正压通气(CPAP)。一些伴有 OSA 的患者会出现植物神经功能障碍,即交感神经兴奋性降低超过副交感神经兴奋性降低。这很可能是鼻甲肿胀在平卧位时发生鼻堵塞的作用机制[6]。

有些鼻中隔偏曲的病例合并有歪鼻畸形。对于这样的病例,由于严重的鼻畸形很难通过单纯的鼻中隔成形术得到满意的处理,因此鼻中隔成形术必须与鼻整形术同期施行。反之,歪鼻畸形同样也极少能够在不施行鼻中隔成形术的情况下得到满意的矫正效果。

鼻甲肥大可以是先天性的,但更多的是获得性的,并且在初期是可逆的。下鼻甲肥大的病因包括变应性鼻炎、血管运动性鼻炎、伴嗜酸细胞增多的非变应性鼻炎,以及由于过度使用局部减充血剂引起的反跳性堵塞(药物性鼻炎)等。

术前计划

一旦确认了鼻中隔成形术或鼻甲减容术是有益的,即告知患者接下来的治疗程序及涉及的风险。用于向患者解释术后恢复进程及可能风险的讲义概要简述于表3.2 和表3.3。若患者出现感染或哮喘发作,则应推迟择期手术。鼻窦感染活动期的患者,施行鼻中隔手术前应进行鼻内病原培养并根据结果选择敏感抗生素以清除感染。我们不主张在鼻中隔成形术或鼻甲减容术之前进行鼻窦 CT 扫描,除非患者的症状或内镜检查结果提示有鼻窦炎存在。我们通常会为患者收缩鼻腔后应用内镜进行术前评估。

应当采集全面的病史以确定有无凝血功能障碍或局麻药物过敏的情况,以及相应的纠正措施。要提醒患者在术前停用阿司匹林或含有阿司匹林的复方制剂至少 10 天,或者停用非甾体类抗炎药至少 7天,以尽量减少术中出血。

手术技术

直至 30~40 年前,鼻中隔成形术通常是施行鼻中隔黏膜下切除术,去除不定量的偏曲部分的软骨

表 3.2	患者讲义:鼻中隔成形术或鼻甲减容术后的预期

- 术后几天内通常会有血性鼻分泌物。
- 使用吸血垫来吸收鼻腔引流物(恢复区的护士会为你提供)。
- 轻微的肿胀和挫伤。
- 鼻子的外观看起来会与术前相同或基本相同。
- 在去掉夹板之前,鼻子很可能会因为血液和黏涕而更为充血。应使用生理盐水每日冲洗鼻腔两次以减轻充血。
- 术后几天至几周之内能量摄入通常会减少,不必担心。
- 可以在术后 5~7 天重返工作岗位,除非是工作在肮脏或污染的环境中。
- 预约时间在术后 3~4 天去除夹板。
- 至少在 6 周内,你的鼻子都很"脆弱",在此期间要避免鼻部外伤。

表 3.3	鼻中隔成形术及鼻甲减容术的知情同意书

常见情况

- 如有活动性出血,需行鼻腔填塞。
- 术后会应用抗生素,但仍有发生感染的可能。如果在术后 10 天之内出现严重的疼痛或体温超过 100.5°F (38.5℃),应及时联络你的医生。
- 将近 20% 的鼻中隔成形术未能解决鼻阻塞的问题,并且可能需要再次修复。
- 鼻甲肥大是常见问题。在鼻甲减容术后数年可能因为鼻甲的再肥大而引起鼻塞。
- 对某些患者来说,针对鼻甲的过度减容可能会导致鼻内空气流动感的丧失,即"空鼻综合征"。我们会尽力最恰当地减小鼻甲的体积,但我们宁愿减容不充分也不愿过度减容。我们能够修正不充分的减容,但无法修正过度的减容。
- 鼻中隔穿孔或中隔漏洞的情况偶有发生。这种情况通常不引起症状,但如孔洞过小,可能出现伴随呼吸的"哨音",而孔洞过大可能导致结痂或出血。
- 1/10 000 的鼻中隔成形术后会出现嗅觉丧失。
- 中毒性休克综合征(致命性疾病),发生率为 1/100 000。如果在术后第一周出现皮肤变色、发热或晕厥,需立即联络你的医生。

或骨性鼻中隔。当需要过度切除以矫正偏曲时,患者可能由于鼻背支撑不足而发生鞍鼻畸形。如今,鼻中隔成形术通过复位歪曲的软骨或骨性鼻中隔来矫正畸形,尽可能少地去除骨或软骨。鼻部手术通常作为门诊操作,患者不必住院。手术可以在局麻加静脉镇静强化下进行,而更普遍的是在全麻下进行手术操作。

通常情况下,无需面部备皮,除非同期进行鼻整形手术。铺巾时要将鼻部完全暴露。遮盖双眼以避免手术灯光的照射。给予患者镇静后,将浸有 4% 利多卡因(塞罗卡因)溶液和等量羟甲唑啉(Afrin)的高膨胀海绵(Merocel)制成(3~4)cm×1cm 的条状,置入鼻腔并保留 10 分钟,使黏膜充分表面麻醉,再应用 30 号注射针头注射加入 1:100 000 肾上腺素的 1% 利多卡因进行局部浸润麻醉。在全麻的情况下也应进行注射已达到收缩血管的目的。在镇静麻醉的情况下,除了对鼻中隔前部进行浸润之外,还需要对眶下孔进行黏膜下浸润以麻醉眶下神经,以及经中鼻道向中鼻甲后方 1cm 处注射以麻醉蝶腭神经节。肾上腺素收缩效果的起效时间至少要 10 分钟。除了收缩和麻醉的目的之外,对鼻中隔后部的注射也是为切除更加方便。在这个过程中,如果需要剃除鼻毛,可以使用浸有矿物油脂(凡士林)或抗生素软膏中的钝头小剪刀或 15 号刀片,这样可以使剃下的鼻毛粘在刀剪上而不是落入鼻腔里。双侧下鼻甲也需浸润。对于鼻中隔严重偏曲的病例,可以置入中长前鼻镜,打开叶片后将偏曲部分向凹面推移,以便暴露出偏曲部分后方的黏膜并进行注射,由此完成浸润麻醉。骨性鼻中隔偏曲通常在全麻下矫正,对于个别的镇静麻醉的病例,则必须将偏曲部位依次矫正后再逐步麻醉其后方的部分。

首先在一侧或双侧的鼻中隔与鼻小柱交界处做切口(半贯通切口或全贯通切口)(图 3.1)。做全贯通切口时,用小弯剪将双侧切口进行锐性穿通。

精确地辨认位于黏软骨膜下方的鼻中隔软骨,是手术操作最为重要的一个环节,也是鼻中隔手术成功的绝对基础。对于绝大多数病例,在这一层次进行分离出血少而且速度快。应用 15 号刀将鼻中隔软骨在黏膜软骨膜下仔细分离(图 3.2)。由助手用拉钩牵拉中隔前端,有助于鼻中隔软骨的暴露。一旦有白色光泽的鼻中隔软骨暴露出来,就可以置入鼻中隔剥离子(Cottle 剥离子)的末端来彻底剥离黏膜软骨膜(图 3.3)。将黏膜软骨膜剥离至鼻中隔软骨前缘后方约 2cm 时,移开拉钩,将窄叶片的中长前鼻镜置入鼻腔,从鼻腔观察剥离的情况,或置入软骨膜瓣与软骨之间来观察剥离情况。充足的照明和负压吸引,必

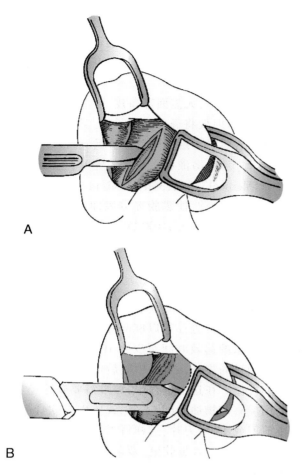

图 3.1 做鼻中隔鼻小柱交界切口,辨认鼻中隔软骨前端。

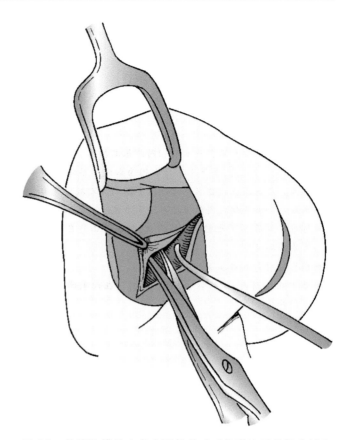

图 3.2 恰当地辨认出鼻中隔软骨对于恰当地寻找层次掀起黏膜软骨膜瓣非常重要。

要时佩戴放大头镜,都可以优化这个过程。因为鼻中隔的中上部分黏膜软骨膜发生粘连的情况较下部少,所以从鼻中隔中上部开始进行剥离会使操作更为简便。当这部分的黏膜软骨膜向后方剥离出一定的范围后,就可以更容易地用鼻中隔剥离子向下方用环形清扫的动作将粘连较多的前下方的黏膜软骨膜从软骨表面剥离。对于黏膜软骨膜与鼻中隔前端下方严重粘连的病例,应用 64 号海狸刀片或许有所帮助。在分离靠近鼻底的“鼻中隔棘突”表面的黏膜瓣时应特别注意,因为这一区域的黏膜通常与半脱位的软骨粘连在一起而容易被撕裂(图 3.4)。在切除棘突时,可以将黏膜软骨膜掀起至棘突向侧方最为突出的部位,然后应用海狸刀片或鼻中隔剥离子在棘突最为偏斜的部位水平切开,通常可以较容易地去除棘突。

当大部分鼻中隔前端的软骨都需要进行整复时,需将双侧的黏膜软骨膜从鼻中隔前部 2cm 范围的软骨表面进行剥离。鼻部最狭窄的区域鼻瓣区作

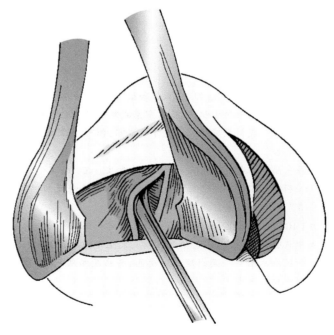

图 3.3 使用鼻中隔剥离子的尖锐的末端在直视下掀起黏膜软骨膜。将中长前鼻镜置入黏膜软骨膜瓣与鼻中隔软骨之间,以便在直视下进一步掀起黏膜软骨膜瓣。

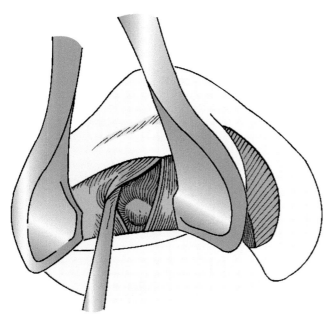

图 3.4　谨慎地越过鼻中隔骨棘区域,因为在这一区域的黏膜紧密地黏附在突起的软骨上,易发生破损。

为"瓶颈",轻微的偏斜即可导致整个气道的阻塞。因此需要双侧剥离,以便在鼻中隔软骨整复满意时,黏膜也得到满意的复位效果。如果鼻中隔的阻塞存在于鼻中隔前部 2cm 范围的后方,那么在前部可以只剥离一侧的黏膜软骨膜,而在偏曲的部位进行双侧剥离。在偏曲的部位,可以用鼻中隔剥离子做一个垂直切口后进行对侧剥离。在将黏膜软骨膜、黏膜骨膜从软骨性或骨性鼻中隔表面剥离时,需用到鼻中隔剥离子、负压吸引器或带负压吸引的剥离子。必须保留至少 1cm 的上方软骨支架和 1.5~2cm 的前端软骨支架,以保持鼻部的支撑,避免鞍鼻畸形。去除偏曲的软骨时,先在偏曲部位的前方做一垂直切口,然后伸进鼻中隔剥离子,或尖锐的负压吸引剥离子,或是

Ballenger 回旋刀,以切除软骨(图 3.5)。大部分偏曲的软骨被切除之后,就可以观察到部位更靠后的偏曲。以上操作均应锐性分离,以避免因损伤筛板而发生脑脊液漏的罕见并发症。因此,首先应在偏曲部位的上方用鼻中隔咬骨钳(Jansen Middleton)之类的尖锐器械做一个横切口。完成了上部分的切除之后,可以夹住下方的软骨轻轻扭动将其从附着处松解后切除。如果切除的软骨相当直的话,可以在最后将其重新放置在两层黏膜软骨膜瓣之间。使用 V 形骨凿去除下方偏曲的上颌骨鼻嵴。

现在,保留更多软骨的保守技术比鼻中隔软骨大部分切除的技术更被接受。但是,如果是软骨的畸形,简单复位并不能满足矫正的需要,而仍需切除偏曲的鼻中隔。

最难处理的鼻中隔畸形涉及鼻中隔最前端的部分,因为该处起到支撑鼻小柱的作用,一旦切除通常会导致鼻尖塌陷。可以采用两种方法处理严重的前端偏曲。第一种方法是视情况离断条状的软骨最前端,通过在软骨表面刻划来改变凹面和凸面以使中隔变直。这种方法只在一定程度上解决问题,初期已被矫正的鼻中隔可能会在术后一两个月反弹回术前的偏曲形态。当鼻中隔前部被矫正到中线位置时,其原有长度往往会大于所需的长度,可以在其下部适当去除 1~3mm,以使中隔移至中线位置(图 3.6)。

第二种方法是将偏曲的中隔完全切除,将切下的足够大的平整的后部中隔重新置入到鼻中隔前部的位置。用 8 号不可吸收缝线将重新置入的中隔与上颌骨鼻嵴前部的黏膜软骨膜瓣缝合以保持重塑的鼻中隔前端的形态(图 3.7)。有时前鼻棘会脱位。可以使用鼻中隔咬骨钳夹住前鼻棘并向凹面扭转,使其回位至中线位置。

仔细检查鼻中隔黏膜,对任何一处黏膜软骨膜

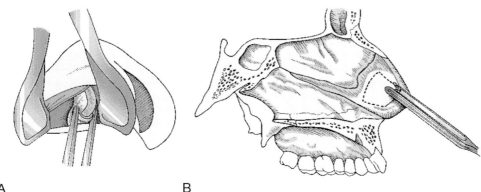

A　　　　　B

图 3.5　使用 Ballenger 回旋刀切除四方软骨的一部分。

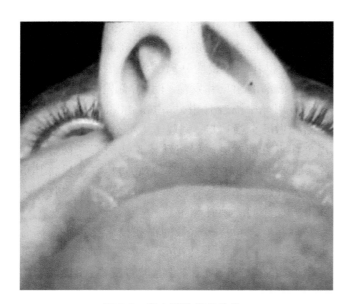

图 3.6   鼻中隔前端的偏曲。

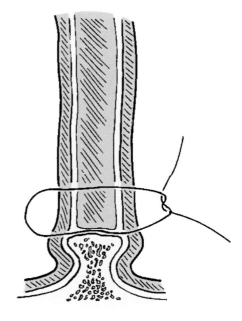

图 3.7   在修复鼻中隔前端偏曲的过程中,将黏膜软骨膜瓣缝合于上颌骨鼻嵴前部是有益的。

瓣的对穿性破损都应当用小圆针 4 号线将其封闭,以避免鼻中隔穿孔。应当将一片切除下来的软骨放置在黏膜软骨膜对穿的位置。单侧的撕裂不需缝合处理,而且可以避免血肿的形成。一些作者建议,如果在手术过程中黏膜软骨膜瓣没有破裂,则应该在黏膜软骨膜瓣上做几处破损口,以形成"控制性引流点"[1]。从黏膜软骨膜瓣之间的无效腔中吸出积血,并用可吸收线(如 5-0 的 Biosym 或 6-0 的肠线)缝合切口。

由制造消毒塑料瓶盖的材料衍生出的商品软性中隔夹板,可以用来给黏膜软骨膜瓣加压(图 3.8)。使用中隔夹板可以避免鼻腔填塞,并有助于防止血肿和粘连形成。在使用商品化的中隔夹板(例如 Doyle 夹板)的情况下,还可以对鼻甲形成压力,以防止鼻甲的积血或肿胀,尤其是在施行了鼻甲黏膜下切除术的情况下。用彩色不可吸收缝线(如 3-0 爱惜康)将夹板的前部固定,这样在拆线时方便辨认。这些缝线可在 3~8 天之内在门诊拆除。其他一些医生选择对黏膜软骨膜瓣进行褥式缝合,还有一些医生依靠鼻腔填塞。在鼻腔填塞的情况下,填塞的纱布应浸有抗生素,并应在术中及术后全身应用抗生素。应在鼻尖下方放置一小块纱布以吸收流出的血性分泌物。

鼻中隔成形术通常在鼻整形术之前施行。如果同时做鼻内镜鼻窦手术,则应先进行较宽敞部位的鼻内镜操作。如果鼻中隔整复至中线位置后出现一侧鼻甲的阻塞,还应施行鼻甲减容。而另一侧的鼻内

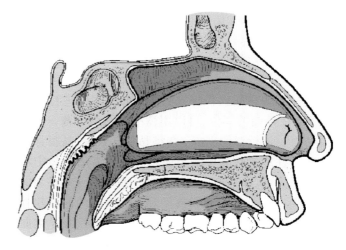

图 3.8   用 3-0 爱惜康缝线将 Doyle 夹板的前部缚牢。

镜视野问题则可随鼻中隔成形术的施行而解决。

鼻甲减容术

由于通常存在着对侧鼻甲代偿性肥大的情况,因此在处理鼻中隔偏曲的同时,需考虑施行鼻甲减容术。很多方法可以用来对鼻甲进行减容。如果是明显的骨性阻塞,可以在内镜下或配戴头灯施行鼻甲黏膜下切除。应用头端有保护装置的电凝器械在下鼻甲前部做一深及鼻甲骨质的垂直切口,使用鼻中隔剥离子将下鼻甲骨质与软组织充分游离,再将上

方的骨性附着部位进行骨折,切除鼻甲骨。佩戴头灯的情况下,可以应用窄叶的中长前鼻镜分离鼻甲骨,使骨质分离和切除的视野达到最佳效果。对于后部的骨性肥大可以向外侧骨折(图 3.9)。如果是大量的软组织肥厚,可以用 3.5mm 或更细的显微电动吸切器来切除黏膜下组织。处理后部的情况需要在鼻内镜引导下进行。这一操作最危险的部分在于中鼻甲水平,手术者习惯于保持一个向上的分离角度,而不是保持与下鼻甲向下倾斜的角度相应地向下分离(图 3.10)。一旦显微电动吸切器穿破下鼻甲,则有可能损伤到中鼻甲而引起快速出血。保持显微电动吸切器的刀头朝向鼻甲骨有助于防止鼻甲的穿破。鼻甲穿破较为常见,可引起较多的出血和瘢痕形成的潜在风险。对于鼻甲极度肥大的情况,需要做包括鼻甲外侧部分在内的更大范围的鼻甲切除,尤其是前端,然后将内侧面的鼻甲黏膜翻转以覆盖黏膜缺损的区域(图 3.11)。

　　其他鼻甲减容术的术式包括应用诸如等离子刀等设备进行射频消融术。将等离子刀头插入下鼻甲的多个区域并激活约 10 秒钟,以此将组织热化并在随后的修复过程中达到组织减容。下鼻甲等离子消融的范围过大将延长修复的时间,修复时间由仅使用显微电动吸切器时的少于 3 周延长至平均 6 周。

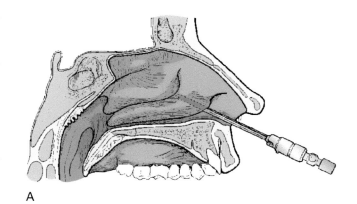

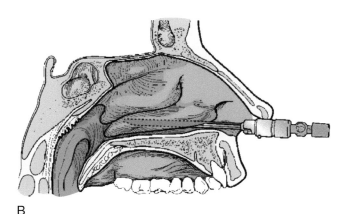

图 3.10　(A) 以不适当的角度将显微电动吸切器插入下鼻甲,则有穿透下鼻甲而吸切到中鼻甲的潜在可能。(B)正确地将显微电动吸切器置入下鼻甲,使中鼻甲损伤的风险最小化。

术后处理

　　患者可于手术当天离院,除外全麻恢复较慢,或有持续的呕吐或出血,以及怀疑或确定出现了某一并发症的情况。伴有 OSA 的患者术后需留院监测血氧饱和度,若血氧饱和度低于 85% 则不能出院。对所有的患者来说,离院前进行排尿是重要的,因为术后尿潴留可能导致需长期导尿。术后 1 周内,应避免剧烈活动或抬举重物。提醒患者如需擤涕,动作一定要轻柔,喷嚏动作要张口进行。每天可以用生理盐水滴鼻、喷鼻或冲洗鼻腔数次,以避免血液结成干痂,特别是在使用鼻中隔夹板的部位。患者通常在 3~8 天内复诊,去除鼻中隔夹板,收缩并清理鼻腔。

并发症

　　鼻中隔手术后较少出现并发症。术后出血极少达到每隔 20 分钟需更换一次吸血垫的程度,而且会

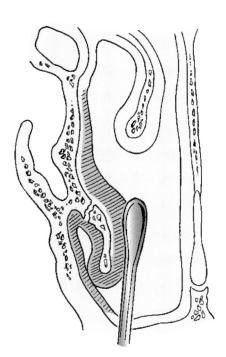

图 3.9　将突出的下鼻甲向外侧骨折。

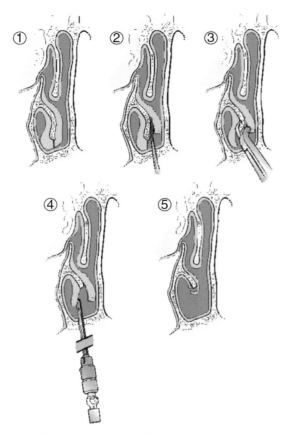

图 3.11　①做鼻甲黏膜切口。②将鼻甲黏膜从骨质表面剥起。③用咬钳将鼻甲骨切除。④用显微电动吸切器切除外侧壁黏膜。⑤将内侧壁黏膜向外侧翻转。

在之后的几天内逐渐减少。如果没有同时施行鼻整形术，很少会出现外鼻肿胀和淤青。如果患者因为出血而需要每 10 分钟更换一次吸血垫，则需要考虑重新进行血管的烧灼或填塞。这种情况偶尔由凝血功能障碍引起。出血点位于鼻中隔黏膜之间，且没有黏膜裂孔以排出至鼻腔的情况下，可能引起鼻中隔血肿。因此，如果术中没有黏膜瓣撕裂，则应在黏膜上做一小切口引流。当患者出现严重的鼻部疼痛，一旦诊断为鼻中隔血肿，必须将血肿清理。注射少量利多卡因进行黏膜局部麻醉，用 18 号针头抽吸出积血。附加一小黏膜切口以防血液再聚积。可以放置填塞材料以防血肿再次形成。鼻中隔血肿如未能及时发现并处理，则可能由于压力性缺血致剩余的软骨消失，进而可能引致鞍鼻畸形。

脑脊液鼻漏的报道少见，其发生可能是由于筛骨垂直板与筛板的附着处撕脱。为避免该情况，术中不要用撕扯的动作去除骨或软骨，除非是针对已经骨折的残余骨质或软骨[7]。

中毒性休克综合征在鼻中隔成形术后鼻腔填塞或未填塞的病例中均有报道，考虑与定植于鼻腔填塞物中的金黄色葡萄球菌产生的外毒素有关。没有绝对确切的途径可以避免这一并发症[8,9]。不做鼻腔填塞，使用抗菌的填塞材料以及及早撤除填塞材料等方法有助于预防，但并不能绝对避免这一罕见并发症。如果患者出现早期发热、严重的腹泻或肢端缺血表现，应立即评估是否存在中毒性休克综合征。应当撤除鼻腔填塞材料并送培养，使用抗金黄色葡萄球菌的抗生素，并密切观察。

鼻中隔穿孔有时会在术后发生[10]。该并发症通常发生在鼻中隔黏膜软骨膜对穿性裂伤修补不充分或未行修补的情况下，或是黏膜软骨膜部分撕裂，偶尔继发于术后感染。有些鼻中隔偏曲鼻阻塞的患者，由于经常抠鼻子而损伤了鼻黏膜，致使受损黏膜萎缩，并且容易在分离黏膜软骨膜瓣时出现裂伤或撕脱。

鞍鼻畸形或鼻尖塌陷可发生于未留有足够鼻背软骨支撑的情况下。

通常不对中隔软骨最前端进行操作，除非在该部位明显突出且可被切除的情况下。过度切除将导致鼻小柱的回缩。

对于经过仔细挑选的病例，通过鼻中隔成形术或鼻甲减容术可以使患者的生活质量得到显著提高[11]。

精要

鼻中隔成形术

- 如果鼻中隔黏膜没有撕裂，可以在黏膜上造一小切口，以防止和减少鼻中隔血肿形成的可能性。
- 一侧的黏膜裂伤不会引起鼻中隔穿孔，除非对侧相应位置黏膜也有破损。
- 触诊鼻中隔软骨前缘有助于判断鼻中隔向哪一侧突出最为明显并于该侧做半贯通切口。而与鼻中隔后部向哪一侧偏曲无关。
- 通常在鼻中隔上部最容易分离黏膜软骨膜瓣。
- 位于后部的孤立的棘突可以在内镜下于棘突表面做切口并予以切除，注意保持对侧黏膜软骨膜的完整。

下鼻甲减容术

- 带侧方通气管的 Doyle 夹板不仅可以保持鼻中隔复位的位置，还提供了对鼻甲的压力以保证减容后的下鼻甲不出现充血肿胀。即使未施行鼻中隔成形术也可以使用。

- 因血性引流物和黏液的硬化引起的 Doyle 夹板阻塞可以应用生理盐水 5~10mL 进行强力的清理，每天 3 次或更多，并配合棉片在前部擦拭。
- 尽可能保留下鼻甲的黏膜以防产生"空鼻"的感觉。
- 向外侧骨折鼻甲骨质时，既可以将鼻中隔剥离子放置在黏膜下，也可放置在鼻甲内侧面的黏膜表面进行。
- 对于下鼻甲后端的阻塞性息肉样变，可以应用组织吸切器，在鼻内镜引导下进行处理，并通过应用带电凝的吸引器使出血最小化。

隐患

鼻中隔成形术

- 鼻中隔成形术所引起的脑脊液鼻漏极为罕见，可以通过锐性切断软骨或骨在上方的附着部位（而非撕扯）而加以避免。
- 中毒性休克综合征作为罕见的并发症，常发生于应用鼻腔填塞的情况下。当患者出现早期发热、严重的腹泻或肢端缺血表现时，应考虑到该诊断。
- 鞍鼻畸形或鼻尖塌陷容易发生在没有保留足够的鼻背软骨支架的情况下。
- 除非在该部位明显突出且可被切除的情况下，通常不对中隔软骨最前端进行处理。过度切除将导致鼻小柱的回缩。
- 鼻中隔软骨起到最重要支撑作用的部位是其最前端约 15mm。

下鼻甲减容术

- 过度切除下鼻甲可导致失去空气流动的感觉，引起"空鼻综合征"或是因为无法充分湿化吸入的空气而产生结痂。
- 组织吸切器处理下鼻甲时，最常见的附加损伤为下鼻甲上表面的穿孔，伴其上方的中鼻甲损伤。组织吸切器处理中鼻甲可引起活动性出血。

（王晓巍　译）

参考文献

1. Becker DG, Becker SS: Treatment of nasal obstruction from nasal valve collapse with alar batten grafts. J Long Term Eff Med Implants 13:259-269, 2003.
2. Behin F, Behin B, Behin D, Baredes S: Surgical management of contact point headaches. Headache 45:204-210, 2005.
3. Jones NS: Sinogenic facial pain: Diagnosis and management. Otolaryngol Clin North Am 38:1311-1325, x-xi, 2005.
4. Ferguson BJ, Paramaesvaran S, Rubinstein E: A study of the effect of nasal steroid sprays in perennial allergic rhinitis patients with rhinitis medicamentosa. Otolaryngol Head Neck Surg 125:253-260, 2001.
5. Wexler D, Braverman I, Amar M: Histology of the nasal septal swell body (septal turbinate). Otolaryngol Head Neck Surg 134:596-600, 2006.
6. Loehrl TA, Smith TL, Darling RJ, et al: Autonomic dysfunction, vasomotor rhinitis, and extraesophageal manifestations of gastroesophageal reflux. Otolaryngol Head Neck Surg 126:382-387, 2002.
7. Onerci TM, Ayhan K, Ogretmenoglu O: Two consecutive cases of cerebrospinal fluid rhinorrhea after septoplasty operation. Am J Otolaryngol 25:354-356, 2004.
8. Keller JL, Evan KE, Wetmore RF: Toxic shock syndrome after closed reduction of a nasal fracture. Otolaryngol Head Neck Surg 120:569-570, 1999.
9. Moser N, Hood C, Ervin D: Toxic shock syndrome in a patient using bilateral silicone nasal splints. Otolaryngol Head Neck Surg 113:632-633, 1995.
10. Bateman ND, Woolford TJ: Informed consent for septal surgery: The evidence-base. J Laryngol Otol 117:186-189, 2003.
11. Stewart MG, Smith TL, Weaver EM, et al: Outcomes after nasal septoplasty: Results from the Nasal Obstruction Septoplasty Effectiveness (NOSE) study. Otolaryngol Head Neck Surg 130:283-290, 2004.

第 **4** 章

先天性后鼻孔闭锁的手术

Eugene N. Myers

1755 年 Roederen 首次描述了后鼻孔闭锁，随后有 350 多篇文献报道了多种术式来纠正这种先天性缺陷[1,2]。双侧后鼻孔闭锁是一种急症，诊断该疾病需要很好的预见性。在产房，儿科医生如果遇见新生儿有周期性呼吸暂停、发绀、呼吸困难且能被哭闹暂时缓解时，就应该考虑双侧后鼻孔闭锁的可能。

先天性后鼻孔闭锁的胚胎学依据还不是十分清楚，Herngerer 和 Strome 用 4 种理论来阐述其病因：①前肠颊咽膜残留；②Hochstetter 鼻颊膜胚胎性残留；③中胚层结构在后鼻孔区域异常残留，上皮栓块堵塞；④由于局部因素致中胚层间叶组织向中线过度发育[3]。这些异位的间质在面中线区域异常生长，从而在梨骨后端至鼻腔外侧区域形成闭锁板。90%的闭锁板是骨性的，约 12mm 厚。

后鼻孔闭锁患儿除了闭锁板外，其他常见的解剖结构异常包括：朝向闭锁侧的中隔弯曲而导致鼻道缩小，平坦的梨骨，弓形的鼻腔外侧壁，以及狭窄的鼻咽部。多个解剖结构异常支持间质细胞发育异常理论。术前意识到不仅只是闭锁板的解剖和胚胎异常，还有其他部位的结构异常，有助于保证先天性后鼻孔闭锁的手术安全。

先天性后鼻孔闭锁是一种罕见病，存活婴儿的发病率为 1/10 000~1/5000[4]。50%先天性后鼻孔闭锁患儿，同时还有其他先天性畸形，如 Treacher Collins 综合征、Apert 综合征、21 三体综合征、CHARGE 综合征(眼组织缺损、先心病、后鼻孔闭锁、智力落后、生殖器畸形和耳畸形)[5]。另外，一种常见合并的单种畸形为心血管畸形，先天性后鼻孔闭锁患儿心血管畸形发生率是普通婴儿的 20 倍。智力落后、小颌畸形、耳聋、腭裂、面瘫也是常见的合并症[6]。尽管新生

儿期就表现有鼻塞和单侧鼻孔流涕，单侧后鼻孔闭锁往往需经过长时间才能被发现[7]。

导管能否通过前鼻孔直接插到鼻咽部，是评估新生儿有无后鼻孔闭锁的标准方法。后鼻孔闭锁或鼻腔严重狭窄患儿可通过此方法确认，新生儿期依赖经鼻呼吸，鼻塞可导致患儿呼吸和喂养困难。后鼻孔闭锁患儿一旦建立起经口呼吸，病情稳定后，应尽快综合评估患儿和实施手术计划[8]。坚固、弯曲的探子可触到闭锁板的存在，或者吸尽黏液后利用内镜直视下看到闭锁板而确诊[9]。Djupesland 和同事们描述了声反射鼻测量法在后鼻孔闭锁患儿的应用[10]。他们通过比较声反射鼻测量法和 CT 扫描在 5 个先天性鼻畸形患儿的诊断中的使用，提出声反射鼻测量法是一个新的、有价值的评估工具，该技术也有利于后鼻孔闭锁术后评估。

Cotton 和 Stith 报道了对先天性双侧后鼻孔闭锁患儿利用气管导管经口腔插入食道来开放口腔气道[9]。插管既有利于开放口腔气道且可用于胃饲。

新生儿出生时若无呼吸困难，单侧后鼻孔闭锁往往直到成年后才能被发现。如果婴幼儿期一直未被发现，患者在儿童或者青少年期表现为单侧鼻塞和鼻漏。单侧后鼻孔闭锁较双侧闭锁常见。女性的发病率高于男性，右侧后鼻孔闭锁较左侧常见。骨性闭锁占 90%，膜性闭锁占 10%[11]。

公认的用于治疗单侧或者双侧后鼻孔闭锁的手术径路是经腭径路。然而，由于现代科技的发展，如功能性鼻窦内镜手术、微型动力系统切割器(microdébrider)，经鼻内镜下手术亦被越来越多的耳鼻咽喉科医生熟知和利用。1999 年小儿耳鼻咽喉科医师的调查中，85%的医生选择经鼻内镜技术(图 4.1)来开展后鼻孔闭锁的手术[7]。

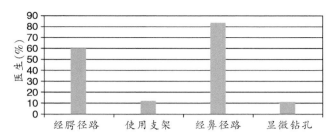

图 4.1　开展后鼻孔闭锁手术的问卷调查。

Pirsig 指出后鼻孔闭锁手术理想的手术方式是造出的后鼻孔不会再闭锁，手术过程对面部发育不造成负面影响，且技术安全，手术时间短，住院时间短，术后康复快[12]。

后鼻孔闭锁的处理技术在不断进步，1956 年 Beinfield[13]经鼻腔用大刮匙在闭锁板上开窗，再用支架扩张后鼻孔几个月。其他经鼻径路包括外鼻成形术、鼻中隔径路和唇下径路等[9]。

Richardso 和 Osguthorpe[8]首次利用耳显微器械和显微镜经鼻钻孔来完成后鼻孔闭锁开窗术。1990 年 Stankiewicz[10]报道用鼻内镜经鼻去除后鼻孔闭锁板的类似方法。这些照明设备有助于在直视下于闭锁板开窗且适用于不同年龄患儿的精细手术。这些技术的应用减少了婴儿双侧后鼻孔闭锁经口途径手术，降低了手术风险和创伤。

近年来，Fong 及其团队报道运用 YAG 激光手术成功为 8 个后鼻孔闭锁患儿实施了手术，与临床上广泛应用的 CO_2 激光比较，作者着重介绍了 YAG 激光手术的安全性，光纤柔软好操作，止血效果好，良好的骨开窗等优势。

病例选择

双侧后鼻孔闭锁患儿宜尽早手术，主要基于以下几方面原因。从医学角度考虑，尽早手术有利于减少因通气不足和误吸等所致的肺炎。医学干预也有可能降低患儿存活的可能性，特别是合并其他畸形时。新生儿麻醉技术的发展也为尽早手术提供了保障。反对尽早手术的主要原因是术后有很高的后鼻孔再狭窄的发生率，反对者认为直到相关问题被妥善解决，否则手术应推迟。

后鼻孔闭锁患儿除了后鼻孔闭锁外，还得考虑其他更严重的先天性畸形的存在，如先心病。手术中其他的颅面异常也得考虑，但不应因此推迟既定手

术进程。对于有明显症状的单侧后鼻孔闭锁，一旦确诊后也宜尽快手术。其他影响手术的因素一旦得以解决或者病情稳定后也应该实施手术。

1996 年，April 和 Ward 介绍利用有保护装置的微型电钻可以精确地打掉闭锁板，并获得满意的疗效[15]。Romaux 和其他同事报道自 1999—2001 年应用微型电钻开展了 7 例含有骨性闭锁和混合型闭锁的单侧后鼻孔闭锁术[16]。手术过程为先紧贴闭锁板下缘用尖钳咬开后鼻孔后缘，然后用微型动力系统切割器(microdebrider)扩大开口，术后用丝裂霉素 C 浸润的纱球支撑预防狭窄。术中出血量不多。1 例患儿出现再造后鼻孔狭窄，9 个月后需再次在内镜下手术，1 例患儿出现小的粘连但不需特殊处理，其他患者无并发症发生。每个患者术中耗时约 1.14 小时，1 年后回访患儿手术成功率为 85.7%。而对照组(19 例)传统手术需耗时 1.89 小时，1 年后手术成功率为 47.3%[16]。由于样本量少，结果不能做统计学比较。由于现代科学技术的发展，如微型动力系统切割器、计算机导航等的发展，使手术更方便。微型动力系统切割器有利于直视下高效去除组织，有一定的优越性。作者认为动力系统应用于单侧后鼻孔闭锁有利于创面恢复，瘢痕组织少，并降低再狭窄的风险[16]。

术前计划

在 CT 普及之前，常将丙碘吡酮注入鼻腔行 X 线鼻咽侧位片造影检查。如果没有造影剂进入鼻咽部即可确诊后鼻孔闭锁，但这往往还不能提供足够有关手术治疗所需要的信息。

CT 是诊断后鼻孔闭锁最有效的手段，能分辨出是骨性闭锁还是膜性闭锁，这对手术有很重要的参考价值，因为纠正膜性闭锁的手术相对容易些。CT 还可提供鼻中隔后缘、鼻腔外侧壁和鼻咽部情况(图 4.2)[17]。Brown 等通过综述其他文献 47 例患者 CT 扫描的结果和自己的 16 例后鼻孔闭锁患者的 CT 资料，把闭锁板分为骨性闭锁、混合型闭锁和膜性闭锁[18]。

手术技术

经鼻钻孔技术

全麻下，利用一个小的 Lempert 刮匙或尿道探子通过鼻腔直接在闭锁板上钻孔，术者同时用示指抵

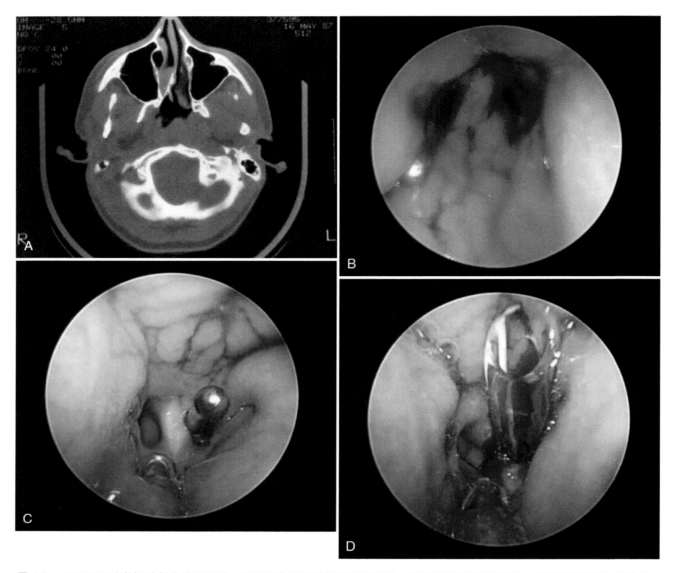

图 4.2　(A)CT 显示右侧后鼻孔骨性闭锁。(B)90°内镜下单侧后鼻孔闭锁。(C)后鼻孔闭锁板钻孔。(D)后鼻孔的扩张支架。

住鼻咽部,以免刮匙等伤及颅底(图 4.3)。造孔完成后,放入扩张支架预防后鼻孔狭窄。采用此方法常常需反复多次进行修正和扩张。既往是在盲视下操作,有可能并发脑脊液漏或者脑膜炎。在鼻内镜广泛使用的今天,类似并发症很少发生。

经腭径路

　　患者需摆 Trendelenburg 体位,用 Dingman 开口器充分暴露硬腭。于切口处注射含 1/100 000 肾上腺素的利多卡因来减少术中出血。于中线处切开黏膜骨膜,切至硬腭骨,在黏膜骨膜瓣下方用剥离子分离至硬软腭交接处。如果术野暴露受限影响手术,可以去掉一侧腭骨导血管,但如果切除了双侧腭骨导血

管,会影响软腭血液供应,出现软腭坏死或者影响愈合,这是一个严重的技术错误。横向切除肌腱膜和软腭的鼻咽侧黏膜,硬腭会往后收缩。

　　为了去除闭锁板的骨质,形成后鼻孔,硬腭后 1/3 的骨质需去掉直到暴露鼻腔黏膜(图 4.4)。用咬骨钳或刮匙去掉闭锁板的骨质和梨骨的后 1/3 段 (图 4.5)。为预防再狭窄,尽量保留鼻黏膜瓣。如果梨骨和硬腭去除不够,极易出现后鼻孔狭窄。

　　手术虽在明视下进行, 间接喉镜对提供充分的照明有很好的帮助。一旦造孔完成,需放置软的硅胶支架(图 4.2D)。支架外缘置于鼻咽部,以建立良好的鼻咽通气道(图 4.6)。气道与中隔缝在一起固定两个月,有助于经鼻呼吸、伤口的愈合和预防再次狭窄。

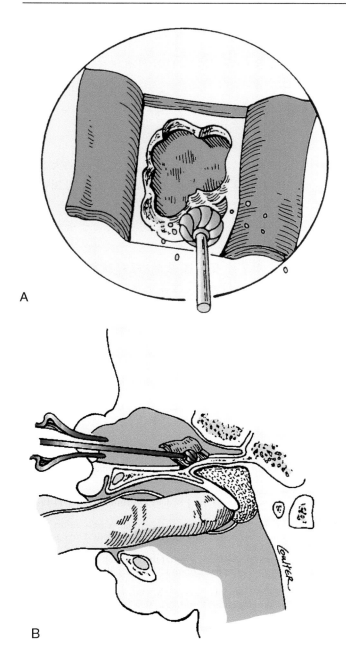

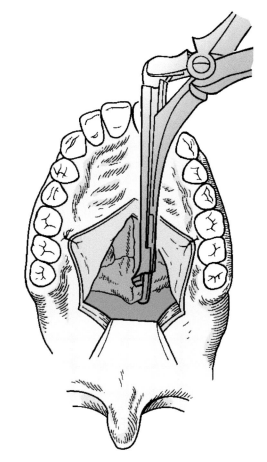

图 4.4 除去硬腭后缘骨质。

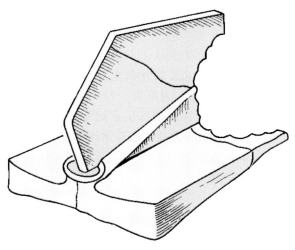

图 4.5 除去部分硬腭和梨骨。

图 4.3 (A,B)紧贴下缘和中间除掉闭锁板。(Reprinted with permission from Kenna MA, Rahbar R: Congenital nasal malformations. In Bluestone CD, Rosenfeld RM [eds]: Surgical Atlas of Pediatric Otolaryngology. BC Decker, Ontario, Canada, 2002, p 303.)

手术的最后,硬腭皮瓣需复位。伤口用 3.0 丝线缝合。在口腔缝合中丝线优于可吸收线和尼龙线,患者麻醉清醒后可拔除气管插管。

经鼻内镜技术

全麻下,先用盐酸羟甲唑啉棉片充分收缩鼻腔黏膜,用 2.5~4.4mm 鼻内镜检查鼻腔。内镜下,动力电钻去除闭锁板和梨骨,推荐反张咬骨钳去除梨骨。对于重要步骤,对侧鼻腔的鼻内镜照明可提供更好的视线。

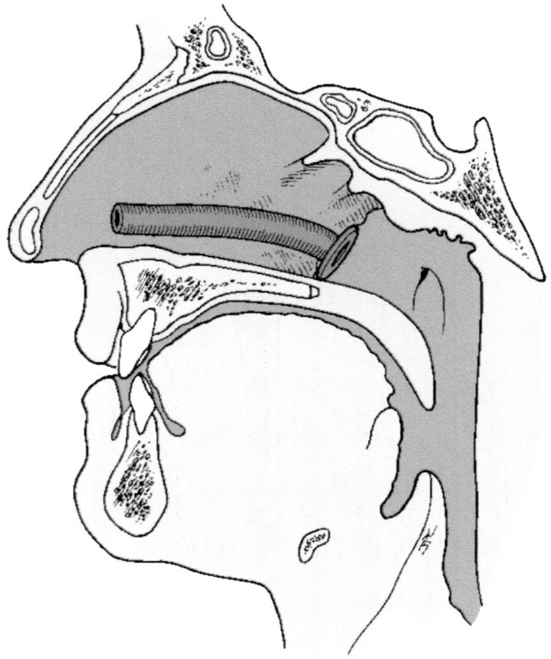

图 4.6 鼻咽通气道支架扩张。

证鼻通气。
- 拔除支架后鼻用激素的应用有助于预防狭窄产生。

隐患

- 经腭径路时，术中损伤腭大动脉易造成大出血,切除闭锁板时易损伤颅底、梨状孔周围组织等。
- 术后早期并发症为上呼吸道梗阻,由于舌根和软腭水肿所致。
- 迟发性并发症有鼻腔感染、腭黏膜坏死、腭咽关闭不全、口腔瘘管、后鼻孔狭窄。
- 不合适的支架可导致鼻小柱和鼻翼边缘坏死。
- 有作者报道损伤筛板可引起脑脊液漏进而可形成脑膜炎[19]。

（潘宏光 译）

经唇下鼻中隔径路(面正中掀翻径路)

该手术适用于鼻结构异常或者合并颅面其他畸形的新生儿。唇下切口,掀起鼻底和鼻中隔直达闭锁板,并切除之。

术后处理

为预防术后感染，需用抗生素。为保证经鼻呼吸,清除支架分泌物尤为重要。支架周围可用双氧水清洁，干痂去除干净后用抗生素油膏擦涂鼻前庭皮肤以减少干痂形成。为预防肉芽组织形成,支架拔出后鼻用激素需连续使用6周[9]。儿童患者拔出扩张子两个月后在全麻鼻内镜下清除肉芽组织。

精要

- CT扫描有助于提供有价值的线索。
- 鼻内镜和动力系统的应用,有利于精确去除闭锁板和减少手术并发症。
- 充分切除骨质、保留黏膜瓣、放置扩张子有利于预防狭窄形成。
- 仔细操作可预防并发症,需放置适当的支架保

参考文献

1. Stankiewicz JA: The endoscopic repair of choanal atresia. Otolaryngol Head Neck Surg 103:931-937, 1990.
2. Deutsch E, Kaufman M, Eilon A: Transnasal endoscopic management of choanal atresia. Int J Pediatr Otorhinolaryngol 40:19-26, 1997.
3. Hengerer AS, Strome M: Choanal atresia: A new embryologic theory and its influence on surgical management. Laryngoscope 92:913-921, 1982.
4. Shivakumar AM, Naik AS, Prashanth KB, et al: Choanal atresia: Transnasal endoscopic technique. Indian J Pediatr 70:875-876, 2003.
5. Hsu CY, Li YW, Hsu JC: Congenital choanal atresia: Computed tomographic and clinical findings. Acta Paediatr Taiwan 40:13-17, 1999.
6. Cotton RT, Stith JA: Choanal atresia. In Gates GA (ed): Current Therapy in Otolaryngology—Head and Neck Surgery, 3rd ed. Toronto, BC Decker, 1987, pp 297-299.
7. Park AH, Brockenbrough J, Stankiewicz J: Endoscopic versus traditional approaches to choanal atresia. Otolaryngol Clin North Am 33:77-90, 2000.
8. Richardson MA, Osguthorpe JD: Surgical management of choanal atresia. Laryngoscope 98:915-918, 1988.
9. Wiatrak BJ: Unilateral choanal atresia: Initial presentation and endoscopic repair. Int J Pediatr Otorhinolaryngol 46:27-35, 1998.
10. Djupesland P, Kaastad E, Franzen G: Acoustic rhinometry in the evaluation of congenital choanal malformations. Int J Pediatr Otorhinolaryngol 41:319-337, 1997.
11. Portela RR, Naclerio RM: Choanal atresia. In Johns ME, Price JC, Mattox DE (eds): Atlas of Head and Neck Surgery, vol 1. Philadelphia, BC Decker, 1990, pp 150-159.
12. Pirsig W: Surgery of choanal atresia in infants and children: Historical notes and undated review. Int J Pediatr Otorhinolaryngol 11:153-170, 1986.
13. Beinfield HH: Surgical management of the complete and incomplete bony atresia of the posterior nares. Trans Am Acad Ophthalmol Otolaryngol 60:778-786, 1956.
14. Fong M, Clarke K, Cron C: Clinical applications of the holmium:

YAG laser in disorders of the paediatric airway. J Otolaryngol 28:337-343, 1999.
15. April MM, Ward RF: Choanal atresia repair: The use of powered instrumentation. Oper Tech Otolaryngol Head Neck Surg 7:248-251, 1996.
16. Rombaux P, de Toeuf C, Hamoir M, et al: Transnasal repair of unilateral choanal atresia. Rhinology 41:31-36, 2003.
17. Hengerer AS: Choanal atresia. In Gates GA (ed): Current Therapy in Otolaryngology—Head and Neck Surgery. Philadelphia, BC Decker, 1984, pp 342-346.
18. Brown OE, Pownell P, Manning SC: Choanal atresia: A new anatomic classification and clinical management applications. Laryngoscope 106:97-101, 1996.
19. Lore JM Jr: Posterior choanal atresia. In Lore JM Jr (ed): An Atlas of Head and Neck Surgery, 3rd ed. Philadelphia, WB Saunders, 1988, p 210.

第5章

腺样体切除术

Suman Golla

腺样体亦称咽扁桃体，是位于鼻咽部的淋巴组织。6~7岁时发育至最大，到青春期后逐渐萎缩。腺样体肥大是一种生理现象，也与反复感染有关。腺样体肥大可引起下列临床症状或疾病，如鼻塞、张口呼吸、闭塞性鼻音、打鼾、睡眠不安、后鼻孔滴漏、鼻出血、分泌性中耳炎和鼻窦炎等。腺样体肥大也是儿童阻塞性睡眠呼吸暂停综合征的主要病因。

由于长期张口呼吸，腺样体肥大患儿面容发育异常，到成年后面容将发生特征性改变。长期张口呼吸还可引起许多结构发育异常，如硬腭高拱、上唇上翘缩短、上颌骨变长、上切牙外突等，即形成所谓的腺样体面容。腺样体肥大堵塞咽鼓管咽口是慢性或复发性分泌性中耳炎的病因。

腺样体位于蝶窦下面、枕部前方、两侧咽隐窝之间，紧邻咽鼓管咽口和咽鼓管圆枕。腺样体组织呈半球状，与其他淋巴组织构成 Waldeyer 环。舌扁桃体构成 Waldeyer 环后部，腭扁桃体构成 Waldeyer 环的两侧。咽喉后壁还有一些小的淋巴组织，像鹅卵石一样排列。在下方，腺样体组织扩展至上缩肌，形成 Passavant 隆起。

腺样体的血液供应来自咽升动脉，部分来自面动脉的腭升支。静脉回流汇入咽静脉丛，少量流入翼丛，最后汇入面静脉和颈内静脉。腺样体主要受腭神经的分支支配，最终输入至蝶腭神经节。鼻咽神经和舌咽神经丛也有分支支配腺样体组织。

病例选择

阻塞性睡眠呼吸暂停综合征是切除腺样体的绝对适应证。分泌性中耳炎、复发性中耳炎和腺样体肥大导致的慢性鼻窦炎也是腺样体切除术的适应证。

对于反复发作的咽炎患儿，腺样体炎往往是伴随发生。由于腺样体炎和扁桃体炎的临床症状相似，因此二者不易区分。对于慢性扁桃体炎反复发生急性发作而需要行扁桃体切除术的患者，建议同时行腺样体切除术。腺样体炎患儿往往还有流脓涕、鼻塞、后鼻孔滴漏、发热及中耳炎等症状。每年有4次以上鼻咽炎发作，同时伴有鼻塞和耳部症状时也是腺样体切除术的指征。这些症状通常不易与慢性鼻窦炎区分。

腺样体切除术的对象以儿童为主，常与扁桃体切除术、鼓膜切开术、鼓膜置管术等同时进行。腺样体组织不仅阻塞咽鼓管咽口，影响中耳换气，而且也是细菌潴留池，导致中耳炎的发生。

腺样体切除术是否作为治疗慢性分泌性中耳炎的常规手术，一直存有争议。1987年，Gate和其同事证实腺样体切除术和鼓膜置管术可减少50%的慢性分泌性中耳炎的复发[1]。也有其他学者认为附加的腺样体切除术增加了手术风险和潜在的失血可能。时至今日，争议仍然存在，但大多数作者认同腺样体切除术是治疗慢性分泌性中耳炎的有效手段，特别是对需要行二次鼓膜置管术的患者。最近的研究表明，腺样体的位置直接影响腺样体切除术对治疗中耳炎的疗效，那些腺样体组织紧邻咽鼓管圆枕的患者，鼓膜切开或置管术同时切除腺样体疗效更为明显[2]。

对腺样体切除术治疗慢性鼻窦炎的疗效也是有争议的。腺样体是副鼻窦可能的引流不畅通原因和感染的来源。功能性鼻内镜鼻窦手术可以明显缓解成人和儿童慢性鼻窦炎症状。由于影响颌面部发育，功能性鼻内镜鼻窦手术在儿童中开展一直存有争议[3]。

有研究表明，单纯腺样体切除术对控制慢性鼻窦炎是大有帮助的[4-6]，但也有作者认为是功能性鼻内镜鼻窦手术而不是单纯腺样体切除术对治疗慢性鼻窦炎有效。进一步的研究表明，同时采用功能性鼻内镜鼻窦手术和腺样体切除术对治疗慢性鼻窦炎有更好的效果[7,8]。一些术者更喜欢先采取腺样体切除术，若慢性鼻窦炎症状未见好转再行鼻内镜鼻窦手术。部分医生推荐术前先行静脉注射抗生素治疗鼻窦炎[9]。在一次儿童耳鼻咽喉科医师的调查中发现，80%的医生在鼻内镜鼻窦手术前先行腺样体切除术[10]。

人类很早认识到肥大的腺样体和扁桃体可堵塞上呼吸道。近年来，人们意识到长期的鼻咽和口咽堵塞是睡眠障碍的主要原因。在选择腺样体切除和扁桃体切除的适应证还是有一定的困难。综合病史具有重要的临床价值。而睡眠监测必须留宿一晚，并且也不一定起作用。儿童睡眠时的监测结果有很好的价值，但这需要训练有素和有经验的数据分析人员。

患儿的父母亲或监护人往往可以提供与睡眠监测同样准确的信息。阻塞性睡眠呼吸暂停综合征和大的鼾声可以作为手术指征的依据之一[11]。与成人不同，儿童只需有阻塞性睡眠呼吸暂停的病史即可，而不一定需要有阳性的多导睡眠仪监测的结果。

鼻咽侧位片可作为诊断腺样体肥大的客观依据（图 5.1）。这些患儿一般也不需要 CT 扫描。对于 4 岁以上配合良好的患儿，也可在充分表面麻醉下行鼻内镜或纤维喉镜检查。如果能直接看到腺样体堵塞了后鼻孔，同时还有腺样体肥大或腺样体炎的症状

时，就可行腺样体切除术。

术前评估

大多数耳鼻咽喉科医生缺乏血液科的工作经验，对患儿潜在的失血评估缺乏经验。对于那些缺乏个人或者家族的血液病资料的患儿，血液学的评估是很有必要的[12]。对有出血病史的患者，检查其凝血时间更是有必要的，特别是需排除血管性血友病。一旦诊断为此病，为预防大出血，术前术后必需用去氨加压素。

尽管术前应用抗生素没有必要，但有研究表明，术后使用抗生素可减轻口腔异味和疼痛感[13]。大多数医生会给那些同时行扁桃体和腺样体切除术患者使用抗生素[14,15]。

全麻下腺样体切除术时，医生有必要先触诊硬腭以排除黏膜下腭裂可能。压迫硬腭后端边缘若出现深"V"形，可诊断为黏膜下腭裂（图 5.2）。黏膜下腭裂同时会伴有短软腭。黏膜下腭裂患者的腺样体有助于进食时关闭鼻咽部，如果腺样体切除，腭咽关闭不全，就会出现开放性鼻音和鼻咽反流。同样，对于腭裂患者或者腭裂修补术后患者也不宜切除腺样

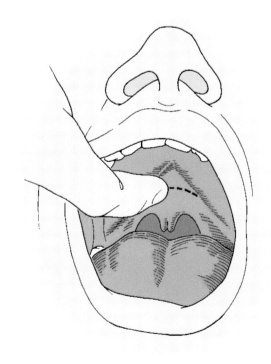

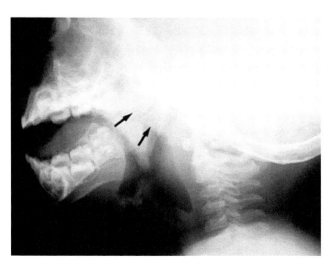

图 5.1　鼻咽侧位片显示鼻咽部腺样体肥大（箭头所示）。

图 5.2　腺样体切除术前手指触诊排除黏膜下裂。

体,以免出现腭咽闭合不全或者更严重的情况发生。

手术技术

　　腺样体切除术需在全身麻醉下进行。患儿取头仰卧位,用开口器压住舌部暴露咽腔,需行气管插管(图5.3)。术中可经鼻咽镜间接暴露鼻咽部或者通过鼻内镜直接暴露鼻咽部(图5.4)。

　　首先用红色橡皮导尿管提起软腭,把术者的头灯光线通过间接鼻咽镜反射至鼻咽部照明,腺样体铲刀或者腺样体刮匙可实行腺样体切除术(图5.5)。光照充分才能保证腺样体刮匙准确放置在梨骨后缘。为预防不必要的出血,刮匙尽量不要损伤下鼻甲,同时也要避免损伤咽隐窝和咽鼓管圆枕。腺样体刮匙沿梨骨后缘压住腺样体组织,拇指用力沿着咽后壁刮下腺样体组织。如果用力切除一次还不能完全切除腺样体组织,有时还需要轻刮几下。残留的组织易出血,可用 Thompson 钳子咬除或者用电凝烧灼止血(图5.6)。用腺样体刮铲刀切除时,将刀片关闭贴紧鼻咽部使大部分腺样体组织挤入铲内予以切下,剩余腺样体组织用刮匙、Thompson 钳子去除或

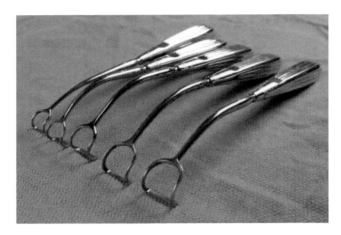

图 5.5　不同型号的腺样体刮匙。

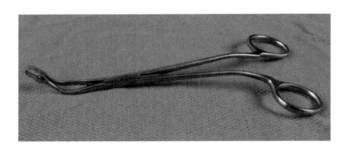

图 5.6　Thompson 钳,有助于切除残留腺样体组织,特别是后鼻孔处腺样体组织。

电凝烧灼。

　　鼻咽部被富含水分、结构疏松腺样体组织堵塞,电凝止血越来越受欢迎(图5.7)。持续性出血一般与腺样体组织残留有关,彻底切除残留的腺样体组织可以完成止血。如果仍有持续性出血,需行后鼻孔填塞和全身应用止血药,这种情况多见于较大儿童或者青少年患者,因为其腺样体组织较韧,并且不易被刮匙切除。此时需用电凝烧灼那些残留腺样体组织。

　　近年来,很多耳鼻咽喉科医生喜欢用电凝吸切术来切除腺样体。其最初的装置有点像腺样体刮匙,

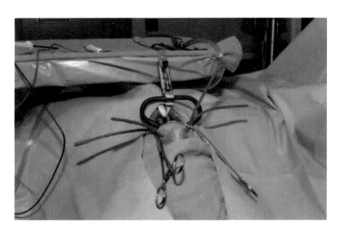

图 5.3　腺样体切除术患儿的体位。

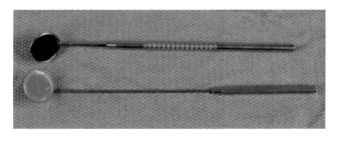

图 5.4　术中使用的间接鼻咽镜。

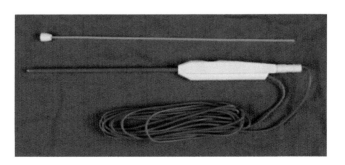

图 5.7　电凝吸切器,切除组织同时可以止血。

可以在直视下完成边切边止血。除了腺样体刮匙及电凝吸切刀外，还有其他技术用于腺样体切除，如微动力系统组织切割器也用于腺样体切除术，并且并发症很低[16,17]。有作者比较了电凝吸切术、普通刮除术和微型动力系统切割器切除术 3 种技术的优缺点，其中电凝吸切术出血少，手术时间短；微型动力系统切割器手术时间也较短，但需要丰富的手术经验和昂贵的设备，所以不如传统的电凝吸切术易于操作[18]。

调查耳鼻咽喉科医生的结果显示，在各种腺样体切除的技术中，耳鼻咽喉科医生更倾向于腺样体刮除术后电凝，而电凝吸切术也越来越受欢迎。

同样，腺样体切除术不宜与悬雍垂腭咽成形术同时进行，因为有鼻咽狭窄的可能。

术后处理

腺样体切除术后一般不需特殊的护理。一旦患儿清醒，咽部肌肉收缩可使一些轻微渗血自行停止。患者完全清醒后可以回家。除非同时行扁桃体切除术，术后一般不需限制饮食。

并发症

严重并发症的发生往往是术前没有发现腭裂、黏膜下腭裂及短软腭的存在。腺样体切除后软腭不能关闭咽后壁而出现开放性鼻音。虽然也可以通过制作咽瓣或硬腭后移来纠正，但防患于未然更好。

腺样体切除术中、术后大出血并不常见，术中出血也会延长手术时间，术后出血的部分患儿需要再次进行手术实行止血术。填塞物一般在复苏室取出。

术中损伤下鼻甲后端也可导致麻烦的出血，直视下放置腺样体刮匙可以避免。术中损伤到咽鼓管圆枕也是一个严重并发症，如果术中腺样体组织中出现软骨，应该意识到损伤了咽鼓管咽口。总之，只要术中明视下把腺样体刮匙放在适中的位置就可避免该并发症发生。

精要

- 儿童腺样体肥大和睡眠障碍可通过病史来确认而不需要睡眠监测。

- 对于反复发作的分泌性中耳炎，多数医生推荐腺样体切除术和鼓膜置管术同时进行。
- 在直视下放置腺样体刮匙可避免损伤咽鼓管圆枕和下鼻甲。

隐患

- 有短软腭、腭裂和黏膜下腭裂的患者不宜行腺样体切除术。
- 为预防鼻咽狭窄，腺样体切除术不宜与悬雍垂腭咽成形术同时进行。
- 残留腺样体组织是持续性出血的主要原因。

（潘宏光 译）

参考文献

1. Gates GA, Avery CA, Prihoda TJ, Cooper JC: Effectiveness of adenoidectomy and tympanostomy tubes in the treatment of chronic otitis media with effusion. N Engl J Med 317:1444-1451, 1987.
2. Nguyen LH, Manoukian JJ, Yoskovitch A, Al-Sebeih KH: Adenoidectomy: Selection criteria for surgical cases of otitis media. Laryngoscope 114:863-866, 2004.
3. Mair EA, Bolger WE, Breisch EA: Sinus and facial growth after pediatric endoscopic sinus surgery. Arch Otolaryngol Head Neck Surg 121:547-552, 1995.
4. Vandenberg SJ, Heatley DG: Efficacy of adenoidectomy in relieving symptoms of chronic sinusitis in children. Arch Otolaryngol Head Neck Surg 123:675-678, 1991.
5. Rosenfeld RM: Pilot study of outcomes in pediatric rhinosinusitis. Arch Otolaryngol Head Neck Surg 121:729-736, 1995.
6. Ungkanont K, Damrongsak S: Effect of adenoidectomy in children with complex problems of rhinosinusitis and associated diseases. Int J Pediatr Otorhinolaryngol 68:447-451, 2004.
7. Ramadan HH: Adenoidectomy vs endoscopic sinus surgery for the treatment of pediatric sinusitis. Arch Otolaryngol Head Neck Surg 125:1208-1211, 1999.
8. Ramadan HH: Surgical management of chronic sinusitis in children. Laryngoscope 114:2103-2109, 2004.
9. Don DM, Yellon RF, Casselbrant ML, Bluestone CD: Efficacy of a stepwise protocol that includes intravenous antibiotic therapy for the management of chronic sinusitis in children and adolescents. Arch Otolaryngol Head Neck Surg 127:1093-1098, 2001.
10. Sobol SE, Samadi DS, Kazahaya K, Tom LW: Trends in the management of pediatric chronic sinusitis: Survey of the American Society of Pediatric Otolaryngology. Laryngoscope 115:78-80, 2005.
11. Eibling DE: Tonsillectomy. In Myers EN (ed): Operative Otolaryngology—Head and Neck Surgery. Philadelphia, WB Saunders, 1997, pp 186-198.
12. Cressman WR, Myer CM: Management of tonsillectomy hemorrhage: Results of a survey of pediatric otolaryngology fellowship programs. Am J Otolaryngol 16:29-32, 1995.
13. Grandis JR, Johnson JT, Vickers RM, et al: The efficacy of perioperative antibiotic therapy on recovery following tonsillectomy in adults: Randomized double-blind placebo-controlled trial. Otolaryngol Head Neck Surg 106:137-148, 1992.
14. Krishna P, LaPage MJ, Hughes LF, Lin SY: Current practice patterns in tonsillectomy and perioperative care. Int J Pediatr Otorhinolaryngol 68:779-784, 2004.

15. Koltai PJ, Solares CA, Mascha EJ, et al: Intracapsular partial tonsillectomy for tonsillar hypertrophy in children. Laryngoscope 112(Suppl 100):17-19, 2002.
16. Koltai PJ, Chan J, Younes A: Power-assisted adenoidectomy: Total and partial resection. Laryngoscope 112(Suppl 100):29-31, 2002.
17. Sorin A, Bent JP, April MM, Ward RF: Complications of microdebrider-assisted powered intracapsular tonsillectomy and adenoidectomy. Laryngoscope 114:297-300, 2004.
18. Elluru RG, Johnson L, Myer CM 3rd: Electrocautery adenoidectomy compared with curettage and power-assisted methods. Laryngoscope 112(Suppl 100):23-25, 2002.

第 **6** 章

青少年鼻咽纤维血管瘤

Ricardo L. Carrau, Carl H. Snyderman, Amin B. Kassam

青少年鼻咽纤维血管瘤(juvenile nasopharyngeal angiofibroma, JNA)是一种少见的良性肿瘤,男性多发,尤其多见于青春期和成年早期。鼻咽纤维血管瘤在头颈部肿瘤中不足0.5%,在耳鼻咽喉科住院患者中占1/16 000[1]。现在认为,这种肿瘤在希波克拉底时代就已经被人们认识了[2]。

青少年鼻咽纤维血管瘤的病因仍不明确,但是该病明显的男性高发显示该病的发生与激素有关。发病部位最常见于蝶骨基底(basisphenoid),位于蝶腭孔附近,腭骨眶突和蝶突与蝶骨体交界处。该起源部位表明,鼻咽纤维血管瘤容易累及翼腭窝,还可以侵犯鼻腔、鼻咽和筛窦蝶窦。肿瘤还可以通过已有通道直接或通过破坏骨质侵入眼眶和颅内。

病例选择

病史和体格检查

鼻塞和鼻出血是鼻咽纤维血管瘤患者最常见的主诉。任何青春期男性出现了上述症状都要考虑到鼻咽纤维血管瘤的可能。当肿瘤扩展到其他部位(如鼻腔、眼眶和颅内)会出现相应的症状和体征,如眼球突出或眼球移位、复视,面颊部肿胀疼痛、头痛、鼻窦炎和听力下降(如渗出性中耳炎)。体格检查的发现取决于肿瘤的累及范围。鼻腔内镜检查和颅神经检查能提供肿瘤范围的线索。典型鼻咽纤维血管瘤是灰红色、表面光滑、无蒂、息肉样肿物,也可能呈不规则形状或分叶状(图6.1A~C)。体格检查可显示复视、眼球移位和眼外肌运动受限等眼球受累的体征(图6.1D)。耳镜检查可显示为浆液性渗出或鼓

膜内陷。

影像检查

鼻咽纤维血管瘤在普通X线可表现为伴或不伴鼻咽/鼻窦扩展的后鼻腔软组织肿物。最具提示意义的发现是,在颏顶位观察到上颌窦后壁向前膨隆。CT对于可疑的鼻咽纤维血管瘤是首选的影像学检查。CT扫描能很好地显示鼻腔、鼻窦和颅底骨性结构,增强CT可以显示肿瘤的血管分布(图6.2A)。对于那些侵及颅内、颞下窝和眶内的病例,MRI是CT扫描的补充(图6.2B)。MRI可以更好地显示软组织层面,能显示颞下窝软组织(肌肉和神经血管结构)或颅内组织结构及肿瘤之间的界面,有助于鉴别肿瘤组织与鼻窦分泌物潴留。

血管造影能显示肿瘤的血供通常来源于颌内动脉和咽升动脉的分支。向鼻咽、蝶窦、眼眶、颞下窝和颅内扩展的肿瘤通常有血供来自颈内动脉的分支。因此,血管造影检查应该评估双侧颈内和颈外动脉的血液循环。但血管造影是有创的,而且有一定并发症。血管造影仅用于术前血管栓塞。

血管栓塞应该被视为术前准备的一部分,且宜在外科手术前短期内完成(<24h),因为鼻咽纤维血管瘤能迅速获得侧支循环。这种诊断性血管造影和治疗性血管造影(如血管栓塞)应该一次完成。考虑到最大对照量的限制、患者的焦虑和介入过程的长短等其他因素,可能需要调整整个计划(图6.3和图6.4)。

活检

鼻咽纤维血管瘤的确诊通常不需要组织学的确

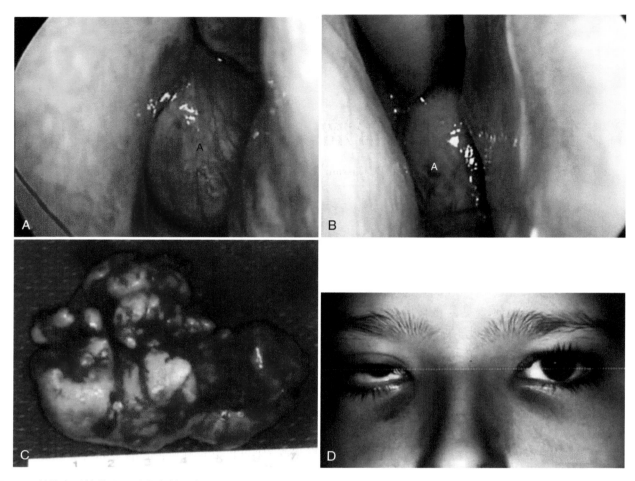

图 6.1 纤维鼻咽镜检查显示息肉样的鼻咽纤维血管瘤充满右侧(A)和左侧(B)鼻腔。(C)巨大分叶状鼻咽纤维血管瘤的手术标本。(D)巨大鼻咽纤维血管瘤引起的眼球内陷。A,纤维血管瘤。

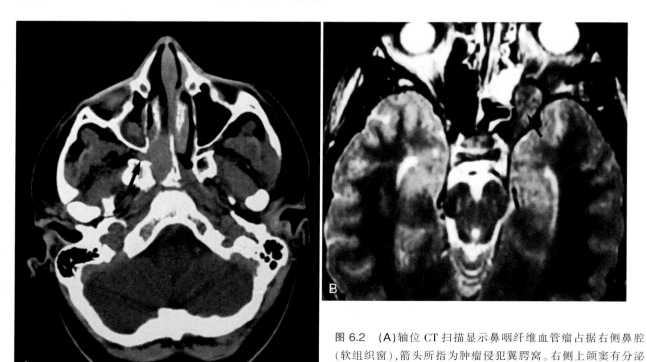

图 6.2 (A)轴位 CT 扫描显示鼻咽纤维血管瘤占据右侧鼻腔(软组织窗),箭头所指为肿瘤侵犯翼腭窝。右侧上颌窦有分泌物。(B) MRI T2 相显示血管瘤侵犯中颅窝(箭头所示)。

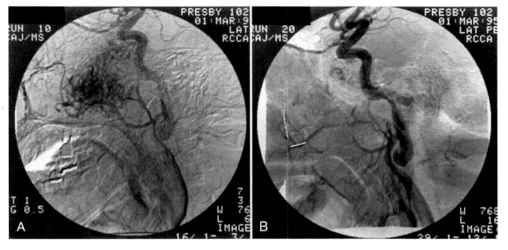

图 6.3　(A)右侧颈总动脉血管造影显示肿瘤充盈。颈外动脉和颈内动脉的分支为肿瘤提供血供。(B)栓塞后影像。

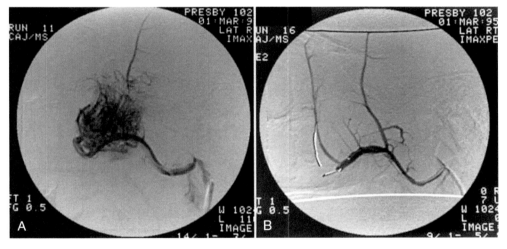

图 6.4　(A)颌内动脉注射造影剂的超选择性血管造影显示明显的肿瘤充盈。(B)栓塞后影像。为了获得这种程度的血供减少,患者接受了颌内动脉远端(保留咬肌和颞肌的血供)和咽升动脉超选择性血管栓塞。

认。通过临床症状、影像学检查可以确诊。某些恶性肿瘤(如横纹肌肉瘤和嗅神经母细胞瘤)可能与鼻咽纤维血管瘤相似。因此,对那些不适合外科手术首选放疗的患者和经过全面检查仍无法明确诊断的患者要慎重进行活检。活检应在手术室患者全麻(如控制气道)的情况下完成。其特征性组织病理学表现为由纤维基质环绕的薄壁血管网(图 6.5)[1]。

分期

　　鼻咽纤维血管瘤有不同的分期体系(表 6.1 和表 6.2)[3,4]。这些分期体系有利于不同机构之间的交流,也便于不同治疗方案和不同手术入路的治疗结果的比较。然而,这些分期很少有前瞻性应用,而且它们的用途是有限的,因为多数机构不是采用某一种单一的分期体系。

术前计划

　　术前准备旨在减少大出血及发生输血相关并发症的风险。过去曾提倡应用雄激素或雌激素的激素治疗来缩小肿瘤的体积,减少肿瘤的血供。然而,这些药物对于任何青春期男性都有着明显的不可取的副作用(如睾丸萎缩、出现女性性征、男性乳腺发育症)。由于这些副作用以及血管栓塞技术和设备的不断进步,激素治疗没有应用价值。

　　血管造影和血管栓塞应该一次完成。鼻咽纤维血管瘤在栓塞后可能迅速出现侧支循环。因此,外科手术最好在血管造影 24 小时内进行。与介入放射专家的密切交流是必要的。如涉及重建,如何对颞肌供血血管进行保护等细节应提前讨论。

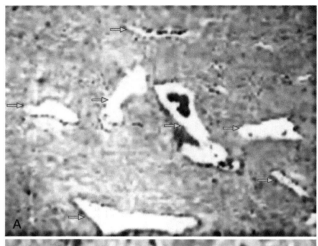

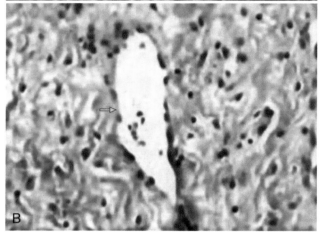

图 6.5 鼻咽纤维血管瘤的组织学切片×10(A)和×40(B),显示由纤维基质包绕的特征性的薄壁血管网(箭头所示)。

表 6.1	鼻咽纤维血管瘤分期
Ⅰ 期	肿瘤局限在后鼻孔和鼻咽顶部
ⅡA 期	翼腭窝轻度受累
ⅡB 期	肿瘤充满翼腭窝、上颌窦后壁移位、肿瘤向上扩展眶壁骨质破坏
ⅡC 期	肿瘤通过翼腭窝侵及颞下窝和颊部
Ⅲ 期	肿瘤向颅内扩展

表 6.2	鼻咽纤维血管瘤分期
分期	肿瘤位置和范围
Ⅰ 期	鼻咽部
Ⅱ 期	鼻腔和蝶窦
Ⅲ 期	筛窦、上颌窦、翼腭窝、颞下窝、眼眶和面颊部
Ⅳ 期	颅内

尽管有充分的血管栓塞,术前仍应准备压积红细胞以供术中备用。我们鼓励自体血液回输以避免血型不匹配引起的输血风险和传染性病原体的传播。通常为了准备 2~3 个单位的自体献血血液,手术可能会推迟几周。在手术中还可以应用细胞保护装置,使患者的血液在受到上呼吸道和上消化道菌群污染后仍能安全回输。

鼻咽纤维血管瘤切除手术被认为是清洁-污染手术,推荐围术期预防性应用针对上呼吸道和上消化道菌群的广谱抗生素。抗生素可以在术中和术后 24 小时内连续应用。当上呼吸道和上消化道与颅腔直接沟通时,抗生素可以连续应用至术后 48 小时[5]。

手术技术

治疗方式

长期以来,外科手术和放射治疗对鼻咽纤维血管瘤具有相似的控制率(80%治愈)[6-10]。但由于放疗后可能出现长期的后遗症(如继发性恶性肿瘤、白内障、垂体功能不全和黏液腺化生),而且随着血管栓塞和外科手术入路的进步,手术效果和并发症不断改善使得手术治疗越来越受到青睐[6-14]。

放疗对于少数不适合手术或拒绝手术的病例可以作为首选。推荐放疗剂量为 35~45Gy[6,7]。对于有颅内侵犯或颅内复发手术无法彻底切除的病例推荐辅助放疗。但是也有很多病例,不需要任何治疗,只需定期影像学随访即可(残余肿瘤可能显示退化)。

其他治疗方式(比如冷冻和硬化治疗)只具有一定的历史意义。一些学者认为,对于复发病例或肿瘤进行性发展手术无法切除且经放射治疗失败的病例建议采用化疗[15]。未来肿瘤生物学的进步可能产生新的非手术治疗方式,比如应用针对特定生长因子或血管生成的抑制剂。

手术入路

根据肿瘤的范围、医生的经验和对不同手术入路的熟悉程度(有经验的外科医生可能选择局限的入路切除较大的肿瘤),鼻咽纤维血管瘤可以选择不同的手术入路。很多情况下,肿瘤摘除需要联合应用多种手术入路以便止血和充分暴露肿瘤。

手术入路可分为下方入路、前入路和侧方入路。下方入路包括经硬腭入路（如经硬腭）、经口-咽入路伴或不伴软腭劈开。这些入路可以到达鼻咽和鼻腔。前入路（如鼻侧切开和面中掀翻）可以显露鼻腔，扩大经上颌骨内侧可以进一步暴露上颌窦、筛窦和翼腭窝（如 Lefort I、Denker 和上颌骨内侧切除术），甚至蝶窦和鼻咽（如上颌骨外旋和面部移位术）。而且，上颌骨外旋和面部移位术可以扩展暴露颞下窝、颞下颅底、中颅窝和旁中颅底（前外侧暴露）。或者，颞下窝可以经侧方耳前颞下窝入路暴露。

鼻内镜入路是我们切除鼻咽纤维血管瘤的首选入路[11]。鼻内镜不仅有助于术前评估肿瘤向前侵及的范围，还能对一些局限性的手术入路（经咽入路和经腭入路）进行补充，有助于清晰显露筛蝶窦。部分侵及鼻腔、鼻咽、眼眶、颞下窝、颅内的鼻咽纤维血管瘤也可以采用内镜经鼻入路。切除中鼻甲并完成大的上颌窦开窗，以便切除上颌窦后壁（图 6.6A，B）。将肿瘤从鼻中隔和蝶窦分离出来以便把肿瘤推挤到鼻咽部，这样可以在鼻腔获得操作的空间，便于处理

肿瘤。侵及翼腭窝、颞下窝的肿瘤可以通过分离肿瘤与这些部位骨质的附着，使肿瘤缩回鼻腔（图 6.6C）。用电刀切开肿瘤周围的黏膜，将肿瘤从咽颅底筋膜（pharyngobasilar fascia）和枕颅底筋膜（basioccipital fascia）分离并推向鼻咽部。

经咽或经硬腭入路是可以互相替代的。经鼻导入自口腔导出两个红色橡皮筋以便牵拉软腭，如果肿瘤显露充分可以直接切除肿瘤；如果显露不充分可以行硬腭中央切开，硬腭中央切开可以使用电刀做"S"形切口（图 6.7）。这种切口可以防止线状瘢痕收缩引起的腭咽闭合不全。将软腭瓣向外侧牵拉充分显露后鼻孔和鼻咽（图 6.8）。

切除硬腭使得翼腭窝暴露更加充分。切开硬腭的黏膜骨膜，做蒂在后的"U"形瓣（图 6.9）。掀起黏膜骨膜瓣，显露腭骨后端和软腭的连接处。或黏膜骨膜瓣以对侧腭大神经血管束为蒂（牺牲同侧腭大神经、动脉和静脉）（图 6.10）。这样增加了黏膜瓣的活动性，并使得鼻腔、鼻咽暴露不受瓣的干扰。用 Kerrison 钳去除骨质，暴露并切开鼻底黏膜（图 6.11）。切除鼻中隔

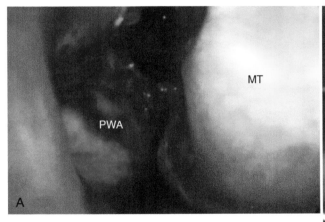
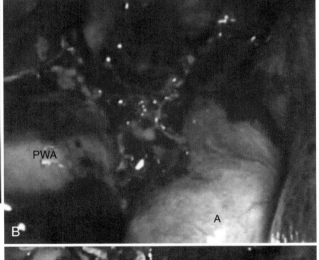
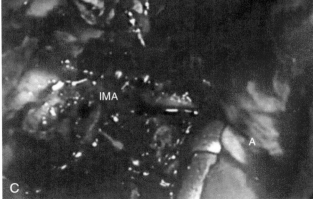

图 6.6 （A）术中照片显示右侧中鼻道、宽大的上颌窦开窗以显露上颌窦后壁（PWA）。（B）术中照片显示中鼻甲切除后扩大显露肿瘤。（C）术中照片显示上颌窦后壁切除后肿瘤向内回缩至鼻腔。A，纤维血管瘤；IMA，颌内动脉；MT，中鼻甲。

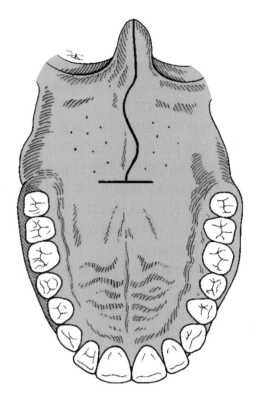

图 6.7　软腭切开的切口。在硬腭后缘前方做水平减张切口以避免三叉口处的口鼻瘘形成。或者,该水平可以切成"V"形,做"Y"形缝合以延长软腭。

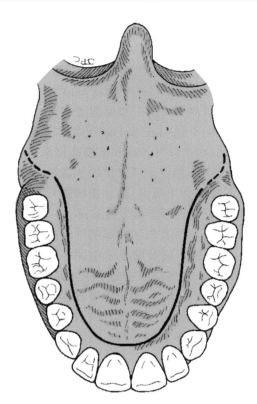

图 6.9　"U"形黏膜骨膜切口。虚线显示松解切口以进一步暴露翼板(翼腭窝),并使肿瘤同侧的黏膜骨膜瓣更具活动性。

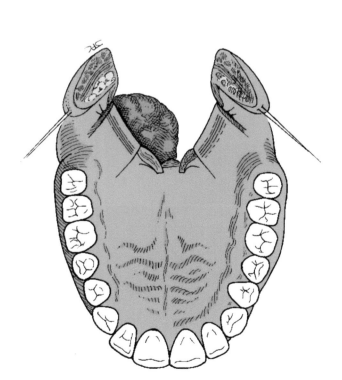

图 6.8　切开软腭后牵拉软腭显露肿瘤。

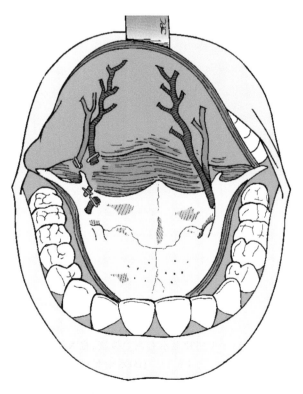

图 6.10　黏膜骨膜瓣掀起后显露硬腭骨板。肿瘤同侧的腭大神经血管丛已经结扎切断以增加黏膜骨膜瓣活动度。

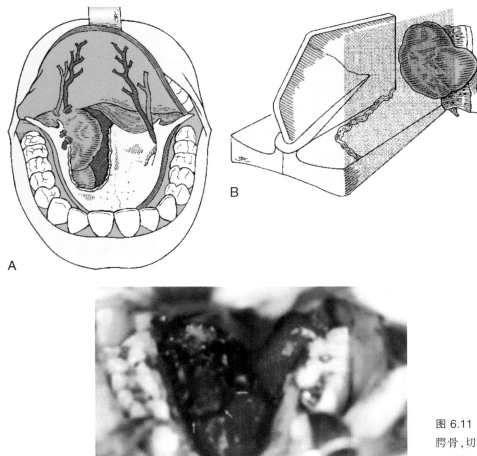

图 6.11 （A）用 Kerrison 钳或电钻去除鼻底腭骨，切开黏膜显露肿瘤。(B)位于后部鼻腔并轻度累及翼腭窝肿瘤的手术入路三维图示。(C)术中所见显示右侧腭骨(箭头所示)去除后暴露鼻底黏膜骨膜。

后部充分暴露鼻咽和蝶嘴。切除翼内板的下部以及钩突，充分暴露翼腭窝(图 6.12)。

　　肿瘤切除的最后一个阶段是控制性撕脱。应用电刀将肿瘤周围黏膜切开并将肿瘤从咽颅底筋膜和枕颅底筋膜分离到鼻咽部。此时，用钝性分离撕脱肿瘤。用 Yankauer 吸引器、双极电凝和填塞止血。

　　用可吸收缝线(如铬肠线 chromic 3-0)间断缝合鼻底黏膜和硬腭黏骨膜的缺损。软腭的修复需三层缝合：用 chromic 3-0 间断缝合鼻腔面，用微乔 3-0(Vicryl 3-0)分别缝合肌肉层、口腔面黏膜和黏膜骨膜。应用丙烯酸酯夹板将硬腭的黏膜骨膜压到残余的骨面(图 6.13)。

　　LeFort I 截骨术也可以暴露前鼻腔、翼腭窝和鼻咽部。此外，硬腭和上颌骨前矢状劈开后，将同侧上颌骨以内侧为蒂进行翻转。基本方法是于龈缘上5mm，从一侧上颌结节到对侧上颌结节做水平切口(图 6.14A)，再和鼻内切口相连形成一脱套切口(图

6.14B)。面中部软组织在骨膜下层面被掀起，显露眶下神经血管丛、颧骨体和梨状孔(图 6.15)。掀起鼻底黏膜、鼻中隔软骨膜和黏膜骨膜，显露鼻中隔软骨、双侧梨骨和上颌骨棘突。用 6mm 的凿或骨刀将鼻中隔和犁骨从上颌骨分离。在对 LeFort I 型截骨术后修复时需要对 LeFort I 型截骨术的位置先行标记，再将刚性固定板弯曲以顺应上颌骨表面的形状后螺钉固定到位(图 6.16)。然后移除钢板和螺钉，保留根尖同时用往复锯完成 LeFort I 型截骨。用弧形骨刀将翼板从上颌骨分离。注意避免损伤颌内动脉(为有效止血可以找到并夹闭同侧颌内动脉)。用梅奥或双动剪刀分离鼻腔侧壁交界处，将上颌窦后壁向尾部骨折(图 6.17)。

　　手术最后应充分止血。不建议采用常规的术后前后鼻孔填塞和放置鼻胃管。应用鼻腔通气管(如鼻咽通气管)以确保气道，特别是对于软腭肿胀明显的患者。如果肿胀累及口咽其他部位或扩大到下咽、喉

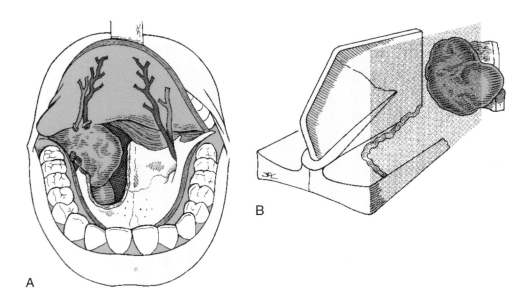

图 6.12　(A)翼板下段切除后暴露侵及翼腭窝肿瘤的下方。(B)已完成入路的三维图示。

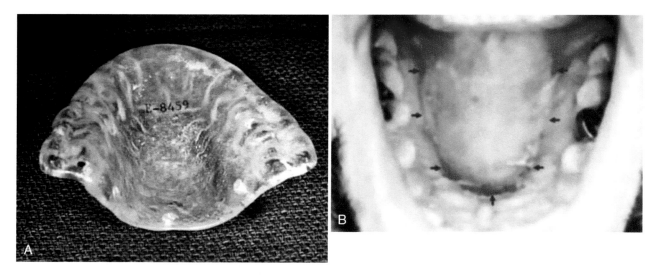

图 6.13　(A)丙烯酸夹板。(B)愈合良好的后腭部切口。

部，以及行颞下窝扩大切除术后的患者建议行气管切开术。

术后护理

术后患者转到重症监护病房，监测生命体征、血氧饱和度和神经功能状态。一旦患者胃肠功能恢复，尽早给予清淡的液体饮食，并根据胃肠耐受情况逐步恢复饮食。软腭裂开的患者可以连续 10~14 天进软食。前或侧入路的患者可以逐步恢复常规饮食。软腭有伤口的患者会受益于腭夹板的使用，既可以保护缝合的切口又能把黏膜骨膜加压贴在残余骨面。

每天用生理盐水清洗皮肤伤口 3 次，表面敷以

抗生素软膏。口腔内的伤口用抗生素漱口水漱口(如葡萄糖酸氯已定,Peridex)。因为患者术后 10~14 天不能刷牙直到伤口愈合，牙齿护理推荐用口腔卫生用具(Water Pik)。

预防性应用抗生素在"术前计划"一节已经阐述。

并发症

鼻咽纤维血管瘤术后出血可能只是轻微地渗血，也可能是需要迅速恢复血容量和控制气道的大出血。这里只讨论后一种情况。

大出血的处理应该遵循 ABC 复苏指南进行操作。情况危急时，通过气管插管和气管切开控制气

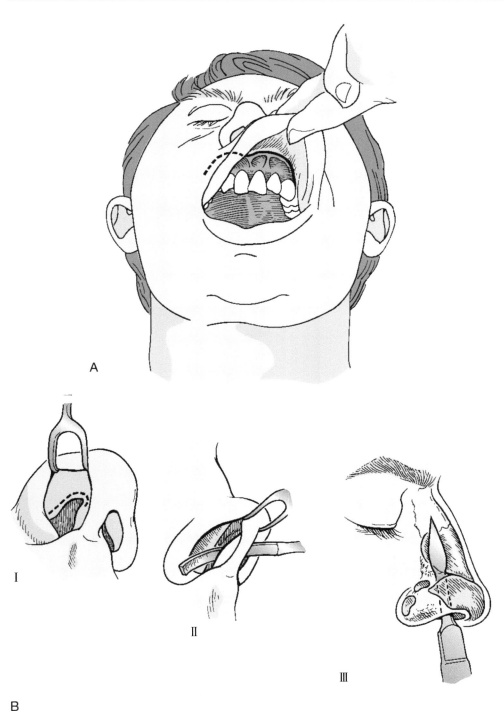

图 6.14　(A)颊龈切口。(B)软骨间切口(Ⅰ),连接鼻中隔前缘的贯通切口(Ⅱ)。将从鼻骨上软组织掀起 (Ⅲ)。(译者注:原图的Ⅱ和Ⅲ有误,已对调。)

道,静脉输液给予等渗液(如乳酸林格液)以恢复血容量。

　　同时采取措施控制出血。控制出血的方法受到手术范围和手术入路的影响。大多数情况下,医生能明确判断术中哪根血管受损。紧急后鼻孔填塞可以解决鼻咽纤维血管瘤术后的绝大部分出血问题,为彻底评估治疗提供时间。经过初步处理病情稳定后,患者送入手术室以探查和结扎出血的血管。也可以

选择性进行血管造影和血管栓塞治疗以避免对术区的干扰。这种情况更适用于联合手术入路以及有复杂重建的患者。

　　鼻咽纤维血管瘤术后的感染少见。治疗原则与治疗其他部位的术后感染一样,选择应用敏感抗生素。蜂窝织炎需静脉应用抗生素,脓肿应予引流,坏死组织需要清除。只要固定稳定,移植的骨瓣通常能存活。

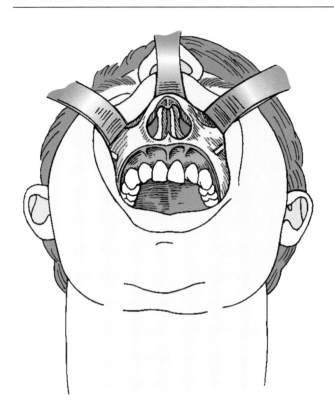

图 6.15　掀翻面中软组织显露双侧上颌骨和鼻腔。由于眶下神经血管丛使得上方暴露受限。

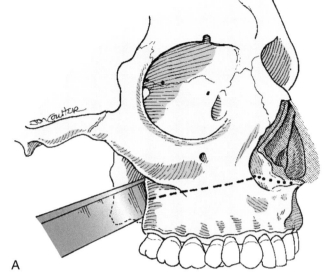

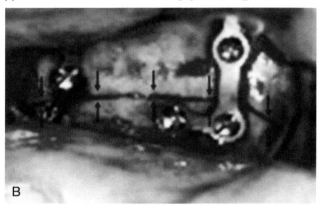

图 6.16　(A)LeFort Ⅰ上颌骨切开。切开鼻中隔软骨与上颌骨棘突和梨骨附着处。最好在骨切开前做上颌骨预置板。预置板可以不用进行上下颌骨的上线固定就能恢复咬合并节省时间。翼板与上颌骨附着处用弯骨刀切开。(B) 术中照片显示 LeFort Ⅰ上颌骨切开前预置板技术。前部骨切开已完成,在做后部骨切开预置钛板。

其他并发症,如颅神经损伤或颅内并发症将在第 101 章讨论。

精要

- 任何青春期男性如果出现严重和(或)反复鼻出血应该考虑鼻咽纤维血管瘤的可能。
- 术前栓塞有助于减少术中出血。
- 内镜经鼻手术切除时,不要切开颞下窝内的肿瘤,因为一旦切开将使牵拉和解剖更加困难。
- 注意肿瘤起源位置(翼内板)和翼管,因为它们是复发的常见部位。
- 随访应包括 CT 增强扫描。

隐患

- 鼻咽纤维血管瘤的活检会导致严重出血。
- 血管栓塞可能导致相关的严重并发症。
- 起源部位的肿瘤切除不彻底常导致肿瘤复发。
- 所有手术入路都有可能影响面部发育。
- 鼻腔上皮的破坏必然导致鼻腔结痂和随后的瘢痕形成。

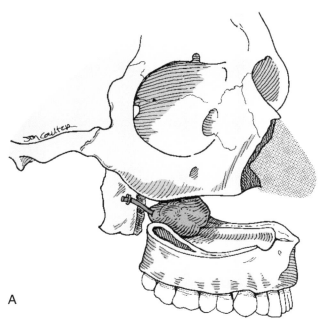

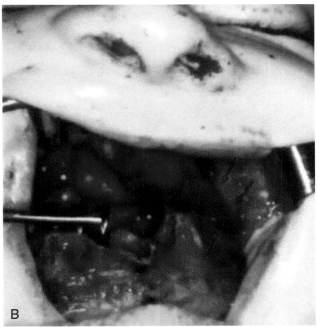

图 6.17　(A)LeFort Ⅰ上颌骨切开完成,颌内动脉夹闭并切断,暴露鼻腔和翼腭窝肿瘤。(B)术中照片显示 LeFort Ⅰ上颌骨切开术的置板(箭头所示)。

(刘剑锋　译)

参考文献

1. Batsakis JG: Tumors of the Head and Neck, 2nd ed. Baltimore, Williams & Wilkins, 1979, pp 291-312.
2. Economou TS, Abemayor E, Ward PH: Juvenile nasopharyngeal angiofibroma: An update of the UCLA experience, 1960-1985. Laryngoscope 98:170-175, 1988.
3. Sessions RB, Bryan RN, Naclerio RM, et al: Radiographic staging of juvenile angiofibroma. Head Neck Surg 3:279-283, 1981.
4. Chandler JR, Goulding R, Moskowitz L, et al: Nasopharyngeal angiofibromas: Staging and management. Ann Otol Rhinol Laryngol 93:322-329, 1984.
5. Carrau RL, Snyderman CH, Janecka IP, et al: Antibiotic prophylaxis in cranial base surgery. Head Neck 13:311-317, 1991.
6. Wiatrak BJ, Koopmann CF, Turrisi AT: Radiation therapy as an alternative to surgery in the management of intracranial juvenile nasopharyngeal angiofibroma. Int J Pediatr Otorhinolaryngol 18:51-61, 1993.
7. Kasper ME, Parsons JT, Mancuso AA, et al: Radiation therapy for juvenile angiofibroma: Evaluation by CT and MRI, analysis of tumor regression, and selection of patients. Int J Radiat Oncol Biol Phys 25:689-694, 1993.
8. Spector JG: Management of juvenile angiofibromata. Laryngoscope 98:1016-1026, 1988.
9. Gullane PJ, Davidson J, O'Dwyer T, Forte V: Juvenile angiofibroma: A review of the literature and a case series report. Laryngoscope 102:928-933, 1992.
10. Bremer JW, Neel HB, DeSanto LW, Jones GC: Angiofibroma: Treatment trends in 150 patients during 40 years. Laryngoscope 96:1321-1329, 1986.
11. Carrau RL, Snyderman CH, Kassam AB, Jungreis CA: Endoscopic and endoscopic-assisted surgery for juvenile angiofibroma. Laryngoscope 111:483-487, 2001.
12. Pryor SG, Moore EJ, Kasperbauer JL: Endoscopic versus traditional approaches for excision of juvenile nasopharyngeal angiofibroma. Laryngoscope 115:1201-1207, 2005.
13. Pasquini E, Sciarretta V, Frank G, et al: Endoscopic treatment of benign tumors of the nose and paranasal sinuses. Otolaryngol Head Neck Surg 131:180-186, 2004.
14. Nicolai P, Berlucchi M, Tomenzoli D, et al: Endoscopic surgery for juvenile angiofibroma: When and how. Laryngoscope 113:775-782, 2003.
15. Goepfert H, Cangir A, Lee YY: Chemotherapy for aggressive juvenile nasopharyngeal angiofibroma. Arch Otolaryngol 111:285-289, 1985.

上颌窦

第7章

鼻内镜手术

Barry M. Schaitkin

上颌窦疾病治疗的目的是保持正常黏膜纤毛的运动功能。正常黏膜纤毛会通过上颌窦口促使黏液克服重力的移动。上颌窦窦口的标志为钩突和筛骨泡。在某些病例中(图7.1),眼眶底部的气房(通常称为 Haller 气房)也能阻碍黏液的正常引流。

患有慢性鼻窦炎疾病的患者必须进行全面的评估。在详细询问病史后,最大程度收缩鼻甲,进行下鼻道、中鼻道和上鼻道等部位的内镜检查。异常分泌物应引起重视,可在内镜下取样培养。传统的前照灯及鼻窥器检查对评估慢性鼻窦炎患者有重要意义。鼻内镜信息以及临床图片能够更好地为我们做术前准备所用。鼻内镜以及CT检查可进一步评估解剖变异等改变。鼻肿瘤的诊断信息,以及慢性黏膜性疾病,例如 Kartagener 综合征、囊性纤维化变性以及韦格纳肉芽肿病,都可以从鼻部内镜检查中发现。

下鼻道开窗术不再被认为是慢性鼻窦炎患者治疗的主要手术术式。自然口是窦口的唯一功能开口。下鼻道开放手术的患者可进行0°和30°的内镜检查,下鼻道开窗术后患者上颌窦自然口仍堵塞并不少见。

患者反复或持续的上颌窦炎症状与内镜检查结果一致,可用抗生素或类似药物治疗4~6周。慢性鼻窦炎的药物治疗不属于本书外科手术讨论范畴。那些在治疗后仍症状持续的患者应采取放射学扫描进一步检查。冠状位CT增强扫描是"金标准",高分辨率的冠状位CT能清晰地显示上颌窦口区域或窦口鼻道复合体,并且可提供可能引起窦口堵塞的解剖学异常的证据。当我们使用由 Zinreich 等普及的著名的标准窗检查法时,黏膜一般不会显现,因此,在上颌窦的范围内,任何黏膜增厚现象都应视为不正常[1]。冠状位CT扫描对于将要进行内镜手术的患者来说是术前必须检查的项目。手术前,应多次回顾与窦腔相邻的主要结构的CT扫描图。对于上颌窦,首先需要对筛骨眶板和眶底部位进行仔细检查以寻找是否有不连续的区域。

病例选择

对于慢性鼻窦炎患者进行手术的最佳程度一直有争议,而且对上颌窦进行手术治疗无一例外。一些外科医生推荐尽量扩大窦口以改善鼻窦引流。另外一些医生则坚持认为,上颌窦手术的主要目的应该是在尽可能切除少的组织的情况下恢复窦口引流[2-4]。各学派的学者们仍继续拥护他们自己的理论观点,并且似乎每一个学派都有比较合理的解释。下面是我们对上颌窦的治疗理念。

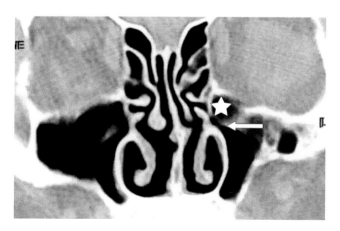

图7.1 CT 冠状面影像上的 Haller 气房(星形所示)和右上颌窦自然窦口(箭头所示)。

内镜手术的技术特点是对黏膜的保护。剥脱黏膜的手术理念肯定不再被该领域的专家推荐。森山等的出色研究已经证明，一旦正常的黏膜被去除掉，那么接下来的修复膜将不再有能力使组织恢复到正常状态[5]。因此，所有的现行鼻内镜手术均旨在提高对黏膜保护的能力。

上颌窦内有副口的患者则表现出其他的一些问题。这些开口位于矢状面上，并且囟门的黏膜处有一个打孔状区域(图 7.2)。它们一般呈圆形，并且缺少前椭圆扩展，而前椭圆扩展只有在自然口中才会有。当分泌物在自然口和副口之间来回运动时，患者经常会出现一些症状。此时，这些患者就会抱怨鼻后排出黏稠分泌物，以及反复感染的症状。用 30° 的鼻内镜检查通常能够看到这些分泌物，并且还会看到气泡在两个口之间移动。CT 能够发现上颌窦中的这些气泡(图 7.3)。当有额外的开口时，在内镜下能够清楚地看到分泌物流动，以及 CT 扫描上的气泡，术前通常决定扩大自然口以进入这些额外的开口。

术前计划

手术前 30 分钟开始应用局部减充血剂。15 分钟重复给予局部减充血剂，并在手术室等待通知。患者到达手术室后，根据患者的意愿以及手术计划方案来选择到底是局部麻醉还是全身静脉麻醉。

手术室的布置和手术站位的方式取决于手术习惯。我们采用双手技术，在患者有急性炎症和出血情况时这个方法极为有用[6]。有很多种不同的动力设备，但设备的最佳设置各不相同。一般而言，当手术遇到困难时，就应该放慢速度，让组织吸入切割器头窗口的时间更长，尤其是在处理鼻息肉手术中。

有很多种方法可以清洁镜头和防止起雾，而且许多设备都有自动冲洗的功能。在两个外科医生四手手术过程中，助手可通过 60mL 的钝头 18 号的针头用水冲洗患者鼻腔，防止镜头起雾。防雾剂可以从多家厂商处获得。这种防雾剂是非常有用的，但是当冲洗套管还在镜头上时则不应该使用防雾剂，因为这个薄膜会妨碍我们清洗镜头。一个清洁的内镜可以提高手术的精确度，降低手术风险和并发症。

为保持清晰视野，将羟甲唑啉和 1:1000 的肾上腺素溶液混合。肾上腺素可用一滴亚甲基蓝染色，以降低其误作为局部麻醉药注入血管的风险。

在手术之前，局部可以注射 1% 的利多卡因和 1:100 000 的肾上腺素溶液来使血管收缩。注射部位是在鼻甲的根部以及钩突的尾部(图 7.4)。注射 5 分钟后开始手术。

手术技术

习惯右手操刀的医生站在患者的右边。但是，开放右侧鼻窦，手术风险会增加。右手操刀外科医生由于拿镜和工具的工效学原理会引发更多的右侧眼眶并发症。但是，现在的鼻内镜手术已经非常成熟了，所以这些情况不一定会发生，而且最近关于这个课

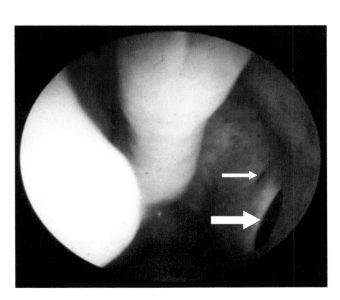

图 7.2　在内镜视野下在左后囟门的副窦口(剪头所示)。

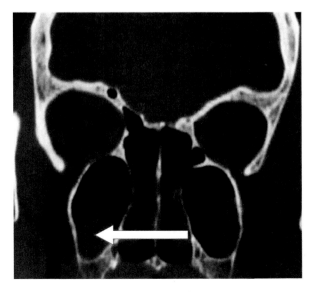

图 7.3　气泡(剪头所示)提示右上颌窦基底部气体再循环。

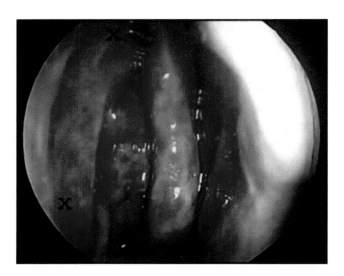

图 7.4   上颌窦手术麻醉注射部位(用 X 标记)。

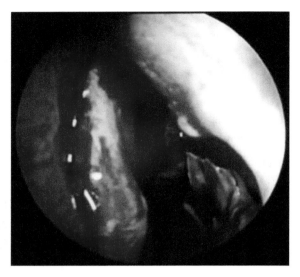

图 7.5   钩状窗口用反咬钳在左侧逆行解剖。下面部分由剩余附着在下鼻甲的筛突的钩突部分和黏膜内外侧组成。

题也没有任何新的研究发现。内镜放在鼻腔内较高的位置以方便手术器械的摆放。手术可通过监控或直接镜下观察,但是可视化的显示器能够更好地发挥教学作用。

将中鼻甲向内侧移位,注意力度的控制避免损伤筛板。而对于较大的、弯曲的或者是泡状鼻甲,可切除中鼻甲的外侧以进入中鼻道。大多数的患者不需要切除中鼻甲,只需要适当地修整肥大的鼻甲。筛骨迷路的最窄的部分位于中鼻甲前部和钩突的泪道之间。在该部位,应该要小心地避免黏膜损伤和术后粘连的形成。

在研究了与鼻内镜手术相关的眶并发症之后,我们发现,进入眶内的情况最常发生在钩突切除时,特别是镰状刀的尖端易穿破筛骨眶板。我们现在常规使用儿科反咬钳进行钩突的切除[7]。

在确定钩突游离缘后,大约在钩突附着处至下鼻甲筛突的 1/3 部位进行逆向切除。然后用电动切割器切除钩突上部达鼻丘水平或者在后面进行此步骤。钩突窗的下部含有鼻侧黏膜、钩突插入下鼻甲内的残余骨质以及窦边缘的黏膜(图 7.5)。采用切割器轻柔地去除鼻侧的黏膜,将钩突骨质暴露后,用双球探针探查挑起后切除(图 7.6)。该器械用于将钩状骨从黏膜袋上分离开,同时可以保护上颌窦的黏膜避免其受损(图 7.7)。用切割器使窦口的黏膜瓣与鼻侧的黏膜相接触。这种黏膜下的钩突切除方式可使上颌窦口扩大的同时不损伤环形窦口黏膜的完整性。窦口的旁矢状面的方向也是要保护的。我们需要避免任何对黏膜的损害,因为这会导致引流障碍、感

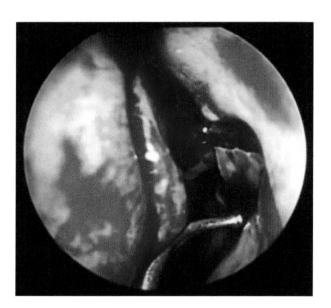

图 7.6   用一个双球头探针进行的左侧钩突黏膜下切除。

染、水肿,更糟糕的是还可导致上颌窦窦口狭窄。如果需要冲洗鼻窦,可用一种儿科吸引装置通过自然窦口进行清洗,避免损伤。冲洗也可以通过上颌窦副口或者下鼻道进行。这种方法通常使用在急性复发性鼻窦炎和慢性上颌窦炎的病例中。

黏膜严重受损的患者并不总是适合采用上述的上颌窦口标准造袋技术。相反,这些患者通常需要进行正式的上颌窦开窗术。这些患者包括囊性纤维症、过敏性真菌鼻窦炎、嗜酸性黏蛋白症、鼻窦炎以及 Kartagener 综合征患者,以及 Samter 三联征,多次复

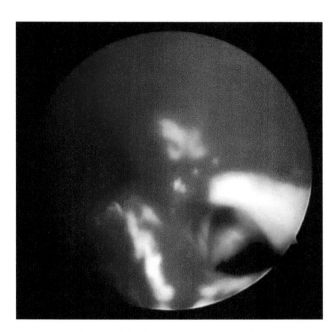

图 7.7　左侧自然窦口 360°黏膜保留。

发性息肉病和复发性鼻窦炎患者。

　　自然窦口是通过上述的钩突逆向剥离过程中发现的。一旦自然窦口的位置被确认了，在同时保留上颌窦口前 270°范围黏膜前提下进入后囟。一个刀头的球形探针可以用来扩大腭骨垂直板后方区域。侧切器或者电动吸切器用来清除剩余囟门黏膜，注意不能损伤上颌窦黏膜。复杂的病变组织可以通过冲洗鼻腔或吸引器处理。有时也需要采用下鼻道和中鼻道联合入路到达窦腔，也可通过尖牙窝内镜技术[8]。

术后处理

　　大多数患者都要求尽量少直至无的术后管理。常规的鼻部检查和干痂的清除是必不可少的。鼻部的清洗主要是为了保持鼻部的清洁。术后并发症主要是粘连的发生。然而，大量的研究正在探讨用不同的技术来避免这些并发症，还有一些其他的技术，例如鼻甲横贯缝合等[9]。最好的术后恢复是通过谨慎的手术尽量减少炎症和手术感染的可能性，并且术后使用类固醇和抗生素预防感染。

并发症

　　很多患者没有清晰的诊断及手术的指征导致手术的效果不确定。我们常常很难处理有一大堆症状

而没有客观的鼻内镜和 CT 证据的患者。这些患者给医生造成了很大的诊断困扰，因此对于这部分患者，需要多次的鼻部内镜检查来确定他们鼻部不适时鼻腔到底有什么问题。在他们得了急性感染时，我们应该尽量重新评估以便能够得到正确的诊断。如果一个患者只是面部疼痛而没有其他方面的症状，一般不考虑手术治疗，除非其他的方法都已经用过了，并且患者知道手术治疗并不一定能解决问题。

　　出血通常不是上颌窦手术的主要问题，除非后方切除过度，动作粗暴，该部位是腭骨垂直板的升部。或者是由于对钩突附着部切除过多导致的下鼻甲出血。

　　手术最主要的问题仍然是黏膜粘连的形成。动力工具的使用减小了黏膜创伤，因此，已经极大避免了术后粘连问题。动力工具的使用能够保护大部分或者窦口的黏膜边缘。如果采用了黏膜保留技术而不是正式的鼻窦开放，那么即使中鼻甲外移也不会堵塞窦口的引流。图 7.8 就描述了这样一个情况。因为自然窦口仍然位于旁矢状位，其流出道不会遇到外移的中鼻甲，所以不会出现窦口的阻塞。但如果进行了常规的鼻窦开窗术且中鼻甲出现了外移，如图 7.9 所示，则情况不会如此。如果不进行鼻窦开窗术，

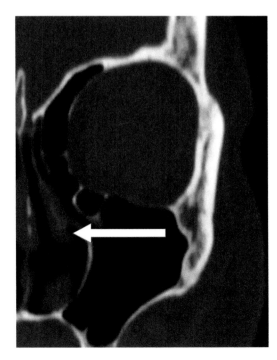

图 7.8　左侧外移的中鼻甲(剪头所示)未完全阻塞上颌窦窦口，是因为没有破坏的上颌窦窦口仍然维持在左侧的旁矢状面。

那么并发症也就会很少发生。

　　总之，与上颌窦手术有关并发症包括术后病变持续、窦口狭窄、泪道损伤、眼眶损伤、出血，以及由于没有将手术造口与自然窦口连通导致的黏液循环鼻涕倒流。

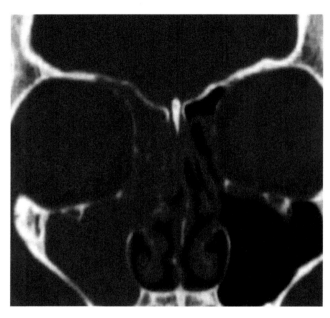

图7.9　CT显示鼻窦开窗术后瘢痕外移的中鼻甲导致右侧上颌窦窦口阻塞。

精要

- 在上颌窦手术中，去除钩突是开放窦口的关键步骤。
- 逆行至钩突降低了眼眶损伤并发症。
- 并不是所有的病例都需要一个常规的鼻窦开窗术。
- 良好的血管收缩、减少出血量以及黏膜保护是良好手术效果的前提。

隐患

- 患者筛选对于上颌窦手术的成功是非常必要的。
- 不要单纯的只是依赖于患者病史资料。
- 上颌窦异常气化增加了眼眶损伤的风险。
- 进行鼻窦开窗术并不能解决所有的上颌窦问题。

（陶泽璋　邓玉琴　译）

参考文献

1. Zinreich SJ, Kennedy DW, Rosenbaum AE, et al: Paranasal sinuses: CT imaging requirements for endoscopic surgery. Radiology 163:769-775, 1987.
2. Setliff RC III: The small-hole technique in endoscopic sinus surgery. Otolaryngol Clin North Am 30:341-354, 1997.
3. Albu S, Tomescu E: Small and large middle meatus antrostomies in the treatment of chronic maxillary sinusitis. Otolaryngol Head Neck Surg 131:542-545, 2004.
4. Wadwongtham W, Aeumjaturapat S: Large middle meatal antrostomy vs undisturbed maxillary ostium in the endoscopic sinus surgery of nasal polyposis. J Med Assoc Thai 2:S373-S378, 2003.
5. Moriyama J, Yanagi K, Ohtori N, Fukami M: Evaluation of endoscopic sinus surgery. Am J Rhinol 10:61-66, 1996.
6. May M, Hoffman DF, Sobol SM: Video endoscopic sinus surgery: A two-handed technique. Laryngoscope 100:430-432, 1990.
7. Schaitkin BM, Mester SJ, May M: Orbital penetration and endoscopic sinus surgery. Am J Rhinol 7:49-52, 1993.
8. Sathananthar S, Nagaonkar S, Paleri V, et al: Canine fossa puncture and clearance of the maxillary sinus for the severely diseased maxillary sinus. Laryngoscope 115:1026-1029, 2005.
9. Catalano PJ, Roffman EJ: Evaluation of middle meatal stenting after minimally invasive sinus techniques. Otolaryngol Head Neck Surg 128:875-881, 2003.

第 **8** 章

上颌窦前壁开窗术：考–路手术

David E. Eibling, Eugene N. Myers

开放性上颌窦手术入路曾经是一个常见的术式，经常采用，适应证广泛。用于治疗慢性感染性疾病、组织包块的切除或活检、更好的暴露鼻窦窦腔的各个方位的开放性手术入路是每位耳鼻喉科医生的必会技能之一。经窦开放入路到达翼腭区进行上颌动脉结扎或翼管神经切断、到达眶底进行骨折修复及眶减压，甚至到达后组筛窦、蝶窦和脑垂体，是大多数培训课程经常涉及的常规内容[1]。

在过去的 20 年间，内镜方法已经取代了传统的开放性方式，因此在 20 世纪 90 年代接受训练的住院医生除了上颌骨切除术和治疗面中部骨折，并没有机会进行开放式上颌窦手术。但是对此种手术入路的认识仍然是有价值的，因为在一些特殊病例中开放术式比内镜方式更合适。

两位外科医生（一位来自美国、一位来自法国）在一个世纪以前独立描述了通过尖牙窝入路治疗鼻窦炎的方法，因此，上颌窦前壁开窗术称之为考德威尔–路克（考–路）手术。这两位医生的成就引人注意，McBeth 对此进行了叙述，他不仅讨论了他们的贡献，同时还记录了他们是如何由毫无经验的医生发展成为耳鼻喉学界的专家[2]。考德威尔出生于佛蒙特州，就职于纽约市；1893 年他在《纽约医学周刊》上发表了关于上颌窦前壁开窗术的文章。路克并不知道考德威尔的文章（这些事件显然在 MEDLINE 建立之前），在 1897 年也发表了自己的文章。路克是法国人，在维也纳他在 Politzer 的指导下学习耳鼻喉科学。路克就职于巴黎，是 1889 年创刊的《国际耳鼻喉科学档案》杂志的创始人和主编。路克曾被称为"法国鼻科学之父"。这两位医生都为建立耳鼻喉科学专题研究做出了贡献[2,3]。

两位专家都强调了向鼻腔引流的必要性。考德威尔描述了下鼻道入路，而路克则提出扩大中鼻道的自然窦口。值得注意的是，关于如何保证鼻窦正确引流的技术争议一直持续到今天。

解剖

冠状位 CT 扫描中（下文简称 CT），上颌窦的解剖显示清晰（图 8.1A）。先天性发育不全并非少见，同样可以在 CT 片中明确 （图 8.1B）。上颌窦的顶就是眼眶的底在眶下裂前方的部分。眼眶底的内侧、后侧由筛窦组成。上颌窦的底部是颌骨窝，它低于成人鼻腔底部的水平。在牙槽骨萎缩的无齿患者当中，上颌窦的底部会严重低于鼻腔底部的水平。上颌骨的前壁向旁边延伸到颧骨的侧壁。窦的内壁是鼻腔的外侧壁。自然引流口位于内侧壁上部的中间。鼻窦经过钩突后方筛泡前方的筛漏斗引流到中鼻道，它先于钩突后于筛骨大疱，这是一条很细的裂缝，在冠状位 CT 中很容易看到。

下鼻甲骨斜行附着在窦口下方鼻腔侧壁上，鼻泪导管穿过上颌窦内侧壁和前壁骨质相接处的更厚的骨质，在下鼻甲骨下方开口。

上颌窦内覆纤毛柱状上皮，其摆动使分泌物向自然口排出（图 8.2）。对这种正常的黏膜纤毛向心性流动方式的认识，是理解鼻窦生理的关键。窦黏膜血液是通过上颌窦动脉分支供应的，包括牙槽后上动脉、眶下动脉、腭降动脉，以及内侧壁自然口的黏膜动脉。其神经供应来自三叉神经的第二分支。眶下的神经血管束穿过眶底的凹槽然后通过窦顶部的骨性管道。这个骨管有时呈裂开状态，因此鼻窦病变可影

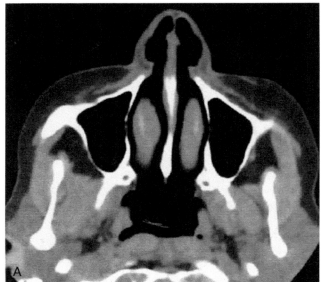

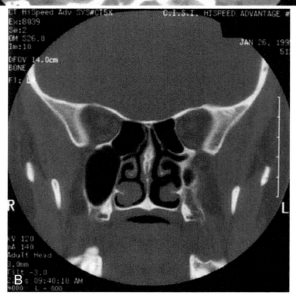

图 8.1 (A)CT 扫描显示正常解剖结构。(B)冠状面 CT 扫描显示发育不全的鼻窦(左侧上颌窦)。

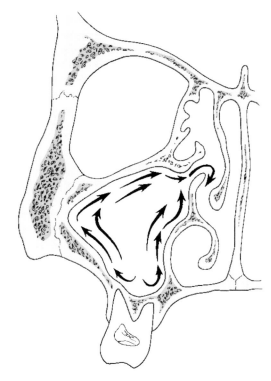

图 8.2 黏液的流动是由纤毛引导流向自然窦口的。因此,下鼻道开窗术不能促进引流。

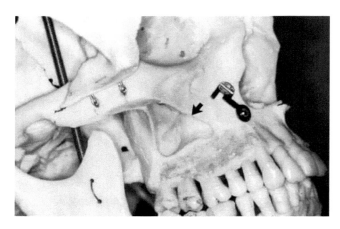

图 8.3 这个区域的骨质很薄,很容易穿破。箭头指出的是尖牙窝。

响神经,导致顽固的神经痛。它通过一个低于前面眼眶下缘中部约 5mm 的孔出口于颊部软组织中。当从窦前壁剥起骨膜时,应注意避免损伤这个管道中的眶下神经。上颌窦的内、后、上和前壁的骨壁较薄。稍厚的骨位于颧突起始处、上颌骨小窝内,与鼻底相邻处,向后延续为腭管降部以及眶缘下方。这些骨稍厚的区域是治疗颌面中部骨折重要的固定点。上颌骨前壁位于犬齿根部上外侧、眶下神经孔的下方以及颧突起始部内侧有一浅窝,称为尖牙窝(图 8.3)。此处骨质相对较薄,容易穿破,为诊断性和治疗性上颌窦穿刺提供了通道,同时也为内镜套管针的穿刺提

供了插入通道。

病例选择

表 8.1 概括了经前壁窦开窗术的适应证。然而应该指出的是,在过去的 20 年间经前壁窦开窗术基本上被鼻内镜术所取代,鼻内镜技术成为慢性鼻窦炎、组织活检、口腔–上颌窦瘘,以及去除上颌窦后鼻孔

表8.1	历史上经前壁上颌窦开窗术的适应证 *

炎性疾病

　慢性上颌窦炎

　后鼻孔鼻窦息肉

　真菌性鼻窦炎

肿瘤疾病

　上颌窦肿瘤的组织活检

　良性牙源性肿瘤的切除

　腭骨肿瘤的分期

翼腭窝间隙的入路

上颌骨切除术的初始步骤

眶减压的眶底部入路

修复颧骨骨折的眶底部入路

修复口腔–上颌窦瘘

* 以上大部分的疾病，经前壁窦开窗术已被鼻内镜技术所替代。

息肉的首选外科治疗方式，并可作为通往眼眶底板和翼腭窝的手术入路。对于耳鼻喉科专家，此种入路的手术适应证最可能是复杂的面中部外伤、异物的取除(图 8.4)、内镜切除不适宜的病变以及翼腭窝的病变[4]。

在所有的上颌窦诊断性评估手段中，影像学检查是金标准。平片不再用于鼻窦疾病评估，它的优势仅仅在于价格低廉。CT 扫描称为诊断标准是因为它能够提供关于鼻腔和鼻窦的更多方面的细节信息。转诊时通常需提供轴位扫描;然而，在手术前检查中冠状位 CT 扫描的信息必不可少。冠状位扫描可清楚地显示在轴位上难以看到的眶底、上颌窦气房以及窦口引流通道的解剖信息，可通过重建或直接冠状位扫描获得(图 8.5)。有时还需要其他成像的形式(例如 MRI)以进一步评估窦内容物一致性。但是必须说明的是，MRI 不能提供鼻窦骨质情况的详细信息;因此，若已进行了 MRI 检查，并不能排除 CT 扫描的必要性。MRI 有助于鉴别鼻窦内的软组织和黏液。

关于病变黏膜去留问题，近十年来一直存在争议。鼻窦微创手术的成功已经证明，经充分通气引流，病变的黏膜是可以恢复正常的，并不需要切除。以往慢性鼻窦炎是经前壁窦开窗术的手术适应证，并要去除所有黏膜，但如今认为没有必要切除所有黏膜。

术前计划

如何选择患者是术前准备中最困难的一步，而且大多数情况下应考虑患者的基础疾病，并选择病变范围过大、不适合行内镜手术的患者。围术期不必

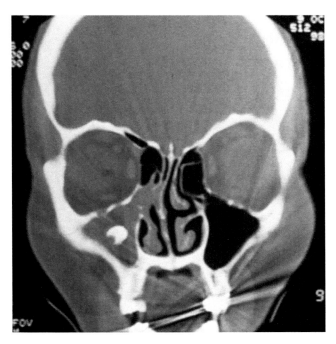

图 8.4　一位有很多年病史的慢性鼻窦炎患者的冠状面 CT 扫描显示,窦腔内有钙化物形成(鼻石)。经前壁窦口开窗术可方便显露异物并将异物移除。

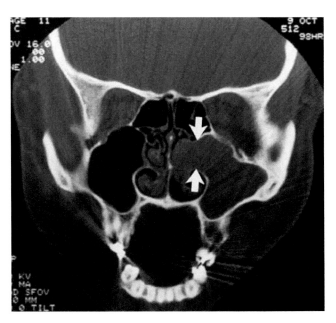

图 8.5　鼻后孔息肉患者经上颌窦的冠状面 CT 扫描。可见自然窦口(箭头所示)被息肉扩大。

例行给予预防性抗生素或者类固醇，除非在特殊情况下，如计划实施经前壁窦开窗术治疗慢性鼻窦炎伴鼻息肉，以及类固醇依赖性哮喘。

出血是凝血功能障碍患者最值得担忧的问题。术前必须鉴别出有凝血性病患的患者，并采取适当方法预防术中、术后出血。曾服用阿司匹林、华法林或类似药物的患者在手术前几天甚至数周就应停用药物。

有时，免疫功能不全或凝血障碍的患者必须行外科治疗。在这种情况下，必须术前准备血小板、新鲜冷冻血浆和其他血液制品以备手术过程中使用。这些患者的手术决策通常很复杂，但必须谨记的是免疫功能不全的患者若发生不可控的感染会迅速致命。其中的一种疾病就是侵袭性真菌性鼻窦炎。对此类患者必须降低手术干预阈，因为侵入血管将迅速发展为大量组织坏死。这些患者由于真菌菌丝会闭塞血管，手术中出血常常很少。

术前谈话不仅必须包括出血、感染和其他问题的风险，还应提及颌面部和上唇麻木等风险，这是由于术中为了更好地暴露而牵拉面部软组织，而牵拉或损伤眶下神经的结果。谈话内容还应包含术后淤斑、面部水肿以及饮食建议，这些对患者也很有帮助。

手术技术

手术可以在患者局麻或全麻下进行。虽然将麻药注射到后上牙槽神经和腭降孔足以阻滞黏膜，但手术通常都是在全麻下进行的。在手术开始前约 5 分钟，将利多卡因和肾上腺素按 1:1 000 000 比例直接注射到颊龈沟黏膜下，并辅之以止血。对于鼻内手术联合鼻窦开窗术的患者，可用羟甲唑啉或 0.25% 新福林收缩鼻黏膜。

翻转上唇，切开时注意保留牙龈边缘黏膜约 0.5cm，以方便后续缝合切口（图 8.6）。无牙齿的患者，切口应在牙龈，而不是颊龈沟，这样可以便于日后戴义齿。此前戴义齿的患者若进行标准的颊龈沟切口，特别是在眶下神经麻醉的情况下，易导致缝合线中断，这是由于义齿口边缘压力，并有可能导致术后形成口-鼻瘘管。用骨膜剥离器，将骨膜从上颌骨前壁抬起，直到眶下神经（图 8.7）。在剥离无牙的患者的牙龈时较为困难，但一旦向上到达牙槽窝时剥离就变得较为容易。要注意避开损伤眶下孔的眶下神经（图 8.8）。此时很容易确定尖牙窝，用一个槌和

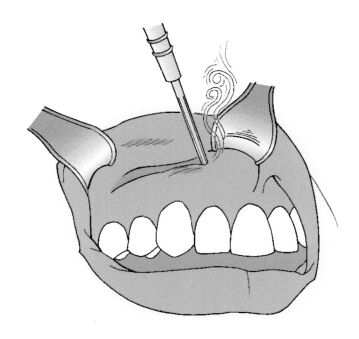

图 8.6　切口在颊龈沟。对于无牙齿的患者，切口在齿龈，以便早日戴义齿。

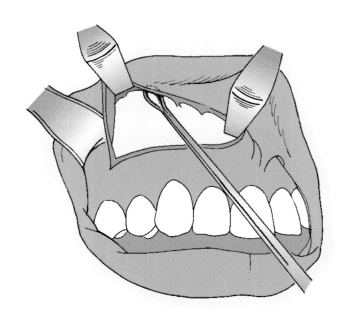

图 8.7　暴露尖牙窝。必须注意避免眶下神经受到过度创伤或牵拉。

骨凿进入上颌窦。用克里森咬骨钳扩大开口，以获得手术所需的足够大的视野暴露（图 8.9）。注意避免损伤供应牙根部的神经和血管、眶下神经和上颌骨软组织。然后打开黏膜，按计划进行手术。轻微的黏膜或骨边缘出血可用电刀电凝、骨蜡封闭或暂时用浸

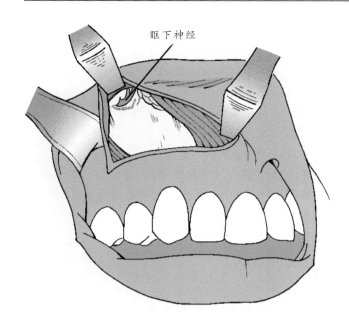

图 8.8　在眶下孔处识别并保护眶下神经。

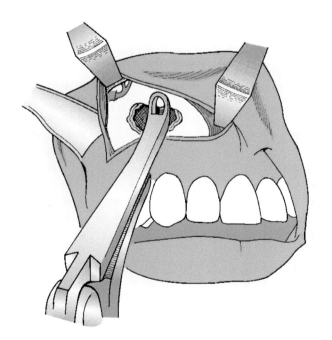

图 8.9　用克里森咬骨钳打开窦腔。

有 0.25%的新福林或羟甲唑啉的材料压迫止血。

如果窦开窗术用于处理上颌窦后鼻孔鼻息肉，所有的黏膜均要剔除，剩下的黏膜附着在扩大的自然窦口处。然后经口腔或鼻咽部到达后鼻孔息肉。牵拉软腭可使息肉暴露。牵引器放置在息肉处。用一把锋利的剥离子挖去任何可能束缚息肉在自然口的残余黏膜。一旦黏膜被剔除，继续牵拉能切除上颌窦后

鼻孔息肉和所有上颌窦黏膜，以防复发[1]。

经鼻的上颌窦开窗是必要的，以便提供引流、通气，并且为移除窦内填塞物提供自然通道。通过鼻窦开窗术可以看见下鼻道的骨质。这个骨质很薄，剥离子的压力可以将其骨折，然后移除骨折碎片，直到形成一个大窗口（图 8.10）。将一个弯血管钳插入到下鼻道，有助于将黏膜推向上颌窦。用电烙术使掉到窦内侧壁的黏膜形成黏膜瓣。这个皮瓣随后被放入上颌窦以促进愈合过程。

通常可通过灼烧法止血，除非黏膜被广泛切除，在这种情况下，可能需要填塞止血。窦壁内衬有压缩的明胶海绵或类似止血物。浸满杆菌肽的凡士林纱布用于松散填塞窦腔，填塞物的末端经鼻窦鼻腔开窗口拉到鼻腔。必须注意确保填塞物的层次，使它容易通过鼻窦开窗术移除。在填塞物末端缝合标记，以便后续移除，这个步骤非常有用，特别是如果鼻子也被填塞。切口要用可吸收的线缝合，注意确保黏膜边缘对齐，以防止形成口-鼻瘘管。如果使用填塞，必须注意确保填塞物不被缝合线或骨刺勾住。

术后护理

根据患者出血情况以及病情，术后第二或第三天移除鼻腔填塞物。重要的是，所有填塞物均要移除，因为它是异物，会导致慢性感染从而需要行额外的手术。对于有要求的患者，可通过鼻窦窦口进行鼻窦常规清洗。有些患者要将导管放置在鼻窦窦口进行灌洗并缝合固定几天。告知患者术后 7~10 天不戴义齿，应在牙龈处切口愈合后再佩戴，因为过早戴义

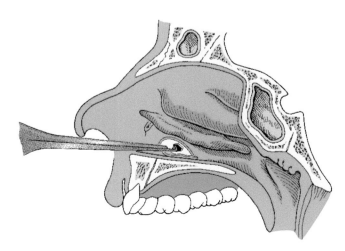

图 8.10　在下鼻道开放一个窗口。

齿的创伤可能导致口-鼻瘘管的形成。

　　大多数患者将会在眶下神经分布区域经历某种暂时性感觉减退,这是术中神经收缩的后果。这种情况通常在术后 4~6 周消退。有些患者可能有犬齿和前磨牙区域的麻木感,这是骨切除的后果,因为上牙槽神经分支会通过上颌骨前下壁。对于有口腔疾病的患者,应避免过度切除窦前壁下部骨质结构,有助于减少此种后遗症。

精要

- 经前壁窦开窗术(考-路手术)对治疗患者颌面部骨折和上颌窦异物仍然是一种有价值的术式。
- 上颌窦开窗术是中部上颌骨切除鼻旁窦良性肿瘤的第一步。
- 经前壁窦开窗术在口-鼻瘘管的修复手术中非常重要。
- 颊龈沟切口切开后,剥离上颌窦前壁软组织时,应小心谨慎,避免损伤眶下神经。
- 在进行了经前壁窦开窗术后必须经下鼻道开窗,以促进伤口愈合过程中鼻窦分泌物的引流。

隐患

- 鼻腔引流通道开放不彻底,导致鼻窦内血和分泌物无法排出。
- 术中损伤眶底板可能导致眶内气肿。
- 损伤眶下神经会产生颌面部、口唇和鼻翼周围永久性感觉麻木。
- 破坏性损伤上颌窦前壁骨质,可能损伤供应牙根部的神经和血管,会导致牙齿功能的丧失。
- 术中未及时止血会导致术后出血,特别是凝血功能障碍的患者。

（陶泽璋　邓玉琴　译）

参考文献

1. Eibling DE: Anterior antrostomy: The Caldwell-Luc operation. In Myers EN (ed): Operative Otolaryngology—Head and Neck Surgery. Philadelphia, WB Saunders, 1997, pp 92-99.
2. McBeth R: Caldwell, Luc, and their operation. Laryngoscope 81:1652-1657, 1971.
3. Myers EN: Caldwell-Luc operations and extensions. In Goldman JL (ed): The Principles and Practice of Rhinology. New York, Wiley, 1987, pp 455-474.
4. Har-El G: Combined endoscopic transmaxillary-transnasal approach to the pterygoid region, lateral sphenoid sinus, and retrobulbar orbit. Ann Otol Rhinol Laryngol 114:439-442, 2005.

第 **9** 章

口腔上颌窦瘘

Jonas T. Johnson

口腔上颌窦瘘通常在拔牙或前鼻道开窗手术后发生。所有的上颌牙齿由于距离上颌窦很近,拔除后都有可能发生上颌窦瘘。臼齿拔除时尤其容易发生(图 9.1A)。上颌窦宽大的患者,臼齿几乎与上颌窦相连。在一项 87 例患者纳入研究的口腔上颌窦瘘的研究中发现,第一磨牙最易发生上颌窦瘘,其次是第二磨牙与第三磨牙[1,2]。拔牙可能导致医源性口腔上颌窦瘘。如果瘘口在拔牙时及时发现,可行原位填塞及时挽救。如果瘘口扩大发展为慢性上颌窦炎,口腔与鼻窦黏膜之间形成一条窦道,则会演变为口腔上颌窦瘘。口腔上颌窦瘘使颌骨移植手术变得棘手[3]。考-路手术不易发生口腔上颌窦瘘。在一项统计中发现,670 例患者施行该手术后仅 5 例患者发生口腔上颌窦瘘(<1%)[4]。

病例选择

发生口腔上颌窦瘘的患者应进行评估以确定瘘口形成的原因。慢性鼻窦疾病演化发展而来的口腔上颌窦瘘患者可能存在上颌窦正常开口阻塞(图 9.1B)。因此,这些患者应行鼻内镜检查,探查上颌窦自然开口是否通畅,否则需要手术开窗以使鼻窦引流通畅。上颌窦瘘口边缘如有感染迹象,则需使用抗生素并清创。

在对拔牙引起口腔上颌窦瘘的患者的检查中可见创面坏死碎片和骨髓炎,这类患者易发生继发性鼻窦炎(图 9.2)。一项对长期不愈的口腔上颌窦炎引起牙源性鼻窦炎的研究中,纳入研究的所有患者都可见上颌窦阴影。这类患者需同时行鼻窦开窗和口腔上颌窦瘘封闭术[5]。

术前评估

评估上颌窦及窦口鼻道复合体的状态需行内镜检查。评估上颌窦的状态则需行冠状位计算机断层扫描(CT),同时能评估残存的牙根及未萌出的牙齿

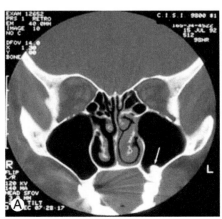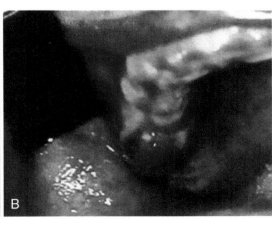

图 9.1　(A)CT 扫描清晰地显示充气的上颌窦与磨牙(箭头所示)。(B)拔牙后形成的口腔上颌窦瘘,最常见的原因是拔牙后没有充分的鼻腔引流引起。

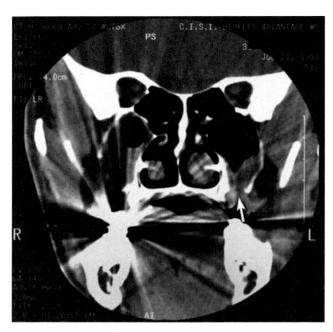

图 9.2　上颌第二磨牙拔除后引起口腔上颌窦瘘（箭头所示）。上颌窦与口腔之间的瘘口在关闭前需清除瘘口内新生的软组织。

状态。若窦口阻塞，则应手术重建上颌窦引流（图 9.3）。

如果准备采用腭瓣修补瘘口，可以采用丙烯酸夹板固定于残存牙列带扣环来保护创面以促进其

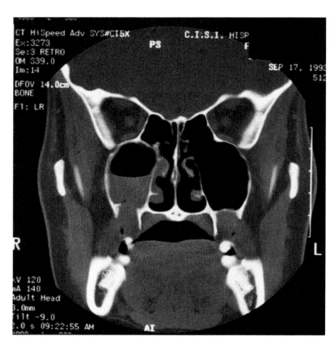

图 9.3　CT 显示由上颌窦阻塞引起的口腔上颌窦瘘。需建立充分的鼻内引流至中鼻道或者下鼻道以确保瘘口的愈合。

愈合。

手术方式

口腔上颌窦瘘口的封闭有两种方案，均以通道开放为主。首先要处理慢性鼻窦炎，经鼻窦开窗引流，彻底清除感染的黏膜，或者重新开放自然开口。

口腔上颌窦瘘口的封闭可选择局部麻醉、静脉麻醉或者全身麻醉，局部麻醉为局部阻滞，可辅以利多卡因腭孔注射。

坏死的骨、软组织必须清除。鼻窦内黏膜也需探查，阻塞鼻窦引流的病变或发生息肉样变的黏膜需切除。推荐采用扩张自然开口的方式。口腔上颌窦瘘口处新生的上皮组织、感染坏死的骨组织均需切除。这一位置，无论是采用拉伸的双蒂皮瓣，还是翻转皮瓣，均需从临近的颊黏膜或者腭黏膜转移过来（图 9.4）。外科医师需规划皮瓣的位置。对使用义齿的患者须保留颊龈沟。皮瓣的长度需足够，不能拉伸得太紧。皮瓣应平整地覆盖在骨膜上，翻转覆盖至瘘口（图 9.5）。选择不可吸收缝线（例如丝线）或者长时间才吸收的可吸收缝线（例如 Vicryl）。

对于拔牙后发生口腔上颌窦瘘的患者，我们使用改进的方法进行处理（图 9.6）。这类患者的瘘口常发生于牙槽嵴，同样，坏死的骨、软组织必须清除。位于上颌窦与牙槽嵴之间病变的黏膜也需要去除，可

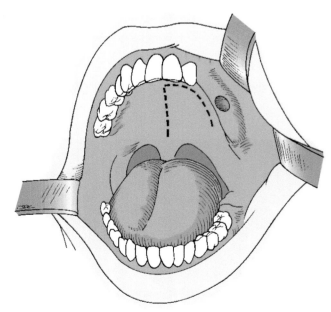

图 9.4　腭根部后方翻起的腭皮瓣的设计。

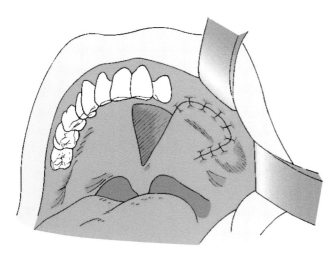

图 9.5　将腭皮瓣旋转以覆盖至瘘口,形成的腭部缺损可二期愈合。患者进食时可采用丙烯酸夹板以保持舒适度。

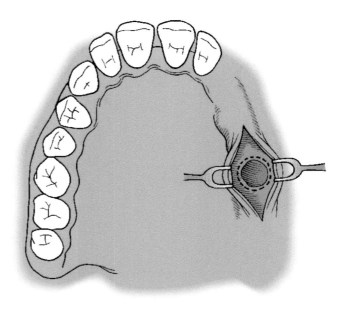

图 9.7　牙槽瘘口处做纵向切口暴露瘘口,将瘘口处新生黏膜及软组织均切除。

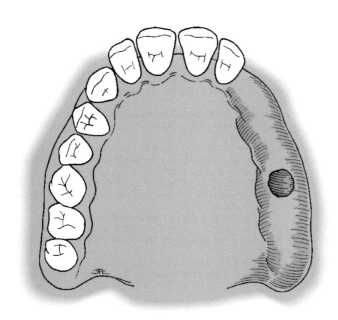

图 9.6　磨牙拔除后上颌牙槽形成口腔上颌窦瘘口。

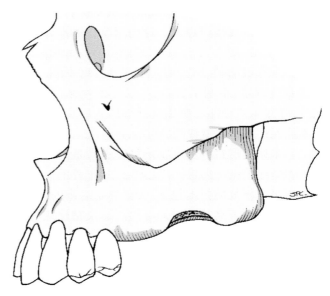

图 9.8　骨质呈凹形刮除以确保清除所有骨髓炎坏死骨,可增强黏膜原发性愈合。

经牙槽嵴黏膜做牙槽嵴平行切口(图 9.7)。坏死骨需完全剔除至正常骨组织显露(图 9.8)以保证黏膜皮瓣易于缝合,此时牙槽黏膜可直接于瘘口上方缝合(图 9.9)。

术后处理

通常手术 2~3 周后,患者可尝试咀嚼,此时伤口愈合且能承受咀嚼产生的拉力。使用义齿的患者在恢复期应避免咀嚼。使用丙烯酸夹板覆盖上腭瘘口的患者,一般于术后当天即可开始饮水。术后可预防

性使用针对口腔固有菌群的抗生素。指导患者进软食且使用另一侧牙齿咀嚼,且于每次餐后使用浓度较低的过氧化氢溶液清洗口腔及缝线处,持续 6 周。

上颌窦至鼻腔引流不畅可导致持续的口腔上颌窦瘘。此时需将自然开口重新开放或者重新开口以使引流通畅。

如果坏死组织、已发生骨髓炎的骨质、慢性感染

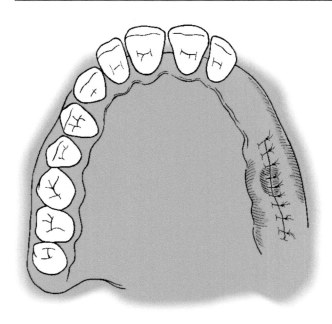

图 9.9　瘘口表面黏膜愈合。

的窦内黏膜，以及桥接于口腔黏膜与上颌窦的新生上皮未能彻底清除，则会延缓瘘口恢复，同时可能导致持续感染以及瘘口再发。这些细节在手术时应特别注意。

　　如果选取的颊、腭皮瓣长度或者宽度不够，会导致缝合线过紧，不利于愈合，且易于发生瘘口复发。此外，如果术中使用可吸收缝线如肠线以及铬肠线，则不能保证伤口在缝线吸收前完全愈合。

　　手术修复后口腔上颌窦瘘复发通常是因为患者的鼻窦炎症控制不理想。据文献报道，推荐的慢性口腔上颌窦瘘修复的技术包括：带血管蒂组织的应用，如颊脂垫[6]；颏下岛状皮瓣的应用[7]；以及腭旋转皮瓣的应用[8]。此外，也有患者采用假体修补[9]。

精要

- 上颌磨牙拔除是最容易引起口腔上颌窦瘘的原因。
- 丙烯酸夹板可以促进腭瘘修复。
- 手术中坏死的组织、骨以及瘘口新生上皮需要彻底清除以保证手术效果。
- 皮瓣应避免覆盖颊龈沟，否则影响患者假牙的使用。

误区

- 上颌窦阻塞会导致瘘口修复失败。
- 使用翻转皮瓣如果长度不够时会引起手术失败。
- 颊龈沟不可覆盖软组织。
- 手术中如果没有彻底清除坏死组织会导致手术失败。

（陶泽璋　陈晨　译）

参考文献

1. Punwutikorn J, Waikakul A, Pairuchveg V: Clinically significant oroantral communications: A study of incidence and site. Int J Oral Maxillofac Surg 23:19-21, 1994.
2. Vanclooster R, Schautteet H, Bourgois F, et al: Oroantral communication and its treatment. Rev Belge Med Dent 46(3):20-26, 1991.
3. Mioduski TE Jr, Guinn NJ: Dental implants: Permanent replacement for lost teeth. AORN J 51:729-734, 1990.
4. DeFreitas J, Lucente FE: The Caldwell-Luc procedure: Institutional review of 670 cases: 1975-1985. Laryngoscope 98:1297-1300, 1988.
5. Lin PT, Bukachevsky R, Blake M: Management of odontogenic sinusitis with persistent oroantral fistula. Ear Nose Throat J 70:488-490, 1991.
6. Dolanmaz D, Tuz H, Dayraktar S, et al: Use of pedicled buccal fat pad in the closure of oroantral communication: Analysis of 75 cases. Quintessence Int 35:241-246, 2004.
7. Genden EM, Buchbinder D, Urken ML: The submental island flap for palatal reconstruction: A novel technique. J Oral Maxillofac Surg 62:387-390, 2004.
8. Anavi Y, Gal G, Silfen R, Calderon S: Palatal rotation-advancement flap for delayed repair of oroantral fistula: A retrospective evaluation of 63 cases. Oral Surg Oral Med Oral Pathol Oral Radiol Endod 96:527-534, 2003.
9. Logan RM, Coates EA: Non-surgical management of an oro-antral fistula in a patient with HIV infection. Aust Dent J 48:255-258, 2003.

第 10 章

内侧上颌骨切除术

Eugene N. Myers

内侧上颌骨切除术适用于切除上颌骨内侧、鼻外侧壁、筛窦、泪囊的良性及低度恶性肿瘤。内侧上颌骨切除术可以通过鼻侧切开术或鼻内镜手术两种方式进行。近年来，一些鼻侧切开术的适应证被鼻内镜手术取代；然而，由于鼻侧切开术能较好地暴露手术视野，仍应用较广。在采用颅面联合径路的颅底侵袭性肿瘤手术中，通常需辅助行鼻侧切开术。鼻侧切开术也适用于鼻中隔肿瘤。可联合下上颌骨切除术，用于切除上颌窦下方的肿瘤以及硬腭、牙槽的肿瘤。鼻侧切开术切除口腔肿瘤在第 27 章中讲述。鼻侧切开术和内侧上颌骨切除术还可用于青少年鼻咽血管纤维瘤。

鼻内镜手术作为内侧上颌骨切除术的改良方式，主要用于孤立发生于下鼻甲、前上颌骨、鼻中隔的肿瘤。当病变范围局限在某些部位时，鼻内镜手术不能得到较好的手术视野暴露，例如在前组筛窦气化区或者额筛隐窝。

鼻侧切开术

鼻侧切开术的概念最初由波尔多的 Moure 提出。当时它主要用于筛骨气化区肿瘤。后来哈里森更正"鼻侧切开术"是一种切口，而不是一个手术，并且内侧上颌骨切除术最常用这个切口[1]。

鼻侧切开术应用于鼻和鼻窦病变，代表了耳鼻喉科医师向头颈外科医师演变的一部分。鼻侧切开术应用前，这个部位良性和低度恶性肿瘤很难切除，一般经鼻或鼻外筛窦切除术或考-路手术等进行。相对于鼻侧切开术而言，这些方法不能有效地暴露病变，导致良性肿瘤高复发以及恶性肿瘤难切除。

鼻侧切开术最常应用于良性肿瘤，特别是鼻腔鼻窦道的内翻性乳头状瘤。内翻性乳头状瘤有骨质破坏倾向、不全切除后易复发的特点，并且有时会发生恶变或伴发恶性肿瘤，手术要求较好的视野暴露而达到全切。经典的鼻窦手术方式仅能暴露有限的视野，而导致肿瘤不能全切，这是鼻侧切开术应用之前文献报道的复发率高的原因。内翻性乳头状瘤的手术径路必须满足一定的要求：①充分暴露视野以便全切肿瘤；②有较好的鼻腔鼻窦视野，方便术后检查；③不影响外观及功能。

几十年间，Vrabec[2]、Lawson[3]、Thorp[4]、Myers[5] 等均报道了鼻侧切开术和内侧上颌骨切除术应用于内翻性乳头状瘤治疗的显著效果。但是，1992 年，Waitz 和 Wigand 报道了通过鼻内镜手术治疗内翻性乳头状瘤，且疗效显著，包括部分病变范围较广的病例[6]。

前期疗效显著，同时随着鼻内镜设备的发展，扩展视野、多角度、可视化等功能辅助，实现了肿瘤的精准定位，以及肿瘤治疗理念的完善。在我们的住院医师培训项目里，一系列的成功病例，提供了这类肿瘤使用内镜手术切除而不是外部手术入径方式的证据[7-12]。

采用鼻侧切开术和内侧上颌骨切除术进行巨大内翻性乳头状瘤切除，需要切除鼻外侧壁以及同侧上颌窦、筛窦、蝶窦黏膜。如果手术切除完全，细致的缝合后，鼻侧切开术切口愈合良好，切口不明显，患者一般都能接受。鼻侧切开术也应用于上颌骨全切术。可以充分暴露视野，无须采用 Weber-Ferguson 扩大手术，从而避免造成难看的瘢痕而影响外观。对于色素瘢痕或瘢痕体质的患者来说，鼻内镜手术仍是首选。

病例选择

　　鼻腔和副鼻窦良恶性肿瘤患者，例如内翻性乳头状瘤、小涎腺肿瘤、泪囊肿瘤、鼻中隔肿瘤，均是内侧上颌骨切除术的适应证。对于鼻石患者，症状为鼻腔新生物，逐渐变大，同时产生一些凝结物，极少情况下也必须行鼻侧切开术。鼻中隔肿瘤也应行鼻侧切开术。如果肿瘤位于鼻中隔的后2/3，仅行鼻侧切开术不能较好地暴露手术视野，因此需要同时采取其他的方式。在这些解剖部位以及筛板区的恶性肿瘤，如嗅神经母细胞瘤，作为颅面联合手术的一部分，行鼻侧切开术是有益的。

术前计划

　　计算机断层扫描(CT)和磁共振成像(MRI)技术提供了需切除的肿瘤所在位置和尺寸的精确信息。同时也提供了相应解剖位置的信息、解剖变异等，从而为术前计划提供便利(图10.1)。CT扫描可以精确地显示骨的改变，可以清晰地分辨骨侵蚀或肿瘤侵袭，例如向颅底或眼眶侵袭。但是，CT扫描可能会放大肿瘤，特别是当肿瘤阻碍鼻窦引流时，因为CT无法区别肿瘤和邻近的炎症黏膜或者阻塞的分泌物。相反，MRI可用于区别肿瘤和鼻窦堵塞产生的分泌物(图10.2)。 重要的是，T2加权像和对比增强T1加权像可以区分肿瘤和邻近炎症组织。一般来说，内翻性乳头状瘤在T2加权像上显示中等信号强度，而瘤旁炎症组织则显示超高信号强度。此外，内翻乳头状瘤为瘤体强化，与恶性肿瘤所显示的图像十分类似，然而炎症黏膜则为边缘强化。据Oikawa等[13]报道，内翻性乳头状瘤患者行MRI检查可以准确地判断肿瘤的浸润范围。内翻性乳头状瘤术前MRI检查有利于制订合适的手术方式。正电子发射断层摄影(PET)仅能基于氟脱氧葡萄糖 (FDG) 对潜在恶性肿瘤定性，与CT扫描相结合(PET/CT)使用时更有价值。

　　活检是术前组织学诊断的重要依据，特别是这

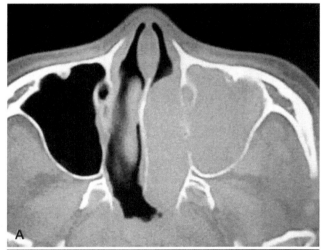

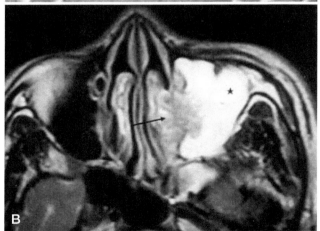

图10.2　(A)冠状位CT扫描显示左侧上颌窦浑浊。CT上较难分辨浑浊部分为肿瘤还是分泌物。(B)冠状位MRI T2加权像显示内翻性乳头状瘤为中等信号强度(箭头所示)，侵犯左侧上颌窦。高强度信号 (星标所示) 为上颌窦阻塞形成的分泌物。(Reprinted with permission from Oikawa K, Furuta Y, Oridate N, et al: Preoperative staging of sinonasal inverted papilloma by magnetic resonance imaging. Laryngoscope 113:1985, 2003.)

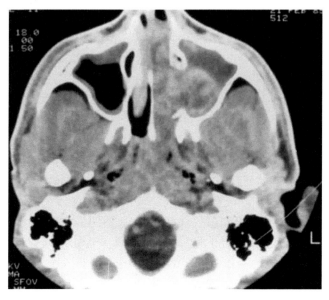

图10.1　CT扫描显示巨大肿瘤侵犯鼻腔外侧壁、鼻腔和鼻窦。

些区域发生的肿瘤有多种病理类型。如果病检提示肿瘤范围很广,分级很高,则需行扩大手术。由于活检后易出血,通常在手术室里进行。鼻内镜可以直观看见肿瘤的范围,术前常规鼻内镜检查可以协助制订手术计划。

手术技术

鼻侧切开术应在气管插管全麻下进行。外科手术过程中,气管套管应用胶带或缝线固定于口腔手术对侧。围术期应用抗生素。备皮前皮肤切口做标记。鼻侧切开术的切口范围从内眦上方沿着鼻侧延伸至鼻翼(图 10.3)。如果需要更大的手术视野,则需将切口继续向下延伸切开上唇。就上颌骨全切术而言,上唇切开前,确定切口的位置后,应用刀片尖部在唇线处标记,这对手术结束时唇部缝合后患者的外观影响很大。唇部切开的垂直线应该在同侧人中的垂直线上,可有效掩饰伤疤。切口线应用记号笔做标记。

面部做好手术准备并行手术铺巾之后,在同侧眼部行暂时性睑缘缝合术,通常选 6-0 丝线的快口尖型缝合针,注意防止损伤角膜。切开皮肤后,皮下软组织使用电凝切开。上颌骨前壁的骨膜连同软组织提起,向外至上颌窦外侧远端,向上至眶下缘,以暴露眶下神经(图 10.4)。接着将眶骨膜从筛骨眶板上分离,此时泪囊从泪囊窝脱离,从远端横断泪小管(图10.5)。继续分离眶骨膜,暴露眶底内 1/3。利用电凝止住泪骨的出血。继续分离眶骨膜,辨别筛前动脉和筛后动脉,但不要结扎或者分离,可作为额筛缝的标志。在额筛缝线下方停住,避免进入颅前窝。

切开梨状孔黏膜后进入鼻腔,使用电凝将下鼻甲前部鼻黏膜横断可以减少出血。鼻翼应完整保留,以免发生伴鼻前庭狭窄的后鼻翼畸形。

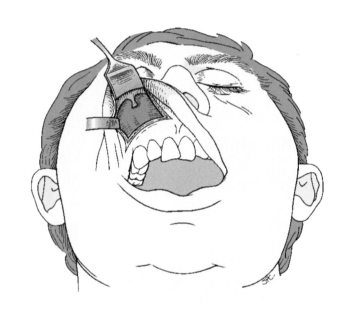

图 10.4 将骨髓炎骨膜从上颌骨分离向上提起,暴露眶下神经。

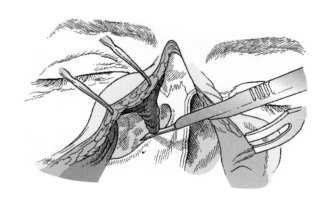

图 10.5 将泪囊从泪囊窝提起,尽可能从远端横断。

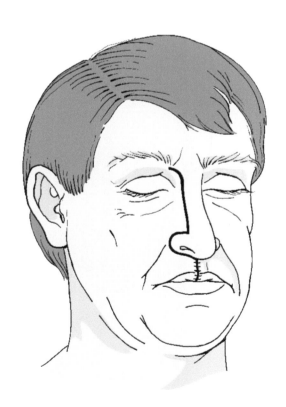

图 10.3 图示为鼻侧切开术切口。通常不采用唇部切开。注意避开鼻前庭。

用木槌和骨凿或者切割钻自上颌窦前壁开口。将整个上颌骨的前壁移除,露出眶缘和内侧壁,为后续的截骨术提供入路。尽量保留眶下神经。注意在移除骨质时不能太靠近眶下神经,因为血管与眶下神经伴行。这些血管太细,难以结扎,而用电凝控制出血时又会损伤神经。沿鼻骨和上颌骨上行骨突进行骨膜下剥离。此时剥离眶骨膜更加容易。施行截骨术(图 10.6A~C):①沿着鼻骨;②沿着连接鼻腔和鼻窦的鼻底;③在额筛缝下方进行;④在筛骨眶板和眶底的连接处进行。①和②中可用摆锯或骨钳,但是,沿额筛缝和筛骨眶底连接处的截骨术要在直视下使用薄骨凿进行。完成截骨术后,用大骨刀分离出骨后方附着的软组织(图 10.7)。剪刀的一个刀口置于眼眶内,额筛缝的正下方,另一个刀口置于鼻腔内中鼻甲中部水平。剪切时轻柔地向下牵拉,将鼻腔外侧壁的组织

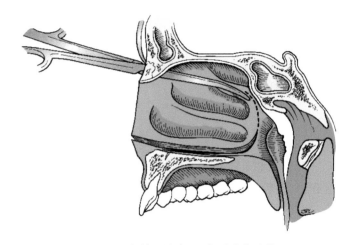

图 10.7   用大剪刀从中、下鼻甲附着处剪开。

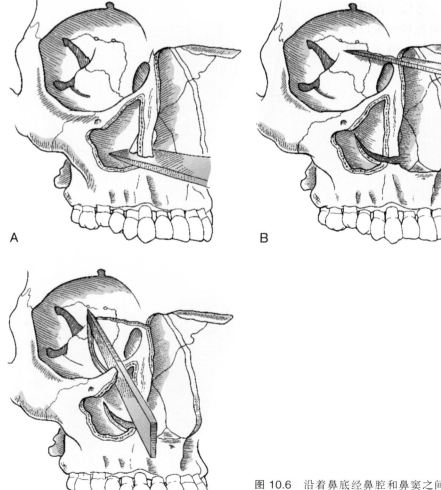

A

B

C

图 10.6   沿着鼻底经鼻腔和鼻窦之间的骨质(A),经筛前动脉水平下方的额筛缝(B),以及沿着眶底中部至窦后壁(C)施行截骨术。

块从周围组织上分离开。这时上颌动脉分支可能会出血。

样本移除后，移除上颌窦的所有黏膜，作为单独样本送病理室。使用电凝烧灼控制各个出血点，但眶下神经附近区域除外。切除残留筛窦上的黏膜，单独取样送检。清除筛骨眶板碎片，以促进愈合且易于清洁鼻腔。残留黏膜去除不净可能会导致感染或水肿。然后打开蝶窦，使用克里森咬骨钳切除蝶窦前壁。切除蝶窦黏膜以防止后期感染和水肿。切除黏膜可以避免在随访时将水肿的黏膜误认为是肿瘤。此时，可进行泪囊鼻腔吻合术。打开泪囊（图 10.8A），用可吸收肠线将泪囊缝合到周围软组织上，以避免术后溢泪（图 10.8B）。鼻额隐窝周围的骨必须完全去除以确保充足的通气并防止形成黏液囊肿而狭窄。

尽管眶骨膜撕裂不常见，但如果发生，则需用可吸收缝合线缝合。冲洗伤口。完全切除其黏膜后不会发生出血。蝶窦用明胶海绵填塞。筛骨顶端和整个上颌窦沿线的骨质均应衬以明胶海绵。后鼻孔塞上抗

生素浸润的纱条。纱条的一头经口腔穿出粘贴于面颊上。另一头经前鼻孔穿出，系在一根牙科卷棉上（而不系在小柱上）。然后用宽 0.5 英寸（1.27cm）的浸润抗生素软膏的纱条填充鼻窦。填充之前用明胶海绵内衬鼻腔有助于止血和移除鼻填充物，因为填充物是从明胶海绵表面移除，而不是从鼻窦的骨壁上移除，这样可以减少出血。

内眦韧带的复位必须精确。必须与对侧正常位置对照以保证复位的精确。如果能避免损伤眶骨膜并使鼻骨切除最少，细致缝合皮肤和皮下组织会使内眦韧带达到精确对位。

仔细闭合切口可恢复良好的外观。如果切开了唇部，首先要将唇红缘复位，以此为基准来闭合切口。鼻侧切开术沿线的皮肤，要用 4-0 铬肠线连同皮下组织紧密缝合。注意不要将纱布填充物缝住，这样会使填充物难以完全取出，会使部分填充物残留于鼻腔成为异物。颊龈沟切口需用 3-0 铬肠线间断缝合。

如果将唇部切开，唇部切口需分四层缝合（黏膜、肌肉、皮下组织和皮肤）。皮肤缝合用 6-0 的肠线，连续或者间断缝合均可。然后沿缝合线涂上乳香胶，晾干。乳香胶晾干后，缝合线沿线敷上白胶条，白胶条是一种无菌敷料，可以松弛皮肤。在鼻侧切开术对侧的鼻腔里放鼻咽通气管。此时接着可以拆除睑缘缝合线。在眼睛里涂眼用软膏，并佩戴眼罩。面部和上唇轻压包扎以防止水肿。咽部出血清理后，患者可以拔管。

术后处理

将病房的床头升高。术后第一天，可拆除后鼻孔的纱条和眼罩。此时鼻咽通气管也可去掉。如果做了颊龈沟切口，每天需用稀释一倍的双氧水漱口 4 次，连续 5 天。术后第三天去除鼻腔填充物，再过一天患者即可以出院。手术后第 7~10 天患者要复诊，此时可将白胶条去除。去除白胶条后会露出可吸收的皮肤缝合线。缝合处连续 7 天涂抹杆菌肽软膏以促进切口愈合。3~4 周后复诊，将干黏液痂从鼻腔内移除，指导患者每一两天通过橡胶球注射器用生理盐水进行鼻腔冲洗。

并发症

此手术相关的潜在并发症主要与中枢神经系统

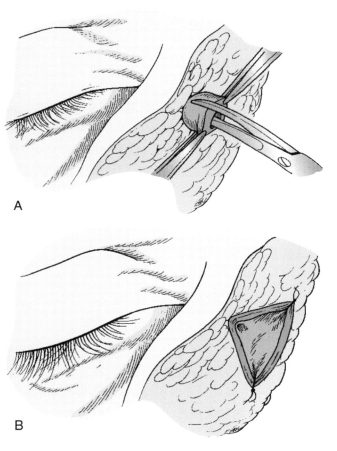

图 10.8　(A)沿着泪囊的长纵轴将其切开。(B)泪囊缝合至打开状以防止狭窄。

和眼眶有关。如果截骨术超出了筛前动脉和额筛缝水平,可能会进入颅腔而引起脑脊液漏出。中鼻甲附着处切除过多也会导致脑脊液漏出。发生脑脊液漏时需立即寻找原因并修复。清创骨缘扩大缺口,以便扩大视野,充分评估损伤情况。用小弧形针缝合撕裂口。用纤维蛋白胶将一块筋膜盖在裂口上,筋膜边缘需在骨缘下。如果有硬脑膜缺损,则可以使用鼻中隔黏膜皮瓣或中鼻甲皮瓣。大部分脑脊液渗漏都可在术中处理。术后确诊的可以通过内镜来处理(参见第18章)。

因解剖结构毗邻,眼睛在与鼻外侧壁有关的手术中都有高风险。眼眶及视神经损伤是严重并发症。眶骨膜撕裂后可能引起脂肪内疝而导致眼球内陷。如果眶骨膜撕裂了,需将脂肪疝还纳眶骨膜并缝合撕裂口。如果眶骨膜已经被移除,可以用颞肌筋膜代替。

截骨术施行得过深,或者没有准确把握软组织切除的部位可能会直接损伤视神经。保留筛骨眶板后 1/3 并谨慎进行截骨术,可以防止无意中造成的视神经损伤。内侧上颌骨切除术后失明是极罕见的并发症。其他眼部并发症包括溢泪、泪囊炎、眼睑外翻、复视和眼眶出血。Kalavagunta 等报道了一个内侧上颌骨切除术后的失明病例,他们将失明归因于视神经的间接损伤[14]。

内眦韧带的精确复位可防止结构排列不齐。在浸润麻醉后皮肤组织变形前准确地标记切口的位置,并在皮肤上切口沿线做标记以确保精确缝合,可以避免伤口愈合后呈现难看的瘢痕。

术中打开泪囊并将其缝至周围软组织可避免溢泪。有时打开泪囊并缝合后,仍需扩大泪点、植入支架,或者重新行泪囊鼻腔吻合术。

术后手术侧的上颌窦内形成黏液囊肿比较罕见,患者可能没有症状,也有可能由于眼球的向上移位而产生复视(图 10.9)。

鼻内镜手术

尽管这种手术早在 1974 年就被提出[15],但是直到 1979 年,Conley 和 Price 才报道了将其用于切除26 例患者的肿瘤[16]。1984 年,Sacks 等报道了采用内镜手术切除了 46 例内翻性乳头状瘤[17]。其他学者报道了单独采用内镜手术或协同颅面联合径路切除肿瘤。鼻内镜手术也曾经用于良性和低度恶性鼻窦肿瘤的手术。有多篇文献报道了如何防止内视镜手术

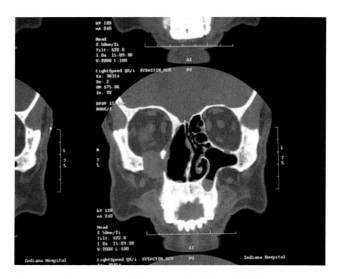

图 10.9 扫描显示上颌窦术后囊肿形成伴眶底破坏,眼球向上移位引起复视。

引起的前庭狭窄[18-20]。Jeon 等[20]提出了另一种改良的内镜手术,可避免不必要的健侧(对侧面)的暴露和前庭狭窄。作者提出做一个穿过中线的颊龈沟切口、一个鼻中隔贯穿切口和一个梨形的手术切口,在上颌骨前方施行横向截骨术直至鼻根。

病例选择

内镜手术并不常规采用,因为视野暴露有限,特别是上筛及额筛隐窝。鼻侧切开术的切口及皮下组织细致处理可使切口最小化,仅有轻微面部瘢痕。因此,仅限于对鼻腔下方或鼻中隔局限性肿瘤患者采用鼻内镜手术。有增生或色素瘢痕倾向的患者可选择内镜手术。

术前计划

类似于鼻侧切开术。

手术技术

手术在口腔气管插管全麻下进行,使用聚维酮碘溶液备皮。双侧睑缘缝合。将沾有血管收缩剂的棉纱布置于鼻腔黏膜和鼻小柱区。双侧做鼻中隔鼻小柱切口和软骨间切口,以及贯穿切口(图 10.10A~C)。贯穿切口和软骨间切口相通后可分离鼻尖和鼻背。从一侧上颌结节至另一侧上颌结节做颊龈沟切口

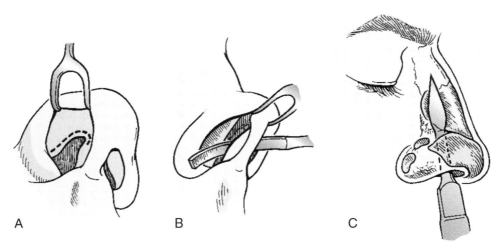

图 10.10　(A)双侧鼻中隔鼻小柱切口和软骨间切口。(B)贯穿切口。(C)鼻背部皮肤受损。

（图 10.11）。将梨状孔和鼻底周围的组织切除。锐性分离骨附着残余软组织以分离鼻尖。用拉钩将上唇拉开，暴露颊龈沟。软组织切除上至眶下缘（图 10.12）。要注意不能损伤视神经。

用如前所述的经内侧上颌骨切除术切除肿瘤。填塞腔隙。软骨间切口和贯穿切口必须细致缝合以防止鼻前庭狭窄。睑缘缝线在手术完成时拆除。

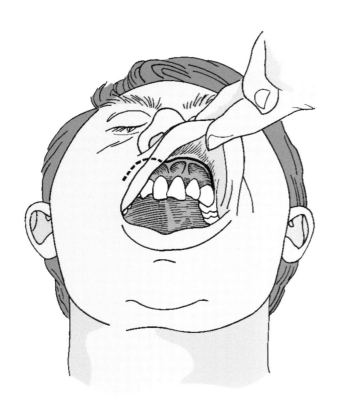

图 10.11　颊龈沟切口，分开软组织以暴露骨。

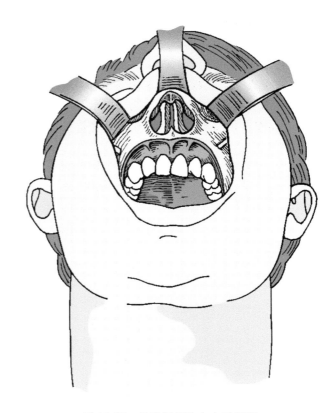

图 10.12　软组织损伤向上至眶底。

（陶泽璋 陈晨 译）

参考文献

1. Harrison DFN: Lateral rhinotomy: A neglected operation. Ann Otol 86:756-759, 1977.
2. Vrabec DP: The inverted Schneiderian papilloma: A clinical and pathological study. Laryngoscope 85:186-220, 1975.
3. Lawson W, Ho BT, Shaari CM, Biller HF: Inverted papilloma: A report of 112 cases. Laryngoscope 105:282-288, 1995.
4. Thorp MA, Oyarzabal-Amigo MF, du Plessis JH, Sellars SL: Inverted papilloma: A review of 53 cases. Laryngoscope 111:1401-1405, 2001.
5. Myers EN, Fernau JL, Johnson JT, et al: Management of inverted papilloma. Laryngoscope 100:481-490, 1990.
6. Waitz G, Wigand ME: Results of endoscopic sinus surgery for the treatment of inverted papilloma. Laryngoscope 102:917-922, 1992.
7. Wormald PJ, Ooi E, van Hasselt A, Nair S: Endoscopic removal of sinonasal inverted papilloma including endoscopic medial maxillectomy. Laryngoscope 113:867-873, 2003.
8. Sukenik MA, Casiano R: Endoscopic medial maxillectomy for inverted papillomas of the paranasal sinuses: Value of the intra-operative endoscopic examination. Laryngoscope 110:39-42, 2000.
9. Yoon JH, Kim CH, Choi EC: Treatment outcomes of primary and recurrent inverted papilloma: An analysis of 96 cases. J Laryngol Otol 116:699-702, 2002.
10. Chee LWJ, Sethi DS: The endoscopic management of sinonasal inverted papillomas. Clin Otolaryngol 24:61-66, 1999.
11. Kraft M, Simmen D, Kaufmann T, Holzmann D: Long-term results of endonasal sinus surgery in sinonasal papillomas. Laryngoscope 113:1541-1547, 2003.
12. Sadeghi N, Al-Dhahri S, Manoukian JJ: Transnasal endoscopic medial maxillectomy for inverting papilloma. Laryngoscope 113:749-753, 2003.
13. Oikawa K, Furuta Y, Oridate N, et al: Preoperative staging of sinonasal inverted papilloma by magnetic resonance imaging. Laryngoscope 113:1983-1987, 2003.
14. Kalavagunta S, Roy D, Fish B, Jackson S: Blindness following medial maxillectomy. Rhinology 40:223-225, 2002.
15. Casson PR, Bonanno PC, Converse KM: The mid-facial degloving procedure. Plast Reconstr Surg 53:102-103, 1974.
16. Conley J, Price JC: Sublabial approach to the nasal and nasopharyngeal cavities. Am J Surg 138:615-618, 1979.
17. Sacks MA, Conley J, Rabuzzi DD, et al: The degloving approach for total excision of inverting papilloma. Laryngoscope 94:1595-1598, 1984.
18. Buchwald C, Bonding P, Kirkby B, Fallentin E: Modified midfacial degloving: A practical approach to extensive bilateral benign tumors of the nasal cavity and paranasal sinuses. Rhinology 33:39-42, 1995.
19. Krause GE, Jafek BW: A modification of the midface degloving technique. Laryngoscope 109:1781-1784, 1999.
20. Jeon SY, Jeong JH, Kim HS, et al: Hemifacial degloving approach for medial maxillectomy: A modification of midfacial degloving approach. Laryngoscope 113:754-756, 2003.

第 **11** 章

上颌骨全切术

Jonas T. Johnson

硬腭以及上颌窦肿瘤可发生于硬腭以及上颌窦组织的任何一个部位。最常见的病理类型是鳞癌。起源于骨、小唾液腺的良恶性肿瘤，以及牙源性装置诱发的肿瘤均不常见。除了淋巴瘤、横纹肌肉瘤，以及对放化疗高度敏感的肿瘤以外，该部位其他类型的肿瘤的标准治疗方案均为手术切除后辅以放疗。

口腔肿瘤经常累及上颌窦的底部。这类肿瘤，不论良恶性，行部分上颌骨切除术后均可得到有效治疗，切除范围包括上颌窦的下部和三角复合体，术中保留眶底和眶下缘。必要时，手术切除的范围由肿瘤范围确定。大多数患者术后的缺陷修复由口腔颌面假牙修复医师来帮助完成[1]。然而，一些患者情况特殊，需进行组织重建，例如手术致鼻泪管断裂时，需立即行泪囊鼻腔吻合术。

病例选择

上颌窦肿瘤的分期推荐以计算机断层扫描 CT 以及磁共振成像 MRI 为依据。Ohngren 线，即内眦与下颌角之间的连线（图 11.1），将上颌窦分割为前上方和后下方[2]。肿瘤位于 Ohngren 线前方的预后较好，而位于 Ohngren 线后方的肿瘤由于邻近眼眶和颞下窝，所以易于侵犯这些解剖部位而难以治愈。

临床治疗取决于患者肿瘤生长浸润的范围、患者的一般状况、并发症、生存期及患者的意愿以及医生的决策。不论是否行辅助性放射治疗，完全手术切除为局部控制提供了最大可能。然而，如果肿瘤侵犯了邻近重要神经结构，而且是神经周生长性肿瘤，手术全切非常困难，甚至不可能全切，或者患者不能接受全切带来的并发症。以放疗为主的治疗

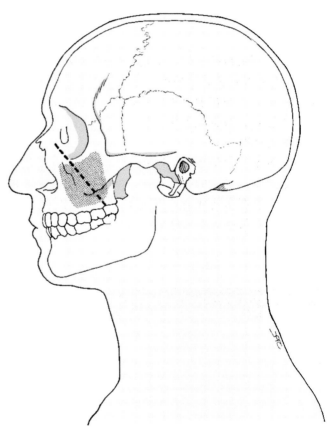

图 11.1 Ohngren 线是一条假想的线，从内眦侧投影到下颌角。它将上颌窦分为前下象限和后上象限。

常伴有皮肤、皮肤附属器及眼眶的损伤，甚至可能导致肿瘤进展引发骨髓炎。一般来说，放疗很难清除侵犯骨质的肿瘤，临床上对这些难治性肿瘤常采用放化疗联合治疗，尽管这种治疗的优越性并没有被证实。

大多数患者在上颌骨切除术后，由于口腔鼻腔

部分缺损,而导致发音清晰度降低,鼻涕倒流。这类患者可求助于牙科医师植入定制的特殊装置修复残损[3]。术中应行泪囊鼻腔吻合术修复泪道系统以保证其完整性。肿瘤侵犯眶底并不是眶内容物剜除术的绝对指征;但是,如果肿瘤侵入眶骨膜累及眼眶内肌肉和脂肪,此时视力很难保全,可行眶内容剜除术。对于脸颊软组织受累,以及翼腭窝或颞下窝组织受累的患者,可行扩大的全上颌骨切除术。术中可经颅底行中颅窝骨质切除以使手术切除完全。尽管手术完全切除了肿瘤,仍很可能由于肿瘤的神经周传播而引起局部复发。术后是否行放疗需考虑重要组织结构的潜在损伤,尤其是中枢神经系统以及视力而定。

术前评估

术前评估包括体检,应重点检查鼻腔和鼻咽部位。鼻内镜可对鼻腔结构进行细致的探查。对于肿瘤生长蔓延至上颌窦前外侧的脸颊软组织或后外侧颞下窝的患者,检查眶下神经以及上颌窦骨质是否受侵是非常必要的。

患者术前评估通过 CT 和(或)MRI 进行。CT 可清楚地显示解剖学的骨性标志,也是我们学科在上颌窦肿瘤患者术前评估首要考虑的影像学检查。CT 的冠状位及矢状位均要仔细解读。CT 可清楚显示骨质是否受侵,然而可能会放大受侵范围(图 11.2)。MRI 可清晰分辨肿瘤组织与周围软组织,尤其是在分辨窦腔阻塞引起的分泌物积聚和肿瘤组织上很有优势(图 11.3)。在分辨神经是否受侵上 MRI 相比 CT 更有优势。

术前应取组织活检以获得组织学证据。活检组织切取的时间和方式取决于肿瘤生长的部位。鼻前庭可见的肿瘤直接由鼻腔取活检;肿瘤累及牙槽或者硬腭的应直接经口腔取活检;生长于上颌窦内的肿瘤可经由鼻腔,在鼻内镜辅助下行活检;某些情况下,生长局限于上颌窦的肿瘤需经颊龈沟切口行上颌窦造口术以获得肿瘤恶性的组织学证据。在极少数情况下,影像学检查提示肿瘤呈破坏性进展,虽然取组织活检可获得组织学确诊,但患者并未获得生存受益。

肿瘤生长局限于牙槽骨、腭裂或上颌窦腔下部时,可行上颌骨下部切除术。如果肿瘤侵犯眶底和眶下缘,则禁行上颌骨下部切除术,可考虑行全上颌骨切除术。同样,肿瘤经由上颌窦后壁累及颞下窝或翼腭窝时,可考虑行扩大上颌骨切除术。

术前可请眼科医师协助评估患者眼球受累情况,以及患者的视力。此外,术前患者应由牙科专家评估、留取影像学资料,以便制作适合患者的充填装置。大多数鳞状细胞癌或者易于发生骨转移、神经周

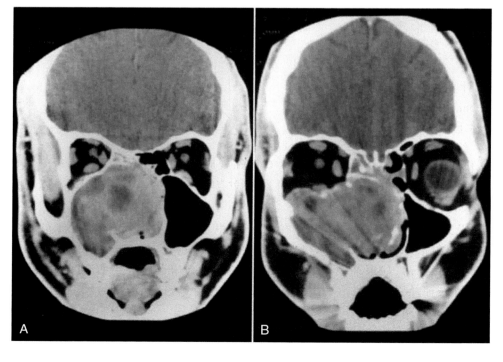

图 11.2　(A)冠状位 CT 扫描清晰地显示上颌窦有一个巨大的肿瘤。(B)冠状位 CT 扫描显示眼眶被肿瘤浸润,提示需行眶内容物剜除术。

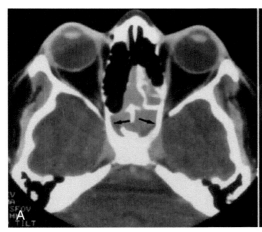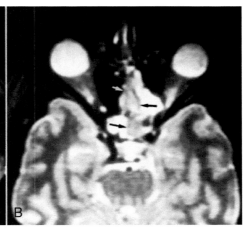

图 11.3 （A）矢状位 CT 扫描显示后筛窦及蝶窦被肿瘤填满（箭头所示）。（B）矢状位 MRI T2 加权像可鉴别筛窦及部分蝶窦的黏液填塞（白色箭头）及肿瘤（黑色箭头）。

传播的肿瘤患者,术后均需要行辅助放疗,因此,术中应评估患者残留牙列的状况,如有拔除或者修补指征,则应及时处理。残留牙列处理所需物品应提前准备。颈椎转移并不常见,仅有不到 10%的患者发生。发生转移提示肿瘤进展。颈部如没有发生转移不需要预防治疗。

术前牙科医师对患者牙齿状况进行评估,留取必要的影像学资料,以便制作适合患者的充填假体。这种假体完成后应便于在手术室植入。这种假体的设计可以依据拟定的手术方式以及手术医师准备如何植入等情况不同而不同。如果手术实际切除范围较拟定范围大,牙科医师可加入丙烯酸树脂以使假体适于患者。

超过硬腭一半以上的缺损需进行软组织重建。此时可用局部皮瓣重建,如额皮瓣或者颞肌皮瓣。上颌窦腔内的皮瓣则需尽可能在整个窦腔可见的情况下,将皮瓣覆盖在上颌窦腔内需修复的组织上。此外,重建的软组织皮瓣可能由于牵引力而脱出,向口腔形成疝,而使组织愈合困难。

显微技术的出现使应用游离组织进行腭重建技术应用于临床[4-8]。单纯的软组织重建并不能达到完全的上颌功能复健,由于义齿等不适合这类患者,而使患者的咀嚼能力得不到恢复,此时采用包含骨质以及软组织的复合游离皮瓣可使患者的咀嚼能力得到最大程度的恢复。带皮骨游离瓣的重建技术使牙齿植入成为可能。骨质必须用软组织从窦腔内覆盖。体积过大时可引起鼻前庭堵塞。

手术切口的选择取决于手术医师的偏好、患者的意愿、肿瘤的类型以及生长范围等。

手术入路

全上颌骨切除术

全上颌骨切除术应在全麻下进行，做好麻醉监测以保证患者生命体征平稳。大出血少见，但是应做好充分的准备以便在发生大出血时快速补液。大出血常发生于手术切除肿瘤时切断颞下窝上颌动脉。在行上颌骨切除术的一侧应先行暂时性眼睑缝合术以保护眼睛，缝线在手术结束时拆除。全上颌骨切除术伴眶内容物剜除术应行鼻侧切开术切口（图 11.4 和图 11.5）。上唇切口要避开人中，沿着人中靠手术一侧切开。游离的颊皮瓣应包括上颌前部较少肿瘤浸润的上颌窦前壁的骨膜。游离眶下神经。一般情况下不必沿眶下缘做 Weber-Ferguson 式延长切口。但如果行眶内容物剜除术或者肿瘤侵犯了颞下窝可做此切口，以便较好地暴露视野。如果肿瘤侵犯了颅底，则需做特殊处理，此情况将在第 100 章探讨。

行皮肤切口后，加深切口至骨质，并向上延伸至上颌骨。自下方和内侧提起眶骨膜以暴露眶底、泪腺窝以及筛骨眶板。找到泪囊，将其切除，并切断鼻泪管。医师根据眼眶受侵范围判断是否行眶内容物剜除术。如果肿瘤直接沿眶骨膜生长则需行眶内容物剜除术。此外，术中送冰冻切片病检可辅助确定是否行剜除术。

经三角拱壁一侧切断眶下缘，探入筛窦至额筛缝线水平（图 11.6 和图 11.7）。如果肿瘤侵犯筛窦，并沿筛凹生长，可以考虑从颅底探入。如果筛骨未受侵，可用咬骨钳咬掉以充分暴露视野。也可以使用骨

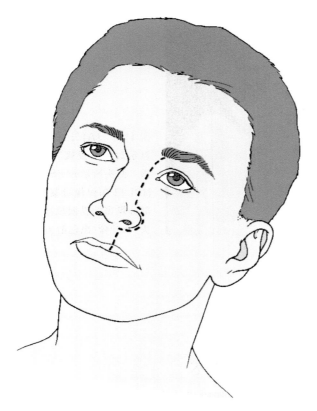

图 11.4　鼻侧切开术自内眦中间皮肤切开，沿着一侧鼻背向下，绕开鼻翼向下直至上唇。如有必要可辅之以上唇切开。

凿，但应掌握好凿入的平面，以免误凿入前颅窝。如果距离边缘较远，推荐使用咬骨钳，方便操作且视野较好。上腭采用骨凿或锯切开，尽量使这个切口距同侧鼻中隔 2~3mm 远，以利于颌面部重建（图 11.8）。患者手术同侧的中切牙及侧切牙应保留，沿着侧切牙旁切开。保留中切牙使牙科医师帮助患者更好地进行颌面部修复。腭部软组织应从口腔内将硬腭、软腭分开，切口向旁边延伸至颊龈沟切口，与上颌后拱壁切口相连。使用锯或者大剪刀剪开眶外侧壁，使用弧形骨凿从翼突前方将上颌骨凿裂，从翼板上分离出来，此处易出血且在上颌骨凿下来之前不易止住。因此，上颌骨后面的软组织附着物仅能通过术前影像学检查大概判断，使用大剪刀盲剪。

上颌骨凿下来之后，上颌动脉的出血即可压迫止血。然后将上颌动脉夹住或者缝线结扎。翼静脉出血可用双极电凝止血或缝线结扎。用泪腺探针经下泪点探入以确定泪囊，再行泪囊鼻腔吻合术。将泪囊切开后，将泪囊切缘缝至邻近软组织形成袋状（图 11.9）。

面部皮肤皮瓣需内衬中厚皮片以保证上颌窦腔快速上皮化。内衬皮片可以防止面部皮肤挛缩。皮片

与残存颊黏膜交界面形成密闭腔，以促进皮片的黏附与生长（图 11.10）。

植入假体并以螺钉固定（图 11.11）。夹板后缘钻有小孔，将软腭缝至假体上，减少鼻咽反流，促进患者早日恢复口腔进食。植入假体后患者不需再置鼻饲管。腔内塞满抗生素浸润的纱布。皮肤切口需要分层缝合，小心地将内眦韧带缝至鼻骨骨膜。将眼睑缝线拆除。使用外用敷料以减轻眼睑水肿，同时使颊皮瓣与皮片紧密接合。全上颌骨切除术的患者很少需要行气管切开术[9]。伤口愈合后假体移植完成（图 11.12）。

眶内容物剜除术

如果肿瘤侵犯了眶壁，或者眶内肌肉、脂肪组织受侵，则需要行眶内容物剜除术。如果仅仅是眼眶骨受侵而骨膜未受侵，则仅需上颌骨切除术而不必行眶内容物剜除术。依据 MRI 可以清晰地分辨肿瘤与正常组织。但肿瘤是否侵犯眶骨膜则较难分辨。多数情况下术前无法决定是否行剜除术，而在术中暴露后才能确认是否受侵。将眶骨膜提起后，可见眶壁。如果眶骨膜未受侵，则眶内容物可以保留，但是对视力会有影响，这是由于眶壁很难重建。如果采用带皮骨游离皮瓣则可以进行眶壁重建。但是在愈合的过程中，由于眼眶脂肪重吸收以及创口挛缩等会导致眼球内陷而出现复视，眼球活动也会受限。此外，高侵袭性肿瘤患者术后需要接受放疗，放疗可引起脂肪萎缩，组织挛缩，进而引起白内障。因此，对于肿瘤侵犯眶壁骨质的患者，需要向患者及家属交待眶内容物保留可能发生的并发症，征得患者同意后施行眶内容物剜除术。

如果肿瘤侵犯眶顶及眶上裂，则应采用颅底术式（参见第 100 章）。

如果肿瘤没有侵及眼睑，则可以保留眼睑，手术结束时将其缝合。如果肿瘤浸润范围广，术中需要切除面部皮肤，皮肤缺损可以通过眶-面转瓣或者游离皮瓣重建。眼眶暴露有利于术后评估，但是却影响美观。同等情况下，推荐眼睑缝合，上颌窦腔可经由口腔检查。眶内容物剜除术后，眼眶所有软组织均被切除，无法植入眼眶假体重建。此时可采用人造眼睑、面部模具进行重建，或者术中闭合眼睑及软组织缝合等方式。

技术

上颌骨切除术中如需行眶内容物剜除术，则可

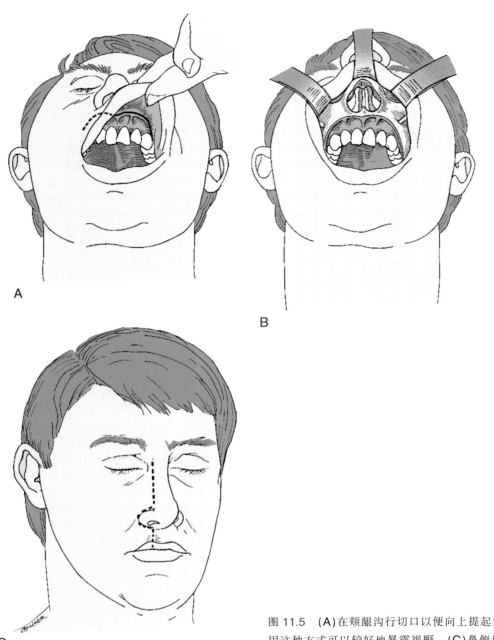

图 11.5　(A)在颊龈沟行切口以便向上提起颊皮瓣。(B)上颌切除的患者采用这种方式可以较好地暴露视野。(C)鼻侧切口可以较好地暴露上颌骨。

同前述沿同侧鼻侧切开切口暴露眶内容物。切口向上延伸，从内眦及鼻背正中穿过，直至眉骨正中。如果肿瘤侵及眶隔膜，则需要切除下眼睑。如果眶隔膜未受侵，则可经下眼睑结膜做切口，以便颊皮瓣可以反折。类似的，如需完整地切除眶内容物时可经上眼睑结膜做切口。如果肿瘤局限在眶内，则可保留眶顶骨膜，以利于接下来的皮片移植。手术切除沿眶顶进行，筛前动脉及筛后动脉可先后结扎。

　　如果需行眶内容物剜除术，则眼眶内组织结构需完全切除，包括眼球直肌。切除时使肌肉呈回缩状态，在眶上裂切除。辨认视神经，夹住后用不可吸收缝线结扎。在眶上裂将下直肌和视神经一并切除。采用截骨术将筛骨从额骨上分离，以额筛缝线做标记。采用截骨术横向分离眶上缘。术中切除范围需依据肿瘤的原发灶及浸润范围判断。保留眶外侧壁及上颌顶壁可使患者得到较好的重建效果。但是，如果上述部位受到肿瘤侵犯则需切除，不能以降低肿瘤局部控制率为代价。眶内容物需与上颌骨一并切除，翼板从颅底切除，可采用木槌、截骨术或者 Mayo 剪刀。

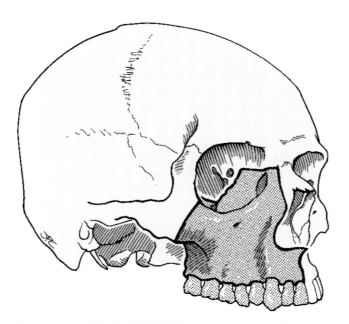

图 11.6   半上颌骨切除术的削骨示意图，可依据肿瘤的大小及位置相应调整。

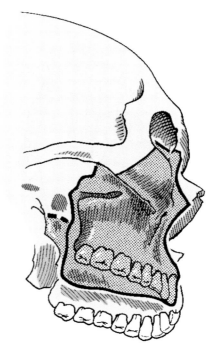

图 11.7   上颌骨切除术削骨示意图。

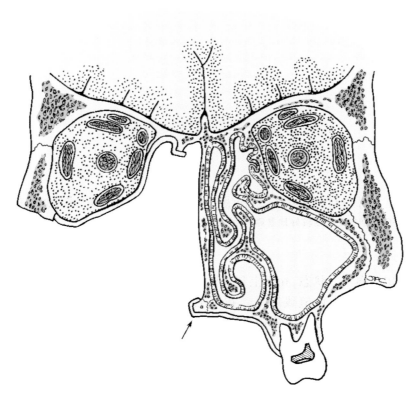

图 11.8   上颌骨全切除术时，与鼻中隔（箭头所示）相连的鼻底骨架尽可能保留，这个骨架为假体的使用提供了支撑。

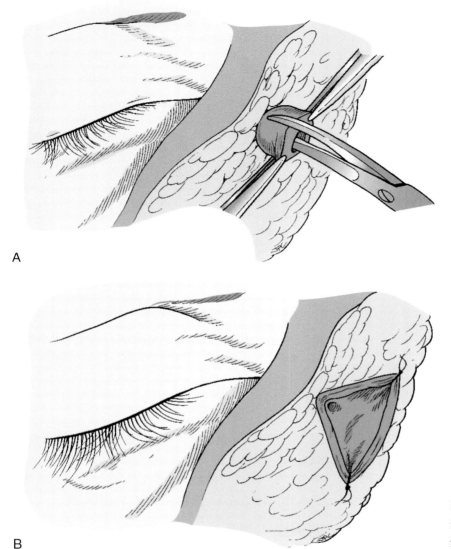

A

B

图 11.9　(A)用细剪刀打开泪囊。(B)将剪开的泪囊缝至周围软组织,以便行鼻腔泪囊吻合术。

　　颊皮瓣内衬中厚皮片,皮片应覆盖至眶顶。如果需要切除下眼睑,可以剥除上眼睑并将眼睑完全缝合,并使皮片延伸至眼睑内衬。如果眶顶骨膜需切除,可采用颞肌皮瓣重建,自后向前切开游离神经的额支。取大小适合的皮瓣并从颅骨和下颚上游离下来,要注意保持来自上颌动脉的血供。将其经由眼眶缝至鼻中隔正中。颞肌皮瓣的下方应植入腔内,可保证颅底骨质被覆盖,提高皮肤皮片移植的成功率。一般情况下,上下眼睑的结膜缘均需裸露,眼睑缘需缝合起来。腔内塞满浸润抗菌软膏的纱布,再使用术前上颌面牙科医师制作的闭孔装置固定。使用悬线固定至残留组织,或者使用螺钉直接固定至残余唇瓣。术后加压包扎可减轻皮瓣水肿。

术后处理

　　患者在手术切口缝合包扎好的情况下,待胃肠道功能恢复后可以经口进食软食。患者应使用稀释一倍的过氧化氢水漱口以保持口腔清洁。围术期静脉应用抗生素可降低口腔菌群的窦内定植,但是,切口感染偶尔常见。

　　预约牙科医师,以便术后第 5 天夹板及加压包扎拆除后,牙科医师查探患者健康状况,并植入临时假体,以确保患者可以继续口腔进食。如果夹板拆除时不能及时植入临时假体,则会发生严重并发症,如言语障碍以及误吸。临时假体需经常修正,直到愈

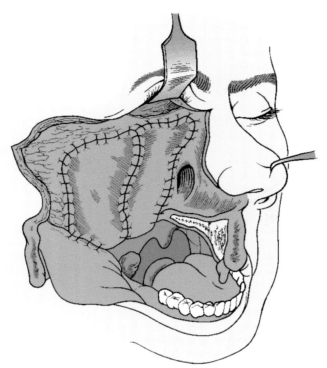

图 11.10 面部皮瓣需内衬中厚皮片并覆盖暴露的颞下窝软组织。

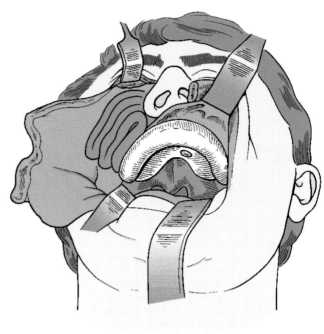

图 11.11 上颌骨切除后放置丙烯酸夹板。加压包扎以防止皮片移位。行鼻侧切开术暴露视野。用一枚方头螺钉固定夹板。

合。如果术后需行放疗，放疗引起的皮肤肌肉变化会影响临时假体的最终修正，需放疗结束后伤口挛缩稳定时再请牙科医师进行修正。最终假体植入牙齿后应利于咀嚼及面部重建。咀嚼功能的恢复与手术切除范围、术前口腔护理以及残留牙列的状态直接相关。

上颌窦癌的治疗会影响咽鼓管功能[10]，因此，鼓膜切开置管可预防中耳积液。

腭部缺损组织的修复重建

如果由于肿瘤生长的位置及浸润范围需要切除超过一半的腭组织，则大大增加了假体修复重建的难度，特别是牙列残缺的患者。如果整个硬腭组织及牙槽嵴需要切除，假体的固定可以采用骨钉固定于三角复合体或者眶下缘；但是在这种情况下，有可能由于不能耐受咀嚼力而导致眶底骨折。对这类患者来说，保留假体基几乎是不可能的。因此，必须进行组织重建。

颞肌肌瓣重建

分隔口鼻推荐使用颞肌游离皮瓣。由于颞肌可迅速再上皮化呈现正常的外观，因此不需要再植表皮。通常只需一侧颞肌皮瓣，但必要时也可做双侧颞肌皮瓣。颞肌大部切除可能会导致一定程度的面部畸形。此外，大块的颞肌皮瓣也可能导致鼻腔阻塞。条件允许的情况下，推荐采用游离组织移植。

游离组织移植进行腭重建

由于上颌骨被切除，腭的软组织重建不能采用牙科装置。推荐采用带皮骨游离皮瓣。也可采用背阔肌肌皮瓣、游离背阔肌皮瓣、足背皮瓣、肩胛骨游离皮瓣、腹直肌游离肌皮瓣带中厚皮片来进行腭重建。

行眶内容物剜除术的扩大全上颌骨切除术后重建

有些患者肿瘤体积巨大，侵犯整个上颌窦，并由上颌窦前壁侵犯面部皮肤，由眶底侵犯眶软组织（图11.13）。手术需要切除整个上颌，包括硬腭，并行眶内容物剜除术以及颊部软组织切除（图11.14）。这种情况很难甚至不可能采用假体进行重建。推荐采用显微外科技术进行游离组织皮瓣进行重建。背阔肌肌皮瓣可用于这类患者的重建。依据缺损的形状和大小切取背阔肌皮瓣，将皮肤剥离（图11.15），形成双蒂皮瓣，将皮瓣反折至面部同时覆盖皮肤缺损及硬

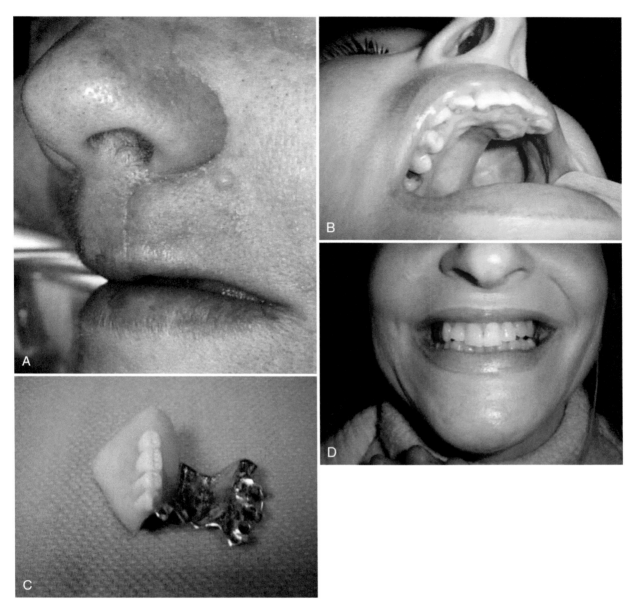

图 11.12　(A)行鼻侧切开术不影响外观。(B)上颌骨切除术后缺损愈合良好。(C)依附残余牙列固定的假体。(D)术后恢复良好，不影响外观。

腭缺损（图 11.16），植入完成后再恢复皮瓣的血供（图 11.17）。

　　血管吻合采用微血管吻合，经皮下径路与下颚血管在颈部吻合。然后将皮瓣植入面部及腭部缺损

以修复重建(图 11.18)。

　　采用激光多普勒超声动态检测血管吻合过程。游离皮瓣血管吻合是否成功可采取皮肤转白试验。术后第 10 天可以开始经口腔进食流食。

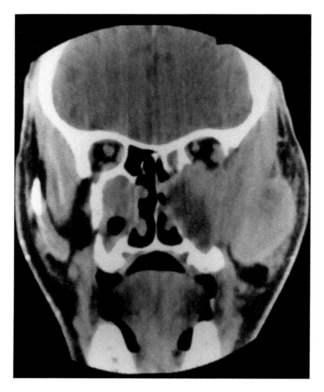

图 11.13 冠状位 CT 扫描显示上颌窦巨大肿瘤侵犯颊部及眼眶软组织。

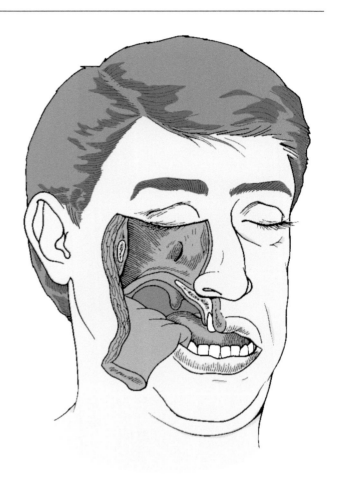

图 11.14 切除上颌骨、前面部皮肤和下眼睑之后,以及眶内容物剜除术后,患者面部可见巨大缺损。

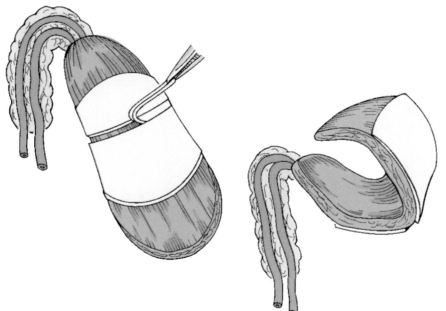

图 11.15 切取的背阔肌游离皮瓣。从皮瓣皮肤的中部垂直切开皮肤制成双蒂皮瓣。

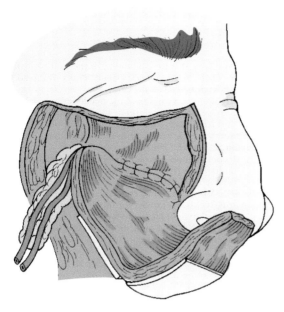

图 11.16　背阔肌皮瓣翻折后植入使其覆盖脸颊、眼睑以及上颌的缺损。

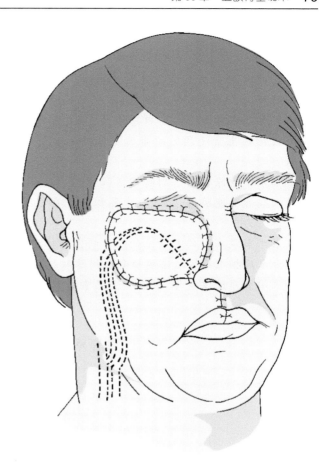

图 11.18　重建完成后外观上满意且口腔和鼻腔已分隔开。

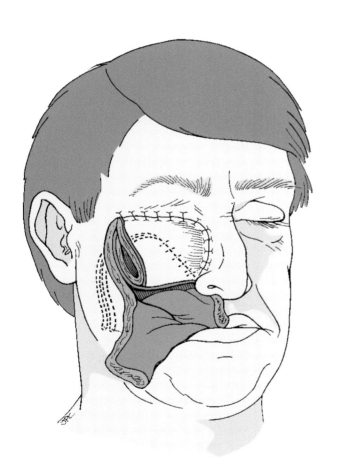

图 11.17　血管吻合至颈部皮下血管网。

精要

- 上颌骨下部切除术创伤较小。
- 如果计划采用假体重建软组织缺损，颊皮瓣中部必须内衬中厚皮片。皮片与颊黏膜之间形成的瘢痕有利于假体的固定。
- 为了确保用于修复口腔缺损的中厚皮片皮肤移植的成功，移植物与移植区组织间不能有分泌物流经，皮片移植前将血迹清理彻底，并且在皮片愈合过程中固定伤口。
- 硬腭切除后需将下鼻甲一并切除，以利于假体修复重建，避免日后仍需进一步手术清理。
- 手术部位采用外科夹板固定可方便患者术后经口进食。直接采用螺钉固定在残留硬腭上也非常有效。
- 使用大的紧实的外用敷料可更好地固定软组织，有利于皮片的生长和创口的愈合，同时可以减轻皮瓣水肿，可以使术后早期修复效果更好。

隐患

- 如果皮片移植失败会导致颊皮瓣孪缩而使面部畸形。
- 上颌骨下部切除术后伤口感染极少见，但仍推荐采用抗生素浸润的纱布填塞以抑制细菌增殖。
- 如果术中切除了患者的腭帆张肌，则患者会出现咽鼓管功能障碍，而导致中耳积液。置管可保留听力[10]。
- 如果术前没有咨询并请上颌、牙科医师协助，患者术后护理及修复重建都会受到很大影响。
- 如果泪管系统没有保留或重建，患者术后会溢泪。

（陶泽璋　陈晨　译）

参考文献

1. Myers EN, Aramany MA: Rehabilitation of the oral cavity following resection of the hard and soft palate. Trans Am Acad Ophthalmol Otolaryngol 84:941-948, 1977.
2. Ohngren LG: Malignant tumors of the maxilloethmoidal region: A clinical study with special reference to the treatment with electrocautery and irradiation. Acta Otolaryngol Suppl 19:1, 1933.
3. Keyf F: Obturator prostheses for hemimaxillectomy patients. J Oral Rehabil 28:821-829, 2001.
4. Jones JW: Reconstruction of a complex hemifacial deformity with multiple simultaneous free-flap transfers: Case report. J Reconstr Microsurg 19(2):73-78, 2003.
5. Chepeha DB, Moyer JS, Bradford CR, et al: Osseocutaneous radial forearm free tissue transfer for repair of complex midfacial defects. Arch Otolaryngol Head Neck Surg 131:513-517, 2005.
6. Villaret DB, Futran NA: The indications and outcomes in the use of osteocutaneous radial forearm free flap. Head Neck 25:475-481, 2003.
7. Yamamoto Y, Kawashima K, Sugihara T, et al: Surgical management of maxillectomy defects based on the concept of buttress reconstruction. Head Neck 26:247-256, 2004.
8. Nakayama B, Hasegawa Y, Hyodo I, et al: Reconstruction using a three-dimensional orbitozygomatic skeletal model of titanium mesh plate and soft tissue free flap transfer following total maxillectomy. Plast Reconstr Surg 114:631-639, 2004.
9. Lin HS, Wang D, Fee WE, et al: Airway management after maxillectomy: Routine tracheostomy is unnecessary. Laryngoscope 113:929-932, 2003.
10. Hyde NC, Bailey BM: Hearing loss associated with maxillectomy. Br J Oral Maxillofac Surg 38:283-288, 2000.

筛窦

第 12 章

内镜手术入路

Berrylin J. Ferguson

内镜下筛窦手术的适应证需要根据患者的个体情况和慢性鼻窦炎的程度来确定。其目的是为了重建筛窦功能。由于额窦、上颌窦的继发感染和阻塞常由前组筛窦的疾病所引起，因此筛窦手术常常也有助于恢复额窦、上颌窦功能。病变局限的患者适合行内镜鼻窦手术，旨在消除鼻窦解剖上的阻塞，这将有助于筛窦和相邻窦腔的功能恢复。前组筛窦手术常配合涉及筛隐窝的功能性内镜鼻窦手术进行，通过切除钩突、阻塞或病变的鼻丘和漏斗筛房来扩大筛隐窝。

但并不是所有的内镜鼻窦手术都是功能性的。患有增生性鼻窦病（如囊性纤维化和纤毛运动障碍症）的患者，缺少有功能的鼻窦且病变不可逆。对于这种患者，手术目的是使筛窦轮廓化，使筛窦与其他鼻窦相通，以使术后局部抗炎药、局部抗生素以及局部灌洗和清创等治疗能达到最大疗效。

解剖

仔细分析筛窦及其与邻近鼻窦、眼眶和颅底的解剖结构关系对于安全进行内镜鼻窦手术非常关键。由于筛窦气化模式有很大差异，导致这一区域解剖结构较为复杂。而一些解剖标志基本固定，我们应寻找这些标志以确保每个患者的手术安全。手术前对患者头颅平扫 CT 及其重建矢状面、轴位进行分析，有利于我们认识鼻窦的解剖结构。利用多层螺旋 CT 在轴位上以 1mm 垂直间隔、前后 50% 重叠的方式扫描后重建所得图片，将可以得到冠状位和旁矢状面高精度的重建模型。在所有的鼻窦中，筛窦最容易受增生性疾病手术中切除所有阻塞性骨性分割物

和宽造袋术等改变的影响。筛窦手术的危险主要在于筛窦靠近眼眶和颅底。后组筛房的最后筛房常发育至蝶窦上方，气化形成蝶筛气房（Onodi cell），因而与视神经、海绵窦、颈内动脉相毗邻。这一情况在东南亚尸检报告中发生率高达 60%，但在其他人群中远低于此[1]。

筛窦是由蜂巢样的许多独立气房组成，可分为前组和后组筛窦。筛窦气房变异很多，其数量可从 1~2 个到 15 个不等。前、后组筛窦的区别主要依据它们的开口引流通路：前组筛窦开口引流于中鼻道，后组筛窦开口引流于中鼻甲之上的上鼻道。中鼻甲基板为前组和后组筛窦的分隔，因此对中鼻甲基板的识别是进入后组筛窦的一个解剖标志（图 12.1 和图 12.2）。

前组筛窦进一步分为与筛泡相联系的气房和上颌骨额突周围的额隐窝气房。筛泡属筛窦结构，由一个或数个气房组成，大小不一，位于钩突中段和水平部之后。钩突和筛泡前壁之间的半月形裂隙，为半月裂孔（hiatus semilunaris），是上颌窦自然开口位置。位于筛泡上方的气房，称为筛泡上气房（suprabullar cells）。如果筛泡前壁向上延伸至颅底，则形成额隐窝的后壁；如果筛泡前壁没有延伸至颅底，则形成筛泡上隐窝。鼻丘气房常常存在，位于中鼻甲腋上方或插入中鼻甲，以及位于钩突前方。钩突头端偶尔会发生气化（图 12.3）。

病例选择

筛窦手术指征为：有症状且不可逆的黏膜病，骨质增厚，或者相关筛窦持续性堵塞。因此必须在 CT

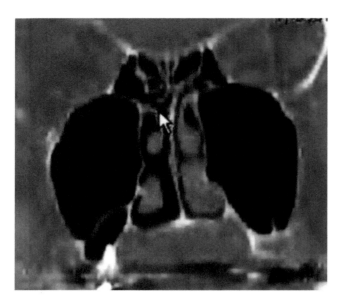

图12.1 头颅 CT,箭头标记出上鼻道内中鼻甲上方的后组筛窦开口,箭头同时毗邻中鼻甲基板。

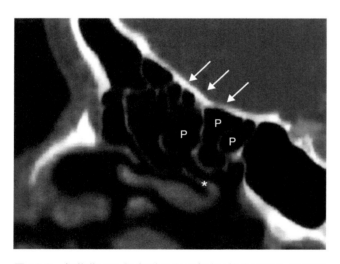

图12.2 矢状位 CT,颅底明显向后倾斜(箭头所示),后组筛窦及其隐窝引流开口在中鼻甲之上(标记为 P)。星号标出的是中鼻甲基板。

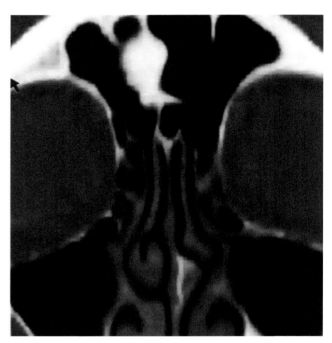

图12.3 箭头指向堆积的漏斗状气房,为气化的钩突,位于筛泡前方。

术入路,则可能导致中鼻甲失去其垂直稳定性。

开放额窦通常需要切除鼻丘气房和额筛气房,但一般不需要开放筛泡和相关的筛泡上气房,除非这些前组筛窦气房使额隐窝过度狭小,影响手术视野暴露。

在手术前,有症状的患者应在医生指导下进行药物治疗,至少包括通过细菌培养确定敏感的抗生素(给药直到患者症状稳定改善)、鼻喷激素以及短期全身类固醇药物,部分患者可能需要使用局部抗真菌或抗微生物药物。手术前不必进行实验性药物治疗的患者包括:即将发生眼部并发症、黏液囊肿、需要进一步明确诊断的非慢性非特异性鼻窦炎的单侧鼻窦病变的患者。

术前计划

在尝试药物治疗后,如果患者症状仍然没有消除,则应行鼻窦 CT 检查。选择 CT 检查的时机很关键,它应该尽可能清楚地显示不可逆的疾病。比如,如果在患者感冒的时候做鼻窦 CT 检查,则其所显示的病变可能随时间推移而好转。因此如果患者感冒了,应在完成指定药物治疗后,患者症状达到基线时再进行鼻窦 CT 检查。

大多数外科医生发现冠状位的鼻窦 CT 扫描最

上发现有筛窦的异常后,才能实施针对此异常的内镜筛窦手术。通常,黏膜异常增生更容易影响前组筛窦而不影响后组筛房。鼻窦黏液囊肿可引起侵蚀筛窦眶板并导致眼部症状(如突眼和复视),通常继发于前期手术导致的瘢痕增生或增生性黏膜疾病(如变应性真菌性鼻窦炎)[2]。

蝶窦手术入路可以通过前组和后组筛窦手术来获取,但这不是必须的。通过后组筛窦进入蝶窦保护了中鼻甲的垂直稳定性,而将中鼻甲向外侧移位以暴露位于上鼻甲和上鼻甲内侧的蝶窦自然开口的手有价值。建议手术之时应该认真分析鼻窦 CT。如果存在解剖上的变异，而计算机影像导航技术有助于提高安全性则可采用该技术。CT 片应放在患者进行手术的手术间。手术开始前，术者应再次回顾患者鼻窦 CT 图像并特别注意筛窦眶板、颅底和蝶窦的完整性和对称性。

在术前 10 天，患者应停用包括阿司匹林在内的所有非甾体类抗炎药和维生素 E，术前 7 天停用银杏果，这些药物都会延长出血时间。如果患者有手术出血史或创伤流血不止史，应做凝血功能检查。大量出血妨碍安全手术视野的建立和手术，并是延长手术切口的禁忌证。

术前，患者应被告知注意手术的过程、风险和并发症，知情同意书应详细并包括以下几点手术风险：嗅觉缺失，症状加重，出血，感染，脑脊液漏，眼损伤（包括复视和视觉缺失）。因内镜手术是针对已有症状的疾病实施，大多数文献报道 85% 的患者感觉术后症状改善。有鼻息肉的患者应该被告知：他们术后通常需要继续进行药物治疗。

哮喘患者常患有增生性鼻窦病，也称鼻息肉，其手术应延期至哮喘控制良好。术前强的松递减治疗有助于控制哮喘。哮喘患者在第二阶段的麻醉过程中，绝对不能尝试气管插管，否则可能引起致死性支气管痉挛。

手术技术

麻醉和患者体位

早期内镜鼻窦手术（ESS）中，通常采用局部麻醉加上强力镇静。现在仍可在有或无镇静的局部麻醉下进行手术。在诊所中，常常使用 4% 利多卡因局部麻醉和切割吸引器对慢性增生性鼻窦疾病患者进行修正内镜鼻窦手术。如今，大多数的患者在门诊、全身麻醉下接受内镜鼻窦手术。即使患者已经处于全麻下，术者仍需使用减充血剂和局部麻醉药，以减少出血和辅助全身麻醉。使用全身麻醉药的优点在于能保护气道免受分泌物、灌洗液阻塞，并避免由于患者突然活动而导致的手术并发症。近来，大部分的医生，尤其是兼顾教学的医生，都更愿意选择全身麻醉。

患者在全麻下一般取仰卧位。对于诊所中实施局麻的患者，坐位较为适合。越来越多的手术医生在视频下进行手术，这有利于教学，也有利于内镜医生手术时保持平衡和拥有更加舒适的体位。早期内镜鼻窦手术中，所有的术者都是通过内镜直接获取手术视野，长久以来，许多内镜医生都出现了颈肩劳损。人性化的内镜鼻窦手术的目标是让术者拥有尽可能舒适的体位同时保持最大的平衡，从而可以最高效率的实施手术。理想的术者体位是站着或坐着，因此，我们需要一种比肘部稍低的手术台，这样可以使术者尽可能舒服、平稳地使用电子内镜和相关器械。就像大部分右利手的内镜医生，我们喜欢站在患者右手边，而电子屏幕和电子导航系统（如果手术需要）需要放在患者头部左侧，正好位于医生的对面。用一个垫有软毛巾的托板或 Mayo 台来支撑左肘，以方便操作内镜。在床的头侧也放一个 Mayo 台用于放置局部注射用具和浸润有羟甲唑啉的脱脂棉球，这些棉球在术中不时填充入鼻腔，以增强收缩血管作用。麻醉师应位于患者右侧，靠近患者上腹部和足。除雾装置应置于患者头和内镜医生之间，以方便随时清洁内镜。

内镜鼻窦手术的术前准备

术前，患者鼻腔可在内镜下给予麻醉和减充血剂以使轮廓清晰，以便得到上颌窦内镜手术入路。其他的准备包括：将人工棉切成长 3~4cm、宽 1cm 的薄带状，浸润含 0.05% 羟甲唑啉（用于收缩血管）与 4% 利多卡因（用于局部麻醉）按 1:1 混合的混合液，在患者进行完普通经口气管或经喉气管面罩麻醉后安放。脱脂棉球放置要求环绕中鼻道、蝶隐窝以及鼻丘气房上方的黏膜，并在鼻腔注射麻醉后移除并更换。注射麻醉选用 1% 利多卡因与肾上腺素 1:100 000 混合液，每侧各用 2.5mL，注射点位于中鼻甲的最前附着部（有时称为鼻丘）和中鼻甲的中部。如果前组筛窦或蝶窦在手术范围内，可用腰椎穿刺针或长牙科针注射于蝶腭动脉区域，位于中鼻道离中鼻甲后缘约 1cm 处。

经口底蝶腭区阻滞也是内镜蝶腭注射的备选方案之一。在内镜操作部分之前，使用压舌板将舌体下压可以获得腭的视野，使用头灯或内镜均可。用示指触及硬腭后缘，向前移动示指，在中线和牙槽嵴之间，于第二上颌磨牙水平，可触及一深 1cm 的凹槽，此为腭大孔。将针弯曲，使之直线长度不超过 12mm，注射 2mL 的 1% 利多卡因与肾上腺素 1:100 000 混合液。自腭大孔下针，方向稍向枕部，如果进入腭大孔,针将轻松滑入其全长(图 12.4)。而将针弯曲成 12mm,可以防止针刺入蝶腭神经节。PJ Wormald 和他的同事们采用随机、盲法、对照研究[3]发现中,运用这项技术后,手术出血显著减少,视野获得明显改善。

经过这些注射之后,手术医生洗手消毒,助手给患者铺巾。这同时为注射药物收缩血管提供了充足的时间。如果患者鼻结构在头灯下不能充分暴露清楚,则应在铺好手术单、内镜手术器械准备好后,在内镜下进行注射。术前使用 β 受体阻滞剂美托洛尔后心率低于 60 次/分的患者,相对使用安慰剂、心率较快的患者,手术视野内出血减少。而内镜手术视野内出血的多少与心率相关,而不是平均动脉压[4]。

现在多数手术医生愿意选择利用电视摄像机操作,这些设备使手术医生背对内镜,从而方便了如切割吸引器等体积较大的器械的使用,同时医生可以将切割吸引器放在内镜旁。电子屏幕可以让手术医生在操作时减少颈部受压、指导住院医生手术或者为其他人演示手术。最后,可视化屏幕有助于手术助手协助手术,他们可以帮助调整内镜的位置,解放手术医生忙碌的双手,或者使用器械将组织吸出或固定。

计算机辅助导航技术的使用

在内镜鼻窦手术中,计算机辅助导航技术可以精确定位器械,使之到达与术前鼻窦 CT 扫描显示的相应位置。这项技术对于解剖标志变异或缺失的修正性鼻窦手术、广泛鼻息肉患者、后组筛窦疾病以及累及颅底、视神经和颈动脉的疾病的手术有重要帮

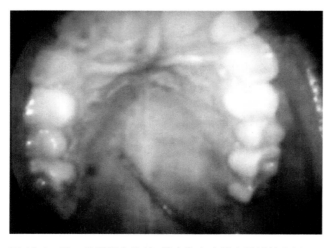

图 12.4　经口底翼腭窝注射。腭大孔在中线和牙槽嵴之间,于第二上颌磨牙水平。将针弯曲,使之直线长度不超过 12mm。

助。目前这种设备有数种品牌供选择。需要注意的是,计算机辅助导航技术不能代替对解剖知识的透彻掌握,在大多数前组筛窦手术中也无需使用。

前组筛窦手术(筛泡、筛泡上气房和气化鼻甲手术)

在孤立性前组筛窦疾病中,内镜手术应局限在仅包括打开筛泡前内侧,并探查筛泡口,后者开口于筛泡后间隙。有的医生建议在筛窦后间隙放置一开口导引头,便于探查筛泡口,一旦开口被找到,探针则用来裂断筛泡的前内侧部分,切割吸引器利用这条裂缝切除断筛泡的前、内侧部分并将切口与筛泡口连接[5]。在增生性鼻窦病中,切割吸引器可以很好地将息肉从骨质上切除,但要抬高基板、分离前组后组筛窦则有些困难。

在增生性鼻窦病中,手术不再那么有效,其目标是为鼻腔造袋使其尽可能宽敞,以便于术后灌洗和局部类固醇和抗感染药物使用。用切割吸引器切除部分中鼻甲内侧以及相对应的鼻中隔黏膜,会产生两个相邻的创面。在中鼻道中放置可吸收或不可吸收的填塞便于创面的接触,促进中鼻甲瘢痕的形成,用鼻中隔穿刺针也可达到相同效果。

切割吸引器使用时,不能将展开的刀刃向后对着筛窦眶板,否则有误吸、损伤眶骨膜和眼内直肌的危险。如果需要使用切割吸引器,其展开刀刃应保持在视野内,方向朝上、中位置。在靠近颅底和眼眶的骨缝的位置,也不能使用切割吸引器,但可以使用直接切割工具和普通吸引器。

泡状鼻甲

一般来说,泡状鼻甲多为偶然发现,且无需手术治疗(图 12.5)。但如果泡状鼻甲与增生性黏膜病相关,是持续性感染,会引起呼吸道阻塞,或者影响额窦、筛窦或蝶窦的手术暴露,则应将其缩小。这项工作相对简单且风险小。将混有血管收缩剂的麻醉药注射进泡状鼻甲,用镰状刀在泡状鼻甲上做一垂直切口。打开 Grunewald 直钳,将其上臂置于垂直切口内,其下臂置于泡状鼻甲外下方的位置。Grunewald 直钳完成后关闭,泡状鼻甲下方的切口就做好了。用直接切割器切除泡状鼻甲的后部,而泡状鼻甲的自然开口则合并成为隐窝的一部分。切割吸引器在这一部分手术中很有用。手术中泡状鼻甲垂直部分和内侧的稳定性也不会受影响。除非是肿瘤,任何情况下

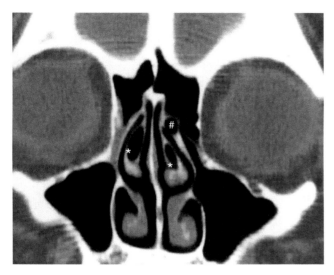

图 12.5 注意图中双侧中鼻甲的泡状鼻甲(*)和钩突尖端的气腔形成(#)。图中尚显示罕见的钩突内侧附着,使得额窦可以直接引流至上颌窦。

的手术都不要损伤中鼻甲前内侧部,否则可能导致嗅觉损失。

后组筛窦切除术

后组筛窦引流于上鼻道,其前界标志为中鼻甲基板。如果要进行彻底的前组和后组筛窦切除术,通常是从前到后先切除前组筛窦,再切除后组筛窦。因颅底向后倾斜,后颅底比靠近前组筛窦的前颅底低数毫米,在后组筛窦水平发生颅底穿孔的概率,比在前组筛窦水平高(见图 12.2)。熟知并密切关注这一解剖细节,有助于避免这一手术并发症。

因为大多数的后组筛窦疾病都伴有前组筛窦疾病,大多数病例前组筛窦手术都是先于后组筛窦手术进行。一旦前组筛窦切除手术完成(或在极少数情况下只要求获取后组筛窦手术入路而不需要切除前组筛窦),只要通过寻找中鼻甲基板就可以安全地进入后组筛窦。在这个过程中,需要在中鼻道中将内镜向前伸至中鼻甲的最前附着部,然后后退内镜直到中鼻甲附着部的倾斜从水平位转为垂直位,这表明到达中鼻甲基板。上鼻道中,在垂直部更后的筛窦会使中鼻甲上方留空。通过插入探针、直接穿刺器械或切割吸引器到达这一垂直交接处,并将目标锁定于此垂直板前内侧部,就可以确保安全地进入后组筛窦。

打开中鼻甲基板和后组筛窦进入上鼻道,可以通过寻找上鼻甲的前部来确认。另外,将剥离子或吸

管沿鼻中隔和中鼻甲插入中鼻甲约 5cm 可以确认进入上鼻道。这个方向也可在蝶窦手术中使用。一个完整的后组筛窦手术必须和术前鼻窦 CT 扫描图紧密结合。颅底在这一区域比在前组筛窦较低。罕见有后筛动脉从后组筛窦顶部跨过的报道。

导航系统、术前鼻窦 CT 扫描(特别是矢状位)有助于彻底的后组筛窦切除。在后鼻孔骨性顶部水平,一部分后组筛窦在蝶窦中。在蝶骨上方气化的后组筛窦(Onodi 气房)在头颅 CT 中表现为一明显的水平分隔横跨蝶窦(图 12.6)。

蝶窦是位于后鼻孔骨性顶部的气房。如果有位于蝶窦上方的气房,则为 Onodi 气房的变异。位于颅底海绵窦、颈内动脉、视神经区域 Onodi 气房的气化,会使上述结构在蝶窦手术中易受损伤。此外,如果患者存在 Onodi 气房变异,通过切除后组筛窦进入蝶窦手术,充分了解此变异是至关重要的。

Keros 将筛窦颅底类型分成了 3 类,如图 12.7 所示。颅底薄的患者,在筛骨侧板和水平板的交界处,手术中脑脊液漏风险增高。单极电灼术可引起脑脊液漏,所以不能在此区域附近进行。

在手术最后,应灌洗鼻腔,洗去血凝块和碎片,一丝不苟地检查,除去所有破碎骨片,以便于术后伤口愈合。获取合适的培养和病理样本。如果发现病灶有嗜酸性、黏着力强的绿褐色黏液栓,应做真菌和特

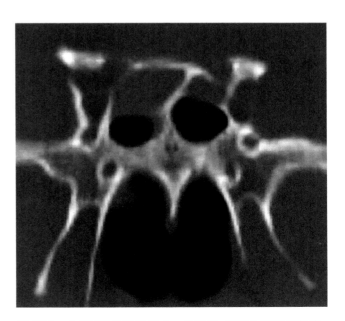

图 12.6 头颅 CT 显示双侧 Onodi 气房,也称为筛窦后气房,位于蝶窦上方。在这种情况中,蝶窦显影清晰而 Onodi 气房显影模糊。

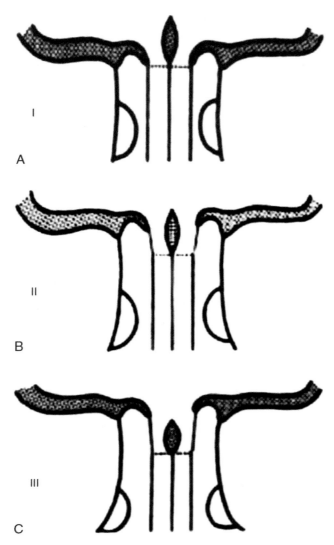

图12.7 Keros 根据筛窦侧板的长度,将嗅球窝的深度分成了3类。(A)Keros Ⅰ型:嗅球窝深1~3mm,筛窦侧板几乎与筛板在同一个水平面。(B)Keros Ⅱ型:嗅球窝深4~7mm,而筛窦侧板则更长。(C)Keros Ⅲ型:嗅球窝深8~16mm,筛顶明显较筛板高。(Modified from Stammberger H: Functional Endoscopic Sinus Surgery: The Messerklinger Technique. Philadelphia, BC Decker, St. Louis, 1991, p 75.)

异菌斑的培养;如果病灶仅为单侧,一定要留取病理标本,以便于判断是否为内翻性乳头状瘤或其他类型的肿瘤。

术后处理

筛窦的内镜鼻窦手术和上颌窦的术后处理相同,而随访则有很大不同。术后可填塞或不填塞。如果患者没有填塞或固定,越来越多的医生在术后第一周或第二周进行第一次随访;如果有填塞和固定,可在术后立即或几天内去除。医生常规给予患者术中抗生素,但并没有证据表明这样可以避免休克性中毒综合征等罕见术后并发症。根据术前或术中病菌培养结果,术后使用敏感抗生素。很多患有慢性鼻窦炎的患者并没有发现有细菌性病原,抗生素使用亦不明显,但强效抗炎药(如全身类固醇激素)效果明显。如果患者有哮喘或鼻息肉,需要在围术期和术后进行类固醇药物治疗。在手术室,将8~10mg 地塞米松与抗葡萄球菌抗生素(如头孢唑啉)同时静脉注射。术后,所有哮喘和鼻息肉患者均需给予强的松减量治疗,术后第一天初始剂量为上午给予50~60mg,之后每1~2天减量10mg,直至为0,这个过程通常需要2周。2周后,鼻窦手术相关的鼻后引流通常不再因引起支气管痉挛而威胁下方的呼吸道。术后在没有息肉复发的情况下,使用全身类固醇药物可促进鼻腔的愈合。

如果没有填塞,术后第一天应用生理盐水进行鼻腔灌洗。强力灌洗可清除鼻腔和固定夹内的残血和碎片。灌洗应持续至少数周甚至更久。局部类固醇药物可在术后10~14天内于鼻腔灌洗完后使用。在难治性疾病中,可用20~40mL 生理盐水灌洗,随后用类固醇药物溶液灌洗或雾化,如0.5mg 布地奈德。医生需要每周随访直到完全恢复。如有瘢块、囊肿和碎片,可用浸润有4%利多卡因和少量羟甲唑啉的脱脂棉球局部麻醉至少10分钟,然后在内镜下小心除去。

无增生性鼻黏膜病的患者只要他们症状显著好转,伤口完全愈合,便可以出院。而有增生性鼻黏膜病和鼻息肉的患者则需要经常随访,通常是3~6个月一次,因为这些患者的症状改变与息肉复发关系密切。如果早期发现息肉复发,可用腰穿针息肉内注射0.05mL 类固醇药物(如40mg/mL 的曲安奈德)。注意只能注射无血管的息肉,快速注射有血管系统的息肉(比如它正好突出于鼻甲组织)可能引起视网膜动脉的逆行栓塞,从而导致视觉的暂时或永久缺失。

精要

- 鼻窦CT扫描应该在患者完成指定药物治疗并处于症状期时进行。
- 建议手术医生在手术室再次阅读患者鼻窦CT图像,特别关注颅底、眼眶以及所有的骨缝隙和不对称之处。

- 术后患者自主使用 20mL 生理盐水强力灌洗，每天 1~2 次，可以减少术后门诊内镜下清洗的次数。
- 将内镜伸至中鼻甲的后部，然后后退内镜直到中鼻甲附着部的倾斜从水平位转为垂直位，表明到达中鼻甲基板。从倾斜交界处之下进入，可确保进入后组筛窦。
- 在蝶窦（Onodi 气房）上气化的后组筛窦，与视神经、颈内动脉和海绵窦相毗邻。

隐患

- 在靠近筛板、筛前动脉入筛窦处，行单极电灼术易致脑脊液漏。
- 在筛窦眶板或颅底附近使用切割吸引器，易引起不可逆的眼外肌或硬脑膜损伤，特别是在有骨侵蚀和视野不足的情况下。
- 全身麻醉的诱导过程可导致哮喘控制不良，患者发生严重的支气管痉挛甚至死亡。
- 如果不让患者及其家属详细了解手术的一般和罕见并发症，如眼眶损失、脑脊液漏、嗅觉缺失，一旦出现，合法辩护将变得很艰难。
- 如果在靠近颅底的位置中鼻甲被横切断，则很可能引起嗅觉缺失。

（陶泽璋 许昱 译）

参考文献

1. Thanaviratananich S, Chaisiwamongkol K, Kraitrakul S, Tangsawad W: The prevalence of an Onodi cell in adult Thai cadavers. Ear Nose Throat J 82:200-204, 2003.
2. Busaba NY, Salman SD: Ethmoid mucocele as a late complication of endoscopic ethmoidectomy. Otolaryngol Head Neck Surg 128:517-522, 2003.
3. Wormald PJ, Athanasiadis T, Rees G, Robinson S: An evaluation of effect of pterygopalatine fossa injection with local anesthetic and adrenalin in the control of nasal bleeding during endoscopic sinus surgery. Am J Rhinol 19:288-292, 2005.
4. Nair S, Collins M, Hung P, et al: The effect of beta-blocker premedication on the surgical field during endoscopic sinus surgery. Laryngoscope 114:1042-1046, 2004.
5. Wormald PJ: Surgery of the bulla ethmoidalis and posterior ethmoids and sphenoidotomy, including three-dimensional reconstruction of the posterior ethmoids. In Wormald PJ (ed): Endoscopic Sinus Surgery. Thieme Medical Publishers, 2005.
6. Jang YJ, Park HM, Kim HG: The radiographic incidence of bone defects in the lateral lamella of the cribriform plate. Clin Otolaryngol Allied Sci 24:440-442, 1999.
7. Stammberger H: Functional Endoscopic Sinus Surgery: The Messerklinger Technique. Philadelphia, BC Decker, 1991, p 75.

第 **13** 章

鼻外筛窦切除术

Jonas T. Johnson

筛窦手术常用来治疗慢性鼻窦炎。感染、过敏、毒性物质暴露等对黏膜的损害可导致黏膜水肿从而堵塞正常的鼻窦引流。窦腔分泌增加、纤毛功能受损、氧含量降低可为细菌滋生提供有利环境。

由于功能性内镜鼻窦手术已成为鼻窦疾病标准手术方法,鼻外筛窦手术的适应证已逐渐减少。但鼻外筛窦入路仍然是一种有用的手术方式,可用于鼻出血时筛动脉的结扎、眶内脓肿的引流、视神经的暴露、大骨瘤的切除。鼻外筛窦入路还可被一些手术医师用于在切除较大恶性肿瘤或前颅窝入路颅底手术时提供良好的手术视野。术中导航系统可提高这些手术技术从而在目前被广泛应用。因此我们在编辑本版时仍然保留了这一章。

筛窦良性肿瘤常常可以遇到。如内翻性乳头状瘤以及各种各样的良性肿瘤,如血管瘤及血管外皮细胞瘤。对鼻内病损取活检是明智的。有些肿瘤是血管来源,可能会出血凶猛,所以应在影像学检查完成后再取活检更好,这可避免图像的伪影,并让手术医师对肿瘤的血管含量有个初步估计。筛窦的恶性肿瘤较少见。其中鳞癌最多;但很多的少见肿瘤如腺癌或黑色素瘤也可发生于筛窦。长期暴露于香烟及工业气体也与肿瘤的发生相关[1,2]。

病例选择

治疗表现为流脓涕、鼻塞、鼻息肉的鼻窦炎对医师和患者都是一个挑战。在手术治疗之前,应采用最大程度的药物治疗,包括:应用抗生素根除感染,应用减充血剂、局部激素减轻组织水肿,合并过敏的患者可采用减敏治疗。药物治疗无效时可考虑手术治疗。在多数情况下手术一般采用鼻内镜入路。

鼻腔外侧壁的良性肿瘤如内翻性乳头状瘤,可采用开放入路或内镜入路来切除。手术成功的关键在于术前对病变范围的准确评估以及彻底的手术切除[3]。有时还会遇到有症状的骨瘤患者(图 13.1)。骨瘤体积较大则需采用外入路。

复发性哮喘及阿司匹林敏感患者代表一类特别敏感的人群,对这一类患者术中及术后须应用糖皮质激素及支气管扩张剂以预防潜在肺部疾病的恶化。合并过敏和哮喘的患者更容易出现鼻息肉的复发。对这一类患者,手术的目的在于减轻症状,因为"治愈"几乎很少实现。

术前计划

术者必须时刻意识到与筛窦毗邻的重要结构。重要解剖标志有纸样板——一块分隔筛窦和眼眶的

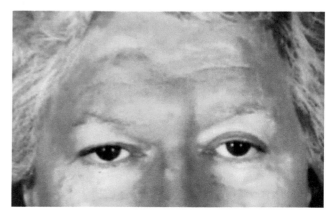

图 13.1 骨瘤使上睑内侧部分移位。

薄骨板;筛凹——分隔筛窦和前颅窝,位于中鼻甲的附着部,视神经位于后筛气房的后方约 4mm。筛板位于筛顶的下方, 因此向内侧的手术切除动作过大可导致误入前颅窝。所有旨在彻底切除筛窦的手术步骤均需考虑到这些毗邻关系。当术中不能清晰识别这些解剖标志时可考虑使用导航系统。

　　术前评估还包括对鼻中隔的评估。当鼻中隔存在显著偏曲影响经鼻入路有效进行时, 可同时进行鼻中隔矫正术。

　　术前准备行筛窦手术的患者应进行 CT 扫描。冠状位有助于评估眼眶和筛凹等与筛窦的关系。但图像从轴位进行重建后能清楚显示筛顶、中鼻甲、筛板、嗅窝的细节。轴位图像对额窦的深度及与鼻腔的前后关系的显示最好。当需要开放鼻额管时这一图像亦有帮助。CT 片应放在手术间以便于术中参考。

　　关于累及筛窦肿瘤的切除不在本章的范畴。累及中鼻甲的良性肿瘤可在内镜下有效完成。但当需要更大范围的暴露时可采用鼻外入路。在一些复杂的病例中, 经鼻和鼻外入路两种视野暴露相结合常常更适宜。可采用鼻侧切入路或面中掀揭入路(参见第 10 章)。同样,位于中鼻道、中鼻甲部位的较小的恶性肿瘤也可经鼻侧入路切除。肿瘤向上侵及筛凹及颅底应采用颅面联合入路(参见第 100 章)。

手术技术

鼻内息肉切除术

　　大多数鼻息肉起源于中鼻道和筛窦。鼻窦黏膜对慢性炎症的反应有限。鼻窦黏膜的肿胀可导致黏膜局部疝出并经窦口进入鼻腔形成鼻息肉(图 13.2)。息肉最常见于中鼻道;但也常常见于上鼻道和蝶筛隐窝。在一些极端的病例,息肉可突出到鼻前庭。

　　鼻息肉切除通常在局部麻醉下进行,可给予静脉镇静剂及监护。有些患者合并有鼻中隔偏曲可影响术野的暴露,从而导致息肉切除不彻底。如果在术前就认识到这一点,可建议患者行中隔成形术。如息肉影响对中隔的观察, 应告知患者术中可能需要行中隔矫正。将 100~200mg 的可卡因溶解于 8~10ml 的盐水中对息肉和周围的黏膜进行有效麻醉,将棉片用上述溶液浸湿塞入鼻腔,尽量放到中鼻道及蝶筛隐窝。等待 10~15 分钟,使麻醉效果及血管收缩效果达到最大,然后采用鼻镜、头灯、吸引管以及圈套器

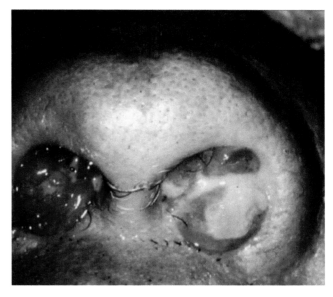

图 13.2　慢性鼻窦炎常常伴发鼻息肉, 息肉从鼻窦向鼻腔生长。

进行操作。应用圈套器可帮助术者离断从窦口长出来的息肉组织或撕脱来自筛窦的息肉组织。采用后一技术还可清除筛窦气房。如果息肉在窦口水平大量存在,窦口的堵塞将持续存在并会导致近期复发。目前, 临床上对于不愿意或不能进行更彻底息肉或筛窦手术的患者, 常规采用微切割器清除息肉以获得鼻腔气流通道。

鼻内筛窦切除

　　鼻内筛窦切除与鼻外筛窦切除术相比其主要优点是避免面部瘢痕。缺点是鼻内方法比鼻外入路更难学。一些医师认为鼻内筛窦入路不能很好地切除前筛。Monsher 将鼻内筛窦切除描述为"最盲目和最危险的手术操作" [4]。但是自从 1929 年开始,情况发生了变化。现代影像技术、放大技术和内镜技术的应用奇迹般地改变了鼻窦手术。1979 年,Freedman 和 Kernel 总结了 1000 例经鼻筛窦切除术,发现并发症的发生率为 2.8%,没有一例致死或致盲[5]。在现代鼻内镜技术被广泛接受之前, 他们指出如果手术医师能够完全掌握解剖、理解手术技术,鼻内筛窦切除能够很安全地完成。这种看法即使在可视化鼻内镜和术中导航广泛应用的当今时代仍然是有意义的。

　　对内镜下经鼻筛窦入路的兴趣使人们重新燃起对鼻腔筛窦的精确解剖的研究热情。筛窦又称筛迷宫,由 4~17 个气房组成,平均为 9 个[6]。这些气房沿

着鼻腔外侧壁排列，与中鼻甲基板大致平行。从前筛到后筛大约有 4~5cm，高度约 2.5cm。必须认识到后筛的宽度约 1.5cm，而前筛的宽度约 0.5cm。因此，由于前筛相对较窄，手术中有穿破筛窦外侧壁进入眼眶的危险。

从鼻腔观察筛迷路，我们可见前筛迷路位于中鼻道。筛房开口被钩突遮挡，向内侧突出最大的气房是筛泡。钩突是个半月形的结构，起于鼻丘气房后方（中鼻甲前端附着部）沿中鼻道向后延伸。它的终点常常隐藏于中鼻甲后方。在术中要到达筛窦需要切除钩突，观察到鼻丘气房从而进入了前组筛房，但是，必须注意到相邻的筛窦眶板外侧 5mm 处。切除筛泡的前、内、下壁可到达后方分隔前筛和后筛的基板。基板是中鼻甲与筛窦及筛窦眶板相连的部位。穿过基板，术者即可抵达后筛气房。外侧壁是筛窦眶板，该部位的解剖暴露可能导致眶内损伤。在后方，视神经与后筛关系密切，在气化良好的鼻窦中视神经可在后筛中穿行。

经鼻筛窦切除可在全麻下进行，亦可在心电监护和静脉使用镇静剂的局麻下进行。无论哪种麻醉，均须局部使用减充血剂以减少出血。我们建议使用 0.25% 羟甲唑啉，用棉片浸湿放入鼻腔。采用 1% 利多卡因和 1:1000 000 盐酸肾上腺素溶液注射于中鼻甲的前端附着处黏膜下。与抓钳器械相比，更建议使用动力组织切割系统以避免撕脱导致出血影响视野。切除钩突，将中鼻甲向内侧骨折移位或切除中鼻甲前部可以更好地暴露中鼻道及筛迷路。筛窦眶板可作为外侧壁解剖标志，而中鼻甲上方附着部可作为筛凹的解剖标志以定位筛板。但手术向后方进展时应格外小心地根据后筛气房辨认蝶窦前壁，在后筛气房的后方注意识别视神经以避免损伤。

筛窦切除术中的一些重要手术标志如下：向上不要超过中鼻甲附着部，因为这个部位标志着筛凹水平。筛凹的外部解剖标志是内眦，手术向上不能超过内眦连线水平。同样，手术操作向外也不能超过筛窦眶板平面。可通过经内眦的垂线判断这一平面。所有组织在切除之前都应仔细检查，如发现眶脂肪则提示已穿破筛窦眶板。眶脂肪在生理盐水中可漂浮而黏膜组织会沉下去。

当应用动力系统进行筛窦切除术时，术者须时刻要准确判断解剖标志以避免穿入眶内及颅内。要记住，动力系统的吸力可经过骨质裂缝吸住眶内容物。如果存在骨质缺损就应避免使用动力切割器。术后鼻腔填塞止血棉。

术后处理

术后，患者头部保持头高位。在上唇放置一块纱布便于处理鼻腔黏膜的少许渗出。大多数情况下，鼻腔填塞的止血棉可在患者出院前取出。术后最常出现的问题是鼻出血。减少出血危险的措施有：避免擤鼻涕，张嘴打喷嚏，2~3 周内避免剧烈运动。

术后一周要求患者回医院复诊，复诊时仔细检查鼻腔结构，清除痂皮和黏液。从此时起，患者可开始采用生理盐水或类固醇溶液鼻腔喷雾剂进行鼻腔清洁护理。患者定期回诊所复诊直至筛窦黏膜上皮化完成。如果中鼻甲和鼻腔外侧壁出现粘连，可在局麻下采用显微手术器械去除粘连，以保持筛窦的良好引流。

鼻外入路筛窦切除术

历史上，鼻外筛窦入路用于切除广泛的复发性病变，特别是对于有前期鼻息肉切除及经鼻筛窦切除术的患者，这些患者由于疾病或前期手术的影响，一些重要的解剖标志已被破坏，从而增加了经鼻修正手术的难度。筛窦曲霉菌或毛霉菌感染患者以及合并眶内感染并发症患者亦可行鼻外筛窦切除术。鼻外入路还曾用于经筛入路到达垂体、泪囊鼻腔造瘘术、切除筛窦肿瘤、修补脑脊液鼻漏。目前这些手术均可在内镜下完成[7]。鼻内镜器械以及计算机导航系统的发展在很大程度上使鼻外入路成为历史。

鼻外筛窦切除术能使术者对筛窦解剖有一个三维的判断，能在直视下完成近乎完全的筛迷路切除从而避免并发症的发生。鼻外入路最主要的缺点是面部遗留瘢痕。

手术通常在全麻下进行。局部使用可卡因及羟甲唑啉（0.25%）混合溶液进行鼻腔的减充血处理。在内眦和鼻背之间做切口。切口长约 2~3cm；切口线的 1/3 在内眦上方，2/3 在内眦下方。切口应为垂线，如果术中希望打破这样一条垂直的瘢痕，可行阶梯状切口（图 13.3）。应避免抛物线样切口，以免瘢痕挛缩后形成假性内眦赘皮。注意辨认并结扎内眦静脉。切透骨膜，将骨膜向外侧剥离达泪前棘边缘及泪囊窝。泪囊窝及筛窦眶板前部常已被病变破坏，因此在将骨膜从病变组织中剥离出来的时候，必须努力保护

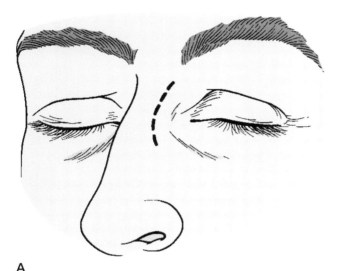

A

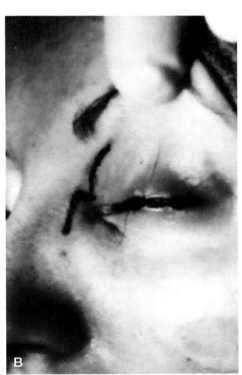

B

图 13.3　(A)鼻外筛窦切除的切口线位于内眦和鼻背中间。(B)术前准备时缝合关闭眼睑,并标记出阶梯状切口。

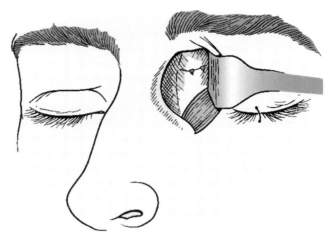

图 13.4　向后牵引和剥离以暴露筛前动脉和筛后动脉。额筛缝是筛凹顶的标志。

筛窦眶板前 2/3,保留后 1/3 以保护视神经。去除全部筛窦黏膜,进入鼻凹。该部位的内侧标志是中鼻甲,可予以切除。注意不要撕脱中鼻甲以免引起脑脊液鼻漏。手术切除继续向后进行,经过后筛气房到达蝶窦前壁。鼻外筛窦切除的优点之一就是对重要结构暴露得更好。在多数情况下,可经鼻外筛窦入路观察解剖标志同时经鼻放置手术器械(图 13.6)。同时经鼻腔插入鼻内镜观察手术野也常常有帮助 (图 13.7)。如果术前影像发现蝶窦也有问题,可去除蝶窦前壁,引流蝶窦。去除病变黏膜和息肉。

　　分层关闭切口。注意将内眦韧带回位到鼻骨骨膜上。皮下组织用可吸收线缝合,然后用快吸收线缝合及胶条关闭皮肤组织,或先用皮下 Proline 缝合再

眶骨膜的完整性。辨认泪囊并将其从泪囊窝中游离出来,向后剥离筛窦眶板的骨膜,在距离泪骨棘后方 2~2.5cm 的额筛缝的位置辨认筛前动脉。额筛缝和筛前动脉可作为筛凹(颅底)的准确标志。不要去除此标志平面以上的骨质(图 13.4)。筛后动脉位于筛前动脉后方约 12mm,不必结扎。可将其作为避免进入颅内的重要手术标志。筛后动脉位于视神经前方约 5mm。

　　此时,可经泪囊窝部位进入筛迷路(图 13.5)。去除

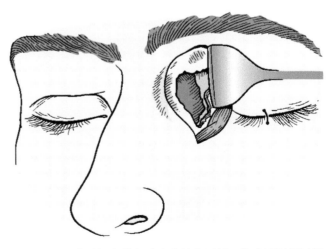

图 13.5　用咬骨钳由前向后去除筛窦眶板。注意不要超过额筛缝。

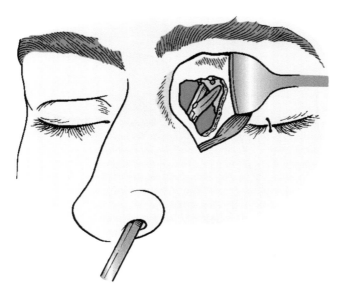

图 13.6　经鼻腔放入手术器械而且从鼻外筛窦切口观察有助于改善手术视野。

用胶条关闭皮肤。

术后处理

　　鼻外筛窦切除后，常常不用填塞。如果需要的话，可进行 24~48 小时的鼻腔填塞。眼球疼痛、突出、眼睑瘀斑常提示眶内损伤。如果眼球突出伴视力下

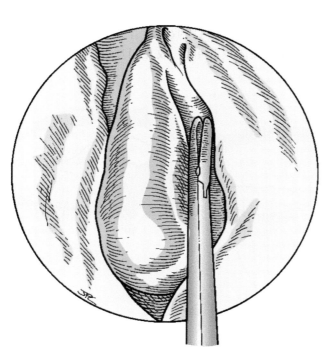

图 13.7　器械从鼻腔进入中鼻道，然后从外部切口观察术野。

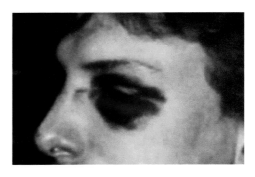

图 13.8　手术后的眼睑瘀血提示眼眶损伤。该病例损伤部位在眶隔前，而眼眶尚正常。

降则需急诊干预(内眦切开)行眶减压保存视力(图 13.8)。

　　筛窦手术后患者必须经过二期愈合修复术重建腔黏膜上皮。在此阶段，中鼻道和筛窦腔易被痂皮和脱落鳞屑充满，须经常到诊所清理。可让患者用生理盐水轻柔地冲洗鼻腔以促进黏膜上皮化和良好愈合。

> **精要**
>
> - 中鼻甲的附着部标志着筛板的位置。
> - 解剖有变异时，术中导航系统可减少手术风险。
> - 视神经位于后筛气房的后方，常常在气房内穿过。
> - 避免损伤鼻泪管可预防术后溢泪。

> **隐患**
>
> - 最常见的并发症是出血(少于 5%)。
> - 眶周瘀斑、眶内血肿以及视力受损与不慎进入眶内有关。
> - 眶内血肿扩散是一种急症。
> - 如果出现视力下降，必须去除所有鼻腔填塞物。视力下降以及眼球突出进行性发展是再次手术探查、减压、引流手术的指征，以避免失明的发生。
> - 脑脊液鼻漏与筛凹部位的粗暴操作有关，最常见的损伤部位为筛前动脉附近的内侧凹。
> - 术后昏睡、头痛以及神志变化可能提示颅内血肿或气颅。

(陶泽璋　许昱　译)

参考文献

1. Acheson ED, Cowdell RH, Hadfield E, Macbeth RG: Nasal cancer in woodworkers in the furniture industry. Br Med J 2:587, 1968.
2. Barton RT: Nickel carcinogenesis of the respiratory tract. J Otolaryngol 6:412, 1977.
3. Llorente JL, Deleyiannis F, Rodrigo JP, et al: Minimally invasive treatment of the nasal inverted papilloma. Am J Rhinol 17(6):335-341, 2003.
4. Mosher HP: The surgical anatomy of the ethmoidal labyrinth. Trans Am Acad Ophthalmol Otolaryngol 34:376-410, 1929.
5. Freedman HM, Kern EB: Complications of intranasal ethmoidectomy: A review of 1,000 consecutive operations. Laryngoscope 89:421, 1979.
6. Van Alyea OE: Ethmoid labyrinth. Anatomic study with consideration of the clinical significance of its structural characterization. Arch Otolaryngol 29:881, 1939.
7. Bhargava D, Sankhla D, Ganesan A, Chand P: Endoscopic sinus surgery for orbital subperiosteal abscess secondary to sinusitis. Rhinology 39(3):151-155, 2001.

第 14 章

蝶窦

Barry M. Schaitkin

蝶窦是最后一个鼻窦。它位于颅底,毗邻重要的神经血管,因此蝶窦的疾病后遗症及医源性并发症可能威胁到这些重要结构。由于蝶窦的解剖位置以及引流通路,使其相对独立于其他大部分鼻部疾病。蝶窦较少被急性或慢性感染累及,手术者也较少进入蝶窦区域。手术者常常倾向于在蝶窦区域使用导航系统,以减少在危险结构的周边操作的心理压力。

理解蝶窦部位的安全手术操作必须认识该部位的解剖。蝶窦在筛窦以外气化,且两侧蝶窦相互独立。因此蝶窦中隔多不居中,且中隔或一侧窦内的骨嵴与侧壁的颈内动脉相连亦不罕见(图 14.1)。

蝶窦向前通过自然开口与鼻腔相通。蝶窦前壁向前下方的骨性突起称为蝶嘴,与梨骨的后部相延续。蝶嘴到鼻棘的距离约 7cm,该距离在不同性别和不同种族间存在差异(图 14.2)。

蝶窦开口一般在蝶窦底壁上方约 3~7cm,位于

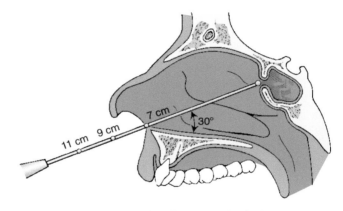

图 14.2 示意图显示球形探针位于蝶窦前壁的前方。(Redrawn from Bailey BJ: Approaches to the sphenoid. In Bailey BJ, Johnson J, Kohut R, et al [eds]: Head and Neck Surgery—Otolaryngology. Philadelphia, JB Lippincott,1993.)

上鼻甲内侧鼻中隔外侧。这两个结构是手术的可靠标志(图 14.3)。蝶窦的外上方为后组筛窦包绕。蝶窦广泛气化可进入蝶骨大翼甚至翼板,气化程度变异

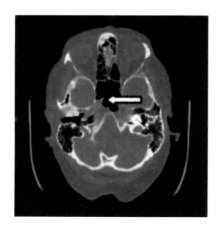

图 14.1 轴位 CT 扫描显示窦内中隔附着于右侧颈内动脉(箭头)。

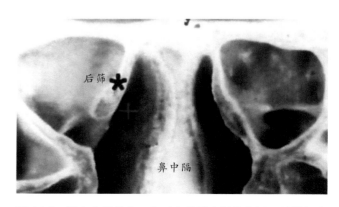

图 14.3 示出右侧蝶窦口位于上鼻甲内侧的位置。星号标出右侧上鼻甲,加号标出右侧蝶窦口。

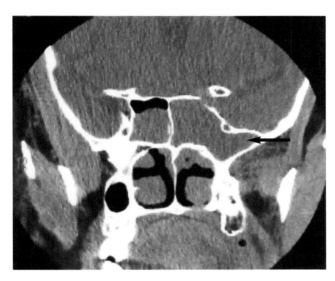

图 14.4　蝶窦向外侧广泛气化(箭头所示)。

较大(图 14.4)。

蝶窦的外侧毗邻有海绵窦、颈内动脉、视神经以及第三、六颅神经。如果前床突气化,就会形成颈内动脉视神经隐窝将这两个结构隔开。在冠状位 CT 上可在蝶窦底部清楚显示翼管。上方蝶窦的顶壁形成蝶骨平台,构成中颅窝底的一部分,位于筛板后方。

后方,根据蝶窦气化程度不同,蝶窦与垂体形成不同的位置关系。蝶窦后部与斜坡的前壁毗邻。脑桥、脑干及伴行的基底动脉正好位于高度气化的蝶窦后方。

病例选择

蝶窦发生病变时患者可能没有明显症状,多在因其他目的进行影像学检测时才被发现异常,尤其是黏液囊肿和真菌球。当有症状时患者多抱怨头痛,头痛部位多为顶部。蝶窦内的侵袭性病变可导致毗邻神经的功能异常[1,2]。

患者有症状时一般需考虑手术,或至少是活检。但对于无症状的蝶窦病变处理起来较为棘手。无症状的病变可能需要手术切除。未进行手术的无症状病变则需进行影像学监测。

脑脊液鼻漏可起源于蝶窦。术后发生的脑脊液鼻漏可能有骨质侵蚀导致或因颅底的先天性缺损出现自发性脑脊液鼻漏。

具有明确手术指征的疾病包括蝶窦炎并发症、较大的囊肿、变应性或侵袭性真菌性蝶窦炎。同所有鼻窦相似,感染性鼻窦疾病如保守治疗无效均应考虑手术治疗。

术前,应通过鼻内镜对患者进行细致的解剖学评估,并获得用作培养的样本。对于拟进行手术的患者还需行轴位和冠位 CT 扫描,以判断视神经颈内动脉与蝶窦的位置关系。尤其要关注这些重要结构表面覆盖的骨质厚度。如果病变紧邻视神经和脑组织,则需进行 MRI 检查。但 MRI 检查不能取代 CT 检查。

炎性疾病是蝶窦手术的最常见适应证。蝶窦炎常常并发于其他鼻窦炎。孤立的蝶窦疾病较少见,但急性或慢性蝶窦炎有可能发生。炎性疾病未经治疗有可能发展为脑膜炎、脑脓肿甚至海绵窦血栓性静脉炎累及颅神经或致失明。

其他鼻窦常见的疾病蝶窦亦可发生,如黏液囊肿、鼻息肉、真菌球及黏膜下囊肿。此外,良性及恶性肿瘤包括原发性和继发性亦可发生。侵袭性和非侵袭性蝶窦真菌病可发生于免疫功能正常和免疫力低下的患者。

蝶窦的原发性肿瘤非常罕见。但是蝶窦以外部位的肿瘤常向周围生长侵及蝶窦,如筛窦和鼻咽部。垂体良性肿瘤长大后可累及蝶窦,原发性的骨肿瘤如骨肉瘤、软骨肉瘤、脊索瘤等可发生于蝶窦。蝶窦最常见的恶性肿瘤为肾脏、肺、胸的转移瘤。来源于基底动脉的动脉瘤可侵及蝶窦,表现为蝶窦内肿物,颈内动脉的动脉瘤亦可遇到。

术前计划

大多数蝶窦手术都是作为慢性鼻窦炎鼻窦手术的一个手术步骤,或蝶鞍手术中的一个部分。在鼻窦手术中决定是否开放蝶窦是由许多因素决定的,十分复杂,必须考虑鼻窦内镜手术有关适应证的所有因素。手术前,应对患者进行仔细全面的鼻内镜检查,以便于制订手术计划。术前对鼻中隔以及其他部位解剖遗传的研究,对蝶窦大小的判断,以及蝶窦内病变所处位置的仔细考虑均有助于确定手术方案。

手术前,术者应选择较为理想的手术入路。通常,一般而言,如果进行了全筛窦切除,则应采用中鼻甲外侧入路到达蝶窦。对于孤立的蝶窦病变,则应采用中鼻甲内侧入路进入蝶窦(图 14.5)。存在中线部位病变如垂体瘤的患者,则可经鼻内镜入路或经中隔入路(见第 103 章)。

制订术前计划时必须进行 CT 扫描。虽然冠状位 CT 是所有鼻内镜手术的术前检查标准,但水平位

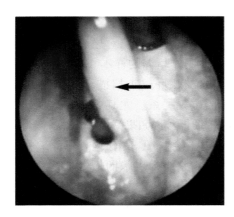

图 14.5　内镜下的左侧蝶窦口和上鼻甲（箭头所示）。

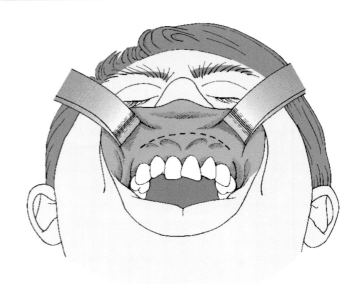

图 14.6　颊龈沟切口。(Redrawn from Lee KJ: The sublabial transseptal transsphenoidal approach to the hypophysis. Laryngoscope 88[Suppl 10]:1–65, 1978.)

CT 对制订术前计划也很有帮助。此时是否需要影像导航依据具体病例而定。如果想了解病变和颅脑以及眼眶的关系则需进行 MRI 检查。但是 MRI 对骨质细节信息的提供不如 CT。

　　术前应反复阅读 CT 片，而且在术中要始终在手术间内显示 CT 片。应特别注意骨质的侵蚀、关键解剖结构的位置以及表面的骨质厚度。还要注意观察窦中隔的位置以及不完全的骨质分隔。要在 CT 片上检测后筛气化程度，如果存在后筛气化到蝶窦后方或外侧壁（Onodi 气房形成），则提示视神经处于危险中。

　　如果使用计算机影像导航，应在进入蝶窦前确定已知的解剖标志的位置。如果影像导航失败或没有影像导航设备或者对解剖部位有疑问，在进入蝶窦时还可使用 X 线透视机。

手术技术

经鼻中隔入路

　　该入路可经鼻或经上唇切开进入。经鼻到达鼻中隔须采用鼻侧切方法或鼻外鼻整形入路。我们推荐上唇切开行经鼻中隔手术，这种入路暴露范围大，但涉及的距离较远且须切开口腔[3]。中线入路可用于垂体手术，如果其他鼻窦不需要手术也可用于其他中线病变。

　　患者的体位取决于手术过程以及术中习惯。先在鼻腔局部应用减充血剂，中隔黏膜骨膜下注射局部麻醉剂及肾上腺素以使中隔黏膜与骨或软骨分离。如果采用上唇入路则于上唇区域行局部注射。不要遮盖双眼以便于术中观察。

　　手术开始时需要使用头灯。采用经典的左侧鼻

腔半穿通方法暴露中隔，在左侧打通前后隧道。锐性分离分隔两个隧道的纤维连接带使之变为一个隧道，同时也形成左侧的黏膜瓣。鼻中隔软骨仍附着在右侧的黏膜软骨膜上。分离骨软骨连接，剥离右侧骨性鼻中隔上的黏膜瓣。将软骨从上颌骨鼻棘上提起，从右侧鼻底分离黏膜。此时助手用双爪牵开器牵拉

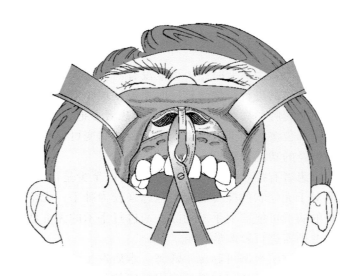

图 14.7　游离鼻棘。虽然可去除鼻棘，但保留它与中隔的附着利于手术结束时的组织复位。(Redrawn from Lee KJ: The sublabial transseptal transsphenoidal approach to the hypophysis. Laryngoscope 88 [Suppl 10]:1–65, 1978.)

上唇(图 14.6)。用电刀做出颊龈沟切口,直接切到骨质。保留牙齿上方的黏膜套,以便手术结束时缝合切口。将所有软组织从骨表面上提起,放入此前的鼻隧道。在前鼻棘部位保留少量软组织以便于中隔的回位固定(图 14.7)。当跨越梨状孔进入鼻底时,Woodson 牵开器的成角有利于剥离并可避免黏膜的撕裂。

有些术者手术全程采用上唇切口而不采用鼻腔切口,但是如果术者曾进行过大量鼻中隔矫正手术,首先进行鼻腔手术部分有助于加快手术。

当撑开器到达鼻中隔的最后方时,便可以开始

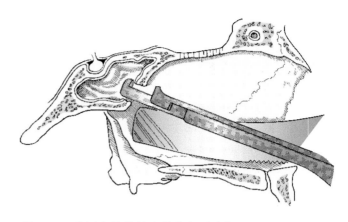

图 14.9 采用咬骨钳扩大蝶窦切开术切口。(Redrawn from Petcu MS, Sasaki CT: Pituitary tumors. In Pillsbury HC III, Goldsmith MM III [eds]: Operative Challenges in Otolaryngology—Head and Neck Surgery. Chicago, Year Book, 1990, pp 160–175.)

将骨质向外侧移位。切除中隔后部骨质,注意不要损伤中隔骨和颅底的结合部位。插入 Hardy 自保持鼻镜有助于暴露蝶骨前面(图 14.8)。要格外小心,确保鼻镜叶片骑跨在后鼻隔与犁骨保持的附着部位,而不损伤黏膜瓣。慢慢插入鼻镜,到达后方极限时张开鼻镜叶片。要特别注意不要让黏膜夹在鼻镜与蝶嘴之间,否则在切除骨质时可能会发生后黏膜瓣穿孔。如果出现脑脊液漏或者窦道消失,将会用到这些黏膜瓣。进入蝶窦的部位取决于蝶嘴的解剖,蝶窦通常经其开口进入或者从自然骨质裂口进入。用克里森咬骨钳尽量多地去除蝶窦前壁的骨质,以便于暴露圈物。鼻镜要定位,不要让其叶片进入蝶窦。

大多数垂体手术均使用 300mm 或 350mm 镜头的手术显微镜进行定位,但亦可使用鼻内镜。如果不打算填塞蝶窦,则要注意并保护好蝶窦黏膜。去除黏膜会导致令人烦恼的出血。

当神经外科医生完成垂体切除后,便可以关闭切口。如有必要可以用软骨或骨重建蝶鞍。任何脑脊液漏均需使用软组织瓣修补。仅在必要时方用脂肪填塞蝶窦,但在此情况下必须完全剥离蝶窦黏膜,以防形成黏液囊肿。移除鼻镜,用可吸收缝线连续褥状对齐缝合黏膜瓣,用尼龙线将中隔软骨缝合固定在鼻棘上(如果神经外科医生留有空间)。用 3-0 的铬线缝合颊龈沟切口。常使用鼻夹和填塞,但这些填塞物会大大增加患者的痛苦,因此对这些病例中本文作者通常不使用。如果进行了蝶窦填塞,则需放置填充物以便把中隔后部黏膜瓣撑向蝶窦组织上。

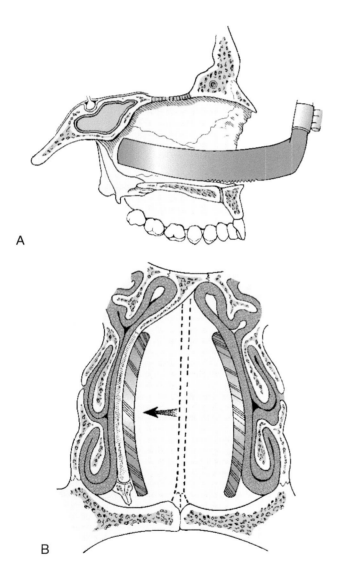

图 14.8 (A 和 B) 在 Killian 鼻镜叶片之间插入 Hubbard 或 Hardy 自保持鼻镜。插入时一定要将鼻镜骑跨在犁骨上。(A, Redrawn from Petcu MS, Sasaki CT: Pituitary tumors. In Pillsbury HC III, Goldsmith MM III [eds]: Operative Challenges in Otolaryngology—Head and Neck Surgery. Chicago, Year Book, 1990, pp 160–175.)

经鼻入路

鼻内镜下进入蝶窦的路径可通过中鼻甲内侧的直接方式也可经中鼻甲外侧的筛窦入路[4-6]。下面描述这两种入路的解剖标志。

内镜手术要对鼻部进行最大限度的减充血处理，以便于暴露并减少会弄脏内镜的出血。在患者进入手术室之前 30 分钟开始进行减充血剂鼻腔喷雾，并在术前准备期间继续实施。直接入路用含肾上腺素的局部麻醉剂进行局部注射。我们中心的蝶窦手术通常由两个手术者共同进行，助手持镜，术者拿手术器械和抽吸装置。轻柔地将中鼻甲向外侧移位，以免妨碍手术入路并避免发生会污染镜头的创伤性出血。0 度镜最适合这种入路。定位上鼻甲。入口设在上鼻甲和鼻中隔之间。蝶窦自然开口一般位置较高。有时切除上鼻甲下 1/3 即能找到蝶窦自然口。

和打开任何窦口一样，术者均应尽量保护好窦口周围 180° 范围内的黏膜。对于蝶窦手术，通常要向蝶窦下方开放蝶窦，并保护好上方的黏膜缘。上下咬合的 1mm 或 3mm 克里森咬骨钳有助于切除蝶窦前壁的骨质，以便处理大多数病变。对于不能识别蝶窦自然口的患者，可以用后鼻孔弓作为参照点。在上鼻甲和鼻中隔之间后鼻孔弓上方 1.5cm 的区域，术者可安全进入气化良好的蝶窦。进入蝶窦之前应再次回顾 CT 冠状位和轴位片。

在处理中线病变时，例如内镜下垂体瘤切除术，术者首选从一侧鼻腔进入完全开放蝶窦。在这些病例中，用镰状刀切开中隔后部，再用咬切钳去除中隔后部。切除窦口可获得开阔的垂体入路。术者在向下扩大蝶窦前壁时应非常小心。蝶腭动脉的后鼻孔分支常被损伤，但出血常常不会立即发生。我们建议即使没有明显的出血，也应寻找此动脉并用单极带吸引电凝在双侧蝶窦开放区域进行黏膜电凝，以防止血管后期开裂。此手术无需关闭，如果没有脑脊液漏也无需填塞。

在同时进行的筛窦手术时，应先在内镜下进行完全的筛窦切除，然后可用两种方式定位蝶窦。Parsons 提出用"嵴"作为进入蝶窦的标志。这个缘代表上鼻甲的附着部，切除上鼻甲的下部和内侧部后，上鼻甲的附着部看起来类似嵴。从此嵴的下内方可完成安全的手术入路[7]。

也可以切除基板的后部分。在中鼻甲向外附着于眶纸板的转折部开窗，则可通过筛窦看到上鼻甲。在此点手术入路看起来很直接，上鼻甲的下部可通过此入路切除从而直接观察到上鼻甲和鼻中隔之间的蝶窦开口。经此入路到达蝶窦有两个优点：一个是避免暴露易出血的相对狭窄部，另一个是避免中鼻甲外侧损伤及筛窦切除术对鼻甲稳定性的破坏[8]。

不管采用哪种方法开放蝶窦，在切除蝶窦病变时必须非常小心。抽吸和冲洗相结合有助于去除黏稠分泌物和真菌团块。软组织病变应采用钳子轻柔去除。动力系统的使用应保守，大多仅用于蝶窦底部，我们完全不用。外侧壁的结构至关重要并且易受致命伤害，必须特别重视，尤其是处理炎性疾病；当病变达到致命解剖区域时，术者宁可旷置部分炎性病变也不可进行积极的彻底切除。要记住，引流是手术的主要目的，黏膜应尽可能地保留。

术后处理

患者在蝶窦手术后的处理和所有内镜手术类似。生理盐水灌洗是主要措施。对于大多数病变，手术边缘的黏膜保留完好则术后愈合较快。如果黏膜被切除以获得更大范围的暴露，术后可能需要进行内镜指引下的最小化清理。器械在窦腔内的操作术中和术后均应轻柔。

并发症

由于颈内动脉和视神经有可能裸露，因此这些结构在蝶窦外侧壁可能受损。这些部位的炎性病变最好不予处理以免将自己置于危险境地。视神经损伤是无法修复的。

如果颈动脉被损伤，应快速用大量填塞材料填塞鼻腔。可能需要输血，应立即将患者送往血管造影室。可使用球囊控制出血，但其导致神经系统并发症的风险较大。

脑脊液鼻漏的处理与其他部位相同。必须对缺损周边进行处理，并剥除其周围的黏膜。设计好恰当的组织瓣。小的缺损可采用覆盖法，而大于 1cm 的缺损应采用内置组织瓣修复。在第一层组织瓣下面可涂有组织胶并衬以另外的组织瓣，然后依次填入可吸收材料及填塞物加以支撑。

结论

蝶窦入路可经筛窦、经鼻及经鼻中隔。对于每个病例应根据术者的经验和病变部位决定选择何种入路。内镜技术的发展使中隔入路的使用逐渐减少。术前应仔细阅读影像学资料，并在术中将影像学资料放在手术间便于随时浏览。蝶窦区域的切除较危险，应将手术范围局限在蝶窦下内部。

精要

- 术前阅片及内镜检查是选择蝶窦手术入路的基础。
- 仔细阅片有助于避免对神经和血管等重要结构的损伤。
- 切除炎性病变时永远不要置重要结构于危险境地。
- 在蝶窦内永远不要使用动力系统。
- 术中对蝶腭动脉后鼻孔分支的控制可避免术后出血。

隐患

- 切除蝶窦口周围的蝶窦黏膜将增加窦口狭窄

风险。
- 如果使用影像导航，在进入蝶窦前应检查导航系统识别解剖结构的准确性。
- 对不太可能的颈内动脉破裂并发症要有处理预案。
- 很多头痛患者都可能有蝶窦病变，同时要告知这些患者，蝶窦病变的纠正不一定能缓解头痛症状。

(陶泽璋　许昱　译)

参考文献

1. Hadar T, Yaniv E, Shvero J: Isolated sphenoid sinus changes—history, CT and endoscopic finding. J Laryngol Otol 110:850-853, 1996.
2. Wang ZM, Kanoh N, Dai CF, et al: Isolated sphenoid sinus disease: An analysis of 122 cases. Ann Otol Rhinol Laryngol 111:323-327, 2003.
3. Lee KJ: The sublabial transseptal transsphenoidal approach to the hypophysis. Laryngoscope 88(Suppl 10):1-65, 1978.
4. Smith WC, Boyd EM, Parsons DS: Pediatric sphenoidotomy. Otolaryngol Clin North Am 29:159-167, 1996.
5. Metson R, Gliklich RE: Endoscopic treatment of sphenoid sinusitis. Otolaryngol Head Neck Surg 114:736-744, 1996.
6. Kieff DA, Busaba N: Treatment of isolated sphenoid sinus inflammatory disease by endoscopic sphenoidotomy without ethmoidectomy. Laryngoscope 112:2186-2188, 2002.
7. Parsons DA: A safer entry to the sphenoid sinus during FESS in children. Oper Tech Otolaryngol Head Neck Surg 5:43-44, 1994.
8. Gibbons MD, Sillers MJ: Minimally invasive approaches to the sphenoid sinus. Otolaryngol Head Neck Surg 126:635-641, 2002.

额窦

第 15 章

鼻外入路的额窦手术

Barry M. Schaitkin, Ricardo L. Carrau

3 岁前额窦会随着前筛气房的扩展而发育生成。在整个童年时期气化会持续进行，一直到 10~20 岁额窦才完全形成，不过仍有 4% 的额窦未发育完全[1,2]。额窦的气化变异很大，大小各不相同，但成年人的额窦均值高约 28mm，宽约 24mm，深约 20mm[2]。额窦通常是不对称的[2]。它与鼻腔通过鼻额隐窝相通，将其引流至中鼻道，其与半月裂孔的关系可变。鼻额隐窝直径为 2~10mm[3]。

额窦最常见的病变是炎症，通常是由鼻额隐窝阻塞引起的，通常反映前筛窦和窦口鼻道复合体有炎症[4]。有时也可发生良性肿瘤，如内翻性乳头状瘤、黏液囊肿和骨瘤 (图 15.1)。源于上皮细胞或黏膜下腺体细胞的额窦恶性肿瘤非常罕见[5]。但是，也可能受起源于额窦底、颅底及眼眶邻近部位的恶性肿瘤侵犯。

病例选择

额窦炎常继发于急性上呼吸道感染或者季节性或慢性鼻炎[6]。急性额窦炎最常见的疼痛特点为钝痛或压榨样疼痛，位于额部、眶上或眶后区域。单侧额窦受累时可引起单侧症状。伴有鼻塞和脓性鼻漏提示副鼻窦炎。初始治疗应针对病原体的清除和改善额窦引流，可通过应用适当的抗生素和使用减充血剂有效地实现。如果是副鼻窦炎，通过解除额隐窝气房 (特别是前筛气房) 的炎症预计可实现额窦引流的改善。相反，孤立性额窦炎通常表明是更严重的额窦引流通道阻塞，很有可能发生眼眶和颅内并发症[7-10]。孤立性有症状的额窦炎患者 (疼痛、发热、头疼)，应住院治疗并接受静脉注射抗生素和皮质类固醇。如果

症状在 24~72 小时内未改善，或者这种疾病的体征或症状继续恶化，提示必须进行手术干预。有眼眶或颅内并发症的额窦炎患者应立即行额窦引流手术。

术前计划

额窦炎的诊断应通过影像学证实。急性额窦炎经典的传统影像学表现是显示有额窦气液面 (图 15.2) 或完全浑浊。计算机断层扫描 (CT) 通过显示眼眶及前颅窝等重要解剖结构的关系能更好地评估额窦的结构和内容物，同时提高对鼻额隐窝与其他鼻窦的解剖结构的了解 (图 15.3)。

手术技术

钻孔术

额窦钻孔术遵循与软组织内脓肿通畅引流相同的原则 (图 15.4 和图 15.5)。该手术可以在局部或全身麻醉下进行，取决于患者的自身条件和医生的个人选择。在眶上神经内侧做一个 1cm 长的眉骨切口。提离骨膜，以暴露额窦的前壁。估算额窦深度及其与眼眶和前颅窝的关系可通过术前 CT 来获得。用切削钻钻入额窦。必须设计好钻口的位置，以免无意间进入颅前窝。几种钻孔套装器械目前已在市面上有售。它们能通过非常小的切口来进行钻孔术。但必须采取相同的预防措施[11,12]。

对窦腔排出的脓性分泌物应进行革兰染色、培养和药敏试验。然后，可以用含有广谱抗生素的生理盐水冲洗额窦，通过环钻孔将冲洗导管置入额窦并

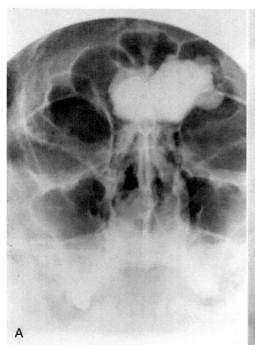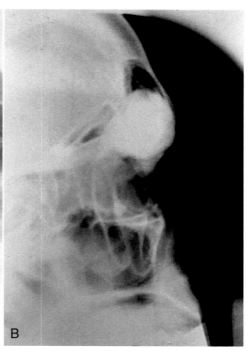

图 15.1　(A)前后位 X 线片显示额窦内有一个巨大的骨瘤。(B)侧位 X 线片证实骨瘤位于额窦内。这种病变不适合内镜下切除，患者接受了骨成形瓣开放手术。

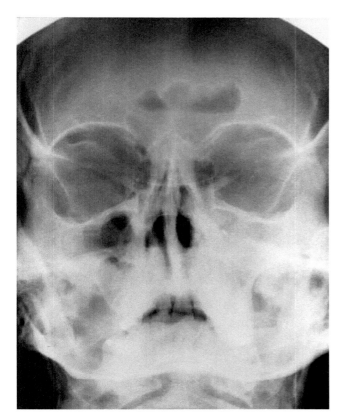

图 15.2　前后位 X 线片显示额窦内的气液平面。注意患者患有左侧鼻窦炎。

从皮肤切口引出，以便术后进行冲洗。缝合导管四周的皮肤，再将导管缝合于邻近的皮肤。必要时可应用眼罩。

术后护理

额窦钻孔术可以减轻药物治疗失败的急性额窦炎的症状。此策略用以减轻压迫症状，排出脓性渗出物，然后通过静脉注射抗生素彻底清除感染。通过恢复正常的鼻窦引流通道，鼻额隐窝的黏膜有望恢复正常状态。这个过程可以通过插入额窦冲洗管进行抗生素冲洗而得到加强。这种方法是非常有用的，包括 0.05% 的羟甲唑啉的使用可以进一步缓解黏膜充血，从而促进脓液的排除。当反复鼻窦冲洗证实灌洗液可以自由流出鼻腔后，就可以拔除冲洗导管，关闭环钻孔。鼻额隐窝功能修复通常需要 7~10 天。 如果钻孔术失败则提示可能需要进行决定性手术来矫正鼻额管的不可逆阻塞。

额窦切开脂肪填塞术

额窦切除术可提供一个宽广暴露，以便将额窦黏膜完全切除，同时保留了其正常的外部轮廓[13~16]。在手术完成之后，鼻额导管被自体组织（如肌肉）填充，额窦则用腹部脂肪填充。

用术前在 6 英尺（1 英尺约 0.3m）距离拍摄的前

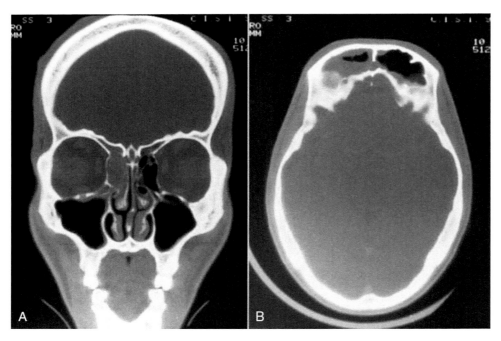

图 15.3   (A) 冠状位 CT 扫描显示，右侧额窦浑浊影景及前筛窦气房。(B) 轴位 CT 显示右侧额窦气液平面。

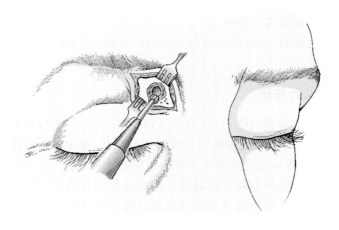

图 15.4   通过在眉骨内侧做的切开行额窦钻孔。暴露出额窦底后用钻子钻孔进行额窦引流，然后去除鼻额隐窝侧壁从而使额窦与中鼻道相通。

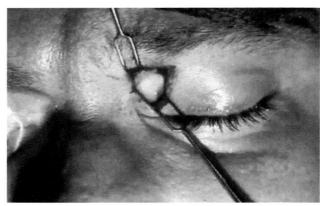

图 15.5   额窦钻孔治疗急性额窦炎。

后位 X 线片（Caldwell 位片）设计额窦模板（图 15.6）。因为大多数患者的额窦不对称，因此必须正确识别左右方位。可以用手术影像导航精确定位额窦，以免发生与 Caldwell 位片模板有关的问题。

前额骨可以用发际线上的双侧冠状切口暴露（图 15.7）。鸥形翼切口有损美容，通常会损伤眶上神经，从而导致术后前额的感觉异常和麻木。双侧冠状切口完全隐藏了瘢痕而且不会失去感觉神经支配。该切口的主要不足是美容问题，因此不适用于秃顶

的男性患者。可作为一种安全措施进行临时性睑缘缝合。

额骨应广泛暴露到眶上缘，同时注意避免损伤眶上神经。以眶上缘为标记，可以用模板勾勒出额窦的轮廓。也可以在导航装置的引导下标记出额窦的边界。不必为了额骨的存活而保留附着于骨（骨性瓣）上的骨膜，而且还会毁灭应用颅骨膜瓣的可能性（图 15.8）。

可以用往复式矢状锯或摆锯进行斜面截骨，同时应注意确保进入额窦，而不是进入颅腔（图 15.9）。截骨术也可用高速钻头完成，但是这通常会导致截骨边缘损失更多的骨组织。骨瓣从眶缘一侧完全离

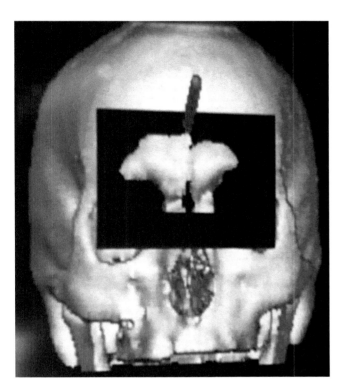

图 15.6　利用在 6 英尺（约 1.8m）处拍摄的前后位 X 线片（Caldwell 位片）制作额窦模板。用此模板作为勾画膜指导外科医生设计截骨术。

断后，窦腔间隔板必须用骨凿打断。轻轻撬离颅骨处骨瓣并离断瓣的基部。取标本进行培养和敏感性测试，并从额窦的所有隐窝处去除黏膜。经手术显微镜、放大镜或内镜放大，有助于确保去除所有的额窦黏膜。这对预防术后形成囊肿十分重要。窦间隔板用咬骨钳除去，其他邻近骨质的隔膜用刮匙或牙钻去除。用从颞肌所取出的肌肉完全封闭鼻额管。然后可以用腹部的脂肪组织完全充填额窦腔。

　　将骨瓣（骨瓣黏膜已被去除）放回到它原先的解剖部位。然后用细线或丝线将骨瓣固定。分层闭合切口并在其下留置负压导流管。拆除眼睑缝线。进行加压包扎。

术后护理

　　术后，加压敷料要维持 48~72 小时。抗生素应用不必超过 24 小时，除非手术过程中出现急性感染。手术后 24~48 小时去除引流管。几乎所有的患者都会发生一定程度的眶周水肿和瘀斑。维持一个头高脚低位可能会有助于减少眶周水肿。拔除引流管后患者就可以出院。额窦填塞术后一定比例的患者仍述头疼、前额胀疼。脂肪填塞后复发性额窦病变的诊

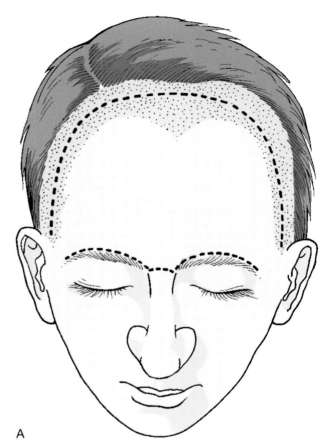

A

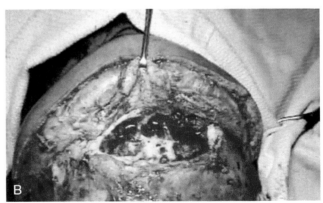

B

图 15.7　（A）可以用双侧冠状瓣或眉弓切口来暴露前额骨。（B）用双侧冠状瓣去除额窦黏液囊肿。

断仍然是临床难题[17]。现代影像技术可以用来帮助识别这些问题，以便进一步治疗[18]，其中有些可通过内镜技术来挽救[19]。

Lynch 额筛窦切除术

　　Lynch 额筛窦切除术可使额窦底部和前筛气房之间相互连通，使副鼻窦的最前端造瘘与中鼻道之间形成袋道（图 15.10）[20]。其有效性取决于重建额窦

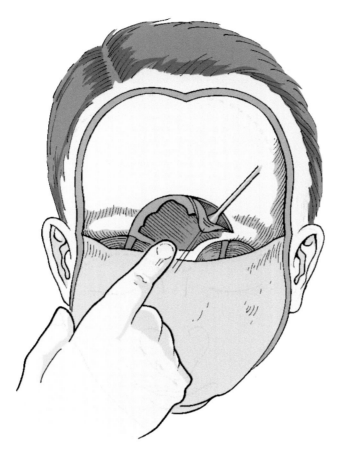

图 15.8 用模板标示出额窦的范围之后,提起并向下剥离颅骨膜。采用这种方法可在手术完成时用颅骨膜来加固切口闭合。

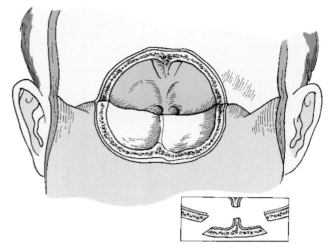

图 15.9 用摆锯切割出骨成形瓣的轮廓。斜行截骨(见下方插图)以确保在手术完成时骨成形瓣可靠复位。

的中鼻道内引流通道的完整性。尽管研发了许多辅助技术以保持鼻额管的通畅,但是 Lunch 手术术后复发阻塞、黏液囊肿形成和鼻窦炎的发生率仍然很高。该项技术可用于因解剖限制不适于内镜 Draft 或 Lothrop 手术的患者。

该手术在患者全麻后进行。进行临时性睑缘缝合,在上眼睑的内侧上方做弧形切口,然后向下延伸到内侧眼角水平。向后剥离骨膜,用电钻环钻额窦。用克里森型或 Citelli 型咬骨钳使额窦底和前筛窦气房相通,去除前筛窦气房要一直去除到与中鼻道顺畅相通。尽可能将额隐窝的病变黏膜完全去除。必须制作模板,以便用鼻中隔黏膜瓣进行鼻额管的重建。当治疗额窦前壁骨折的患者或者摘除骨瘤时,没必要进行鼻额管的重建,因为鼻额管没有损伤,有希望恢复到病前状态。

术后护理

在完成该手术后,拆除眼睑缝线并用平衡盐液

冲洗角膜。用涂眼软膏涂抹切口。在此期间,患者应保持头部抬高位以便进一步减轻术后水肿。

出院后,患者应在门诊行鼻内检查和痂皮清创术。第一次术后复查(手术后 7~10 天)后,开始实施用生理盐水鼻内冲洗护理计划。

额窦切除术

当急性或慢性额窦脓肿导致额窦前壁骨髓炎时,有效的手术治疗可能要清除受感染的骨质。这种病变可能表现为前额骨膜下脓肿(Pott 头皮肿胀,图 15.11)。可用切削钻去除骨性突起,完全切除额窦前壁连同(或不连同)眶上缘来完全切除额窦。额窦的术前准备与脂肪填塞术相同,此外还要将前额的皮肤平滑地贴附于额窦的后壁上。如前所述,通过双侧冠状切口暴露额窦。置入负压引流管并进行厚重敷料加压包扎。

美容缺陷的重建应推迟到确认感染已完全根除之后。在大多数情况下,手术医生要等 3~12 个月才进行重建。

术后护理

患者的术后护理同额窦填塞术。当拔除引流管后如果患者愈合正常,无并发症而且没有感染的迹象(红斑或皮下积液),便可以出院。告知患者应保持伤口清洁。应保持伤口干燥直至术后第 5 天,此时患者就可以洗澡或洗脸然后轻轻沾干切口。术后第 5 天拆除面部缝线,而头皮缝线通常要到术后 10~14

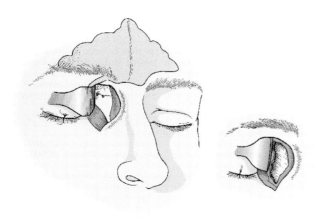

图 15.10　Lynch 额筛窦切除术使额窦和中鼻道之间相通。如果形成了衬有黏膜鼻额隐窝则预示手术成功。

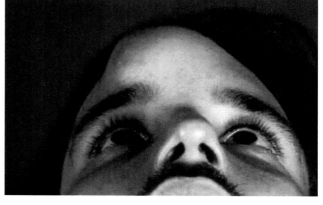

图 15.11　一名 27 岁患者的 Pott 头皮肿胀。注意前额部的肿块。

天才能拆线。

并发症

额窦手术的术后伤口感染不常见。手术时将所有脓性物和病变黏膜剔除，切除骨髓炎性骨后，并对切口进行冲洗以便清除骨膜层和感染的碎屑，再置入引流管闭合切口，以排空瘀血和血块。围术期例行应用抗生素有助于降低患者术后感染的发生率。

当确定术后采集的为血液或血清标本时，应进行适当的处理包括抽吸、加压敷裹和应用抗生素。

如果确诊有脑脊液漏，必须进行重新探查。该手术可能要切除额窦后壁，以便有足够的暴露来修复硬脑膜撕裂或进行前颅窝修补术。在这两种情况下，首先必须修补硬膜撕裂或使用筋膜瓣修补，之后必须将硬脑膜与鼻窦引流通道隔离开。通常，这要通过脂肪组织填塞额窦来进行。

进行了骨性皮瓣手术的患者，术后骨瓣的前面偶尔会发生骨髓炎。这可能反映术前存在的严重感染扩展到了骨组织。这种并发症的最好防治办法是感染骨的清创术和维持骨瓣前部的血供。如果发生骨髓炎，静脉给予抗生素是合适的，然而，这可能对于控制骨髓炎还不够，可能要求对全骨瓣进行探查和清创。保留脂肪移植可以改善术后美容效果。当感染并发症已解决时，许多患者都需要后续颅骨修补术[21]。

接受额窦择期手术的患者，应被告知不慎进入颅前窝已有报道，不过这是罕见的并发症。一旦发生，关键是对硬膜损伤立刻进行评估，并在必要时进行硬脑膜修补。在这种情况下，术后并发症可以减少或消除。损伤硬脑膜静脉窦更罕见，但危害更大。同样，这种并发症可以通过及时发现和修补使损害最小化。

在过去 10 年来，所有鼻内镜手术都在不断发展，读者可以看第 16 章。本章讨论的鼻外径路手术正在逐渐减少[22-24]。

精要

- 鼻外额窦填塞的成功取决于细腻的手术技巧。
- 影像导航辅助模式是对 Caldwell X 线片的替代。
- 术中应取组织进行培养以帮助指导术后治疗。
- 前额中部入路对于发迹线后退的患者在美学上是令人满意的。

隐患

- 填塞术不能通过症状及术后影像学检查来评价症状。
- 伤口持久不愈合很少见，应考虑骨感染或异物存在。
- 额窦填塞术失败是不可以通过内镜入路来挽救的。
- 广泛切除或烧灼眶上神经血管束会引起患者长久的麻木。

（陶泽璋　陈始明　译）

参考文献

1. Ritter RN, Fritsch MH (eds): Atlas of Paranasal Sinus Surgery. New York, Igaku-Shoin, 1991.
2. Schaeffer JP: The Embryology, Development and Anatomy of the Nose, Paranasal Sinuses, Nasolacrimal Passageways and Olfactory Organs in Man. Philadelphia, Blakiston, 1920.
3. Rice DH, Schaefer SD (eds): Endoscopic Paranasal Sinus Surgery, 3rd ed. New York, Raven, 2003.
4. Duvoisin B, Schnyder B: Do abnormalities of the frontonasal duct cause frontal sinusitis? A CT study of 198 patients. AJR Am J Roentgenol 159:1295-1298, 1992.
5. Reddy KT, Gilhooly M, Wallace M, Ali MH: Frontal sinus carcinoma presenting as acute sinusitis. J Laryngol Otol 105:121-122, 1991.
6. Ruoppi P, Sepp J, Nuutinen J: Acute frontal sinusitis: Etiological factors and treatment outcome. Acta Otolaryngol 113:201-205, 1993.
7. Wigand ME: Operations on the frontal sinus. In Wigand ME (ed): Endoscopic Surgery of the Paranasal Sinuses and Anterior Skull Base. New York, Thieme, 1990, pp 120-133.
8. Coyne TJ, Kemp RJ: Intracranial epidural abscess: A report of three cases. Aust N Z J Surg 63:154-157, 1993.
9. Milo R, Schiffer J, Karpuch J, et al: Frontal bone osteomyelitis complicating frontal sinusitis caused by *Haemophilus influenzae* type a. Rhinology 29:151-153, 1991.
10. Holder J, Corbin D, Marquez S, et al: Pott's puffy tumour and subdural empyema following frontal sinusitis. West Indian Med J 40:33-36, 1991.
11. Pender ES: Pott's puffy tumor: A complication of frontal sinusitis. Pediatr Emerg Care 6:280-284, 1990.
12. Gerber ME, Myer CM, Prenger EC: Transcutaneous frontal sinus trephination with endoscopic visualization of the nasofrontal communication. Am J Otolaryngol 14:55-59, 1993.
13. Goodale R, Montgomery W: Experiences with the osteoplastic anterior wall approach to the frontal sinus. Arch Otolaryngol 50:271-283, 1958.
14. Hardy JM, Montgomery WM: Osteoplastic frontal sinusitis: An analysis of 250 operations. Ann Otol Rhinol Laryngol 85:523-532, 1976.
15. Alford BR, Gorman GN, Mersol VF: Osteoplastic surgery of the frontal sinus. Laryngoscope 75:1139-1149, 1965.
16. Calcaterra TC, Strahan RW: Osteoplastic flap technique for disease of the frontal sinus. Surg Gynecol Obstet 12:505-510, 1971.
17. Catalano PJ, Lawson W, Som P, Biller HF: Radiographic evaluation and diagnosis of the failed frontal osteoplastic flap with fat obliteration. Otolaryngol Head Neck Surg 104:225-234, 1991.
18. Anand VK, Hiltzik DH, Kacker A, Honrado C: Osteoplastic flap for frontal sinus obliteration in the era of image-guided endoscopic sinus surgery. Am J Rhinol 19:406-410, 2005.
19. Nair S, Ananda A, Wormald PJ: Endoscopic Lothrop procedure for failed frontal sinus obliterations. Laryngoscope 113:276-283, 2003.
20. Lynch RC: The technique of a radical frontal sinus operation which has given me the best results. Laryngoscope 31:1-5, 1921.
21. Olson NR, Newman MH: Acrylic frontal cranioplasty. Arch Otolaryngol 89:744-777, 1969.
22. Davis WE: Growing obsolescence of the frontal sinus obliteration procedure. Arch Otolaryngol 131:532-533, 2005.
23. Lanza DC: Frontal sinus obliteration is rarely indicated. Arch Otolaryngol 131:531-532, 2005.
24. Sillers MJ: Frontal sinus obliteration: An operation for the archives or modern armamentarium. Arch Otolaryngol 131:529-531, 2005.

第 16 章

内镜下的额窦手术

Barry M. Schaitkin

内镜下的额窦手术最重要的是术前对额隐窝解剖结构的了解。额窦引流受额隐窝周围气房结构的影响,就像上颌窦引流受钩突、筛泡及 Haller 气房的影响一样。

最常见的是,钩突下方起自其在下鼻甲的附着缘,前部起自其在泪骨的附着处,与鼻丘气房的侧壁融合在一起(图 16.1)。在这种情况下,额窦引流 85% 位于钩突和中鼻甲之间[1,2]。在其余情况下,钩突附着于中鼻甲或颅底,且额窦直接引流于筛漏斗。如果钩突内侧附着于中鼻甲,外侧附着于鼻丘气房,额窦引流于其后方。

病例选择

经保守治疗无效的额窦疾病患者,绝大多数可以用鼻窦内镜手术治疗。但是,在某些特殊情况下,包括一些良性和恶性肿瘤、病变位于额窦侧壁以及额窦发育差的患者,开放性额窦手术仍然是一种很好且可靠的手术方式选择(参见第 15 章)。

急性额窦炎通常不是内镜额窦手术的最佳适应证。这些患者充血和炎症反应明显,并且在额隐窝产生症状性瘢痕的可能性很大。对于这类急性患者,笔者更倾向于推荐静脉注射抗生素和经典的额窦钻孔术。如有必要,额隐窝急性炎症消退以后可以考虑手术治疗。

外科医生通常会发现,累及中枢神经系统或眼眶感染的并发症是急性(而不是慢性)额窦病变的最常见并发症。在这种情况下,额窦是危险部位,脑膜炎、眶周和脑脓肿是可能发生的严重并发症。

慢性额窦炎的手术适应证与其他鼻内镜鼻窦手术的适应证相同。根据美国耳鼻咽喉——头颈外科学会提出的鼻窦炎的标准,至少经 3 周药物治疗无效的鼻窦炎患者才考虑手术治疗。在药物治疗结束时,必须进行影像学检查以确定手术范围[3]。

术前计划

所有将接受额窦手术的患者都须经过 CT 矢状面和冠状面扫描。如果有且认为有必要,计算机导航可提供额外的矢状面影像。术前影像学检查应仔细评估钩突、鼻丘气房和额窦的大小和深度。扫描的影像应进行仔细的辨认,注意筛前动脉的位置和是否存在眶上筛房。如果在冠状位看到额窦内有多个分隔,应怀疑患者有眶上筛房。

应用抗生素和局部及全身类固醇激素可减少额隐窝充血和水肿,从而减轻手术的危险,因为出血使术中能见度下降。

将要接受先进的内镜手术的患者必须先从一个足够大的窦开始。窦口前后间距小于 9mm 的患者术后很难保持窦口通畅[4]。

那些额窦和眼眶间受到侵蚀以及额窦后壁受到侵蚀的患者,内镜手术比开放性额窦填塞手术治疗更为有效。这就避免了试图消除硬脑膜或眶骨膜中所有残存黏膜的手术难题。

该手术在术前 30 分钟局部使用减充血剂,进入手术室前 15 分钟重复给药一次。根据患者的意愿及手术范围,选择局部或全身麻醉。

手术方式决定了手术室和手术台的布局。我们采用双手操作技术[5],这对急性炎症和出血患者特别有用。可采用许多种不同的电动设备系统,因此最佳

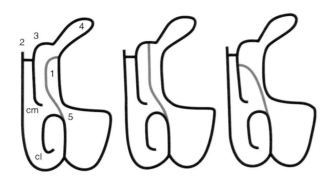

图 16.1　钩突附着部位的线条图示。(From Stammberger H, Hawke M: Essentials of Functional Sinus Surgery, Mosby,1993.)

设置会有所不同。一般情况下，如果操纵设施有困难,应放慢该设施,以便在切割头打开切除组织时有更长的观察时间，在用这些设施切除息肉时这一步特别重要。

清洁镜头及防止镜头起雾有许多方法：有些镜头是自冲洗的,有些是软组织刮除器可以清洗镜头,在两位医生手术中，助手可以通过 18 号钝针头用 60mL 注射器往鼻腔中注入盐水。从许多制造商那也可购得内镜除雾剂。虽然防雾剂很有用,但是如果在内镜外面套了冲洗套管的话那就不能用防雾剂,因为防雾剂会影响冲洗液对镜头的冲洗作用。一个干净和干燥的手术视野将使手术进展良好，并可减少手术失败和并发症。

为了保持干燥的手术视野,可以在 1/2 英寸×3 英寸(1 英寸约 2.54cm)不透射线脑棉片上涂上羟甲唑啉和 1:1000 肾上腺素。将这两种药剂用循环器灌注到标记部位。用一滴亚甲蓝使肾上腺素染色,进一步减小将其误当作局部麻醉剂注入到鼻黏膜的风险。

手术是在注射局部麻醉后进行的,用 1% 的利多卡因和 1:100 000 肾上腺素(血管收缩剂)。注射部位是在中鼻甲的上附着部和钩突的下方以及中鼻甲尾部。5 分钟后手术即可开始。

手术技术

跟所有的鼻窦一样，额窦只有在药物治疗失败且鼻窦有症状时才进行手术治疗。因为在影像学上仅有 20% 或更少的患者有额窦受累及，所以只有在绝对必要时才进行额窦手术，特别是相对于其他鼻窦来说，挽救一个医源性损伤的额窦往往是困难的。

因此，当患者在 CT 上没有明显的额窦病变而且

无临床症状时,钩突可被鼻丘气房取代。这样在一个完整的中鼻甲和鼻丘之间形成的粘连通常不会阻塞额窦的引流。

患者有额窦症状和病变时，可以进行额窦手术探查。这就需要用额窦钻孔术来冲洗额窦,或者行鼻丘气房或其他邻近气房的切除来改善额窦引流。

额窦钻孔术

额窦钻孔术可用于治疗慢性额窦炎。这种技术被用来作为一种内镜鼻窦手术的辅助技术，与通常用于急性额窦炎冲洗的方法不同(图 16.2)。通过轴位 CT 扫描或导航系统了解额窦的深度并审阅 CT 扫描后才能进入额窦。所有钻孔部位应根据最大安全深度来衡量,尤其是对女性，因为女性额窦比男性更小。市面上销售的环钻套装设备未设计对所有患者安全的最大深度钻子。

如果不使用导航系统，眶上孔可以作为一个好的外科标记(图 16.3A)。两个眶上孔的连接,如导航影像所示，是气化良好的额窦的安全区域（参见图 16.3B）。在眉毛的最内侧做一个直达骨膜的小切口，但切口要足以放入软组织保护器。然后将眉毛剥离至额骨的平坦面并远离神经血管束。在保护套筒内注入水，并缓慢向前转动从而穿透额窦的前壁。插入套管针(最好是带凹槽的针以使锁入骨头),用以处理升高的额窦内压。

外科医生通过内镜检查鼻额隐窝并亲自冲洗额窦,以便评估所需要的压力大小。随着经验的积累，医生便能感受到额窦是否真正开放。如额窦在低压下就能彻底清洗，手术就可以结束了。这样就能使治疗额窦完全不会损伤额隐窝。

如果额窦不能通过冲洗被打开，可以用冲洗液来帮助外科医生进行额隐窝的解剖。通过水流可以明确额窦引流部位。

额隐窝的鼻内镜基本手术

额隐窝的解剖要用到额窦手术器械并要对该部位的解剖结构有清晰的了解,特别是对目前患者的了解。读者应查阅 Kuhn 和 Bolger 的鼻丘气房分类[6]。

由于额窦引流通常位于中鼻甲和鼻丘钩突复合体之间,对于只有单一鼻丘气房的额窦(即 Kuhn-Bolger I 型)通过去除鼻丘气房的内侧即可开放。最好用精细、无创技术进行开放。如果要对鼻丘内侧壁骨头进行黏膜下切除，一个显微电动吸切器可将剩余黏

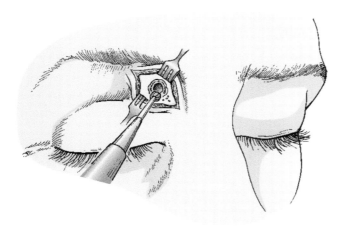

图 16.2 通过眉弓内侧切口行额窦钻孔术。暴露额窦底壁后钻开底壁进行额窦引流。然后去除额隐窝的外侧壁使额隐窝与中鼻道之间建立引流通道。

膜修剪到所需的水平。这就避免了抓和撕裂鼻额隐窝黏膜的危险。再一次说明,微型钻孔术可以确认手术已经完成,并引导外科医生避免混淆额窦引流通道。

额隐窝的鼻内镜扩展手术

要在内镜下处理复杂的额窦病变,外科医生必须能用其医疗器械进行某种手术。这样才能在没有外部切口的情况下进行广泛的手术,处理肿瘤、黏液囊肿、真菌性病变及医源性狭窄。

以前的外科医生已经去掉中鼻甲下部之后,最常见的问题是中鼻甲残端向外侧移位。这种情况下用 Kuhn 描述的额窦气房手术进行微创治疗是非常有效的[7,8](图 16.4)。在此手术中进行瘢痕松解,以便创建中鼻甲的三层结构:中鼻甲的内、外侧黏膜及中间的中鼻甲骨质。去除内侧黏膜和骨质,用外侧黏膜作为皮瓣,将其翻向中隔。

干预的下一层次涉及额隐窝更广泛的骨质切除。Wormald 提出了腋瓣式,通过此手术将腋瓣提升到中鼻甲附着部位上方[9]。用克里森咬骨钳可以在不使用角度内镜的前提下切除更多的组织而直接到达额隐窝。当去除这个区域的发炎骨质时必须谨慎,因为术后可能形成瘢痕组织。

额窦钻除术(drill-out)是治疗额窦炎性疾病最彻底的内镜下手术。该手术(曾被称为额窦钻除术、Draf 手术、改进的 Lothrop 手术以及其他名称)涉及去除不同程度的额窦底板。额窦底板可从眼眶去除到中

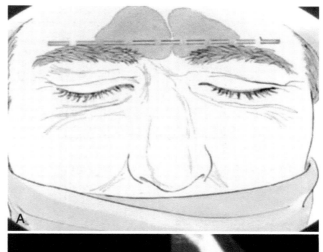

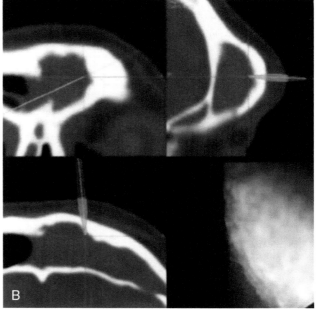

图 16.3 线条图示出眶上孔周围安全进入点(A)并用导航确认安全进入点(B)。

鼻甲,从眼眶去除到鼻中隔,以及从眼眶去除到眼眶(连同去除鼻中隔上部)。

对于所有的额窦钻除术,我们都使用导航系统。当正确校准后,导航可以在开始使用磨钻前更精确定位解剖标记。本文所述的手术步骤是指眼眶到眼眶的暴露,如果进行单侧暴露读者可以在此基础上变通。

该手术首先切除中鼻甲前部至鼻中隔区域的 1/4 部位(图 16.5)。暴露是为了观察鼻骨与额骨的融合处以及双侧中鼻甲(图 16.6 和图 16.7)。采用带抽吸的高速弯曲电钻最容易进入额窦。助手可以进行冲洗。对于单侧手术,逐渐去除中鼻甲附着侧的骨质,同时避免了鼻骨穿孔。一旦进入额窦(图16.8),可向鼻

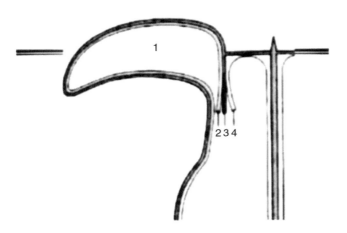

图 16.4　Kuhn 额窦气房三层结构的线条图。(From Kuhn FA, Javer A, Nagpal K, Citardi M: The frontal sinus rescue procedure: Early experience and 3 year follow-up. Am J Rhinol 14:211–216, 2000.)

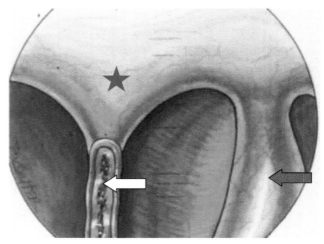

图 16.6　去除中隔窗后额窦底中线外观。(白箭头所示为鼻中隔的上切缘,红箭头所示为左侧中鼻甲,蓝色星号所示为鼻骨和额骨融合处,在此形成了额窦底)。(May M, Schaitkin B: Frontal sinus surgery: Endonasal drainage instead of an external osteoplastic approach. Op Tech Otolaryngol Head Neck Surg 31: 184–192, 1995.)

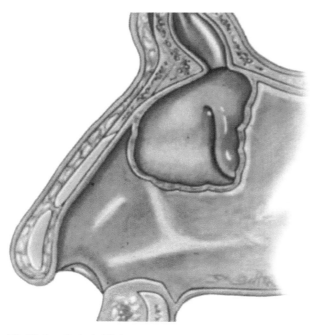

图 16.5　建立中隔窗。(May M, Schaitkin B: Frontal sinus surgery: Endonasal drainage instead of an external osteoplastic approach. Op Tech Otolaryngol Head Neck Surg 31:184–192, 1995.)

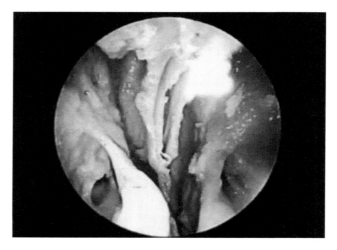

图 16.7　30°内镜所见为双侧中鼻甲均在位的额窦底。

中隔方向扩大窦腔,这样的开口可延续到鼻额隐窝。在双侧手术中,通过额窦底板进入中线然后再向对侧逐渐扩大是最安全的方法(图 16.9)。和单侧手术方式一样,当钻出窦底与自然开口相通时,手术结束。内部窦腔间隔应尽可能去除但要保留这个区域的黏膜。为了达到了良好的愈合效果,保存额窦后壁的黏膜是十分重要的。如果窦口开放很大,伤口在此后会发生收缩,不过是可以接受的(如图 16.10 中的术后 5 年所见)。

术后护理

常规的额窦手术就像其他所有的内镜手术一样,术后用生理盐水冲洗和尽量少的术后清创。所有患者均避免填塞,不超过 25% 的患者需要用某种类型的自吸收透明质酸材料覆盖。

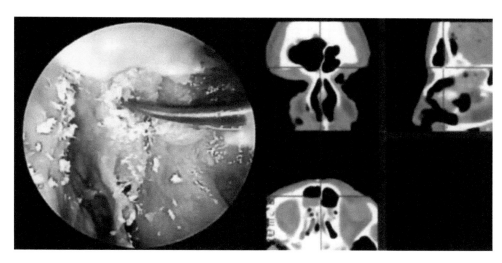

图 16.8　计算机导航显示从中线进入额窦。

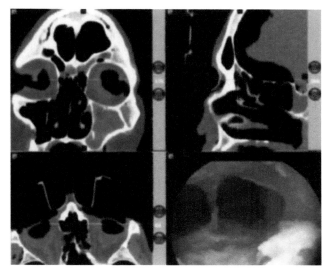

图 16.9　尸头解剖的内镜所见(右下图):影像导航下的额窦钻除手术。

额窦钻除术同样进行无填塞或敷料处理。所有患者均应用抗生素以及全身和局部应用类固醇激素,直到骨质表面重新生成黏膜。接受额窦钻除术的患者比大多数鼻内镜手术患者会有更多的黏膜损失,需要比平常更多的清创换药。术后 1、3 和 6 周时外科医生应该对这些患者进行温和的清创,并确定抗生素和类固醇治疗的所需范围。这些术后处理应高度个性化,主要依据是患者的原发病变和内镜下所见的愈合结果。

并发症

意外进入中枢神经系统和眼眶是所有额窦相关

手术的主要严重风险,也是极为罕见的。鼻出血和眼眶瘀斑是最常见的并发症,但它们发生率均小于1%。粘连的形成仍然是这一领域的棘手问题,最好的方法是通过细腻的手法,以最小的黏膜切除来避免这一问题。通过避免骨成形瓣,许多手术者把这个手术的成功率提高到 80%~90%[10-12]。

结论

额窦手术需要精确的诊断和手术技巧。通过详细阅读患者的内镜和影像学检查结果,分析钩突、鼻丘和额窦大小,来制订个体化的手术方案。医源性额窦闭塞很难挽救,应尽量避免。

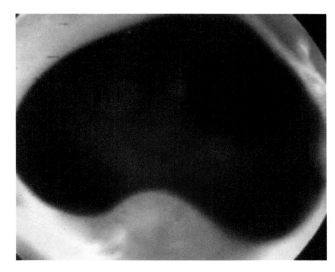

图 16.10　内镜下愈合后的额窦钻除手术后图像,可见切口有些收缩。

精要

- 对额隐窝的解剖有很好的理解是必不可少的。
- 一定要先进行多次尸体解剖再进行额窦手术。
- 计算机导航是额窦手术必不可少的。
- 额窦钻孔术可以通过显示额窦引流位置而减少手术创伤。
- 只有骨成形瓣手术适应证患者才适合额窦钻除术。
- 外科医生在进行额窦手术之前应精通其他鼻窦手术,因为额窦手术的错误往往是不可挽回的。
- 建议反复阅读该区域的 CT 扫描解剖（包括三维重造）。
- 专用额窦器械,包括弯曲吸切器和钻子,可以使切口更小,从而使额隐窝创伤最小化。

隐患

- 广泛使用额窦电动工具可引起狭窄。
- 在急性感染期手术会降低术野清晰度并增加瘢痕形成的危险性。
- 在额窦前钻出太远会导致鼻骨的开窗（图16.10）。
- 保留额窦中隔会增加狭窄的可能。
- 裸骨应该被尽可能覆盖以促进愈合。
- 不得搔刮额窦口处术后新形成的黏膜。

（陶泽璋　陈始明　译）

参考文献

1. Wake M, Takeno S, Hawke M: The uncinate process: A histological and morphological study. Laryngoscope 104:364-369, 1991.
2. Wormald PJ: The agger nasi cell: The key to understanding the anatomy of the frontal recess. Otolaryngol Head Neck Surg 129:497-507, 2003.
3. Anon JB, Jacobs MR, Poole MD, et al: Antimicrobial treatment guidelines for acute bacterial rhinosinusitis (Sinus and Allergy Partnership). Otolaryngol Head Neck Surg 123:5-31, 2000.
4. Farhat FT, Figueroa RE, Kountakis SE: Anatomic measurements for the endoscopic modified Lothrop procedure. Am J Rhinol 19:293-296, 2005.
5. May M, Hoffman DF, Sobol SM: Video endoscopic sinus surgery: A two-handed technique. Laryngoscope 100:430-432, 1990.
6. Kuhn FA, Bolger WE, Tisdal RG:. The agger nasi cell in frontal recess obstruction: An anatomic, radiologic, and clinical correlation. Op Tech Otolaryngol Head Neck Surg 2:226-231, 1991.
7. Citardi MJ, Javer AR, Kuhn FA: Revision endoscopic frontal sinusotomy with mucoperiosteal flap advancement: The frontal sinus rescue procedure. Otolaryngol Clin North Am 34:123-132, 2001.
8. Kuhn FA, Javer A, Nagpal K, Citardi M: The frontal sinus rescue procedure: Early experience and 3 year follow-up. Am J Rhinol 14:211-216, 2000.
9. Wormald PJ: The axillary flap approach to the frontal recess. Laryngoscope 1:494-499, 2002.
10. Kountakis SE, Gross CW: Long-term results of the Lothrop operation. Curr Opin Otolaryngol Head Neck Surg 11:37-40, 2003.
11. Stankiewicz JA, Wachter B: The endoscopic modified Lothrop procedure for salvage of chronic frontal sinusitis after osteoplastic flap failure. Otolaryngol Head Neck Surg 129:678-683, 2003.
12. May M, Schaitkin B: Frontal sinus surgery: Endonasal drainage instead of an external osteoplastic approach. Op Tech Otolaryngol Head Neck Surg 3:184-192, 1995.

第 17 章
上颌窦后鼻孔息肉

Barry M. Schaitkin

上颌窦后鼻孔息肉由 Killian 于 1906 年首次报道[1]。息肉组织来源于上颌窦病变黏膜，以一侧鼻塞为主要症状，好发于儿童，是儿童最常见鼻窦炎性病变。占所有类型鼻息肉的 4%~6%[2]。最近有关该病的报道涉及 24 例患者，平均年龄 23 岁 (11~40 岁)[1]。

上颌窦后鼻孔息肉发病原因仍存在争议，目前主要认为是由变态反应因素或者感染性因素所引起[1,3]。尽管过去传统经典理论观点认为，其发病因素并不涉及变态反应因素，然而有两组学者报道，上颌窦后鼻孔息肉患者有明显的变态反应性疾病倾向[1,4]。药物治疗诸如抗生素、减充血剂、全身及局部激素的疗效并不明确。停药后的症状复发在临床上较为常见，同样，不彻底的手术治疗，如鼻息肉切除手术，也会有复发。由于单纯鼻息肉切除后的复发率较高，因此应该采取更为彻底的手术治疗方式。

Schramm 和 Effron[5]进行了一项 32 例的儿童病例回顾性研究，患者年龄范围在 7~16 岁之间，所有患者均接受了初次或二次考-路(Caldwell-Luc)入路的上颌窦后鼻孔息肉切除术。患者中仅有 1 例因复发而接受二次手术。手术并发症发生率为 3%，与文献报道的成人同类手术的并发症发生率相当。

目前大多数学者提倡内镜下病变切除，这也是作者所推荐的首选术式[4,6,7]。

病例选择

上颌窦后鼻孔息肉的患者通常有一侧鼻塞的症状。合并黏脓性渗出液也有报道。在儿童患者中常伴有睡眠紊乱和张口呼吸，成人患者中，鼻塞症状合并有打鼾或头痛。患者在进行耳鼻喉科手术评估之前通常已进行多个疗程的抗生素治疗。

查体时常发现鼻腔和鼻咽部充填有灰白色或充血的息肉状组织。个别情况下，当上腭高拱时，可通过口腔直接观察到位于鼻咽部的息肉组织。通过前鼻镜常可以看到鼻腔内较多黏脓性分泌物。一侧鼻塞的患者，只要年龄足够大能忍受门诊鼻内镜检查，要在给予足够量减充血剂的情况下进行操作。除了严重的鼻中隔偏曲以外，鼻内镜下可以很容易看到鼻息肉位于中鼻甲和鼻腔外侧壁之间(图 17.1)。如果息肉足够大，可能向后突入到鼻咽部。通常情况下息肉并不经上颌窦自然开口向外生长，而在我们病例系列中都是经由上颌窦副口生长。目前尚无合理的机制解释这一现象。

术前计划

术前鼻窦 CT 是诊断上颌窦后鼻孔息肉非常重要的手段。影像学评估发现上颌窦腔单侧软组织密度影，可合并筛窦炎症。CT 扫描可见病变组织合并上颌窦浑浊(图 17.2)。

手术技术

内镜手术

上颌窦后鼻孔息肉必须完整切除，以防止复发。内镜手术毫无例外是用鼻内镜进行的;尽管有 30° 和 70° 内镜，通常也必须经尖牙窝穿刺进入上颌窦腔。

内镜下较容易了解鼻腔内解剖结构。扩大的上颌窦造口术可以让术者清晰地观察到上颌窦内的所有结构。尤其是有诸多位置解剖变异的息肉蒂部。如果经鼻入路不能解决息肉蒂部病变，则需经尖牙窝进入上颌窦腔。可以采用水平处理的 4mm 软组织切割器和 30°内镜进行鼻腔微创手术。在一些手术中，采取尖牙窝双孔造口，以便让内镜经穿刺针套管而切割器直接经上颌窦前壁进入窦腔。尖牙窝位于颊龈沟上方上颌窦前壁的骨性凹槽，此处骨壁较薄，是穿刺造口的理想位置。造口时应避免用力过大导致上颌窦后壁损伤。另外尖牙窝骨质较硬时还应注意防止穿刺针滑脱导致眶内结构损伤。

当穿刺针进入上颌窦时，拔除针芯，保留套管。将内镜置入，观察整个上颌窦腔，而切割器则不需要套管引导，直接经造口置入术腔。30°内镜可以更好地暴露整个上颌窦。术后无需填塞和包扎，而且几乎不需要对筛窦另行手术。

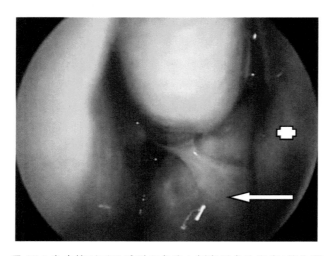

图 17.1 鼻内镜下可以看到左鼻腔上颌窦后鼻孔息肉（箭头所示）由钩突（十字所示）后方的上颌窦副口突出到鼻腔。

鼻外进路手术

上颌窦后鼻孔息肉可通过考–路入路进行手术切除（见第 8 章）。在手术过程中，直视下首先将上颌窦后鼻孔息肉附着处鼻窦黏膜完整切除，以达到息肉蒂部区域黏膜轮廓化。

将息肉蒂部黏膜分离后，收缩软腭黏膜，利用圈套器将鼻咽部的息肉套扎。由于位于上颌窦内的息肉蒂部黏膜已被完整分离，因此轻轻牵拉即可将息肉牵至口腔，从而达到完整切除病变组织的目的（图 17.3）。

术后护理

内镜手术的护理措施，术后盐水冲洗术腔通常就足够了。手术部位组织的修复评估需要对上颌窦腔进行全面检查，而 30°内镜甚至纤维鼻咽镜基本可以达到上述操作要求。

并发症

单纯的上颌窦后鼻孔息肉切除术的主要缺点是术后复发。因此，无论是经鼻内镜还是考–路式入路手术，病变组织完整彻底的切除是减少复发的最主要措施。本文所介绍的手术优点是可在直视下连同息肉和窦内息肉蒂部黏膜整体切除，以减少术后复发概率。

鼻内镜下可以达到精确切除上颌窦内息肉蒂部黏膜组织，尽量减少周围正常黏膜损伤的目的，且出血少，避免鼻腔填塞止血给患者造成的痛苦。经尖牙窝入路时，可能会发生暂时性眶下神经功能不全，术前需向患者交待清楚。

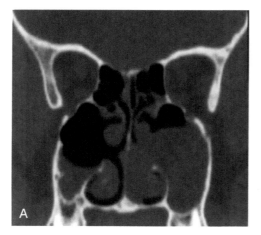

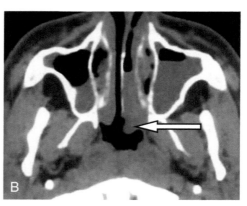

图 17.2 鼻窦 CT 冠位扫描（A）显示左侧上颌窦内病变组织向鼻腔生长，轴位（B）显示左侧上颌窦内病变组织向鼻咽部生长（箭头所示）。

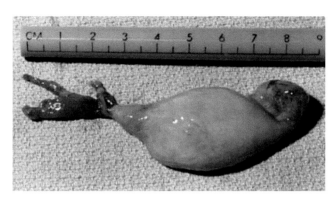

图 17.3　图示被完整切除的上颌窦后鼻孔息肉，右侧部分为病变息肉组织主要位于后鼻孔至鼻咽部，左侧部分为上颌窦腔内的黏膜组织。

隐患

- 术前进行内镜下详细检查，以排除乳头状瘤病变可能。
- 术中需注意，有的息肉不经上颌窦副口进入鼻腔。
- 术前谈话应告知患者尖牙窝穿刺有损伤眶下神经的风险。
- 精确完整的切除是避免复发最重要的环节。
- 术中切除的所有病变组织均应送病理检查，以防止误诊。

（陶泽璋　韩继波　译）

精要

- 上颌窦后鼻孔息肉经位于上颌窦后壁的上颌窦副口进入鼻腔，上颌窦副口通常不与上颌窦自然开口交通。
- 上颌窦后鼻孔息肉切除通常需要扩大上颌窦开口，需用角度内镜，甚至有时需要进行尖牙窝穿刺。
- 软组织切割器对于各个部位的上颌窦后鼻孔息肉切除有很好的辅助作用，然而，整块病变的完整切除不能借助此类器械。
- 组织标本过大，不能经鼻腔牵出的可经后鼻孔从口腔拖出。
- 额窦开放器械有时可用来经鼻内镜下去除上颌窦腔内的蒂部病变。

参考文献

1. Kamath MP, Hegde MC, Sreedharan S, Padmanabhan K: Antrochoanal polyps and allergy—a comparative study. Indian J Otolaryngol Head Neck Surg 54:7-12, 2002.
2. Magit AE: Tumors of the nose, paranasal sinuses and nasopharynx. In Bluestone CD, Stool SE (eds): Pediatric Otolaryngology, 4th ed. Philadelphia, WB Saunders, 2003, pp 1054-1055.
3. Christmas DA, Yanagisawa K, Yanagisawa E: Antrochoanal polyp displacing the uvula and the soft palate. Ear Nose Throat J 82:347-348, 2003.
4. Cook PR, Davis WE, McDonald R, McKinsey JP: Antrochoanal polyps: A review of 33 cases. Ear Nose Throat J 72:404-410, 1993.
5. Schramm VL Jr, Effron MZ: Nasal polyps in children. Laryngoscope 90:1488-1495, 1980.
6. Loury MC, Hinkley DK, Wong W: Endoscopic transnasal antrochoanal polypectomy: An alternative to the transantral approach. South Med J 86:18-22, 1993.
7. Ozdek A, Samim E, Bayiz U, et al: Antrochoanal polyps in children. Int J Pediatr Otorhinolaryngol 65:213-218, 2002.

鼻内镜手术并发症

第 18 章

脑脊液鼻漏

Ricardo L. Carrau, Carl H. Snyderman, Amin B. Kassam

脑脊液鼻漏是由于鼻腔鼻窦黏膜骨膜、颅骨、硬脑膜和蛛网膜的穿通损伤导致的蛛网膜腔和鼻腔鼻窦相互沟通造成的脑脊液异常渗漏(图 18.1)。根据病因不同,脑脊液鼻漏可以分成外伤性和自发性脑脊液鼻漏。外伤性脑脊液鼻漏更常见,主要是由于颅底外伤骨折或手术操作意外导致的穿通损伤[1-3]。耳鼻喉科医师更关注的是在鼻内镜手术过程中操作不当导致的脑脊液鼻漏。尽管在鼻内镜手术过程中脑脊液鼻漏发生率不足 1%,但这仍然是手术导致脑脊液鼻漏最重要的原因[4-21]。

及时的诊断和修补脑脊液鼻漏可以避免后续更为严重可能危及生命的并发症发生[1,2]。手术过程中,手术医师需要及时辨别清亮液体来源以及判断异常搏动处是否为硬脑膜。术后患者出现清亮鼻分泌物且合并头痛症状提示有脑脊液鼻漏的可能。另外术后出现颅内积气、脑膜炎及脑脓肿等颅内并发症也提示有脑脊液鼻漏的可能。证实脑脊液鼻漏可靠的方法是 β2-转铁蛋白试验。β2-转铁蛋白是存在于脑脊液、外周淋巴及眼球房水中的一类蛋白,该蛋白可以应用电泳技术检测。鼻腔分泌物中 β2-转铁蛋白的存在可以作为诊断脑脊液鼻漏的主要依据,且该试验具有较高的特异性和敏感性,仅需少量的分泌物即可进行电泳检测。近期,有研究证实,β 示踪蛋白的检测较 β2-转铁蛋白试验更为便捷,在不降低特异性和敏感性的基础上还可以减少检测时间和检测费用。但在合并肾脏疾病的患者,其分泌物中 β 示踪蛋白可能升高导致假阳性结果,而合并脑膜炎的患者其分泌物中 β 示踪蛋白含量降低可能导致假阴性结果。如果可以在鼻内镜下直接观察到脑脊液鼻漏的位置,可不必进行上述检验即可确诊。硬膜内注射荧光素是一种辅助内镜诊断的方法,虽然大剂量应用时有一定的副作用,但是在浓度低于 5%,剂量小于 5mL 时还是相对安全的。在笔者临床实践中,很少应用到此类方法,因为在耳鼻喉门诊进行腰穿有伦理学上的限制。另外,在荧光素药品使用说明书中标注其不能应用于硬膜内注射,也在法律上限制了其应用的可能。但是,欧洲和美国诸多文献支持该方法,也验证了其辅助诊断的有效性。

影像学对于明确颅底骨质缺损具有重要意义,可以明确脑脊液鼻漏的位置和漏口大小。冠轴位的高分辨率 CT 平扫是首选的影像学检查。在扫描过程中 CT 扫描平面与缺损平面成垂直角度扫描,能够更好地显示缺损位置,而不至于遗漏微小缺损,比如位于筛板的颅底骨质缺损,在冠状位更易发现缺损位置,而在额窦后壁的骨质缺损在轴位上更易显现。在临床实践操作过程中,对于那些 CT 影像学阴性而临床仍高度怀疑的患者可以进行脑脊液脑池造影。脑池造影的方法是在硬膜内注射造影剂的同时进行 CT 扫描。如果该方法仍不能发现脑脊液鼻漏的位置,还可以在进行上述试验的同时向硬脑膜内注射 10mL 生理盐水,提高脑脊液压力,诱发脑脊液鼻漏,提高诊断的阳性率。另外一些学者建议,应用 MRI 替代 CT 进行脑池造影。在临床中笔者也进行了对比研究,在一些合并颅脑损伤或者脑膜脑膨出的患者,应用 MRI 进行脑池造影更易区分判断病变组织和脑脊液的性质。在临床上判断脑膜脑膨出组织中所含的成分结构是非常重要的,尤其是判断膨出组织中是否含有重要的血管,因为这在治疗上有很重要的意义。脑膜脑膨出的治疗往往是将膨出的组织切除而不是还纳回颅内。

界定

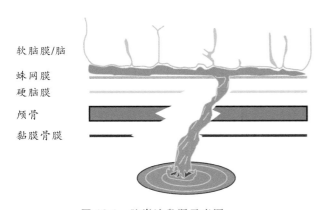

软脑膜/脑
蛛网膜
硬脑膜
颅骨
黏膜骨膜

图 18.1　脑脊液鼻漏示意图。

一旦颅底病变缺损被确认，患者即可进行术前准备。目前脑脊液鼻漏修补有多种方法被报道。1952年，Hirsch 第一次报道应用鼻中隔黏膜瓣鼻内修补脑脊液鼻漏[22]。紧接着 Montgomery 报道了应用中隔黏膜瓣鼻外进路修补脑脊液鼻漏的手术方法[23]。1976 年，McCabe 报道了利用鼻中隔或中鼻甲黏膜骨膜瓣鼻外经筛窦进路脑脊液鼻漏修补[24]。1989 年，McCabe 又后续报道其手术随访结果，在 1.6~22 年的不同的随访间隔时间内，无一例手术失败[25]。在上述报道基础上，后续又陆续有学者利用各种黏膜瓣在鼻内镜下进行脑脊液鼻漏修补[13,26]。

在 1985 年，Calcaterra[27]报道了利用游离肌瓣或筋膜瓣进行鼻外经筛窦进路脑脊液鼻漏修补术，随后的 1989 年 Papay 和他的同事[28]报道了经内镜游离肌瓣或筋膜瓣修补的手术方式。后续报道也多采用游离肌筋膜瓣和(或)局部黏膜瓣进行脑脊液鼻漏的修补。近期，有报道利用带血管蒂中隔黏膜瓣进行颅底骨质缺损的重建，随后的随访数据提示：对于较大的颅底缺损，该术式可以提高脑脊液鼻漏修补成功率[29]。

在经鼻内镜修补脑脊液鼻漏过程中选择何种手术方式和修补材料主要取决于手术医师对手术方式的熟悉程度和材料取得的难易程度。Hegazy 等[1]进行的一项 Meta 分析，分析了近年来发表于英文杂志上所有的经鼻内镜脑脊液鼻漏修补的文献报道，约有500 例病例，结果发现无论哪种手术方式，只要是执行手术的医师能够熟练掌握，其手术效果无明显差别。

病例选择

脑脊液鼻漏的诊断和治疗包含三个关键步骤：①区分脑脊液鼻漏和其他鼻分泌物；②定位脑脊液鼻漏漏口；③预防继发于脑脊液鼻漏动力学改变后导致的颅内压增高。

临床诊断主要根据单侧的清亮、水样鼻溢液，并伴有头痛诊断脑脊液鼻漏。当患者弯腰头前屈或行 Valsalva 手法时，鼻溢液明显增加则提示脑脊液鼻漏的存在。脑脊液鼻漏可能并发较为严重的并发症，例如颅内积气、脑脓肿或细菌性脑膜炎等，这些并发症有时也可能成为脑脊液鼻漏患者就诊的首发症状。

临床上诸如血管舒缩性鼻炎等一些特殊疾病可以引起大量水样鼻溢液，容易与脑脊液鼻漏混淆。另外，在鼻内镜手术过程中冲洗术腔的盐水或者术后冲洗鼻腔的盐水积存在鼻窦中，之后在变换体位时出现术后鼻溢液，容易导致误诊为脑脊液鼻漏。因此，鼻溢液的生化检测对于脑脊液鼻漏的诊断是非常重要的。正常的脑脊液理化上具有高糖、低蛋白的性质，而因此判定鼻溢液是否为脑脊液，假阳性率较高，约 45%~75% 的正常鼻分泌物也具有高糖性质[30]。β2-转铁蛋白是一类存在于脑脊液、房水以及外周淋巴中的特殊蛋白质，在血液及鼻腔分泌物中检测不到该物质的存在，因此 β2-转铁蛋白是诊断脑脊液鼻漏可靠的生化指标[31~35]。另外，上文提到过 β 示踪蛋白也是判断脑脊液鼻漏可靠且经济、方便的指标[36]。

术前计划

当内镜鼻窦手术后出现脑脊液鼻漏时，手术医师往往会对颅底可能出现损伤(即脑脊液鼻漏漏口)的位置有一个初步的判断。

因此，术后对可疑患者进行彻底全面的鼻内镜鼻腔检查，可以发现或者证实漏口的位置，但当脑脊液压力较小且合并术后黏膜水肿或者血痂覆盖时，很难发现漏口的位置。

硬膜内注射造影剂有助于影像诊断脑脊液鼻漏以及明确漏口的具体位置。硬膜内注射荧光素也被用于脑脊液鼻漏的诊断。在该检测试验中，选用浓度不超过 5% 的荧光素 0.5mL 溶解于 10mL 通过腰穿获得的脑脊液中,然后再回注到硬膜内。荧光素具有一定的神经毒性,但是小剂量和低浓度的使用可以避免因神经毒性造成的并发症。当荧光素被注入硬膜内后,可以通过鼻内镜观察脑脊液鼻漏的位置[31~35,37]。在紫外灯下,荧光素呈现出闪亮的黄绿色,在没有紫外灯激发的情况下,普通光源下荧光素呈现出淡黄色。

虽然上述方法诊断率较高,然而由于门诊患者进行腰穿存在一定的伦理学风险,另外,荧光素有一定的神经毒性,也限制了上述诊断方法的开展。其实应用硬膜内注射的辅助诊断方法对于由于鼻内镜手术导致的脑脊液鼻漏的诊断并非必要。

另外,还有一些学者[37]建议硬膜内注射空气,当即在鼻内镜下就可以看到漏口有气泡冒出,但是空气容易诱发脑部疾病。生理盐水可以经硬膜注入蛛网膜下隙,导致脑脊液压力升高,利于观察漏口位置。

另外还有研究利用铟(^{111}In)放射性显像确定脑脊液鼻漏漏口位置。该方法具有较高的敏感性,但是其假阳性率也较高,该方法在临床上并不常用。笔者推荐的诊断方法还是 β2-转铁蛋白的定性检测。CT、MRI 以及 CT 脑池显像和(或)鼻内镜检查对于确定脑脊液漏口位置有重要作用。

影像学检查对于确定脑脊液鼻漏漏口位置具有重要的作用。高分辨率 CT(HRCT)对于辅助诊断确定漏口位置和形状范围有一定的优势,而且高分辨 CT 增强扫描可以辅助鉴别诊断颅内并发症,例如急性颅脑外伤导致的脑血肿或脑挫裂伤。垂直于可疑损伤或漏口的层面的高分辨率 CT 扫描可以较好地观察颅底骨质的连续性。冠状位 CT 适于评估筛板缺摆,而轴位 CT 适于评估额窦或窦后壁。笔者用 MRI 来检查脑膜膨出或脑膜膨出的成分。

但是,高分瓣率 CT(HRCT)不能发现小范围创伤或线性无移位骨折。在这种情况下,HRCT 可以使用鞘内对比剂来识别掌握。现已证实,CT 脑池造影敏感性高且可靠。无毒性的水溶性非离子对比剂,不会出现头痛、恶心和蛛网膜炎,现在取代了甲基葡胺。然而用对比剂检测渗漏,要求是活动性渗漏。暂时被肿胀、炎症或脑疝封堵住的间歇性渗漏可能会产生假阴性结果。鞘内注射生理盐水会增加 CSF 压力("盐水攻击"),有助于提高检查的敏感性。

其他学者建议,用 MR 脑池造影来补充 HRCT 提供的信息,而不注射鞘内吡剂[38]。笔者的经验是,这项技术会产生不一致的结果。

手术技术

筛窦顶和筛板部位的脑脊液鼻漏修补

在鼻内镜手术过程中, 如果怀疑脑脊液鼻漏,应将可疑区域黏膜掀开仔细检查该区域,确定骨质缺损范围。整个缺损区域的完全暴露对后续成功的修补具有重要的意义,它的重要性远高于缺损部位的形状和位置对手术成功率的影响[39~41]。需要强调的是,抽取移植瓣之前应将缺损区域做好术前准备并确定好剥露区,以利于移植瓣与颅底的对合生长。

缺损部位的修补可采用嵌入或高嵌式游离移植瓣(图 18.2~图 18.4)。阔筋膜、颞肌筋膜、腹部脂肪、鼻中隔或中鼻甲黏膜或者二者混合物, 以及骨膜和软骨膜均可作为移植组织。可能的话,可将缺损边缘的硬膜提起,将移植瓣插入到硬膜和颅底骨质之间,即硬膜外嵌入式移植(见图 18.3)。或者是将硬膜与颅骨分离, 将嵌入式移植瓣置入硬膜下间隙 (见图 18.2)。由于技术上的难度, 或者因为渗漏涉及线性骨折不能暴露硬膜缺损, 或者因为分离脑膜有损伤神经血管结构的风险,不能进行嵌入式移植时时,可采取高嵌式移植法, 将移植瓣置于颅腔外的缺损上(见图 18.4)。也可以用肌肉或脂肪游离移植瓣作为哑铃式或"浴池塞式"移植瓣(图 18.5)[42]。纤维蛋白胶、富集血小板的血清或其他生物胶可用于增加肌肉或筋膜移植瓣的粘连性。

在用几层明胶海绵将移植瓣支撑就位,之后再填塞海绵或浸过杆菌肽的纱布。明胶海绵可以防止填塞物与移植瓣的粘连, 从而防止术后 3~7 天去除

嵌入式移植瓣:硬膜下

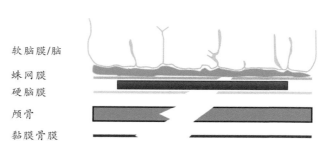

软脑膜/脑
蛛网膜
硬脑膜
颅骨
黏膜骨膜

图 18.2　嵌硬膜下游离移植瓣的图解。

嵌入式移植瓣:硬膜外

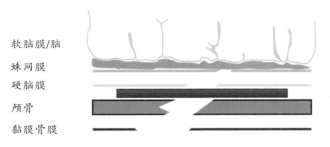

图 18.3 嵌入式硬膜外游离移植瓣的图解。

高嵌式移植瓣

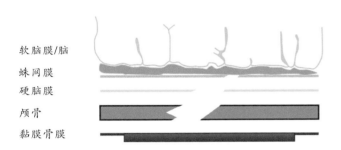

图 18.4 高嵌式游离移植瓣图解。

浴池堵移植瓣

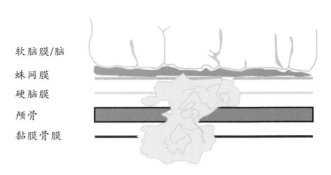

图 18.5 浴池塞式游离移植瓣的图解。

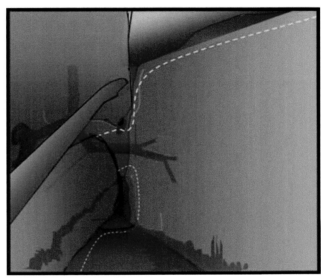

图 18.6 切取带血管蒂鼻中隔移植瓣的图解。上切口位于嗅沟水平下方 1~2cm。下切口位于上颌骨鼻嵴或鼻底水平。前端行垂直切口连接上述两个平行的水平切口。将上水平切口向后延伸至蝶窦自然开口水平跨过蝶嘴。下切口沿鼻中隔后游离缘延伸,跨过后鼻孔到达鼻腔外侧壁。

填塞物时带出移植瓣。

　　也可以用取自中鼻甲或鼻中隔的黏膜软骨膜瓣,设计一种带血管蒂的组织瓣。近年来,笔者采用 Hadad-Bassagasteguy 移植瓣进行脑脊液鼻漏修补手术,该移植瓣由鼻中隔后动脉供血的中隔黏软骨膜和黏骨膜瓣构成(图 18.6 至图 18.8)[43,44]。术中可以在中隔一侧取足够大小完整的黏膜软骨膜/黏膜骨膜瓣修补颅底较大缺损。此外还有报道称,用带血管蒂的下鼻甲黏膜骨膜瓣进行脑脊液鼻漏的修补[45]。

蝶窦部位的脑脊液鼻漏修补

　　脑脊液鼻漏漏口位于蝶窦腔内,手术修补过程中需开放蝶窦。蝶窦开放术可采取经鼻中隔后进路、经鼻内筛窦进路或经鼻内镜直接蝶窦开放[46]。明确手术中的解剖标志(如颈内动脉管、视神经管、视神经-颈内动脉管陷窝),而且术前评估并确定漏口范围及大小之后,彻底去除蝶窦腔内黏膜组织。置入嵌入式或高嵌式游离组织瓣,然后用腹部脂肪填塞窦腔(图 18.9)。前面用一层吸收性明胶盖住外露的脂肪,鼻腔内填塞浸过抗菌剂的半英寸(1.27cm)纱条。

　　垂体手术期间蝶鞍点引起的术中脑脊液鼻漏,通常可以用游离脂肪填塞蝶鞍,再用内镜术中切取的游离骨片或软骨片重建鞍底进行修复[41]。因此,不需要进行术后填塞或切除整个蝶窦黏膜骨膜。

　　上述 Hadad-Bassagasteguy 瓣用来修复这类缺损效果很好。

　　手术修补蝶窦壁侧缺损时,要特别注意的是邻近的神经血管结构有发生伴发损伤的风险。因此,术中保证良好的手术视野至关重要。

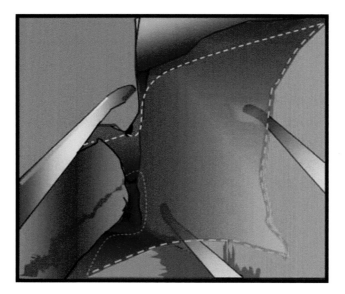

图 18.7　沿软骨膜或骨膜下掀起鼻中隔黏膜瓣的图解。

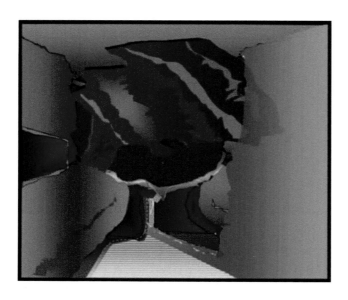

图 18.8　利用带蒂鼻中隔黏膜瓣重建颅底的图解。

额窦部位的脑脊液鼻漏修补

鼻额管隐窝处的脑脊液鼻漏通常需要行扩大的额窦切开术，充分暴露和修复缺损，并保留额窦引流通道。Draf Ⅲ型手术[47]，包括额骨隐窝的内侧加宽以及切除鼻中隔上部和额窦中隔底部，可以充分暴露鼻额骨隐窝周围的脑脊液鼻漏漏口，因此鼻内镜下可以有足够空间进行修补。

闭塞

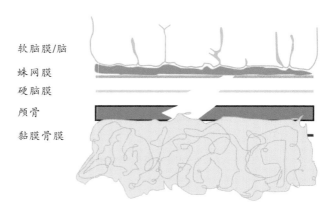

软脑膜/脑
蛛网膜
硬脑膜
颅骨
黏膜骨膜

图 18.9　脂肪闭塞的图解。

术后护理

基本原则

如上文所述，处理脑脊液鼻漏的基本原则包括采取各种能促进修补口愈合的措施，包括避免诱发颅内压升高的活动，例如活动过度、前倾或提举 15 磅以上的重物。其他一些措施还包括卧床静养、保持大便通畅、床头平卧时头部抬高 30°~45°、张嘴打喷嚏以及绝对避免擤鼻涕。用深呼气来防止打喷嚏和咳嗽，而且严禁使用正压通气设备。

对于脑脊液鼻漏的患者是否应该预防性应用抗生素预防脑膜炎仍存在争议。外伤性脑脊液鼻漏常规应用抗生素无明显效果，而且要针对所抗的菌属进行选择。然而当脑脊液鼻漏患者合并急性鼻窦炎时则推荐应用抗生素。笔者赞同在修复脑脊液鼻漏中的围术期预防性应用抗生素。抗生素一直用到取出鼻腔填塞物后。

术后 24 小时内进行无对比剂 CT 扫描对于排除颅内出血、脑实质损伤或张力性气脑具有重要意义。笔者赞同即使无明显神经损伤症状，仍有必要常规进行颅脑 CT 扫描。

在笔者的临床实践中，手术期间都和神经外科专家密切协作。尽管笔者并不认为所有手术都要协作实施，但是咨询神经外科专家可以为术中及术后处理提供重要的参考意见，尤其是需要进行脑脊液引流或分流时。在根据脑脊液生成量确定了脑脊液每日排出量的情况下，腰穿引流有助于控制颅内压，但腰穿引流仅用于怀疑有高压脑积水的患者，因此笔者不建议将其常规用于鼻内镜手术所产生的脑脊液渗漏。应避免过度脑脊液引流，否则会造成颅内负压效应，从而引起颅内积气并导致脑脊液的细菌感染，进而引起脑膜炎。

盐水鼻腔冲洗和鼻腔痂皮清创一般在术后一周后开始进行。

精要

- 及早修补脑脊液鼻漏可防止发生危及生命的并发症。
- 内镜手术造成的脑脊液鼻漏保守治疗往往难以治愈，因此需手术修补。
- 内镜下手术修补是首选。
- β2–转铁蛋白和β示踪蛋白是诊断脑脊液鼻漏的可靠标志物。
- 对于术后怀疑脑脊液鼻漏的患者，高分辨率CT是判定漏口位置和大小的首选影像学检查。

隐患

- 脑脊液鼻漏修补失败的常见原因是视野暴露不充分或者术后处理不恰当。
- 硬膜内注入荧光素的浓度不合适可导致神经性疾病后遗症。
- 术后短期内禁止进行正压通气，以免导致颅内积气。

（陶泽璋　韩继波　译）

参考文献

1. Hegazy HM, Carrau RL, Snyderman CH, et al: Transnasal-endoscopic repair of cerebrospinal fluid rhinorrhea: A meta-analysis. Laryngoscope 110:1166-1172, 2000.
2. Bernal-Sprekelsen M, Bleda-Vazquez C, Carrau RL: Ascending meningitis secondary to traumatic cerebrospinal fluid leaks. Am J Rhinol 14:257-259, 2000.
3. Bernal-Sprekelsen M, Alobid I, Mullol J, et al: Closure of cerebrospinal fluid leaks prevents ascending bacterial meningitis. Rhinology 43(4):277-281, 2005.
4. Wigand ME: Transnasal ethmoidectomy under endoscopic control. Rhinology 19:7-15, 1981.
5. Hoffman DF, May M: Endoscopic sinus surgery—Experience with the initial 100 patients. Trans Pa Acad Ophthalmol Otolaryngol 41:847-850, 1989.
6. Kainz J, Stammberger H: The roof of the anterior ethmoid: A place of least resistance in the skull base. Am J Rhinol 3:191-199, 1989.
7. Benninger MS, Mickelson SA, Yaremchuk K: Functional endoscopic sinus surgery: Morbidity and early results. Henry Ford Hosp Med J 38:5-8, 1990.
8. Levine HL: Functional endoscopic sinus surgery: Evaluation, surgery, and follow-up. Laryngoscope 100:79-84, 1990.
9. Sterman BM, DeVore RA, Lavertu P, Levine HL: Endoscopic sinus surgery in a residency training program. Am J Rhinol 4:207-210, 1990.
10. Duplechain JK, White JA, Miller RH: Pediatric sinusitis. The role of endoscopic sinus surgery in cystic fibrosis and other forms of sinonasal disease. Arch Otolaryngol Head Neck Surg 117:422-426, 1991.
11. Salman SD: Complications of endoscopic sinus surgery. Am J Otolaryngol 12:326-328, 1991.
12. Wigand ME, Hosemann WG: Results of endoscopic surgery of the paranasal sinuses and anterior skull base. J Otolaryngol 20:385-390, 1991.
13. Stankiewicz JA: Cerebrospinal fluid fistula and endoscopic sinus surgery. Laryngoscope 101:250-256, 1991.
14. Vleming M, Middelweerd RJ, de Vries N: Complications of endoscopic sinus surgery. Arch Otolaryngol Head Neck Surg 118:617-623, 1992.
15. Freedman HM, Kern EB: Complications of intranasal ethmoidectomy: A review of 1,000 consecutive operations. Laryngoscope 89:421-434, 1979.
16. Eichel BS: The intranasal ethmoidectomy: A 12-year perspective. Otolaryngol Head Neck Surg 90:540-543, 1982.
17. Stevens HE, Blair NJ: Intranasal sphenoethmoidectomy: 10-year experience and literature review. J Otolaryngol 17:254-259, 1988.
18. MacKay IS: Endoscopic sinus surgery—Complications and how to avoid them. Rhinol 14(suppl):151-155, 1992.
19. Friedman WH, Katsantonis GP: Intranasal and transantral ethmoidectomy: A 20-year experience. Laryngoscope 100:343-348, 1990.
20. Cumberworth VL, Sudderick RM, Mackay IS: Major complications of functional endoscopic sinus surgery. Clin Otolaryngol 19:248-253, 1994.
21. Kennedy DW, Shaman P, Han W, et al: Complications of ethmoidectomy: A survey of fellows of the American Academy of Otolaryngology—Head and Neck Surgery. Otolaryngol Head Neck Surg 111:589-599, 1994.
22. Hirsch O Successful closure of cerebrospinal fluid rhinorrhea by endonasal surgery. Arch Otolaryngol 56:1-13, 1952.
23. Montgomery WW. Cerebrospinal rhinorrhea. Otolaryngol Clin North Am 6:757-771, 1973.
24. McCabe BF. The osteo-muco-periosteal flap in repair of cerebrospinal fluid rhinorrhea. Laryngoscope 86:537-539, 1976.
25. Yessenow RS, McCabe BF: The osteo-mucoperiosteal flap in repair of cerebrospinal fluid rhinorrhea: A 20-year experience. Otolaryngol Head Neck Surg 101:555-558, 1989.
26. Mattox DE, Kennedy DW: Endoscopic management of cerebrospinal fluid leaks and cephaloceles. Laryngoscope 100:857-862, 1990.
27. Calcaterra TC: Diagnosis and management of ethmoid cerebrospinal rhinorrhea. Otolaryngol Clin North Am 18:99-105, 1985.
28. Papay FA, Maggiano H, Dominquez S, et al: Rigid endoscopic repair of paranasal sinus cerebrospinal fluid fistulas. Laryngoscope 99:1195-1201, 1989.
29. Hadad G, Bassagasteguy L, Carrau RL, et al: A novel reconstructive technique after endoscopic expanded endonasal approaches: Vascular pedicle nasoseptal flap. Laryngoscope 116:1882-1886, 2006.
30. Yamamoto Y, Kunishio K, Sunami N, et al: Identification of CSF fistulas by radionuclide counting. AJNR 11:823-826, 1990.
31. Oberascher G, Arrer E: Efficiency of various methods of identifying cerebrospinal fluid in oto- and rhinorrhea. ORL 48:320-325, 1986.
32. Fransen P, Sindic CSM, Thavroy C, et al: Highly sensitive detection of beta-2 transferrin in rhinorrhea and otorrhea as a marker

tion of beta-2 transferrin in rhinorrhea and otorrhea as a marker for cerebrospinal fluid (C.S.F.) leakage. Acta Neurochir (Wein) 109:98-101, 1991.

33. Oberascher G: Cerebrospinal fluid otorrhea—New trends in diagnosis. Am J Otol 9:102-108, 1988.

34. Oberascher G: A modern concept of cerebrospinal fluid diagnosis in oto- and rhinorrhea. Rhinology 26:89-103, 1988.

35. Skedros DG, Cass SP, Hirsch BE, Kelly RH: Sources of error in use of beta-2 transferrin analysis for diagnosing perilymphatic and cerebral spinal fluid leaks. Otolaryngol Head Neck Surg 109:861-864, 1993.

36. Meco C, Oberascher G, Arrer E, et al: Beta-trace protein test: New guidelines for the reliable diagnosis of cerebrospinal fluid fistula. Otolaryngol Head Neck Surg 129(5):508-517, 2003.

37. Kelly TF, Stankiewicz JA, Chow JM, et al: Endoscopic closure of postsurgical anterior cranial fossa cerebrospinal fluid leaks. Neurosurg 39:743-746, 1996.

38. Sillers MJ, Morgan CE, Gammal TE: Magnetic resonance cisternography and thin coronal computerized tomography in the evaluation of cerebrospinal fluid rhinorrhea. Am J Rhinol 11:387-392, 1997.

39. Weber R, Keerl R, Draf W, et al: Management of dural lesions occurring during endonasal sinus surgery. Arch Otolaryngol Head Neck Surg 122:732-736, 1996.

40. Castelnuovo PG, Delu G, Locatelli D, et al: Endonasal endoscopic duraplasty: Our experience. Skull Base 16(1):19-24, 2006.

41. Zweig JL, Carrau RL, Celin SE, et al: Endoscopic repair of acquired encephaloceles, meningoceles, and meningo-encephaloceles: Predictors of success. Skull Base 12(3):133-139, 2002.

42. Wormald PJ, McDonogh M: The bath-plug closure of anterior skull base cerebrospinal fluid leaks. Am J Rhinol 17(5):299-305, 2003.

43. Hadad G, Bassagasteguy L, Carrau RL, et al: A novel reconstructive technique after endoscopic expanded endonasal approaches: Vascular pedicle nasoseptal flap. Laryngoscope 116(10):1882-1886, 2006.

44. Pinheiro-Neto CD, Prevedello DM, Carrau RL, et al: Improving the design of the pedicled nasoseptal flap for skull base reconstruction: A radioanatomic study. Laryngoscope 117:1329-1332, 2007.

45. Fortes FS, Carrau RL, Snyderman CH, et al: The posterior pedicle inferior turbinate flap: A new vascularized flap for skull reconstruction. Laryngoscope 117:1560-1569, 2007.

46. Al-Nashar IS, Carrau RL, Herrera A, Snyderman CH: Endoscopic transnasal transpterygopalatine fossa approach to the lateral recess of the sphenoid sinus. Laryngoscope 114(3):528-532, 2004.

47. Weber R, Draf W, Kratzsch B, et al: Modern concepts of frontal sinus surgery. Laryngoscope 111(1):137-146, 2001.

第 **19** 章

鼻内镜手术眶内并发症

Berrylin J. Ferguson

通常每一章节中的"病例选择和术前计划"并不适合作为本章的小节题目。临床实践中医生并没有机会选择处理眶内并发症的患者,预防眶内并发症的发生远远较发生后的处理重要。在第 12 章中就已阐述了微动力组织切割器在鼻内镜手术中的潜在危害,组织切割器可导致眼外肌受损引起不可逆的复视。另外,组织切割器还易损伤筛前动脉导致术后眶内球后出血,及时发现并行眶内减压是必要的补救手段。约有 20% 鼻内镜手术患者其视神经管壁是缺损的,蝶窦和后组筛窦手术容易导致视神经损伤。当术前影像学检查没有发现视神经管缺损导致的视神经裸露时,很可能因术中疏忽导致视神经损伤而致盲。鼻内镜手术过程中很少伴有眶内感染或眶内积气等并发症。本章主要讨论鼻内镜手术中可能发生的眶内并发症,并重点介绍并发症的预防和处理技巧。

组织切割器和眶内并发症

组织切割器的出现是鼻内镜手术中的一项革命性创举,它能对组织进行边切割边吸引。然而,也正是其快速有效的组织切割特点也导致了一些手术并发症的发生,尤其对于鼻内镜手术的初学者很难把握。以往的组织切除以咬切钳咬切为主,它可以让术者能够更加精细的去除病变或多余组织,而组织切割器由于其快速吸引切割组织的特性,往往让术者没有认清解剖而损伤重要结构。应用组织切割器最常发生的并发症是损伤内直肌,迄今为止对于内直肌的损伤尚无有效的补救措施[1]。同样,切割器对于硬脑膜和脑组织的吸切(尽管临床少见)会引起颅内并发症。

为了预防眶内并发症的发生,没有丰富经验的医师应禁止在眶纸板区域进行切割器的使用操作。在视神经管缺损处进行切割器操作尤为危险,较为安全的方法是使切割器的开口处于上下方向而不是左右两侧方向。另外,术中频繁的压迫眼球可以及时发现是否位于眶壁内侧区域操作。

球后出血

筛前动脉是眼动脉的分支,穿过眶纸板紧贴筛窦顶壁,在筛窦顶壁与额隐窝后界之间穿行,并于筛窦内侧进入前颅窝,在鸡冠旁的骨缝中进入鼻腔。如果筛前动脉在筛沟内被切断,动脉断端会回缩进入眶内引起球后出血表现为眼球突出,按压眼球时感觉张力大。在术前轻压眼球感觉其紧张度,并随时与术中眼球紧张度比较,藉此判断是否有球后出血发生。术中患者双眼勿需手术单遮盖,使其暴露术者视野,可用胶带粘贴使其闭合。如果出现球后出血,需测眶内压,如眶内升高则必须立即行眶减压。眶减压不必等眼科专家会诊后再进行。迅速而简便的眶减压法是联合下眦切开的外眦切开术(图 19.1,图 19.2)。如果患者有清醒意识,可应用含有 1:100 000 肾上腺素的利多卡因进行外眦浸润麻醉。用小止血钳于水平方向钳夹外眦,于钳夹处以眼科剪做 10mm 水平切口,眼科剪继而转向下剪开软组织直至暴露眶骨膜,这样外眦、下眦同时被切开。外眦韧带被从后方韧带附着处以及前方皮肤附着处分离,这样外眦韧带下缘完全分离,下睑可自由活动。只有外侧下韧带完全离断,眶内压才能得以解除。进行该手术时应避免损伤上睑相关韧带,以防止损伤泪腺和上睑

123

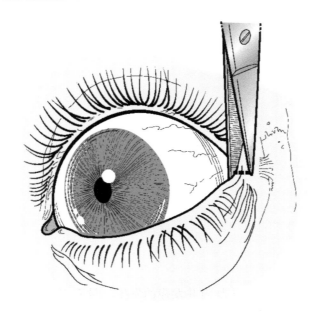

图 19.1 外眦切开眶减压示意图。

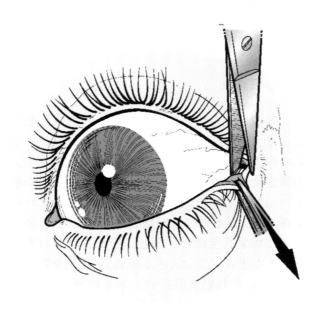

图 19.2 彻底眶减压需要联合下眦切开,切开下外侧韧带。

提肌。外眦切开症状缓解后可用 7-0 可吸收缝线缝合或者让其自行愈合。联合下眦切开的外眦切开眶减压术可以有效的降低眶内压,预防视神经继发性损害[2]。

蝶窦和后组筛窦手术中眶内并发症

在气化较差的鼻窦中,视神经在 CT 上的轮廓较

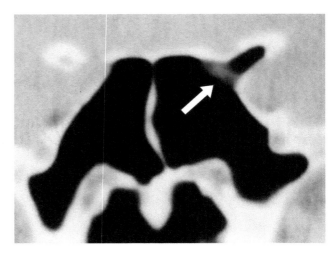

图 19.3 冠状位 CT 平扫显示裸露的左侧视神经(箭头所示)。

之在气化好的鼻窦中更清晰。视神经在蝶窦中管壁缺损的解剖变异为 6%,另有 3% 的视神经管隆突在后组筛窦的外侧壁形成突向蝶窦内的隆起,该种后组筛房也称 Onodi 气房(图 19.3,图 19.4)。视神经管壁中段缺损的情况更常见,约发生在 25% 鼻窦手术的患者中,但在蝶窦气化较好的患者中该类解剖变异在术前难以发现,因此在蝶窦内手术操作时应避免使用组织切割器,以防止视神经损伤。剪切或钳夹操作均需在内镜直视下操作,视神经一旦误伤切断,无法修补。

术后眶内感染

鼻窦手术术后可引发眶内脓肿。如术后发生眼球肿胀症状,需及时检查视力和眼球运动,即使不合并上述阳性体征,也应立即行鼻窦 CT 扫描,并请眼科医师会诊,这有助于区分脓肿是位于眶隔前还是眶隔后。眶内脓肿处理方式类似于球后出血,应进行紧急眶内减压,术式仍然是联合下眦切开的外眦切开减压术。另外,引流脓液需进行革兰染色和细菌培养,在细菌鉴定培养结果出来之前,可根据既往经验针对可能致病菌采取广谱抗菌治疗。图 19.5 所示为眶内脓肿患者 CT,患者临床表现为鼻内镜术后 3 天眶内压升高,该患者虽进行内镜下眶减压,但由于眶内压升高时间较长,最后仍导致失明(图 19.6)。术中及术后抗感染治疗是否能预防该类并发症的发生仍没有明确的研究结果。当然,如果患者在手术过程中有明确的急性感染的表现,应术中取分泌物或组织进行培养,并在术中和术后应用抗生素预防眶内感染发生。

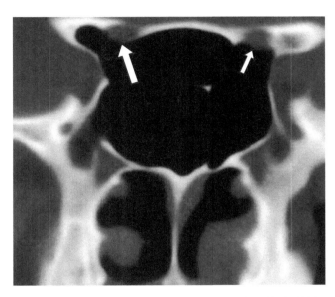

图 19.4 冠状位 CT 扫描显示蝶窦内左侧视神经管骨质缺损（小箭头所示），以及右侧后组筛房形成突向蝶窦腔内的 Onodi 气房（大箭头所示）内视神经骨质缺损。

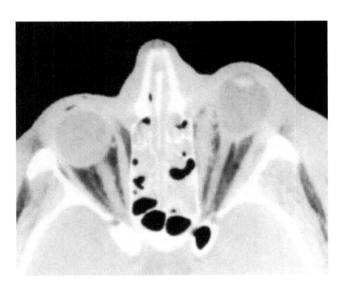

图 19.5 鼻内镜术后 3 天轴位 CT 平扫显示左侧眶脓肿导致左眼球突出和左侧视神经挤压伸长。

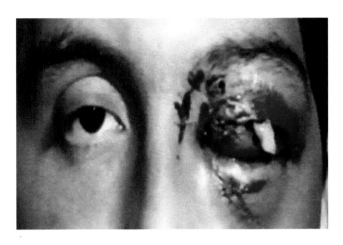

图 19.6 上图所示患者为眶脓肿引流和眶减压数天后照片，存在持续性的眼球突出和眶内水肿。

皮下气肿

如果患者在术后较短时间内打喷嚏、擤鼻，而且术中筛骨眶板有损伤致部分缺损，那么当打喷嚏、擤鼻时气体可以进入眶内和颜面部软组织间隙中，形成眶周和颜面部皮下气肿。上述情况下，反复轻压眼球也可导致急性皮下气肿，这类似于球阀效应，挤压眼球时将多余空气泵入皮下软组织中（图 19.7 和图 19.8）。一般来说，皮下气肿无需特殊干预，通过临床观察可自行吸收，仅有极个别情况，例如眶内巨大气肿可以导致视网膜中央动脉闭塞，引起视力下降，其视力下降早期表现为视红色物体不清。临床实践中，我们遇到一例继发于眶内气肿的失明，起因是鼻内镜手术后打喷嚏，48 小时后出现上述症状。因此，临床中遇到视力下降的此类患者，应即行眶内减压，防止产生不可逆的损伤。急诊 CT 鼻窦扫描可以明确气体范围。手术处理措施包括外眦切开眶减压，穿刺吸气。另外，静脉激素治疗可以减轻眶内炎症，利尿剂或甘露醇可以降低眶内压。尽管如此，并没有临床随机对照试验研究证实这些辅助治疗措施的有效性[3]。

基于上述，若在鼻内镜手术过程中，发现眶纸板有损伤可能，术后至少 4 日内要求患者勿擤鼻、打喷嚏（喷嚏如不能避免，应张大口打喷嚏）。

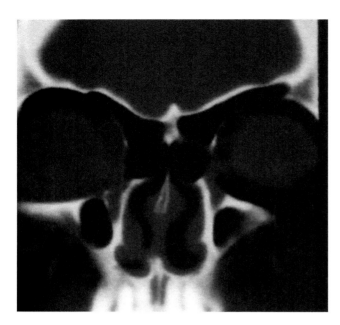

图 19.7 冠状位 CT 显示鼻内镜术中损伤眶板导致术后 6 小时出现眶内和颜面部气肿。图示气体位于眶内和上颌窦下方。当一开始出现眼球肿胀时，患者擤鼻并按压眼球导致气肿进展。

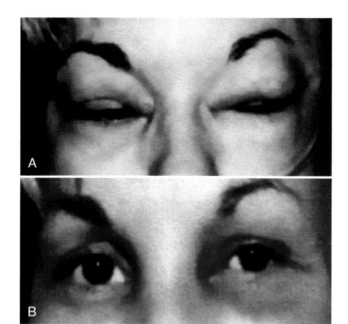

图 19.8 (A)眶内和颜面部气肿导致睁眼困难。(B)气肿形成后在无任何干预措施下 10 天后气肿基本消失。

精要

- 若在手术过程中经常按压眼球，内镜下观察鼻腔软组织有无一致性搏动，有助于避免眶内并发症的发生。
- 如术中明确有筛骨眶板损伤，应要求患者术后短期内勿擤鼻、打喷嚏，如发生眶内或皮下气肿也应要求患者勿做上述动作，避免使气肿进一步发展。
- 视红色物体不清是视力损害的早期指征。
- 外眦切开联合下眦切开术是快捷、简便、有效的眶减压术。
- 外眦切开减压后切口可不必缝合。

隐患

- 单纯的外眦切开术往往不足以达到理想的眶减压效果，需联合下眦切开术。
- 球后出血时若不能及时进行眶减压可导致失明。
- 组织切割器可以快速导致内直肌不可逆损伤，在筛骨眶板附近区域进行组织切除时，如果有出血致视野不清或者术前影像学检查患者存在筛骨眶板骨质缺损，没有足够内镜手术临床经验的医师应避免应用组织切割器。
- 如因筛骨眶板或眶骨膜缺损导致的皮下气肿，按压眼球时可产生球阀效应将空气压入皮下软组织中，使皮下气肿扩大。

（陶泽璋 韩继波 译）

参考文献

1. Hackman TG, Ferguson BJ: Powered instrumentation and tissue effects in the nose and paranasal sinuses. Curr Opin Otolaryngol Head Neck Surg 13:22-26, 2005.
2. Goodall KL, Brahma A, Bates A, Leatherbarrow B: Lateral canthotomy and inferior cantholysis: An effective method of urgent orbital decompression for sight threatening acute retrobulbar haemorrhage. Injury 30:485-490, 1999.
3. Rubinstein A, Riddell CE, Akram I, et al: Orbital emphysema leading to blindness following routine functional endoscopic sinus surgery. Arch Ophthalmol 123:1452, 2005.

第 **20** 章

鼻内镜手术中出血处理

Carl H. Snyderman，Richardo L. Carrau

鼻内镜手术中出血一般很少会导致手术无法完成。在炎症和二次手术病例中黏膜出血会增多。这种出血通常在切除病变组织，选择性电灼，使用止血材料和温水冲洗之后就可以有效的控制[1~4]。当黏膜出血过多的时候，动力装置（微吸割钻）的使用有助于保证术野清晰。异常出血也可能反映一种潜在的凝血障碍，最常见的是抗血小板药物的作用。

鼻腔黏膜的供血血管损伤可以导致大出血，但是通常用电灼或者血管结扎（放置血管夹）较容易控制住。筛前动脉横断损伤因其血管断端回缩至眶内可能导致眶内血肿（见第19章）。颌内动脉后鼻分支损伤常见于蝶窦开放术中，但是用电灼容易控制住。该血管的迟发性出血可能在手术后几周发生，这种情况很少见。

鼻窦手术最严重的并发症是颈内动脉（Internal Carotid Artery，ICA）的损伤。可能的危险因素包括解剖结构异常或变异，手术视野差，手术范围扩大，以及术者手术经验的缺乏。ICA的意外损伤是引起永久的神经系统并发症和死亡的高危因素。拥有全面的鼻窦解剖知识和熟练的手术技巧可以避免血管损伤。术中导航的使用（影像导航）也可以降低意外损伤的风险，尤其是在更加复杂的鼻窦手术中。

内镜鼻窦手术的外科医生应该熟练掌握各种止血技术并且准备好处理血管损伤的紧急情况，包括ICA的损伤。

解剖

鼻腔和鼻窦有很丰富的血运，来源于颈内动脉和颈外动脉的分支。颈外动脉的终末支包括蝶腭动脉，

后鼻动脉和上唇动脉。上唇动脉供应鼻中隔前部并且在 Kieselbach 丛（Little 区）与其他的动脉分支吻合。蝶腭动脉和后鼻动脉是颌内动脉的终末支并出自中鼻甲后部附着处的蝶腭孔（图20.1）。蝶腭孔位于上颌窦的后上角。在很多情况下，蝶腭动脉和后鼻动脉分支临近蝶腭孔并分别经独立的孔径走行[5]。蝶腭动脉的分支分布于鼻腔外侧壁的鼻甲，后鼻动脉穿过蝶窦前壁的下缘为鼻中隔后部供血。ICA的终末支包括筛前动脉和筛后动脉。筛前动脉在额隐窝的后方穿过鼻腔顶部，位于与眼球后表面相切的冠状面（图20.2）。筛后动脉的位置多变异，但一般都是穿过筛窦顶部在蝶窦前面约4~7mm，在视神经管前面。

ICA的走行在气化良好的蝶窦里通常是显而易见的。当有外侧分隔时，它们会不变的指向ICA，ICA在很少数的病例中是裸露的（图20.3）。ICA岩尖段在第二个膝处垂直向下形成斜坡旁ICA且与翼突内侧板平行。当需要切除翼骨的时候，翼管动脉和翼管通常是定位ICA第二膝的解剖标志（图20.4）。ICA垂直部分继续走行进入海绵窦段，在这一部分其走行在视神经外侧。这些结构被外侧视神经–颈内动脉隐窝分隔并且气化形成前床突（图20.5）。内侧的视神经–颈内动脉隐窝不明显但却更为重要，因为ICA的走行在进入视神经后面以前是向内侧偏斜的，因而受到损伤的风险更大。

病例选择

内镜鼻窦手术的适应证包括炎症和肿瘤。急性感染包括鼻窦炎伴有严重的疼痛，鼻窦炎发病于免疫功能受损的个体，或者鼻窦炎伴有眼框内或颅内

127

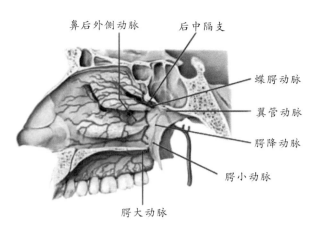

图 20.1　蝶腭动脉和后鼻动脉在中鼻甲附着缘后部出蝶腭孔 。（Reprinted with permission from Snyderman CH, Carrau RL: Endoscopic ligation of the sphenopalatine artery for epistaxis. Op Tech Otolaryngol Head Neck Surg 8:85–89, 1997.）

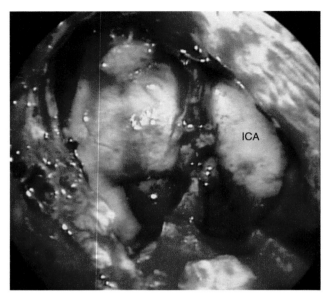

图 20.3　内镜下蝶窦切除术：左外侧中隔偏向左侧 ICA。

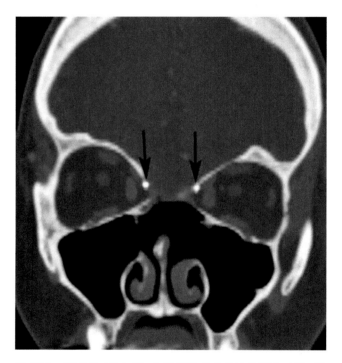

图 20.2　冠状位 CT 扫描：内镜颅底手术并结扎筛前动脉（箭头所示）。

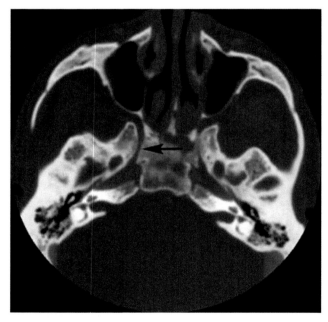

图 20.4　翼管动脉和翼管（箭头所示）是定位 ICA 第二膝的重要解剖标志。

脓肿。鼻息肉手术的目的主要是改善通气，但是也有可能缓解鼻窦阻塞并且对哮喘患者的肺功能有好处。对慢性鼻窦炎的患者，手术主要为了缓解不可逆转的鼻窦阻塞。其他的非肿瘤包括膨胀性黏液囊肿和到达以治疗眶内(格雷夫眼球突出症，创伤后的视神经解压)和颅底(脑膜膨出，脑脊液漏)的疾病。肿瘤性疾病包括鼻腔鼻窦和颅底的良性和恶性肿瘤。

　　手术前应该筛查患者是否是易出血体质，而且

如果可能的话所有抗血小板的药物应该于术前至少一周停用。考虑到可能出现的情况，使用华法林（香豆素）的患者应该在术前将药物转变为静脉注射肝素。

　　有手术史的患者应该询问出血这一手术并发症的情况。如果有手术出血史，应该仔细阅读之前的手术报告，尤其是涉及手术范围以及出血情况的内容。

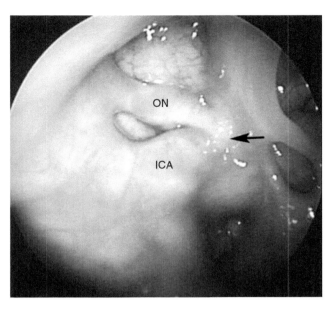

图 20.5　内镜视野下的右侧视神经–颈动脉外侧隐窝（尸体解剖），可以看到突出的视神经和颈内动脉管。注意颈内动脉在与视神经交汇处（箭头所示）是如何转向内侧的。

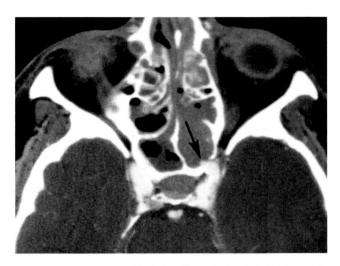

图 20.6　该 CT 下的血管造影图像显示了一位内镜手术并发大出血的患者其颈动脉假性动脉瘤的形成（箭头所示）。

术前评估

术前应回顾影像学资料来评估疾病的程度，收集之前手术的证据，查看解剖变异。在计算机断层扫描上确立解剖学标志，包括筛板与筛顶的位置关系，蝶窦气腔的气化程度，蝶骨外侧分隔，以及裂开的或者异常的颈内动脉。很少见的，颈动脉管可能由于之前的手术操作不当而开裂。

如果因为病变范围和计划的手术过程有很大可能性会造成 ICA 的损伤，应该在术前用球囊闭塞试验来评估侧支的颅内循环。如果动脉不能保全，这个测试可以为较严重的神经系统并发症提供有帮助的信息。这些信息也可能改变手术计划。

术前计划

对于没有凝血功能障碍个人史或家族史的患者，常规的凝血测验和血小板功能的测验不是必须的。对于在之前的内镜鼻窦手术中有严重出血史的患者，颈内动脉的血管造影可能提示排除假性动脉瘤（图 20.6）。上次手术与本次手术的间隔长短没有太大意义，因为颈内动脉假性动脉瘤的延迟破裂可以在损伤几年后才出现。

如果可以预期到术中颈内动脉的损伤[6]，在气球阻塞测验中可以放置一个股鞘并且术中保留在原处。如果出现血管损伤，可以在 X 线透视下使气囊导管在损伤处膨胀暂时性的使颈内动脉闭塞直到可以提供更多的确切的处理。当预期到术中有接近颈内动脉的解剖时，要在术中进行皮层功能的神经监测。

手术入路

内镜鼻窦手术最常见的出血性并发症要在手术过程中予以处理[7]。处理筛前动脉横断面的出血需要暴露筛前气房和额隐窝。结扎血管的根部需要进行眶内减压（见第 95 章）。蝶腭动脉和后鼻动脉的结扎是在内镜下经过中鼻道的窦开窗。如果病灶的填充不能有效地控制出血，需要内镜下经翼暴露损伤的 ICA 直到患者被转至介入放射科。

筛前动脉的结扎

前组筛窦开放术需要暴露额隐窝（见第 12 章）。在额隐窝的后方经常可以看到前筛动脉横跨颅底。如果可以用术中导航，找到与球体后缘相切的冠状面就可以定位前筛动脉（图 20.2）。该动脉骨管在由外侧向内侧走行的过程中，稍有由后向前的偏斜，且通常都是裂开的。如果有活动性的出血，可以用双极电凝（手枪式握把设计）控制。这个位置的出血不鼓励用单极电凝因为它太靠近大脑。骨管的去顶术也不采用，因为有损伤硬脑膜和脑脊液漏的风险，尤其是在筛板外侧比较薄的骨板的位置。

如果血管的根部不能被充分的烧灼或者血管回缩到眼眶组织中,需要采用眶内减压来结扎血管。从眶底骨膜水平至颅底的纸样板的菲薄骨质用 Cottle 剥离器咬除。如果出现眶骨膜的撕裂伤以及从眶内脱出的脂肪妨碍视野,正确地运用双极电烧灼可以使其收缩。可以在眼眶顶部,颅底平面的上方,筛前动脉的后方和前方提起眶骨膜。在眼眶的出口处可以看到血管的隆起(图 20.7)。在骨面的眶侧用可调整平面的血管夹放置器放置血管夹(小号或中号)夹闭血管。

如果有必要结扎筛后动脉,可以在后组筛窦开放术和蝶窦开放术之后用相似的方法进行。与筛前动脉相反的是,筛后动脉在由外侧向内侧走行的过程中,稍有由前向后的偏斜。

结扎蝶腭动脉和后鼻动脉

进行中鼻道的窦开窗术(见第 7 章)来确认蝶腭孔以及为仪器提供多余的空间[8,9]。窦开窗向后向下扩大直到与上颌窦后壁同高(图 20.8)。在窦开窗的后缘,鼻腔外侧壁的黏性骨膜用 Cottle 剥离器掀起,从下方开始向上扩大剥离(图 20.9)。如果血管直接接触,要确认就更困难了而且也有更高的风险会直接损伤血管。蝶腭孔在颌窦的后上角并位于中鼻甲后部(图 20.10)。一个小的三角形骨头(筛骨脊)通常在蝶腭孔的上方向内侧突出。出现出血的时候,抽吸式剥离器帮助解剖。作为选择,一个 7F 的 Frazier 抽吸器可以用作解剖器具。

一旦找到了蝶腭孔,用 1mm 角度的克里森咬骨钳去除上面覆盖的骨头(图 20.11)。更大的咬骨钳增加了额外损伤血管的风险。大概去除 1cm 大小的骨头来暴露处于翼腭窝的蝶腭血管的近心端。这么做是为了找到血管的近心端分支同时可以为器械创造更大的空间。血管近心端及其分支的钝性分离可以用 Montgomery 牵引钩或相似的器具完成 (图 20.12)。用可调节平面的血管夹放置器在血管主干和其两个末梢分支分别放置中号血管夹(图 20.13)。

暴露颈内动脉岩内段

大部分颈内动脉的损伤发生在蝶窦垂直段。在颈内动脉损伤的案例中,直接修补是不可行的,需要在蝶窦内进行填塞来控制出血。由于成功使用过众多的生物性和无机材料,填充材料的选择并不是一

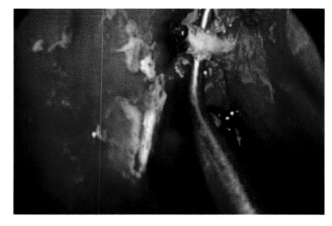

图 20.7　在去除眶内壁(左侧)后,可以在筛前动脉从眶穿向颅底的位置对其进行游离或结扎。

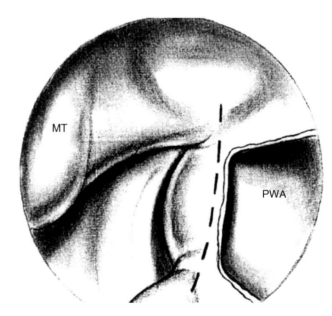

图 20.8　中鼻道开窗术可以提供良好的视野和器械操作空间。(Reprinted with permission from Snyderman CH, Carrau RL: Endoscopic ligation of the sphenopalatine artery for epistaxis. Op Tech Otolaryngol Head Neck Surg 8:85–89, 1997.)

个很关键的因素。在没有开放到颅内的情况下,把患者转到放射科来让介入放射造影师来评估以及栓塞动脉。如果颅内的血管也发生破裂,就大大增加了颅内出血的风险,其后果十分严重。在这种情况下,需要更加彻底的暴露颈内动脉才能使其被准确的闭塞。这些最好由有经验的内镜颅底手术的团队来完成。

经翼入路用来暴露靠近损伤部位的颈内动脉岩内段[10,11]。完成更大的中鼻道的开窗术并按照已经讲

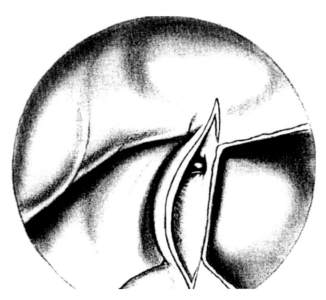

图 20.9　通过掀起窦开窗后缘的黏膜骨膜以辨识蝶腭孔。(Reprinted with permission from Snyderman CH, Carrau RL: Endoscopic ligation of the sphenopalatine artery for epistaxis. Op Tech Otolaryngol Head Neck Surg 8:85-89, 1997.)

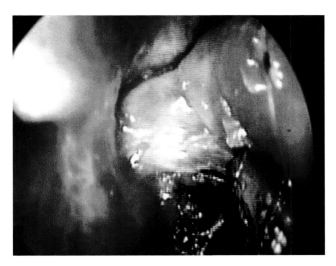

图 20.10　血管从右侧蝶腭孔发出。

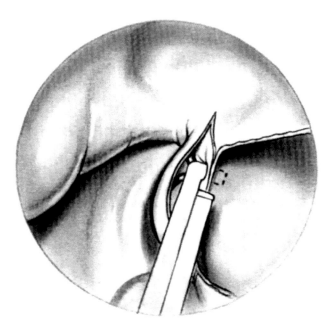

图 20.11　用咬骨钳扩大蝶腭孔以暴露蝶腭动脉的主干以及可能出现的近心支血管。(Reprinted with permission from Snyderman CH, Carrau RL:Endoscopic ligation of the sphenopalatine artery for epistaxis. Op Tech Otolaryngol Head Neck Surg 8:85-89, 1997.)

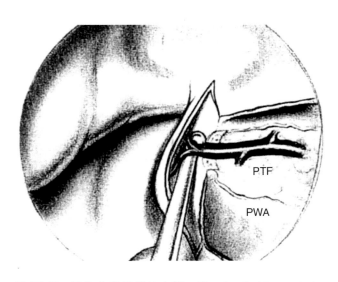

图 20.12　钝性分离远端的血管。(Reprinted with permission from Snyderman CH, Carrau RL: Endoscopic ligation of the sphenopalatine artery for epistaxis. Op Tech Otolaryngol Head Neck Surg 8:85-89, 1997.)

过的方法进行蝶腭动脉和后鼻动脉的烧灼和横切。为了能看到蝶窦壁，蝶窦向外侧方开放的范围更大（图 20.14）。翼腭窝的内容物要从翼骨下面提起并推向外侧。翼管动脉和神经位于蝶窦开放时外下侧的翼管内。翼管动脉内下方的骨头用 3mm 的混合金刚石钻头钻孔直至到达颈内动脉的平面（图 20.15）[12]。沿着颈内动脉的路线仔细地钻孔直到骨头足够的薄可以用 1mm 角度的克里森咬骨钳的尖端折断。继续去除骨头直到损伤血管的平面。颈内动脉被压缩到

骨管中来控制出血。可以用双击电凝来修补小的血管壁的撕裂。但是大部分情况下的目标是用局部的填充（止血材料，肌肉和 cottonoid）闭塞血管，这样才

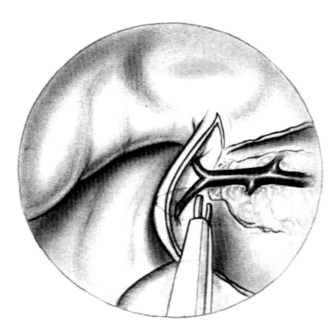

图 20.13 在内镜下用中号血管夹结扎血管。(Reprinted with permission from Snyderman CH, Carrau RL: Endoscopic ligation of the sphenopalatine artery for epistaxis. Op Tech Otolaryngol Head Neck Surg 8:85–89, 1997.)

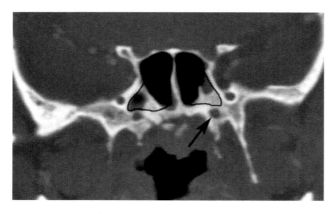

图 20.14　通过结扎蝶腭动脉以及从翼内板提起翼腭窝内容物来最大限度的切除蝶窦。这样可以去除位于圆窗和翼管(箭头)间蝶窦外侧隐窝(圈出的区域)的骨质。

能在一个可控的条件下进行更多的确切的处理。

当颈内动脉损伤的时候应该将血压维持在正常水平以保证大脑的旁系血液循环。皮层功能的神经生物学监测可以帮助在这样的情况下评估大脑的旁系血运并以尽可能好的进行修补。

术后护理

筛动脉或者蝶腭动脉结扎后，术后的护理跟其

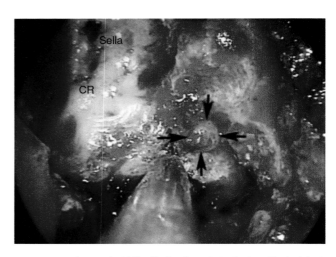

图 20.15　磨空左侧翼管(箭头)内下方的骨质以暴露颈内动脉第二膝。CR，斜隐窝。

他鼻内镜手术时一样的，包括暂时性的鼻部填塞或鼻夹板，以及盐水冲洗和温和的清创。如果手术结束的时候鼻内填塞止血棉条，需要在内镜视野下完成以保证没有血管夹被意外的移位。如果侵犯到了眶周，为了防止眶气肿需要指导患者不要擤鼻涕。需要治疗高血压并且避免服用抗血小板的药物。

颈内动脉损伤需要与有血管外科经验的神经外科医生以及介入性放射造影医生紧急讨论（图20.16）。应该避免血压过高或过低。即使术前颈内动脉气球闭塞实验结果阴性，低血压也能导致脑水岭区域的脑梗死。也有出现远离闭塞位置的栓塞的风险。对于任何的血管损伤，术后的血管造影对于排除假动脉瘤形成都是至关重要的。

术后的再度出血可能是多种因素造成的。要根据手术的程度和术中控制出血并发症的方法来决定恰当的处理方法。对于出血血管的选择性电烧灼或者结扎是控制显著性出血的最方便的方法。当出血点的位置不确定而且血管已经结扎的情况下，血管造影(有栓塞的)可以即使诊断性的又是治疗性的。

并发症

解剖位置关系的知识对于定位鼻腔鼻窦里的主要血管是很重要的。为了把热损伤的风险降到最低，双极电凝不可以用于靠近神经组织、颅底、眶和颈内动脉的位置。单极电凝绝对不可以在蝶窦前壁的后方使用。

与筛前动脉的暴露相关的风险包括伴有脑脊液

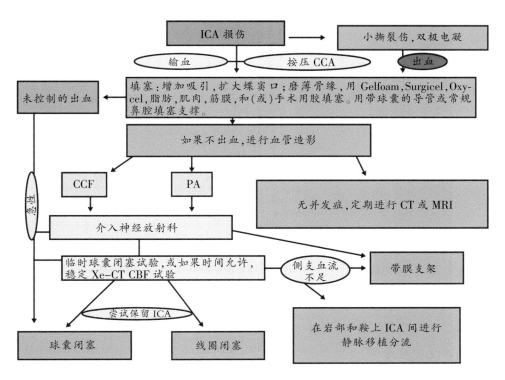

图 20.16 颈内动脉损伤后处理的原则。CBF，旁系血流；CCA，颈总动脉；CT，计算机断层扫描图像；MR，磁共振；PA，假性动脉瘤。

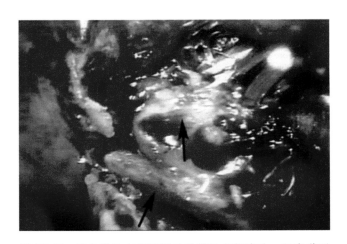

图 20.17 该患者的右侧蝶腭动脉结扎未能成功。经中道再次进行窦开窗时于先前放置的血管夹下方看到孔中复杂的血管（箭头所示）。

漏的硬脑膜损伤，血管横切面回缩到眶内引起的眶内血肿，以及鼻额管的狭窄。沿着骨面的眶侧辨认并结扎血管可以将这些风险降到最低。

由于放置的血管夹脱位，在分开的孔内无法分辨血管的近心支以及其他位置（筛前动脉）的出血（图 20.17），可能会导致蝶腭动脉的结扎失败。黏膜骨膜的剥离和去除其上覆盖的骨头可以更大范围的暴露蝶腭孔，这样可以防止丢失从孔里发出的单独的血管。继续去除蝶腭孔后面的骨头有损伤更大的腭神经导致腭部麻痹的危险。翼腭部组织的进一步切除导致颌内动脉其他分支的血管损伤，损伤翼管神经和减少撕裂伤的风险。

总结

大部分的鼻内镜手术中出血可以通过保守的方法有效的进行控制，包括止血材料的使用，温水冲洗。解剖学知识，清晰的视野和良好的手术技术可以避免损伤穿过鼻腔和鼻窦的大血管。控制出血需要进行大血管的结扎，这可以在内镜下用经鼻的方法完成。每个手术医生都应该掌握颈内动脉意外损伤的处理法则。

精要

- 术前应回顾放射性资料来确认是否有解剖学变异以降低血管并发症的风险。
- 筛前动脉位于与眼球后表面相切的冠状面上。
- 蝶腭孔位于中鼻甲的后部组织中。
- 超过 40% 的情况下，蝶腭动脉分支到蝶腭动脉的近心端
- 翼管是确认颈内动脉第二膝的常用标志。

隐患

- 筛前动脉的横切面离眼眶太近可导致动脉回缩到眶周组织中且引起球后血肿。
- 在颅底横切筛前动脉有脑脊液漏的风险，尤其是筛窝和筛板外侧薄板的连接处。
- 当近心支有单独孔时，蝶腭孔的不完全暴露增加了遗漏血管的概率。
- 过分的去除蝶窦的外侧分隔板会损伤颈内动脉。
- 单极电凝不可以在蝶窦内使用，因为有损伤视神经或颈内动脉的风险。

（韩军 译）

参考文献

1. Snyderman CH, Carrau RL: Advances in the treatment of epistaxis. In Myers EN (ed): Advances in Otolaryngology–Head and Neck Surgery, vol 14. St Louis, CV Mosby, 2000, pp 213-223.
2. Stangerup SE, Thomsen HK: Histological changes in the nasal mucosa after hot-water irrigation. An animal experimental study. Rhinology 34:14-17, 1995.
3. Stangerup SE, Dommerby H, Siim C, et al: New modification of hot-water irrigation in the treatment of posterior epistaxis. Arch Otolaryngol Head Neck Surg 125:686-690, 1999.
4. Schlegel-Wagner C, Siekmann U, Linder T: Non-invasive treatment of intractable posterior epistaxis with hot-water irrigation. Rhinology 44:90-93, 2006.
5. Schwartzbauer HR, Shete M, Tami TA: Endoscopic anatomy of the sphenopalatine and posterior nasal arteries: Implications for the endoscopic management of epistaxis. Am J Rhinol 17:63-66, 2003.
6. Snyderman CH: Resection of the carotid artery. In Myers EN (ed): Decision Making in ENT Disorders. Philadelphia, WB Saunders, 2001.
7. Kassam A, Snyderman CH, Carrau RL, et al: Endoneurosurgical hemostasis techniques: Lessons learned from 400 cases. Neurosurg Focus 19(1):E7, 2005. Available at http://www.aans.org/education/journal/neurosurgical/July05/19-1-7.pdf.
8. Snyderman CH, Goldman SA, Carrau RL, et al: Endoscopic sphenopalatine artery ligation is an effective method of treatment for posterior epistaxis. Am J Rhinol 13:137-140, 1999.
9. Snyderman CH, Carrau RL: Endoscopic ligation of the sphenopalatine artery for epistaxis. Op Tech Otolaryngol Head Neck Surg 8:85-89, 1997.
10. Alnashar IS, Carrau RL, Herrera A, Snyderman CH: Endoscopic transnasal transpterygopalatine fossa approach to the lateral recess of the sphenoid sinus. Laryngoscope 114:528-532, 2004.
11. Bolger WE: Endoscopic transpterygoid approach to the lateral sphenoid recess: Surgical approach and clinical experience. Otolaryngol Head Neck Surg 133:20-26, 2005.
12. Snyderman CH, Kassam AB, Carrau RL, Mintz A: Endoscopic approaches to the petrous apex. Op Tech Otolaryngol 17:168-173, 2006.

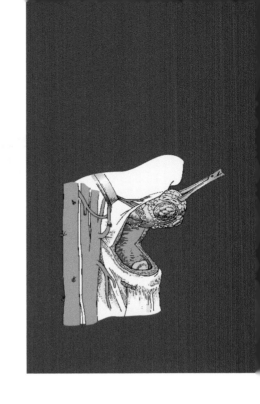

第**2**篇

口腔/口咽部

第**21**章

阻塞性睡眠呼吸暂停的手术治疗

Jonas T. Johnson，Thomas W. Braun

病例选择

悬雍垂腭咽成形术(uvulopalatopharyngoplasty，UPPP)已成为一部分阻塞性睡眠呼吸暂停(obstructive sleep apnea，OSA)患者重要的手术治疗方式[1~4]。患者如果睡眠时鼾声如雷、干扰他人，睡眠时躁动不安(常表现为肌阵挛)及白天嗜睡等，应建议行夜间多导睡眠监测检查，以确定有无阻塞性睡眠呼吸暂停(图21.1)。

确诊阻塞性睡眠呼吸暂停(OSA)后，大多数患者在考虑手术之前应行持续正压通气治疗(continuous positive airway pressure，CPAP)。尽管CPAP能够有效地减少甚至消除夜间睡眠时的呼吸暂停次数，同时能使75%~80%的睡眠期血氧饱和度下降得以纠正，但仅有不到40%~60%的患者愿意接受此项治疗(图21.2)。口腔矫治器(oral retaining device，ORD)是OSA的另一种非手术治疗方式。其种类繁

多，通常由矫治器的倡议者负责设计，作用机理是将舌体向前牵引(依靠装置与舌体之间的负压)或将下颌向前拉伸。口内牵拉装置的疗效逊于CPAP[5]。

如果患者不愿或不能耐受CPAP治疗，可考虑手术治疗。遗憾的是仅行悬雍垂腭咽成形术(UPPP)不能治愈所有OSA患者[6~10]，这反映出OSA的病因涉及多重因素，约50%的患者接受UPPP手术后仍存在呼吸暂停。从分析手术疗效的文献复习中可以看出，目前对阻塞性呼吸暂停患者手术疗效的评判没有统一标准。例如，一些术者报道患者术后"改善"，但这种"改善"不能等同于正常。正常标准为睡眠时每小时呼吸暂停次数小于5次，每次呼吸暂停持续时间少于10s。临床上会遇到呼吸暂停指数(apneic index，AI)大于100次/小时的患者，术后AI降至50次/小时即可称为"明显改善"。但尽管如此，患者仍属异常，依然存在因OSA引发心血管及其他并发症的风险。

寻求治疗的OSA患者病情不一，一些患者极其

135

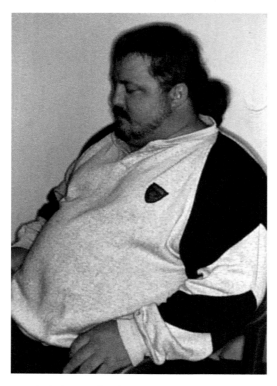

图 21.1　旁人难以忍受的鼾声和白天嗜睡是阻塞性睡眠呼吸暂停患者的最主要症状。

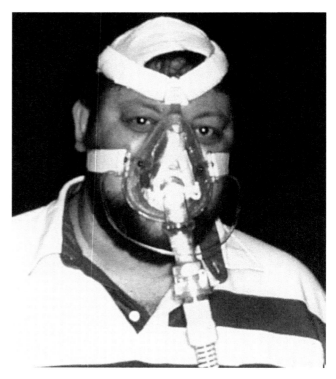

图 21.2　部分患者感觉经鼻持续正压通气治疗有袭扰和不适。

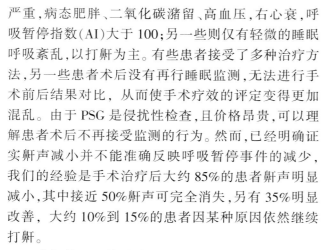

严重,病态肥胖、二氧化碳潴留、高血压,右心衰,呼吸暂停指数(AI)大于 100;另一些则仅有轻微的睡眠呼吸紊乱,以打鼾为主。有些患者接受了多种治疗方法,另一些患者术后没有再行睡眠监测,无法进行手术前后结果对比,从而使手术疗效的评定变得更加混乱。由于 PSG 是侵扰性检查,且价格昂贵,可以理解患者术后不再接受监测的行为。然而,已经明确证实鼾声减小并不能准确反映呼吸暂停事件的减少,我们的经验是手术治疗后大约 85% 的患者鼾声明显减小,其中接近 50% 鼾声可完全消失,另有 35% 明显改善,大约 10% 到 15% 的患者因某种原因依然继续打鼾。

　　我们将一组接受术后多导睡眠监测复查的患者分为"有效"和"治愈"两类[1]。"有效"的标准是 AI 下降 50%。"治愈"的标准是 AI 小于 5 次/小时、AI 下降大于 50% 且最低血氧饱和度大于 82%。有扁桃体切除史的患者手术疗效欠佳。无扁桃体切除史的患者 88% 有效,27 名有扁桃体切除史的患者仅 59% 有效。无扁桃体切除史的患者单行 UPPP 手术 52% 治愈(按前述标准),而有扁桃体切除史的患者仅 7% 治愈。从医学角度推测,扁桃体的存在导致口咽平面的

气道阻塞,切除扁桃体可提高手术治愈率。临床中我们体会到各种评估气道状况的方法并不能帮助术者显著提高预测手术成功的能力,这些方法包括纤维内镜、Mueller 试验及计算机断层扫描(CT)等,所有气道阻塞平面的评估方法也并非完美无缺,因此术前必须告知患者,手术有可能不会完全改善症状,或许仍需继续 CPAP 治疗。

　　由于手术不一定能完全治愈 OSAHS,因此在术前谈话时必须清楚告知患者术后进行睡眠监测评估疗效的必要性。同时,手术本身也可被认为是根据医师的既往经验来进行的一种治疗方式。在睡眠生理专家中存在这样一种共识,即患者有夸大手术成功的倾向,因为患者术后所反馈的情况与术后 PSG 监测结果不是完全相符。

　　鼻中隔矫正术常与 UPPP 手术同时进行。实施与否要根据患者的鼻腔阻塞病史和查体发现而定。有零星报道显示鼻腔平面阻塞也可导致 OSA。但更重要的是,许多严重的 OSA 患者不能耐受经鼻正压通气治疗(nasal CPAP, N-CPAP)。如果 UPPP 疗效不佳,鼻中隔矫正术可改善鼻腔通气,使患者术后能更好地耐受 N-CPAP,这对 OSAHS 患者术后的进一

步治疗有相当重要的意义。

术前评估

因颌后缩和其他颅面结构异常导致口咽气道面积相对减小的患者不适合 UPPP 手术，应考虑行上下颌正颌术。据报道，颏前徙术及上、下颌骨前徙术（双颌前徙术）的疗效良好，特别对下颌后缩明显的患者。该术式的基本原理是将附着在舌部的肌肉和舌骨上的软组织前移，以扩大口咽及舌平面的气道面积。

OSA 手术治疗之前，应认真评估患者的上呼吸消化道情况。患者多表现为咽腔软组织不匀称，即形态学结构虽正常，但比例失调（图 21.3）。

有重度鼻中隔偏曲的患者，应考虑在 UPPP 手术之前或同期进行鼻中隔矫正术，偶尔会有仅改善鼻腔通气即可获得疗效的患者。Fairbanks 建议采用"Afrin 试验"，即从生理学角度评估鼻部手术的疗效[11]。如果患者在睡眠时使用长效鼻喷减充血剂，打鼾和阻塞性睡眠呼吸暂停得以改善，估计单行鼻部手术有效。

有些情况下，鼻中隔成形术可与 UPPP 同期进行。鼻中隔成形术对接受 UPPP 手术的患者来说十分有益，其缓解鼻塞的作用不容忽视。有些患者接受 UPPP 手术后仍存在呼吸暂停，鼻中隔成形术通过解除鼻腔阻塞，可降低 N-CPAP 的通气压力，从而使患者更易耐受 N-CPAP 治疗。遗憾的是，无法定量评估改善鼻腔通气对 OSA 的治疗效果。

根据我们的经验，术前体格检查、Mueller 试验及各种影像学检查对 OSA 阻塞平面的判断有帮助但不完美。纤维喉镜经鼻评估气道时，如果阻塞平面主要在口咽部（腭部、悬雍垂及扁桃体），而舌后气道正常，则适合 UPPP 手术（如果扁桃体存在则同时切除）。

有舌后坠的患者预示 UPPP 术效果欠佳，建议行正颌术。在持续吸气时观察会厌、舌根、扁桃体及软腭平面，也可让患者用力吸气和打鼾，通常可以发现塌陷和鼾声部位。观察结果将有助于预测阻塞平面和手术效果[12]。

如前所述，有扁桃体切除史的患者不宜采取UPPP 手术[13]。偶尔会有扁桃体切除史的 OSA 患者，UPPP 术后症状亦得到缓解。因此，有口咽部形态学异常的 OSA 患者应进行 UPPP 手术。总之，UPPP 手术最适合于舌体正常无后坠、阻塞位于软腭平面、牙齿咬合关系正常以及不太严重的 OSA 患者。

手术技术

悬雍垂腭咽成形术（UPPP）

气管插管全身麻醉，切除双侧扁桃体，妥善保护扁桃体后弓，尽量避免损伤咽后壁黏膜。扁桃体前弓黏膜随扁桃体一并切除（图 21.4），但不能过度切除咽后壁和扁桃体后弓黏膜，否则可能引起鼻咽部瘢痕狭窄。为避免发生鼻咽部瘢痕狭窄，腺样体切除术不应与 UPPP 手术同期进行。

切开扁桃体前弓，并向上延伸，与水平切口相

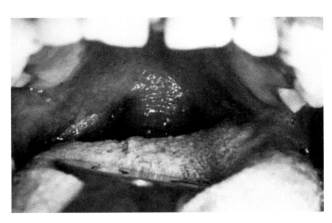

图 21.3　阻塞性睡眠呼吸暂停患者查体，最常见口咽部软组织比例失调。

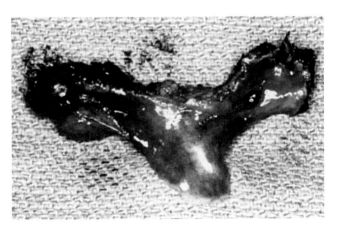

图 21.4　标本展示悬雍垂软腭成形术（UPPP）软腭与悬雍垂被整体切除，同时切除双侧扁桃体。

交。水平切口位于距软腭前后缘约 8~10mm 的高度。扁桃体前弓的垂直切口与软腭水平切口应呈 90 度交角,不能"圆",以便术后进一步扩大鼻咽部入口(图 21.5)。软腭切口直接切至鼻咽部,切除范围包括悬雍垂在内、距软腭游离缘 1.5cm 的组织(图 21.6)。

电凝止血后,将扁桃体后弓黏膜向前拉伸缝合,关闭双侧扁桃体窝(图 21.7)。缝合线需用长效可吸收线,如 Vicryl(图 21.8)。之后将口咽侧与鼻咽侧的软腭黏膜切缘对位缝合(图 21.9)。

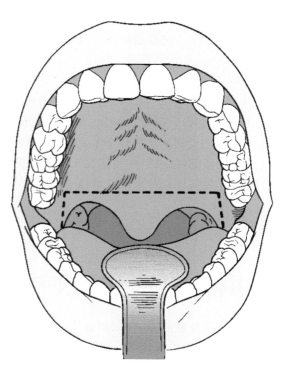

图 21.5 沿扁桃体前弓切口往上延伸,与经过软腭的水平切口相遇,两者之间所形成的交角接近 90°。

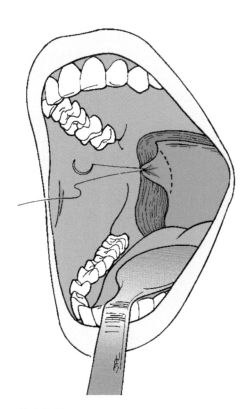

图 21.7 将扁桃体后弓黏膜向前牵拉,用长效可吸收线与前弓黏膜对位缝合。

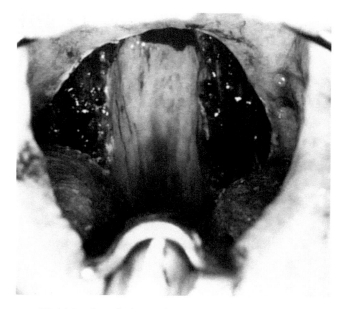

图 21.6 行悬雍垂咽腭成形术后,口咽部明显增宽。

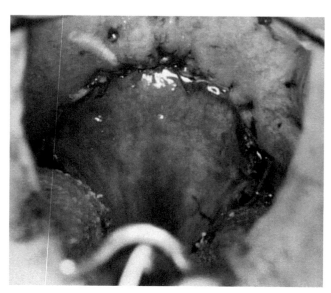

图 21.8 用长效可吸收缝合线缝合,关闭软腭游离缘。

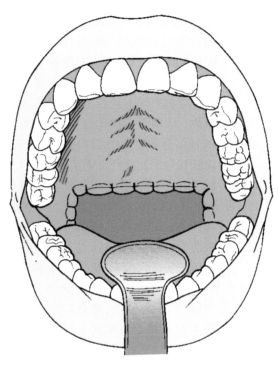

图 21.9　术后所见，口咽部明显增宽。

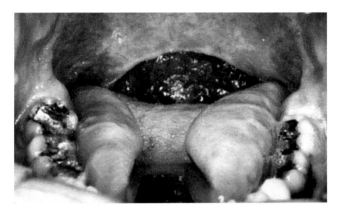

图 21.10　悬雍垂咽腭成形术后 6 周的口咽部形态。

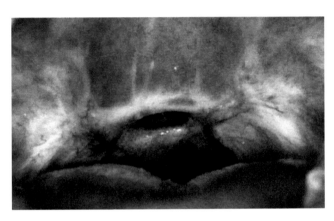

图 21.11 鼻咽部瘢痕狭窄，是 UPPP 的一个严重并发症，预防办法是尽量多保留咽后壁黏膜。

术后处理

　　所有患者均应监测血氧饱和度，如果下降则需整夜监测。患者麻醉完全苏醒，且能顺利进流食或软食后方可出院。

　　因过量镇痛药可能抑制呼吸，术后口咽疼痛的处理较为复杂。常规使用对乙酰氨基酚和羟考酮混合剂进行术后镇痛(图 21.10)。

并发症

　　所有患者术后均有疼痛和不适。因缝合黏膜切口关闭术腔，术后出血少见(<5%)。15%~30%的患者术后会出现暂时性腭咽关闭不全，导致鼻咽反流，但永久性鼻咽反流罕见。嘱咐患者喝水时放慢吞咽速度，必要时可暂缓进食流食。鼻咽部瘢痕狭窄（图21.11)是一严重、几乎无法治愈的手术并发症，发生率小于 2%。术中应尽量保留扁桃体后弓及咽后壁黏膜，以避免此并发症的发生。可切断鼻咽部环状瘢痕挛缩组织，将咽部黏膜瓣旋转进行修复。遗憾的是，

进食时软腭关闭腭咽的阀门功能很难或不可能恢复，即便修复成功仍可能留有不同程度的鼻咽反流和开放性鼻音。

　　一项针对成人 UPPP 后死亡率及严重并发症的研究结果显示，严重非致命性并发症的发生率为 1.5%（n=3130)，死亡率(30 天)为 0.2%[14]。

　　UPPP 手术最困扰的并发症是接近 50%的患者术后症状无明显改善。许多研究表明，术后 PSG 复查仅有 50% 的患者得以治愈[7,13]。长期随访显示，部分患者可再次出现打鼾及睡眠呼吸暂停[4,6]。睡眠呼吸障碍群体中，症状复发一般与体重增加有关，因此建议所有患者注意控制体重。如果 UPPP 后仍存在暂停和明显缺氧，需行进一步干预治疗。下颌骨前徙、伴或不伴部分舌体切除术可改善部分患者的症状，其他患者则需上下颌骨前徙或气管切开术。

用于治疗阻塞性睡眠呼吸暂停的颌骨手术

当 OSA 患者微创治疗失败或不能耐受时,在进行全面评估后,可考虑对其进行颌骨手术治疗。颌骨手术包括下颌骨颏结节开窗术或环钻截骨术、舌骨悬吊术以及上颌骨、下颌骨或上下颌骨(双颌)前徙术。

多导睡眠监测气道压显示约 50% 的患者上气道塌陷位于上颌骨后方(腭后区)及腭咽区[15]。Morrison 等人研究发现 80% 的患者存在软腭后区狭窄,而这些患者中 80% 以上有 2 个或 2 个以上的狭窄部位[16]。病态肥胖、上颌骨发育不良及颌后缩(小下颌)等均是手术时需要加以考虑的因素。最理想的方法对特定狭窄部位采取相应手术,但目前手术、诊断及处理等方面均不能精确到这个程度。因此,颌骨手术是通过将舌体、口底及口咽侧壁组织附着的骨骼前移,或通过增加上颌骨和上气道的横径以及两者联合来达到直接扩大气道直径的目的。

上世纪 80 年代中晚期,Riley 等介绍了一种两步法手术重建气道治疗睡眠呼吸暂停的方案[17]。术前评估时,根据患者的阻塞部位分为 3 型,Fujita I 型(软腭后区),Fujita II 型(软腭后区和舌后区),Fujita III 型(仅舌后区)。手术步骤如下,第一步手术(I 期)包括:I 型阻塞患者(腭咽平面)采取 UPPP 术式;III 型阻塞患者(舌后区)行颏舌前移术来解除舌后区阻塞。颏舌前移术是指在下颌骨颏上区做颏结节截骨,将截出部分前移、在骨表面进行断缘间固定,同时将舌骨与舌骨下肌群离断后向前上方进行悬吊。Fujita II 型(复合型)患者同期行 UPPP 及颏舌前移术。若患者第一步手术效果欠佳,可采取上下颌骨前徙术作为第二步手术,即"II 期"。手术的成功标准是术后呼吸紊乱指数(RDI)小于 20 次/小时、较术前下降至少 50% 以及血氧饱和度达到 CPAP 治疗水平。研究的 94 例患者中有 24 人 I 期手术后效果不佳,接受 II 期手术后成功率达 97%[18]。结合其他研究和经验,许多术者考虑将 II 期手术(上下颌前徙术)作为一线手术选择。

Reilly、Powell[17]、Lee[19] 及其他[20]研究表明,I 期手术治疗 OSA 的成功率约 50%~60%。一种特殊的手术可与 UPPP 同期或分期进行(图 21.12),该手术是经口外颌骨下入路,将下颌骨前部包括颏结节部分进行截骨,卵榫式连接固定。手术结果不仅将颏舌肌,也使二腹肌和该区域内相关的舌骨上肌群得以向前拉伸。将截下的骨片段尽力前拉,争取部分甚至全部错位,经外切口用螺钉固定颌骨,但注意不要放置过多。应在颏神经水平以下进行截骨,术后不会出现永久性感觉缺失。早期手术操作时,截骨后剩余的下颌骨前端牙槽骨部分很窄,术后容易发生断裂,现在此处固定一块钛板(图 21.13)避免了骨折发生。在下颌骨前徙的同时,沿二腹肌前腹分离组织至舌骨水平,环绕舌骨放置一根 Mersilene 束带与下颌骨的未切断部分进行拉拢,以缩小二腹肌前腹和颏舌肌的空间并将之向前牵拉(图 21.14)。这种牵拉舌骨向上的悬吊方法可调控,无需切断舌骨下肌群,与 UPPP 联合手术对一些特定患者有效。缝合下颌骨下切口时注意张力适当,妥善处理,愈合后瘢痕一般不明显。目前该手术有多种变通术式,包括口内经路、切开口腔前庭;或"环钻式截骨术",仅切开颏结节骨质,向前牵拉颏舌肌;以及各种舌骨肌群切断、舌骨向上或向下悬吊术。

上下颌前徙术可用于治疗鼻平面和口咽平面均存在阻塞的患者,长久以来该术式一直用于治疗咬

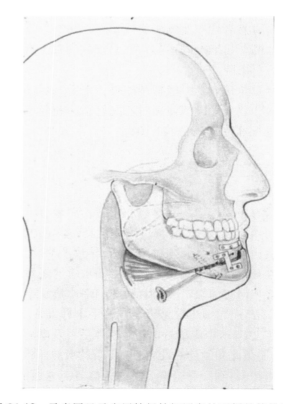

图 21.12　示意图显示应用钛板钛钉固定的下颌骨前徙和舌骨悬吊术。

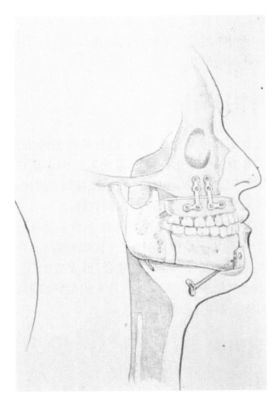

图 21.13　应用钛板钛钉固定的上颌骨截骨术。

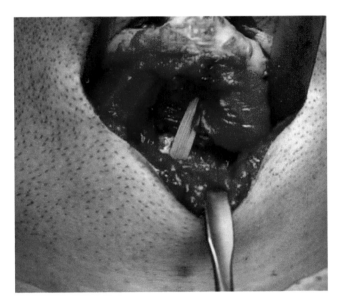

图 21.14　截骨术和下颌骨前部前徙，同时将舌骨悬吊至下颌骨上。

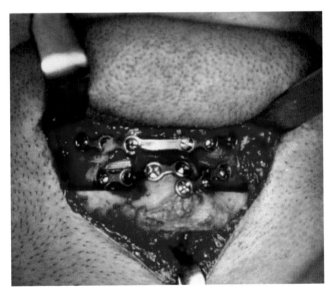

图 21.15　Le Fort I 型截骨术和双侧下颌骨矢状位截骨前徙术。

合错位及重建上下颌骨的正确关系。Kuo 等[21]以及随后的 Bear 和 Priest[22]早年就描述了正颌手术和下颌骨截骨术治疗睡眠呼吸暂停的情况。Waite 等人[23]报道上下颌前徙术，结合颏部截骨术治疗睡眠呼吸暂停，获得了很高的手术成功率。手术方法是标准的口内上颌骨 Le Fort I 型截骨前徙术，同时将下颌骨矢状位截骨前移(图 21.15)。坚固固定技术和纤维内镜照明的出现，大大改进了手术入路和术后稳定性。但有少数前期实施了 UPPP 的患者，再行双颌前徙手术时需要对经典的颌骨截骨术进行改良，因这类患者术后更易发生前牙开颌牙性开牙颌，需要按照计划对上颌骨进行特异地压入来创造后牙开颌，从而对前牙开颌进行补偿。另外，偶有错颌很明显的情况，需要对该类患者进行相应的处理，方法有正畸治疗、修复或咬合平衡。因大多数此类患者术前甚至之前二三十年都没有接受过正畸治疗（基于对该病的重视程度和治疗特点的了解）(图 21.16 和图 21.17)。

标准的 Le Fort 截骨术和下颌骨截骨前徙术能增宽气道的前后径，但对气道左右径狭窄效果不明显。这类患者可通过扩大水平面，特别是上颌骨平面而获益。我们借助上颌骨前部截骨术、鼻中隔复位和成形术以及鼻腔软组织重建等手术使鼻瓣区扩大，使一些患者受益。

术后处理

应用控制性低血压麻醉，手术时间通常 4 小时或更短，术中无需输血。由于应用钛板进行颌骨固定，无需行上下颌间固定，患者术后 12 小时内可恢

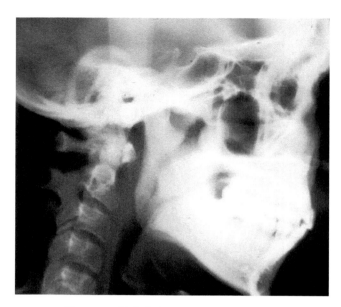

图 21.16　影像学资料显示术前气道狭窄。

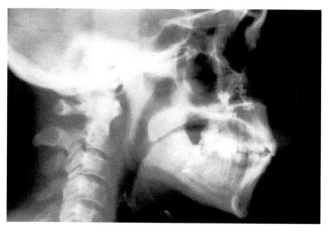

图 21.17　影像学资料显示上下颌骨截骨术后气道增宽。

复经口进食,48~72 小时内可咀嚼软性食物。镇静性或非镇静性止痛剂可供选择,但术后疼痛并非想象的那样严重。手术前后常规应用抗生素和糖皮质激素。住院时间很大程度上取决于患者水肿,术后血氧饱和度,以及术后反应情况,通常在 24~48 小时内出院。

并发症

多数患者有面部肿胀和不同程度的上颌神经或下颌神经感觉异常,通常 2~8 周恢复。

血肿很少发生。手术使用钛板固定,大大减少了下颌骨骨折的发生。

气管切开术

气管切开术是重度 OSA 最有效的治疗方法,能迅速缓解确诊患者的上呼吸道梗阻,但不能治疗原发性肺换气不足或中枢性睡眠呼吸障碍。因此,必须仔细分析睡眠监测结果进行病例选择。

OSA 患者的气管切开术与在手术室全麻下进行的常规气管切开术有所不同,气管切开后,要将造瘘口周围皮肤与气管黏膜对位缝合,形成造瘘口。这种技术已见大量报道,基本要求是术中翻转皮瓣,去除多余的皮下组织(脂肪)。

术后处理

所有行气管切开术的 OSA 患者都需要住院治疗,进行血氧饱和度监测,重度 OSA 患者(RDI 大于 70/小时)应在监护室监测呼吸状态。个别患者因气管切开突然解除了长期的呼吸梗阻,会发生术后急性呼吸窘迫综合征,这时应换用带气囊的气管套管进行正压通气治疗(CPAP)。术后第 2 或第 3 天,更换不带套囊的气管套管并恢复经口进食。教会患者护理气管套管,待完全掌握后即可出院。

并发症

术后出血罕见。因造瘘口皮肤与气管黏膜已缝合形成窦道,即使突发脱管也不会危及生命,因为很容易重新插管。

大部分病态肥胖的 OSA 患者需行气管切开术。由于患者过度肥胖,尽管气管切开时去除了一部分皮下脂肪,减少了插入气管套管的所需长度,但目前供应的多数气管套管还是相对较短。因此,术者术前应选择适合患者的气管套管。大多数厂家能定制不同长度的套管,术前必须准备好。另外,超长的气管套管可能没有内管,因此这类患者的术后护理相对困难一些。

精要

- 术前需要评估以明确阻塞平面及严重程度。
- CPAP 或替代系统仍然是治疗的金标准。
- UPPP 中，应该向前外侧牵拉固定扁桃体后弓。
- 患者术后血氧饱和度能维持正常才可出院。
- 绝大多数打鼾患者（75%~85%）可经腭部手术治愈。
- UPPP 手术失败的患者可行颌骨前徙手术，以获得疗效。
- 严重 OSA 并伴有心肺疾病的患者，气管切开术是最佳选择。

隐患

- 如果术前不加选择，约 50% 的腭部手术，如 UPPP，疗效不佳。
- 过多切除咽后壁及扁桃体后弓黏膜，或同期行腺样体切除术会引起鼻咽部狭窄。上下颌前徙术会因手术伤及下齿槽神经或颏神经而发生唇部暂时或永久性麻木。
- 肥胖患者会给麻醉带来一系列挑战。
- 标准的气管切开套管通常不适合于病态肥胖患者。
- 止血失败会进一步危及 OSA 患者的气道安全。

（刘艾竹 谢洪 译　彭振兴 尹金淑 校）

参考文献

1. Simmons FB, Guilleminault C, Dement WC, et al: Surgical management of airway obstruction during sleep. Laryngoscope 87:326-338, 1977.
2. Fujita AS, Conway W, Zorick F, et al: Surgical correction of anatomic abnormalities in obstructive sleep apnea syndrome: Uvulopalatopharyngoplasty. Otolaryngol Head Neck Surg 89:923-934, 1981.
3. Dickson RI, Blokmanis A: Treatment of obstructive sleep apnea by uvulopalatopharyngoplasty. Laryngoscope 97:1054-1059, 1987.
4. Hassid S, Afrapoli AH, Decaestecker C, Choufani G: UPPP for snoring: Long-term results and patient satisfaction. Acta Oto Rhino Laryngol Belg 56(2):157-62, 2002.
5. Hoekema A, Stegenga B, De Bont LG: Efficacy and co-morbidity of oral appliances in the treatment of obstructive sleep apnea-hypopnea: A systematic review. Crit Rev Oral Biol Med 15(3):137-155.
6. Hicklin LA, Tostevin P, Dasan S: Retrospective survey of long-term results and patient satisfaction with uvulopalatopharyngoplasty for snoring. J Laryngol Otol 114(9):675-681, 2000.
7. Macaluso RA, Reams C, Gibson WS, et al: Uvulopalatopharyngoplasty: Postoperative management and evaluation of results. Ann Otol Rhinol Laryngol 88:502-507, 1989.
8. Fujita S, Conway WA, Zorick FJ, et al: Evaluation of the effectiveness of uvulopalatopharyngoplasty. Laryngoscope 95:70-74, 1985.
9. Katsantonis GP, Walsh JK, Schweitzer PK, Friedman WH: Further evaluation of uvulopalatopharyngoplasty in the treatment of obstructive sleep apnea syndrome. Otolaryngol Head Neck Surg 93:244-249, 1985.
10. DeBerry-Borowiecki B, Kukwa AA, Blanks RHI: Indications for palatopharyngoplasty. Arch Otolaryngol 111:659-663, 1985.
11. Fairbanks DNF: Effect of nasal surgery on snoring. South Med J 78:268-270, 1985.
12. Millman RP, Carlisle CC, Rosenberg C, et al: Simple predictors of uvulopalatopharyngoplasty outcome in the treatment of obstructive sleep apnea. Chest 118(4):1025-1030, 2000.
13. McGuirt WF, Johnson JT, Sanders MH: Previous tonsillectomy as prognostic indicator for success of uvulopalatopharyngoplasty. Laryngoscope 105:1253-1255, 1995.
14. Kezirian EJ, Weaver EM, Yueh B, et al: Incidence of serious complications after uvulopalatopharyngoplasty. Laryngoscope 114(3):450-453, 2004.
15. Shephard JW, Thawley SE: Localization of upper airway collapse during sleep in patients with obstructive sleep apnea. Am Rev Respir Dis 141:1350-1355, 1990.
16. Morrison DL, Launois SH, Isono S, et al: Pharyngeal narrowing and closing pressures in patients with obstructive sleep apnea. Am Rev Respir Dis 148:606-611, 1993.
17. Riley RW, Powell NB, Guilleminault C: Inferior sagittal osteotomy of the mandible with hyoid myotomy-suspension: A new procedure for obstructive sleep apnea. Otolaryngol Head Neck Surg 94:589-593, 1986.
18. Riley RW, Powell NB, Guilleminault C: Obstructive sleep apnea syndrome: A review of 306 consecutively treated surgical patients. Otolaryngol Head Neck Surg 108:117-125, 1993.
19. Lee NR: Genioglossus muscle advancement techniques for obstructive sleep apnea. Oral Maxillofacial Surg Clin N Am 14:377-384, 2002.
20. Johns FR, Sandler NA, Braun TW: Management of obstructive sleep apnea. Selected Readings in Oral and Maxillofacial Surgery 5:34-36, 1997.
21. Kuo PC, West RA, Bloomquist DS, et al: The effect of mandibular osteotomy in three patients with hypersomnia sleep apnea. Oral Surg Oral Med Oral Pathol 48:385, 1979.
22. Bear SE, Priest JH: Sleep apnea syndrome: Correction with surgical advancement of the mandible. J Oral Surg 38:543, 1980.
23. Waite PD, Wooten V, Lachner J, et al: Maxillomandibular advancement surgery in 23 patients with obstructive sleep apnea syndrome. J Oral Maxillofac Surg 47:1256-1261, 1989.

第 **22** 章

舌减容术

Eugene N. Myers

早在 2 世纪，Galen 就首次对巨舌症进行了描述[1]。在 16 和 17 世纪，又有关于巨舌症病例的报道与记载。1658 年，首次报道了关于巨舌症的外科治疗[2]。巨舌症可以分为真性巨舌症（即舌体增大）和相对巨舌症，即口腔空间小，舌体相对显大。舌减容术并非常见手术，主要用于舌功能或外观受影响的患者。Ring[2]对 20 世纪以前的巨舌症治疗做过精彩叙述，值得治疗此病的医生借鉴阅读。

导致巨舌症的最常见病因有淋巴管瘤、神经纤维瘤、淀粉样变性、血管瘤、贝克威思–威德曼综合症、黏多糖病、甲状腺功能减退、呆小病、横纹肌肉瘤、巨人症、肢端肥大症、肌营养不良、唐氏综合征、类脂质蛋白三倍体综合征和特发性肌肥大[3]。发生在颌面部的神经纤维瘤会影响咬合关系，进而造成错𬌗畸形。舌体可以是神经纤维瘤的唯一发病部位，也可为多发性神经纤维瘤病的发病部位之一。淋巴管瘤所致的巨舌症可以影响咬合和吞咽。畸形的淋巴管在上呼吸道感染时体积增大，增大的舌体会造成气道阻塞[4]。血管瘤或血管瘤伴淋巴管瘤的巨舌症患者，可能会出现间断性出血症状。

病例选择

当患者存在咬合或吞咽困难、错𬌗畸形及出血等症状，体检发现舌体局部或整体增大或有血管瘤时，应考虑手术。这类患者可能出现巨舌症，妨碍口腔闭合。如果活检证实为淀粉样变性，同时伴有相应的症状和体征，则应考虑系统性淀粉样变。Moura 等人曾报道一例淀粉样变性的巨舌症（图 22.1）[5]。

巨舌症手术与否主要根据以下情况及严重程度决定：①功能缺陷，如吞咽困难、流口水、发声困难及上气道阻塞；②舌体对周围组织造成影响，导致牙颌改变，如下颌角增大、面部高拱伴有前牙开𬌗及下切牙前庭沟变深；③身体变化，如吐舌、言语困难及流口水等弱智样表现，会影响患者的心理健康。部分病例没必要进行整体的舌减容术，如舌部囊肿，舌部分切除即可达到完整切除囊肿的目的。每例手术都必须确保舌体的重要功能不受影响，包括味觉、知觉及运动功能等[4]。

贝克威思–威德曼综合症包括巨舌、先天性脐疝、肢体肥大、新生儿低血糖、内脏肿大、半面肥大及肿瘤发生风险[6]。巨舌症是因舌肌纤维增生所致，可以是对称性的，也可半侧增生。巨舌症的最严重后果是休息或进食时出现上气道阻塞，也可影响正常咬合和进食。巨舌症的主要后果是牙和牙槽骨前凸，导致前牙开𬌗、下颌前凸的面型。Laroche 等[7]报道了两例贝克威思–威德曼综合症伴腭裂的患者。该病治疗过程复杂，作者倾向于在行舌减容术之前不要修复腭裂，以便患者更好愈合。

术前计划

舌减容术的术前评估中，病史和体格检查非常重要。大多数患者自幼有舌体部分或整体增大的病史。神经纤维瘤患者应进行全面的体格检查，部分患者的巨舌是多发性神经纤维瘤病的局部表现（如雷克林豪森病），该病的特异性体征有咖啡牛奶斑（图22.2）。较大的舌表皮样囊肿与局部巨舌症的表现相似（图 22.3）。

淋巴管瘤所致的巨舌症不仅出现因巨舌引起的

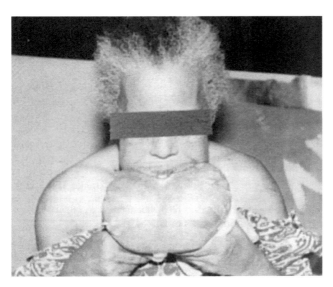

图 22.1 巨大的巨舌症患者 （Reprinted with permission from Moura CG, Moura TGG, Dures AR, Souza SP: Exuberant macroglossia in a patient with primary systemic amyloidosis. Clin Exp Rheumatol 23:428, 2005.）

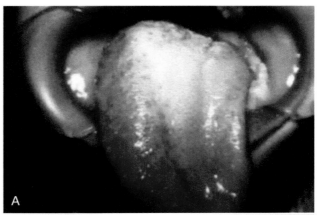

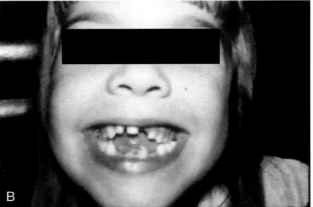

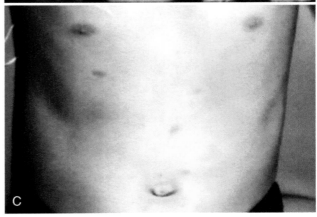

图 22.2 （A）舌神经纤维瘤。（B）巨舌引起的错𬌗畸形。（C）咖啡牛奶斑可明确诊断雷克林毫森病。

各种不便（图 22.4A），而且上呼吸道感染或微小创伤时会引发舌体明显增大和溃烂（图 22.4B），需应用抗生素进行治疗。儿童可因舌体挤压导致下切牙和尖牙萌出困难。舌减容术后，牙齿方可自然萌出（图 22.4D）。淋巴管瘤巨舌症的病变一般累及口底和颏下间隙（图 22.4C）。舌减容术时需将这些区域内的病变切除干净，否则治疗效果不满意。

巨舌症也是开𬌗的一个致病因素。双颌前凸以及特殊的牙弓可影响正颌治疗的疗效[8]。伴有血管瘤的患者，不仅舌体增大且有舌体出血。查体时可发现舌局部或整体有明显的血管瘤（图 22.5A）。有舌出血、舌体增大以及牙列萌出不全、咬合受到影响等都是舌减容术的适应证。

查体时要观察舌、口底及颏下区，同时进行双合诊。触诊可了解病变范围，特别是病变较局限时。CT及 MRI 可确定病变的部位和范围，并能发现较小肿物，有助于临床诊治。

手术方法

Wang 等[6]提出了一系列有关巨舌症的外科手术方式，但倾向于采用锁孔（keyhole）式。Kacker 等人[9]阐述了多种舌成形术的术式，6 例巨舌症患者采用了这些术式。Kacker 等也倾向于上述的锁孔术式，该术式不仅能整体缩小舌体积，还能保留舌的运动及功能（图 22.6A 至 D）。

Davalbhakta 及 Lamberty 详细描述了对称性巨舌症的多种治疗方式[8]（图 22.7）。仅做舌的中间部分切除便于保留位于舌前部的舌下神经和舌后部的血供。楔形切除舌中部后将两侧舌缘向中间拉拢缝合形成新的舌尖。该术式不仅能使舌体变窄，也可使之变短。拉拢缝合时应使用可吸收缝线分层缝合，关闭

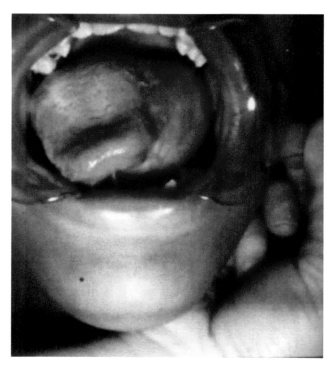

图 22.3　巨大舌表皮样囊肿导致患者终生咬合困难。

死腔。

　　涉及舌整体的舌减容术存在气道梗阻的潜在风险,因此需行预防性气管切开术。舌体肿物较大可影响气管插管,导致插管困难。围手术期需使用抗生素,常规使用糖皮质激素可以减轻术后舌水肿。

　　局限性神经纤维瘤可采用类似舌部分切除的手术方式。经口置入 Jennings 开口器,于舌尖后方 1cm 正中处缝合一针,用直角拉钩牵拉颊黏膜,根据查体和影像学结果,确定病变位置。擦净舌体后,在病变部位做椭圆形标记,将标记的黏膜及其深面的病变一并切除后关闭术腔(图 22.8)。

　　淋巴管瘤巨舌症病变累及颏下间隙和口底时,经口入路后,还需经颈入路切除病变。于颏下间隙的皮肤皱折处做切口(图 22.9A)。翻开皮瓣,解剖二腹肌前腹 (图 22.9B)。切开双侧二腹肌前腹之间的筋膜。由于受淋巴管瘤挤压,下颌舌骨肌常常变薄,难以辨认。切除区域内组织之前需仔细解剖辨认舌动脉和舌下神经(图 22.9C)。于舌下神经处放置 Penrose 条或血管牵引带,将其牵拉至手术区域之外,以

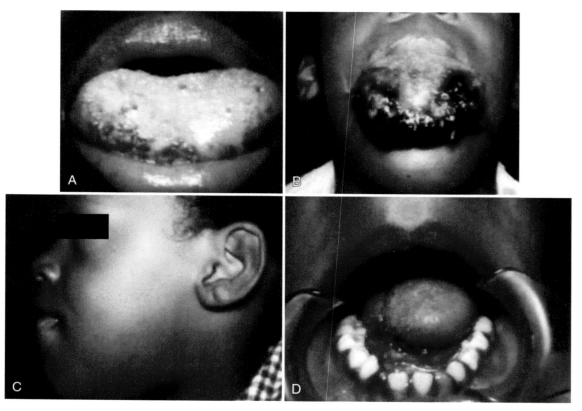

图 22.4　淋巴管瘤所致的巨舌症。(A)平常表现。 (B)上呼吸道感染时的表现。 (C)淋巴管瘤累及颏下间隙。(D)舌减容术后外观,手术范围包括颏下间隙。切牙在舌体减容后萌出。

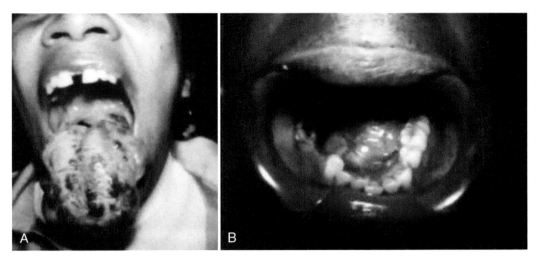

图 22.5 (A)舌血管瘤,反复局部切除瘤体、硬化剂治疗及放疗均无效。(B)舌减容术后的外形(注意中切牙和侧切牙前移位)。

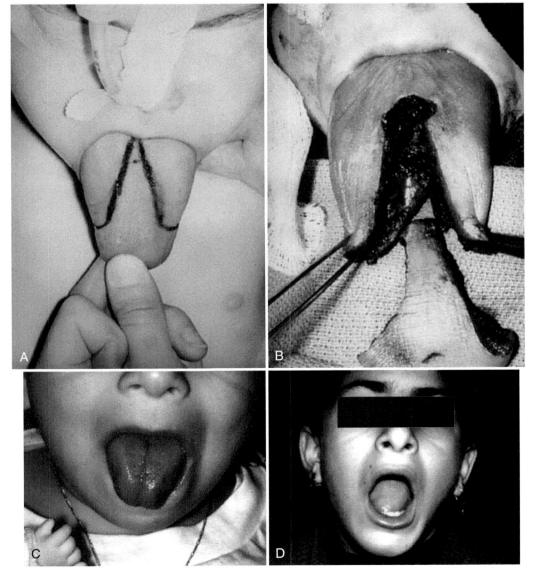

图 22.6 (A,B)锁孔式舌减容术的术中照片。(C) 重建舌体的术后照片。(D)术后 3 年随访,舌减容效果良好。(Reprinted with permission from Kacker A, Honrado C, Martin D, Ward R: Tongue reduction in Beckwith-Weidemann syndrome. Int J Pediatr Otorhinolaryngol 53:1 –7, 2000.)

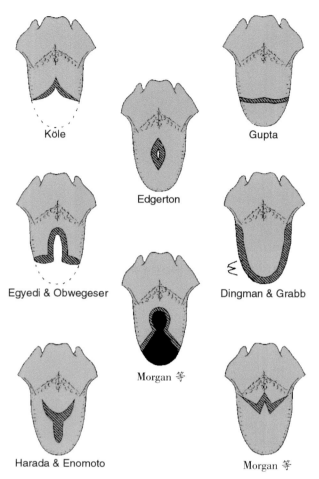

图 22.7 各种舌减容手术方式。(Reprinted with permission from Davalbhakta A, Lamberty BGH: Technique for uniform reduction of macroglossia. Br J Plast Surg 53:294–297, 294–297, 2000.)

保护其免受损伤。横断下颌舌骨肌到达口底（图 22.9C），尽量辨别淋巴管瘤病变并予以切除。淋巴管瘤多呈浸润性生长且无包膜，很难精确判定病变边缘，因此，手术更像"塑形"而非完整切除。术后彻底止血、冲洗术腔、分层缝合、放置引流管。

Jian[10]报告了 1992 年至 2002 年间的 7 例淋巴管瘤或血管瘤巨舌症患者，均接受了舌减容术，术后舌体积明显减小。上述病例均采用气管插管确保气道通畅，术后患者舌外观及功能均得到改善，无一复发。

术后处理

围手术期连续使用抗生素一周。若使用糖皮质激素，应在术后 24 小时内停用。应用浓度稀释一半的双氧水局部冲洗伤口，促进愈合。如行气管切开术，待上气道阻塞的风险消除后予以拔管，堵管或拔管可减少或避免误吸。患者恢复期间需采用鼻饲。行局部切除术的患者可予静脉营养数天，当舌部疼痛减轻后恢复经口进食，可请言语吞咽治疗师评价患者能否进食。

并发症

术后并发症包括舌体水肿、上气道阻塞、舌肌瘫痪、舌肌麻痹及舌体缺血。术中对舌深部肌肉仔细止血可预防舌体水肿和上气道阻塞发生。但对行大面

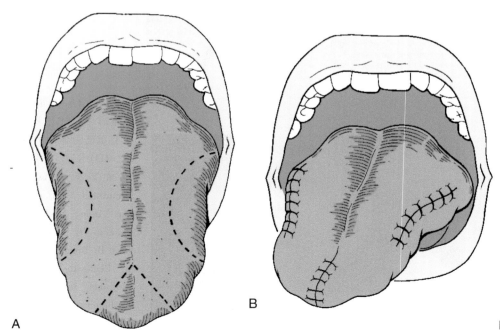

图 22.8 (A、B)舌体部分切除。

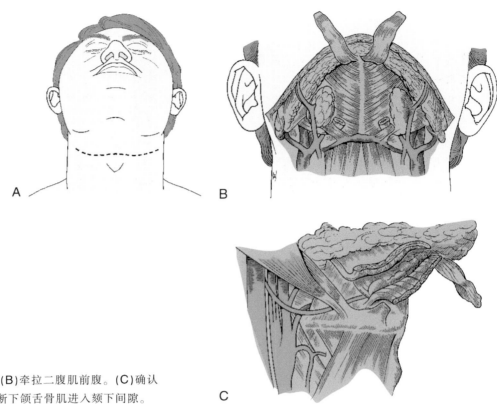

图 22.9 (A)颏下间隙切口。(B)牵拉二腹肌前腹。(C)确认和牵开舌动脉和舌下神经,横断下颌舌骨肌进入颏下间隙。

积舌减容术特别是舌血管瘤患者,需行预防性气管切开术。围手术期使用抗生素和糖皮质激素有助于减轻或预防术后水肿。

手术易损伤血管神经束,导致一侧或双侧舌下神经不全或完全瘫痪。虽然一侧舌下神经损伤仅引起舌功能轻微损伤,但双侧舌下神经损伤会引起舌全瘫,后果非常严重,患者将变成"口腔残疾"。如果术中不小心切断舌下神经,应立即采用显微外科技术进行神经吻合术修复神经,一般使用 8-0 或 9-0 尼龙线进行吻合。一侧舌下神经损伤会引起单侧舌肌麻痹。术中如果结扎或切断双侧舌动脉,会因舌缺血导致舌坏死和舌萎缩。

一侧舌动脉尚可维持舌部血供,双侧动脉损伤则无法保证舌的正常血供。术中仔细辨认舌动脉、避免同时切除双侧舌后外侧,可预防此并发症。

精要

- 巨舌症可能是全身性疾病的局部表现。
- 舌减容术有多种手术方式,应根据患者具体情况加以选择,操作时必须小心谨慎。
- 舌深部肌肉仔细止血可预防术后舌体水肿和出血。
- 术中应保护重要的解剖结构,如舌动脉和舌下神经,以确保舌体成活和功能。
- 言语吞咽治疗师和心理治疗师在巨舌症治疗团队中具有重要作用(见图 22.1)[5]。

隐患

- 全身性病变如原发性淀粉样变是巨舌症的病因之一,这点需要重视。
- 术中如果不能辨认和保护双侧舌下神经可导致舌肌瘫痪,患者将变成口腔残疾。
- 双侧舌动脉的损伤可导致舌坏死。
- 患者行舌体大部切除术时,为预防上气道阻塞的发生,需行预防性气管切开术。
- 注意巨舌症可能伴有腭裂 (如贝克威思–威德曼综合征)。

(余日月 译 刘希云 尹金淑 校)

参考文献

1. Harris T: Chronic intumescence of the tongue. Am J Med Sci 7:17-22, 1830.
2. Ring ME: The treatment of macroglossia before the 20th century. Am J Otolaryngol 20:28-36, 1999.
3. Dinerman WS, Myers EN: Lymphangiomatous macroglossia. Laryngoscope 86:291-296, 1976.
4. Gasparini G, Saltarel A, Carboni A, et al: Surgical management of macroglossia: Discussion of 7 cases. Oral Surg Oral Med Oral Pathol Oral Radiol Endod 94:566-571, 2002.
5. Moura CG, Moura TGG, Durães AR, Souza SP: Exuberant macroglossia in a patient with primary systemic amyloidosis. Clin Exp Rheumatol 23:428, 2005.
6. Wang J, Goodger NM, Pogrel MA: The role of tongue reduction. Oral Surg Med Oral Pathol Oral Radiol Endod 95:269-273, 2003.
7. Laroche C, Testelin S, Devauchelle B: Cleft palate and Beckwith-Wiedemann syndrome. Cleft Palate Craniofac J 42:212-217, 2005.
8. Davalbhakta A, Lamberty BGH: Technique for uniform reduction of macroglossia. Br J Plast Surg 53:294-297, 294-297, 2000.
9. Kacker A, Honrado C, Martin D, Ward R: Tongue reduction in Beckwith-Weidemann syndrome. Int J Pediatr Otorhinolaryngol 53:1-7, 2000.
10. Jian XC: Surgical management of lymphangiomatous or lymphangiohemangiomatous macroglossia. J Oral Maxillofac Surg 63:15-19, 2005.

第 23 章

扁桃体切除术

Suman Golla

扁桃体切除术是为数不多、历久弥新的外科手术之一。20 世纪 40 年代,扁桃体切除术的数量在美国达到了顶峰,年均 200 万,主要原因是除了扁桃体炎反复发作之外,适应证涉及广泛,包括喂养不善、体重不增、错颌、"吐舌"以及遗尿等。到 20 世纪 60 年代和 70 年代,美国扁桃体切除术的数量基本恒定,每年约 100 万~200 万[1]。现今,即使手术例数下降到了每年 40 万例左右[2],依然是最常见的手术之一。手术例数下降与寻求严格手术指征的临床试验有关[3]。

瓦尔代尔扁桃体环包括腺样体、咽侧索、腭扁桃体和舌扁桃体。其中任何一部分都可能出现增生或慢性感染,但扁桃体常特指腭扁桃。一般鼻咽部淋巴组织增生(腺样体肥大)与扁桃体肥大共存,在扁桃体切除时腺样体也会同期切除,特别是青春前期的儿童。

扁桃体的内侧面内陷,形成被覆鳞状上皮的隐窝。隐窝约 6~20 个(图 23.1),深度和直径不一。当隐窝口堵塞时,隐窝内的上皮碎屑与来自口腔的细菌混合导致慢性感染,并容易形成恶臭的扁桃体结石。受感染刺激,周围的淋巴组织增生,继而阻塞加重和炎症持续。受感染隐窝排出的脓性分泌物可覆盖扁桃体表面(图 23.2)。

经典的扁桃体炎多由 β 溶血性链球菌引起,但也可被柯萨奇病毒及 EB 病毒(传染性单核细胞增多症)等其他病原体感染。Pillsbury 等采用量化技术发现,慢性感染的扁桃体隐窝中细菌数量超过未感染扁桃体的数百倍。结果表明导致慢性扁桃体炎的正是组织自身的慢性脓毒症,而非任何特异性病原体[4]。

扁桃体深面有一层被膜,借疏松结缔组织间隙与其深面的咽上缩肌分隔。继发于急性扁桃体炎的扁桃体周围脓肿的脓性分泌物一般积聚在这个间隙内。脓肿壁由扁桃体被膜及咽上缩肌共同组成。脓肿如果穿透咽上缩肌向周围扩散可形成咽旁间隙感染或脓肿。颈深部组织坏死所致的厌氧菌感染进展迅速,偶尔可导致致死性的血管并发症。

扁桃体的供血动脉有咽升动脉、腭升动脉,两者位于扁桃体窝深面。其他血管包括舌背动脉的前扁桃体支、面动脉的下扁桃体支以及腭降动脉的上扁桃体支。静脉回流通过扁桃体周围静脉丛引流至舌咽静脉,最后至颈内静脉。颈内动脉位于扁桃体后外侧 2.5cm。局部淋巴主要引流至颈深上淋巴结,也可到颌下淋巴结和颈浅淋巴结。慢性扁桃体炎患者上述区域经常可触及肿大的淋巴结。

扁桃体位于前后柱之间的腭肌皱褶,即扁桃体窝内。前后柱分别由腭舌肌和腭咽肌组成,这些肌肉及被覆黏膜的保留对术后腭部生理功能的维持至关重要。

估计每年扁桃体炎及相关疾病的花费约 5 亿美元。近几年,扁桃体切除术数量的下降与抗生素的应用、扁桃体切除术指征的把握趋于严格有关。此外,经济因素导致医疗报销的限制进一步减少了扁桃体切除手术的数量。通常,第三方支付者要求必须具备特定的指征方可实施手术。

设想通过随访研究手段来寻找扁桃体切除术严格、正规的适应证很困难,因为涉及很多主观因素。尽管如此,匹兹堡大学的 Paradise 在 1984 年进行的经典随访研究表明,手术的一些益处是值得肯定的[3]。通过严格的入组标准,187 例患儿纳入了评价扁桃体切

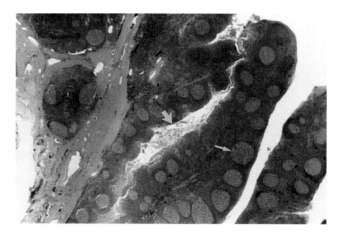

图 23.1　扁桃体的显微镜下观,充满上皮碎屑的隐窝(大箭头)和淋巴滤泡(小箭头)。

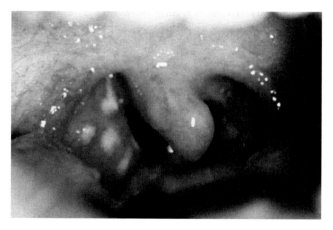

图 23.2　急性滤泡性扁桃体炎。

除术有效性的研究。大约一半患儿随机分入手术组或观察组,另一半的治疗方案由父母决定。共计 95 名患儿接受了扁桃体切除术。最初两年,手术组患儿的咽部感染次数明显下降,但观察组的部分患儿感染次数也很少。作者认为,预测未来发生感染与否很困难,建议治疗应个体化,而不能教条地依赖指南。尽管如此,这些指南还是纳入了美国耳鼻咽喉头颈外科学会(AAO-HNS)官方推荐的治疗指南中(表 23.1)[5]。

　　近来,一项关于腺样体及扁桃体切除手术适应证的研究应用了循证医学手段。扁桃体切除术的绝对适应证包括腺样体和扁桃体肥大导致阻塞性睡眠呼吸暂停(OSA)、生长困难、颌面发育异常、可疑恶性疾病以及出血性扁桃体炎;相对适应证包括扁桃体肥大伴发上气道阻塞、吞咽困难、言语障碍、口臭、

复发或慢性咽扁桃体炎、扁桃体周围脓肿以及链球菌携带者[6]。

　　荷兰的一项开放、多中心、随机对照试验包含了 300 名 2~8 岁因轻微症状的咽部感染行腺样体及扁桃体切除的儿童。轻微症状是指每年发生 3 次及以上感染,但一年 7 次或更多、两年内 5 次或者 3 年内 3 次则不计在内。平均随访 22 个月,与密切随访组相比,手术组在减少未来患儿发热次数、咽部感染以及上呼吸道感染次数方面未显出优势[7]。

　　不同于因反复轻微感染而行腺样体及扁桃体切除的随访研究,许多研究结果证明因上气道阻塞或 OSA 而行腺样体及扁桃体切除术可改善患儿的生活质量。问卷调查显示 OSA 患儿的术后生活质量得到持续改善[8]。

病例选择

　　扁桃体切除术的适应证涉及内容较多,部分见表 23.2。最常见的指征是复发性扁桃体炎,因此,针对这个指征出台了最具特征性的指南(表 23.1)[5]。指南建议患者一年发作 4 次或以上的急性扁桃体炎,扁桃体切除有效。指南固然有用,但不应过于僵化。是否切除扁桃体还应参考患者的缺勤次数,缺勤可反映疾病的严重程度、以及对患儿及家庭的影响。是否行扁桃体切除术还要考虑扁桃体炎给患者身体造成的长期不良影响以及因扁桃体炎继发的病情恶化。例如,非常严重的偶尔感染可能比频繁发作的轻微感染更有手术指征。成人常因反复扁桃体炎多年,经常旷课或旷工而颇受困扰,期望"解决问题"。患儿如果首诊于耳鼻咽喉科,医生的态度多数是随访观察。但如果转诊儿科,医生则认为病史提示患儿对保守治疗无效,扁桃体切除术将会获益。

　　腺样体是否同期切除要参考患儿的症状和年龄。年幼患儿常同时有腺样体和扁桃体生理性肥大、或扁桃体炎伴有张口呼吸和长期流涕,应行腺样体切除术。通常青春期后腺样体缩小,成人和青少年较少有腺样体肥大,因而无需腺样体切除。如果考虑有腺样体组织增生,应行鼻咽部检查。

　　自身或家族成员有凝血障碍性疾病的扁桃体炎反复发作者,扁桃体切除术应谨慎并多加小心。尽管这类患者手术过程可能顺利,但在术后至数周的恢复期内,任何时间都可能出现严重的或迁延性出血。因此,手术不可强求,而且必须有血液科医生积极配

表 23.1	扁桃体切除术的临床指征							
	A	B	C	D	E	F	G	H
病史（一条即可）	*即便积极治疗，患者一年中仍发生 3 次或以上的扁桃体或腺样体感染	#扁桃体增生导致咬合异常或影响口面部发育，由口腔正畸科医生出具书面证明	增生导致上气道阻塞，严重吞咽困难，睡眠障碍或发生心肺并发症	医生出具证明扁桃体周围脓肿经药物及引流治疗无效，除非急性期已进行手术	由慢性扁桃体炎引起的口臭，药物治疗无效	与链球菌携带有关的慢性或复发性扁桃体炎，对耐 β－内酰胺酶的抗生素无反应	单侧扁桃体增生，考虑新生物	复发性化脓性或分泌性中耳炎（仅需切除腺样体），如果有 A～G 中任一条，需要同时切除扁桃体

* 针对感染情况，建议记录前两次的感染信息，包括发热、不适的严重程度、咽培养、抗生素使用以及中耳炎史

针对增生及非感染情况，建议记录生长及体重增加、必须切除腺样体及扁桃体的医学指征、多导睡眠监测（可选），包括每小时阻塞或低通气次数

From Clinical Indicators Compendium. Alexandria, VA, American Academy of Otolaryngology-Head and Neck Surgery, 1995.

合。有研究表明，术前有出血史不能预示会出现异常的检验数据，因此，常规血液检查不一定有价值[9]。术前自体血储备或选择合适的供血者有助于确保手术顺利。有出血倾向的患者，若因宗教信仰不能使用血液或血液制品，不宜在社区医院手术，而应转诊至有能力处理这类医学伦理问题的大型医院。

表 23.2	扁桃体切除术指征
反复发作的扁桃体炎	
气道阻塞	
睡眠呼吸暂停	
急性传染性单核细胞增多症	
扁桃体周围脓肿	
活检	
自发性扁桃体出血	

手术方法

操作方式

如表 23.3 所示，有多种扁桃体切除方法。我们倾向于电切式，因其出血少，手术时间短，恢复快。所有操作方式都要遵循两个原则：在被膜层将扁桃体完整切除及术中仔细止血。表 23.3 所列的各项新技术出现最初，常常引起耳鼻咽喉科医生的浓厚兴趣，应用后在操作及减少并发症方面与传统方法如电切、冷切相比未显出优势，日后逐渐趋于理智。

等离子术

等离子电外科是一种应用电流进行切割、消融、凝结、止血的技术。是通过对有机分子的解离，而非热效应去消融组织。不同的作用机制可以最大限度地减少对邻近组织结构的热损伤。

不像以往的射频消融术，等离子技术是借助双极电流产生的一个等离子场来分离组织。等离子场产生的温度仅 60℃~70℃，低于传统的射频和电烧，可减少对周围组织的损伤。如果正确使用，等离子场在切割扁桃体周围结缔组织的同时，所产生的小功率电流还可凝固小血管用以止血，较粗血管的止血则需切换到电凝脚踏。

据文献报道，等离子术可以改善生活质量、减少疼痛。对 150 例分别行等离子扁桃体全切、等离子扁桃体部分切除以及扁桃体冷切术患者，就疼痛消失时间、恢复正常饮食及活动时间、止痛药使用情况等进行比较。结果显示等离子术安全，可减轻术后疼痛，更早恢复正常饮食及活动。其他研究也表明，等离子术可显著降低疼痛程度，较少发生并发症[10]。与传统电凝术相比，等离子组患者更少服用止痛药，许多患儿家长感觉术后好于预期。结论提示，等离子扁桃体切除术较传统电凝术的术后恢复质量更高。

扁桃体术后出血率较少报道，因而难以进行比

表 23.3	扁桃体切除手术方法
挤切术	
部分切除术	
圈套器切除术	
电切术	
激光切除术	
等离子术	
超声刀切除术	
射频消融术	
动力系统切除术	

较,等离子手术的术后情况类似。大多数文献报道,等离子术后出血率约为 1%~7%,低于总体出血率[11]。

另有研究报告其出血率较高,甚至达到 24%[12]。等离子术是一种可供选择的安全技术,可减少术后出血率或至少与传统手术相似,可减轻术后疼痛,因而患者恢复较快。等离子术虽可减轻术后疼痛,但手术时间延长。

作者应用等离子术发现更适合于当日出院的手术患者。出血率与传统电凝术相当,但一旦出血,其程度更为严重。

射频消融术

射频消融术类似于等离子技术,也作为扁桃体切除的一种方法。文献报道射频技术用于扁桃体肥大患儿的扁桃体部分消融或减容术。温度可控的射频技术是通过插入黏膜下的电极对目标组织加热来发挥作用。射频发射器通过调节能量对组织精准破坏,被破坏的组织随后被机体逐渐吸收,从而达到表面黏膜完整而组织减容的目的。专用电极可用于扁桃体减容,与传统或等离子扁桃体部分切除术相比,射频消融可明显降低术后并发症[13,14]。

超声刀切除术

超声刀也可用于扁桃体切除。该技术利用超声技术切割或电凝组织,温度低于电切或激光术。超声刀也可用于耳鼻咽喉其他部位以及外科其他领域。与电切或激光术相比,超声刀的切割或电凝温度低 3~4 倍,减少热损伤可减轻术后疼痛。超声刀用于扁桃体切除的报道较少,有研究认为可减轻术后疼痛,但也有报道会增加术后疼痛。另有研究显示术中和术后出血与传统电切术相比没有差异[15]。超声刀切

除扁桃体或为一种有应用前景的技术。

激光切除术

激光用于扁桃体切除可追溯至 20 世纪 80 年代早期,为氩等离子体凝切技术。与传统电切术相比效果较好,有报道称可缩短手术时间。随后,CO_2 与 Nd:YAG 激光配合用于控制术中出血。有报道称,接触式激光与传统单极凝血相比,术后疼痛率降低。激光切除扁桃体不是常规,尚需进一步研究[16,17]。

动力系统切除术

近年来动力系统在耳鼻咽喉某些手术,如鼻窦和腺样体切除术中备受青睐,也可用于扁桃体切除,主要包括扁桃体部分切除或囊内切除。较小儿童应用动力系统行扁桃体囊内切除,据称术后出血少、恢复快。这种技术似乎不宜扁桃体全切,在此仅供参考[18,19]。

单极电凝术

一项针对 332 名耳鼻喉科医生的调查发现,绝大多数(222 名)医生使用单极电凝切除扁桃体,理由是减少出血。大多数研究结果一致认为,与冷切技术相比,电切可以缩短手术时间、减少术中出血。但可能增加一些术后并发症,如术后疼痛,恢复进食和活动时间较长。通过文献复查及在线调查,50%~60% 的美国耳鼻喉科医生扁桃体切除时使用单极电凝。

冷切技术

一些耳鼻喉医生仍然选择"冷切"或称"锐切"法切除扁桃体。224 名使用冷切技术并接受调查的耳鼻喉医生中,77 名的选择理由是减轻疼痛[20]。20 年前,几乎所有耳鼻喉科医生冷切后都缝合结扎,如今,全美仅有 10% 的医生依然缝合[21]。

总结上述技术,扁桃体电切术是最常用方法。比较电切和冷切技术优劣的文章很多,一般认为,电切术的手术、麻醉时间短,但出血率两者没有区别。电切术后似乎需要更多的止痛药。也有文章指出,冷切术的出血率轻度偏高[20-23]。

体位

无论采用何种操作方式,患者的体位至关重要。绝大多数患儿需要肩下垫枕,因为患儿的头部与胸壁前后径相比相对较大。摆放体位时应加小心,确保

头不"悬空",以免颈椎韧带损伤和术后颈部疼痛。唐氏综合征患者在术前需行颈椎拍片(伸展与屈曲位)检查,以了解是否有寰枢椎半脱位。这类患者要随时避免术中颈部过伸,如果可能,应保持正中而非伸展位。唐氏综合征患者颈椎韧带结构可能异常松弛,为预防颈椎半脱位,不要垫肩。

将 Crowe-Davis 或 McIvor 开口器小心放入患者口内,将气管插管于中线位固定在舌和压舌板之间(图 23.3)。压舌板中央凹槽可确保气管插管的安全固定。开口器应放在舌体正后方,确保舌体位于正中。偶尔,放置开口器会遇到困难。如果舌体过大、口咽腔窄或下颌骨偏小,在一侧扁桃体切除后需要重新放置开口器。开口器的压舌板有大小不同数个型号,儿童和某些成人(多为女性)选用 3# 压舌板,成年男性一般需要 4# 压舌板。

手术操作

术者术前应触诊扁桃体、扁桃体窝以及软、硬腭。软腭若发育异常应考虑有黏膜下腭裂的可能,提示术后可能发生腭咽关闭不全,对拟行腺样体切除术的患者尤其需要注意。一般而言,腺样体切除先于扁桃体,此时可用橡胶导管悬吊软腭,放入鼻咽镜观察鼻咽部。腺样体切除后,鼻咽部填入纱球压迫腺样体切除床,利用切除扁桃体的时间充分止血。如同扁桃体切除术,腺样体切除方式也在不断推陈出新。

放置和取出开口器时,应小心操作,避免压舌板头端损伤腭、咽、唇或扁桃体下极,导致不必要的出血。如果出血影响术野,应在手术之前进行电凝止血。压舌板放置到位,确定气管插管和舌体位于正中后,将开口器上的牙托橡胶部分钩挂在上牙床的犬

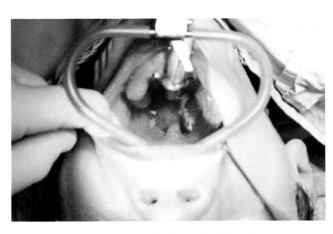

图 23.3 慢性扁桃体炎患者手术之前。

齿或侧切牙上。所有操作应在直视下进行,避免造成牙齿松动或损伤口咽黏膜,对于处在换牙期的儿童尤其多加小心。开口器固定后,应仔细检查以确保麻醉插管受到保护、上唇没有受压、舌根大部被压舌板挑起、扁桃体的上下极清晰可见。如果尚有较多舌体凸入口腔,提示压舌板太小;如果舌体过大超出压舌板,可固定后先切除一侧扁桃体,再重新调整位置切除对侧扁桃体。将患者头后仰,提起开口器悬挂并固定在其上放有扁桃体切除器械的胸前托盘上。从放置开口器开始,术者应时刻警惕随时可能发生的并发症,包括牙齿松脱、颞下颌关节脱位、气管插管扭曲、移位甚至脱管。当小儿插入不带气囊的气管插管时,应将不透射线的湿纱布填入下咽,以防术中氧气和麻醉气体外泄。

切除扁桃体时,先在扁桃体前弓稍外的黏膜皱褶处做切口。用 Allis 弯钳抓取扁桃体牵向内、下方,使扁桃体前弓黏膜处于张力状态(图 23.4),有利于做切口。前弓应尽量保留。有文献提示,前弓缺失可使 OSA 患者软腭塌陷的概率增加[24]。

做切口前,向内牵拉扁桃体检查上极及周围软腭,通常可明确扁桃体上极与前弓黏膜上方的界限。用电刀做切口时基本无出血,并且很容易抵达扁桃体被膜层(图 23.5)。注意:必须要在黏膜和其下方的扁桃体被膜组织之间切开,不得误入扁桃体上极,否则将难以找到扁桃体被膜与周围软组织之间的层面,使扁桃体的继续剥离发生困难。

一旦确认扁桃体上极的被膜,重置 Allis 钳将扁桃体向下牵拉。助手用吸引器将软腭向上压有助于确定正确的切开层面,便于切除腺体。若求精致,切除过程中应仔细辨认进入扁桃体被膜的血管,切断之前将其电凝。上极暴露之后,进一步向下切除扁桃体,在充分游离周围肌肉及软组织之前,前后弓黏膜必须切开(图 23.6)。切口越接近扁桃体,保留黏膜越多,术后不适及变形就越少。

扁桃体下极暴露后,用电刀将扁桃体切断。注意,既要避免扁桃体下极残留,又不要对下咽及舌根组织做过多切除,特别是扁桃体过度增生的老龄患者,因其扁桃体组织可以延及舌根,与舌根扁桃体相延续。

扁桃体切除后,用盐水冲洗术腔。将开口器放松一两次,以确定有无因牵拉而停止的出血。确定没有出血后,吸净咽腔,结束手术,等待患者清醒、拔管。在此期间如有任何出血迹象,术者应该立即检查咽

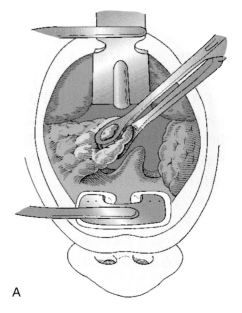

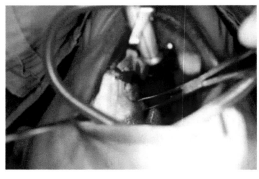

图 23.4 (A,B)切除扁桃体之前,将扁桃体牵起使之处于张力状态。(A, Redrawn from Hibbert J: Tonsils and adenoids. In Evans JNG [ed]: Pediatric Otolaryngology. In Kerr AG [ed]: Scott Browns Otolaryngology, London, Butterworth-Heinemann, 1987, pp 368-383.)

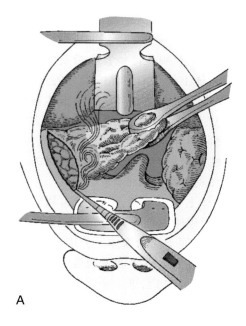

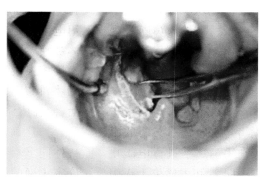

图 23.5 用电刀切开黏膜,暴露扁桃体被膜。建议此时放松把持器,重新夹持扁桃体。(A,Redrawn from Hibbert J: Tonsils and adenoids. In Evans JNG [ed]: Pediat-ric Otolaryngology. In Kerr AG [ed]: Scott Browns Otolaryngology, London,Butterworth-Heinemann, 1987, pp 368-383.)

部并止血。如果在拔管前出血,患者需再次麻醉,控制出血。如发生在拔管之后,应迅速评估是否需要再次插管。

整个手术过程的最关键时刻是麻醉清醒阶段。复苏困难、拔管时咳嗽或呛咳、头、胸部剧烈扭动,以及血液或分泌物刺激声带引起的喉痉挛都可能导致术后出血,甚至导致气道危机。术者应了解气道动力学,并在患者苏醒、拔管期间留守在手术室,这一点相当重要。

在麻醉苏醒、患者离开手术室之前,不要撤掉电凝和吸引装置,以防出血及并发症。必要时应及时检查下咽,清除血凝块,这对全麻的平稳复苏至关重要。

病理送检之前,应标注扁桃体标本的左、右侧别,尤其是怀疑鳞状细胞癌或淋巴瘤时。病理申请单应包含患者的重要信息,以便病理医师决定是否需要全部取材抑或常规取材(可能遗漏小的癌灶)。要向病理医师告知临床的倾向性诊断,如果怀疑淋巴瘤,应按照病理科相应的特殊指南进行标本处理。既

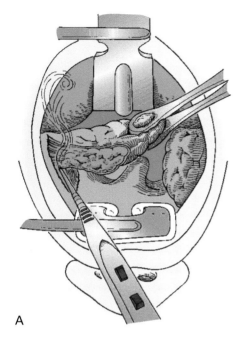 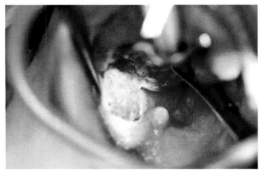

图 23.6　将扁桃体从深面疏松结缔组织和咽上缩肌之间剥离。（Redrawn from Hibbert J: Tonsils and adenoids. In Evans JNG [ed]: Pediatric Otolaryngology. In Kerr AG [ed]: Scott Browns Otolaryngology, London, Butterworth-Heinemann, 1987, pp 368–383.）

然组织学检查有特殊的处理原则，病理申请单上应提供患者的相应主诉并申明需要显微镜检查的确切想法。注意，在许多医院扁桃体的组织学检查不是常规。如果扁桃体手术是为确诊某种原发癌，整个扁桃体都必须取材，因为有时癌灶可能仅在显微镜下发现。这种情况下，最好与病理医师商议，以免标本遭到不当处理。如果怀疑淋巴瘤，标本必须轻柔对待，以免扁桃体的组织结构遭到破坏。

使用带吸引功能的刮吸刀止血时，应先吸净出血，再将带吸引功能的刮吸刀头端接触出血区数秒进行止血。弥漫性出血时，可同时使用刮吸刀和儿科 Yankauer 吸引器，便于快速寻找出血点。如果不成，可用扁桃体纱球压迫数分钟控制出血，再继续寻找出血点。或用扁桃体止血钳夹住出血血管，向内牵拉，助手用电凝器触碰止血钳进行止血。此时，要注意确保止血钳与舌、齿龈、唇没有接触。也可缝合结扎止血，尽管有时难以操作，但对弥漫性出血很有效。一般用可吸收线圆针缝合，注意进针不可过深，一旦刺破扁桃体窝深处的大血管，出血会进一步加剧。

生活质量

腺样体及扁桃体切除后家长的满意度较高。一项针对 664 名行腺样体及扁桃体切除术的患儿家长问卷调查表明，91%的家长表示对扁桃体切除术满意[25]。扁桃体切除术和腺样体切除术不同程度地减少了 OSA 患儿的医疗费用，据报道每年可减少大约 33%的费用。当然，医疗费用减少是指入院、门诊就诊、咨询以及处方药等多种花费减少的结果[26]。

OSA 患儿腺样体及扁桃体切除术后生活质量改善，表现在睡眠状态、躯体症状，精神症状及日常能力等多个方面[27]。

另有研究表明腺样体及扁桃体切除术后，不仅父母满意度提高，孩子的行为反应也有改善[28]。

阻塞性睡眠呼吸暂停（OSA）

无论成人或儿童，阻塞性睡眠呼吸暂停都是扁桃体切除术的指征。复发性扁桃体炎是成人或者年长儿童扁桃体切除术的最常见指征，扁桃体肥大或阻塞性睡眠呼吸暂停则是年幼儿扁桃体切除术的常见指征。Rosenfeld 和 Green 报道，作为儿童扁桃体切除术的指征，OSA 所占比例从 1978 年的 0%上升到 1986 年的 19%[29]。

文献报道的 OSA 或低通气综合征的发病率不一。儿童打鼾的发生率高，0~10 岁儿童习惯性打鼾者约有 27%[30]，学龄前儿童大于 10%[31]。但文献报道的儿童 OSA 的发病率为 1%~3%[32]。

不像成人 OSA 表现为高血压、右心衰、心脏异常，多数儿童 OSA 的临床症状没那么严重，主要表现为打鼾、睡眠不安、白天嗜睡、行为障碍和遗尿。多导睡眠监测（PSG）是诊断成人 OSA 的金标准，儿童没有常规进行，儿童 OSA 诊断有赖于临床表现。一项研究显示，有临床症状的 OSA 儿童中，仅有一半经 PSG 证实。这个结果提示观察是优于手术的治疗方案[33]。不同于成人，儿童 PSG 很少有确切的阻塞事件发生，阻塞性呼吸暂停长于 10s 的标准不适用于儿童，部分原因是因为儿童呼吸频率较快。患儿一般表现以鼾声和胸廓反向运动为特征的低通气。因此，儿童 PSG 结果分析应在熟悉儿童情况的实验室进行。腺样体和扁桃体肥大及相关阻塞睡眠症状的高峰年龄是 3~6 岁[34]。

扁桃体周围脓肿

扁桃体周围脓肿常继发于急性扁桃体炎，表现为脓性分泌物在扁桃体被膜与咽上缩肌之间的疏松结缔组织内集聚。脓腔的内侧壁为扁桃体被膜，外侧壁为咽上缩肌。扁周脓肿患者一般有数天单侧咽痛、耳痛以及吞咽痛的病史，体检可见牙关紧闭、单侧扁桃体红肿、悬雍垂偏斜、软腭饱满或扁周膨隆，以及脱水。一般扁周蜂窝织炎与扁周脓肿难以鉴别，简单的鉴别方法是对扁周或软腭隆起处进行穿刺。一旦确诊，治疗包括切开引流、补液和抗生素治疗。致病的厌氧菌和革兰阳性菌若扩散至颈深筋膜深面，将迅速导致更加严重的感染，因此，这种情况需要及时处理。扁桃体周围脓肿的发病率约 30/10 万，每年约发生 45 000 例[35]。扁桃体周围脓肿的处理目标是促使脓肿尽快吸收并防止复发。急性期的主要治疗包括切开引流、补液和抗生素治疗，是否进行扁桃体切除以及何时切除尚存在争议。

Parker 等经分析文献指出，与年轻发病者相比，40 岁以上扁周脓肿者一般只经历一次感染，所以，40 岁以上发生一次扁周脓肿者无需扁桃体切除[35]。

但 40 岁以下，有反复的扁桃体炎发作或扁周脓肿史者应考虑扁桃体切除。尽管有报道扁周脓肿的复发率为 0%~30%，但回顾研究发现可能 90% 的扁周脓肿患者不复发。此外，只有 30% 的扁周脓肿患者有反复扁桃体炎史。复发性扁周脓肿和复发性扁桃体炎患者扁桃体切除术有效。年龄小于 40 岁的患者，不论是在急性期或炎症缓解后都可进行扁桃体切除。急性期手术被称为"脓性"扁桃体切除术，其手术时机仍存在争议。急性期手术可保证一次住院解决问题，避免了切开引流后延迟康复，但术中出血较多，增加了手术难度。

反对者认为，急性期手术导致局部组织脓毒症风险增加，特别是出血风险增加，此时若缝合或结扎止血，操作特别困难。并且，由于很多医院的手术室都很繁忙，择期手术应该比急诊脓性扁桃体切除更加理性。

脓性扁桃体切除与常规手术相似，前弓做切口，进入并排空脓腔，游离扁桃体，电刀或圈套切除之，最后电凝止血。

术后护理

术后护理的基本要求是要充分了解手术后的状况。要向患者陪护交待麻醉反应，诸如恶心、呕吐等，要充分告知疼痛、耳痛、吞咽痛、口臭以及脱水等情况，以及治疗计划，包括饮食。应持续静脉输液直至患儿完全清醒、可以经口进食。饮食要从流食逐步过渡到软食。经口进食量不足、频繁呕吐、有出血迹象的患者不能在手术当天出院，应观察至稳定。根据年龄决定是否住院也有争议。一般而言，术后恢复不顺或年龄小于两岁，以及有 OSA 的患者应该留观过夜。

多数医生提倡术后应用抗生素。Grandis 等随机研究发现，术后使用抗生素可减轻疼痛和恶臭白膜的形成[36]。抗生素一般选用针对口腔菌群，通常口服青霉素即可。因急性感染或扁桃体周围脓肿手术、有复发性链球菌性咽炎者都应使用抗生素，围手术期甚至需要静点抗生素。心脏异常的患者，应常规预防使用抗生素。抗生素可能通过控制继发于细菌感染的咽部炎症来减轻术后疼痛。绝大多数耳鼻喉医师常规使用抗生素，认为可减轻疼痛、改善经口进食、减少口臭[20]。

近来开始普遍应用激素。围手术期的常用激素是地塞米松，其能显著减轻恶心、呕吐，从而更好地控制疼痛。但激素能或不能减轻疼痛均见有报道。术后早期应用地塞米松可有止吐作用，但 24 小时后作用不再显著，所以，单次剂量足矣[37,38]。

必要时应该使用镇痛剂。但过多可造成经口进食减少、嗜睡，进一步加重恶心、呕吐，从而导致脱水。常用的镇痛剂为泰诺、可待因或羟考酮的组合剂。多数病例应用非甾体类消炎药替代麻醉药。有报道称，非甾体类消炎药可减轻呕吐，虽能降低术后恶心、呕吐，但可能增加出血风险。因此，非甾体类消炎药代替麻醉药要多加小心[39,40]。

并发症

术后出血是扁桃体切除术最常见、甚至最致命的并发症。术后 24 小时内发生的出血称为早期或原发性出血，多因术中止血不彻底所致，迟发性出血多发生在术后 7~10 天，原因不明[41]。尽管出血很少引起贫血，但可发生气道堵塞，处理不当可导致一系列后果，甚至死亡。口腔及口咽部血液堵塞气道是患者的致死原因。应尽量避免反复的止血操作以减少周围组织不必要的损伤，造成止血更加困难。沿扁桃体被膜小心剥离可避免暴露位于咽上缩肌内的大血管，并有利于术中或术后止血。

凝血性疾病

AAO-HNS 的一项调查显示，尽管大多数患者没有凝血障碍，但耳鼻喉科医师术前通常进行全面的血液检查，而美国小儿耳鼻喉医师协会的医生术前血液检查有减少趋势。

扁桃体术后出血可能是手术原因，也有可能是不可预防的患者原因。如果缝线缝穿大血管，在缝线吸收、管腔破损处可引发出血。因此，缝合时若局部出血加剧，应拔出缝线，而不能结扎。同样，在扁桃体窝中电凝过深也可损伤大血管壁（如颈内动脉），可在术后几天甚至数周发生致命性出血。因此，电凝应谨慎，仅局限于出血点，不要在破损的肌肉床深处或咽上缩肌平面以外进行电凝。

应告知患者坚持经口进食的重要性。否则可因咽部运动少、分泌物及残渣潴留而导致软腭肿胀加剧。如果进食量不足，需要住院进行静脉补液治疗。

术后出血的控制

所有患者出院前需进行咽部检查，包括双侧扁桃体窝，以排除血凝块存留。若扁桃体窝存血凝块提示有深部出血，应予以去除并详细检查。如果血凝块持续或观察到明确出血，无论手术刚结束还是数天后，都应及时采取止血措施[42]。

应及时检查并密切监测脉搏、血压等生命体征。如果有殃及气道的危险，应连接脉氧仪监测血氧。医师需带头灯检查，便于双手操作。小儿和不能配合的年长患者需要全麻处理，但多数 5~6 岁以上的儿童能够耐受一般的止血操作，可以不必全麻。应准备好必要的器械，必要时需要助手。很多医院都配备"扁桃体止血包"，使用前应例行检查。

患者最好采取坐位或半坐位。先在咽部喷入局麻药如苯佐卡因、地卡因或丁卡因等。为避免咽部的保护性反射消失导致误吸，不要过分麻醉口咽及下咽。同理，镇静剂尽量不用或使用最小剂量。用压舌板压舌并进行吸引，清除扁桃体窝内血凝块。即使没有进一步出血，也必须留院观察。如果发现出血点，应将含 1:100 000 肾上腺素的 1% 利多卡因液注入出血区附近进行止血。注射后，也可使用电凝或硝酸银止血。如果上述办法不凑效，可行 8 字缝合止血。为清醒患者做 8 字缝合，除要求患者特别配合外，术者也需要有良好的手眼协调性。

如果上述措施均无效，或患者不配合，或出血极其凶猛，应进行全麻。对麻醉师而言，扁桃体术后出血的麻醉极具挑战性，应该坚持由最有经验和熟练的麻醉医生进行麻醉。患者可能出现低血容量、容易激惹、或由于口内有血影响气道，更甚者，由于胃内充满陈旧血液及分泌物，围手术期误吸的风险极大。直接压迫止血为补充液体及吸出咽腔血液创造了条件，可能救人一命。要注意避免因口咽、喉咽或喉部的过度局麻而导致误吸。低血容量患者应尽可能在麻醉准备期快速补足液体和血液，因为低血容量和麻药引起的低血压可导致心跳骤停。

偶尔，患者可能有一次严重出血后自行停止的情况，如果发生这种"前哨性"出血，应想到颈内动脉受损的可能。在患者出血间隙行血管造影检查可明确诊断，如果患者可以耐受颈动脉阻断，应及时予以球囊栓塞。如果医院有合适的设备和专业人员，急诊血管造影可能优于急诊手术。

除上述并发症外，罕见的并发症有开放性鼻音，咽腔狭窄，舌、牙、扁桃体弓、软腭、悬雍垂损伤。由于耳鼻喉医师、麻醉医师以及手术辅助人员受到良好的培训，尽管并发症没有变化，但是发生率已明显降低。

总结

扁桃体切除术是一种常规手术，用于治疗复发性扁桃体炎、扁桃体周围脓肿、上气道阻塞以及扁桃体肥大引起的睡眠不安。偶尔用于扁桃体肿物的活检或寻找原发癌灶。在较小儿童，扁桃体切除常常与腺样体切除同时进行。扁桃体切除有多种手术方法，我们倾向于能确切电凝血管有效止血的电切术。扁桃体术后出血率在 1%~4% 之间，对耳鼻咽喉头颈外科医师而言,处理出血是一项严峻挑战。扁桃体切除术并非简单手术,存在潜在的致死性后果,应予以高度重视。目前,扁桃体切除术的指征明确,如果严格掌握,将使真正需要手术的患者从中获益[43]。

精要

- 扁桃体切除术最常用于治疗反复的扁桃体炎症。
- 无论采用何种切除方法,为确保手术顺利,操作应在扁桃体被膜与咽上缩肌之间进行。
- 切开之前应尽量多抓取扁桃体,以避免切除过程中反复抓取组织。
- 向内侧牵拉扁桃体,使扁桃体处于张力状态,电凝任何出血点或可见血管。
- 麻醉苏醒之前冲洗扁桃体术腔,寻找术野中血染或不明显的渗血血管。

隐患

- 如果未能找到正确的解剖层面,特别是扁桃体上极,因该处扁桃体组织比想象的更偏外,常可导致较为麻烦的出血。
- 在患者离开手术室之前,不要让护士撤走手术器械,否则不利于及时发现出血并延误处置。
- 过度剥离扁桃体下极,甚至延伸至舌淋巴组织内,可能导致立刻或迟发性出血。
- 如果没有考虑患者患有遗传性血管性血友病(瓦尔代尔病),或忽略了患者既往有不明原因的术后出血史,可能导致术后出血。
- 在切除左侧和右侧扁桃体的时间间隙中,没有松开开口器,可导致术后舌痛,或麻醉苏醒过程中的出血。

(陈敏 译)

参考文献

1. Kornblut AD: A traditional approach to surgery of the tonsils and adenoids. Otolaryngol Clin North Am 20:349-363, 1987.
2. Kozak LJ, Hall MJ, Pokras R, et al: Ambulatory surgery in the United States, 1994. Adv Data 1997; 283:1-15. Available at www.cdc.gov/nchs.
3. Paradise JL: Tonsillectomy and adenoidectomy. In Bluestone CD, Stool SE (eds): Pediatric Otolaryngology, 2nd ed. Philadelphia, WB Saunders, 1990, pp 915-926.
4. Pillsbury HC, Kveton JF, Sasaki CT, et al: Quantitative bacteriology in adenoid tissue. Otolaryngol Head Neck Surg 89:355-363, 1981.
5. Clinical Indicators Compendium. Alexandria, VA, American Academy of Otolaryngology–Head and Neck Surgery, 1995.
6. Darrow DH, Siemens C: Indications for tonsillectomy and adenoidectomy. Laryngoscope 112:6-10, 2002.
7. van Staaij BK, Van den Akker EH, Rovers MM, et al: Effectiveness of adenotonsillectomy in children with mild symptoms of throat infections or adenotonsillar hypertrophy: Open, randomized controlled trial. BMJ 329:651, 2004.
8. Flanary VA: Long-term effect of adenotonsillectomy on quality of life in pediatric patients. Laryngoscope 113:1639-1644, 2003.
9. Gabriel P, Mazoit X, Ecoffey C: Relationship between clinical history, coagulation tests, and perioperative bleeding during tonsillectomies in pediatrics. J Clin Anesth 12:288-291, 2000.
10. Stoker KE, Don DM, Kang R, et al: Pediatric total tonsillectomy using coblation compared to conventional electrosurgery: A prospective, controlled single-blind study. Otolaryngol Head Neck Surg 130:666-675, 2004.
11. Timms MS, Temple RH: Coblation tonsillectomy: A double blind randomized controlled study. J Laryngol Otol 116:450-452, 2002.
12. van der Meulen J: Tonsillectomy technique as a risk factor for postoperative haemorrhage. Lancet 364:697-702, 2004.
13. Nelson LM: Temperature-controlled radiofrequency tonsil reduction in children. Arch Otolaryngol Head Neck Surg 129:533-537, 2003.
14. Hultcrantz E, Ericsson E: Pediatric tonsillotomy with the radiofrequency technique: Less morbidity and pain. Laryngoscope 114:871-877, 2004.
15. Walker RA, Syed ZA: Harmonic scalpel tonsillectomy versus electrocautery tonsillectomy: A comparative pilot study. Otolaryngol Head Neck Surg 125:449-455, 2001.
16. D'Eredita R, Marsh RR: Contact diode laser tonsillectomy in children. Otolaryngol Head Neck Surg 131:732-735, 2004.
17. Younis RT, Lazar RH: History and current practice of tonsillectomy. Laryngoscope 112(Suppl 100):3-5, 2002.
18. Bent JP, April MM, Ward RF, et al: Ambulatory powered intracapsular tonsillectomy and adenoidectomy in children younger than 3 years. Arch Otolaryngol Head Neck Surg 130:1197-1200, 2004.
19. Koltai PJ, Solares CA, Koempel JA, et al: Intracapsular tonsillar reduction (partial tonsillectomy): Reviving a historical procedure for obstructive sleep disordered breathing in children. Otolaryngol Head Neck Surg 129:532-538, 2003.
20. Krishna P, LaPage MJ, Hughes LF, Lin SY, et al: Current practice patterns in tonsillectomy and perioperative care. Int J Pediatr Otorhinolaryngol 68:779-784, 2004.
21. Maddern BR: Electrosurgery for tonsillectomy. Laryngoscope 112(Suppl 100):11-13, 2002.
22. Leinbach RF, Markwell SJ, Colliver JA, et al: Hot versus cold tonsillectomy: A systematic review of the literature. Otolaryngol Head Neck Surg 129:360-364, 2003.
23. O-Lee TJ, Rowe M: Electrocautery versus cold knife technique adenotonsillectomy: A cost analysis. Otolaryngol Head Neck Surg 131:723-726, 2004.
24. Chan J, Akst LM, Eliachar I: The roles of the anterior tonsillar pillar and previous tonsillectomy on sleep-disordered breathing. Ear Nose Throat J 836:408-413, 2004.
25. Wolfensberger M, Haury JA, Linder T: Parent satisfaction 1 year after adenotonsillectomy of their children. Int J Pediatr Otorhinolaryngol 56:199-205, 2000.
26. Tarasiuk A, Simon T, Tal A, et al: Adenotonsillectomy in children with obstructive sleep apnea syndrome reduces health care utilization. Pediatrics 113:351-356, 2004.
27. Mitchell RB, Kelly J, Call E, et al: Quality of life after adenotonsillectomy for obstructive sleep apnea in children. Arch Otolaryngol Head Neck Surg 130:190-194, 2004.
28. Goldstein NA, Post JC, Rosenfeld RM, et al: Impact of tonsillectomy and adenoidectomy on child behavior. Arch Otolaryngol Head Neck Surg 126:494-498, 2000.
29. Rosenfeld RM, Green RP: Tonsillectomy and adenoidectomy: Changing trends. Ann Otol Rhinol Laryngol 99:187-191, 1990.
30. Capper R, Canter RJ: A comparison of sleep quality in normal children and children awaiting (adeno)tonsillectomy for recurrent tonsillitis. Clin Otolaryngol 26:43-46, 2001.
31. Ali NJ, Pitson D, Stradling JR: Natural history of snoring and

related behavior problems between the ages of 4 and 7 years. Arch Dis Child 71:74-76, 1994.

32. Rosen CL: Evaluation of the child with snoring or suspected obstructive sleep apnea. UpToDate Online 12.3.

33. Nieminen P, Tolonen U, Lopponen H: Snoring and obstructive sleep apnea in children: A 6-month follow-up study. Arch Otolaryngol Head Neck Surg 126:481-486, 2000.

34. Greenfeld M, Tauman R, DeRowe A, et al: Obstructive sleep apnea syndrome due to adenotonsillar hypertrophy in infants. Int J Pediatr Otorhinolaryngol 67:1055-1060, 2003.

35. Herzon F: Peritonsillar abscess. In Gates GA (ed): Current Therapy in Otolaryngology–Head and Neck Surgery, 6th ed. St Louis, CV Mosby, 1998, pp 418-421.

36. Grandis JR, Johnson JT, Vickers RM, et al: The efficacy of perioperative antibiotic therapy on recovery following tonsillectomy in adults: Randomized double-blind placebo-controlled trial. Otolaryngol Head Neck Surg 106:137-148, 1992.

37. Heatley DG: Perioperative intravenous steroid treatment and tonsillectomy. Arch Otolaryngol Head Neck Surg 127:1007-1008, 2001.

38. Hanasono MM, Lalakea L, Mikulec AA, et al: Perioperative steroids in tonsillectomy using electrocautery and sharp dissection techniques. Arch Otolaryngol Head Neck Surg 130:917-921, 2004.

39. Møiniche S, Rømsing J, Dahl JB, et al: Nonsteroidal anti-inflammatory drugs and the risk of operative site bleeding after tonsillectomy: A quantitative systematic review. Anesth Analg 96:68-77, 2003.

40. Desikan SR, Meena NG: Do non-steroidal anti-inflammatory drugs increase the risk of bleeding after tonsillectomy? Arch Dis Child 89:493-494, 2004.

41. Cressman WR, Myer CM: Management of tonsillectomy hemorrhage: Results of a survey of pediatric otolaryngology fellowship programs. Am J Otolaryngol 16:29-32, 1995.

42. Handler SD, Miller L, Richmond KH, et al: Post-tonsillectomy hemorrhage: Incidence, prevention and management. Laryngoscope 96:1243-1247, 1986.

43. Bluestone CD: Current indications for tonsillectomy and adenoidectomy. Ann Otol Rhinol Laryngol 101:58-64, 1992.

第 24 章

唇癌

Robert L. Ferris, Grant S. Gillman

唇是口腔原发鳞状上皮细胞癌最常发生的部位,其中又以下唇癌多见。然而,唇癌的病因和临床表现更接近发生在皮肤的鳞癌而非口腔黏膜癌。有时唇癌浸润较深累及口腔黏膜,使得这种区分更为困难[1]。唇癌最常见于年龄较大的白种人,平均发病年龄为 50~60 岁。与唇癌发生发展相关的主要风险因素包括男性、面色红润以及户外工作者[2]。在美国,男性唇癌发生率明显更高(下唇癌男女之比为 19:1,上唇癌为 5:1)。

长时间的日光刺激被认为是唇癌的诱因之一[3],其他因素如不良口腔卫生、梅毒、长期酗酒、抽烟斗等也被认为与唇癌的发生相关。使用陶制烟斗时,烟斗柄内温度较高,这种刺激可能足以引发细胞恶变。然而现今的烟斗多由塑料制成,后者是热的不良导体,因而不再被认为是危险因素。有研究证实唇癌可由某些病毒引起,特别是人类乳头状瘤病毒的亚型(16 型和 18 型)。此外唇癌还与慢性免疫抑制有关。这类患者的癌症以唇部和皮肤发生率最高,前者可能是后者的一种变异表现形式[4]。这在接受过肾移植的患者中最为常见[5]。

其他类型的恶性肿瘤在唇部并不多见,包括恶性黑色素瘤和唾液腺源性恶性肿瘤 (如腺样囊性癌和腺癌)。基底细胞癌罕见于唇部。

病例选择

多数下唇鳞状细胞癌患者在肿瘤的早期阶段(直径≤1cm)(图 24.1),由于溃疡无法愈合或者出血求助于内科医生。虽然肿瘤体积较小,但大部分病损已经以某些形式存在数月之久,有的患者已自行使用抗生素软膏或者润肤剂进行过处理。当他们发现这些措施并没有使病情得到缓解即开始就医寻求治疗。这类患者有些在之前或者同时还伴有白斑、溃疡或增殖性红斑。

少数患者在癌症早期没有引起注意,直到病情发展到晚期才就诊,此时肿瘤已经侵犯至唇的深层肌肉组织(图 24.2)、相邻的皮肤、口腔黏膜或者下颌骨,特别是通过颏神经浸润[2]。这可能是由于患者忽视病情、肿瘤表型更加具有侵犯性,以及免疫功能下降所致。少部分鳞癌患者(大约 2%)会出现神经受累症状。沿神经周围扩散的癌症虽然不常发生,但仍然值得特别关注,这对于治疗和预后具有重要意义。因为这类患者局部复发和淋巴结转移的概率很高,其 5 年生存率仅为 33%,远远低于大多数唇癌患者。

病例选择开始于完善的病史采集。此时患者由于暴露于紫外线而导致的其他皮肤改变应当引起医师注意。唇部所处的位置使得它易于检查,唇癌通常可以通过视诊和触诊发现。检查和测量病变大小对于肿瘤分期非常重要。用带有手套的拇指和食指对病变进行仔细触诊有助于确定肿瘤的大小和浸润程度,这种浸润可能超出溃疡的目测范围。由于存在神经侵犯的可能性,所有患者都应当检查颏神经分布区域是否有下唇感觉迟钝的症状。即使没有骨皮质的破坏,肿瘤仍可能沿颏神经生长进入下颌骨髓腔内,甚至扩展至颅腔[2]。颈部必须进行触诊,特别是接受慢性免疫抑制治疗的患者。下唇中 1/3 的淋巴引流主要进入颏下淋巴结,其次引流至颌下及颈深上淋巴结(图 24.3)。下唇外 1/3 的癌瘤倾向于引流至下颌下淋巴结。上唇的癌瘤多转移至颏下和颌下淋巴结

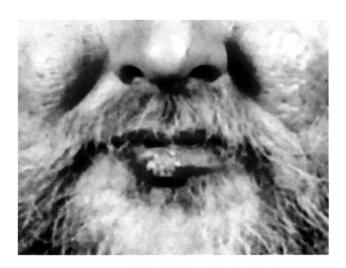

图 24.1 下唇早期鳞状细胞癌的典型表现。

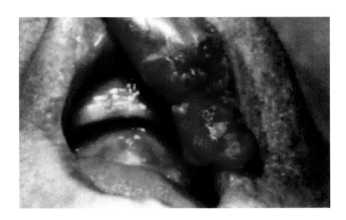

图 24.2 晚期唇癌伴有深部侵犯。

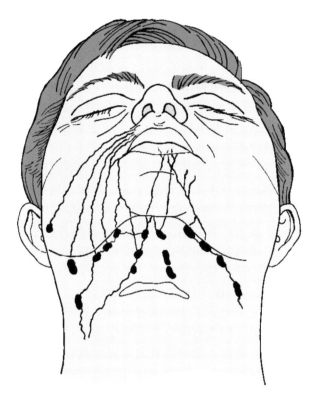

图 24.3 唇部的淋巴引流。

群。局部淋巴结转移的发生率在肿瘤 T1 期为 5%,T2 期为 50%,T3 期则升至 70%[2]。虽然颈部淋巴结转移与癌症进展期、深的溃疡性病损以及下颌骨或者神经侵犯相关,但 Hosal 及其同事得出结论原发灶的大小与局部淋巴结转移的发生率并无密切关联[6]。对使用免疫抑制剂的患者应当高度关注,可通过触诊和影像学检查来查找肿瘤是否发生局部转移。

上唇癌的转移较下唇更为常见[4]。发生于口角联合区的癌症远处转移也多于唇中份的肿瘤。对头部和颈部也应当进行全面检查以排除这些部位的其他原发肿瘤。

术前计划

所有怀疑恶性或者癌前病变的病损都应进行活检。如果病变已经出现绝大多数鳞癌常见的溃疡,应当在局麻下进行穿刺活检。取材部位最好在病损边缘区域,包含部分正常组织。当病变表现为黏膜下结节时(如涎腺癌),则应切取组织进行活检,也要注意包括部分正常组织,这对于诊断是必需的。

唇癌参照如下标准进行分期:

- T1——肿瘤最大直径不超过 2cm;
- T2——肿瘤最大直径介于 2~4cm 之间;
- T3——肿瘤最大直径大于 4cm;
- T4——肿瘤最大直径大于 4cm,伴有深部侵犯,包括肌肉、骨骼或者其他组织。

对于有任何病史或者体征提示肿瘤沿神经扩散、下颌骨受累,或者可触及淋巴结的患者都应进行颈部的 CT 扫描或者磁共振成像(MRI)等影像学检查。所有长期免疫抑制的患者群体也应包含其中。检查范围需涵盖整个头颈部,这样累及颏神经和下牙槽神经的神经周的肿瘤侵犯才能够通过扩大的骨孔而被发现,或者至少包含颅腔底部。MRI 可以在 CT 显示骨缺损之前早期发现肿瘤侵犯下牙槽神经。对于晚期病例,淋巴结转移的可能性大为增加。影像学检查可通过识别颈部淋巴结确定肿瘤是否发生转移,这对于制订治疗计划非常有帮助。正电子发射断层摄影(PET)/CT 尤其适合于在制订治疗计划之前判断双侧或对侧的颈部扩散,以及肿瘤分期。

已有多种方法成功地应用于唇癌的治疗,包括单独的外科切除、单独的放疗(包括外部照射、放射粒子植入,或者两种结合),或者外科手术联合放射治疗[2]。根据多种因素来选择治疗方案,包括病变的大小和位置,患者年龄、一般身体状况和要求,以及术者和放疗医生的经验和技术水平。

T1 和 T2 期的鳞癌以及更为少见的基底细胞癌都可以通过外科手术或者放疗进行治疗。这两种治疗技术的任何一种治疗后的美学效果都是可接受的。对于更为严重的病变,则倾向于采用外科手术,或者是手术与放疗相结合的治疗方式。

放射治疗包括腔隙放疗、外部放疗和接触性射线治疗(或者上述 3 种方式的任意组合)。对于仍将从事暴露于阳光下工作的患者来说,外部电子束照射是不利的,因为有研究认为治疗部位对于热刺激的敏感性会提高。唇癌患者大多居住在农村或偏远地区,而放疗需要一段较长的时间,这对患者来说不方便或者不可能。放疗对于伴有深部浸润、神经受累、下颌骨破坏或者淋巴结转移的晚期癌症患者也是无效的。虽然放疗通常不具有创伤性,出现治疗相关并发症的风险也较低,但对于大多数病例来说它更为费时和昂贵。即使是成功的放射治疗也经常出现组织缺损,可能需要二次修复,或者在原发病灶部位遗留萎缩性瘢痕。它还可能带来令人不快的副作用,如口干症和味觉丧失。

唇癌的主要治疗方式是手术切除。放疗一般用于拒绝手术或者生理、心理状况不允许手术的患者,还能够用于晚期癌症患者的联合治疗[7]。颈淋巴结清扫术应该仅在淋巴结可触及,影像学检查提示异常淋巴结符合恶性肿瘤的标准,或者对于较大或巨大的癌瘤使得局部转移的风险增加时施行。特别是对于高风险患者,前哨淋巴结活检可用来明确肿瘤有无转移以及淋巴引流模式,以协助制订颈部的治疗方案[8]。

手术技术

唇癌的手术治疗应当遵循以下原则:
- 彻底切除肿瘤;
- 保留唇部功能(发音、咀嚼、口语能力、存留唾液);
- 令人满意的美学外形;
- 及时修复重建;
- 费用最少。

由于在上消化道存在第二种原发癌的可能性很低,可不做常规术前胃镜检查。然而,如果患者伴有口咽症状,在头部和颈部检查中有阳性体征,或者有异常的影像学表现,则有必要行内镜检查。对于患者来说成功治疗的关键是彻底清除癌瘤。由于手术切缘非常接近肿瘤(5mm),因此必须进行病理检查。我们常规对术区切缘进行术中冰冻切片检查以减少后期再次手术的可能性[9]。如果术后石蜡切片显示切缘为阳性,则必须进行再次手术切除,因为肿瘤切除不干净,发生复发和转移的风险非常高。

确定手术切除组织标本的方向比较困难,特别是病理专家对头颈部手术过程不甚熟悉的情况下。我们认为请病理专家进入手术室检视组织标本和病灶,并与术者直接交流是加强沟通的最好方法,这样才能提高患者的治愈机会。有关冰冻切片的切缘是从肿瘤标本边界切取还是从标本切除后的组织边缘切取仍存在争议。

上、下唇的较小癌瘤(切除不超过唇部 1/3)

从解剖学角度看,唇的上部和中部以鼻底为界,侧方以鼻唇沟为界,下方以颏唇沟为界。医生应尽可能地在这些解剖界限内操作,特别是对于较小的组织缺损。此外,松弛皮肤张力线(RSTL)围绕上、下唇呈放射状发散,恰如车轮的辐条。手术切口与 RSTL 平行可避免术后形成明显的瘢痕。

患者通常在静脉镇静强化的局部麻醉下进行肿瘤切除术。如果手术在全麻下进行,应使用经鼻气管插管以防止经口插管造成的下唇变形。在局部麻醉之前使用亚甲基蓝或记号笔在患者术区标记切缘线,以免浸润麻醉造成组织变形影响标记。在每一侧唇部与切口相邻的部位用手术刀标记唇红边界(图 24.4)。切口应距离肿瘤之外包含大约 5mm 的外观正常组织,以保证手术切缘没有肿瘤组织。我们使用 30 号针头注射含 1:100 000 肾上腺素的 1% 利多卡因以获得麻醉和血管收缩效果。注射应沿着事先标记的切口线进行,这样即使标记线在皮肤预备过程中被擦除,针头留下的痕迹仍然会提供准确的切口位置。颏神经(下唇)和眶下神经(上唇)阻滞麻醉作为附加麻醉效果显著。使用碘附液消毒所有面部皮肤,整个面部都作为无菌区域。浸润麻醉后等待十分钟以获得最佳的血管收缩效果。

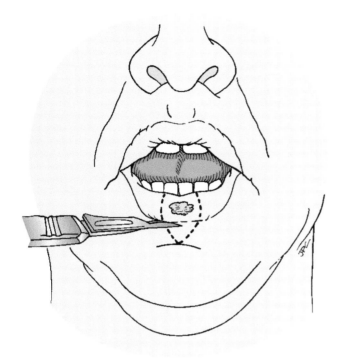

图 24.4　在皮肤上标记切口,唇红缘使用手术刀标记以确保精确的重新对位。

在切口线的两侧用拇指和食指捏紧嘴唇,或者用 Lahey 钳夹紧以控制出血,然后楔形切除肿瘤。在等待冰冻切片结果时,可根据需要使用电凝或者结扎来止血。使用 Prolene(聚丙烯)缝线轻轻拉拢使双侧唇部对合,并标记双侧唇红线(图 24.5)。创口分 3 层缝合,从黏膜区楔形切口的底部开始,使用 3-0 铬制肠线间断缝合,终止于唇红缘。使用可吸收缝线(铬制肠线、Vicryl 或者 PDS 线均可)来关闭口轮匝肌的缺损;同样的材料也用于关闭皮下层;皮肤使用 5-0 或者 6-0 的尼龙或聚丙烯单丝连续或者间断缝合。使用 Steri-Strips 覆盖缝合线可以使切口松弛无张力。手术当天患者就可以离开医院,大约 7 天后复诊拆线。慢性免疫抑制患者伤口愈合缓慢,可能需要等待更长的时间拆线。

有时肿瘤表面区域的面积较大(有时其至超过唇的一半),但仍然相对表浅无深部浸润,可采用 W 形切口替代楔形切口以利于关闭创口。该切口实际上是将楔形切口的 V 形尖端反转,减少了必须延伸至唇部下方(或上方)的切口长度,有助于保持切口线位于美学区域界限内。术前准备、麻醉和切除方式,其过程与前述相类似,然而关闭创口的步骤在某种程度上更为复杂(图 24.6)。

上、下唇的较大癌瘤

对于发生在上、下唇范围更广、侵犯唇部组织 1/3 以上的肿瘤进行切除,已经不能够单纯通过拉拢缝合关闭创口,否则将导致口角变形、口腔进食及咬合困难而影响美观和功能,必须配合局部组织瓣推进至病损区域来关闭创口。通常采用携带或不携带唇瓣的简单推进皮瓣来重建功能单位。唇深面的黏膜必须切开以达到松弛组织、恰当推进组织瓣的目的。

肿瘤的切除方法与之前描述的过程相类似,不同之处在于切口并不设计成 V 形(图 24.5),而是矩形块状以满足推进皮瓣的切口需求(图 24.7)。横切口必须位于上唇与颏部接合处的沟内,这样天然的皮肤皱褶可以使瘢痕不明显。两个并行垂直切口内需包含肿瘤,同时又要有足够的距离。在颏部与唇相交处的颏唇沟内设计一个水平连接切口。在切除病灶后,通过冰冻切片确认边缘处是否干净,然后在侧方做减张切口。这些切口可以使两个相对的矩形推进皮瓣能够移动,这样才能使皮瓣就位。切口同样分层缝合关闭。

上唇中份罹患癌症时,在大块切除肿瘤后,制作相似的推进皮瓣(图 24.8A 和图 24.8B)。由侧面向鼻翼移动 Burrow 三角形瓣,可以制备出与之前描述相类似的组织瓣(图 24.8C 和图 24.8D)。这样两个皮瓣就可以推进至中线,不会出现丑陋的聚束效应(图 24.8E)。这种简单的重建就可创造出极佳的美学效果。

切除后组织缺损超过唇部的 1/2~2/3 时,通常需要从对侧唇取全厚带蒂皮瓣("唇转移"皮瓣-Abbè 或 Estlander 瓣)或者更大的口周推进皮瓣如 Karapandzic 瓣。

利用"唇转移"瓣,组织可从上唇旋转至下唇,或者从下唇转至上唇,这取决于患者的实际情况。由于保留了神经血管供应,这种皮瓣能够令人满意地修复缺损区域。因为是局部皮瓣,可以很好地匹配皮肤的颜色和质地,并可重建唇红和黏膜。这些皮瓣高度应与缺损部位的高度相一致,宽度应当是被切除部分的 1/2,这样上、下唇宽度就可以成比例地对称减少。

Estlander 瓣的血供来自唇动脉的分支,被用于修复唇部侧面和口角的缺损(图 24.9A)。应尽量将切口置于鼻唇沟内,这样瘢痕就局限在这一自然结构内不致过于明显。皮瓣的唇红缘与缺损区准确对接

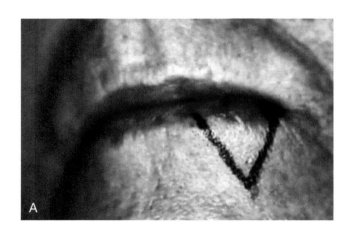

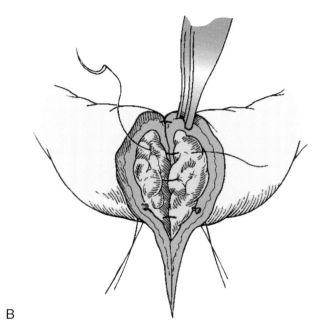

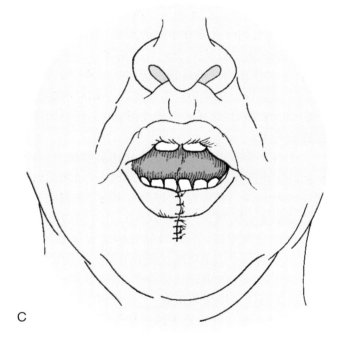

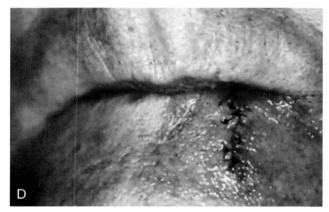

图 24.5 (A) 下唇的小癌瘤使用楔形切口进行切除。(B) 无张力地缝合皮肤、肌肉和黏膜。在较深层的组织进行缝合时，可使用临时性的聚丙烯缝线使唇红或者灰线初步对位。(C) 缝合时确保唇红缘精确对位。(D) 关闭创面。

将保证良好的美学效果 (图 24.9B 和图 24.9C)。术者应当牢记，唇红缘是一个非常重要的引导标识，因为唇动脉恰好走行于唇红缘水平的深层肌肉内。推进皮瓣转至缺损区和局部止血后，应进行前述的 4 层关闭缝合，即黏膜、肌肉、皮下组织和皮肤。这种修复方式唯一的不足之处是形成了一个圆形口角。虽然这并不会造成任何功能问题，但患者也许会因为美观问题在后期要求修整。

Abbè 瓣与 Estlander 瓣相类似，也是借助于对侧唇组织修复唇部缺损，不同之处在于它被用于重建唇中份远离口角区的缺损。在肿瘤切除区域过大不

能单纯拉拢缝合但并没有大到需要 Karapandzic 推进皮瓣时，使用 Abbe 皮瓣进行修复。切除肿瘤形成了一个楔形缺损，术者在对侧唇也做一个带有唇动脉的楔形带蒂全厚皮瓣切除。如前所述，必须非常仔细的解剖唇动脉和保护血管蒂。将皮瓣转至缺损区后分 4 层缝合 (图 24.10)。供区同样分层缝合。在接下来的 14~21 天内，患者使用吸管进流食。在皮瓣断蒂和受区缝合时，要特别注意上下唇的唇红缘都必须对齐。

Karapandzic 皮瓣是用于修复较大缺损的极好方式，同时还能保留唇的功能。尽管会造成口裂较小，

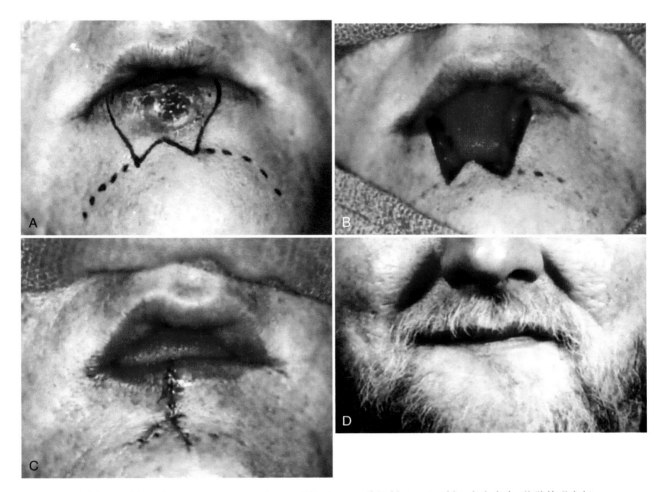

图 24.6 (A)标记 W 形切口。(B)切除后的缺损区。(C)关闭创口。(D)创口完全愈合,美学外观良好。

导致进食、口腔卫生维护和佩戴义齿困难,但可在后期进行双侧口角修复使口裂增大。这不仅仅有利于患者功能的恢复,同时也具有重要的美学价值。

范围较大的唇癌需要按照肿瘤切除原则进行更大面积的切除。为了达到这一目的,大多数病例将牺牲大部分下唇(图 24.11A)。切口应位于鼻唇沟内,顺皮下组织延伸(图 24.11B)。使用锐利的手术刀切开真皮和皮下组织,其余部位则须使用钝的手术剪钝性分离以避免切断皮瓣的血管和神经 (图 24.11C)。分离沿着面动脉及其分支前行,注意识别和保护血管。应保护位于神经血管束周围的软组织,以保持血管和神经滋养血管的完整性。分离应接近但不能穿透黏膜。当希望保存功能时,必须注意保护面神经分支。移动皮瓣可获得所需的皮肤覆盖。由于皮瓣存在张力,黏膜应充分松解以使皮瓣能够对合,并有足够的黏膜覆盖。皮瓣应该使用可吸收肠线在黏膜内缝合,用 4-0 Vicryl 或 Dexon 缝线将口轮匝肌对合。黏

膜下和真皮层可用铬制肠线缝合, 黏膜用 3-0 铬制肠线关闭,皮肤用 5-0 或 6-0 的丝线间断缝合 (图 24.11D 和图 24.11E)。使用 Steri-Strips 可减小创口缝合线的张力。如果患者对外观没有很高的要求,这种方法就可以保证口角的功能性。

对于某些类型的缺损不允许使用直接推进皮瓣或者局部皮瓣关闭,此时就需要使用复合皮瓣。具体情况请参照图 24.10。有些巨大的肿瘤需要切除大块组织,无法使用局部皮瓣修复,就可能需要使用游离皮瓣或者局部带蒂皮瓣进行重建。

术后处理

我们常规在术后 24 小时给予患者静脉注射抗生素,然后持续口服药物 1 周,这是因为从理论上讲创面已经被口腔菌群污染。术后护理包括局部和全身护理。保持术区清洁非常重要。每天使用过氧化氢

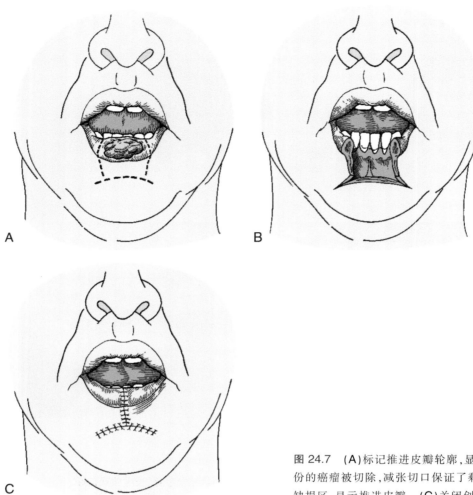

图 24.7　(A)标记推进皮瓣轮廓,显示楔形/块状切口。一个位于下唇中份的癌瘤被切除,减张切口保证了剩余唇组织的活动性。(B)切除后的缺损区,显示推进皮瓣。(C)关闭创面。

清除缝合部位的血痂或者干痂 2~3 次，将抗生素软膏如枯草杆菌肽软膏涂抹于唇部皮肤。使用 Steri-Strips 以减少皮肤张力,1 周后取下。术后 10~14 天拆线。

必须关注患者的饮食。对于仅仅切除肿瘤后直接缝合的患者,最初的 48 小时进流食,尤其是使用吸管,对恢复是有益的。在随后 1 周进软食,因为这样仅需要较少的咀嚼,唇部的运动也相应减少,防止缝线区的张力过大。采用 Abbè 瓣的患者应长期通过吸管进流食,直至血管蒂能够被断离。

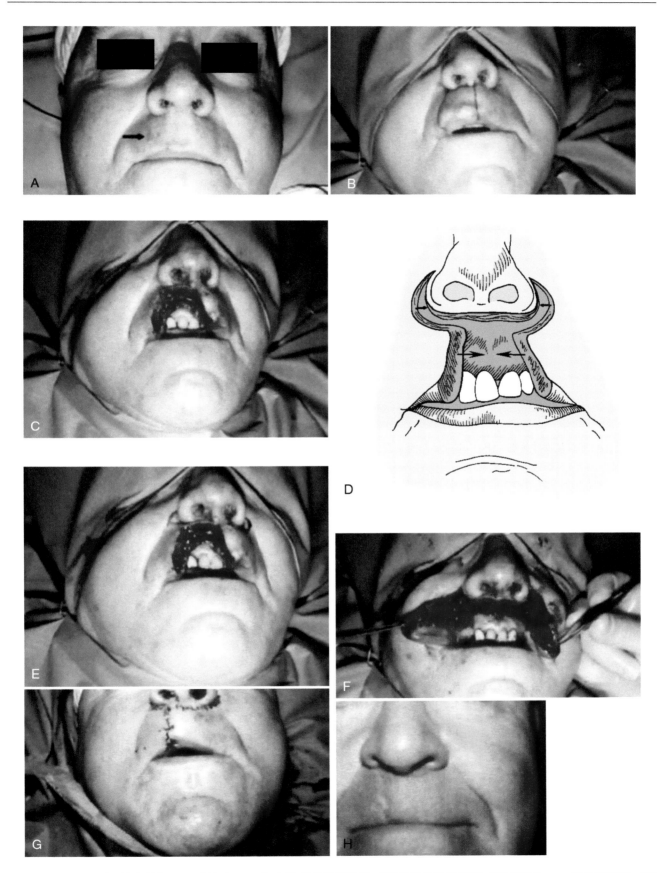

图 24.8　(A)上唇癌(箭头所指)。(B)标记切口。(C)切除后的组织缺损。(D)组织重建示意图。(E)标示 Burrow 三角形皮瓣。(F) Burrow 三角形切口和双侧推进皮瓣。(G)关闭创面。(H)术后面部外观。

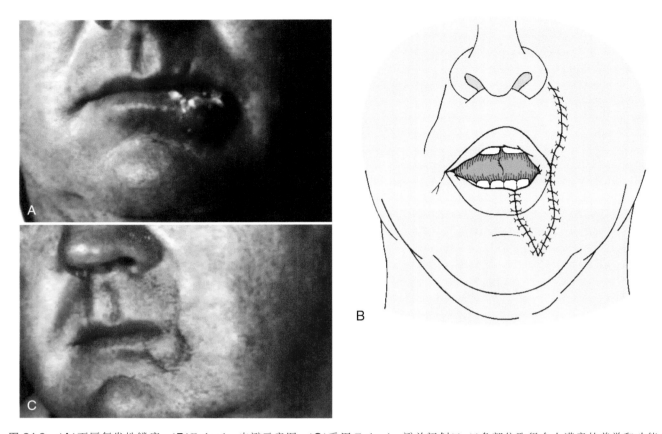

图 24.9　(A)下唇复发性鳞癌。(B)Estlander 皮瓣示意图。(C)采用 Estlander 瓣关闭创口,口角部位取得令人满意的美学和功能效果。

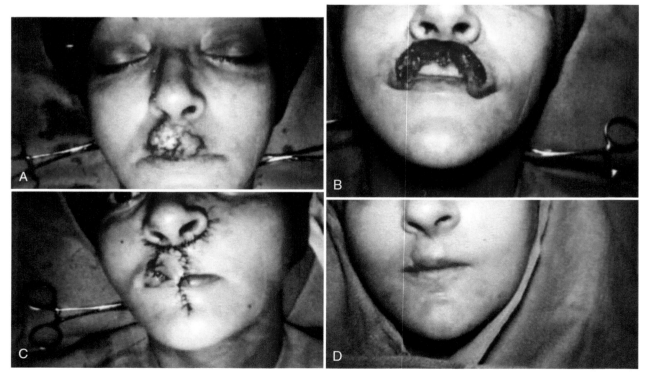

图 24.10　(A)上唇扩散性癌。(B)癌瘤切除后的组织缺损。(C)通过 Abbè 瓣和颊部推进皮瓣修复缺损部位,配合使用 Burrow 三角形切口。(D)分离和嵌入 Abbè 皮瓣后的外观。

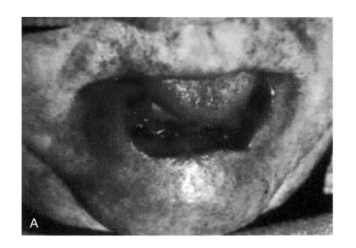

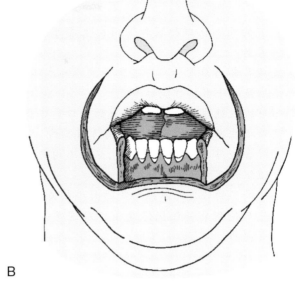

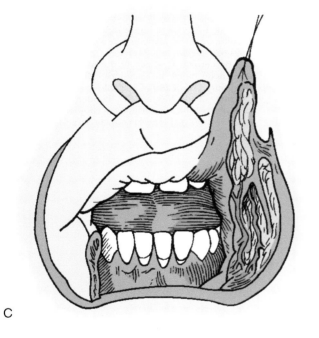

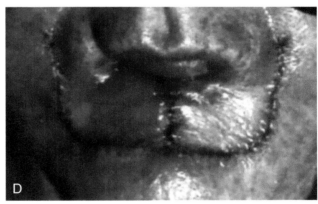

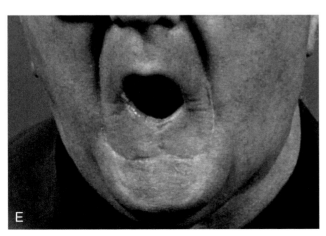

图 24.11 (A)下唇巨大癌瘤切除后的组织缺损。(B)Kara-pandzic 瓣切口。(C)皮瓣包含新的血管组织。(D)皮瓣被推进后分层缝合关闭创口。(E)显示出理想的功能和美学结果。

精要

- 良好的局部伤口护理和使用抗生素可预防术区感染。
- 皮瓣蒂部的血管受损可能影响皮瓣的成活,谨慎细致的手术操作能够避免。
- 不可吸收缝线应保留 2 周,直到伤口愈合程度足以抵抗强大的口角肌肉张力方可拆线。
- 在缝合较厚的唇中央部分时,应将不均匀的咬合组织移至口角侧方薄弱处。
- 小口畸形的程度与肿瘤切除的大小相关。在唇切除后使用唇部组织修复重建时这是必须权衡考虑的。

隐患

- 血管蒂张力过大将导致严重的并发症,如唇交叉部位和局部皮瓣组织坏死。
- 在切除前如果唇红缘标记不准确,将无法精确对位唇红缘,影响美观。
- 可能发生口角变形,特别是采用 Estlander 瓣时,需要通过手术修整。
- 流涎可能是由于肿瘤切除时或缺损重建过程中唇部的神经肌肉接头受损造成,必要时需要二次修整手术。

(周新文 译)

参考文献

1. Salgarelli AC, Sartorelli F, Cangiano A, et al: Treatment of lower lip cancer: An experience of 48 cases. Int J Oral Maxillofac Surg 34:27-32, 2005.
2. Bucur A, Stefanescu L: Management of patients with squamous cell carcinoma of the lower lip and N0-neck. J Craniomaxillofac Surg 32:16-18, 2004.
3. Busick TL, Uchida T, Wagner RF Jr: Preventing ultraviolet light lip injury: Beachgoer awareness about lip cancer risk factors and lip protection behavior. Dermatol Surg 31:173-176, 2005.
4. King GN, Healy CM, Glover MT, et al: Increased prevalence of dysplastic and malignant lip lesions in renal-transplant recipients. N Engl J Med 332:1052-1057, 1995.
5. Leigh IM, Buchanan JA, Harwood CA, et al: Role of human papilloma viruses in cutaneous and oral manifestations of immunosuppression. J Acquir Immune Defic Syndr 21(Suppl 1):S49-S57, 1999.
6. Hosal IN, Onerci M, Kaya S, et al: Squamous cell carcinoma of the lower lip. Am J Otolaryngol 13:363-365, 1992.
7. Babington S, Veness MJ, Cakir B, et al: Squamous cell carcinoma of the lip: Is there a role for adjuvant radiotherapy in improving local control following incomplete or inadequate excision? Aust N Z J Surg 73:621-625, 2003.
8. Altinyollar H, Berberoglu U, Celen O: Lymphatic mapping and sentinel lymph node biopsy in squamous cell carcinoma of the lower lip. Eur J Surg Oncol 28:72-74, 2002.
9. Gooris PJ, Vermey B, de Visscher JG, Roodenburg JL: Frozen section examination of the margins for resection of squamous cell carcinoma of the lower lip. J Oral Maxillofac Surg 61:890-894, discussion 895-897, 2003.

第 25 章

经口入路茎突过长截短术

Eugene N. Myers

1937 年，Eagle 报道了两例因茎突过长导致咽部及颈部疼痛病例[1]。近年来，很少见到相关报道，事实上，该综合征存在与否还有不同看法。Eagle 综合征的临床特点是咽部一侧或双侧钝性酸痛，疼痛可放射至耳部。疼痛有时发生在吞咽、伸舌或转头时，部分患者主诉咽部异物感。女性比男性多见，通常 30 岁以后发病[2]。触诊扁桃体窝，常可及一坚硬包块[3]，并因此可诱发患者咽痛症状。

茎突咽肌、茎突舌骨肌与茎突舌肌均起源于颞骨茎突。Gruber[4]测量了 2000 具颅骨的茎突长度，发现绝大多数为 3.0~5.0cm。Eagle[5]认为，正常茎突长约 2.75cm，超过此长度可以考虑为茎突过长。有报道经常可见茎突过长，伴有或不伴茎突舌骨韧带钙化，但其中少有病例出现症状。茎突过长的发病机理不清，疼痛的确切原因不明，有几种假说，其中最可信的是舌咽神经经过过长的茎突时受到挤压，可将其归结为挤压综合征[6]。

茎突过长综合征的鉴别诊断包括颅神经痛（三叉神经痛、舌咽神经痛、蝶腭神经痛、喉上神经痛，以及原发性膝状神经痛[2]）、颞颌关节疾病、慢性咽扁桃体炎、未萌出或者萌出受阻的智齿以及口咽部肿瘤等疾病。Unlu 等[7]认为，在退行性疾病或炎症中能够发现茎突变长（包括茎突及其韧带），如强直性脊柱炎，牛皮癣性关节病，颈椎关节病这类颈椎受累的疾病。作者推断茎突过长可能是颈椎肌腱炎的另一种表现形式。

病例选择

许多 Eagle 综合征患者常常首诊于耳鼻喉科，因为该病常表现为一侧咽痛，而这种咽痛让人心神不宁。绝大部分患者都接受了多个疗程的抗生素治疗，有些被误诊为功能性障碍。Eagle 综合征的特点是有咽痛史，咽痛特点是一种让人心烦意乱的钝性疼痛，且在吞咽时加重。望诊大致正常，但触诊疼痛侧扁桃体窝时可及一坚硬包块，并可诱发患者的疼痛症状。

鉴别诊断包括扁桃体原发肿瘤、咽旁间隙肿瘤或颈部骨性关节炎。近有报道一种粒细胞肿瘤与 Eagle 综合征表现相似[8]。Nakamaru 等运用计算机断层扫描（CT）三维重建技术对一系列怀疑茎突过长的患者进行研究[9]发现，三维 CT 扫描有助于茎突过长的诊断、诠释患者症状，并对部分患者治疗方案的选择有意义。

头颈部前后位 X 线片可以发现伴有或不伴茎突舌骨韧带钙化的茎突过长（图 25.1）。通常，对疑有颞颌关节综合征的患者进行 X 线片曲面断层检查时可发现茎突过长。就医生而言，对这类患者进行诊治时高度怀疑该病的可能，是正确诊断和治疗的最关键一步。

术前准备

X 线曲面断层或头颈部 CT 扫描能够提供有价值的明确诊断信息、该部位的详细解剖以及茎突与颈内动脉的关系图。局部注射利多卡因进行浸润麻醉后如果疼痛消失，可作为一项简单试验再次确定诊断[10]。

手术方法

患者取 Rose 卧位（平卧位），全身麻醉，经口置

173

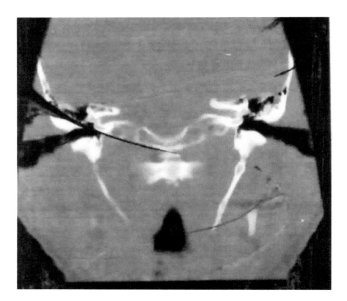

图 25.1 X线片显示茎突过长。

入开口器暴露扁桃体，确定气管插管未在手术视野内。为保证气管插管在术野范围之外，通过手术对侧鼻腔插管是一种好选择。

如果患者的扁桃体存在，必须先切除一侧扁桃体(手术侧扁桃体)(参见第 23 章)。许多患者曾行扁桃体切除术，可在扁桃体窝的黏膜上做一切口直至咽缩肌。经黏膜切口放入 Hurd 拉钩，将覆盖于茎突上的软组织推向咽侧壁和后壁(图 25.2)，然后切开咽缩肌。暴露茎突后(图 25.3)，切开附着在茎突上的肌腱，用尖锐起子或环形刮匙将茎突轮廓化。轮廓化过程中回拉周围软组织时必须十分小心，以免损伤位于茎突下方的颈动脉，用咬骨钳尽量咬除过长的茎突(图 25.4)。

电凝止血、冲洗伤口，一般术中很少出血。用铬肠线(可吸收线)间断缝合咽缩肌，因其表面为黏膜覆盖，无须放置引流。

术后处理

术后观察数小时，可在手术当天出院。术后口服抗生素和止痛药 5 天，过氧化氢漱口 5 天。通常，患者术前的疼痛感在手术截除茎突后立即缓解。

也可经颈外径路切除茎突，但经口径路直接、简单和明了，所以没必要颈外切口。Straus 等发表的相关文章对该术式进行了详细描述[2]。

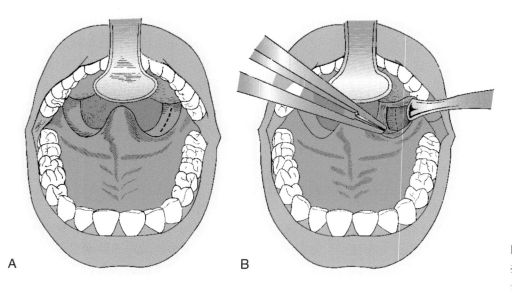

图 25.2 (A,B)Hurd 拉钩牵拉开茎突上的咽缩肌，直视下切至茎突上方。

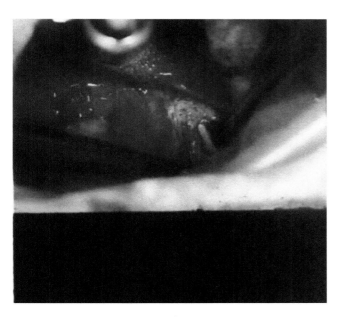

图 25.3　暴露茎突。

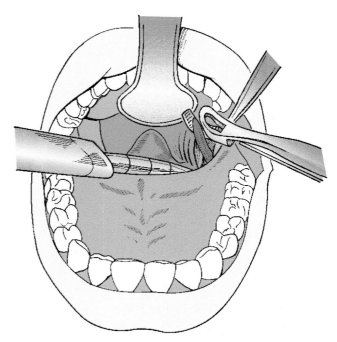

图 25.4　用咬骨钳将茎突逐块咬除。

精要

- 长期咽痛患者应考虑茎突过长综合征的可能，想到该病是茎突过长综合征诊治过程中最关键的一步。
- CT 扫描能够明确诊断，同时能提供茎突周围结构的解剖关系。
- 经口径路避免了颈部瘢痕和颈动脉损伤的可能。
- 紧贴茎突进行仔细的局部操作可避免损伤颈动脉或舌咽神经。

隐患

- 诊断要谨慎，避免出现误诊。
- 该手术存在损伤茎突深部颈动脉的风险。
- 该手术存在损伤舌咽神经的风险。
- 可发生手术部位出血。
- 若茎突没有完全切除可导致患者症状不缓解。

（谢洪　译　尹金淑　校）

参考文献

1. Eagle WW: Elongated styloid process. Arch Otolaryngol 25:584-587, 1937.
2. Strauss M, Zohar Y, Laurian N: Elongated styloid process syndrome: Intraoral versus external approach for styloid surgery. Laryngoscope 95:976-979, 1985.
3. Subramaniam S, Majid MD: Eagle's syndrome. Med J Malaysia 58:139-141, 2003.
4. Gruber W: Über enorm lange Processus styloides der Schläfenbeinne. Arch Pathol Anat Physiol Klin Med 50:232-234, 1870.
5. Eagle WW: Symptomatic elongated styloid process. Report of two cases of styloid process–carotid artery syndrome with operation. Arch Otolaryngol 49:490-503, 1949.
6. Slavin KV: Eagle syndrome: Entrapment of the glossopharyngeal nerve? Case report and review of the literature. J Neurosurg 97:216-218, 2002.
7. Unlu Z, Tarhan S, Gunduz K, Goktan C: Relationship between ossification of the stylohyoid ligament and enthesopathy: A comparative study. Clin Exp Rheumatol 20:661-667, 2002.
8. Philipp K, Barnes EL, Carrau RL: Eagle syndrome produced by a granular cell tumor. Arch Otolaryngol Head Neck Surg 127:1499-1501, 2001.
9. Nakamaru Y, Fukuda S, Miyashita S, Ohashi M: Diagnosis of the elongated styloid process by three-dimensional computed tomography. Auris Nasus Larynx 29:55-57, 2002.
10. Prasad KC, Kamath MP, Reddy KJ, et al: Elongated styloid process (Eagle's syndrome): A clinical study. J Oral Maxillofac Surg 60:171-175, 2002.

第 26 章

软腭手术

Jonas T. Johnson

软腭肿瘤中以鳞状细胞癌最为常见。鳞状细胞癌是一种来源于上皮细胞的恶性肿瘤[1-3]。流行病学研究表明,它的发生与局部烟酒刺激密切相关(图 26.1)。与其他头颈部鳞状细胞癌一样,软腭鳞癌患者也存在呼吸消化道发生第二种原发癌的风险,如肺癌或食道癌[4-6]。因此,所有软腭鳞癌患者都应进行全身的影像学和内镜检查,以排除隐匿性第二种原发癌的可能。

软腭区分布着大量小唾液腺,小唾液腺来源的肿瘤发病率仅次于鳞状细胞癌。这些肿瘤中,良性肿瘤以多形性腺瘤最为常见,恶性肿瘤则以腺样囊性癌为主,黏液表皮样癌、多形性低度恶性腺癌(图 26.2A)以及恶性淋巴瘤(图 26.2B)等恶性肿瘤较为少见。研究表明,发生在小唾液腺的肿瘤中 50%~70% 为恶性肿瘤[7-9]。小涎腺来源的恶性肿瘤多表现为黏膜下肿块,早期多无明显症状,通常在常规牙科检查时被发现。有时肿瘤影响义齿佩戴、表面破溃或疼痛也促使患者前来牙科就诊。因此小唾液腺肿瘤一般是由家庭牙科医生最先发现,再转到口腔颌面外科,最后到头颈外科进行治疗。

病例选择

放疗曾经是软腭鳞状细胞癌的首选治疗方法,手术治疗仅用于取活检和放疗后出现颈部淋巴结转移的患者[10-12]。据报道,其治愈率仅为 30%~40%[13,14]。由此可见放疗作为软腭鳞癌的首选治疗效果较差。为提高软腭癌的疗效,有学者提出手术联合术后放疗的治疗方法[15]。佛罗里达大学近期的一项研究表明,软腭早期鳞癌行单纯放疗或放疗后行颈淋巴清扫术可以获得较好的局部控制率和较高的生存率,而对于晚期患者疗效较差,需辅以化疗[16,17]。

放疗治疗软腭肿瘤的局限性在于软腭肿瘤距离脊髓较近,若脊髓受到的放射剂量超过 4500cGy,有可能诱发横贯性脊髓炎,但通常有效控制软腭肿瘤的放射剂量至少在 5000cGy 以上。软腭鳞癌易向咽后淋巴结转移,因此咽后淋巴结的处理是软腭癌治疗的一个重要组成部分[18,19]。其位置深在这一重大挑战,随着现代技术调强放疗(IMRT)的发展,已迎刃而解。

软腭癌易向咽后淋巴结和颅底淋巴结转移,受其解剖位置的限制,外科医生难以彻底清扫这两个区域的淋巴结。临床上在没有明显淋巴结转移的情况下,可采取扩大切除原发灶并进行选择性 II、III 区淋巴清扫的手术方法。如果临床检查或影像学检查发现有淋巴结转移,则需要进行更大范围的颈淋巴清扫术,包括咽后淋巴结。术后放射治疗过程中,外科医生要与放疗医生通力合作,尽量最大限度地覆盖病变区域同时避免损伤脊髓。

软腭切除后,目前还几乎不可能重建正常的软腭解剖结构。术后修复重建是一项棘手的工作。悬雍垂及软腭后方微小病灶切除后,一般不会引起组织缺损,可不予修复。软腭大面积切除后,组织缺损较多,可通过口腔颌面修复医生制作赝附体进行修复(图 26.3)。如果需要,术前应请口腔修复医生会诊,制作赝附体,以便术中将赝附体放置在缺损区,并借助螺纹钉固定,使其术后即可正常发声和吞咽。

176

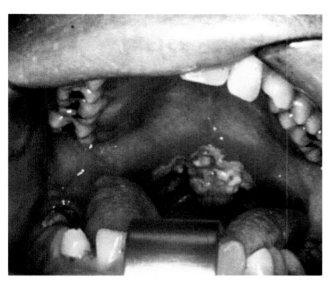

图 26.1　位于悬雍垂和软腭处的破坏性病灶,活检证实为鳞状细胞癌。

术前评估

　　软腭癌易向咽后淋巴结和颈深上淋巴结转移,转移率超过 30%[17,18]。术前需要进行影像学检查,如 CT 或 MRI,明确原发灶的浸润深度,以及是否存在远处转移。根据术前检查结果确定切除范围,如果仅需切除悬雍垂和软腭后部,则不需要进行修复重建(图 26.4)。术后会出现暂时性腭咽闭合不全,随着患者康复,这种情况会自然改善。

　　如果术中切除软腭肌肉组织,术后会造成明显的腭咽闭合不全。腭帆张肌还与咽鼓管关系密切,术中损伤该肌肉,术后会出现咽鼓管功能障碍和中耳积液,需要进行双侧鼓膜切开和置管术。

　　如果术后需要进行赝附体修复,术前应请口腔颌面修复专科医师会诊,这样可以在术中将赝附体放置缺损区。与各式的咽瓣转移修复相比,我们更倾向于采用赝附体修复软腭缺损,赝附体既能辅助发声,也有助于保持术腔解剖结构清晰,便于术后随访观察。上颌有牙齿的患者赝附体能获得较好的固位效果。

手术方法

　　软腭肿瘤在切除前应常规取活检。良性肿瘤切除时可以保留鼻咽侧的黏膜和肌肉,这样术后无须进行赝附体修复。手术入路多为经口咽入路(图 26.5)。肿瘤切除范围取决于视诊、触诊和影像检查结果。切除时可用手术刀或电刀(图 26.6)。术中进行冰冻切片以判断是否获得了安全切缘。肿瘤切除后可将邻近的鼻咽侧黏膜与口腔侧黏膜对位缝合来关闭创面(图 26.7)。对于小唾液腺来源的良性肿瘤,可保持黏膜完整并将肿瘤摘除,此时能够严密缝合创口实现一期愈合。软腭肿瘤中恶性肿瘤比例较大,手术时一定要在正常组织范围内扩大切除,并充分考虑肿瘤的三维立体形态,准确评估肿瘤边界以确保完整切除。

　　对于大范围软腭缺损的病例,可采取多种方法进行修复重建。对相对局限的软腭缺损,较为简单的办法是利用悬雍垂进行修复[20]。范围较大的组织缺损可进行带蒂皮瓣转移修复,如颞肌瓣[21]。也经常应用游离皮瓣移植修复软腭缺损,如前臂皮瓣[22,23]。

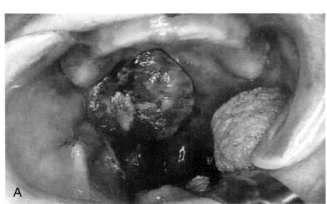

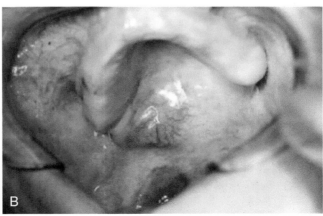

图 26.2　(A)多形性低度恶性腺癌患者。(B)软腭淋巴瘤患者。

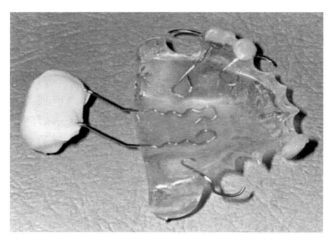

图 26.3　临时赝附体,借助卡环与口内余留牙形成固位。其后方延伸的结构用以替代手术切除组织。待术区完全愈合组织挛缩后再进行永久性赝附体修复。

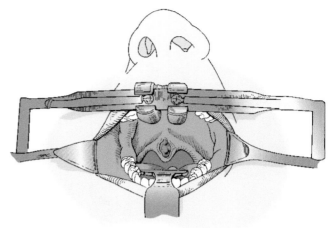

图 26.5　使用 Dingman 开口器可以很好地显露软腭。

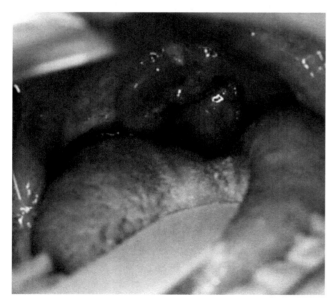

图 26.4　软腭鳞状细胞癌前界至硬软腭交界处,切除肿瘤后需要佩戴临时赝附体。

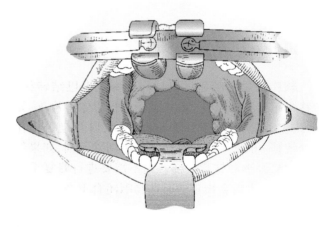

图 26.6　在进行软腭肿瘤切除时,要确保口咽侧和鼻咽侧均有足够的切缘宽度。

术后处理

　　术后疼痛和肿胀会影响进食。由于腭咽闭合是一个动态过程,因此安装赝附体有助于残余组织的术后康复。赝附体实际上是上颌骨腭板的延续,其安置要求是在静止状态下能经鼻呼吸;吞咽时,咽上缩肌收缩与赝附体接触,完成腭咽闭合。手术切除肿瘤后即可放置赝附体,借助螺纹钉将其固定于硬腭上。

　　术后不需要鼻饲,患者可直接经口进食。赝附体可在术后一周摘下,以便需要二期愈合的手术创口能够保持清洁。

　　软腭鳞状细胞癌患者几乎都需要进行术后放疗。软腭鳞癌最初易向咽后淋巴结和颅底淋巴结转移,而这两处淋巴结均不在选择性颈清术的范围之内,如果对该区域的淋巴结转移不加控制,是导致治疗失败的首要原因。

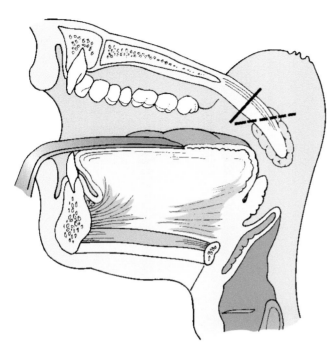

图 26.7　软腭肿瘤切除后，将鼻咽侧黏膜与口咽侧黏膜对位缝合消灭创面。如果影响腭咽闭合，则需要进行赝附体修复。

精要

- 软腭癌易向咽后淋巴结转移。
- 软腭小涎腺来源的恶性肿瘤多为腺样囊性癌。
- 口腔修复医生可通过赝附体恢复患者的软腭功能。
- 上颌无牙患者安放赝附体比较困难，可通过植入种植体进行辅助固位。

隐患

- 大范围软腭缺损会导致腭咽闭合不全。
- 手术波及腭帆张肌会导致术后中耳积液。
- 上颌无牙患者赝附体修复效果较差。
- 手术创缘止血不彻底可导致术后出血。
- 虽然进行了手术及术后放疗，但由于位置隐匿肿瘤难免还会复发，因此对咽后淋巴结和颅底淋巴结这些危险区域进行有效控制相当重要。

（王晓林　译　刘希云　校）

参考文献

1. Kissin B, Kaley MM, Su WH, Lerner R: Head and neck cancer in alcoholics. The relationship to drinking, smoking, and dietary patterns. JAMA 224:1174-1175, 1973.
2. Rothman K, Keller A: The effect of joint exposure to alcohol and tobacco on risk of cancer of the mouth and pharynx. J Chronic Dis 25:711-716, 1972.
3. Schottenfeld D: Alcohol as a co-factor in the etiology of cancer. Cancer 43:1962-1966, 1979.
4. Slaughter DP, Southwick HW, Smejkal W: Field cancerization in oral stratified squamous epithelium. Clinical implications of multicentric origin. Cancer 6:963-968, 1953.
5. Gluckman JL: Synchronous multiple primary lesions of the upper aerodigestive system. Arch Otolaryngol 105:597-598, 1979.
6. Leipzig B, Zellmer JE, Klug D, the Panendoscopy Study Group: The role of endoscopy in evaluating patients with head and neck cancer: A multi-institutional prospective study. Arch Otolaryngol Head Neck Surg 111:589-594, 1985.
7. Eneroth CM: Salivary gland tumors in the parotid gland, submandibular gland, and the palate region. Cancer 27:1415-1418, 1971.
8. Chaudry AP, Labay GR, Yamane GM, et al: Clinicopathologic and histogenetic study of 189 intraoral minor salivary tumors. J Oral Med 39:58-78, 1984.
9. Spiro RH: Salivary neoplasms: Overview of a 35-year experience with 2,807 patients. Head Neck Surg 8:177-184, 1986.
10. Fee W Jr, Schoeppel SL, Rubenstein R, et al: Squamous cell carcinoma of the soft palate. Arch Otolaryngol 105:710-718, 1979.
11. Evans JF, Shah JP: Epidermoid carcinoma of the palate. Am J Surg 142:451-455, 1981.
12. Konrad HR, Canalis RF, Calcaterra TC: Epidermoid carcinoma of the palate. Arch Otolaryngol 104:208-212, 1978.
13. Mantravadi RVP, Liebner EJ, Ginde JV: An analysis of factors in the successful management of cancer of tonsillar region. Cancer 41:1054-1058, 1978.
14. Weller SA, Goffinet DR, Goode RL, Bagshaw MA: Carcinoma of the oropharynx: Results of megavoltage radiation therapy in 305 patients. AJR Am J Roentgenol 126:236-247, 1976.
15. Thawley SE, Simpson JR, Marks JE, et al: Preoperative irradiation and surgery for carcinoma of the base of the tongue. Ann Otol Rhinol Laryngol 92:485-490, 1983.
16. Jesse RH, Lindberg RD: The efficacy of combining radiation therapy with a surgical procedure in patients with cervical metastasis from squamous cancer of the oropharynx and hypopharynx. Cancer 35:1163-1166, 1975.
17. Erkal HS, Serin M, Amdur RJ, et al: Squamous cell carcinomas of the soft palate treated with radiation therapy alone or followed by planned neck dissection. Int J Radiat Oncol Biol Phys 50:359-366, 2001.
18. Har-El G, Shaha A, Chaudry R, et al: Carcinoma of the uvula and midline soft palate: Indication for neck treatment. Head Neck 14:99-101, 1992.
19. Douglas WB, Rigual NR, Giese W, et al: Advanced soft palate cancer: The clinical importance of the parapharyngeal space. Otolaryngol Head Neck Surg 133:66-69, 2005.
20. Gillespie MB, Eisele DW: The uvulopalatal flap for reconstruction of the soft palate. Laryngoscope 110:612-615, 2000.
21. Wong TY, Chung CH, Huang JS, Chen HA: The inverted temporalis muscle flap for intraoral reconstruction: Its rationale and the results of its application. J Oral Maxillofac Surg 62:667-675, 2004.
22. McCombe D, Lyons B, Winkler R, Morrison W: Speech and swallowing following radial forearm flap reconstruction of major soft palate defects. Br J Plast Surg 58:306-311, 2005.
23. Sinha UK, Young P, Hurvitz K, Crockett DM: Functional outcomes following palatal reconstruction with a folded radial forearm free flap. Ear Nose Throat J 83:45-48, 2004.

第 *27* 章
上颌骨下部切除术

Eugene N. Myers

硬腭肿瘤中既有良性也有恶性[1,2]。其中,小涎腺来源的肿瘤以多形性腺瘤最为常见,是一种常见的良性肿瘤,多表现为黏膜下肿块,表面光滑。口腔癌中约有 5% 发生在硬腭和上颌牙槽[3]。鳞状细胞癌约占硬腭和上牙槽嵴恶性种瘤的 2/3,是最常见的恶性肿瘤(图 27.1)[4]。发生于小涎腺的恶性肿瘤是硬腭最常见的非鳞状细胞癌。小涎腺来源的恶性肿瘤以腺样囊性癌最多见,其次是黏液表皮样癌、恶性混合瘤、腺泡细胞癌及其他腺癌(图 27.2)[4]。淋巴瘤和浆细胞瘤也可能发生于硬腭(图 27.3)。多形性网状细胞增多症,也被称作恶性中线肉芽肿,常累及硬腭和上颌牙槽嵴。其病理表现为多克隆 T 细胞淋巴瘤,需要放化疗联合治疗[4]。硬腭黏膜还可能发生恶性黑色素瘤(图 27.4)。此外,骨及软组织肉瘤也可见于硬腭和上颌牙槽嵴。这些肿瘤儿童更多见[4]。

从流行病学角度看,烟草、酒精与硬腭恶性肿瘤发生之间并无明显的直接关联,这一点与上呼吸消化道其他部位的恶性肿瘤不同。一个显著的例子就是硬腭恶性肿瘤在印度和菲律宾发病率较高,而这两个国家人们很少吸烟[5,6]。口腔卫生状况差、局部机械刺激、不合适的义齿或牙托、梅毒感染以及漱口水使用等因素可能与硬腭肿瘤发生之间存在一定的相关性[7-9]。

外科解剖

硬腭和上颌牙槽嵴共同构成口腔的上界,表面被覆复层鳞状上皮,内含大量小唾液腺。硬腭将口腔与鼻腔和上颌窦隔开,形成口鼻分隔。鼻腔和上颌窦是硬腭正上方的含气空间[10]。

病例选择

病史采集时要详细记录与肿瘤相关的症状以及持续的时间,包括肿瘤生长速度、牙齿松动情况、口腔内不合适的义齿或牙托的使用、疼痛情况以及腭和面部麻木。同时还要进行颈部触诊看有无包块,因为部分病例在就诊时已经出现颈部转移。病历中应画图标明肿瘤的位置,包括上皮下可能的膨胀性生长区域。体格检查时要仔细检查牙齿松动情况,因为肿瘤可能侵犯牙槽窝和骨。进行神经学检查,判断硬腭有无麻木,有助于诊断肿瘤是否侵犯颅底。还应借助鼻内镜仔细检查鼻底,确定肿瘤是否突向鼻腔生长。此外还应检查上呼吸消化道的其他器官,因为 20%~25% 的口腔癌和口咽癌患者同时存在第二原发灶[11]。

对硬腭和上颌牙槽嵴肿瘤患者来说,全面的临床检查还应该包括影像学检查。计算机断层扫描(CT)因为其准确性高,因此是最常用的检查方法通常也是判断肿瘤侵犯颌骨的确切范围的唯一必要检查(图 27.5)。CT 还可以用来明确肿瘤的浸润深度、肿瘤是否累及鼻腔和上颌窦以及是否存在颈部淋巴结转移。此外,CT 也可以用来判断是否存在远处转移,比如最常见的肺转移。在对原发灶进行根治手术之前,必须先评估和处理转移灶。

治疗前进行正电子发射断层扫描(PET/CT)检查也是很有帮助的。PET/CT 在评价原发灶方面帮助不大,但硬腭鳞状细胞癌中约 50% 存在颈部淋巴结转移,因此借助 PET/CT 确定是否存在颈部淋巴结转移还是很有意义的[10]。此外,PET/CT 还能协助诊断远处转移灶。

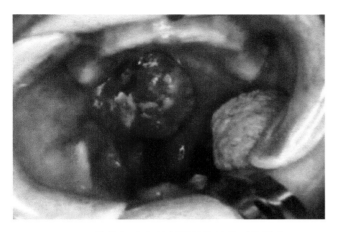

图 27.1 鳞状细胞癌是硬腭最常见的恶性肿瘤。

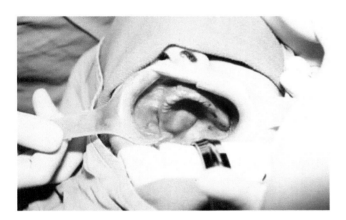

图 27.2 多形性低度恶性腺癌。

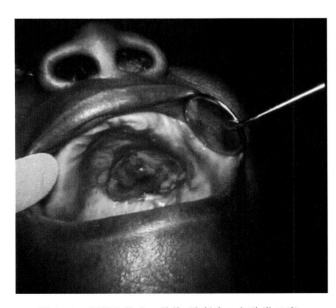

图 27.3 硬腭上的这一肿块,诊断为 B 细胞淋巴瘤。

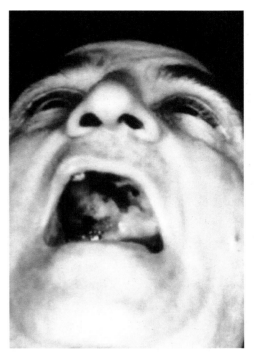

图 27.4 生长在硬腭上的恶性黑色素瘤。

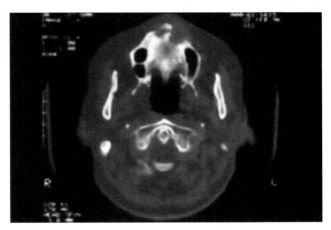

图 27.5 CT 扫描显示上颌骨受到明显破坏。

制订手术方案之前必须取活检明确诊断。许多患者在口腔科就诊时已经由颌面外科医生取活检。硬腭鳞状细胞癌多表现为溃疡型或外生型生长,可在局部麻醉下经口用杯状活检钳取活检,该方法通常确诊率很高。假上皮瘤样增生和坏死性涎腺化生在临床表现上与恶性肿瘤相似[1]。诊断这种病变要有临床上高度怀疑指数,而且需要在切口取活检。小涎腺来源的肿瘤,无论良性还是恶性,都表现为黏膜下肿物,均需要在切口取活检来确诊。

对于发生在硬腭和上颌牙槽嵴的所有良性肿瘤以及大部分恶性肿瘤,手术治疗是首选治疗方法。硬腭大部分良性肿瘤手术时无须切除骨组织,因此不需要修复重建。而大部分恶性肿瘤,手术切除时,由于肿瘤已经侵犯骨组织或是要获得足够的切缘宽度,需将大部分甚至是全部硬腭和(或)上颌牙槽嵴一起切除,这样就破坏了口鼻分隔,会影响发音和吞咽功能。

修复口鼻分隔的方法包括口腔赝附体修复、局部皮瓣转移修复以及游离皮瓣移植。术前需要确定采用何种方式进行修复。如果打算进行赝附体修复。在手术前应该先到口腔颌面修复科就诊。这有助于患者认识术后组织缺损情况,同时口腔修复医生能够对患者口内情况详细检查并进行必要的修复前处理,比如拔牙,然后采取印模制作临时赝附体。术中切除组织后即可置入临时赝附体,实现口鼻分隔,术后患者即可经口进食,无须下鼻饲管和行胃造瘘术。术后并不需要常规气管切开来管理气道,但对于行游离组织皮瓣移植的患者,需要进行预防性气管切开。

肿瘤分期

大多数医生对在评估了所有临床检查结果之后进行肿瘤分期。最常用的是美国癌症联合会(AJCC)提出的肿瘤分期方法。它包含 TNM 分期,即 T 代表原发灶的大小,N 代表颈部淋巴结转移情况,M 代表远处转移情况。这三项指标综合考虑将肿瘤划分为 I~IV 期,表示肿瘤渐进式发展过程。根据肿瘤分期不同,选择不同的治疗策略,同时肿瘤分期也会影响最终的治疗效果[11]。

对硬腭和上颌牙槽嵴的恶性肿瘤而言,放疗并不作为首选治疗,因为骨组织氧含量低,在这种低氧环境下,肿瘤细胞不易被放射线完全杀死。即便是局限于软组织中的肿瘤细胞完全被射线消灭,但经过射线照射的骨组织暴露在口腔环境中也极容易发生放射性骨坏死。当肿瘤细胞浸润骨组织或神经周围组织时,放化疗可作为辅助治疗[12]。对两个以上淋巴结转移或淋巴结包膜外转移患者进行术后辅助化疗具有积极意义[12]。

鳞状细胞癌在临床上多表现为溃疡。假上皮样增生和坏死性涎腺化生在临床表现上与恶性肿瘤较为相似。由于假上皮瘤样增生和坏死性涎腺化生均不需要扩大切除,因此通过病理学检查进行准确鉴别非常关键。小涎腺来源的肿瘤,比如多形性腺瘤、腺样囊性癌和黏液表皮样癌,多表现为黏膜下光滑肿物,要注意与正常的硬腭隆突相鉴别。据报道,硬腭小涎腺来源的肿瘤 50%~70% 是恶性的[13]。早期发现并及时手术能够改善预后。对于小涎腺来源的肿瘤表面钳取活检往往不能明确诊断,因此确诊需要行手术切口活检。

术前准备

术前应进行详细的病史采集和全面的体格检查。除了要仔细检查腭部和上颌骨外,还要仔细检查颈部淋巴结,因为发生于硬腭和上颌牙槽嵴的鳞状细胞癌易向颈部淋巴结转移。此外,癌细胞还可能向上、向后转移至咽后淋巴结和颅底淋巴结,在检查时应格外注意(图 27.6)。中耳积液表明肿瘤侵犯鼻咽部或是腭帆张肌和翼突。眨眼反射消失和腭部感觉麻木可能提示肿瘤侵犯到了三叉神经在翼腭窝内的分支——上颌神经。咬肌或颞肌萎缩往往预示着三叉神经下颌支受肿瘤侵犯。

对原发灶取活检明确诊断是手术前的必要步骤。大部分病例可在门诊经口用杯状钳取活检[11]。局部麻醉即可获得良好的麻醉效果,包括局部注射麻醉和表面麻醉。活检标本应在肿瘤组织与正常组织交界处切取,以确保切取的组织为存活的肿瘤组织,而不是坏死的碎屑。黏膜下肿瘤,应先切开黏膜,以便切取充分的组织标本。

对硬腭和上颌牙槽嵴肿瘤患者进行影像学检查也是十分必要的,可明确肿瘤的范围,尤其是肿瘤的三维结构。外科医生应该直接向放射科医生说明治疗过程中所需的信息,以便于治疗方案的制订。冠状位 CT 扫描可清楚显示肿瘤与腭部软组织、骨膜以及骨组织的关系。通过轴位扫描增强前后图像对比可以确定肿瘤与其后方解剖结构之间的关系,确定肿瘤是否侵犯颞下窝和翼板。对于恶性程度较高的肿瘤比如鳞状细胞癌和黏液表皮样癌,还应对颈部进行扫描,检查是否出现颈部淋巴结转移。有研究表明硬腭恶性肿瘤较少出现颈部转移,但我们的一项最新研究结果显示,硬腭和上颌牙槽嵴鳞状细胞癌存在着较高的颈部转移率[10]。此外,肿瘤还可能向咽后间隙转移(图 27.6),因此这一部位也应该仔细检查。

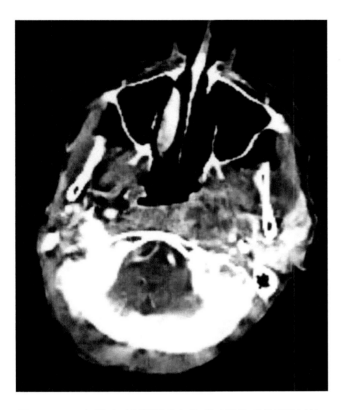

图 27.6　CT 扫描显示硬腭鳞状细胞癌已转移至咽后淋巴结。

由于这一区域淋巴结切除并不包含在传统的颈淋巴结清扫范围内，因此在进行标准的颈淋巴结清扫术之后还要对该区域进行清扫。

在进行了体格检查、影像学检查以及明确病理诊断之后，外科医生即可将这些信息进行整合确定肿瘤分期，以制订最佳治疗方案，达到患者的治疗要求。手术治疗会导致组织缺损，可通过赝附体或皮瓣转移进行修复。在手术切除时应注意在肿瘤边界外将肿瘤完整切除。腭部在解剖上属于中线结构，这一部位肿瘤可能转移至双侧颈部或是咽后淋巴结。研究表明，即使是临床检查淋巴结为阴性的上颌鳞状细胞癌患者，发生颈部淋巴结转移的风险也较大。因此单侧病变的患者都应行择区性颈清扫术，而中线病变的患者应行双侧择区性颈清扫术。

在术前准备阶段，外科医生必须确定是否需要切除腭部骨组织。位于黏膜表面的肿瘤特别是良性肿瘤，不侵犯骨膜，无须进行深达鼻底和上颌窦底的硬腭全切除，不会导致口鼻腔相通。而对于侵袭性生长或已经侵犯骨组织的肿瘤，则需要在三维方向上进行整体扩大切除。发生于上颌牙槽嵴的肿瘤可能通过牙槽窝侵犯深部的骨组织，需要扩大切除。而对于局限于硬腭中心处的肿瘤，未受肿瘤侵犯的牙槽

嵴在术中多可以保存，这有利于术后修复。

肿瘤侵犯鼻腔及上颌窦的患者，手术时可以采取鼻腔或上颌窦入路来获得更好的手术视野，便于术者在术中能够很好地暴露所切除肿瘤组织的深部界限，将肿瘤切除时保证足够的安全缘。肿瘤侵犯上颌窦时，通过上颌窦前壁开窗，彻底暴露肿瘤，可以准确确定肿瘤边界，继而获得足够的手术安全缘。当肿瘤向后方进展侵犯到颞下窝或翼肌时，仅仅通过经口入路可能不足以获得足够的手术视野，因此需要设计更为合理的手术入路以保证切除效果。其中一种常见的显露颞下窝的手术入路为做耳前切口，分离保护面神经，必要时将下颌骨升支向前旋开，即可显露颞下窝。

术前准备过程中还应该考虑到术后修复。切除范围越大往往预示着术后修复难度增加。对于位置表浅的病变或者良性病变，切除深度至骨膜即可。软组织缺损可自行二期愈合，不需要进行皮片移植修复。术前由口腔颌面修复科制作腭护板，术后进食时佩戴腭护板保护手术创面，在进食后摘下腭护板以利于局部创面愈合，这样患者的舒适度会大大提高。

当肿瘤位置较深时，无论良性还是恶性，需要切除腭部骨组织或上颌牙槽骨时，或两者都要切除，则必须制订修复口鼻分隔方案。大多情况下，"阻隔器"是不错的选择[14-16]。术前应由口腔修复科医生会诊患者，以记录患者口腔内的情况并采取印模。Aramany提出的腭部缺损分类方法对术后赝附体制作有很大帮助[14]。口腔修复医生应该在术前制作临时修复体，术中置入组织缺损处。术后随着创面逐渐愈合和患者病情好转，可制作过渡阶段腭部赝附体，继而完成最终的永久性修复。

全腭缺损可以通过颞肌转移瓣进行修复。但是，采用这一方法修复腭部缺损后无法进行义齿修复。随着鼻腔气道保存和固定技术的发展，可通过移植游离组织骨皮瓣同时修复硬腭骨和软组织缺损[12]。这项技术使口腔与鼻腔分隔开，同时使术后进行骨结合的牙种植修复成为可能。

与口腔及口咽部其他操作相比较，腭部肿瘤切除术对全身影响相对较小。因此在考虑手术耐受性方面，患者术前心肺功能状况对手术影响相对较小。术后立即置入临时赝附体封闭患者在意的口腔与鼻腔之间的缺损。大部分患者在术后第一天即可经口进流食或软食，大多不需要鼻饲。此外，腭部肿瘤切除术后大多数患者不需要进行预防性气管切开。但

以上几点都是在术前准备计划阶段需要仔细考虑的问题。

手术方法

对于局限于硬腭或上颌牙槽的恶性肿瘤主要有以下几种术式：

- 单侧部分上颌骨切除术；
- 上颌骨下部切除术；
- 上颌骨全切除术(详见第11章)。

单侧部分上颌骨切除术

这一术式适用于位于一侧上颌牙槽嵴或硬腭的小的肿瘤，采取经口入路。手术前在肿瘤边界外至少1cm处以记号笔进行标记，作为切缘线。手术时以电刀切开，减少术中出血。在处理上颌窦前外侧壁时应将软组织自骨膜下全层剥离，避免损伤眶下神经导致术后该区域永久性麻木(图27.7)。显露上颌窦前外侧壁后，用一把小的骨凿凿开上颌窦前壁，再用Kerrison咬骨钳咬除上颌窦前壁部分骨组织将口扩大，以获得足够的视野检查上颌窦内肿瘤浸润程度，以此作为上颌骨切除大小的依据(图27.8)。截骨时须采用矢状锯或动力设备驱动下的往复锯片。硬腭切除范围一般自中线至上颌窦，尽量保存鼻腔外侧壁完整，但这在临床中往往很难做到。后壁骨切除一般最后完成，以减少不必要的出血，因为上颌骨后方的翼上颌区域往往出血较多，只有将手术标本摘除后才能够进行彻底止血处理。选用较大骨凿，置于上颌最后一颗磨牙牙槽嵴处，骨凿与硬腭垂直，朝向内上方向，凿开翼上颌连接(图27.9)。一旦翼板骨折可能损伤翼静脉丛和颌内动脉，导致大量出血。用组织剪剪开硬软腭交界处软组织及软腭，钳夹结扎止血。术中可对软组织切缘进行快速冰冻活检，以判断切除组织量是否足够。但是骨组织无法进行快速冰冻切片，因此难以对骨组织切缘情况进行快速诊断。在等待快速冰冻结果期间可以将上颌窦黏膜全部刮除，以防止口腔内微生物在此定殖导致术后上颌窦黏膜水肿而影响腭部赝附体的佩戴。然后修整切缘和锐利的骨边缘，采用中厚皮片移植覆盖在颊瓣表面(图27.10)。硬腭缺损以干仿纱布填塞，然后放置之前制作的赝附体，利用螺钉将其与硬腭固定(图27.11)，无须再进行缝合。对于口内上有上颌残留牙的患者，亦可以通过卡环进行辅助固位。

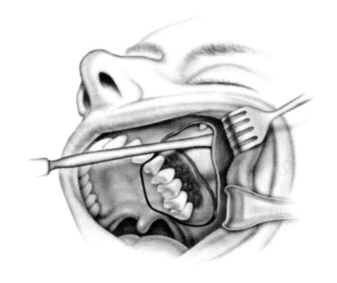

图27.7 唇龈切口切开后用骨膜剥离子将骨膜向上剥离至眶下神经水平。(Reprinted with permission from Simental AA Jr, Myers EN: Cancer of the hard palate and maxillary alveolar ridge: Technique and applications. Op Tech Otolaryngol Head Neck Surg 16:30, 2005.)

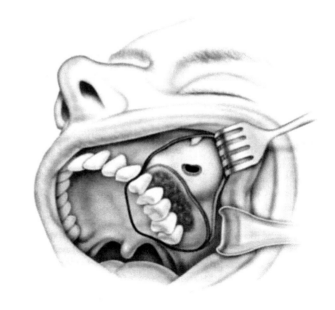

图27.8 上颌骨前部切除后，上颌窦和眶下壁清晰可见。(Reprinted with permission from Simental AA Jr, Myers EN: Cancer of the hard palate and maxillary alveolar ridge: Technique and applications. Op Tech Otolaryngol Head Neck Surg 16:30, 2005.)

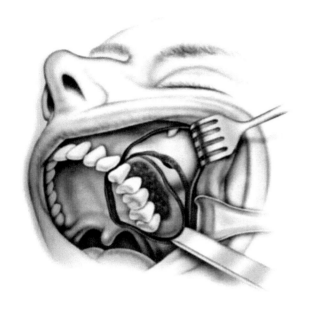

图 27.9 骨凿向内上方向凿开上颌骨后部连接，注意不要损伤眶底。(Reprinted with permission from Simental AA Jr, Myers EN: Cancer of the hard palate and maxillary alveolar ridge: Technique and applications. Op Tech Otolaryngol Head Neck Surg 16:31, 2005.)

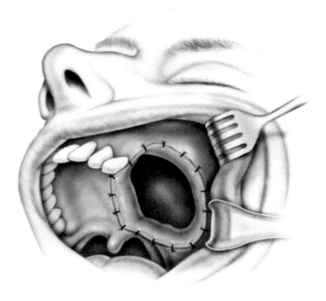

图 27.10 使用中厚皮瓣移植在粗糙的表面上，健康的上颌窦黏膜保留在原位。(Reprinted with permission from Simental AA Jr, Myers EN: Cancer of the hard palate and maxillary alveolar ridge: Technique and applications. Op Tech Otolaryngol Head Neck Surg 16:31, 2005.)

上颌骨下部切除术

这一术式适用于发生在硬腭且未侵犯鼻底和上颌窦底的肿瘤。在开始切除之前先用记号笔在黏膜上标出切除范围。手术切口与之前讲述的上颌牙槽嵴肿瘤切除相似(图 27.12)。于上颌窦前壁开窗显露上颌窦，探查上颌窦底肿瘤侵犯情况(图 27.13)。采用矢状锯在中线精确截骨，以骨凿在翼板水平断开截骨。然后以大力弯剪(Mayo 剪)伸入鼻腔横断鼻中隔，采用电刀切断软硬腭交界的软组织，依次剪断剩余与标本相连的软组织，即可将手术标本摘除。像之前所描述的一样刮除上颌窦黏膜，并切除下鼻甲，以防止其术后感染肿胀影响赝附体佩戴。手术标本进行快速冰冻切片。

对于局限于硬腭的更大范围的肿瘤，亦可以采取该术式进行扩大切除。

硬腭和上颌牙槽嵴鳞状细胞癌患者的颈部处理

硬腭和上颌牙槽嵴鳞状细胞癌发生隐匿性颈部转移的发病率尚无系统研究。关于硬腭和上颌牙槽嵴鳞状细胞癌颈部转移发病率的报道也比较少见，

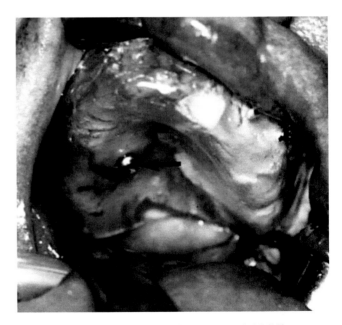

图 27.11 利用螺纹钉(箭头所示)固定赝附体。

但是一般认为转移率相对较低。在过去 20 年间，我们发现一部分病例在原发灶经手术切除得到控制之后出现颈部转移。这些患者当中有些就死于口腔癌的局部或远处转移，尽管原发病灶得到了有效控制。

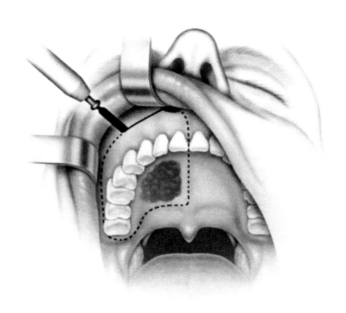

图 27.12 切开黏膜显露上颌骨前壁和眶下神经。(Reprinted with permission from Simental AA Jr, Myers EN: Cancer of the hard palate and maxillary alveolar ridge: Technique and appli-cations. Op Tech Otolaryngol Head Neck Surg 16:32, 2005.)

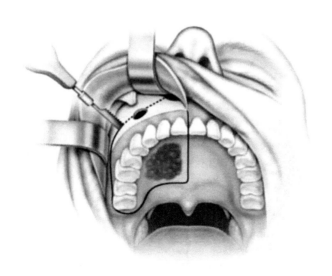

图 27.13 切除前部上颌骨以显露上颌窦底。(Reprinted with permission from Simental AA Jr, Myers EN: Cancer of the hard palate and maxillary alveolar ridge: Technique and appli-cations. Op Tech Otolaryngol Head Neck Surg 16:32, 2005.)

文献报道,舌癌和口底癌容易发生颈部转移,转移率高达 30%,而关于硬腭癌和上颌牙槽嵴癌颈部转移的研究鲜有报道[18-20]。Simental 等对硬腭癌和上颌牙槽嵴癌患者颈部转移情况进行了研究,专门评估了其局部转移的危险性[21]。我们监测的数据发现,其转移率高达 37%,这一数据与口腔内其他部位(如舌癌和口底)鳞癌转移率基本相当。

通常我们先行颈部淋巴结清扫术再进行口腔手术,因为颈部相对清洁。对于局限于一侧的硬腭癌,只需进行单侧选择性颈部解剖;对于发生在中线或累及整个硬腭的病损,则需要进行双侧选择性颈部解剖。颈部解剖完成后,需将颈部解剖创面重新敷裹并与口腔术区分隔开。

口鼻分隔丧失后的修复重建

上颌骨下部切除术后,由于丧失了硬腭和上颌牙槽嵴,导致口鼻腔相通,需要采取措施重建口鼻分隔,否则患者无法进行正常发音及吞咽,严重影响患者生活质量。

主要由以下 4 种修复方式:
- 口腔赝附体修复;
- 局部皮瓣;
- 区域皮瓣;
- 带血管蒂的游离组织瓣移植。

口腔赝附体修复

对于病变局限于上颌牙槽嵴或病变范围不超过硬腭 1/2 的患者,术后可通过佩戴口腔赝附体达到较好的修复效果。在术前评估阶段,患者即应请口腔修复医师会诊,采取术前口腔印模,制作临时赝附体,以便在术中切除病灶后将其安放于缺损处[11]。术中可采用螺纹钉将临时赝附体固定在切除后剩余的硬腭组织上(见图 27.11),这一过程在前面已讲述,不再赘述。术后 5 天,移植皮片即已成活,可拆除固定皮片的缝线(图 27.14)。此时可由修复医师修整术中置入的赝附体,以便能更好地行使发音和吞咽功能。在接下来的几个月里,随着术区创口逐渐愈合,修复医师可多次修整调节赝附体,使其与自身残余组织更为密合,从而更好地行使功能。在制作赝附体时,可参照腭部缺损的 Aramany 分类[14-16]。待手术创面完全愈合后,制作最终的赝附体,它上面带有义齿,与通常佩戴的活动义齿相似,能够由患者自行摘戴,便于患者对缺损区进行清洗护理(图 27.15)。无论是患者术后的临时修复还是最终的永久修复都需要外科医生与口腔修复医生密切合作,只有这样,上颌骨下部切除的患者术后才能获得较高的生活质量。

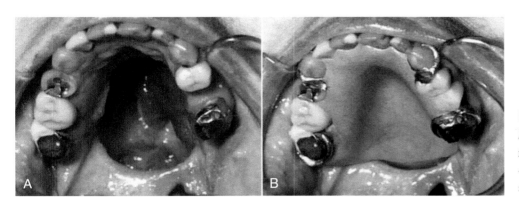

图 27.14 （A）该患者进行硬腭腺癌切除术,图示切除术后组织缺损情况。(B)戴用赝附体,借助口内残留牙固位,获得良好的口鼻分隔功能。

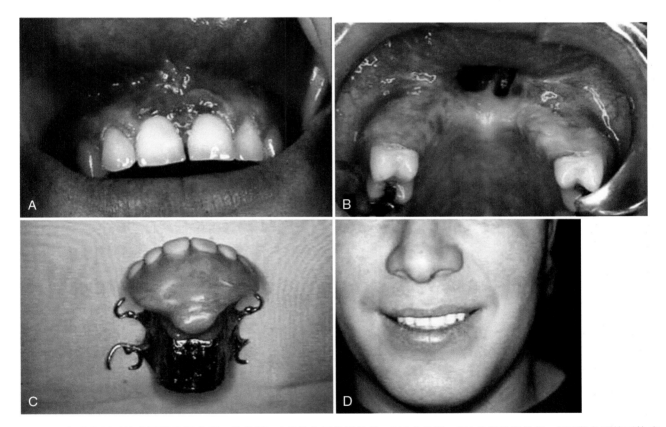

图 27.15 患者戴用可摘式赝附体既实现口鼻分隔,又获得良好美学效果。(A)术前照。(B)术后组织缺损。(C)带卡环的可摘式赝附体。(D)戴用赝附体后良好的外观及口鼻分隔。

局部皮瓣

局部皮瓣也可以修复腭部缺损。1977 年 Gullane 和 Arena 最先提出采用腭部岛状皮瓣修复腭部术后缺损[22]。一期的黏骨膜瓣可提供局部血供良好的软组织进行皮瓣转移修复,从而避免术后赝附体修复。Genden[23]和 Moore[24]等也提出腭部岛状黏骨膜瓣是修复硬腭和软腭缺损的有效手段,并且采用这一方法术后并发症少,对患者术后生活质量影响较小。

Guzel 和 Altintas[25]曾经报道,采用薄舌瓣修复腭裂患者范围较大的前腭部瘘管,借鉴其手术方法,我们亦可以采取同样的手术对硬腭和上颌牙槽嵴的局限性缺损进行修复。

区域皮瓣

对于全硬腭及牙槽嵴切除患者,可采取颞肌肌瓣进行即刻修复,并且对患者全身状况影响较小。颞肌肌瓣最早由 Golovine 于 1898 年提出[26]。上颌骨下部切除术后采用颞肌瓣进行修复的优势主要有:①供体与缺损区位置较近,位于同一手术野内,避免了较为复杂的组织转移;②可供转移的组织量较大;③皮瓣血供好,容易成活;④术后几乎不会导致功能障碍;⑤术后供区外观影响仅为颞部轻度凹陷,女性患者可依靠头发遮挡而不明显;⑥颞肌肌瓣可修复单侧和双侧腭部缺损。修复所需要的时间比游离皮瓣移植要短得多。

颞肌肌瓣主要不足在于术后无法进行义齿修复,不利于改善患者的面容。进行皮瓣转移修复后也不利于术后复诊观察肿瘤有无复发。但是近年来随着 PET/CT 和鼻内镜的发展,术后监测已经不再是问题了。

Browne 和 Holland[27]报道了采用经口内和一侧颞部联合切口切除腭部恶性肿瘤。该术式可顺利切除腭部原发灶以及沿神经浸润至颅底的肿瘤组织,切除后采用颞肌瓣转移修复组织缺损(图 27.16)。16 例腭部恶性肿瘤患者中,腭部缺损面积最小者为 25%,最大者缺损达 100%,平均缺损面积约为 30%~50%。术后所有患者的转移皮瓣均成活,术后 3~4 周术区创面均黏膜化。术后第二天患者即可经口进流食。

带血管蒂的游离组织瓣移植

Urken 等对上颌骨下部切除术后腭上颌功能性修复重建进行了全面综述[17]。他们认为,上颌骨居于面中部,三维结构较复杂,并且皮瓣移植中可进行吻合的受区血管距离上颌骨大多较远,因此腭上颌缺损修复比下颌骨修复更为困难。他们将腭部缺损分为 Ⅰ、Ⅱ、Ⅲ类(表 27.1),对此分别进行了详细阐述。他们还提出可以在移植后的组织上植入牙科种植体作为支撑,进行功能性义齿修复。Urken 等认为对于范围较小的局限性缺损(Ⅰa 和 Ⅰb 型缺损),可采用赝附体和软组织皮瓣进行修复,其中微小缺损可采用腭部岛状皮瓣修复,范围较大的缺损则需要采用前臂桡侧皮瓣移植加以修复。

对于 Ⅱ 类缺损,如果剩余骨组织和残留牙齿能够提供足够的固位作用,则可采用赝附体进行修复,或者则采用带血管蒂的游离骨软组织瓣移植进行修复,如腓骨瓣、髂骨瓣或是肩胛骨瓣。Ⅲ类缺损则要采用带血管蒂的游离骨皮瓣移植进行修复。

Gellrich 等也提出其他一些皮瓣移植修复上颌骨的方法,如采用上臂皮瓣修复口内缺损[28]。Genden[29]等提出采用带血管蒂的游离髂嵴-内斜肌骨肌皮瓣修复硬腭上颌组织缺损,认为采用该方法修复腭部缺损后能够在其基础上进行义齿修复,不需要佩戴赝附体,是一种可靠的修复手段。Futran 和 Haller[30]还提出可以利用腓骨瓣、腹直肌瓣、桡骨瓣、背阔肌瓣等修复硬腭缺损。采用游离组织瓣移植修复硬腭缺损可实现一期恢复口鼻分隔,并且能够在此基础上进行义齿修复恢复咀嚼功能和发音功能。皮瓣的选取则主要取决于缺损类型和患者的需要。

术后处理

腭部良性肿瘤或低度恶性肿瘤患者术中无须切除腭部骨组织,术后第一天即可经口进食易消化的糊状饮食。要注意经常进行口腔冲洗,特别是采用 1:1 稀释的过氧化氢进行冲洗或含漱,对于创口愈合有很大促进作用。术后使用腭护板可保护手术创面促进上皮愈合,并增加患者舒适度。术后戴用临时赝附体患者可在术后第一天进流食或半流食。术后第 5 天时应摘下赝附体拆除敷料。此后,每次进食后均应该摘下赝附体,灌洗口腔并清洗赝附体。行颞肌肌瓣转移修复的患者也应像前面所描述的那样进行口腔冲洗,亦可以在术后第一天即经口进食。

采用游离皮瓣移植的患者术后需等手术创面完全愈合之后才能经口进食、吞咽,期间要注意口腔卫生的维护。对于原发灶切除联合颈淋巴清扫的患者,颈部术区护理参照颈清扫相关章节(参见第 78 章)。

表 27.1	腭部缺损分类表
缺损类别	**分类标准**
Ⅰa	硬腭中部局限性缺损,不累及牙槽嵴
Ⅰb	硬腭缺损类累及牙槽嵴,但位于两侧尖牙连线前方或后方,双侧尖牙保存
Ⅱ	半侧硬腭缺损,在"传统的"纵向上不越过中线,在水平方向上缺损不超过中点的后部,因此至少保留了一半的硬腭
Ⅲ	大部分或全部硬腭缺损
f	眶底缺损
z	颧骨体缺损

Reprinted with permission from Urken ML, Buchbinder D, Okay D: Functional palatomaxillary reconstruction. Op Tech Otolaryngol Head Neck Surg 16:36–39, 2005.

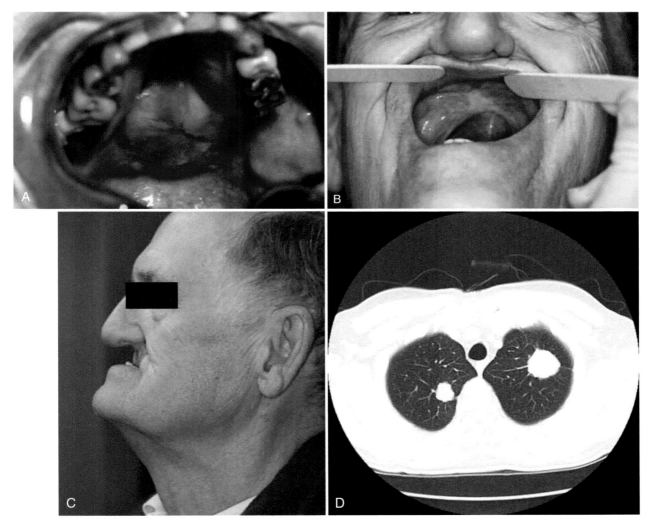

图 27.16　(A)硬腭腺样囊性癌患者。(B)全腭切除后采用颞肌肌瓣转移修复组织缺损,术后皮瓣表面很快黏膜化,经足疗程放疗后创面愈合良好。(C)切除上颌骨导致上唇凹陷。(D)手术治疗和放射治疗后 13 年经 CT 检查发现多个转移灶,再次行放射治疗,现已随访至术后 15 年,虽然 CT 可见肺部转移灶,但是患者无自觉症状。

　　以下情况术后需要进行辅助放化疗:肿瘤侵犯骨组织(T4 期)或是小涎腺来源的高度恶性肿瘤;原发灶沿神经浸润生长;颈部两个以上淋巴结转移或是淋巴结包膜外转移。

并发症

　　当腭骨因为腭部局限性肿瘤侵犯而被切除时,尽量避免形成腭的鼻侧软组织穿孔。一旦鼻底黏膜损伤常常可导致口鼻瘘,需要立刻行软组织瓣修复来恢复口鼻分隔。赝附体修复可作为备选方案。

　　如果手术未累及硬腭骨组织,大多无需进行中

厚皮片移植覆盖骨面,创面可自行二期愈合。如果术中将牙槽嵴和邻近的颊黏膜一起切除,那么则需要进行皮片移植覆盖颊部,以防止颊部软组织过度挛缩。移植皮片与自身黏膜之间愈合后形成的瘢痕还能够对后期口腔修复体起到辅助固位的作用。

　　组织愈合过程中也会产生并发症。皮片移植后很少发生坏死,但一旦发生则会导致术区二期愈合,造成上唇瘢痕挛缩。对于带血管蒂游离皮瓣移植患者,应多次进行多普勒超声检查,以判断皮瓣血供状态,确保其成活。这就需要有经验的护士进行专门护理,一旦出现多普勒信号缺失,患者能够及时发现返回手术室进行二次手术抢救皮瓣。

精要

- 硬腭肿瘤病理类型多样,术前必须取活检明确诊断,才能够制订合理的治疗计划。
- CT 扫描能够确定肿瘤的范围,尤其是判断肿瘤是否侵犯骨组织。
- 硬腭恶性肿瘤颈部转移率较高,择区性颈清扫术应作为手术治疗的一部分。
- 术前应该由口腔修复医师会诊,辅助制作口腔赝附体,以便术中即刻戴入。
- 全腭缺损患者可采用颞肌瓣转移或游离组织瓣移植进行修复。

隐患

- 病理诊断不准确,导致不合理的治疗计划。
- 影像学检查不充分,低估肿瘤范围,导致切除范围不足。
- 硬腭鳞状细胞癌患者如没有进行择区性颈清扫术,术后超过 30% 患者可能出现颈部复发。
- 术中没有置入临时性的赝附体,导致患者术后没有立即获得口鼻分隔。
- 高度恶性肿瘤患者术后没有辅助放化疗,局部复发率增加,患者生存率减低。

(王晓林 译)

参考文献

1. Myers EN, Simental AA Jr: Cancer of the oral cavity. In Myers EN, Suen JY, Myers JN, Hanna EYN (eds): Cancer of the Head and Neck, 4th ed. Philadelphia, WB Saunders, 2003, pp 279-319.
2. Shah JP: Oral cavity and oropharynx. In Shah JP (ed): Head and Neck Surgery and Oncology, 3rd ed. Chicago, CV Mosby, 2003, pp 173-233.
3. Inagi K, Takahashi H, Okamoto M: Treatment effects in patients with squamous cell carcinoma of the oral cavity. Acta Otolaryngol Suppl 547:25-29, 2002.
4. Petruzzelli GJ, Myers EN: Malignant neoplasms of the hard palate and upper alveolar ridge. Oncology 8:43-48, 1994.
5. Mahboubi E: The epidemiology of oral cavity, pharyngeal and esophageal cancer outside of North America and Western Europe. Cancer 40(4 Suppl):1879-1886, 1977.
6. Reddy CR: Carcinoma of the hard palate in India in relation to reverse smoking of chuttas. J Natl Cancer Inst 53:615-619, 1974.
7. Graham S, Dayal H, Rohrer T, et al: Dentition, diet, tobacco, and alcohol in the epidemiology of oral cancer. J Natl Cancer Inst 59:1611-1618, 1977.
8. Blot WJ, Winn DM, Fraumeni JF Jr: Oral cancer and mouthwash. J Natl Cancer Inst 70:251-253, 1983.
9. Wynder EL, Kabat G, Rosenberg S, Levenstein M: Oral cancer and mouthwash use. J Natl Cancer Inst 70:255-260, 1983.
10. Simental AA Jr, Myers EN: Cancer of the hard palate and maxillary alveolar ridge: Technique and applications. Op Tech Otolaryngol Head Neck Surg 16:28-35, 2005.
11. Persky M: Carcinoma of the palate. News from SPOHNC 14:1-3, 2005.
12. Cooper JS, Pajak TF, Forastiere AA, et al: Postoperative concurrent radiotherapy and chemotherapy for high-risk squamous cell carcinoma of the head and neck. N Engl J Med 350:1937-1944, 2004.
13. Spiro RH: Salivary neoplasms: Overview of a 35-year experience with 2,807 patients. Head Neck Surg 8:177-184, 1986.
14. Aramany MA: Basic principles of obturator design for partially edentulous patients. Part I: Classifications. J Prosthet Dent 40:544-557, 1978.
15. Aramany MA: Basic principles of obturator design for partially edentulous patients. Part II: Design principles. J Prosthet Dent 40:656-662, 1978.
16. Aramany MA, Myers EN: Maxillofacial prosthetic rehabilitation. In Suen JY, Myers EN (eds): Cancer of the Head and Neck. Edinburgh, Churchill Livingstone, 1981, pp 165-184.
17. Urken ML, Buchbinder D, Okay D: Functional palatomaxillary reconstruction. Op Tech Otolaryngol 16:36-39, 2005.
18. Pimenta Amaral TM, Da Silva Freire AR, Carvalho AL, et al: Predictive factors of occult metastasis and prognosis of clinical stages I and II squamous cell carcinoma of the tongue and floor of mouth. Oral Oncol 40:780-786, 2004.
19. Sparano A, Weinstein G, Chalian A, et al: Multivariate predictors of occult neck metastasis in early oral tongue cancer. Otolaryngol Head Neck Surg 131:472-276, 2004.
20. Kurokawa H, Yamashita Y, Takeda S, et al: Risk factors for late cervical lymph node metastasis in patients with stage I or II carcinoma of the tongue. Head Neck 24:731-736, 2002.
21. Simental AA Jr, Johnson JT, Myers EN: Cervical metastasis from squamous cell carcinoma of the maxillary alveolus and hard palate. Laryngoscope 116:1682-1684, 2006.
22. Gullane PJ, Arena S: Palatal island flap for reconstruction of oral defects. Arch Otolaryngol 103:598-599, 1977.
23. Genden EM, Lee BB, Urken ML: The palatal island flap for reconstruction of palatal and retromolar trigone defects revisited. Arch Otolaryngol Head Neck Surg 127:837-841, 2001.
24. Moore BA, Magdy E, Netterville JL, Burkey BB: Palatal reconstruction with the palatal island flap. Laryngoscope 113:946-951, 2003.
25. Guzel MA, Altintas F: Repair of large, anterior palatal fistulas using thin tongue flaps: Long-term follow-up of 10 patients. Ann Plast Surg 45:109-117, 2000.
26. Holmes AD, Marshall KA: Uses of the temporalis muscle flap in blanking out orbits. Plast Reconstr Surg 63:336-343, 1979.
27. Browne JD, Holland BW: Combined intraoral and lateral temporal approach for palatal malignancies with temporalis muscle reconstruction. Arch Otolaryngol Head Neck Surg 128:531-537, 2002.
28. Gellrich N-C, Schramm A, Hara I, et al: Versatility and donor site morbidity of the lateral upper arm flap in intraoral reconstruction. Otolaryngol Head Neck Surg 124:549-555, 2001.
29. Genden EM, Wallace D, Buchbinder D, et al: Iliac crest internal oblique osteomusculocutaneous free flap reconstruction of the postablative palatomaxillary defect. Arch Otolaryngol Head Neck Surg 127:854-861, 2001.
30. Futran ND, Haller JR: Considerations for free-flap reconstruction of the hard palate. Arch Otolaryngol Head Neck Surg 125:665-669, 1999.

第 **28** 章

舌部手术

Robert L. Ferris

舌部恶性肿瘤主要发生于中老年男性，大部分为鳞状细胞癌。病变多为溃疡型，其次是外生型或浸润型。大多数患者有长期吸烟、饮酒史。部分患者趋向于年轻化（20~40 岁），但没有明确的危险致病因素（图 28.1）[1]。在这组年轻患者中，舌部恶性肿瘤可能是侵袭性的，即使运用综合治疗手段，预后依然很差。口腔肿瘤越大（T3/T4），预后越差[2]。一些学者注意到舌部恶性肿瘤患者，其颈部隐匿性淋巴结转移的可能性较高，即便是早期肿瘤（T1/T2）亦是如此[3]。评估舌部恶性肿瘤的一个重要因素是肿瘤深度，如果肿瘤深度（垂直深度）超过 4mm，其转移率将明显增高[4]。

舌部恶性肿瘤的治疗计划与其他部位的恶性肿瘤一样，取决于肿瘤大小、是否侵犯口底或下颌骨，以及有无颈部淋巴结转移等因素。舌部恶性肿瘤可以进行放射治疗或手术治疗，如果原发肿瘤可被切除，则大多倾向于手术治疗[5]。大部分 T1/T2 期舌癌，经口入路舌部分切除术既能保证安全切缘，同时又能保留舌的咀嚼和吞咽功能。T3/T4 期肿瘤通常侵犯邻近组织，如口底、扁桃体前弓和（或）下颌骨，一般需要进行半舌切除或全舌切除术。为了彻底切除肿瘤，侵犯下颌骨的肿瘤还需进行下颌骨部分切除术。

尽管 T1/T2 期舌癌可通过手术局部切除肿瘤，复发率相对较低，但即使早期肿瘤，其淋巴结转移率仍在 30% 或以上，故随后的颈部转移仍可导致患者死亡。择区性颈清扫术降低了术后肿瘤复发率，提高了患者生存率。对临床未发现颈部淋巴结转移的病例，也应进行颈部手术[3]。过去 10~15 年中，我们一直采用这种综合的治疗手段来控制局部颈部淋巴结。

O'Brien 等[6]提出了一项完善的综合治疗方案，要点如下：

- 对原发性恶性肿瘤是进行根治性手术。
- 尽可能保持下颌骨的连续性。
- 对临床上未发现颈部转移的患者进行Ⅰ~Ⅳ区的选择性或改良性颈部廓清术；对临床上有颈部转移者，进行根治性（或改良根治性）颈部廓清术。
- 适当的重建手术。
- 对晚期癌症患者行气管造口术。
- 术后进行言语和吞咽康复训练。
- 对于有如下临床病理发现的患者，选择性进行术后放射治疗：
  - T3/T4 期原发性肿瘤；
  - 手术切缘阳性（尽管最好行手术切除）*；
  - 分化程度低；
  - 周围神经受侵；
  - 多个淋巴结转移；
  - 结节膜外侵犯 *。

*表示最好行辅助放化疗的特点[7]。

这些原则既适用于舌癌，也适用于原发于口腔和咽部的其他恶性肿瘤。

有关 N0 期颈部转移舌癌的治疗方法，文献中给与了大量关注[8]。对接受选择性和治疗性颈部廓清术的患者的生存率进行的对比研究表明，接受选择性颈部廓清术的患者，其生存率有所提高。另外，在采用"等候观察方式"时，如果颈部病症复发，可能需要扩大手术范围和增加其他的治疗手段[3]。这些研究得出一个结论：如果在临床上有明显的颈部转移迹象之前进行颈部廓清术，则既可控制颈部转移，又能提高患者生存率。因此，对 N0 期颈部转移肿瘤患者应实施Ⅰ~Ⅳ区的选择性颈部廓清术。无须廓清术Ⅴ

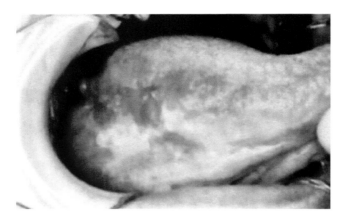

图 28.1 女性，26 岁，鳞状细胞癌，无明确的危险致病因素。

区，因为舌癌极少单独转移到这个区域[8]。

　　除非临床上可见明显的转移区，否则不必清扫ⅡB区淋巴结。这样可显著减少因松解和廓清副神经所伴发的并发症。解剖时需格外小心，留心下颌骨附近面动静脉伴行的血管前后淋巴结。该区域为舌侧缘和口底恶性肿瘤的常见转移部位。廓清这些淋巴结有损伤面神经下颌缘支的风险。

　　最近，我们报道了接受选择性颈部廓清术（END）患者的肿瘤局部控制率明显高于接受"等候观察方式"的患者[3]。有报道称，原发肿瘤首次治疗后若出现颈部淋巴结转移，其补救率不佳[3,9]。T1N0 期舌部鳞状细胞癌患者接受舌部分切除术后发生颈部转移，如果延误颈部治疗将导致补救率降低。早期舌癌隐匿性转移的发生率为 20%~50%，最初未进行颈部治疗的患者，其补救率为 29%~50%[3]。常规的病理分期可能低估了微转移灶的危害[10,11]。

　　临床面临的一个主要问题是术前难以检测出隐匿性的颈部淋巴结转移。单靠触诊预测颈部淋巴结转移可能会导致分期明显偏低。计算机断层扫描（CT）和磁共振成像（MRI）等影像学检查已确定了恶性的判断标准，包括淋巴结直径大于 1cm 或中心存在低密度区。正电子发射断层扫描（PET）与 CT 联合使用没有显著提高术前肿瘤转移的预测率[12]。但是不要忘记，20% 的淋巴结受癌症转移，其直径小于 1cm，因此依靠触诊或影像学检查无法发现。这些淋巴结或许已出现包膜外播散。最近的临床研究正在评估前哨淋巴结的分布和活检，以确定其对预测早期舌部肿瘤颈部转移状况的敏感性和特异性[13]。

　　如上所述，许多病例的颈部淋巴结转移的发生率与原发肿瘤的大小和深度有关。深度的测量与布勒斯洛（Breslow）黑色素瘤分型法相似。当肿瘤深度小于 3mm 时[4]，颈部转移的风险显著降低。此外，肿瘤越大，转移的可能性越大。

病例选择

　　对活检证实为 T1/T2 期的舌鳞状细胞癌患者，多数术者采用舌部分切除术，根据切除范围的大小和是否扩展到口底选择切口直接缝合或皮瓣移植。颈部选择性廓清术用于 N0 和 N1 期[5,14]患者，对 N2 或以上者实行改良或根治性颈部廓清术。

　　下列患者不适合上述治疗方案：
- 拒绝手术；
- 身体状况不耐受手术；
- 存在并发症，预计存活时间短；
- 早期病变，浸润深度小于 3mm；
- 确认已有远处转移。

术前准备

　　详细询问病史，包括烟酒嗜好的详细情况。许多患者存在酒精依赖，术后发生震颤性谵妄的风险很高。患者可因吞咽障碍和疼痛等原因出现营养不良。有关耳痛的病史很重要，这可能是周围神经和（或）深部肌肉受肿瘤侵犯的一个重要信号。

　　查体时要评估舌的活动度。让患者伸舌，如果舌偏向肿瘤一侧或舌运动受限，则提示舌的深部肌肉受侵，即便舌表面的肿瘤很小也可能如此。还要关注肿瘤是内生型（图 28.3A）抑或外生型（图 28.3B）。内生型、溃疡型、深部浸润型肿瘤比表面型和外生型肿瘤更容易发生转移。

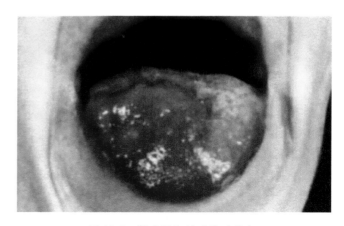

图 28.2 肿瘤浸润导致伸舌偏向。

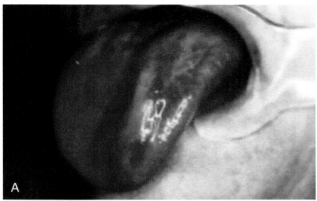

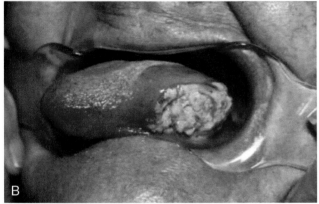

图 28.3　(A)溃疡内生型鳞状细胞癌(SCC)。(B)外生型 SCC。

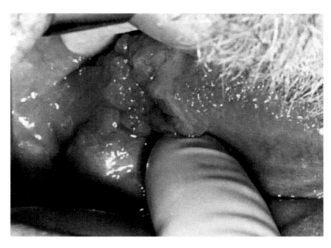

图 28.4　舌部触诊在评估肿瘤浸润深度中非常重要。

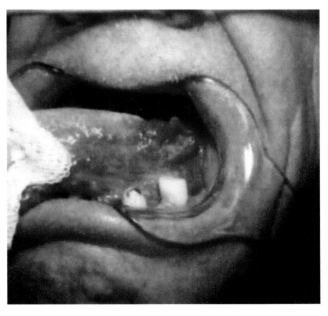

图 28.5　口腔卫生差患者的舌部肿瘤。

要确定肿瘤的第三维度,已证实局部复发及患者生存率均与肿瘤深度(>3~4mm)相关[4]。双合诊在评估舌部肿瘤时特别重要,应戴上手套触诊来确定有无深部浸润和评估肿瘤的深度(图 28.4)。测量肿瘤表面直径,以便进行准确分期。全面进行口腔和间接喉镜或鼻咽镜检查,以除外是否并发上呼吸消化道第二原发性肿瘤。

口腔检查须包括牙齿和牙龈的详细情况。患者如果残余牙列有病变或有重度牙周炎,需请牙科医生会诊(图 28.5)。术前很少进行义齿修复。如果患者有可能接受术后放疗,在手术的同时要拔除病变牙齿以免放疗后发生放射性骨坏死,还能避免在根治性手术及愈合后再去拔牙。此外,拔牙有益于创口愈合,因重度牙周病的细菌可增加术后感染机会。

颈部触诊可以探明有无淋巴结转移。测量可触及的淋巴结便于进行淋巴结分期(图 28.6)。影像学检查很重要,每个患者都应进行胸部影像学检查。如果吞咽困难程度超出了预计的肿瘤大小,在进行内镜检查排除食道第二原发性肿瘤之前,应行食道钡

餐检查。

舌部和颈部 CT 和 MRI 扫描对部分患者非常重要,特别是 T3/T4 期病变。一些临床医生主张用 MRI扫描来确定舌部浸润深度和侵犯范围,MRI 可以更详细地评估肌肉的受侵情况(图 28.7)。MRI 检查结果是制订治疗方案的重要依据,特别是有关肿瘤的切除范围、重建类型和向患者交代病情等方面。但这很少会改变根据 CT 检查结果制订的治疗方案。同期进行PET–CT 检查成本偏高,但偶尔可以检出远处转移。

对尚未进行活检但明显有口腔鳞状细胞癌特征的T1/T2 期肿瘤患者,可以进行舌部分切除术后直接送

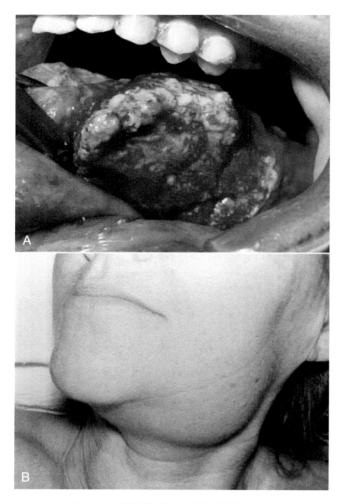

图 28.6　舌部肿瘤(A)转移至颈部(B)。

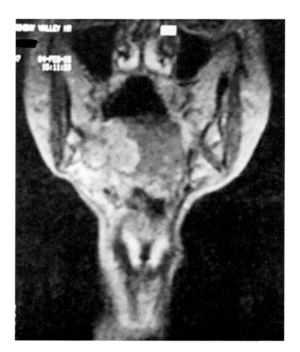

图 28.7　MRI 扫描显示舌鳞状细胞癌深部浸润。

检,不必非得像门诊患者那样进行穿刺或切取活检。只要冰冻切片明确诊断,就可以同期进行颈部廓清术。

手术方法

部分或半舌切除术

对 T1、T2 和部分 T3 期病变患者可以经口入路进行舌部分切除术。但牙列完好、颈部肌肉发达的患者,因手术视野暴露不好,不太适合经口入路扩大切除,最好采取下颌骨切开术。

作者进行舌部分切除和颈清扫术的通常顺序是,先用半无菌(干净手套和手术衣)程序进行原发性肿瘤切除,再对颈部无菌消毒并更换手术衣进行颈部廓清术。这个顺序为手术切缘的冰冻检查留出时间,避免了两次铺单,还可以根据缺损情况准确地获

取大小适宜的移植皮片或游离皮瓣。另外,可根据舌缺损程度决定是否进行气管切开术(舌体肿胀或因移植皮瓣之需)。气管切开术在颈部廓清时进行,切口与颈部廓清术切口重叠。手术前静脉给予抗生素。

患者一般进行全身麻醉。若不行气管切开术,应选择经鼻插管,可以更好地暴露术区。如果术前未行直接喉镜和食管镜检查,可以先做检查,以确定没有第二原发性肿瘤后再开始手术。对于转移风险较低、不准备行颈部廓清术的患者,可以在局部麻醉下进行舌部分切除术。大部分 T1/T2 期患者可经口入路行舌部分切除术并直接缝合关闭切口,不需要进行气管切开术。如果肿瘤范围较大或需要皮瓣移植重建的患者,则需要进行气管切开术,可在颈清扫术时同期进行。

若进行颈部廓清术,患者肩下垫枕,面部和颈部消毒、铺巾,治疗巾沿下颌骨和颈部皮肤钉固,暴露颈部。如果准备行皮瓣移植修复,患者大腿也需要消毒和铺巾。

术中可用 Jennings 开口器或牙咬合垫保持患者张口,使用直角拉钩拉开颊黏膜充分暴露术区。用 2-0 的丝线在距舌尖 1cm 的舌正中部无血管处缝一针,避免出血,并方便术中牵拉舌体。切除病变时,将舌体向前和向肿瘤的相反方向持续牵拉可充分暴露肿瘤(图 28.8)。检查和触诊肿瘤预估切除深度。在肿

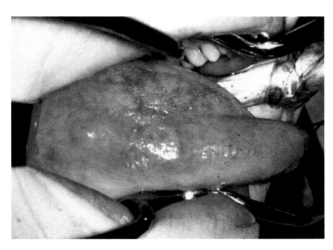

图 28.8 应用詹宁斯开口器、直角拉钩和舌中线缝合牵引,为舌部分切除术提供了良好暴露。

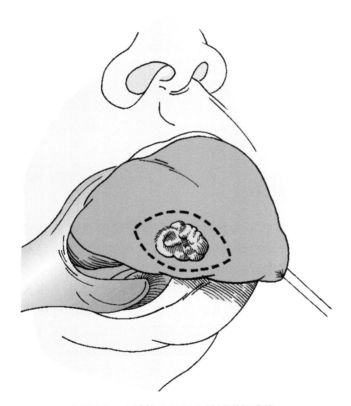

图 28.9 在舌体上标记出椭圆形切除线。

瘤边界外至少 1cm 的正常黏膜上做标记(图 28.9)或用电烧标出界限。切除前用 2-0 丝线缝在即将切除的标本前界做标记,以防切下肿瘤后难以确定方位。切除肿瘤(图 28.10)。然后在切除部位及标本边缘进行冰冻切片检查。最好请病理医师进手术室查看手术部位,与术者直接交流,确定标本方位。

除非是局麻手术,全麻时为避免舌体变形,建议不再使用局部浸润麻醉。用手术刀或针状电刀切开黏膜。表面切缘较易辨认,但深部切缘常需通过触诊确定。应切除足够的舌肌以确保安全的深部切缘,特别是内生型肿瘤以及明确或疑有周围神经浸润的患者。

术中会遇到舌动脉分支。如能辨别,应在离断前夹住后再用 2-0 丝线结扎。若意外切断血管则很难再夹住,因血管常缩回到舌肌内。为防止术后水肿或血肿,必须细致止血,尤其是未行气管切开者。止血方法是先夹住出血区域,再用 3-0 肠线进行 "8" 字缝合。如果肌肉组织切除较多,切口很深,要用肠线间断缝合以关闭无效腔。若切口相对表浅,可用 3-0 可吸收线或丝线进行垂直褥式缝合。深层缝合关闭无效腔,浅层拉拢缝合并外翻黏膜切缘(图 28.11)。术后通过鼻咽通气维持气道畅通,如果预计术后肿胀,应行气管切开术。一般不必静脉输注类固醇,因手术减小了舌体体积。

肿瘤范围更大的患者需行半舌切除术,与前述方法相同,只是切口从舌尖的中线开始,沿着中缝切开,以避免出血。将舌体后部和侧面切开后即完成切除。病变切缘进行冰冻切片检查,以确保肿瘤切缘干净。

如果肿瘤更大或明显累及口底黏膜,一期关闭切口可能导致舌运动受限,从而影响口腔功能。这种情况下,需从同侧大腿取 0.40~0.45mm 厚的断层皮片移植覆盖舌部缺损。止血后,皮片用 "荷包" 技术缝合在缺损处[15]。通过间断或 "绗缝" 技术完成。在关闭创面的过程中,每隔一针将缝线留长一些便于捆绑

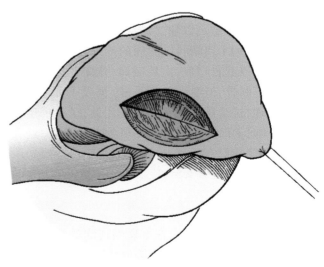

图 28.10 病变连同肌肉一并切除。

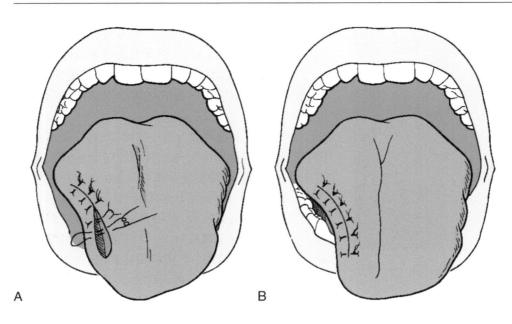

A　　　　　　　　　　　B

图28.11　(A,B)切口行垂直褥式缝合。

填压物,充分固定移植皮片[16]。因为舌的活动度很大,所以确保移植皮片的良好固定非常重要。运用绗缝技术多次将缝线穿过移植皮片进入舌肌,从而确保其与下面的组织贴合。前臂游离皮瓣移植可能更适合于舌次全切除术后的缺损,因为它具有修复范围广,柔韧性好的特点。

除非特殊原因,如果口腔与颈部创面相通,则需要修复。这种情况可能在手术时被忽略。如果在颈清扫术完成后发现,则需要再次打开颈部伤口,重建口底,消除通道,以防颈部创面感染。

完成舌部分切除术后,患者颈部消毒铺巾,术者重新穿衣戴手套,进行颈部廓清术。

全舌切除术

舌部小的肿瘤可以通过局部切除或放疗获得良好控制,但T3/T4期鳞状细胞癌的治疗要复杂得多。这些肿瘤可以起自口底,向后浸润,破坏大部分舌体甚至侵犯下颌骨,但喉可以不受累。原发于舌根的肿瘤更难处理,这类肿瘤通常分化程度低,呈溃疡型和浸润型,倾向于向下侵犯至舌骨和会厌前间隙。这种情况下,即使喉没有受累,也要行喉切除术。但如能确保肿瘤后切缘足够安全,应尽可能保留喉。

病例选择

如果病例选择恰当,在不做喉切除的情况下进行全舌切除术后,患者依然能够成功康复。成功康复取决于正确的病例选择和充分的术前准备,并且需

要充分调动患者的积极性和康复团队的相互配合。言语病理学家、颌面修复整形医师、营养学家和社工在提高患者术后生活质量中均发挥着重要作用。因许多患者术后都能成功康复,重新获得良好的生活质量,作者建议患者在必须接受全舌切除术时要尽可能保喉。

术前准备

术前准备对这批经过严格筛选的患者极其重要。整个治疗计划应包括原发肿瘤的切除方法以及同期颈部廓清术和修复重建过程。

影像学检查是制订治疗方案的关键依据。作者借用CT判断病变有无下颌骨侵犯和颈部淋巴结转移;根据MRI评估肿瘤局部浸润的范围。MRI可提供更多有关肿瘤浸润肌肉和筋膜层面的信息,有助于更好地评估病变范围以及保喉的可能性(图28.12)。胸部需要拍片以排除远处转移或第二个原发性肿瘤。食道钡餐可用于排除食道的第二个原发性肿瘤。

当切除术后仅考虑局部软组织修复时,作者多采用局部带蒂皮瓣,尤其是胸大肌皮瓣(图28.13)。该皮瓣可提供充足的肌肉量和被覆上皮,比游离皮瓣的手术时间短。下颌骨中线切开为全舌切除术提供了足够术野(图28.14)。沿口底切开,围绕舌沟做切口切除舌体(图28.15)。切除的标本包括下颌骨前段和整个舌体,需要进行冰冻切片检查(图28.16)。

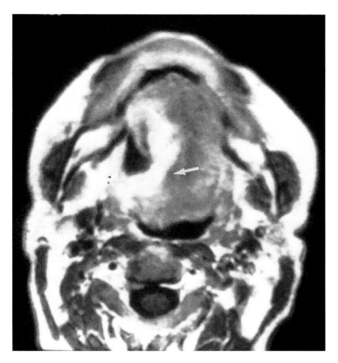

图 28.12 MRI 扫描显示一较大肿瘤(箭头所示)浸润舌体。

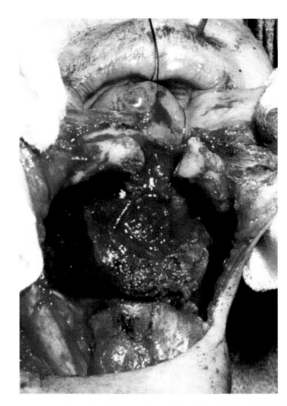

图 28.14 下颌骨中线切开,为全舌切除术提供了良好暴露。

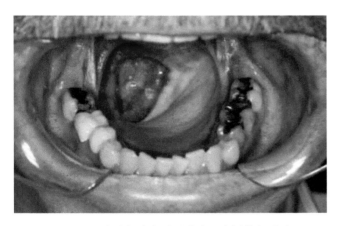

图 28.13 全舌切除术后用胸大肌皮瓣修复重建。

如果切除了下颌骨,作者多选用游离骨皮瓣进行修复(见"重建技术"章节)。偶尔需要将下颌骨切缘切除,确保全厚皮片完全覆盖骨面,以避免术后放疗时发生下颌骨放射性骨坏死。

言语病理学家应尽早参与对患者的评估。他们应该协助医生向患者交代是否需要吞咽训练,以及是否需要调整发声方式,以确保言语质量和清晰度。颌面修复整形医师也应尽早进行全面的牙齿检查,对有必要拔除的牙齿提出建议,同时取印模以便制作人工舌,这样有助于言语清晰度和吞咽功能的恢

复。请内科医师会诊,可协助对患者的全身情况进行评估,并进行术前治疗和术后处理。在预测患者的肺功能时,详细询问病史和评估患者的运动耐量比肺功能检测更有价值。患者良好的肺功能和咳嗽能力对预防术后吸入性肺炎有重要意义。

全舌切除术的方法

任何头颈肿瘤手术的目的都是治愈肿瘤。需要全舌切除术的患者通常已属晚期,或其他治疗手段失败。因此,这类患者常有剧烈的疼痛以及言语和吞咽障碍。根治手术的主要目的是缓解疼痛,恢复语言和吞咽功能,因为治愈的可能性已不大。

大多数头颈外科医师不理解和不接受保喉的全舌切除术[17]。他们认为,全舌切除术时不可能保喉,否则呼吸和吞咽功能会受袭扰。一直以来,因缺乏即刻修复大块缺损的可靠技术,使该手术方法的应用受到限制。老年、消极或有较多并发症,特别是肺功能差的患者,应行全舌切除术加全喉切除术,因为这类患者不能耐受再次手术。

术前准备时还要特别注意为晚期肿瘤患者进行营养状态评估。即使没有恶病质或低白蛋白血症,但

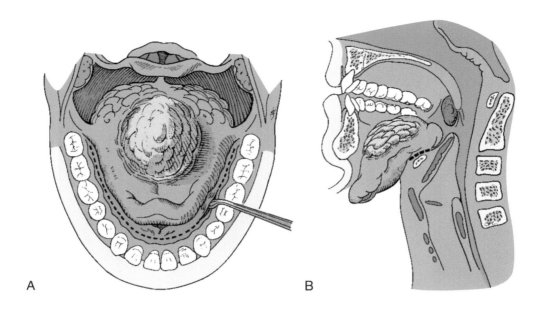

图 28.15 (A)切口沿口底切开，切透下颌骨骨膜。(B)将舌纳入切除范围内，环绕舌沟切开、切除标本。

在过去数月体重减轻 15~20 磅的患者一般都有营养不良。为了确保康复顺利，患者应尽快通过鼻饲或胃造瘘进行营养补充。作为辅助治疗，后者更为适宜。全舌切除术后所形成的巨大创面，需要局部或游离皮瓣进行修复，该创面可能因接受过放疗、局部血运受到影响。上述情况均提示必须加强患者的营养才能确保患者成功康复。

手术方法

选择保喉的全舌切除术要考虑以下因素：
- 肿瘤的大小和部位；
- 下颌骨有否侵犯和是否行下颌骨切除术；
- 是否行颈部廓清术。

原发肿瘤的切除径路，有以下入路可供选择：
- 经口；
- 经舌骨咽部切开；
- 下颌骨中线切开和下颌骨旋转；
- 咽侧切开（图 28.17）。

除非需要下颌骨中线切开（见图 28.14），作者更喜欢采用围裙式切口，从一侧乳突尖切至另一侧乳突尖。翻开皮瓣可以进行双侧颈清扫术。根据颈淋巴结分期，可能进行双颈根治性清扫或择区性廓清术，或在淋巴结阳性侧进行根治、改良根治或选择性廓清术，在淋巴结阴性侧行选择性廓清术。该切口为术者进行上述各类颈部廓清术提供了选择余地（除下颌骨中线切开术）。

手术入路的选择不仅单纯依据肿瘤范围，还要根据邻近组织的侵犯情况确定。例如，对于起自口腔前部或口底并侵犯下颌骨前部的肿瘤患者，手术方法如下：切开下颌骨前段，保留该部分下颌骨与口腔

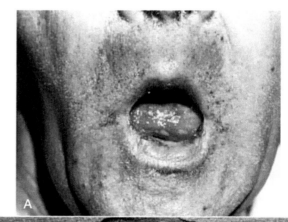

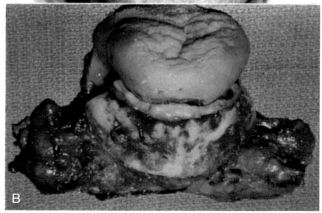

图 28.16 (A)术后表现。(B)标本，包括下颌骨前段和全舌。

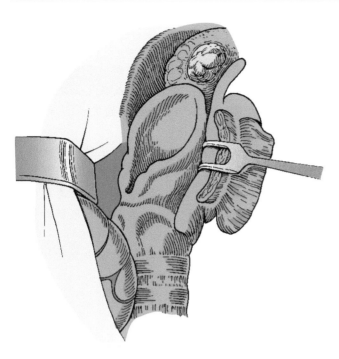

图 28.17 咽侧切开径路全舌切除术。

软组织的连接；然后，沿口底向后切开，将肿瘤与舌骨分离，再于舌沟位置将肿瘤与舌根和口腔软组织分离，保留喉部。当肿瘤范围较大可能需要切喉时，不要选择经舌骨入路，因为咽部切开的最适宜部位术前很难确定。舌根肿瘤可选择下颌骨中线切开或咽部切开入路，以便充分地暴露肿瘤的前面和侧面边界。为彻底切除肿瘤，确保切缘干净，有必要继续向后（喉部）扩大切除；如果不行，可将标本仍连接喉部，行全喉切除术。

大部分晚期舌肿瘤伴有临床可见的颈部淋巴结转移，需要行颈部廓清术。因肿瘤常越过中线向双侧颈部转移，通常需要双侧颈部廓清。舌根部晚期肿瘤如果没有发现可辨认的淋巴结转移，要考虑隐匿性转移的可能。因此，大部分患者必须考虑采取不同类型的颈部廓清术。源于下颌骨前部的广泛病变同样需要行下颌骨切除术，无论是下颌骨边缘切除还是区段切除，都必须保证充分切除肿瘤。下颌骨切开还用于全舌切除的术野暴露。即便术前告知患者计划保喉，也必须事先说明，如果肿瘤范围比术前估计的更为广泛，可能需行喉切除术。术前准备时还要考虑到一些附加手术，如气管切开术和环咽肌切开术。这两种手术是口腔手术后恢复吞咽功能的重要措施。组织修复包括软组织或骨组织重建，可选择皮片移植、局部带蒂皮瓣、游离皮瓣（主要用于上皮覆盖），

以及游离骨皮瓣（如果行下颌骨切除术）。

术后处理

患者围术期静脉输注抗生素 24 小时。肠鸣音恢复后开始鼻饲。没有进行皮瓣移植的患者，待水肿减轻、可以进食足量流食时拔除胃管。接受皮瓣移植的患者，鼻饲或管饲要持续到第 5 天，待伤口的包压填塞物去除、舌重新恢复活动、允许口腔进食时。及时吸除口腔内分泌物，用常规浓度一半的过氧化氢和盐水漱口清洁口腔，3~4 次/天。

对污染伤口的手术患者，围术期需用抗生素。密切观察颈部廓清术的伤口（见第 78 章），以确保引流畅通，并注意观察有无血肿、血清肿或乳糜漏。如果管中有唾液引流迹象，可能是口腔伤口裂开的结果。通常用敷料保护伤口并对颈部皮瓣施以一定的压力。术后护理更多地取决于修复重建的类型。注意观察气管切开套管，并经常吸出气管支气管内的分泌物，这对保护患者气道和预防肺炎特别重要。如果有部分皮瓣缺损或口内伤口裂开，口腔分泌物会流入颈部。必须尽最大可能阻止口腔唾液流入颈部以免发生颈部感染，特别是颈根治性清扫术，将会引发颈动脉脱水和破坏，最终可能导致颈动脉破裂。

当气管切开套管更换到 4 号无套囊套管、患者能耐受堵管时，可以拔除气管套管。瘘口封闭后，开始指导患者练习吞咽，方法基本与声门上喉切除术的吞咽技术相同。由于全舌切除，吞咽功能大大降低，将原有吞咽运动的第一和第二阶段合并为一个阶段，使患者无法控制。全舌切除术后的重建仅仅是在唇和咽部之间建立了一个无动力腔道，因此食团被直接倒入咽部。由于切除了肌肉组织，使吞咽时喉体提升的正常保护措施消失，食团涌入咽部和会厌区，必定会导致误吸。环咽肌切开术有利于消除环咽延迟开放，有助于误入喉腔的食物排出。

可以教患者将食物放入口中，做捏鼻鼓气法关闭声门。随着非随意的吞咽运动开始，患者可通过咳嗽来清理声门，然后完成吞咽动作和呼气。这种新的吞咽方法患者应该学会，完成规定动作，并能有效咳嗽。食物的特性在协助患者再次学会吞咽动作的过程中也很重要。第一次试验时要用糊状食物，这样食物可以粘在一起，容易进入食道而不至于像流食那样误入气道。掌握了这个方法后，再去尝试稀的流食。碳酸饮料更容易成功，因为患者能更好地感觉到

液体的位置。其他一些动作对完成吞咽也有帮助,如伸长脖子大口吞咽。可用勺子将食物直接送入咽部,或用大注射器连接短橡胶管完成管饲。最终,大部分患者能够吞咽稠厚食物,但软的或正常食物除外。

并发症

　　舌部分切除术后的并发症有水肿、气道阻塞、血肿、出血、舌部分坏死,以及植皮失败。认真仔细地进行每一步手术操作,所有这些并发症都可以避免。

　　术中彻底止血非常重要。相对表浅的组织可用电凝、结扎或用钛夹夹闭舌动脉分支,深部出血用 3-0 肠线缝扎。用深层缝合来关闭无效腔,不论用部分垂直褥式缝合或可吸收肠线缝合肌肉(取决于切除范围),都能有效止血。如果舌部出现血肿或出血较多,应将患者送回手术室,清除血肿或结扎活动出血的血管。

　　所有并发症中,最为危险的是气道阻塞。鼻咽通气道仅用于范围较小的舌部分切除患者,对舌广泛切除和皮瓣移植的患者,需要气管切开。因为填压物体积较大,并且缝线限制了口腔的活动部分,会导致误吸。气管切开术可预防气道阻塞,更重要的是为气管支气管树提供了吸引通道,可避免肺不张和肺炎的发生。如果组织血供被阻断、失去血运,或移植皮瓣上的填压物对残舌压力过大,影响静脉回流,可导致残舌坏死。通过避免不必要的舌供血血管结扎、皮瓣移植时填压物不要太大或结扎太紧等措施可以避免坏死的发生。

精要

- 常规冰冻切片明确切缘干净是治疗原发性肿瘤的基本原则。
- 运用临床查体、手术探查以及影像学检查可避免低估肿瘤的大小。
- 在肿瘤切除的同时行颈部选择性廓清术可避免肿瘤的颈部复发。
- 双手触诊和 MRI 扫描对评估肿瘤深度非常有用。
- 接受全舌切除术的老年或虚弱患者,强制性地进行全喉切除术可防止术后误吸。

隐患

- 全舌切除患者,如果反复发生肺炎和丧失吞咽能力,后期可能需要全喉切除或喉气管分离。
- 如果没有标记标本,会使标本的定位不准,可能导致病理诊断错误。
- 是否进行辅助治疗,取决于原发性肿瘤侵袭性预后的临床病理学特征和(或)导致肿瘤复发的转移淋巴结(例如周围神经浸润,距离肿瘤很近的阳性切缘,肿瘤体积大,转移,包膜外播散)。
- 肺功能较差的患者如果进行保喉的全舌切除术,会导致慢性误吸和肺炎。
- 营养不良的患者康复较慢。

（倪耀丰　译　刘希云　尹金淑　校）

参考文献

1. Myers JN, Elkins T, Roberts D, Byers RM: Squamous cell carcinoma of the tongue in young adults: Increasing incidence and factors that predict treatment outcomes. Otolaryngol Head Neck Surg 122:44-51, 2000.
2. Franceschi D, Gupta R, Spiro RH, Shah JP: Improved survival in the treatment of squamous carcinoma of the oral tongue. Am J Surg 166:360-365, 1993.
3. Duvvuri U, Simental AA Jr, D'Angelo G, et al: Elective neck dissection and survival in patients with squamous cell carcinoma of the oral cavity and oropharynx. Laryngoscope 114:2228-2234, 2004.
4. Sparano A, Weinstein G, Chalian A, et al: Multivariate predictors of occult neck metastasis in early oral tongue cancer. Otolaryngol Head Neck Surg 131:472-476, 2004.
5. Schiff BA, Roberts DB, El-Naggar A, et al: 2005. Selective vs modified radical neck dissection and postoperative radiotherapy vs observation in the treatment of squamous cell carcinoma of the oral tongue. Arch Otolaryngol Head Neck Surg 131:874-878, 2005.
6. O'Brien CJ, Lee KK, Castle GK, Hughes CJ: Comprehensive treatment strategy for oral and oropharyngeal cancer. Am J Surg 164:582-586, 1992.
7. Cooper JS, Pajak TF, Forastiere AA, et al: Postoperative concurrent radiotherapy and chemotherapy for high-risk squamous-cell carcinoma of the head and neck. N Engl J Med 350:1937-1944, 2004.
8. Jalisi S: Management of the clinically negative neck in early squamous cell carcinoma of the oral cavity. Otolaryngol Clin North Am 38:37-46, viii, 2005.
9. Johnson JT, Leipzig B, Cummings CW: Management of T1 carcinoma of the anterior aspect of the tongue. Arch Otolaryngol 106:249-251, 1980.
10. Greenberg JS, El Naggar AK, Mo V, et al: Disparity in pathologic and clinical lymph node staging in oral tongue carcinoma. Implication for therapeutic decision making. Cancer 98:508-515, 2003.
11. Ferris RL, Xi L, Raja S, et al: Molecular staging of cervical lymph nodes in squamous cell carcinoma of the head and neck. Cancer Res 65:2147-2156, 2005.

12. Zanation AM, Sutton DK, Couch ME, et al: Use, accuracy, and implications for patient management of [18F]-2-fluorodeoxyglucose-positron emission/computerized tomography for head and neck tumors. Laryngoscope 115:1186-1190, 2005.

13. El-Sayed IH, Singer MI, Civantos F: Sentinel lymph node biopsy in head and neck cancer. Otolaryngol Clin North Am 38:145-160, ix-x, 2005.

14. Kowalski LP, Carvalho AL: Feasibility of supraomohyoid neck dissection in N1 and N2a oral cancer patients. Head Neck 24:921-924, 2002.

15. Schramm VL Jr, Myers EN: "How I do it"—head and neck. A targeted problem and its solution. Skin graft reconstruction following composite resection. Laryngoscope 90:1737-1739, 1980.

16. Qureshi SS, Chaukar D, Dcruz AK: Simple technique of securing intraoral skin grafts. J Surg Oncol 89:102-103, 2005.

17. Myers EN: The role of total glossectomy in the management of cancer of the oral cavity. Otolaryngol Clin North Am 5:343-355, 1972.

第 29 章

舌骨上咽切除术

Eugene N. Myers

舌根、口咽和下咽的手术方法一直存在争议。在以上部位发生的良性、恶性肿瘤，经过仔细筛选可以行舌骨上咽切除术和重建术的患者，临床上可以取得优异的肿瘤清除、极低的病死率和极高的治愈率。然而成功的基础取决于手术前充分而仔细的细节评估。舌根肿瘤的治疗效果评价依据是：语言和吞咽功能，是否行胃造瘘术和气管切开术，局部、区域和远处肿瘤的控制，以及患者的生活质量[1]。

舌根孤立肿瘤的切除可能导致明显的并发症：语言和吞咽功能的原发性损伤，这些损伤可能导致习惯性的误吸。这些后遗症的发生是由于组织容量的减少和肌肉切除术后的纤维化。下颌骨切除术比单纯的舌根切除术带来更多的术后并发症，包括：唇部明显的瘢痕形成，面部下垂，口腔失去结构支撑，唾液失禁，咬合不正，颞颌关节痛，骨不愈合，吞咽动作中口咽段的功能障碍，以及需要进行缺损的修复重建[2-5]。少部分患者可以进行理想的保留下颌骨的肿瘤切除术，这部分患者既可以充分切除肿瘤又避免了上述并发症的发生[2,6-10]。

Blassingame[8]的一篇著名的关于舌骨上咽切除术的综述中介绍了著名的解剖学家 Vidal de Cassis 于 1826 年首次描述的经咽前壁切开到达舌根的通路。Malgaigne 通过解剖研究后在 1834 年提出通过舌骨上切口到达会厌和舌根。Jeremitish（1895）是第一个使用这种方法的外科医生[11]。他的决定源自于一个刎颈自杀的患者，在自杀的过程中产生了一个类似舌骨上咽切除术的撕裂口，Jeremitish 发现这个伤口出血很少，没有严重的神经损伤，气道是完好的，患者恢复得非常好。早在 20 世纪初，Hofmann 报道成功使用这种方法[12]。不幸的是，Grunwald，当时很

有影响力的一位作者，没有分享这个成功，这种方法当时被暂时摒弃了[13]。Blassingame 推测 Grunwald 悬吊喉失败导致了整个手术的不成功。即使在 Blassingame 1952 年的文章发表之后，很多医生仍更愿意按照 Orton 介绍的做舌骨上咽切除术或侧咽切除术[10]。虽然这种术式是不完善的肿瘤术式，因为在这些术式，会厌前间隙暴露困难且会被损伤[4,14,15]。我们还要认识到这些尝试都是发生在围术期预防措施的发展之前。

巴西的 Barbosa 于 1974 年在他的教科书中描述了经典的舌骨上咽切除术[16]。Moore 和 Calcaterra 报道了用 Rethi 提出的舌骨下入路成功治疗 T3 舌根癌症患者[17]。

我们中心使用舌骨上入路已成功治疗 T1/T2 的舌根鳞癌患者多年，用这种方法治愈率高，发音正常，美观，吞咽时无误吸[18]。我们对 13 例 T1/T2 舌根鳞癌患者进行舌骨上咽切除术的研究中，淋巴结转移的患者会接受根治性颈清扫术，许多患者还要辅以放射治疗，有证据显示淋巴结包膜外受侵的患者还要辅以化疗。所有的患者在出院前都拔除了气切插管，没有超过术后 3 周；所有的患者在出院后两个月都可以正常的进食。除了刚开始的体重下降以外，长期随访显示患者的体重保持稳定。没有患者因为习惯性误吸而进行残喉切除术；所有的患者的发音都很容易被理解；至少两年的随访中，没有患者出现肿瘤局部复发。Zeitels 和同事们[19]的一篇文献显示了和我们极为相似的结果，使用此项技术主要可以降低对舌根的损伤。

此手术入路还可以用以治疗舌根涎腺的良性和恶性肿瘤，以及咽后壁的早期鳞癌，有相似的较好预

后。值得注意的是,我们治疗的大多数舌根早期鳞癌都是在保留器官的前提下取得极好预后的。舌骨上咽切除术适合良性肿瘤、放疗不敏感的肿瘤或非手术治疗失败的病例。

病例选择

舌根 T1/T2 的肿瘤, 行肿瘤切除联合颈部廓清术,舌骨上咽切除术是极好的手术入路。这种手术方式也可应用于不需要颈部廓清术的良性和低度恶性的涎腺肿瘤患者。通过舌骨上切除的舌部肿瘤仅限于舌根, 轮廓状乳头的后部。当肿瘤累及咽侧壁或扁桃体时则需要更广泛的手术范围以充分暴露,如侧咽切除术。对于这种术式, 前界到轮廓状乳头的肿瘤是相对禁忌证,因为局部缺损一期关闭非常困难,即使前壁勉强关闭,术后语言和吞咽功能恢复也非常困难。

这种手术方式也不适用于累及会厌舌面的会厌谷肿瘤。Moore 和 Calcaterra[2]报道了在一些病例中用这种术式联合声门上部分喉切除术, 成功治疗舌根部 T3 的鳞癌。而我们不倾向这种术式,因为它可能导致吞咽不畅和习惯性误吸。

口咽和下咽后壁的肿瘤切除也可以通过此种术式完成。将咽后壁黏膜与椎前筋膜缝合关闭,或者用中厚皮片或真皮移植片来完成修复。

术前准备

对于舌跟和咽后壁的早期鳞癌、腺癌和良性肿瘤, 准确的术前分期对判断舌骨上咽切除术是否是最好的术式十分重要。磁共振成像(MRI)检查被证实是评估肿瘤是否累及舌根最敏感的方法 , 因为MRI 可以非常清晰地显示软组织界限。舌根–喉复合体的矢状面 MRI 扫描可以明确肿瘤侵袭会厌前间隙的范围和侵袭舌根的深度。会厌前脂肪呈高信号,很容易与舌骨会厌韧带的致密纤维、舌根肌肉、舌淋巴组织和肿瘤区别开[19]。咽后壁肿瘤是否能切除取决于肿瘤的大小和固定程度;咽–食管钡成像常常可以有助于评价这些肿瘤的活动度。然而,体格检查尤其是触诊依然是术前评估中最重要的。在大多数情况下,需要在活检时行全麻下内镜检查。

当发现肿瘤比预期的要大时,需要暴露更大范围,可选择第 28 章中介绍的方法。

口咽和喉咽在吞咽中起重要作用, 短暂的误吸预示着术后并发症的发生。选择患者时必须考虑患者的功能状态,尤其是心肺功能的相关检查。患者有严重肺部疾患时, 可能还需要行喉气管分离或喉切除手术, 以避免可能发生的术后误吸带来的生命危险。经皮内镜下胃造瘘术(PEG)或手术时放置 G 管会给患者带来受益。如同所有的头颈部肿瘤一样,牙齿的评估包括病牙的拔出和矫正也是必要的。

手术方法

舌骨上咽切除术通常在全麻下施行, 先行气管切开术。如有必要,应联合行单侧或两侧的颈部廓清术。外周静脉使用抗生素;所有患者在术前都需要做触诊、内镜检查,如前一段所描述,这通常是活检时进行的一项独立检查。

设计蒂在上的裙型瓣切口,掀翻皮瓣,从舌骨体锐性解离舌骨上肌群。注意在舌骨大角外侧周围要仔细解剖,以免伤及舌下神经和舌动脉,这一步骤详细的图解可以在第 49 章找到。将舌骨体夹持并向外牵拉,可以使解离操作变得容易。向上牵拉游离的舌骨上舌肌可确认舌骨会厌韧带,它从舌骨起源,起源处宽阔逐渐变窄进入到会厌。会厌谷黏膜松松的附着在会厌软骨上,可以将其完全从会厌舌面上提起,最远可至会厌尖。这使得切除会厌谷肿瘤时可以获得更多的下切缘。在会厌尖稍上方切开黏膜进入咽腔,宽直角拉钩沿舌根插入,牵拉舌骨,辨认舌下神经和舌动脉,向侧方牵拉开(图 29.1)。夹持钳夹住舌根,将舌根向前拉向切口(图 29.2)。在完成最后的评估后,将病变从舌根上切除下来(图 29.3)。如果病变已延伸至扁桃体窝,应该扩大切除范围至此区域。

当肿瘤切除后, 冰冻切片证实已充分完整切除病变,再分层一期缝合肌肉和黏膜层(图 29.4)。在我们的病例中,不需要使用皮片和任何的皮瓣。

留置鼻饲管, 放置 Hamovac 引流后关闭颈部切口。需要特别注意的是:关闭皮下组织时,用带状肌加固气管造瘘口, 以避免患者咳嗽时颈部伤口被污染。气管造瘘后的安全措施包括:牵引缝线的位置(见第 68 章), 以及将气切套管的颈盘缝合在周围皮肤上。裙形瓣过大的患者, 不要使用气切套管固定带,以避免影响皮瓣的血供。

当咽后壁病变患者需行咽切除术时, 这种术式稍做改动。当咽切除术后,肿瘤被确认从咽后壁上切除,病理冰冻和止血已完成,有几种方法实现组织缺

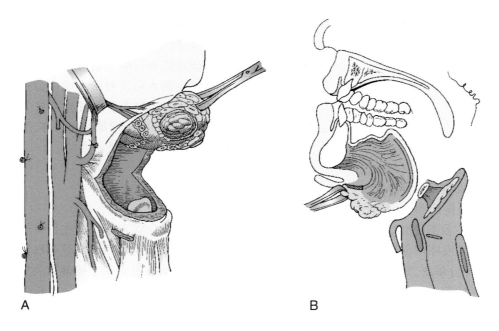

图 29.1 （A）将舌骨上肌肉从舌骨上分离后，用夹持钳抓住舌。（B）从侧面观此入路。

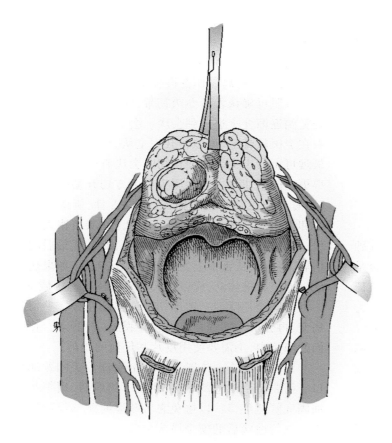

图 29.2 用这种方法可将局限于舌根部的肿瘤充分暴露。将舌下神经和舌动脉被牵拉至一旁。

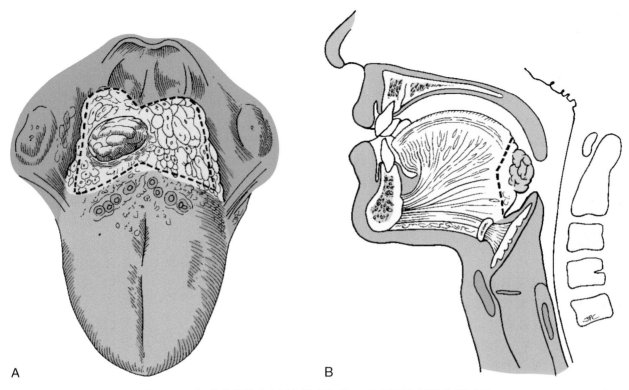

A   B

图 29.3　(A)轮廓线描述出要切除的组织。(B)要切除区域的侧面观。

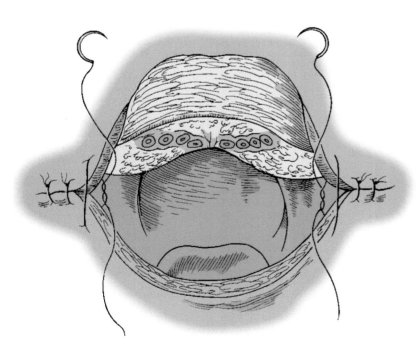

图 29.4　缺损可以一期拉近缝合关闭。

损重建。简单的直接关闭缺损是不可取的,因为直接关闭缺损会导致咽腔狭窄和不可避免的吞咽困难和误吸。当然,闭合缺损必须维持术前的环状咽腔结构,既可以通过简单的缝合黏膜至后壁肌肉实现,前提是手术后这些结构还在;也可以将黏膜缝合到椎前筋膜上,后者更常用。其他的方法还有用皮肤和真皮修补片,修补片修补需要用纱布卷固定,术后五天后由内镜下取出纱布卷。如果用这种方法,当取纱布卷时一定要小心,避免损伤咽切除术后的缝合口。术后需留置鼻饲胃管。

术后处理

我们的患者接受第 68 章和第 78 章中介绍的常规的气管切开和颈部伤口术后护理。患者接受大约 7~10 天的鼻饲,在拔除气切套管和鼻饲管后开始经口饮食,最初的饮食在言语病理师的指导下开始,他负责评估患者的阅读和指导患者的吞咽动作。在吞咽动作的再学习期间,在患者用餐时言语病理师坐在患者身边,帮助他们掌握完成吞咽动作的技巧。对于咽切除术后的伤口,没有特殊处理。

在我们的病例中[18],有 3 例患者发生小的咽瘘,他们都在 10 天内愈合。一例患者在术后立即发生肺炎,使用抗生素后迅速康复。所有患者在出院前都完成了拔管和经口饮食。

精要

- 直达喉镜和影像学资料尤其是 MRI 检查是准确分期的基础,但触诊是评估舌根最准确的检查。
- 这种入路仅适用于舌根的早期癌(T1/T2)或是想尽可能大范围的切除肿瘤同时又想减少吞咽障碍的咽后壁肿瘤患者。
- 这种入路提供了早期舌根肿瘤和咽后壁的充分暴露。
- 切除组织少,且保留双侧舌下神经,使得患者可以早期恢复吞咽功能且没有误吸。
- 如果需要,此手术的裙瓣型切口完全可以同时行双侧颈清扫术。

隐患

- 缺乏准确的术前评估将导致不合适的治疗方案。
- 在评估中,麻醉下检查和影像学检查一样重要。
- 如果低估了肿瘤的大小和位置(如肿瘤侵及会厌谷、扁桃体或声门上喉)将导致切缘阳性或无法完整切除肿瘤。
- 咽后壁大肿瘤患者不适用于这种术式。
- 如果最初的手术没有行择区性的颈清扫,则可能导致肿瘤复发。
- 如果没有术中冰冻可能导致切缘阳性从而不能治愈患者。

(程靖宁 张志利 译)

参考文献

1. Gopalan KN, Primuharsa Putra SH, Kenali MS: Suprahyoid pharyngotomy for base of tongue carcinoma. Med J Malaysia 58:617-620, 2003.
2. Moore DM, Calcaterra TC: Cancer of the tongue base treated by a transpharyngeal approach. Ann Otol Rhinol Laryngol 99:300-303, 1990.
3. Sessions DB: Surgical resection and reconstruction for cancer of the base of the tongue. Otolaryngol Clin North Am 16:309-329, 1983.
4. DeSanto LW, Thawley SE: Treatment of tumors of the oropharynx. In Thawley S, Panje W (eds): Comprehensive Management of Head and Neck Tumors. Philadelphia, WB Saunders, 1987, pp 699-755.
5. Babin R, Calcaterra TC: The lip-splitting approach to resection of oropharyngeal cancer. J Surg Oncol 8:433-436, 1976.
6. Barrs DM, DeSanto LW, O'Fallon WM: Squamous cell carcinoma of the tonsil and tongue base region. Arch Otolaryngol 105:479-485, 1979.
7. Stanley RB: Mandibular lingual releasing approach to oral and oropharyngeal carcinomas. Laryngoscope 94:596-600, 1984.
8. Blassingame CD: The suprahyoid approach to surgical lesions at the base of the tongue. Ann Otol Rhinol Laryngol 61:483-489, 1952.
9. Weisberger EC, Lingeman RE: Modified supraglottic laryngectomy and resection of lesions of the tongue base. Laryngoscope 93:20-25, 1983.
10. Orton HB: Lateral transhyoid pharyngotomy. Arch Otolaryngol 12:320-332, 1930.
11. Jeremitsch R: Pharyngotomia suprahyoides. Arch F Klin Chir 49:793-802, 1895.
12. Hofmann M: Pharyngotomis suprahyoidea traversa. Arch F Klin Chir 83:308-332, 1907.
13. Grünwald L: Pharyngotomia suprahyoides. Zentralbl F Chir 33:972, 1906.
14. Whicker JH, DeSanto LW, Devine KD: Surgical treatment of squamous cell carcinoma of the base of tongue. Laryngoscope 82:1853-1860, 1972.
15. Schechter GL, Sly DE, Roper AL, et al: Set-back tongue flap for

carcinoma of the tongue base. Arch Otolaryngol 106:668-671, 1980.

16. Barbosa JF: Surgical Treatment of Head and Neck Tumors. New York, Grune & Stratton, 1974.

17. Rethi A: A new method of transverse pharyngotomy. J Laryngol Otol 62:440-446, 1948.

18. Weber PC, Johnson JT, Myers EN: The suprahyoid approach for squamous cell carcinoma of the base of the tongue. Laryngoscope 102:637-640, 1992.

19. Zeitels SM, Vaughan CW, Ruh S: Suprahyoid pharyngotomy for oropharynx cancer including the tongue base. Arch Otolaryngol Head Neck Surg 117:757-760, 1991.

第 **30** 章

侧咽切除术

Ricardo L. Carrau and Ryan J. Soose

舌根及下咽肿瘤在达到相当大小之前通常不被患者觉察,而确诊时常已发生局部转移。晚期癌症的治疗方案多包含联合放化疗,但根治性手术结合术后放疗仍是首选治疗方案之一,或者是作为未控或复发肿瘤的挽救性治疗方式。

手术径路必须能够充分暴露并广泛切除瘤体。常用的舌根癌手术径路包括内镜下经口入路、下颌骨劈开、下颌骨切除、经舌骨咽切除术及侧咽切除术。体积较大的瘤体需行全咽切除术,而小范围的癌变则可通过侧咽切除术完整切除肿瘤。内镜技术的进展缩小了侧咽切除术的适应证,但其仍然是一项重要的外科术式。其余径路在第 29 章和第 34 章内介绍。

1878 年,Cheever 报道了第一例侧咽切除术,用于摘除扁桃体肿瘤[1]。英国的 Trotter 与美国的 Orton 改良并普及了此径路[2,3]。

侧咽切除术可作为部分经遴选的口咽与下咽鳞状细胞癌的有效径路[4,5],也可作为舌根部动静脉畸形、咽喉及咽后间隙的良性肿瘤(例如多形性腺瘤及神经纤维瘤)的一种非常规手术径路[6-9]。侧咽切除术的应用还包括取出复杂异物、治疗严重咽腔狭窄以及舌部甲状腺的移位[10-12]。

术前评估

临床评价

舌根癌与下咽癌通常在侵犯深部组织或者瘤体梗阻咽腔后才表现出临床症状,包括吞咽困难、吞咽疼痛、异物感、唾液带血、牙关紧闭、耳痛,少数患者因颈部肿块就诊。上述症状均为非特异性表现,吞咽痛提示肿瘤已侵入口咽深部,牙关紧闭则提示肿瘤侵犯咀嚼肌或者下颌骨。

完善的头颈部体格检查,包括间接喉镜或纤维喉镜下咽喉视诊,可发现绝大部分病例。双手触诊法不能省却,可以评估肿瘤范围、探查黏膜下深度、鉴别舌扁桃体来源的肿瘤,亦可协助判断瘤体形态。

影像

口咽与颈部的计算机断层影像(CT)可显示病变范围,尤其适用于评估下颌骨皮质侵犯,亦可协助判断是否存在淋巴转移。我们采用融合的正电子发射断层影像 (PET)/CT 来评价肿瘤原发灶及转移情况(图 30.1)。

磁共振成像(MRI)可更清晰地显示舌根部病变范围以及下颌骨骨髓侵犯,但检查耗时较长且费用较高。长耗时会导致吞咽及移动伪影,降低成像分辨率。另外,大约 10% 的患者因焦虑症或幽闭恐惧症,不能耐受 MRI 检查。这项技术同样可用以评估颈部及咽后结节。

推荐钡餐食管造影和胸片检查用以排除第二原发癌(重复癌)。另外,透视检查是明确咽后壁是否固定于椎前筋膜的最佳选择。晚期癌症患者 (即 T3、T4)若伴有慢性阻塞性肺病或其他器质性疾病,胸片检查有相当数量的假阳性及假阴性结论,难以准确评价,需接受胸部 CT 扫描。颈部 4 或 5 区转移的患者,纵隔及肺部转移的危险性增高,因此,这部分患者也需接受胸部 CT 或者 PET/CT 检查。

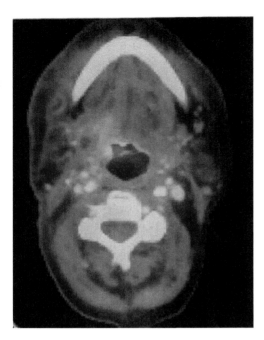

图 30.1　PET–CT 影像显示左侧舌根及咽侧壁氟脱氧葡萄糖高代谢，提示肿瘤复发。

内镜

全麻下内镜检查可作为临床查体及影像评价外的补充。在全麻下重复双手法触诊肿瘤原发灶及颈部，可更准确地评价病变范围，发现诊室体格检查无法触及的淋巴结病变。

直接喉镜较纤维喉镜能够更准确地评价会厌谷及梨状窝。外科医生通过喉镜观察下咽后壁黏膜的活动度，可判断是否存在椎前筋膜固定。食管镜检查用以排除食管重复癌，较食管造影有更高的准确性及特异性。支气管镜一般不用作常规检查，除非胸片发现病变。相应内镜检查过程中如有需要可进行组织活检。

对于某些特定的病例，全上消化道内镜检查可在根治性手术（即单阶段术式）之前进行，以免患者接受二次手术及麻醉，成本效益最佳。然而，这种方式要求诊室体格检查与影像检查足以判断切除范围及修复重建需求，且患者本人及家属、外科医生均接受此观念。

病例选择

侧咽切除术常用于暴露口咽及下咽后侧壁、舌根、环后区的良性和恶性肿瘤[13-16]。声门上良性肿瘤，比如腺瘤、囊肿，也可使用侧咽切开入路。然而，上述大部分病变可实现内镜下径路。侧咽切除术的另一项极少见的适应证是内镜下无法取出的复杂或尖锐异物。

舌根部及会厌谷肿瘤不宜采用舌骨上径路（参见第 29 章），而可通过侧咽切开入路切除。只需切除黏膜，通过中厚皮片移植就可能修复的浅表病变，可以行对侧侧咽切开入路。此入路可实现术中直视病变，并足以缝合及加固皮瓣移植物。可采用的另一种术式则是将残余黏膜缝于椎前筋膜，通过二级愈合修复缺损。

拟行声门上或全喉切除术，以及切除范围超过 1/3 咽腔周径的恶性肿瘤患者不宜采用侧咽切除术入路。然而，侧咽切除术可与其他径路结合，如下颌骨正中裂开术，为口咽部巨大瘤体的根治性切除提供最佳的术野。

手术技术

侧咽切除术后咽腔水肿及吞咽困难可导致气道受阻与吸入性肺炎，此外，经口气管插管妨碍瘤体暴露，因此术中常先行气管切开。

沿颈中部皮褶做横行切口，深达皮下组织及颈阔肌下。若需行颈淋巴结清扫，切口可再行设计，使其足以到达整个颈部区域（图 30.2）。若需做纵行分支切口用以更清楚地暴露颈后方，分叉处应形成 3 个 120°角且应尽量靠后，远离颈动脉。

根据手术要求翻起颈阔肌皮瓣，若需行颈淋巴结清扫，下端皮瓣需翻至锁骨水平。在颈阔肌下逐渐分离上端皮瓣，直至识别下颌下腺下缘。继续往深面分离下颌下腺，解剖、结扎并离断面静脉，其远端与颈部皮瓣一起向上方牵拉，此措施可保护面神经下颌缘支。恶性肿瘤通常需要进行不同类型的颈淋巴结清扫，将在第 78 章中讨论。颈部淋巴结清扫术后，肩胛舌骨肌上的解剖结构将清晰可见，包括 1、2、3 区。Stern 对此区域的解剖结构做了详尽的论述[17]。

将胸锁乳突肌与带状肌群分离，暴露颈动脉鞘。颈动脉鞘及其内部结构可向侧方牵拉，可辨认咽下缩肌、甲状腺上极及其血管蒂（图 30.3）。将双分叉牵开器置于甲状软骨板后缘，向上方继续分离探查，辨认甲状腺上动脉与喉上动脉的起始。轻轻牵开颈动脉球及颈外动脉，暴露喉上神经，可见其在颈内动脉内侧走行。至此，可辨认完整的喉上神经血管束。舌下神经位于喉上神经头侧，在颈内动脉与颈内静脉

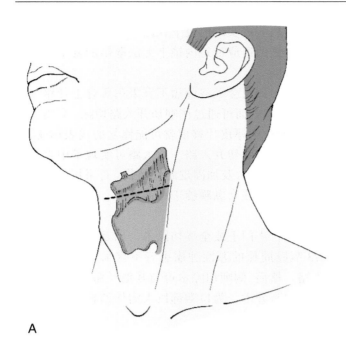

A

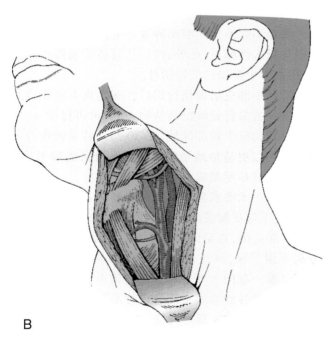

B

图 30.2 （A）在甲状舌骨膜处做横行切口。皮肤切口尽量与皮纹一致。需行颈淋巴结清扫时，切口可向正中及侧方延伸。（B）翻起皮瓣，暴露喉气管复合体和颈动脉鞘结构。

的前方拐入下颌下三角。

原发肿瘤的分级和起源位置决定了侧咽切开的范围。口咽部病变的侧咽切开部位高于下咽部病变，侧咽切开的范围可向上延伸暴露鼻咽部，或者向下延伸暴露颈段食管。

高位侧咽切除术需要将喉上神经与舌下神经向头侧牵拉；然而，喉上神经的活动度有限，骨化后活动度更小，在极少数情况下为了更充分地暴露术野，不得不将其离断。移除同侧外 1/3 舌骨和甲状软骨上角并离断甲状舌骨韧带，可增加软组织的活动度。进入口咽前，将食指沿舌根、扁桃体窝下极与后极置入，使切口远离瘤体。食指可绷紧咽中缩肌及黏膜，便于实行咽切除术，并能保证切口不穿过肿瘤（图30.4）。二腹肌后腹应向前上方牵拉，为肿瘤切除的安全边界考虑，如若必要可予切除。

下咽上部（即咽后壁）的病变需行低位侧咽切除术。在甲状软骨板后缘上方切开咽下缩肌，暴露梨状窝黏膜，在甲状软骨板内侧面将其分离。术者及助手牵张梨状窝黏膜，用锐器或电刀切开咽腔（图30.5）。

根治性手术后，需置入一根鼻饲胃管，并双层缝合咽侧切口。使用可吸收缝线内翻缝合黏膜（如Connell 法）。单纯间断或 8 字缝合咽下缩肌及咽中缩肌。留置引流管，分层关闭皮肤切口。

若咽侧切口无法关闭，术者需采用其他软组织重建技术，比如植皮术、带蒂瓣、微血管游离皮瓣。植皮术，供体部位并发症最小，并提供薄软组织，但其提供的组织量有限（比如，不适用于舌根重建），且在咽侧切口下缝合困难（咽侧切口联合下颌骨裂开或者其他有效径路，可使缝合变易）。带蒂瓣，如胸大肌肌皮瓣（pectoralis major myocutaneous flap，PMMF），效果可靠且容易获得，主要的缺陷是受重力影响肌皮瓣下垂（缝合口张力随之增加）以及容积过大。用PMMF 修复口咽侧壁裂隙可能形成阻挡食物进入咽腔的横隔，引起吞咽困难与吸入性肺炎。胸大肌筋膜移植克服了上述缺陷，当颈动脉通过舌根与口咽侧壁的缺损暴露于咽腔时，此筋膜瓣最宜用于修复。

微血管游离皮瓣，如前臂桡侧游离皮瓣，可提供柔软组织和适当的颈动脉覆盖，是修复咽后壁及咽侧壁大缺损的理想材料。但是，游离皮瓣移植需要显微外科专门技术，显著延长了手术时间，并导致更高的致病率及死亡率。目前的修复材料缺乏运动和感觉功能，因此上述所有方式均不能重建吞咽功能。

术后处理

患者转至过渡监护病房进行术后监护。床头抬高 30°~45°可减轻伤口水肿，减少胃咽反流及呕吐的发生。其他推荐的减少胃咽反流的护理策略包括静

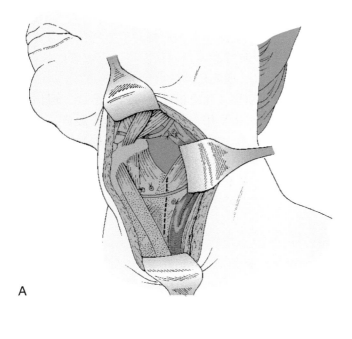

A

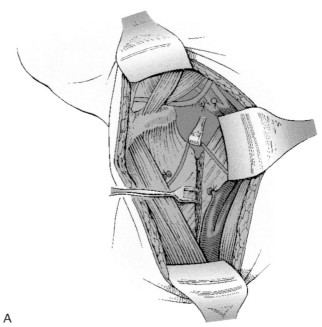

A

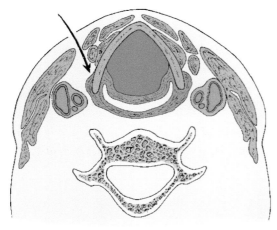

B

图 30.3 (A)将颈动脉鞘内结构和胸锁乳突肌向侧方牵拉，暴露咽下缩肌。喉上神经在颈动脉分叉前内侧通过。术野中可见舌下神经(XII)水平段。咽下缩肌的切开位置在甲状软骨板后缘，图中用虚线标记。(B)轴位图像中，箭头表示暴露咽下缩肌的手术径路。

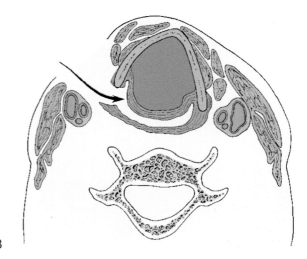

B

图 30.4 (A)将喉上神经向上方牵拉，切开咽下缩肌，暴露梨状窝及下咽侧壁黏膜。(B)轴位图像示出肌切除术后的手术径路(箭头)。

脉注射质子泵抑制剂、持续经鼻胃管低负压吸引。围术期预防性广谱抗生素在术后继续使用 24 小时。

引流管维持 80mmHg 壁式吸引负压,24 小时引流量小于 20mL 后可考虑拔除。

患者经气管切开面罩吸入湿润空气或氧气。频繁气切口吸痰,1 日 3~4 次伤口护理。若无吸入性肺炎表现,通常在术后次日抽尽气切套管气囊内气体。患者能够自行处理唾液及分泌物后，可拔除气切套管。一旦患者吞咽唾液，可更换较小尺寸的 4 号套管，堵管，并于 24~72 小时内拔除。拔除气切套管后患者可经口进食,此前经鼻胃管供给肠内营养。

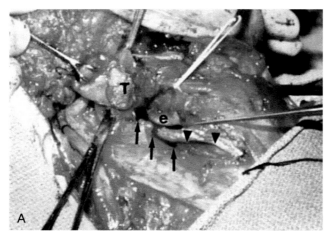

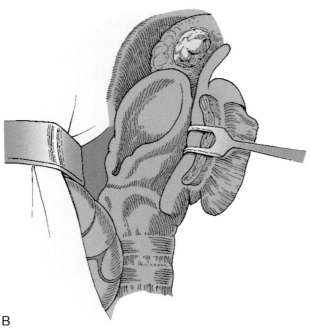

图 30.5 (A)侧咽切开(箭头)舌根癌(T)根治术。甲状软骨后缘(三角箭头)与会厌(e)标志了咽腔暴露的内侧边界。(B)经侧咽切开暴露舌根病变。

并发症

感染与咽瘘

脓性分泌物或者发现唾液经伤口流出对于诊断感染或咽瘘十分重要,而红疹、水肿、发热在头颈部癌术后常见,不可作为诊断依据,否则将导致过度诊断及不必要的治疗。

感染与咽瘘需要尽早静脉使用抗生素、保证充分引流,避免发生败血症。充分引流可能是影响术后伤口感染预后的最重要因素。

引流管未拔除、引流通畅时发生感染不需要打开切口(即没有脓肿发生的情况);若引流管已拔除,则需撑开切口,远离颈动脉重建引流通道。

大多数咽瘘经保守治疗后可自行愈合,但仍有一部分咽瘘需要采用局部或带蒂瓣修复瘘口,常发生于根治性切除大部分咽腔黏膜后咽腔狭窄、创口缝合张力大的情形下。伤口愈合不良的因素有异物、创面张力、营养不良、术中血供破坏过多、放疗、微血管疾病等,需牢记在心,并在进行复杂重建之前消除它们。

精要

- 侧咽切开径路可作为口咽与下咽部鳞状细胞癌的一种选择。
- 侧咽切开径路亦可用于暴露及清除咽喉部的良性病变,以及复杂异物。
- 必须结合完善的头颈部体格检查、影像检查及直接喉镜所见来选择合适的侧咽切除术患者。
- 咽后壁黏膜缺损的修复可通过直接缝合、中厚皮片移植或者将残余黏膜边缘固定至椎前筋膜达到二级愈合。
- 根据切除部位及范围,可通过中厚皮片移植、带蒂肌瓣修复或者微血管游离皮瓣实现重建。

隐患

- 对于拟行声门上或全喉切除术,以及切除范围超过 1/3 咽腔周径的癌症患者不宜采用侧咽切开径路。
- 喉上神经位于术野中央且活动度有限,术中需特别注意保护。
- 术后咽腔水肿及吞咽困难可导致呼吸道梗阻,因此对大部分患者需实行暂时性的气管切除术。
- 咽瘘是侧咽切除术后最常见的并发症,在大范围切除咽腔黏膜后更容易发生。
- 术后咽瘘若行保守治疗闭合困难,可采用组织皮瓣进行重建。

(程靖宁 张志利 译)

参考文献

1. Cheever DW: Cancer of the tonsil: Removal of the tumor by external incision. (A second case.) Boston Med Surg J 99:133-139, 1878.
2. Trotter W: Operations for malignant disease of the pharynx. Br J Surg 16:482-495, 1928.
3. Orton HB: Lateral transthyroid pharyngotomy. Trotter's operation for malignant conditions of the laryngopharynx. Arch Otolaryngol 12:320-338, 1930.
4. Holsinger FC, Motamed M, Garcia D, et al: Resection of selected invasive squamous cell carcinoma of the pyriform sinus by means of the lateral pharyngotomy approach: The partial lateral pharyngectomy. Head Neck 28:705-711, 2006.
5. Byers RM: Anatomic correlates in head and neck surgery. The lateral pharyngotomy. Head Neck 16:460-462, 1994.
6. Dubey SP, Banerjee S, Ghosh LM, et al: Benign pleomorphic adenoma of the larynx: Report of a case and review of 20 additional cases in the literature. Ear Nose Throat J 76:548-550, 1997.
7. Yucel EA, Guldiken Y, Ozdemir M, et al: Plexiform neurofibroma of the larynx in a child. J Laryngol Otol 116:49-51, 2002.
8. Fuse T, Yoshida S, Sakakibara A, et al: Angiomyoma of the retropharyngeal space. J Laryngol Otol 112:290-293, 1998.
9. Righi PD, Bade MA, Coleman JJ, et al: Arteriovenous malformation of the base of tongue: Case report and literature review. Microsurgery 17:706-709, 1996.
10. Punke C, Dommerich S, Pau HW: Lateral pharyngotomy—a rare method of access for removing foreign bodies from the upper third of the esophagus. HNO 137-139, 2006.
11. Haller JR, Gray SD: Severe pharyngeal stenosis treated with inferiorly based sternocleidomastoid myocutaneous flap. Ann Otol Rhinol Laryngol 108:731-734, 1999.
12. Rojananin S, Ungkanont K: Transposition of the lingual thyroid: A new alternative technique. Head Neck 21:480-483, 1999.
13. Harris PF, Rosenfeld L, Ward PH: Lateral pharyngotomy approach for lesions of the base of the tongue, pharynx and larynx. South Med J 61:1276-1280, 1968.
14. Ferguson GB: Experiences in lateral pharyngotomy. Laryngoscope 86:1626-1632, 1976.
15. Moore DM, Calcaterra TC: Cancer of the tongue base treated by a transpharyngeal approach. Ann Otol Rhinol Laryngol 99:300-303, 1990.
16. Spiro RH, Kelly J, Vega AL, et al: Squamous carcinoma of the posterior pharyngeal wall. Am J Surg 160:420-423, 1990.
17. Stern S: Anatomy of the lateral pharyngotomy approach. Head Neck 14:153-156, 1992.

第 **31** 章

口底切除术

Eugene N. Myers

口底癌是常见的口腔恶性肿瘤，其中95%以上为鳞状细胞癌。早期病损(T1/T2)时如采取手术治疗效果较好。研究表明，手术治疗能够维持好的局部疗效，便于对肿瘤进行组织学分期(据此来调整治疗方法)，同时相比于放疗来说，还能够减少术后长期的副反应(如口干症、味觉丧失、牙关紧闭、放射性骨坏死等)。然而，初步评估显示，患者往往初诊时便处于癌瘤晚期(T3/T4)，且癌灶已累及舌、下颌或者两者皆受累。肿瘤体积越大，预后越差，治疗并发症越高。通常，口腔癌容易转移至颈部淋巴结。30%~40%的T1/T2患者会发生颈部淋巴结转移，导致预后较差[1,2]。

口腔癌主要见于中老年人。平均确诊年龄为60岁，95%的病变发生于40岁或以上患者[2]。其中大部分患者有长期的烟酒史。

目前口腔癌的治疗目标主要为去除病损，使患者尽可能恢复形态及功能[3]。口腔癌切除后一般会影响患者的言语功能[4]。术后言语功能的丧失与病变切除范围密切相关，尤其与舌部缺损的大小有关。除此之外，术后发生纤维变性也会影响舌的活动度，从而影响言语功能。舌的切除范围过大将直接影响言语的清晰度及准确性[5-9]。一些回顾性研究表明，术后言语功能的恢复，与切除范围相关，但术后重建方法的影响更大[10]。如早期关闭伤口或者利用中厚皮片移植，其言语功能恢复效果要优于带蒂皮瓣或者游离皮瓣移植缺损修复[11-15]。

1996年，Schliephake等[16]观察了85例口底鳞癌患者。通过利用局部组织，空肠、皮肤以及肌皮瓣等移植重建，结果显示，30%的患者需下颌骨边缘切除，31.7%则需下颌骨节段性切除。Schliephake等认

为，口腔癌患者术后重建十分困难，尤其是软组织大面积损伤。即使损伤后立即行显微外科重建，也不能达到十分令人满意的效果。

口底癌的治疗方法取决于病损的大小及浸润深度，是否累及下颌骨，是否发生颈淋巴结转移等。这些年来，治疗计划主要包括：

- 原发肿瘤切除术，含(或不含)颈淋巴清扫术；
- 原发肿瘤及颈淋巴放疗；
- 原发肿瘤放疗，含(或不含)颈淋巴清扫术；
- 联合疗法，包括原发肿瘤切除术及颈淋巴放疗。

对早期口底癌(T1/T2)，利用手术切除或者放疗均可达到良好疗效[2]。T1/T2期病损一般采取经口入路，其缺损常利用中厚皮片移植修复。是否需进行下颌骨边缘切除与癌的发病部位相关。由于T3/T4期较大的肿瘤，可能累及邻近组织，如舌、扁桃体，采用经下颌骨前部切开术的手术入路可以扩大手术视野范围，提高口底肿瘤的整块切除之效率。如癌灶累及下颌骨则需下颌骨节段性切除。利用外放射及近距离放射联合治疗的方法虽然需要行气管切开，并且可能发生邻近下颌骨骨坏死等并发症，但能提高肿瘤的治疗效果。

目前普遍认为，尽管大部分T1/T2期口底癌患者能够得到良好的局部控制效果，并且复发率较低，然而，临床诊断为颈淋巴结阴性而未行治疗的患者其颈部复发率可达到30%~40%。颈淋巴结转移未得到有效的控制则将可能进一步导致患者死亡。有研究将颈部淋巴结阴性患者分别进行选择性颈淋巴清扫和治疗性颈淋巴清扫，结果表明选择性颈淋巴清扫患者预后较好。Spiro和Strong等认为[17]，及早清除

隐匿性颈淋巴结转移能够取得更好的疗效。他们报道了一些案例：对于 N0 期颈淋巴结，早期行颈淋巴结清扫后可发现隐匿性颈淋巴结转移；而若未行早期清扫则可发生颈淋巴结转移。Silver 和 Moisa 等[18]报道表明，在临床可见的颈淋巴结转移前实施清扫，可显著控制颈部疾病，使预后明显好转。Dias 等[19]对一系列口底及舌 T1 期鳞癌患者进行研究，结果显示，相比于肿瘤切除术，切除术加上选择性颈淋巴清扫能将患者预后提高 23%。

McGuirt 等[1]为了评价颈清扫作用，对 129 例 TxN0 口底鳞癌患者做了回顾性研究，发现大部分 T1/T2 患者接受了经口肿瘤切除，同时行中厚皮片修复缺损，必要时加下颌骨边缘切除，其中 26 例接受选择性颈清扫。术后组织病理学显示，23% 的病例发生隐匿性转移。对照组则对 103 例患者均未实施选择性颈清扫，结果术后发生颈淋巴结转移的病例高达 37%。术后病理学提示对已发生隐匿性转移的患者，术中行选择性颈清扫的病例，其 3 年生存率为 100%；对未行任何颈清扫治疗的患者，其 3 年生存率降至 85%。而对已发生颈部淋巴结转移，行救治性颈清扫的手术患者其三年生存率为 59%。我们认为，对于口底癌的治疗需要采用更为积极的手术治疗方法，包括对临床颈部淋巴结阴性的患者行选择性颈清扫，在颈部淋巴结转移阴性部位清扫后，其复发率将降低，并且可以避免进一步发生转移。

我们对口底癌 N0 期的病例常规实施选择性颈清扫。对同侧颈部 Ⅰ~Ⅲ 区行选择性清扫（颈肩胛舌骨肌上清扫术）；而 Ⅳ 区往往不需要分离清扫，研究显示一般只有肿瘤病变跨越中线至对侧时才会出现 Ⅳ 区的淋巴结转移[20]。如病损累及中线，则需行双侧颈清扫。清扫时需要注意对下颌骨附近面动静脉周围的淋巴结加以清扫，并注意保护面神经的下颌缘支。此部位往往属于颌下淋巴结区域，口腔癌的转移往往优先发生于此。一些外科医师往往不常规清扫此区域淋巴结，担心损伤面神经的分支从而可能导致转移淋巴结的遗漏。

不能确定哪些临床淋巴结阴性的病例会发生隐匿性淋巴结转移是造成对口腔癌病例准确评估的重要限制因素。一般的临床检查可能导致漏诊。因此目前 CT 和 MRI 等技术用以辅助判断口腔癌的颈部淋巴结转移情况。例如，淋巴结直径大于 1cm，散在点状阴影，或者有一个密度降低的中心（液状坏死）等。然而，影像检查不能检测淋巴结的微小转移。因此，

我们提倡对所有位于中线两侧的口底癌病例常规实施选择性颈清扫。

病例选择

手术为口底癌常见治疗手段。据 Rodgers 等[21]报道，虽然对于 T1/T2 期病例，手术治疗及放疗的局部控制率相近但放疗病例的术后并发症发生率往往更高，如骨或软组织坏死。因此我们认为，早期癌症采取手术治疗，晚期则手术配合放射治疗的综合治疗方式。在过去 15 年间，我们系统地对 T1/T2 期口底癌（临床 Ⅰ~Ⅱ 期）采用选择性颈清扫，结果发现大约 1/3 的病例在术后病理结果中发现了颈部淋巴结转移；即从原来的临床 N0 期变为了 N1~N2 期（临床 Ⅰ~Ⅱ 期以上）。

对于能够耐受全麻下大范围手术的患者，一般采取局部原发灶扩大切除的方法加上选择性颈清扫的手术方式。如若患者身体耐受性较差，或拒绝手术治疗，则推荐放疗。

采取经经口入路手术扩大切除以及同期植皮术，口底癌的局部控制率取决于肿瘤侵袭深度、肿瘤大小（T 分期）等。外生性生长的浅表肿瘤相比于广泛侵袭的肿瘤，患者生存率更高。Schramm 等[22]发现，如实施肿瘤完全切除，即使肿瘤有较大的表面（大于 4cm），肿瘤的表面大小也不影响局部控制率。Brown 等[23]显示，肿瘤侵袭深度大于 7mm 的病例，一般会伴随隐匿性颈淋巴结转移。

术前评估

病史采集及体格检查目前仍然是口底癌评估的重要手段。口底前份是主要发病部位，口底前外侧及外侧也偶发（图 31.1）。大部分患者会由于口腔疼痛或出血，有时还有义齿佩戴不适等而去咨询牙科医生。

一般口底前份癌症的患者主诉为：出血，轻度疼痛，义齿佩戴困难，牙齿松动，口腔异味，舌活动度减低导致言语异常，颈部肿物等。然而，大部分佩戴义齿的患者已经习惯口腔的不适感，并且可通过简单的摘除义齿来缓解疼痛。这可能缓解不适，但这也使得患者不能及时向口腔医生咨询，导致诊断延迟。减少晚期口底癌患者数量取决于家庭医生对口腔检查的重视程度。

对头颈部肿瘤应进行详细的局部体格检查。对

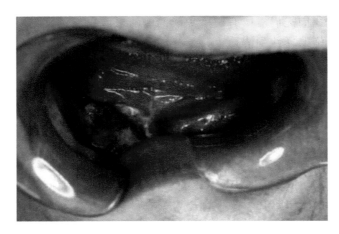

图 31.1　鳞状细胞癌累及口底前部。

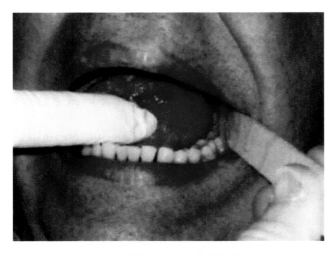

图 31.2　舌和口底癌应常规行触诊。

口底癌的检查应包括视诊和触诊(图 31.2)。对口底癌触诊非常重要，因为触诊结果能够提示病损的深度，如属于浅表病损，则予以简单的切除术即可；若浸润较深在，则需更彻底的手术治疗。触诊也可用来

诊断是否累及下颌骨。病损的外观表现一般为溃疡型，也有为外生型或浸润型。检查时会要求患者伸舌，以判断口底癌浸润是否累及舌肌从而导致舌固定，从而将影响治疗计划。通过测量口底癌的表面大小来判断所处分期。癌的准确位置及大小应该详尽地体现在病历中。

颏部感觉异常可能提示颌骨被侵袭。口腔原发癌累及下颌骨有时也会侵袭到颏部皮肤，这需要通过仔细触诊来确定，并且需要仔细判断其侵袭特性(图 31.3A 和 B)。

患者的牙列同样需要进行评估。尽量保存有保存价值的牙齿。如患者有龋齿、牙折或晚期牙周病，则需要在手术过程中同期拔牙，尤其是对术后需要行放疗的患者。因此，需要牙科医生共同参与，制订详细的治疗计划，确保整个治疗过程的合理安排。通过详细检查对颈部肿物触诊以判断颈部淋巴结的情况。有时为了判断淋巴结是否存在转移可利用细针吸取活检(图31.4)。颈部检查尤为重要，因为 T1/T2N0 期肿瘤有很大可能发生隐匿性转移。有报道表明，原发肿瘤未行淋巴结清扫其复发率为 15%~50%[1]。

影像学在口底前份癌的评估中主要起以下两个作用：其一判断肿瘤侵犯的位置，CT 可以判断下颌骨是否受到侵袭以及侵袭范围(图 31.5)。而 MRI 则能协助诊断肿瘤是否累及骨髓。但两者皆存在一定的不足，如 CT 可能会漏诊肿瘤对下颌骨皮质的小范围侵袭。如果触诊确认肿瘤仅仅累及口底软组织，而这能够为治疗计划提供准确信息，此时则不需要补充影像学检查。第二个作用是协助判断颈淋巴结分期。然而由于所有患者，无论是否发生转移，都计划实施选择性颈清扫，此时影像学检查也不是必需手段。影像学检查主要作用在于协助判断临床难以触诊的颈淋巴

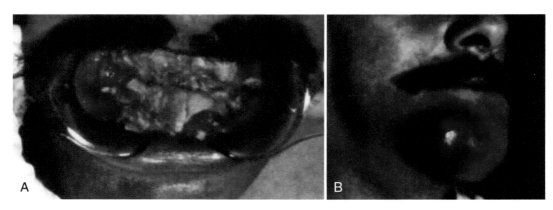

图 31.3　(A)口底癌晚期患者。(B)下颌骨前部被破坏，癌浸润到颏部皮肤。

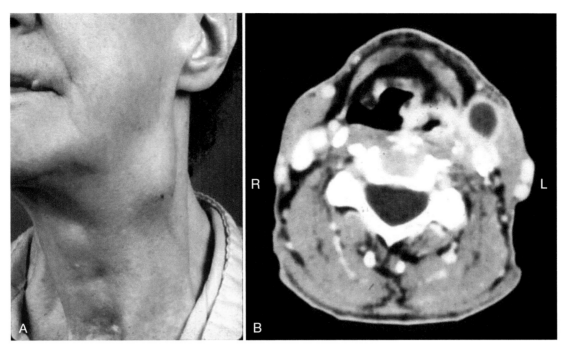

图 31.4 (A)晚期口底癌转移至颈部患者。(B)CT 扫描显示坏死性淋巴结。

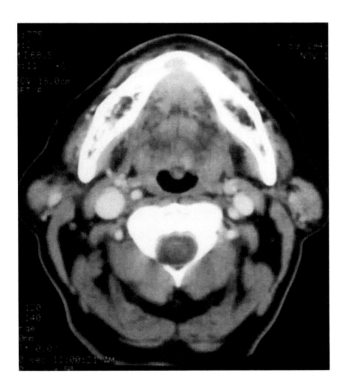

图 31.5 CT 扫描显示下颌骨前份被破坏。

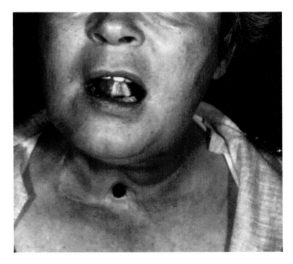

图 31.6 一患者同时罹患原发性喉癌及口底癌，治疗包括喉切除术、口底切除和皮肤移植。

结(如肌肉发达或者肥胖患者)。若口底肿瘤发生于中线附近,则双侧淋巴结转移都可能发生转移。

由于罹患上呼吸消化道鳞癌的患者同时可能并发上或下呼吸消化道其余部位病损,因此对肺的检查很重要(图 31.6)。很多外科医生要求患者常规拍胸部 CT 片。目前 PET 或 PET/CT 能发现颈部或肺部一些常规不能被发现的病损,因此 PET 在头颈部肿瘤诊断中起着越来越重要的作用,这也将影响治疗方案的制订。

肿瘤都需要进行活检。如果在外院已进行活检,其切片需要重新阅片以确诊。活检一般在门诊局麻下进行。同时需要通过内镜的方法来检查呼吸消化道以便排除肿瘤种植。根治性手术前一般需要进行内镜检查。

　　对于原发灶切除及颈清扫术，不仅要把握手术时机，还需要制订合适规范的计划，充分利用并优化手术时间。例如，在颈清扫之前，内镜检查时切除原发肿瘤，这样做颈清扫时，病理医师能够检查病理标本。在完成颈清扫进行重建时已有病理结果。

经口切除口底局限性病损

外科技术

　　患者仰卧于手术台，垫起肩部以伸展颈部。围术期抗生素在手术开始前就使用。全身麻醉后气管插管；如之前未行上、下呼吸消化道检查，则可用内镜行检查评价。颈清扫可同期进行或于肿瘤切除术后进行。

　　准备患者体位并铺巾，包括股部的供区皮肤，便于手术。如要行皮片或皮瓣缺损修复，则需先行气管切开，然后放置气管套管。之后用 Jennings 开口器扩大并保持开口。利用直角牵开器牵开颊黏膜，在舌尖中部用缝线固定，将舌向上牵引以暴露出口底前份。

　　术前检查评估能够指导是否需要行下颌骨边缘切除。下颌骨边缘切除指征包括：

　　● 不去除下颌骨牙槽突就不能获得前部手术切缘，对于无牙颌的患者尤其重要；

　　● 肿瘤与下颌骨舌侧骨膜相连；

　　● 表浅肿瘤横跨下颌骨并累及无牙颌患者颊龈沟。

　　如果仅切除软组织，则需先用亚甲基蓝或者标记笔在肿瘤外周至少 1cm 的正常组织上画出需切除范围。可利用手术刀或电刀切开口内黏膜，然后用 2-0 的丝线穿过切口前缘（图 31.7），并告知护士在病理表上记录。用小型分离剪刀对软组织行前后向的锐性分离。浅表癌的深部其切除边缘为舌下腺。深度解剖将横断下颌腺管。此时将舌腹残余病损切除，通常会伴有静脉出血，或者舌动脉分支出血。出血血管应及时结扎止血，保证皮肤移植能术后愈合。对出血血管可用羊肠线行 8 字结扎法止血。如舌下腺作为颈清扫的一部分予以切除，则无须行舌下腺导管切除后重建。对于复杂病例，则需病理医师到手术室看手术部位并与术者一起检查标本。选择冰冻切片检查切缘。如果边缘近，则可稍切除多余组织并检查其边缘。未能准确定位阳性或紧凑的边缘是很大的失误。通过在病理科细致地注册标本，和现场交流可以避免此类失误的发生。

　　将行皮肤移植的术者及助手需更换新手术衣及手套，并用新消毒的未被口腔分泌物污染的器械取皮片。将 Brown 皮刀设置为 61/100 英寸（1 英寸约 2.54cm）[24]。待移植皮片应较厚，便于操作，并且不容易被撕裂；薄而柔软有很高的存活率。利用"馅饼结壳"技术（图 31.8），用 3-0 丝线将皮片与口底黏膜缝合在一起，每隔一针预留一根较长线以便于包扎（图 31.9）。将 1~2 个定位羊肠线置于口底辅助皮片与口底下方组织附着。将抗生素浸润的纱团用预留缝线包扎。插入鼻饲管，操作结束。

　　下颌骨边缘切除术应人而异。手术开始前，用标记笔在黏膜表面勾画出要切除范围（图 31.10），由浅入深从软组织到牙槽骨到骨，掀开下颌骨黏骨膜以便实施准确的截骨术。对无牙列缺失的患者，截骨术

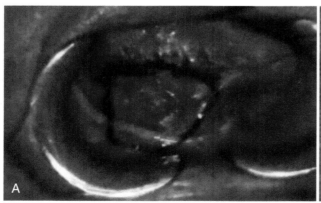
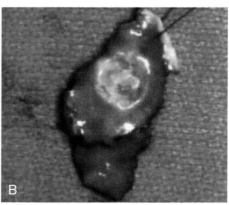

图 31.7　（A）软组织边缘标记和切开。（B）切除标本。

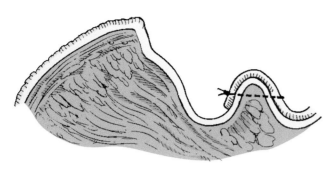

图 31.8　利用"馅饼起壳"技术缝合。将皮肤沿黏膜切除边缘缝合，以确保良好愈合。

位置需慎重考虑。如患者全口牙列高度较低，其下颌前份截骨术范围一般包含中切牙和侧切牙。对此病例，一般需拔除尖牙，截骨术一般从尖牙窝或中央开始。而保留周围骨质，为之后的可摘局部义齿提供可能。如切口非常邻近余留牙，由于缺乏足够骨质支持，将最终导致牙缺失。

牙槽突没有被肿瘤累及，但处于肿瘤切除边缘范围内，因此可仅切除牙槽突而非下颌骨体部，即使是无牙颌患者，其下颌骨垂直距离也足够，但只需切除牙槽突。用标记笔在骨上画出将截除范围。用带有直角刀片的 Stryker 锯，先行垂直截骨（参见第 32 章），再行水平截骨，最后将截骨线连接起来。将颊侧及舌侧骨板不间断截开很重要，利用骨凿或起子撬开骨似乎可行，但这将导致下颌骨骨折，而这不应该发生。

沿舌皮层切开，暴露游离下颌骨片段，将下颌骨沿着软组织前后向牵引，然后如之前描述，切除残余部分（图 31.11A 和 B）。将舌下腺作为肿瘤深部边缘一同切除。利用切割钻将下颌骨边缘打磨光滑平整。利用中厚皮片移植以重建软组织和残余下颌骨的表面。因为大部分下颌骨残余骨组织为松质骨，其颊侧或舌侧为较薄的皮质骨。利用皮肤移植效果较好，可以为骨组织与软组织提供较好的活动度（图 33.11C）。上皮层通过移植为以后的牙列修复提供很好的选择（图 31.11D）。

如患者已接受放疗，则不能在放疗部位行皮肤移植，因为如果移植失败，则容易形成放射性骨坏死。对此类病例一般选择游离桡侧前臂皮瓣以及微血管吻合行修复重建。如不能进行微血管吻合，则可选择胸大肌肌筋膜瓣修复重建。避免使用胸大肌肌皮瓣，原因是它会影响口腔功能。局部皮瓣如鼻唇瓣[25]，或区域皮瓣如颞部皮筋膜岛状皮瓣[26]，舌骨下肌皮瓣，胸锁乳突肌皮瓣，颈阔肌皮瓣等也可使用[27]。

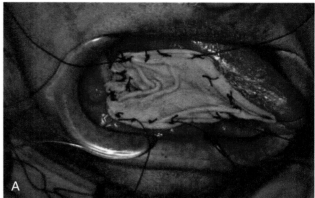

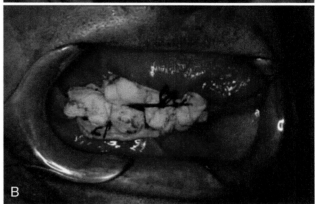

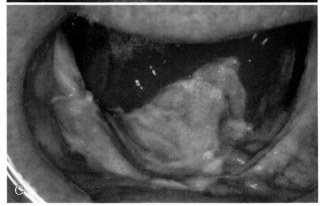

图 31.9　(A)将皮肤移植物用 3-0 丝线缝合。(B)将纱布团用丝线缝合固定。(C)皮肤移植物愈合很好。

如此时进行颈清扫，需对患者重新消毒铺巾，并选择恰当的清扫类型。我们对 I ~ III 区淋巴结行选择性清扫，同时清扫沿血管前后向分布并邻近下颌骨的淋巴结，以及沿面动脉和静脉前后向分布的淋巴结，因为在口底癌中，这些淋巴结常为最先转移。

术后护理

术后护理关键是常规对气管造口处的护理，包括经常吸痰。因为此类患者由于皮肤移植，导致舌活

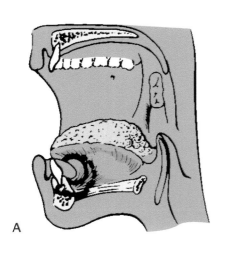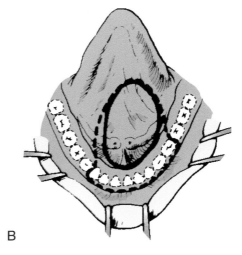

图 31.10　肿瘤切除术,伴(A) 和不伴(B)下颌骨边缘切除术。

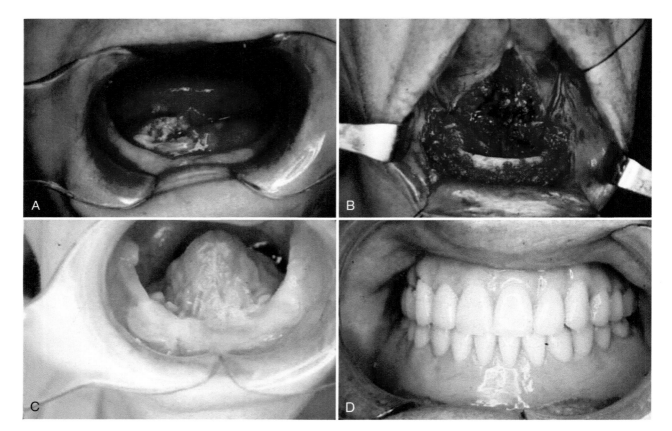

图 31.11　(A)口底癌累及下颌骨骨膜。(B)口底癌切除术加下颌骨边缘切除。(C)愈合的皮肤移植物。(D)佩戴义齿。

动度较差,这使患者难以吞咽分泌物。定期行经气管吸痰能避免肺不张和肺炎。将鼻饲管接上引流袋直到肠鸣音出现,肠鸣音出现时可经鼻饲管进食。口内护理主要为经常吸痰,过氧化氢喷雾清洁等。围术期抗生素应执行 24 小时。在术后第五天,拆除手术纱团。拆除口内纱团之后再拔出气管套管,气管造瘘口通常在拔管一周内闭合。此时患者慢慢行流质饮食。术后一般住院 7~10 天。定期复诊,拆除口内缝线,皮片清创。此后残余水肿将慢慢消失。

颈清扫术后特殊护理将在第 78 章进行讨论,气管切开术将在第 68 章讨论。

并发症

对所有患者都行选择性颈清扫。通过冰冻切片来确定切缘是必要的。

只要重视以下原则，皮肤移植将获得成功：

- 皮肤移植的厚度适当；
- 仔细止血；
- 通过正确的缝合和纱布团加压实现皮肤移植物制动。

口底广泛病损伴或不伴骨侵犯

外科技术

累及舌或下颌骨的晚期病损(T3/T4)，需较为复杂的切除术，通常包括下颌骨节段性切除，以达到良好的局部控制率。患者术前检查评估包括体格检查及影像学检查以判断是否累及骨组织。

对于晚期的口腔癌患者，则通常伴有临床上明显的单侧或双侧颈淋巴结转移。如果淋巴结呈阳性，则需根治性或改良根治性颈清扫以及对侧颈部的选择性颈清扫。如果颈淋巴结临床检查为阴性，则需双侧选择性颈清扫。如患者口底癌浸润较深在但未累及骨组织，不适合经口入路，应行外部入路"pull-through"手术或行下颌骨中线切开术。

对此类病例，如之前所描述，可先行内镜检查和拔牙。同时行气管切开术，摆体位，铺巾，准备颈清扫。在口内，如果仅累及软组织，我们可通过行下颌骨前份切开暴露受累组织。因此，前颈部皮瓣便于裂厚皮片的获取。颈清扫后(见第 78 章)，行下颌骨前份切开(见第 33 章及第 34 章)。骨片分离之后，尽可能保留较多的覆盖牙槽舌侧骨板的黏膜，以利于后期的关闭切口。于肿瘤周边沿黏膜切开，于颈部前份翻瓣，离断下颌舌骨肌及二腹肌，以达到口底深部术区(图 31.12)。然后，从口腔和颈部将肿物完整切除(图 31.13)。如肿瘤浸润到舌，则需行全舌或部分舌切除术(见第 28 章)。如条件允许，尽可能保存至少一条舌下神经和舌动脉，但是不能因此遗留肿瘤。在行颈清扫时，舌下神经及舌动脉要被分离，这样当行颈深部解剖时，舌下神经及舌动脉得以保存。在完全切除肿瘤并行冰冻切片检查之后，可用适当技术

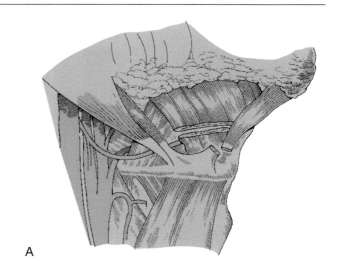

A

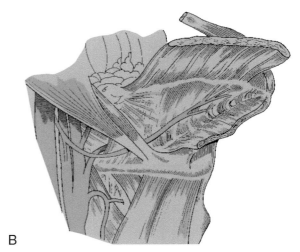

B

图 31.12　切断二腹肌(A)和下颌舌骨肌(B)以到达口底深部。

进行重建。这些技术主要包括胸大肌皮瓣、显微血管吻合游离桡侧前臂皮瓣等(见第 81 章)。

病变累及下颌牙槽

一些侵袭性较大的口底癌可累及下颌骨(图 31.14)。此时由于下颌骨骨髓也可能受累，因此需进行下颌骨节段性切除。到达肿瘤的通路如前所述经唇裂开切口。对一些患者可采用前庭沟脱帽翻瓣(visor 瓣)的方式，相比于唇切口其美容效果更好(图 31.15)，但可能损伤健侧颏神经。在上颈部掀皮瓣至下颌缘，设计前庭沟脱帽瓣。从口内切开下龈颊沟，从一侧下颌角到对侧下颌角。分离下颌骨骨膜，并掀起面部皮肤、颏和下唇，用 Penrose 引流向上提起皮瓣。注意保护未受累及的颏神经。行垂直截骨术，将

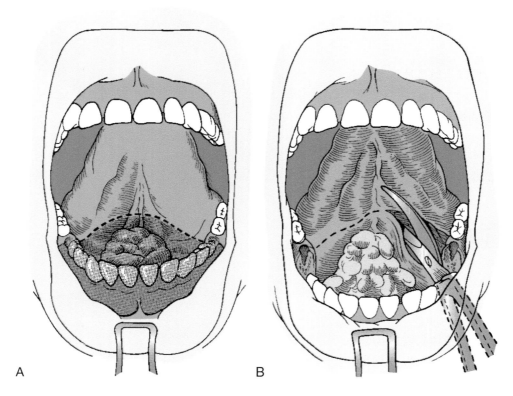

图 31.13 （A,B）从颈部和口内入路切除肿瘤。

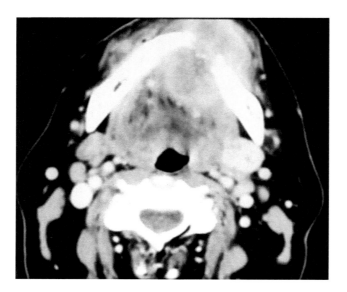

图 31.14 CT 扫描显示晚期口底癌侵犯下颌骨。

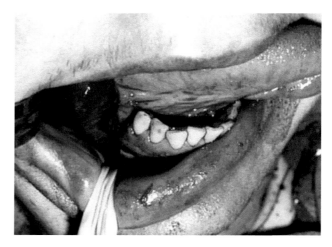

图 31.15 可以用 visor 瓣获得大的暴露同时能保留外观。

下颌前份部分整块移除。如果患者有残存的牙,要保留牙的临近牙应予以拔除,在拔牙处行骨切开（图 31.16）,以保留剩余牙的骨支持。术前计划有助于明确需要多大范围的骨切缘以切净肿瘤。颏神经保留将使患者的局部感觉功能受益,尽管其并不总能得到保存。行截骨术后,将下颌骨的余留部分向两侧牵拉,而将前份欲切除的下颌骨与口底病变软组织保持连续以一并切除。此时便可通过之前所述进路通过下颌舌骨肌以及二腹肌到达口底深部到达肿瘤病变的区域。

如肿瘤穿透口底和下颌骨(图 31.17A)侵袭颈部皮肤时,该入路需要进行改良。此时,需对颏下皮肤切除较大范围以致达到安全缘。将皮肤留在下颌骨前段,整块切除(图 31.17B)。如下唇未受累,则可能保留,但注意勿损伤下唇血供。如需部分或全切除下

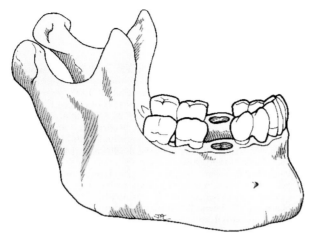

图 31.16　保留牙邻近的牙被拔除,骨切开位于拔牙部位。

唇,则需合适的重建技术。

　　对下颌前份重建, 最好使用游离皮瓣和显微血管吻合重建(图 31.17C)。有几种重建技术可供显微血管团队选择,包括游离腓骨骨皮瓣、股前外侧穿支皮瓣[28]、游离桡侧骨皮瓣或游离肩胛骨皮瓣。如果不具备显微外科技术, 可以选择用钛板固定下颌骨并用胸大肌肌皮瓣覆盖表皮。对于需要切除颏部皮肤的患者,局部和游离瓣都有皮肤桨,能被分开提供外部覆盖(图 31.17D)。

术后护理

　　术后护理与之前描述的经口入路的手术类似,

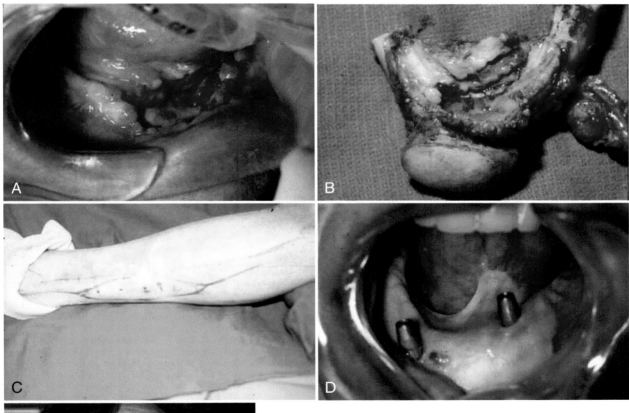

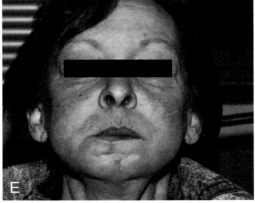

图 31.17　(A)晚期口底癌破坏下颌骨并浸润颏部皮肤。(B)手术标本,包括口底、下颌和皮肤。(C)用游离腓骨骨皮瓣重建。(D)口内愈合良好(包括种植体)。(E)用同一皮瓣修复颏部皮肤。

包括气管切开的常规护理。类似颈清扫的处理(见第78 章),这类患者总是需要负压引流。一旦听到肠鸣音,患者可通过鼻饲管进食。口内护理与之前描述相似。对皮瓣的监护及护理在重建章节里有描述(见第81 章)。

精要

- 早期的口底鳞状细胞癌经口切除并辅以中厚皮片修复口底缺损能达到很好的生存和几乎正常的言语和构音。

- 皮肤移植成功与否取决于移植皮肤的厚度、细致的止血以及通过正确的缝合技术和纱布团加压实现的移植物制动。

- 尽管影像学技术有进步,但是下颌骨触诊仍然是确定口底肿瘤是否浸润下颌骨的最准确的方法。

- 没有必要重建颌下腺导管,因为这些腺体可能在选择性颈清扫被切除。

- 口底和舌的广泛浸润需要口底切除和全舌切除。从临床评估和影像研究如果这很有可能,应该相应地征求患者的意见。

- 口底肿瘤广泛浸润的患者的生活质量能够提高,通过应用游离皮瓣重建以及对头颈部肿瘤患者吞咽治疗有经验的言语病理师早期干预。

隐患

- 确定口底鳞状细胞癌浸润深度需要进行全面的临床评价及影像学研究,可据此制订恰当的手术方案。不能对局限性肿瘤采取过大的手术,也不能对深部浸润的肿瘤采取过小的手术。

- 评价肿瘤是否累及下颌骨需要进行全面的临床评价及影像学研究。如下颌骨受累,需要实施下颌骨节段性切除,术前需要制订合理的重建计划。

- 软组织标本必须正确标记以用于冰冻切片检查,冰冻切片检查应该是系统性的。与病理医师的现场讨论将会减少因为沟通有误导致的错误。

- 骨切缘不能做冰冻切片,因此必须切除较多的骨切缘以获得充分的无瘤。

(尚政军 晏挺林 许智 译)

参考文献

1. McGuirt WF Jr, Johnson JT, Myers EN, et al: Floor of mouth carcinoma: The management of the clinically negative neck. Arch Otolaryngol Head Neck Surg 121:278-282, 1995.
2. Myers EN, Cunningham MJ: Treatments of choice for early carcinoma of the oral cavity. Oncology 2:18-36, 1988.
3. Muñoz Guerra MF, Naval Gías L, Rodríguez Campo F, Sastre Pérez J: Marginal and segmental mandibulectomy in patients with oral cancer: A statistical analysis of 106 cases. J Oral Maxillofac Surg 61:1289-1296, 2003.
4. Pauloski BR, Logemann JA, Colangelo L, et al: Surgical variables affecting speech in treated patients with oral and oropharyngeal cancer. Laryngoscope 108:908-916, 1998.
5. Massengill R, Maxwell S, Pickrell K: An analysis of articulation following partial and total glossectomy. J Speech Hear Disord 35:170-173, 1970.
6. Skelly M: Glossectomy Speech Rehabilitation. Springfield, IL, Charles C Thomas, 1973.
7. Rentschler GJ, Mann MB: The effects of glossectomy on intelligibility of speech and oral perceptual discrimination. J Oral Surg 38:348-354, 1980.
8. LaBlance GR, Kraus K, Steckol KF: Rehabilitation of swallowing and communication following glossectomy. Rehabil Nurs 16:266-270, 1991.
9. Zieske LA, Johnson JT, Myers EN, et al: Composite resection reconstruction: Split thickness skin graft—a preferred option. Otolaryngol Head Neck Surg 98:170-173, 1988.
10. Allison GR, Rappaport I, Salibian AH, et al: Adaptive mechanisms of speech and swallowing after combined jaw and tongue reconstruction in long-term survivors. Am J Surg 154:419-422, 1987.
11. Schramm FL, Johnson JT, Myers EN: Skin grafts and flaps in oral cavity reconstruction. Arch Otolaryngol 109:175-177, 1983.
12. Baek S, Lawson W, Biller H: An analysis of 133 pectoralis major myocutaneous flaps. Plast Reconstr Surg 69:460-467, 1982.
13. Haribhakti V, Kavarana NM, Tibrewala AN: Oral cavity reconstruction: An objective assessment of function. Head Neck 15:119-124, 1993.
14. Logemann JA, Pauloski BR, Rademaker AW, et al: Speech and swallow function after tonsil/base of tongue resection with primary closure. J Speech Hear Res 36:918-926, 1993.
15. Teichgraeber J, Bowman J, Goepfert H: New test series for the functional evaluation of oral cavity cancer. Head Neck Surg 8:9-20, 1985.
16. Schliephake H, Rüffert K, Schneller T: Prospective study of the quality of life of cancer patients after intraoral tumor surgery. J Oral Maxillofac Surg 54:664-669, 1996.
17. Spiro RH, Strong EW: Epidermoid carcinoma of the oral cavity and oropharynx. Elective versus therapeutic radical neck dissection as treatment. Arch Surg 107:383-384, 1973.
18. Silver CE, Moisa II: Elective treatment of the neck in cancer of the oral tongue. Semin Surg Oncol 7:14-19, 1991.
19. Dias FL, Kligerman J, Matos de Sá G, et al: Elective neck dissection versus observation in stage I squamous cell carcinomas of the tongue and floor of the mouth. Otolaryngol Head Neck Surg 125:23-29, 2001.
20. Medina JE: A rational classification of neck dissections. Otolaryngol Head Neck Surg 100:169-176, 1989.
21. Rodgers LW Jr, Stringer SP, Mendenhall WM, et al: Management of squamous cell carcinoma of the floor of mouth. Head Neck 15:16-19, 1993.
22. Schramm VL, Myers EN, Sigler BA: Surgical management of early epidermoid carcinoma of the anterior floor of the mouth. Laryngoscope 90:207-215, 1980.
23. Brown B, Barnes L, Mazariegos J, et al: Prognostic factors in mobile tongue and floor of mouth carcinoma. Cancer 64:1195-1202, 1989.
24. Schramm VL, Myers EN: Skin grafts in oral cavity reconstruction. Arch Otolaryngol Head Neck Surg 106:528-531, 1980.
25. Maurer P, Eckert AW, Schubert J: Functional rehabilitation following resection of the floor of the mouth: The nasolabial flap revisited. J Craniomaxillofac Surg 30:369-372, 2002.
26. Lopez R, Dekeister C, Sleiman Z, Paoli JR: The temporal fascio-

cutaneous island flap for oncologic oral and facial reconstruction. J Oral Maxillofac Surg 61:1150-1155, 2003.

27. Zhao YF, Zhang WF, Zhao JH: Reconstruction of intraoral defects after cancer surgery using cervical pedicle flaps. J Oral Maxillofac Surg 59:1142-1146, 2001.

28. Wolff KD, Hölze F, Nolte D: Perforator flaps from the lateral lower leg for intraoral reconstruction. Plast Reconstr Surg 113:107-113, 2004.

第32章

下颌骨边缘切除术

Eugene N. Myers

口腔恶性肿瘤的治疗目的不仅包括肿瘤的切除,也包括缺损部位外形和功能的重建。在1923年,Crile[1]首先将下颌骨边缘切除术描述如下,即通过一个切口向下分离至下颌骨以充分暴露,用锐利的骨凿或锯切开骨,如此,包膜完好的肿瘤附着于一整块的骨质被完整地分离下来。1953年,在一项针对21例因口内恶性肿瘤而切除部分下颌骨的患者所做的研究中,Greer和他的同事[2]再一次阐述了下颌骨边缘切除术这个概念。下颌骨边缘切除不仅可以充分暴露某些病损的切除部位,同时避免了因周围黏膜组织切除而下颌骨高度完整的情况下导致的创面无法关闭之问题。这种术式常用于发生于口底、牙槽嵴和磨牙后三角区的恶性肿瘤切除。

口腔和咽部鳞状细胞癌(鳞癌)往往紧邻或侵袭至下颌骨。1951年,对于发生于骨内或邻近骨质的肿瘤,为了将肿瘤切除彻底,Ward和Robben[3]提倡进行部分下颌骨切除术。这种观点的理论依据是,舌部和口底的肿瘤会沿骨膜内淋巴管转移至下颌骨。然而,这种术式也带来了某些功能和外观的缺陷,当时也缺少合理的缺损重建技术。

随后,Marchetta和他的同事[4]证实,口腔癌往往只有在直接累及下颌骨骨膜时才被认为是口腔癌累及下颌骨,对大部分未直接浸润骨膜的病例不能认为下颌骨转移。因此,下颌骨部分切除术的指证被重新定义。目前,从肿瘤学的角度来看,针对邻近或者浸润至下颌骨骨膜的治疗,边缘切除术不失为一种合理有效的术式[5-11]。

下颌骨边缘切除术的优势在于,它仅切除牙槽突或者舌侧骨皮质一小部分的下颌骨,因而保留了下颌骨的连续性。然而,如果临床检查、影像检查提示下颌骨或牙槽突骨质被肿瘤侵及,为了彻底切除肿瘤,我们有必要采取下颌骨部分切除术,而非边缘切除。Guerra和他的同伴[12]分析了106例因患口腔恶性肿瘤需要做下颌骨边缘切除或部分切除的患者,认为采用下颌骨边缘切除的原发灶要小于行下颌骨部分切除的患者的原发灶。

对于早期口底鳞状细胞癌患者的手术治疗,我经常采用下颌骨边缘切除术。Schramm和他的同事[13]在26例口内入路行肿瘤切除术及局部中厚皮片修复患者中的12例采用了该手术。McGuirt和他的同事[14]报道,对于135例接受了口底肿瘤经口切除患者中,92例同时行下颌骨边缘切除得到了更广泛的应用,这样有助于形成无瘤切缘。

Petruzzelli和他的同事[15]报道了磨牙后三角区及口咽部肿瘤手术治疗的下颌骨后部边缘切除术。这种术式在拥有良好治疗效果的同时也保证了患者外观上不会有过于明显的畸形(图32.1)。

以下为这种术式的适应证:

• 在不去除下颌牙槽突时无法获得足够的前部切除边缘(图32.2A),特别是有牙患者;

• 病损部位接触到下颌骨骨膜舌面(图32.2B);

• 无牙患者中,肿瘤横跨牙槽窝并侵及龈颊沟(图32.2C)。

这项技术显著的优势在于,下颌骨边缘切除同时行中厚皮片移植仍可以使用义齿修复。经过一段时间的康复,患者即可适应全口义齿(图32.3)或局部可摘义齿(图32.4)及种植牙修复。

术前检查是否有下颌骨受癌瘤侵袭,这样可以避免贸然行边缘切除术而导致局部复发。McGregor和MacDonald[16]指出,发生于牙龈乳头的肿瘤,可在

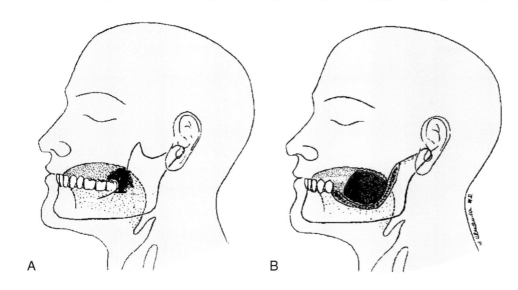

图 32.1　(A)图示为需行下颌骨后段边缘切除的磨牙后三角区病损。(B)图示下颌骨后段边缘切除术后缺损情况。(Reprinted with permission from Petruzzelli GJ, Knight FK, Vandevender D, et al: Posterior marginal mandibulectomy in the management of cancer of the oral cavity and oropharynx. Otolaryngol Head Neck Surg 129: 713–719, 2003.)

早期经过牙槽骨牙根内的血管发生骨侵袭。Dubner 和 Heller 报道，来自于口底的恶性肿瘤深度侵袭骨质时需要采取下颌骨部分切除，"对于侵袭骨质浅层或者发生部位紧邻下颌骨的肿瘤，可以采取下颌骨边缘切除的治疗方法"[6]。他们对口腔、口咽部鳞癌患者进行下颌骨切除后的复发及原发灶控制情况进行了研究，在 79 例接受过下颌骨边缘切除的病例中有 15 例(19%)有局部复发。在我们的一系列研究中[14]，130 例口底鳞癌经口切除的病例中仅仅有 5 例(4%)局部复发，局部复发只存在于软组织内，未累及骨组织。我们相信成功的原因在于坚持这一理念，即当下颌骨被侵袭时，绝不使用下颌骨边缘切除，即使非常表浅的侵袭。Ord 和他的同事[5]也报道了相似的结论。Muñoz Guerra 和他的同事[12]认为最终采取哪种术式取决于术中对病情的检查、判断。作者通过对患者的研究发现，对于癌瘤存在阳性的手术切缘和存在下颌骨侵袭的情况往往对生存率有着显著的不利影响(图 32.5 和图 32.6)。

根据同样的理论，Lore[17]描述了一种下颌骨边缘切除术，即连同癌瘤病损切除整个半侧下颌骨体的内侧骨皮质和牙槽嵴，这样既切除了肿瘤，也保存了下颌弓的完整性。但我们尚仍缺乏此类术式的临床操作经验，因为大多数肿瘤贴近而不侵犯下颌骨体部的骨质。通过自下颌骨舌侧骨板黏骨膜下剥离并切除肿瘤，可将其成功分离。若骨质被侵袭过深，则提示需要行下颌骨部分切除。

Brown 和他的同事[18]证明，体积较大的肿瘤对骨质有更强的侵袭性。在这些病例中，从肿瘤学上来讲，下颌骨部分切除是一种更安全的选择。而边缘切除术不仅可以保证良好的切除效果，也可以通过保留下颌骨尚可留存的部分骨质，进而更好地恢复患者术后的功能和面容[11]。为了使留存的下颌骨骨质能长久存活并且避免病理性骨折的发生，手术必须能够保证下颌骨的血供[8]。

相反，Song 和 Har-El[11]报道了 4 例病理性骨折，两例与放射性骨坏死有关，另两例继发于技术性错误。该作者强烈建议，在肿瘤切除原则允许的情况下如果可以的话，对于行下颌骨边缘切除的颈淋巴结清扫的患者应当保留面动脉，这对于 N0 期患者在做选择性颈清时是可行的。他们的研究结果证实，下颌骨边缘切除为邻近下颌骨的肿瘤切除提供了相对合理的入路，并且能较好地控制局部复发率。应当注意保留剩余骨质的骨膜、面动脉，以防止术后下颌骨骨折的发生。当给予术后放疗后，也应当考虑到潜在放射性骨坏死的可能性。

病例选择

外科手术切除需要在功能和美学上确定相应的指证，但是在口腔癌中未能切除被肿瘤侵袭的下颌骨将导致病情的进展[19]。具有上述适应证即将做口底肿瘤切除的患者即可采用下颌骨边缘切除的方式。口底前份癌放疗失败的患者亦适用此术式。然而，此种病例禁止使用中厚皮片修复口内黏膜缺损，因为可能导致皮片移植失败、骨质暴露和放射性骨坏死，缺损还会导致放疗后骨质接触口腔分泌物，进

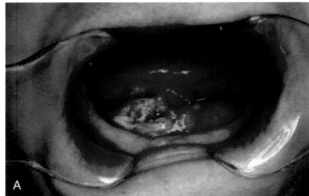

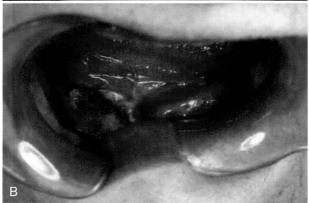

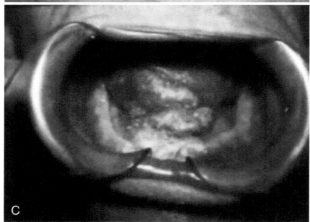

图 32.2　(A)紧邻下颌骨的口底癌需行下颌骨边缘切除。(B)附着于下颌骨骨膜的肿瘤。(C)横跨却未侵袭下颌骨的肿瘤。

而导致骨髓炎的进一步发生发展。对于这类口内软组织缺损应当使用带血管的组织瓣修复。我倾向使用前臂游离皮瓣。

术前计划

临床检查结果是手术方案制订的主要依据。下颌骨对应表面黏膜或者邻近舌侧骨板黏膜有溃烂者,应当触诊以确定是否有骨质暴露,可以适当使用表面麻醉的镇痛方式以便于更好地检查评估。有时,骨质侵袭可以不必视诊,仅通过触诊便可断定。双手触诊时,临近下颌骨或者附着于下颌骨骨膜的病损,其活动性良好。若肿瘤近乎固定于骨质上,则提示有骨侵袭。CT 或 MRI 对辨识细微骨侵袭仍不够灵敏。检测骨侵袭的最好方法是拍摄根尖周影像。CT 扫描可以鉴定明显的骨质破坏或骨皮质的受累,而 MRI 则可以确定肿瘤是否侵及骨髓。Gomez 和他的同事[20]观察到,临床检查和曲面断层检查(87%灵敏度)仍是评估骨侵袭可信度最高的方法。Weisman 和 Kimmelman[21]强调,大约 1/3 发生下颌骨侵袭的患者在术前未必能表现出骨侵袭的临床症状。利用一种新型多维重建(Dentascan)CT 对口腔癌病例中下颌骨侵袭情况进行评估,这种诊断方法正获得越来越广泛的应用[22,23]。

临床评估骨质是否侵袭最可靠的方法或许就是骨膜下探查可疑侵及区域。近 10 年来的研究普遍认为,术中剥离骨膜后直接的探查具有较高的灵敏度[19]。

有报道称,肿瘤的嗜神经侵袭与牙列的存在与否影响重大[24,25]。对比尚存部分下颌牙列的患者,在无牙颌中,肿瘤沿下牙槽神经传播的速度是前者的

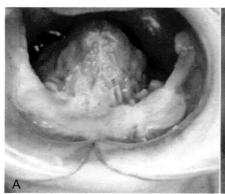

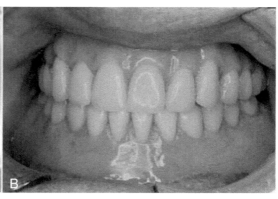

图 32.3　下颌骨边缘切除后患者中厚皮片修复(A)和全口义齿修复(B)。

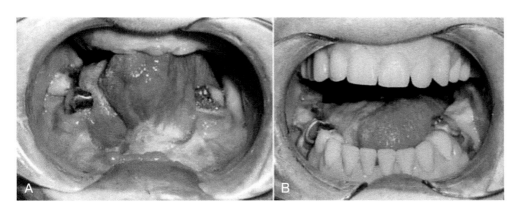

图 32.4　下颌骨边缘切除术后中厚皮片移植 (A) 的患者行局部可摘义齿(B)修复。

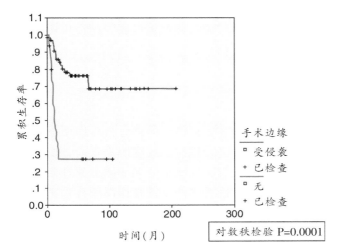

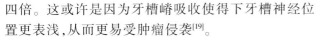

对数秩检验 P=0.0001

图 32.5　Kaplan-Meier 法评估不同手术切缘浸润状态下的生存率。肿瘤浸润至切缘以外者明显影响生存率。(Reprinted with permission from Muoz Guerra MF, Naval Gas L, Rodrguez Campo F, Sastre Prez J: Marginal and segment mandibulectomy in patients with oral cancer: A statistical analysis of 106 cases. J Oral Maxillofac Surg 61:1293, 2003.)

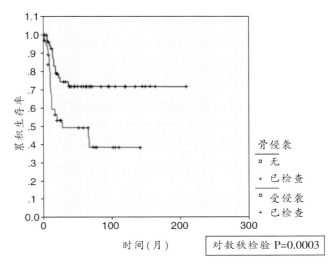

对数秩检验 P=0.0003

图 32.6　Kaplan-Meier 法评估不同骨侵袭状态下的生存率。肿瘤浸润至切缘以外者明显影响生存率。(Reprinted with permission from Muoz Guerra MF, Naval Gas L, Rodrguez Campo F, Sastre Prez J: Marginal and segmen mandibulectomy in patients with oral cancer: A statistical analysis of 106 cases. J Oral Maxillofac Surg 61:1293, 2003.)

四倍。这或许是因为牙槽嵴吸收使得下牙槽神经位置更表浅,从而更易受肿瘤侵袭[19]。

术前询问应当讨论多方面,诸如术后是否需要临时气管切开,是否置入鼻胃管,以及术后不同修复重建技术的选择。

手术技术

患者处于全麻状态,围术期常规静滴抗生素。在直接喉镜检查、食管镜检查、气管切开后,利用直角牵开器暴露手术视野。舌尖后 1cm 处中线部位置一根缝线以牵拉舌体。病损部位确定后,用纱布拭干对

应区域黏膜,用亚甲蓝或标记笔标记手术切除范围。下颌骨边缘的切除往往需要与软组织的切除相连续,其前部切口位于龈颊沟内。作者曾见到过一些表浅的肿瘤,这些肿瘤跨过牙槽嵴生长至龈颊沟黏膜,甚至延伸至下唇内侧黏膜(图 32.2C),这类病例,术中切口范围必须扩大到足以包含这些区域。

用针尖电极对切口进行止血。将一黑色缝线置入即将切下的标本前缘,电刀切除部分组织送至病理科做术中冰冻切片检查。在病损前部做一自骨膜至骨质的切口。选用一把宽且锐利的骨膜剥离器剥离下颌骨前部的黏骨膜,进而暴露牙槽突(图 32.7)。

如果患者有完整或几近完整的下牙列,切除下

颌骨前部时也应当同时拔除下颌中切牙和侧切牙。这类病例中，需要拔除下颌双侧尖牙，骨切口始自尖牙牙槽窝中部（图 32.8A）。这样是为了保护邻近剩余牙周的骨质，便于日后方便患者带入卡环固位的可摘局部义齿。如果切口紧邻剩余牙，那么其周边骨支持将会变得薄弱。最终会因为此牙的松动、拔除，进而导致局部义齿失去基牙支持。如果下切牙随骨质一起被切除的话，应当检查剩余骨质中是否有其残留牙根，因为这将影响创口的愈合。

带有直角刀片的摆锯可以用来做垂直向、横向的骨切开（图 32.8B）。横向截骨时锯片顶端应当穿透骨质进入口底软组织内。这是关键的一步，因为相对于完全的骨切开，将牙槽突翘离下颌骨舌侧面可能导致骨折。一旦切除的部分下颌骨边缘从下颌骨分离，它仍然附着于口底软组织，我们将利用锐分离、钝分离，上至舌腹、下至舌下腺将病灶切除并送至病理科。

当软组织标本送至病理科做冰冻切片检查时，医生应对创区止血，并用骨锉或者电钻将周边所有锐利骨切缘磨光滑。可以采取适当的方式关闭创区，

例如，未经放疗的病例可以采用中厚皮片移植（图 32.9A），接受过放疗的病例可采取前臂游离皮瓣（参见第 31 章）。中厚皮片可以生长于剩余骨质上，因为断缘骨质不像皮质骨那样致密，它具有疏松多孔的结构，可以给予皮瓣充足的血供（图 32.9B）。Pogrel 和他的同事[26]描述了中厚皮片的应用并且介绍了利用双侧下部鼻唇瓣和岛状颈阔肌瓣进行口底缺损修复重建的理念。Galati 和 Myers[27]也为修复口底缺损而应用了颈阔肌瓣，并且取得了良好的效果。

术后护理

剩余的术后护理部分参见口底肿瘤经口切除这一章节（见第 31 章）。

并发症

首要考虑的并发症是下颌骨骨折。即便下颌骨横向切开的位置是合理的，过度的垂直向骨切开仍可引发骨折。垂直高度减少的无牙颌下颌骨尤其易发骨折。第二可能发生的就是骨锯没能将骨完全切

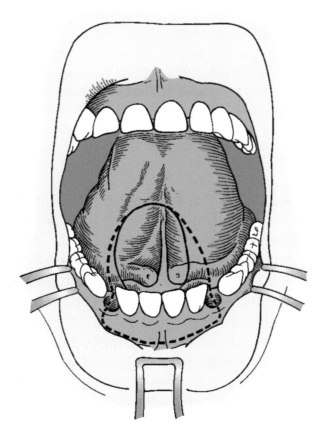

图 32.7　软组织内切口，将骨膜剥离。

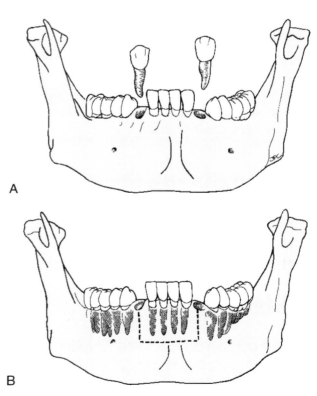

图 32.8　（A）牙齿拔除后应从牙槽窝内做骨切口，以免剩余牙位失去骨支持。（B）用摆锯做垂直向和水平向骨切开。

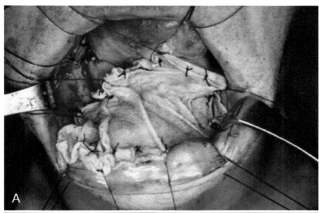

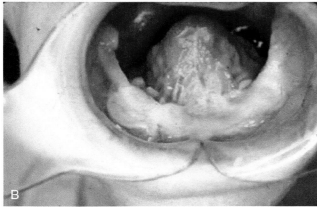

图 32.9　(A)中厚皮片移植修复缺损部位。(B)皮片覆盖软组织和骨。

开,进而改为将牙槽突撬离下颌骨舌侧面。在这样的病例中, 必须用固位板或者钢丝修正骨质以防其错位愈合。应当避免下颌骨边缘切除与下颌骨切开同时使用,以防骨质血运受阻。

精要

- 应当尽量完善术前影像检查以排除下颌骨侵袭,进而制订更准确的术前计划。
- 必须在术前制订详细的骨切开计划。
- 对有牙患者,需要适当地拔除一些牙齿,并且自该处牙槽窝中央做骨质切口,这可为未来的修复重建提供长期的基牙保护。
- 系统地应用术中冰冻切片检查,以防软组织内复发。
- 下颌骨边缘切除的病例主要使用中厚皮片移植来重建缺损。

隐患

- 骨侵犯可能被低估和可能出现阳性骨切缘。
- 如果术中冰冻切片控制软组织切缘没有系统地执行,阳性切缘的发生率和复发率将很高。
- 有牙患者,应在截骨线处拔牙,否则贸然截骨可能导致截骨线前后的正常牙均需要拔除。
- 如果横向骨切开不完全,边缘切除的骨块从下颌骨上撬离时可能会导致骨折发生。

(尚政军　王萌　许智　译)

参考文献

1. Crile GW: Carcinoma of the jaws, tongue, cheek, and lips. Surg Gynecol Obstet 36:159-162, 1923.
2. Greer DB, Smith RR, Klopp CT: A surgical method of treatment of carcinoma of the floor of the mouth. Surgery 34:279-287, 1953.
3. Ward GE, Robben JO: A composite operation for radical neck dissection and removal of cancer of the mouth. Cancer 4:98-109, 1951.
4. Marchetta FC, Sako K, Murphy JB: The periosteum of the mandible and intraoral carcinoma. Am J Surg 122:711-713, 1971.
5. Ord RA, Sarmadi M, Papadimitrou J: A comparison of segmental and marginal bony resection for oral squamous cell carcinoma involving the mandible. J Oral Maxillofac Surg 55:470-477, 1997.
6. Dubner S, Heller KS: Local control of squamous cell carcinoma following marginal and segmental mandibulectomy. Head Neck 15:29-32, 1993.
7. Randall CJ, Eyre J, Davies D, et al: Marginal mandibulectomy for malignant disease: Indications, rationale, and results. J Laryngol Otol 101:676-684, 1987.
8. Komisar A, Barrow HN: Mandible preservation in cancer of the floor of the mouth: Anatomical and oncological considerations. Arch Otolaryngol Head Neck Surg 120:1197-1200, 1994.
9. Wald RM Jr, Calcaterra TC: Lower alveolar carcinoma. Segmental vs marginal resections. Arch Otolaryngol 109:578-582, 1983.
10. Barttelbort SW, Ariyan S: Mandible preservation with oral cavity carcinoma: Rim mandibulectomy versus sagittal mandibulectomy. Am J Surg 166:411-415, 1993.
11. Song CS, Har-El G: Marginal mandibulectomy: Oncologic and nononcologic outcome. Am J Otolaryngol 24:61-63, 2003.
12. Muñoz Guerra MF, Naval Gías L, Rodríguez Campo F, Sastre Pérez J: Marginal and segmental mandibulectomy in patients with oral cancer: A statistical analysis of 106 cases. J Oral Maxillofac Surg 61:1289-1296, 2003.
13. Schramm VL, Myers EN, Sigler BA: Surgical management of early epidermoid carcinoma of the anterior floor of the mouth. Laryngoscope 90:207-215, 1980.
14. McGuirt WF Jr, Johnson JT, Myers EN, et al: Floor of mouth carcinoma: The management of the clinically negative neck. Arch Otolaryngol Head Neck Surg 121:278, 282, 1995.
15. Petruzzelli GJ, Knight FK, Vandevender D, et al: Posterior marginal mandibulectomy in the management of cancer of the oral cavity and oropharynx. Otolaryngol Head Neck Surg 129:713-719, 2003.
16. McGregor IA, MacDonald DG: Spread of squamous cell carcinoma to the nonirradiated edentulous mandible. A preliminary

report. Head Neck Surg 9:157-161, 1987.

17. Lore JM Jr: An Atlas of Head and Neck Surgery, 3rd ed. Philadelphia, WB Saunders, 1988, pp 586-595.

18. Brown JS, Lowe D, Kalavrezos N, et al: Patterns of invasion and routes of tumor entry into the mandible by oral squamous cell carcinoma. Head Neck 24:370, 2002.

19. Politi M, Costa F, Robiony M, et al: Review of segmental and marginal resection of the mandible in patients with oral cancer. Acta Otolaryngol 120:569-579, 2000.

20. Gomez D, Faucher A, Picot V, et al: Outcome of squamous cell carcinoma of the gingiva: A follow-up study of 83 cases. J Craniomaxillofac Surg 28:331-335, 2000.

21. Weisman RA, Kimmelman CP: Bone scanning in the assessment of mandibular invasion by oral cavity carcinomas. Laryngoscope 92:1-4, 1982.

22. King JM, Caldarelli DD, Petasnick JP: DentaScan: A new diagnostic method for evaluating mandibular and maxillary pathology. Laryngoscope 102:379-387, 1992.

23. Talmi YP, Bar-Ziv J, Yahalom R, et al: DentaCT for evaluating mandibular and maxillary invasion in cancer of the oral cavity. Ann Otol Rhinol Laryngol 105:431-437, 1996.

24. McGregor AD, MacDonald DG: Reactive changes in the mandible in the presence of squamous cell carcinoma. Head Neck Surg 10:378-386, 1988.

25. McGregor AD, MacDonald DG: Patterns of spread of squamous cell carcinoma within the mandible. Head Neck 11:457-461, 1989.

26. Pogrel MA: Anterior floor of mouth resection with marginal mandibulectomy. Atlas Oral Maxillofac Surg Clin North Am 5:37-54, 1997.

27. Galati LT, Myers EN: Platysma flap modification for reliable reconstruction of the floor of mouth. Rev Bras Cir Cabeça Pescoço 24:67-69, 2000.

第33章

下颌骨节段性切除术

David E. Eibling

下颌骨节段性切除术指节段性切除下颌骨的术式,因此会影响下颌骨的连续性。这类术式往往包含于对口腔癌、口咽癌或牙槽脊原发性肿瘤行复合型术式中。半个世纪之前,Slaughter 及同事首先报道随后由 Ward 和 Robben 报道了这类术式[1,2]。到今天,下颌骨节段性切除术已经应用得十分普遍,然而这类术式中的彻底切除病灶的基本理念并没有改变。与以前不同的是未受累的下颌骨不再需要切除以提供充分的暴露来切除肿瘤。如果骨质未受累,实施骨切开并通过牵拉骨节段,不需要去除骨质就能提供充足暴露以切除肿瘤。

然而,半个世纪以来下颌骨重建技术得到了极大的转变,选择重建技术是手术医生面临的最有问题的抉择困境。下颌骨边缘性切除术是指保留下颌骨连续性而仅仅切除牙槽脊的术式(表33.1),这种术式已在第32章讨论。当口腔癌累及下颌骨时,应该选择下颌骨节段性切除。此时如邻近组织未出现肿瘤浸润,那术后下颌骨重建将更容易进行。另外,下颌骨节段性切除也用于不能药物治疗的晚期放射性骨坏死(ORN)的患者。

初诊即为口腔癌症晚期的患者多数需要术后放疗。有骨累及的患者为 T4,许多患者也有颈淋巴结转移的证据。最近的报道表明辅助性同步放化疗对这类高风险的患者有帮助[3,4]。手术切除应该实施,以完全切除肿瘤为目的,同时顺利愈合以避免在开始辅助治疗上有延迟。

初始或辅助放疗已经成为治疗晚期头颈恶性肿瘤的标准疗法。不幸的是,放疗会带来严重的并发症之一即为放射性骨坏死。放射性骨坏死的发病率为2%~25%,其严重程度因人而异。下颌骨放射性骨坏死已经成为较难治疗的疾病。使用抗生素,局部清创和高压氧等保守治疗有利于减低放射性骨坏死的程度以及改善早期放射性骨坏死的症状。对于严重的放射性骨坏死,下颌骨节段性切除术以及随后的血管化带骨游离皮瓣、腓骨瓣、髂骨瓣和肩胛骨瓣,已经成为主流治疗。Militsakh 及其同事[5]报道了前臂桡侧骨皮瓣在治疗严重的放射性下颌骨坏死的病例。据作者报道,利用前臂桡侧骨皮瓣在治疗严重的放射性骨坏死时取得了良好的疗效,甚至是有严重的放射性软组织损伤的患者。

病例选择

起源于口腔和口咽部的癌可能侵犯下颌骨。骨侵犯通常与起源于口底、牙槽崤或磨牙后三角的大范围的癌相关(图33.1)。当肿瘤只是邻近下颌骨或者仅仅与骨膜固定而没有浸透骨膜,那么采用下颌骨边缘性切除就足以保证手术边缘的安全(图33.2)。当下颌骨受到侵犯,采用下颌骨边缘性切除术可能因不能充分切除肿瘤组织而引起较高的肿瘤复发。研究显示,一旦肿瘤侵犯至骨髓腔,肿瘤将不仅局限于骨髓腔内播散,同时也会浸润神经血管束[6]。另外,随着瘤体的增长,肿瘤会引起骨吸收,从而导致病理性骨折(图33.3)。边缘性下颌骨切除,如果在这种情况下实施,会导致高的局部复发率。

术前确定上颌骨是否受累以及受累程度仍有挑战性。通过触诊确定肿瘤相对于下颌骨的活动性往往比影像学检查更准确。只有当超过 60%~70% 骨矿物质被破坏时,影像学检查才能观察到明显改变(图33.4)。虽然明显侵犯骨质缺损会明显(33.5),但是轴

233

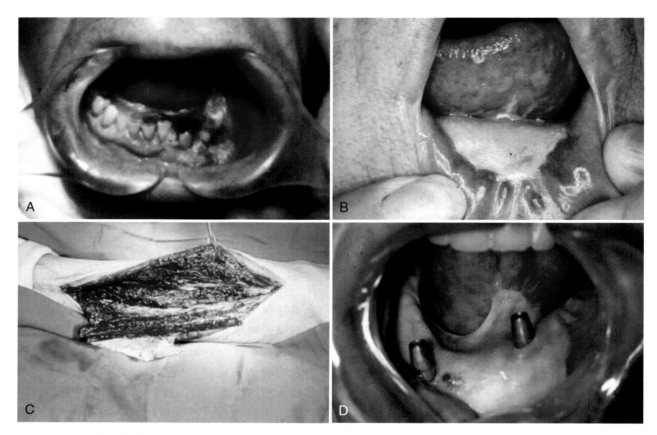

图 33.1　(A)起自牙槽嵴累及下颌骨的鳞状细胞癌。(B)节段性切除并用腓骨肌皮瓣移植修复后的患者。(C)腓骨肌皮瓣的供区情况。(D)皮瓣要足够宽,以便种植义齿。

表 33.1	下颌骨切除术的分类
下颌骨切开术	切开下颌骨进行暴露,不切除骨组织;完成手术后重新对合下颌骨
下颌骨边缘切除术	切除部分下颌骨,通常是牙槽或舌侧骨板,但保留下颌骨完整的连续性
下颌骨节段性切除术	切除部分下颌骨,髁与髁之间的连续性被破坏,如:下颌升支、下颌角、下颌体或颏旁

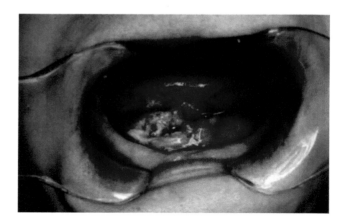

图 33.2　口底前份鳞癌,邻近牙槽。这种病例必经切除未受累的骨组织以保证足够的术野。这是下颌骨边缘切除术而不是下颌骨节段性切除术的理想情境。

位 CT 扫描通常不能可靠地显示肿瘤侵犯骨质以及程度。这种不可靠在以前接受过手术或放疗的患者中甚至更有问题。Tsue 和同事的一项研究提示 CT 发现只有 73% 被病理证实[7]。使用计算机软件程序,允许下颌骨的横断层面成像,可能提高一些灵敏度。但是,放射影像显示的骨侵犯证据和组织学骨侵犯的证据的相关性并不充分。

　　其他影像学手段如放射性骨扫描以及 PET 对于某些患者有助于对骨侵袭的诊断。然而,瘤体附近炎症反应和不佳的分辨率会降低这些检查的临床应

用。磁共振成像(MRI)能辅助检查肿瘤侵犯骨髓腔,因为它不依赖骨密度改变[8]。某些场合下,MRI 还可以用于评估手术中需要切除的骨范围,从而为选择术后重建技术提供帮助(图 33.5)。但是,一项研究表明 MRI 的检查结果存在假阳性过高的问题[9]。Mc-

Gregor 和 MacDonald 对无牙的下颌骨肿瘤研究表明,肿瘤侵袭下颌骨的主要途径是经牙槽,而不是颊侧或者舌侧的骨皮质[10]。当然,这个结论并不适用于已经接受了放疗的患者。关于既往接受过治疗的下颌骨切除的决定是有困难的,并主要依靠体检和术者的临床判断[6,10]。

选择病例的主要手段仍然是体检,细致地行下颌骨双合诊并估计肿瘤骨侵犯的可能性。不幸的是,术前评估与术中的病理发现并不一致;假阳性与假阴性的比率接近 50%。由于手术标本是复杂的三维结构,术中确定手术安全缘比较困难。尽管术中冰冻切片不适用于骨标本,但是可用于诊断血管神经束或者骨髓是否被肿瘤浸润。

在过去的几年里,切除口腔后部的癌时通常包括下颌骨切除,即便没有下颌骨被肿瘤侵犯的证据。实施下颌骨切除通常有助于暴露肿瘤和术后软组织闭合。其他入路,如下颌骨切开提供了很好的暴露,同时保留了下颌骨弓的连续性。当下颌骨未被肿瘤直接累及时,推荐应用该入路。

选择正确的骨切开位置有时较困难。一旦骨侵犯被临床和影像学证实,肿瘤对骨侵犯的范围不容易确定。即便是 CT 检查显示下颌骨骨髓腔未被肿瘤侵犯,最终的病理检查结果仍可能为肿瘤阳性。如果手术时忽略了肿瘤浸润阳性的部分,往往出现高概率的口底癌复发以及病死[11]。因此应遵循肉眼可见的肿瘤边缘外 2cm 作为手术安全边缘这一原则。这

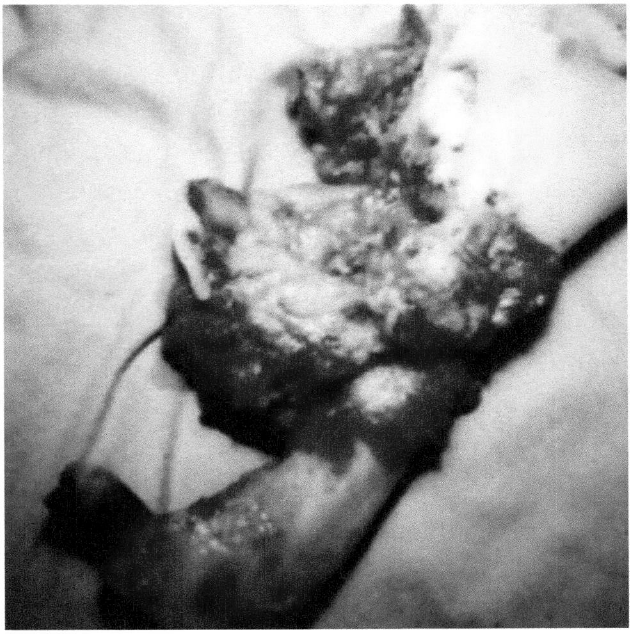

图 33.3　鳞状细胞癌损害并局部破坏下颌骨引起的病理性骨折。

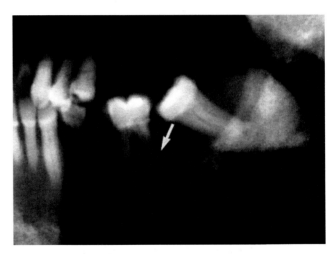

图 33.4　下颌骨全景影像显示肿瘤侵犯骨质累及磨牙附近的牙槽(箭头所示)。

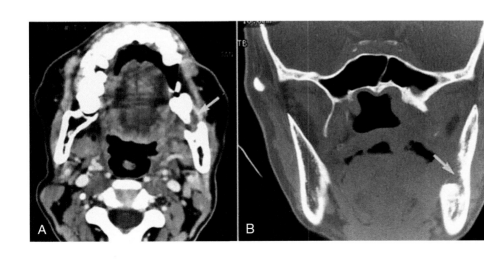

图 33.5　A 和 B,CT 显示磨牙后鳞状细胞癌瘤侵犯下颌骨并累及磨牙(箭头所示)。

种做法不仅适用于鳞状细胞癌，同样也适用于骨肉瘤及软骨肉瘤等骨源性肿瘤的手术治疗。

下颌骨重建

选择适宜的下颌骨节段性切除术，其中的一个难点在于如何进行下颌骨切除术后重建下颌骨，它要求术者在手术设计时便将术后重建考虑进去。通常，下颌骨切除术的选择跟肿瘤的恶性程度相关。生理条件下，下颌骨是 U 形悬挂于颅底两侧的下颌窝，受到开闭颌肌群的牵拉而保持平衡。下颌骨切除术后，因下颌骨失去连续性而无法维持平衡，便很难将剩余骨体复位至解剖位置，进而造成相应肌群以及牙齿的功能障碍。随着现在游离组织转移技术的发展，下颌骨重建得到了长足的进步。但是实质性并发症也随之相伴。因此，术者必须决定"对这个患者而言什么是最好的"，而不是"什么是最好的"。

如表 33.2 所示[12,13]，下颌骨重建技术在近年来得到了飞速发展。其中，最常用的是游离血管化的骨瓣或者金属重建板表面覆盖游离血管化或带蒂软组织瓣。长期病例跟踪随访表明，即便表面有适宜的肌肉覆盖，金属重建板仍有穿通组织后暴露的风险，而血管化的骨肌皮瓣则有较好的预后[13]。尽管下颌骨重建术增加了手术并发症，但绝大部分患者，即使高龄患者，也能很好耐受这些耗时长的手术。

根据适应证和并发症的不同，下颌骨节段性切除术后缺损可分为前部和外侧缺损。争议主要围绕涉及颏孔后下颌骨缺损的重建。Komisar 的报道[14]表明，即便这个部位的术后重建恢复了下颌骨的连续性，对于患者下颌骨的功能恢复仍无助益。UrKen 及其同事[15]的研究则显示，这个区域的重建不仅恢复了下颌骨的完整性，同时保证了相应部位的种植义齿修复。同时 UrKen 学者的团队还常规重建病区下牙槽神经，以便于组织转瓣的知觉恢复。也许真正引起下颌骨功能障碍的原因并不是下颌骨横向缺损本身，而是其周围附着软组织的丧失以及牙齿的缺失。因此，术者在决定采用下颌骨修复重建术的时候，应综合考量患者的年龄、剩余牙齿、对手术的期望以及预期手术导致的软组织缺损量。偶尔，对于预后肯定不好的患者，只采用软组织重建如胸大肌皮瓣或者中厚的皮片修复缺损可能更合适。如果选择即刻下颌骨重建术修复，使用游离的血管化骨瓣是最佳策略。

关于颏孔前下颌骨缺损的重建没有争议。在这个中央区下颌骨的连续性对于保持伸舌、美观，包括

表 33.2	下颌骨连续性的重建方法
仅局限于软组织的缺损	
区域带蒂瓣	
皮片	
重建板	
钛板钛钉同时使用区域带蒂瓣	
钛板和钛空心螺钉重建板(THORP)	
带骨组织的显微血管游离瓣(优先选择)	
桡骨	
腓骨	
肩胛骨	
髂嵴	

颏部轮廓和口语能力起到关键性作用。如若下颌骨这一区域的连续性丧失将导致严重的畸形和相关联的口腔功能缺失、包括咀嚼、口语能力、流口水和吞咽能力(图 33.6)。此外，这些患者舌失去前部支撑会导致气道困难。由于这些原因，重建前部下颌骨是必需的，特别是目前血管重建技术得到了广泛的运用。修复应在切除时实施。其详细内容将在本书第 9 篇讨论。

牵张成骨术

自从学者 Illizarow 提出牵张成骨术来治疗长骨发育不良，使用牵张成骨术来重建下颌骨已经用于下颌发育不良[16]。这项技术可能在下颌骨缺损重建中有用武之地。牵张成骨术包括截开骨皮质的同时，保留周围骨膜。然后通过外固定装置缓慢牵引两侧断段移动，残余的骨膜将在断段分泌骨基质而逐渐形成新生骨。目前，已有数位学者使用牵张成骨术修复下颌骨缺损的报道[17,18]。但是牵张成骨术似乎不可能替代游离皮瓣修复下颌骨缺损，由于其需要较长的治疗周期。

术前计划

所有患者必须行气管切开术，因为术后口腔功能障碍会导致误吸。水肿可导致气道堵塞。在手术开始时就行气管切开可以将气管内插管从口腔内去除以便于切除肿瘤。虽然气管切开对于这类患者是常规，但患者并不这样看待，因此需要术前与患者讨论。在术前征求患者意见时，必须讨论气管切开、鼻

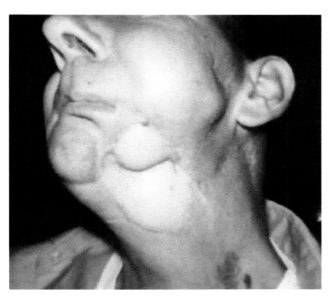

图 33.6 图示下颌骨节段性切除后，骨移植术失败导致面部的严重畸形；后用胸肌筋膜瓣修复了面部的软组织缺损。

胃管进食、导尿管导尿和引流。

全面的牙齿评估和必要时拔牙是口腔癌治疗的一个重要部分。通常需要术后放疗或放化疗，而且保留状态不佳的牙齿将可能导致术后和放疗后实质性的并发症。另外，大部分口腔癌患者都未注意牙齿护理，其牙齿状态往往都不佳。我们认为口腔癌患者术区拔牙应作为其常规治疗内容之一，除非牙齿健康状态极佳并且能在口腔功能修复重建中发挥作用。对于口腔癌累及的牙齿，可在手术中随肿瘤一并切除，不需要先行术前拔牙。

围术期合理使用抗生素十分必要，并应在手术之前给药。针对口腔菌群所选的药物中应该包括能有效杀灭厌氧菌的药物。对于患者来说，术前合理使用抗生素对于预防术后伤口感染具有十分重要的作用。因此，术者应把围术期合理用药作为常规治疗项目。

如前所述，术者应在口底癌手术切除之前就制定完善的下颌骨修复方案，以避免潜在的修复风险。在一些诊疗中心，术前通常还需要先了解患者皮瓣供区的血供情况，并与修复专家一起进行术前讨论。

术前应与手术室护理小组就手术计划进行沟通，以便能提前准备好适宜的电钻以及线锯等手术器械。另外，手术计划还应考虑到病灶切除组以及修复重建组的配合，以便手术中两组医生能完美配合。再者，应指定一名者为主刀医生，以便术中的各种关键点能统一的规划。

手术切口的选择因肿瘤的位置和术者的技能而异。通常情况下，下颌骨切除术可选择下颌下缘下 2~4cm 的上颈部切口，同时伴向下沿胸锁乳突肌前缘切口以及下颌骨正中切口形成半 H 形切口或类似切口，以便切除病灶时行颈清扫(图 33.7)。在切除原发肿瘤和下颌骨时，唇裂开切口极大地改善了暴露，并增加了一些小的术后并发症。有些病例这种切口可能对于下颌骨切除并不需要，但是，如果有足够的黏膜切口将便于脱套下颌骨(Visor 瓣)。病灶同侧下牙槽神经将被牺牲，其对侧的下牙槽神经则需要保留。不幸的是当使用 Visor 瓣时，保留对侧颏神经经常在暴露上出现明显的技术困难。标记计划切口然后在颏下停止颈部切口将允许切口延伸为下唇裂开切口以增加术中视野。

颈清扫

鳞状细胞癌患者肿瘤足够大时需要行下颌骨节段性切除术时往往同时需要行颈清扫。临床上无可

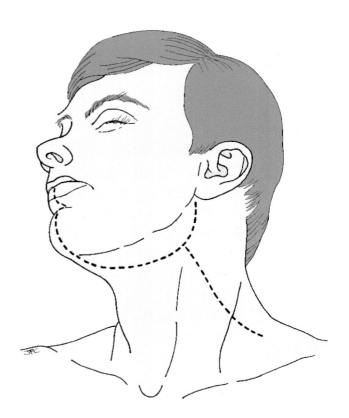

图 33.7 图示联合根治术的半"H"形切口。此切口在满足颈清的同时可以达到口腔后份区域的良好暴露。颌下切口向对侧延伸也可以达到双侧颈部清扫的目的。

触及肿大淋巴结(N0)且术前影像学检查结果阴性者应接受Ⅰ~Ⅲ区择区颈清扫。去除Ⅳ区淋巴结是必要的,无论是否有鳞状细胞癌累及舌侧,因为肿瘤可能跳过Ⅰ~Ⅲ区淋巴结而直接浸润Ⅳ区淋巴结。当可触及淋巴结肿大时,对于N1和N2c,推荐采用择区颈清扫;对于N2/N3患者,推荐采取根治性或者改良根治性(保留副神经)颈清扫术。对于非鳞状细胞癌肿瘤而接受下颌骨节段性切除的患者,颈清扫则应根据肿瘤的生物学特性来确定。

在颈清扫时需要特别注意去除面动脉周围的Ⅰ区淋巴结(如血管前和血管后淋巴结)。术者可能试图留下这些淋巴结以降低损伤面神经下颌缘支的可能性。不幸的是,这些淋巴结可能含有来自于累及牙槽和下颌骨原发癌的转移,因此必须去除。通常情况下,颈清扫应先于下颌骨切除以及原发灶切除。上部的解剖最后完成,标本被留在下颌骨的软骨膜上。

关于是否行对侧颈清扫的决定可能有困难。如果没有淋巴结转移和位于口腔后外侧的肿瘤,对侧颈清扫可能不必要。但是,如果原发癌累及舌根,如果肿瘤接近或越过中线,或如果同侧淋巴结很大,对侧淋巴结转移可能性增加,应行双侧颈清扫。多数情况下,这涉及Ⅰ~Ⅲ区的选择性颈清扫。

假体康复

许多患者接受下颌骨节段性切除连同口咽部癌切除后需要假体康复,以改善术后吞咽和言语功能。这种康复的目的不是替代已切除的骨而是填塞由于肿瘤切除导致的软组织缺损。对于接受皮片重建的患者康复治疗可以在取出纱布球后很快开始;对于接受肌肉或肌皮瓣修复的患者一旦皮瓣完成愈合后就可以开始康复治疗。通过术前请颌面假体师会诊有助于这一过程,如果患者能耐受口腔检查并且牙关紧闭轻微。用骨整合固定装置行假体康复可能适合某些患者。对于绝大多数这类患者,由于需要术后放疗,出于考虑放疗诱导的骨并发症的长期效果,其他外科医生不使用这些技术。

手术方法

为充分暴露手术视野及防止肿瘤切除过程中气管插管意外脱落,大多数情况下可先对患者行气管切开。在手术开始时或者切除肿瘤之前均可行术区拔牙。当患者无明显牙关紧闭症状时,预先拔牙有利

于术者安排手术进程。

一旦颈清扫完成后,标本可以切除或留下与下颌骨骨膜连在一起。在下颌骨颊侧骨膜上咬肌前缘解剖,将面神经下颌缘支与皮瓣一起向上翻起。于咬肌附着下切开骨膜,将咬肌从下颌角向上推起(图33.8)。如果肿瘤已侵袭至下颌骨侧方软组织,或者血管周围淋巴结受侵,则应牺牲面动脉和面神经下颌缘支一起切除,以便完整地切除肿瘤。如果这些淋巴结临床未受累,必须识别下颌缘支并分离掀起以避免损伤。

口外切口向前向上延伸至下唇中部,然后术区将颊侧皮肤沿手术切口翻起;口内切口则绕肿瘤(大于肿瘤外缘1cm)呈套装于龈颊沟行进(图33.9),并于颏孔处切断颏神经。伴下唇中部切开的切口能充分暴露下颌骨,保存对侧颏神经,这种术式广为大部分的术者所采用(图33.10)。

口内采取套式切口时,应注意于术前标记好适宜的手术切口。临床中往往使用拉钩来充分暴露口腔内侧,从而选择合适的位置。术中将缝线缝合于舌尖或舌体一侧,有利于牵拉出软组织,从而暴露瘤体(图33.11)。同时,为更好暴露口腔内容物,将牙龈沟内切口延伸至对侧时,应注意保护对侧的颏神经。钝

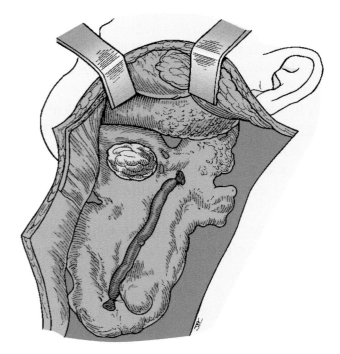

图33.8　颈淋巴结清扫完成后,沿下颌骨剥离上方组织,牵拉上方的咬肌充分暴露下颌骨。注意勿破坏肿瘤的完整性,防止切破肿瘤。

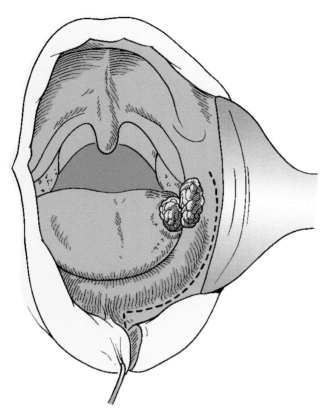

图 33.9　图示自口外向口内的下颌前庭沟处切开下唇部组织，并沿前庭沟切开后向侧方牵拉颊部组织。注意在行切口时不要切到肿瘤外侧边界，以获得足够的安全周界。

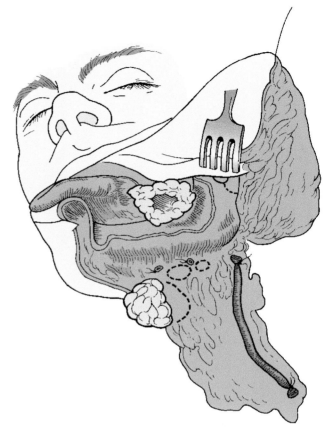

图 33.10　牵拉颊部组织瓣，将下颌骨切除部分及瘤体充分暴露。

性分离肌肉，将口内切口与口外切口连通，同时注意勿越过术前标记的手术安全缘。在口内放置一到两根引流管并于颈部引出，可将术区内积液排除，并有助于组织转瓣的塑形。

修复重建小组可能会希望在行下颌切除术之前预放重建板。这个过程需要于预测的剩余骨体两侧准备固位洞并对重建板塑形。考虑到下颌切除术后存在的大量软组织残余，重建板应预先做出相应调整。当重建板取出后，应进行无菌处理消除可能的种植肿瘤细胞后才能最终将重建板固定于下颌。

下颌骨前部暴露后，可将截骨线标记于下颌骨体上。标示时应注意在肿瘤安全缘的范围，并同时尽量保护颏孔。

截骨术通常是通过手术电锯（图 33.12）和持续冲洗进行的，此时，要更加强调暴露充分的手术视野。牵拉软组织在暴露手术视野时，也可防止器械对软组织的损伤。拔出截骨线附近的牙齿可进一步有利于暴露视野。应注意拔出状态不佳的牙齿，因为保留此类牙齿可能对肿瘤切除手术引起干扰，并且不

利于下颌骨重建以及术后的软硬组织修复。

尝试将下颌骨后推暴露口底肿瘤术野，将因为下颌骨的完整性以及颞下颌骨窝的限制而失败，而将下颌骨升支劈开将有利于完整的切除肿瘤（图33.13）。依据口底肿瘤侵犯的范围，可于乙状切迹之下劈开下颌骨升支，从而将下颌骨从颞下颌窝脱位，同时保留喙突以及颞肌肌腱；或者水平向截开下颌升支，保留喙突以及升支后份。当喙突需要随肿瘤一起切除时，应注意先分离颞肌肌腱。尽管并非常规要求，关节截断后的下颌骨重建的将变得更有挑战。截开下颌骨中部时，由于需同时截断下牙槽动脉，甚至上颌动脉，经常伴随着大量的出血。此时，不应中断下颌骨截断术，因为当下颌骨截断完成时止血将变得轻而易举。将截骨线推移至乙状切迹，可避开上颌动脉，从而减少出血。

当下颌骨截断完成后，口底后份的肿瘤可轻松逐步分离暴露，围绕肿瘤组织的黏膜延长切口充分暴露整个肿瘤连同部分切除的下颌骨一并分离（图33.14）。舌神经可由肿瘤的前份逐步分离保存，但位

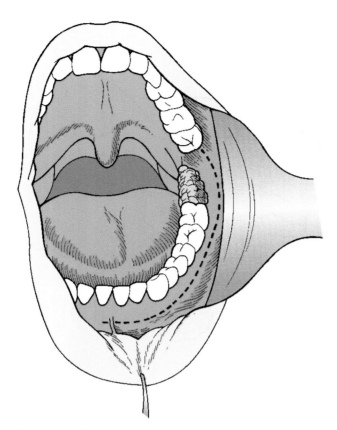

图 33.11　单纯的颊龈沟的切口,避免了唇部的切开;此时通过类似"脱套"的方式,将下颌骨暴露出来。切口往往需要沿颏唇沟进行延长,此时应注意对对侧颏神经的保护。

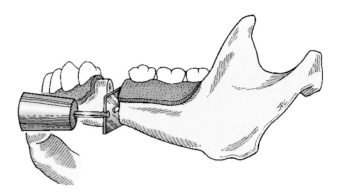

图 33.12　下颌骨前份的断开,一般在拔除牙的牙槽窝处进行截骨。

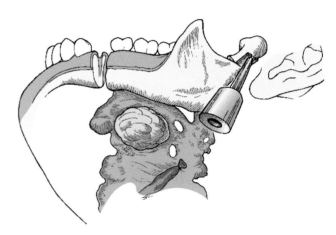

图 33.13　下颌骨后份于髁突颈部断开;也可于下颌升支中份处断开。时常也采用下颌骨的垂直截骨以获得更多的下颌骨剩余量方便骨移植。

于口腔后份的肿瘤往往距离舌神经较近,在无法确认肿瘤与舌神经的关系时,不要求强求保留患侧的舌神经。下牙槽神经血管束需要准确分离结扎以控制颌骨切除后的出血。

必须在肿瘤切除时获得安全充分的边界,尤其是临近咽鼓管的后份及上份边界,在此区域往往手术视野较差,不可盲目切除而破坏肿瘤的完整性。在肿瘤的整块标本完整切除之前需要充分加以止血,以明确手术的切除边界。不可过分牵拉挤压肿瘤组织,这将对标本的病理分析造成难度,而不能得到病理学对手术边界准确的评价。

肿瘤切除时也可能需要切除部分的软腭区域的黏膜及肌肉组织,在软腭(通常为悬雍垂处)置于缝线牵拉软腭组织获得充分地暴露方便对软腭部位的切除。切口向侧上方延伸并分离翼内肌及下颌神经的分支(图 33.15)。用手指置于标本背侧,以对切除进行定位和保护背面的颈动脉等重要组织结构 (图 33.16)。切除的过程中可能会遇到上颌动脉及其分支,应对其准确结扎防止出血,而对累及下颌神经的

肿瘤应行包括下颌神经及其周围组织的扩大切除。

肿瘤切除后,外科医师及病理医师应对肿瘤进行大体的评价,外科医师应辅助病理科医师确定标本的周界及方向位置,以方便肿瘤科医师对手术边界进行评价(图 33.17)。术中的快速冰冻病理检查可以方便外科医师判断是否获得足够的安全范围。首次切除手术往往能获得更好的效果,对于发现肿瘤切除边界不足而后术中行第二次手术切除的患者往往会有不可预计的预后,复发率和死亡率均大大提高。

外科医师和病理科医师的合作不能被忽视;在送快速病理切片之前,外科医师需对组织进行严格详细的部位标注,以防止混淆各个部位的组织。由于骨组织无法通过快速冰冻切片以确认是否肿瘤切除完全,术中对骨组织近远端的神经血管组织加以快速冰冻切片检查可以获得良好的效果借以判断下颌骨的部分切除是否充分。

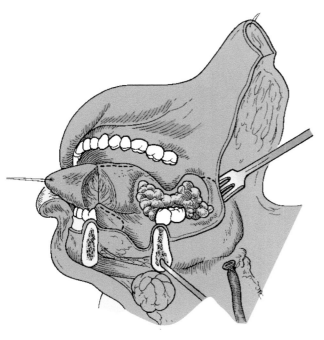

图 33.14 　下颌骨及残余舌组织分别向两侧牵拉，以更好暴露肿瘤并在此手术野下获得充分的手术切除边界。

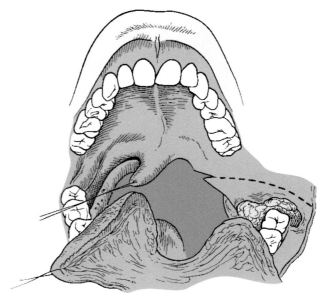

图 33.15 　缝线置于悬雍垂处牵拉便于获得更好的手术野并获得准确的切除。可放置缝线于标本的各个方向，以便于病理医师确认标本的方向。

重建技术

在颈清扫及肿瘤扩大切除术后，对伤口及创面进行严格的止血和冲洗后便可以开始进行缺损重建术。对断段用骨挫磨平防止断面过于锐利、保证有充分的软组织覆盖等注意事项是预防术后骨面暴露、继发骨髓炎等并发症。在各项准备完善后即可进行骨组织及软组织的重建。

直接拉拢缝合

传统的直接拉拢缝合在未行骨组织移植术而软组织缺损不明显时常可采用；虽然技术难度小可以达到创面的愈合，但由于缺损得不到有效的修复，患者术后的功能往往较差，存在发音、吞咽等能力的不足；目前直接拉拢缝合关创的方法并不常用。

中厚皮片移植术

我们较推崇在未设计骨缺损修复时采用中厚皮片的技术来修复软组织缺损（图 33.18，33.19）。本修复方法已在第 32 章叙述。通过皮片移植达到关闭软组织创面的作用，注意术后放疗对皮瓣血供的影响而导致坏死。

肌皮瓣或肌筋膜瓣

带血管蒂的肌肉组织瓣常用于修复口内的软组织缺损（带皮岛或者不带皮岛），详细内容在 82 章叙述。此类组织瓣可以提供充足的组织以修复口内肌层的缺损，但会在一定程度降低了口腔内的舌的活动范围导致舌的运动功能受影响。这种技术已广泛运用口内软组织的缺损修复中。较为流行的是带血管蒂的胸大肌皮瓣，此类皮瓣的供区位于胸大肌区域，可携带或者不带有皮岛；对于不带皮岛的肌筋膜瓣在小微范围的单纯软组织缺损中应用较为推崇，原因在于筋膜可以较为迅速地黏膜化。尽量不将皮瓣用于舌缺损的修复，其与残余舌的缝合可能会降低舌的活动度；这时可配合中厚皮片用来重建舌颊沟已促进舌动度的恢复。此类皮瓣需至少两层的关闭缝合用以确保口腔与颈部组织相阻断防止颈部瘘管的产生。缝合时将皮瓣位置摆放合适稳妥并有下而上进行逐层地缝合，要求缝合相对紧密避免出现术后的瘘管。

下颌骨重建

下颌骨的重建在适应证的部分已做描述在此不再复述。我们比较习惯运用带桡骨的肌皮瓣（详情见第 8 章）。腓骨肌皮瓣在较长的下颌骨缺损中较为常

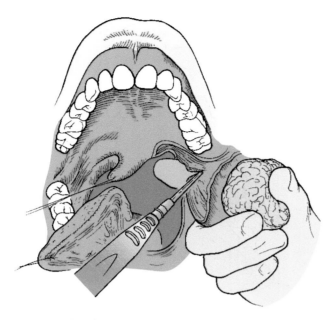

图 33.16   放置食指于标本后方,以保护背侧面的颈外动脉等结构;沿翼肌分离切除整块肿瘤组织。注意对累及下颌神经的肿瘤组织应包括在整块组织中。

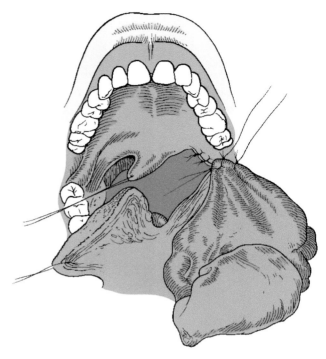

图 33.18   图示中厚皮片修复口内软组织创面,以纱布团加压固定。

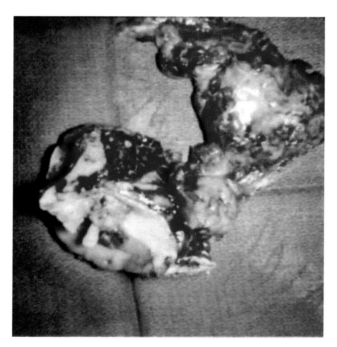

图 33.17   连续整块切除下来的标本,由于复杂的三维结构,病理医师很难判断各个部位及方向,需要外科医师的辅助确认。

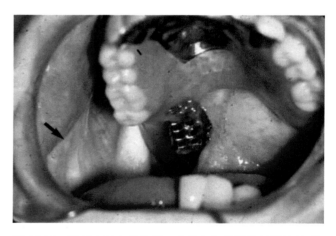

图 33.19   图示中厚皮片修复口内软组织缺损的局部情况(箭头所示)。

于口内软组织缺损的修复,对于下颌骨前份且伴有软组织缺损的病例,腓骨肌皮瓣修复的方式非常可靠(图 33.22)。术前可利用多普勒超声技术判断供区的血供情况。

术后处理

患者术后送往 ICU 密观 24~48 小时,观察局部

用,腓骨肌皮瓣的供血方式允许在不同的长度进行腓骨的断开,并可在腓骨离断前利用预先成型的钛板畸形腓骨的塑形以更好的重建下颌骨的外形(图 33.20、33.21)。腓骨肌皮瓣所提供的软组织皮岛可用

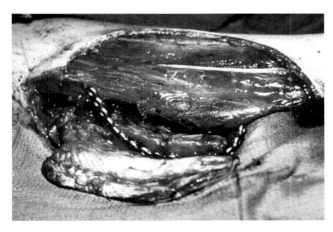

图 33.20　图示腓骨肌皮瓣的获取，在断蒂前可行腓骨的塑形以方便下颌骨的重建。

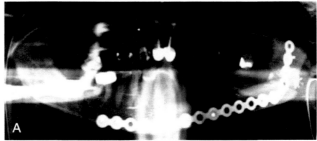

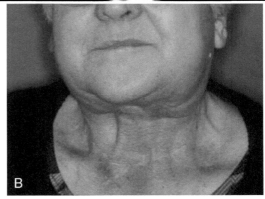

图 33.22　（A）X 线显示腓骨肌皮瓣修复下颌骨缺损的情况。（B）患者术后的局部外形。

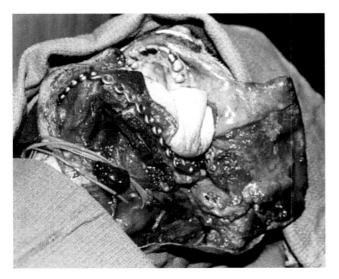

图 33.21　图示腓骨肌皮瓣修复下颌骨，其提供的皮岛可以用来修复口内软组织缺损。

防止口内唾液进入深层创面导致感染的发生。对于采用游离皮瓣修复的病例，加压纱布团块可以在术后 5 天整体拆除，注意不要遗留纱布在伤口内。

　　鼻饲在拆除纱布加压团块或游离皮瓣愈合良好的情况下开始进行，我们一般在鼻饲结束后且气管堵管后再开始对患者采用经口进食。

总结

　　对于累及下颌骨的口腔癌需要采用下颌骨节段性切除的方式也使肿瘤切除获得充分的切除边界；切除的范围必须充分否则很容易导致的肿瘤的复发。对下颌骨缺损的修复采用合理的修复方式可以重新获得下颌骨的连续性，其中桡骨肌皮瓣在作者团队中较受欢迎。独立的位于下颌骨两侧的单纯骨缺损可能不需要修复，而位于前份的下颌骨部分缺损通常应采用合理的方式以恢复外形和功能。下颌骨的牵张成骨为下颌骨缺损的修复上提供了一个新的选择。

伤口及引流情况。如果术中使用游离皮瓣进行修复重建，需密切观察皮瓣的血供情况，对于有皮瓣危象的病例要急诊处理。口内观察时应避免使用暴力，防止创口的裂开。

　　患者应适当制动，可以一定程度减少血管危象的发生。使用头帽可以减少局部血肿的发生且易于伤口的愈合，但对采用游离皮瓣修复的患者，不能使用头帽制动，防止对血管的压迫导致皮瓣危象。

　　常规使用抗生素预防伤口感染；需要注意的是预防伤口感染最重要的一点便是对皮瓣的紧密缝合

精要

- 在符合肿瘤切除原则的情况下,下颌骨的边缘切除要比部分切除对患者的功能和外形上更有优势。
- 不是所有下颌骨两侧的缺损均需要修复,应根据情况制定个体化的修复方案。
- 下颌骨前份的缺损需要良好的修复,否则对患者的口腔功能以及面部美观会有非常严重的影响。
- 钛板的预弯可以在一定程度上有助于颌骨的重建。
- 优质的术后护理可以提高游离皮瓣的成功率。

隐患

- 术前缺乏对肿瘤大小及边界的有效判断以及缺少详细的手术方案计划往往可能在肿瘤切除中难以达到阴性的手术切缘。
- 肿瘤可能累及一侧颏孔区的软组织,术中应对此区域行冰冻活检以避免肿瘤沿下牙槽神经血管束扩散。
- 皮片不能直接覆盖于骨皮质上,周围需要有部分软组织支持。
- 若术前对患牙未做有效处理或拔除,在术后可能会有放射性骨髓炎的风险。
- 对骨切缘的快速冰冻切片活检没有相应的技术支持,所以对下颌骨切缘的适当扩大可以避免骨切缘为阳性。

（尚政军　赵小平　许智　译）

参考文献

1. Slaughter DP, Roeser EH, Smejkal WF: Excision of the mandible for neoplastic disease: Indications and techniques. Surgery 26:507-522, 1949.
2. Ward GE, Robben JO: A composite operation for radical neck dissection and removal of cancer of the mouth. Cancer 4:98-109, 1951.
3. Cooper J, Pajak T, Forastiere A, et al: Postoperative concurrent radiotherapy and chemotherapy for high-risk squamous-cell carcinoma of the head and neck. N Engl J Med 350:1937-1944, 2004.
4. Bernier J, Domenge C, Ozsahin M, et al: Postoperative irradiation with or without concomitant chemotherapy for locally advanced head and neck cancer. N Engl J Med 350:1945-1952, 2004.
5. Militsakh ON, Wallace DI, Kriet JD, et al: The role of the osteocutaneous radial forearm free flap in the treatment of mandibular osteoradionecrosis. Otolaryngol Head Neck Surg 133:80-83, 2005.
6. McGregor AD, MacDonald DG: Patterns of spread of squamous cell carcinoma within the mandible. Head Neck Surg 11:457-461, 1989.
7. Tsue TT, McCulloch TM, Girod DA, et al: Predictors of carcinomatous invasion of the mandible. Head Neck Surg 16:116-126, 1994.
8. Weber AL, Bui C, Kaneda T: Malignant tumors of the mandible and maxilla. Neuroimaging Clin North Am 13:509-524, 2003.
9. van den Brekel MW, Smeele LE, Tiwari RM, et al: Assessment of tumour invasion into the mandible: The value of different imaging techniques. Eur Radiol 8:1552-1557, 1998.
10. McGregor AD, MacDonald DG: Routes of entry of squamous cell carcinoma to the mandible. Head Neck Surg 10:294-301, 1988.
11. Zieske LA, Johnson JT, Myers EN, Thearle PB: Squamous cell carcinoma with positive margins. Arch Otolaryngol Head Neck Surg 112:863-866, 1986.
12. Haller JR, Sullivan MJ: Contemporary techniques of mandibular reconstruction. Am J Otolaryngol 16:19-23, 1995.
13. Mehta RP, Deschler DG: Mandibular reconstruction in 2004: An analysis of different techniques. Curr Opin Otolaryngol Head Neck Surg 12:288-293, 2004.
14. Komisar A: The functional result of mandibular reconstruction. Laryngoscope 100:364-374, 1990.
15. Urken ML, Buchbinder D, Weinberg H, et al: Functional evaluation following microvascular oromandibular reconstruction of the oral cancer patient: A comparative study of reconstructed and nonreconstructed patients. Laryngoscope 101:935-950, 1991.
16. Kuriakose MA, Shnayder Y, DeLacure MD: Reconstruction of segmental mandibular defects by distraction osteogenesis for mandibular reconstruction. Head Neck 25:816-824, 2003.
17. Costantino PD, Johnson CS, Friedman CD, Sisson GA: Bone regeneration within a human segmental mandible defect: A preliminary report. Am J Otolaryngol 16:56-65, 1995.
18. Imola MJ, Hamlar DD, Thatcher G, Chowdhury K: The versatility of distraction osteogenesis in craniofacial surgery. Arch Facial Plast Surg 4:8-18, 2002.
19. Hidalgo DA: Aesthetic improvements in free-flap mandibular reconstruction. Plast Reconstr Surg 88:574-585, 1991.
20. Simons JP, Johnson JT, Yu VL, et al: The role of topical antibiotic prophylaxis in patients undergoing contaminated head and neck surgery with flap reconstruction. Laryngoscope 111:329-335, 2001.

第34章

下颌骨切开入路

Jonas T. Johnson

下颌骨切开

在口腔及口咽部病变的切除中，下颌骨切开术常被用来在切除过程中充分暴露病损。通过下颌骨切开术的运用可以达到由前向后的入路处理咽旁间隙及颅底区的病变[1,2]。

在下颌骨切开术中，下颌骨切开的部位在不同的病例上有所差别。由于术后行放疗的患者可能出现较为严重的并发症以及对颏唇部皮肤感觉带来不可避免的损害，位于下颌骨体部两侧的下颌骨行下颌骨切开术的术式已基本不再用。相应的，大多数颌面外科医师采用于颏孔前部切开下颌骨的术式。

病例选择

对患者的术前评估是治疗过程的重要环节。病史的了解和体格检查是评估的基本环节。视诊和扪诊通常是临床上准确评估口腔及口咽部肿块形态和浸润深度的方式。对于发生于软腭、扁桃体、磨牙后区以及舌前 2/3、舌根周围、口底后部以及舌腹侧面的肿瘤，如果下颌骨骨膜未被肿瘤累及，最适合下颌骨切开术。充分暴露是保证肿瘤手术的充分边界的重要因素，同时，也将便于切除后组织功能的重建和伤口的愈合。

下颌骨切开术可以为口腔、口咽以及部分的咽旁间隙的肿瘤手术带来充分良好的术区暴露[3,4]；尤其在经口入路不能满足手术暴露的要求时加以运用。下颌骨切开术不适用于肿瘤侵犯下颌骨而需要下颌骨部分切除的病例[5-8]。头颈外科的进步体现在对美观保留和避免颌面部畸形的日益重视。因此下颌骨切除保留用于由于被肿瘤浸润或者临近肿瘤需要切除下颌骨的患者，而不是为了暴露肿瘤。

下颌骨切开评估下颌骨是否被肿瘤浸润是临床上的一个挑战。骨扫描、CT、MRI 等辅助技术已被广泛运用[9-12]。累及下颌骨骨皮质的肿瘤可以体现在 CT 上。而在下颌骨内部的肿瘤生长浸润可以在 MRI 上得到更为清晰的体现。然而，这些技术在肿瘤对下颌骨浸润不明显和微小时不能明确体现。目前，准确的临床诊断和评估不能被替代。如若在下颌骨和肿瘤组织间存在正常组织，下颌骨在术中通常可以被安全地剥离；如若骨膜已被肿瘤组织累及，需要考虑下颌骨边缘切除[13,14]；如若下颌骨的骨皮质甚至骨髓被肿瘤组织侵犯，我们建议采用下颌骨节段性切除。

如果可以获得满意的软组织切缘，而不需要切除下颌骨，那么下颌骨对美观和维持功能的连续性便可以得到保持。但是，由于下颌骨的屏障作用，手术对肿瘤的切除和软组织的重建受到了到一定的限制；在这种情况下，下颌骨切开术弥补了在下颌骨保存的基础上手术界的暴露不充分。

术前评估

在术前，通常需判断经口入路是否可以达到手术视野的暴露要求。当存在以下情况时，如：牙列完整、牙关紧闭、病变位于口腔后部等，下颌骨切开术是一种合理可靠的术式以保证术区的充分暴露。

通常情况下，无牙列的较瘦小的患者可以通过经口入路的方法达到完整切除局限病变（T1 及 T2 期）的目的。相反的，对于牙列完整的体格较大的患者，仅仅通过经口入路往往给术者完整切除肿块时带来困难。

对肿瘤的触诊和扪诊是术前评估中的重要环节。对于在门诊手指难以完全触及的肿物，在手术中可能也难以到达肿物的后界。肿瘤与下颌骨固定是手术禁忌证。如果下颌骨受到肿瘤大范围侵犯，需要采用下颌骨的节段切除。下颌骨切除的范围在术前应确定，术中实施下颌骨切开以利于暴露。

如果肿瘤附着于骨膜，推荐下颌骨边缘切除。应避免下颌骨边缘切除和下颌骨前份切开术联合应用，因为此类术式往往在术后容易出现下颌骨骨折的情况。在下颌骨边缘切除时，可以通过下唇至颏部的正中联合切口配合面部翻瓣加以暴露手术野。该技术适合于经口入路不能充分暴露实施下颌骨边缘切除和肿瘤切除。

大多数患者会在术前接受影像学的评估用以判断病变的范围以及颈部淋巴结转移的情况。MRI 可以清晰地显示软组织之间的病变，而 CT 可以更清晰地显示软组织和骨组织之间的病变情况。但两种影像学技术都不能发现肿瘤对下颌骨的微小浸润。所以，准确的临床专科检查仍是对病变评估极为重要的方式。

手术入路

下颌骨切开术通常是其他手术的一部分。手术需要用到全麻，并在术前实施气管切开术取出经口气管插管改善口腔暴露。通常，皮肤切口自下唇中线垂直向下。在唇红处做标记以便于在手术结束时对位缝合，并裂开唇（图 34.1）。然后沿两侧的前庭沟黏膜切开，留 5~8mm 宽的前庭黏膜以便于手术结束时关闭缝合。在计划下颌骨切开的部位，自黏膜至下颌骨骨膜完整切开，下颌骨骨膜无需剥开分离，锐性切开即可。

下唇裂开切口的替代方法是 visor 瓣。这类情况是自下颌角至中线的下颌下的皮肤做切开直达颈阔肌平面，翻开其上的软组织瓣直至唇部的前庭沟。贯穿切开前庭沟部位的口腔黏膜。在下颌骨表面留 5mm 左右的黏膜以便于关闭切口。此类切口设计避免了颏唇部的正中切口，但两侧的颏神经需要游离断开，用以满足 visor 瓣可以有足够的空间实施下颌骨切开术。部分患者可能重新恢复下唇部的感觉功能，但对下唇去感觉神经的长期影响并没有定量研究。由于 visor 瓣暴露下颌骨的术式牺牲了双侧颏神

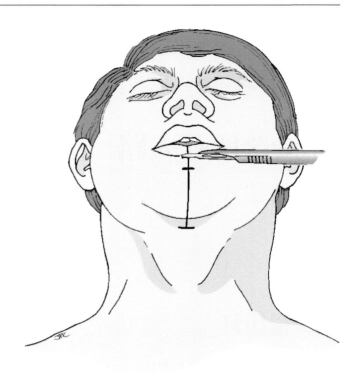

图 34.1　在切开唇之前，用刀背对唇红做水平标记。这有利于在手术结束时对位唇红。

经，我们建议采用自下唇至颏部的正中切口。

下颌骨切开应该在颏孔前完成。在无下颌牙列的患者，骨切开的部位往往没有严格的要求；在牙列完整的患者中，需要拔除一颗牙齿，在拔出牙的牙槽窝中部行下颌骨切开（图 34.2）。如果恰在两颗牙之间断开下颌骨，两颗牙均可能受损而缺失。切牙很少因此而拔出，由于缺失前部的这颗牙产生的美容影响很明显。因此，下颌骨切开往往在中线旁，通过拔出的第一双尖牙或在已缺失牙处进行。通常，下颌骨切开不应在颏孔后的下颌骨体上进行，尤其是对于术后需要放疗的患者。放疗加上下颌骨继发于离断颏孔内的动脉而失去血供通常导致下颌骨体的缺血性坏死。

由于下颌骨内固定技术的完善，几乎所有类型的下颌骨切开均可以实施。直的垂直下颌骨切开可以予以充分的固定，但我们更喜欢下颌骨的阶梯状切开。当应用钛板时，在下颌骨切开前，设计钛板的位置并钻孔，便于下颌骨切开后的复位时获得更好的对位（图 34.3）。切开口底黏膜，向两侧牵拉下颌骨（图 34.4）。将颌下腺及其导管和舌一起向内侧牵拉后，切断下颌舌骨肌以充分地暴露口腔后份以及口咽部的肿瘤。

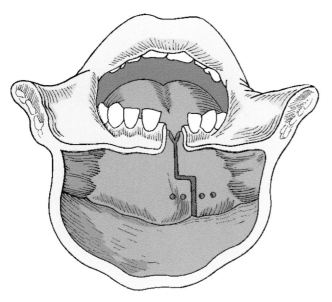

图 34.2　在拔除牙的牙槽窝处行下颌骨切开。

在肿瘤切除以及组织重建后,将下颌骨复位至正常解剖位置。钛板钛钉按照下颌骨切开前的设计方式对下颌骨予以固定。多种类型的钛板钛钉均可用于此类固定。切开的软组织对位缝合,必要时留置引流。

术后处理

患者在软组织创口愈合后可以尽快恢复流质软食。颌间固定没有必要。咀嚼固体食物需要推迟到术后第 6 周。下颌骨的愈合情况可以通过直接的临床检查和对骨切开部位的观察加以确认。恶性肿瘤患者术后放疗的选择应依据相应的标准和程序。下颌骨切开被认为是一种方便肿瘤切除和组织重建的方法。对于需要放疗的病例,应确保在没有潜在危害的情况下进行。很多研究者认为,用于固位的钛板对组织放疗存在微小的影响,包括降低一些部位的放疗剂量或在一些部位存在放疗“热点”。然而,由于影响较微弱,并没有显著影响到放疗的安全性和有效性,因而不要因此而调整放疗方案。当然,先前接受过放射治疗的患者在术后发生骨坏死的几率要有所增加。

中线唇颌舌切开

中线唇颌舌切开(midline labiomandibuloglosso-

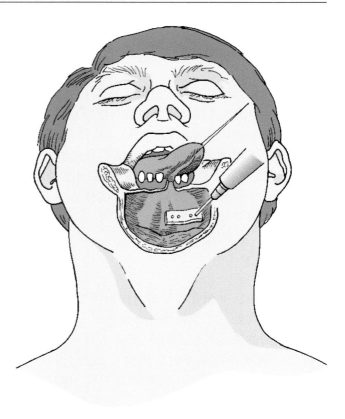

图 34.3　在下颌骨切开前将钛板预置在要切开的位置并钻孔定位。

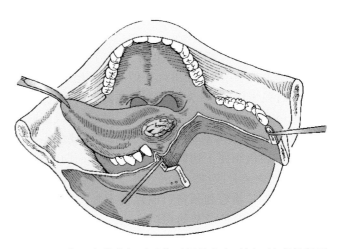

图 34.4　在口底黏膜切开后将下颌骨牵向两侧。注意保留下颌骨的牙龈黏膜以便于关闭切口。

tomy,LMG)可以让术者暴露舌根、口咽后壁下咽后壁、鼻咽部以及颈部间隙、斜坡和枕基部。该入路将下颌骨切开和中线舌裂开结合起来。为了获得最大暴露,多数外科医师同时裂开下唇[1-11]。中线 LMG 术式在赋予术区足够大的暴露空间的同时避免了损伤了下颌骨两侧的神经血管束。

病例选择

中线 LMG 术式一般在肿瘤无法经口入路完整切除时使用。该术式特别适合口咽后壁肿瘤,这类肿瘤经舌骨或咽侧切开不能提供足够的暴露。同样,对于经舌骨咽切开术不能可靠切除的舌根部肿瘤,中线 LMG 术式应该予以考虑。中线 LMG 也是暴露鼻咽部和斜坡下部的一种方式;当然,这种情况下,软腭也需要被裂开并向前牵拉。

术前评估

该术式中,下颌骨切开的部位不需要准确的位于下颌骨中线处。下颌骨切开部位可以是在正中线和颏孔之间的无牙部位。同样,若患者牙列完整,需要拔除一颗牙并在此牙的牙槽窝中部行下颌骨切开,这样可以使相邻牙有一定的缓冲骨质。保留拔除牙的牙槽嵴可以有助牙齿的稳定,且为术后行局部可摘义齿提供支持。对于此类情况,我们通常拔除第一双尖牙。多数情况下需要行气管切开术。

手术入路

经气管切开插管行全身麻醉。行垂直中线切口切开下唇部及皮下组织。在唇红处做清晰标记以利于手术结束时关闭切口(图 34.5)。在中线处沿切口线向深部一直切开至下颌骨骨面;若骨切开位于中线旁时,需要向两侧唇龈沟行黏膜切开。在唇侧要保留 5~8mm 的黏膜组织便于切口关闭。 切口继而向上转向牙槽嵴处,剥离骨膜(图 34.6)。在下颌骨切开前裁好四钉小钛板并预弯和预备钉洞以便于骨折线的准确复位。对于下颌骨切开的切口形状,我们采用深"V形"或者"阶梯形"的切口形状,以便于牢固固定。

口内软组织的切开沿中线进行,如此可以将两侧的颌下腺导管分离并保留。牵起舌体,非常小心地

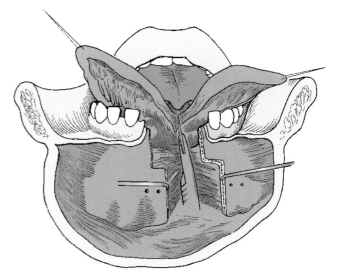

图 34.5   唇下颌舌切开需要在下颌骨切开后,将下颌骨牵拉开,在两侧颌下腺导管之间做切口,并直接沿舌中线切开。

沿中线切开舌以减少出血。离开中线的舌切开应予避免,因为这会损伤舌的血供。如果需要可以行缝扎止血。此时,便可以实施计划的肿瘤切除和组织重建。

手术缺损根据需要行重建。局限于咽腔后壁的小范围缺损可以二期愈合。舌部深层肌肉用 3-0 可吸收线至少对位缝合两层,再由后向前关闭黏膜切口。恢复下颌骨的解剖位置后,每侧用两个钛钉固定下颌骨(图 34.7)。根据手术性质置引流,分三层对唇部和颏部的切口加以关闭。

术后处理

LMG 不可避免地会导致手术部位被口腔分泌物污染。因此围术期应该应用预防性抗生素。术后患者禁止经口饮食,鼻饲 5~7 天或直至口内伤口愈合满意。此时根据术式要求,患者可以进食流食或软食(图 34.8)。

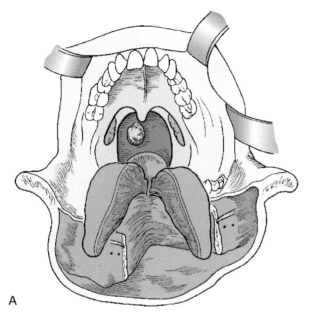

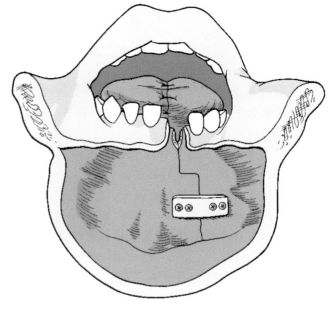

图 34.7　在关闭舌部及口底软组织后，每侧用两个钛钉来固定下颌骨钛板。

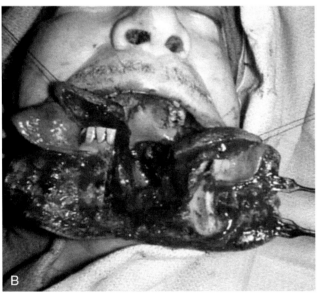

图 34.6　(A)绝大多数情况下需切开舌直到会厌谷,这将能好地暴露咽后壁。这种手术还能满意地切除舌根较小病损。(B)提供对口咽后壁的暴露。

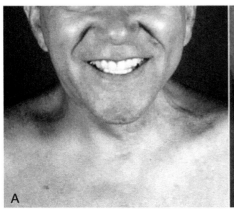

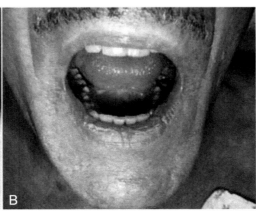

图 34.8　(A)患者在 4 年前行中线下颌骨切开，切口未见明显疤痕。(B)术后 4 年,患者具有良好的口腔功能。

精要

- 下颌骨切开通常在颏孔前份实施,以保证下颌骨的血供和利于术后愈合。
- 下唇部的准确对位缝合是改善下颌骨切开术后美观的关键。唇应分 3 层关闭:口轮匝肌层、黏膜层和皮肤层。
- 在下颌骨切开前预置钛板和钻孔可以获得好的骨对位和固定。我们的经验提示,运用阶梯状骨切开有利于下颌骨的固定。
- 术后大体积的支持包扎有助于减轻面部水肿并增加固位的稳定性,这些可以促进快速愈合和好的外观。
- 气管切开可以保证患者在术后早期气道通畅。口咽部功能一旦恢复,就可以去除气管切开。

隐患

- 如果在手术结束时没能提供充分的软组织覆盖和严密的闭合可能导致下颌骨切开处受到唾液的污染。受到污染的钛板可能需要被移除。若术后两月伤口仍有渗出,术者应该建议行小手术,切开唇龈沟取出钛板。
- 在颏孔后份行骨切开可能与下颌骨缺血性骨坏死相关,尤其对于术前行放疗或术后需要放疗的患者。
- 对于手术前接受放疗的患者,伤口愈合困难的风险将会增加。尤其是在愈合期,不充分的软组织闭合未能防止唾液污染骨切开处。
- 下颌骨切开处未能获得充分的稳定性可能出现骨折不愈合。患者需要回到手术室进行准确的固定。对于先前接受放疗的患者,骨不愈合可能导致骨坏死和死骨形成。需要行骨清创、骨移植和再固定以获得良好的骨愈合。

- 下颌骨边缘切除联合下颌骨切开时,可能会导致下颌骨存在部分去血管化的薄弱区而继发病理性骨折。

(尚政军 许智 译)

参考文献

1. Kumins NH, Tober JC, Larsen PE, Smead WL: Vertical ramus osteotomy allows exposure of the distal internal carotid artery to the base of the skull. Ann Vasc Surg 15:25-31, 2001.
2. Smith GI, Brennan PA, Webb AA, Ilankovan V: Vertical ramus osteotomy combined with a parasymphyseal mandibulotomy for improved access to the parapharyngeal space. Head Neck 25:1000-1003, 2003.
3. Petruzzelli GJ, Knight FK, Vandevender D, et al: Posterior marginal mandibulectomy in the management of cancer of the oral cavity and oropharynx. Otolaryngol Head Neck Surg 129:713-719, 2003.
4. Pan WL, Hao SP, Lin YS, et al: The anatomical basis for mandibulotomy: Midline versus paramidline. Laryngoscope 113:377-380, 2003.
5. Muller H, Slootweg PJ: Mandibular invasion by oral squamous cell carcinoma. J Craniomaxillofac Surg 18:80-84, 1990.
6. Wax MK, Bascom DA, Myers LL: Marginal mandibulectomy vs segmental mandibulectomy: Indications and controversies. Arch Otolaryngol 128:600-603, 2002.
7. Brown J: Mechanisms of cancer invasion of the mandible. Curr Opin Otolaryngol Head Neck 11:96-102, 2003.
8. McGregor IA, MacDonald DG: Spread of squamous cell carcinoma to the nonirradiated edentulous mandible—a preliminary report. Head Neck Surg 9:157-161, 1987.
9. Bolzoni A, Cappiello J, Piazza C, et al: Diagnostic accuracy of magnetic resonance imaging in the assessment of mandibular involvement in oral-oropharyngeal squamous cell carcinoma: A prospective study. Arch Otolaryngol Head Neck Surg 130:837-843, 2004.
10. Brockenbrough JM, Petruzzelli GJ, Lomasney L: DentaScan as an accurate method of predicting mandibular invasion in patients with squamous cell carcinoma of the oral cavity. Arch Otolaryngol Head Neck Surg 129:113-117, 2003.
11. Schaefer SD, Maravilla KR, Suss RA, et al: Magnetic resonance imaging vs computed tomography: Comparison in imaging oral cavity and pharyngeal carcinomas. Arch Otolaryngol 111:730-734, 1985.
12. Ator GA, Abemayor E, Lufkin RB, et al: Evaluation of mandibular tumor invasion with magnetic resonance imaging. Arch Otolaryngol Head Neck Surg 116:454-459, 1990.
13. Randall CJ, Eyre J, Davies D, Walsh-Waring GP: Marginal mandibulectomy for malignant disease: Indications, rationale, and results. J Laryngol Otol 101:676-684, 1987.
14. Barttelbort SW, Bahn SL, Ariyan S: Rim mandibulectomy for cancer of the oral cavity. Am J Surg 154:423-428, 1987.

第 35 章

经口入路口咽恶性肿瘤切除术

David F. Eibling，Eugene N. Myers

超过半数的口咽癌患者在诊断之初即为 III 期或 IV 期病变。治疗方案主要是手术，或者是为了保留器官功能，早期疾病/癌症可行单纯放疗，晚期癌症则选用同步放化疗。扁桃体癌中很大一部分患者可出现颈部淋巴结转移，需警惕并及时处理。若发现肿瘤已浸润至鼻咽、咽旁间隙、颈动脉，或咽后淋巴结转移，则无法施行手术，需选择其他非手术治疗方案。晚期癌症在施行外科手术后可出现口咽部功能障碍，主要表现为吞咽困难。因此，目前晚期癌症多选用非手术治疗方案，以保留口咽部器官功能。但是，尽管非手术治疗方案可保留口咽部器官形态，患者同样会出现与根治性术后相当的吞咽障碍[1]。

小部分早期癌症患者在接受手术治疗后病情控制良好。对早期癌症患者实施经口肿瘤切除术及选择性颈淋巴结清扫，可使其免受放疗。外科医生在处理舌根及扁桃体部位的肿瘤时，需警惕淋巴瘤（图 35.1），其外观形态相似，但治疗方案不同。极少数情况下，可在舌根或扁桃体发现远处肿瘤的转移灶（图 35.2）。

位于扁桃体、软腭（图 35.3）、口咽后侧壁等处的口咽癌可选择性采用经口径路。传统上认为，舌根癌、下咽后壁及侧壁肿瘤、声门上喉癌无法采用经口径路切除，然而得益于内镜技术的快速发展，一些原本无法经口切除的肿瘤也已成为此径路的适应证。

判断是否采用经口径路切除是术前评估的重点。手术径路选择得当，术中切除过程将十分顺利，如若手术进展困难，需考虑手术径路选择失误。采用经口径路切除肿瘤，若术中无法充分暴露瘤体或者操作空间过小，将导致肿瘤切除范围不足，增加肿瘤复发概率，减少患者生存时间。

隐匿性颈淋巴结转移在口咽部原发癌中的发生率非常高，每位患者均需警惕。临床检查未发现阳性结节的患者，若认为其转移风险较大，仍应作择区性颈清扫术。前哨淋巴结活检也许能减少需行选择性颈清扫的患者，目前仍在研究中。恰当的颈部淋巴结处理，可减少术后放疗患者，免受放疗带来的一系列副反应，比如口干、纤维化后吞咽障碍，提高患者生存质量。若患者存在可触及的颈部淋巴结病变，需行辅助放疗，可选择放疗为主或者为辅。目前，我们对大部分口咽癌患者采用非手术治疗方案，因此接受经口径路根治术的患者数量较少。然而，放射化学治疗同样存在吞咽障碍等一系列问题，对早期口咽部病变施行以手术为主的治疗方案也许会重新得到重视。

口咽癌可早期即可转移至咽后淋巴结。咽后淋巴结位于颈动脉内侧，清扫风险较大，未包含在常规颈清扫术中（图 35.4）。一些头颈部外科医生推荐对于软腭及口咽后壁的肿瘤，不论颈清扫术后标本是否存在阳性淋巴结，术后均需行咽后淋巴结放疗，而原发灶的治疗同样非常重要。

非手术治疗后再行挽救性残余病灶根治术并不少见。晚期颈转移的残余病灶根治术多包括挽救性颈清扫术。放化疗后原发病灶持续存在，可行手术切除，部分患者可选用经口径路。

病例选择

拟行经口切除术前最关键的是选取合适的患者。肿瘤须适于经口径路切除，且术者能够充分观察瘤体，这就将此径路限制在口腔及口咽部肿瘤范围

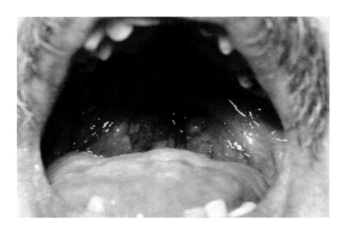

图 35.1 鉴别诊断需考虑扁桃体淋巴瘤。

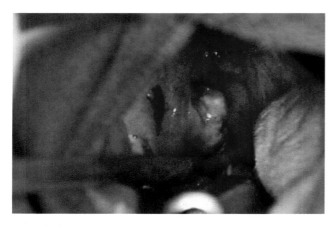

图 35.2 下肢恶性黑色素瘤转移至扁桃体。

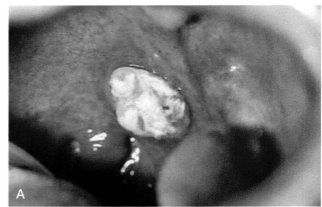

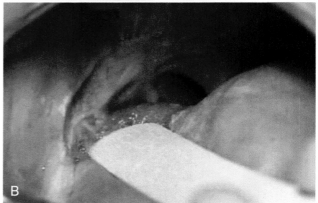

图 35.3 （A)位于软腭的鳞状细胞癌。(B)T1 期扁桃体癌切除术后,采用中厚皮片移植重建。

内。舌根癌不适用此径路,可选择经舌骨咽切开术[2]。经口入路到达舌根部进行激光烧蚀可作为舌根癌开放性手术的另一种选择。对于口咽后壁的小肿瘤,若其下极未超过会厌顶,可采用此径路切除,但大部分情况下采用经舌骨或侧咽切开术可更清楚地暴露瘤体(参见第 29 章和第 30 章)。

　　查体必须包括视诊上呼吸消化道的所有黏膜表面,常利用经鼻纤维内镜进行检查。必须仔细触诊口腔、口咽及肿瘤灶。必须评估肿瘤的大小尺寸和三维形态,以及肿瘤附着端的基底结构和肿瘤邻近的重要结构,如颈内动脉和下颌骨。

　　经口切除术的绝对禁忌证包括牙关紧闭症、肿瘤深部浸润、肿瘤不易接近。高齿廓、巨舌、厚嘴唇及小口畸形均可影响肿瘤的充分暴露,这些相对禁忌证也需要斟酌。术前应常规行颈部触诊,协助评估及选择合适的颈清扫术患者。

　　若肿瘤体积较小,CT 或 MRI 通常无益于其范围

评估,有时可提供一些关于侵袭深度的有用信息,但不及病灶触诊可靠。然而,颈部影像有助于发现可疑的转移淋巴结,特别是存在咽后淋巴结转移的情况(图 35.4)。若存在肿大的或可疑的淋巴结,可能需要改变治疗方案,因为经口切除肿瘤原发灶的目的往往是避免放疗。

术前评估

　　所有拟行经口切除术的患者均须接受咽、喉及食道的内镜检查,也可安排在肿瘤切除和颈清扫术之前,在同一手术过程中进行。若患者拟行非手术治疗,应在内镜检查的同时行组织活检。单次手术中进行多项操作,术中可发现意料之外的肿瘤扩散或者第二原发恶性肿瘤,此时需中止原计划手术,与患者沟通讨论后再行安排。因此,很多手术医生倾向于在手术前几天安排一次单独的内镜检查。在颈清扫术前进行经口切除术通常更有益,因为扩大经口切除术可能延伸至颈部。如有必要,进行颈清扫术时可以

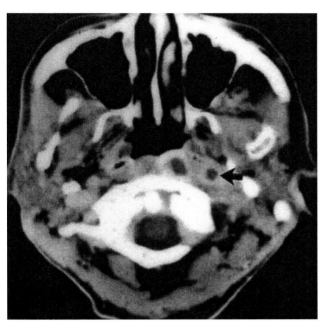

图 35.4　CT 扫描显示坏死的咽后区肿大淋巴结(箭头所示)。

同时行口内缺损重建和进行原发病灶的进一步切除术。

齿列残缺患者术前需要进行牙科评估。很多患者口腔卫生差,患有牙周病和多发龋齿。牙病患者行术后放疗存在放射性龋齿和放射性骨坏死的风险。最安全有效的措施是由口腔外科医生对患者进行术前评估,如有必要,可安排在肿瘤切除术或内镜检查的同时拔除患牙,拔牙创面可在放疗前愈合。拔除患牙同样有利于伤口愈合,特别是严重牙周病的患者获益更大。应保留健康的、特别是在齿列修复中起到重要作用的牙齿。

上腭部分切除的患者,发声及吞咽功能将会明显受损,由颌面修复专家在口内装配语音矫正器,可改善上述功能缺失。术前评估十分重要,决定术后是否需要装配临时假体。因此,如拟行上腭部分切除术,术前必须咨询颌面修复专家,建立牙科检查记录,评估并准备合适的假体,在手术完成时使用。

术前必须决定术后是否需要呼吸道管理。即使是经口切除的小病灶也有需要气管切开术的可能性。肿瘤切除后术区肿胀、舌体运动减弱或者口内存在较大的金属网架时,需行皮肤移植或重建,这种情况下在手术开始时即需行气管切开术。另一些适用于经口径路切除的肿瘤可在经口或经鼻气管插管下进行,手术完成即可拔除插管。气管切开优于术后带机延迟拔管,因为在不可控的情况下实施紧急再插管可致气道严重受损。此外,长期插管期间的镇静和麻醉可增加相关的不必要的围手术期患病率。

因为抗生素在扁桃体切除术中会使患者受益,所以大多数头颈外科医生在围手术期常规使用抗生素。抗生素不仅可以减少术后伤口感染,也可减轻术后口腔异味和疼痛。

术前谈话须包含气管切开术的可能性,并且应该客观坦白地讨论经口入路下肿瘤的可切除性。患者及其家属必须了解手术过程将会导致的功能障碍,尤其是发声及吞咽功能,还须提及预计康复时间。

手术技术

合适的照明与牵开器对于经口肿瘤切除术非常关键。看起来十分简单的病例,常会因为术中暴露不充分,给术者带来异常艰难的挑战。

位于扁桃体窝与软腭的肿瘤可使用张口器暴露,比如扁桃体切除术中常用的 Crowe-Davis 张口器。患者取 Rose 位(译者注:肩下垫小枕,头颈后仰低垂),将张口器撑开后悬于 Mayo 支撑架,入路及手眼协调操作类似于扁桃体切除术(参见第 23 章)。此方式下,开口器的压舌板将气管插管压向前方,使其不至于挡住术者视线或者突入术野影响切除操作。使用激光或电凝切除时应选择合适的带囊气管插管并注意保护。激光与口内段插管碰撞后,甚至在未直接接触的情况下可能产生火花,使用漏气的或不带套囊的气管插管时,口腔内氧浓度高,可促进插管燃烧。切除咽后壁肿瘤时,常被软腭挡住视线,此时可用红色橡胶尿管从鼻腔置入口内牵出,打结以牵拉软腭,或者将缝线一端固定于悬雍垂,另一端自鼻腔牵出,均可改善暴露程度。

切缘需仔细触诊辨认。切缘距瘤体至少 1cm,切除前应用记号笔或亚甲蓝标记。若使用电凝切除,可用电刀"画点"标记切割线。一些医生选用沾有墨水或亚甲蓝的针头描绘切缘。如选用手握式激光刀,同样可用以标记。初始黏膜切口应尽量靠后或靠下,因为肿瘤提起后这部分黏膜的暴露最为困难,然后绕肿瘤两侧切开黏膜直至最前或最上部分,继续切入深部(图 35.5)。递送标本前,应在瘤体上留置一根缝线,不仅可用于牵引,还可作为病理医生的指引标识(图 35.6)。在立体各层面也应留有足够的安全缘,这需要良好的手术视野及牵拉,以及术中不断地触诊。

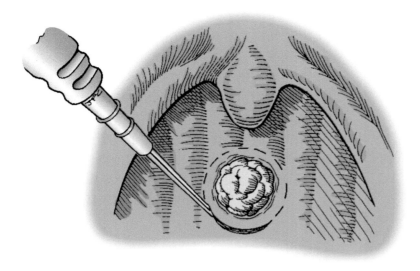

图 35.5　黏膜切开时首先应处理暴露最困难的部分(通常是下端),以免最前端或最上端的血液流至此处,使拟行切口辨认模糊。

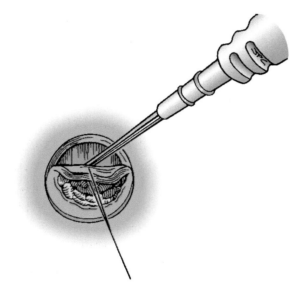

图 35.6　留置 1 根缝线作牵引,并为病理医生指引病灶。

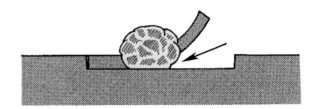

图 35.7　切除深度不够是手术大忌,可致切口穿过瘤体(箭头)。试图在切下瘤体后对病灶底部再行切除,往往导致切除不尽。

切除深度不够,则难以保证无瘤边界,而多次横断瘤体也将导致瘤床的局部解剖难以辨认(图 35.7)。

切下瘤体后,手术医生需仔细查看并与病理医生再次核对。标本的朝向十分重要,因为阳性切缘或切缘过近时,需根据朝向再次切除病灶。绘制草图或照片非常有用,但最有效的莫过于术者与病理医生面对面的交流,共同查看标本及手术欠缺。切缘需取自肿瘤床、肿瘤侧边,或两者均送检,取下切缘前需确认正确的朝向。此过程常犯的错误是肿瘤床切缘并非肿瘤标本的对应部位。若术中发现切缘与肿瘤过近,术者应进一步作补充切缘(图 35.8),并将标本中对应处的组织做缝合处理,以此告知病理医生相

应部位不是真正的切缘。

一旦获得阴性切缘,即可缝合切口。咽后壁的缺损可采用中厚皮片移植覆盖(图 35.9),或者将黏膜边缘缝合至椎前筋膜,待其二期愈合。扁桃体窝及上腭病变切除后可开放旷置,自行愈合,如同扁桃体切除术。若缺损过大,颈部间隙暴露,可采用中厚皮片移植覆盖口腔,防止术后瘢痕挛缩而导致牙关紧闭症及舌体活动度受限。

放疗后未控癌的经口入路切除术中,口咽部缺损的修复效果不确定。肿瘤常比术前评估的范围更深,切除基底需达到颈部较深平面,甚至会暴露颈动脉。此时,不宜选用旷置后二期愈合,而需采用其他方式,比如带血管游离皮瓣,确保覆盖经放疗的颈动脉。

几乎所有患者需同期接受选择性淋巴结清扫术。对 N0 患者施行颈清扫的目的在于完善分期,对 N1、N2a、N2c 患者施行择区性颈清扫,而更高分期者需行改良颈清扫或根治性颈清扫,大部分口咽癌的颈清扫术要包括 II～IV 区。如前所述,咽后淋巴结不

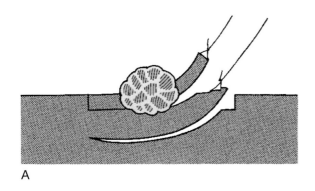

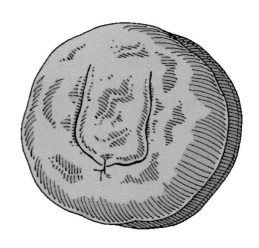

图 35.8　(A)若认为切缘深度不够,术者应在此基础上再作额外切缘。(B)形成的"翻盖"需缝合到位,形成正确的朝向,保证额外切缘的准确评估。

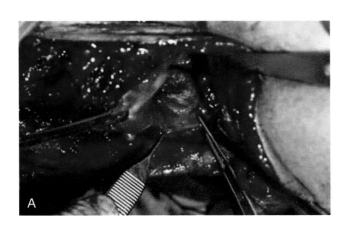

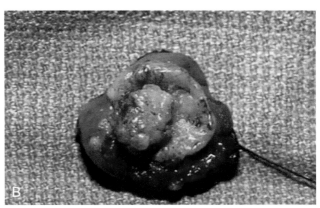

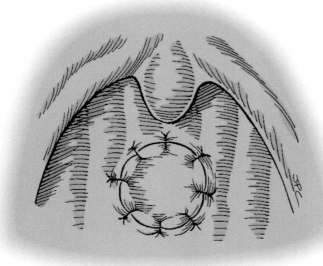

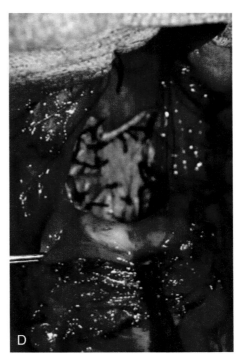

图 35.9　(A)口咽后壁鳞状细胞癌。(B)标本切缘范围足够。(C)中厚皮片移植物修复咽后壁缺损示意图。(D)将中厚皮片移植物缝至椎前筋膜。

在常规颈清扫范围内,若影像检查发现此区域病变,则需要行清扫术。

Holsinger 及其同事描述了一种更大范围的扁桃体癌根治性切除术[3]。此术式同样选择了经口径路,可更广泛地切除扁桃体及咽后壁。

术后处理

切除口咽部小肿瘤的术后管理类似于扁桃体切除术,初期应给予患者软食或流质饮食直到口咽部能耐受硬质食物。所有患者,尤其是已累及舌体运动者,必须评估误吸风险。隐蔽性误吸的发生可导致严重的术后肺部疾患,尤其对于高龄、虚弱患者风险更大,所以护理时务必细心观察,并与吞咽困难诊疗小组共同参与术后管理[1]。静脉注射抗生素不超过 24 小时,但是许多外科医生将继续使用 7~10 天口服抗生素。使用生理盐水或生理盐水/双氧水混合液漱口

有助于减少口腔异味。如术中已行气管切开,一旦患者可以耐受堵管或移除了移植皮片的加压包,即可施行拔管。扁桃体癌切除术中采用的中厚皮片修补,可在诊室内安全移除加压包。咽后壁移植皮片的加压包,需要在手术室中达到良好的肌松及充分暴露后才能进行移除。

部分软腭切除术后患者的言语和吞咽功能严重受损。为患者装配发声装置假体(图 35.10)可协助关闭术腔缺损,且有助于重建口鼻分隔。术前应评估患者是否需要配置假体装置,以便术后早期置入临时假体。通常需要数月的时间待创面修复后才可置入永久假体。装配及调试这些设备需要大量专业知识,应该为患者介绍一位经验丰富的颌面部修复专家。

术后需关注常规病理报告。如发现切缘肿瘤浸润,需行再次切除,因为阳性切缘下单纯放疗不足以控制病情。

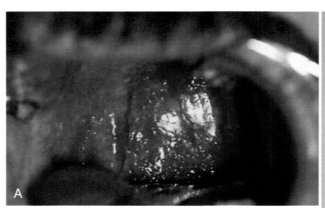
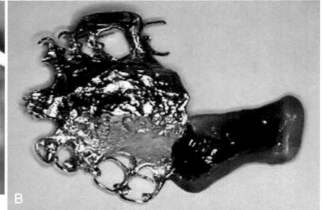
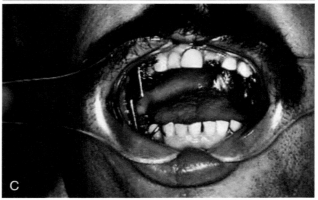

图 35.10 (A)经口鳞状细胞癌切除术后软腭和扁桃体柱大范围缺损的患者。(B)部分上颌切除术后,应用发声装置重建口鼻分隔并辅助言语和吞咽功能。(C)发声装置在位的患者。

精要

- 部分早期口咽癌暴露清晰,便于操作,适用于经口径路切除。
- 拟行经口切除术前,肿瘤范围的精确评估非常关键。
- 经口切除术中需保证充分的暴露及足够的术野。
- 处理深部切缘需要解剖学三维知识,术中缓慢操作,反复判断解剖关系。
- 颈部病灶的处理方式可影响原发性癌灶的治疗方案,需早做决定。

隐患

- 选择不合适的手术径路,经口无法充分暴露瘤体,可导致治疗失败。
- 无法切除咽后阳性淋巴结将导致治疗失败。

- 经口切除术后可发生出血,情况与扁桃体切除术相似。
- 不准确地标记切除标本对应处的切缘,可成为导致癌症复发的因素。
- 颈部淋巴结转移高风险的患者若颈部病灶处理不得当,可导致高的颈部复发率。

（程靖宁　张志利　译）

参考文献

1. Simental A, Carrau R: Assessment of swallowing function in patients with head and neck cancer. Curr Oncol Rep 6:162-165, 2004.
2. Ferris RL, Myers EN: Suprahyoid pharyngotomy. Oper Tech Otolaryngol Head Neck Surg 16:49-54, 2005.
3. Holsinger FC, McWhorter AJ, Menard M, et al: Transoral lateral oropharyngectomy for squamous cell carcinoma of the tonsillar region: I. Technique, complications and functional results. Arch Otolaryngol Head Neck Surg 131:583-591, 2005.

第 3 篇

喉

第 **36** 章

门诊喉部操作

Priya Krishna, Clark A. Rosen

门诊喉部手术操作在临床开展日益广泛。不仅费用低廉，还可为不宜做支撑喉镜的患者提供了一个重要的替代方案。适用于有全麻手术禁忌或由于解剖变异导致支撑喉镜下难以暴露的患者。由于没有镇静剂及气管插管的影响，门诊操作的优点是在术中可评估患者的发声功能。本章将介绍几种在门诊局麻下即可顺利且易于完成的操作。

病例选择

门诊操作的病例选择至关重要，咽反射过于敏感可致手术失败。理想的手术患者必须可以耐受纤维喉镜(FFL)检查,而无频繁的咽反射和焦虑紧张情绪。注意:间接喉镜检查时咽反射敏感不是纤维喉镜检查的禁忌证。患者上下切牙间需有足够间距(至少20mm),以保证经口操作的空间和视野[1]。有严重斜颈或头部震颤的患者不宜在门诊操作。

门诊操作的适宜项目有多种。肉毒素注射适用于痉挛性发声障碍、某些类型的特发性嗓音震颤以及声带肉芽肿患者。经口入路声带填充术适用于因单侧声带麻痹或不全麻痹、声带萎缩、声带瘢痕、声带沟、声带软组织缺损而导致的症状性声门关闭不能或关闭不全的患者。

门诊操作的禁忌证包括心肺功能不稳定、对局麻药或注射物过敏、因杓状软骨脱位或声门上严重狭窄所致喉暴露不良、正在服用抗凝剂或抗血小板药物(非甾体类抗炎药、华法林)等。声带填充术的相对禁忌证包括声门后区间隙过大、杓间区缺损过大等,此种情况需行喉框架手术。肉毒素注射的特有禁忌证是怀孕、哺乳、环杓后肌注射引起的声带外展受限(相对)、任何神经肌肉性疾病如重症肌无力以及正在使用氨基糖甙类药物等。颈部解剖标志不清是经皮入路声带填充术的特殊禁忌证。

术前计划

门诊喉部操作的常用手术器械和药品推荐如下（图 36.1）：

- 治疗型纤维喉镜,带有前端芯片技术,供双人操作, 镜体含操作管腔, 可通过麻药导管或操作钳（或供单人操作的 70°硬质内镜）。
- C-mount 摄像机(与纤维喉镜相连)。
- 视频监视器。
- 弯形 Abraham 导管, 用于利多卡因的喉部滴注,必要时还可触碰声带。
- 经口气管注射器具（美敦力施美德公司生产）,经口入路所需。
- 针头长约 4cm 的 23、25 或 27 号注射器,经皮入路注射用(备用)。
- 软质、标刻度的注射针,纤维喉镜操作腔内使用。
- 注射材料。
- 酒精棉球及消毒液(碘伏),供经皮入路使用。
- 丁卡因喷剂(或苯唑卡因)。
- 羟甲唑啉和(或)2%盐酸丁卡因,用以鼻腔收缩和麻醉。
- 棉拭子。
- 4%利多卡因(表面麻醉用)。

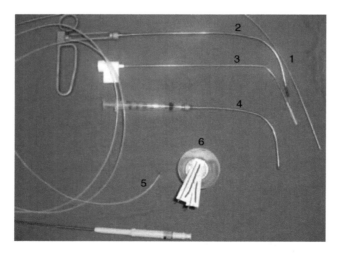

图 36.1　门诊喉部操作常用器械。1. 带有 27 号针头的软导丝;2.Xomed 经口气管内注射装置;3.Bioform 软质 25 号经口气管内注射针头;4.带 3mL 注射器的 Abrahanm 导管;5.用于局部麻醉的软质内镜导管;6.鼻腔填塞物。

肉毒素注射所需的特殊用品：

- 肌电图仪（美敦力施美德公司生产的 Ac-cuGuide 是一手持式肌电图仪,能进行基本的声学分析,价格低廉,可作为昂贵的传统肌电图仪的替补）。
- 肉毒素。
- 绝缘性 26 号针型电极,可同时用于注射肉毒素。
- 接地电极及对照电极。
- 结核菌素注射器。
- 皮肤局麻药（1%利多卡因+1:100 000 肾上腺素）,备选。

手术方法

门诊皮肤径路和口腔径路肉毒素注射术

肉毒素是一种天然的梭菌属神经毒素, 能可逆性地抑制乙酰胆碱释放到神经肌肉接头的突触间隙,引发迟缓性麻痹。临床上能引起注射部位肌肉可逆的、剂量依赖性的肌力减弱。肉毒素可能同时作用于传出神经,进而影响对中枢神经系统的反馈。对传出神经的影响或可解释其成功用于治疗肌张力障碍的原因,特别是与手术去神经支配法相比。肉毒素可用以治疗痉挛性发声障碍、特发性嗓音震颤和声带肉芽肿。

肉毒素共有七种血清亚型, 仅其中两种用于临床,A 型(美国加州欧文市艾尔建公司生产的 Botox,英国斯劳易普森公司生产的 Dysport)和 B 型(爱尔兰都柏林 Elan 公司生产的 Myobloc),A 型已广泛用于喉科。 肉毒素采用鼠单位(U)计量,不同厂商之间剂量差别较大。本章所涉及的剂型专指 Botox。对肉毒素药理学的详细说明, 请参考 Aoki 编写的"Pharmacology of Botulinum Neurotoxins"[2]。

肉毒素的配置与稀释

肉毒素以冻干粉剂型包装,每小瓶 100 单位,需用不含防腐剂的盐水配置。按照产品说明书提供的稀释方法,可获得多种浓度(1.25~10U/0.1mL)。为减少药物弥散,注射剂量应予以控制。为避免因声带肿胀而致呼吸困难,推荐剂量为每侧声带 0.1mL,最多不超过 0.2mL。在配置、稀释、抽取肉毒素的过程中应使用大于 21 号的针头。

喉部肉毒素注射共有两种方法。传统方法是在肌电图引导下经皮注射,或经喉镜引导。两种方法各有利弊,最佳方法的选择,应参考医生经验、适宜设备、所治疾病的特点以及患者意愿等(图 36.2)。

肌电图引导下经皮喉部注射肉毒素快速而又精准,但掌握该项技术需要时间和不断实践,同时需要配备肌电图并能熟悉判读之。较少进行喉部肉毒素注射术的医生,可考虑选择纤维喉镜直视引导下经皮注射法。该法与肌电图引导的注射法相比,准确性略逊,肉毒素用量也大。

痉挛性发声障碍

内收型痉挛性发声障碍的常用治疗方法是肌电图引导下经皮双侧甲杓肌-环杓侧肌复合体等量肉毒素注射术。该法的依据是基于运动障碍具有双侧性和对称性的特点[3-5]。对于外展型痉挛性发声障碍,双侧环杓后肌均需注射治疗,为确保气道安全可采取分次注射法。上述两型痉挛性发声障碍的注射剂量均依疾病的严重性和对治疗的反应进行调整。对于内收型痉挛性发声障碍,单侧注射法同样可以缓解症状,但注射剂量增加,并且疗效维持的时间缩短。

内收型痉挛性发声障碍的适宜初始剂量为每侧 1.25 单位肉毒素,低于平均用量,后续治疗剂量根据患者反应进行调整。对于外展型痉挛性发声障碍,首先于一侧环杓后肌注射 5 单位肉毒素,2 周后评估声音改善和声带活动情况,据此来决定对侧的注射剂量,因而注射剂量依据所观察到的肌力减弱程度递减。治疗外展型痉挛性发声障碍的特点是双侧注射

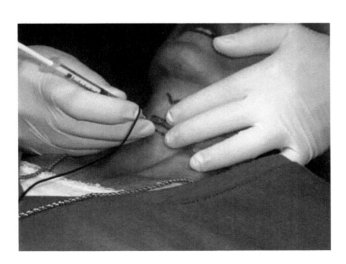

图 36.2　肌电图引导下经皮入路肉毒素注射术。注意解剖标志和进针位置。

剂量不一致。肉毒素治疗初始期可引发明显的肌力减弱,伴短暂性呼吸不畅,持续数天。之后 3 到 4 个月是肌力轻度减弱的稳定期, 此阶段即为疗效显现期。通常情况下,呼吸不畅的持续时间与疗效维持时间成正比,因此,试图缩短呼吸不畅时间也同时会缩短疗效持续时间。患者一般更愿意减少注射次数,但每位患者对治疗初期的呼吸不畅和其后疗效维持的耐受程度不一样。

呼吸困难是外展型痉挛性发声障碍注射治疗的早期并发症之一,因有生命危险,故每次只允许行一侧肌肉注射, 并要在进行对侧注射治疗之前得以部分恢复。环杓后肌注射的技术难度比甲杓肌-环杓侧肌注射大, 因而外展型痉挛性发声障碍的疗效满意度较低,原因是:①环杓后肌注射较困难;②一些诊断为外展型痉挛性发声障碍者实质是混合性痉挛性发声障碍, 即伴有内收型和外展型两种痉挛性发声障碍。

特发性嗓音震颤

特发性嗓音震颤(EVT)的治疗方法通常与内收型痉挛性发声障碍类似,采用对双侧甲杓肌-环杓侧肌复合体进行肉毒素对称性注射的方法。特发性嗓音震颤通常殃及上呼吸消化道的多组肌肉,某些肌肉如带状肌和咽缩肌不能行注射治疗, 以免对吞咽功能造成不利影响。若确定震颤主要位于真、假声带水平, 行甲杓肌-环杓侧肌和/或声门上肉毒素注射会取得显著疗效。如果震颤主要位于软腭、舌根、咽壁和/或喉外肌,则肉毒素注射无效[6]。特发性嗓音震颤患者注射后更易受到治疗后呼吸不畅的困扰,因此小剂量注射更被大多数患者所接受。

声带肉芽肿

声带(或声带突)肉芽肿(图 36.3)通常与 3 种刺激性因素相关:胃食管反流、插管损伤和声带滥用。胃食管反流引起的声带肉芽肿常见于 30~50 岁男性患者, 成年女性声带肉芽肿患者通常有近期气管插管病史,习惯用力清嗓或咳嗽也可导致声带肉芽肿的形成。主要治疗方法有嗓音治疗,包括休声、服用抗反流药物和生活方式的调整[7]。在一些难治病例,提倡使用肉毒素注射法。通过减弱杓状肌内收声带的作用,使声带肉芽肿得以更好地治愈和消除。将肉毒素注射至患侧或双侧甲杓肌-环杓侧肌复合体,剂量 1.25 单位~20 单位不等,通常一侧 5 单位即可。大

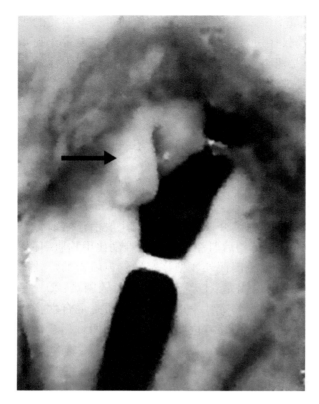

图 36.3　声带肉芽肿（箭头所示）。(Reprinted with permission from Leonard R, Kendall K: Effects of voice therapy on vocal process granuloma: A phonoscopic approach. Am J Otolaryngol 26:101–107, 2005.)

多数病例经过单纯注射或联合手术切除，可使肉芽肿消除。该法可致患者出现持续数月的呼吸不畅及发声无力，需提前告知患者，发声功能受损可能影响其工作和社交活动。

肌电图引导下经皮肉毒素注射术

肌电图电极的连接

将接地极和对照电极涂上导电膏，贴于患者皮肤的适当位置，注意不要妨碍注射。绝缘的注射针头（26 号）注射时作为单极采样电极，将其与肌电图的记录装置相连。

甲杓肌 – 环杓侧肌复合体的定位和注射

患者半卧位，颌部抬高、头部伸展。如果患者偏瘦，喉部标志易于辨认，则不需垫肩；如果患者颈部短粗，或者向前倾斜，则需通过垫肩来充分暴露。嘱患者术中平静呼吸，避免吞咽动作。进行局部皮肤浸润麻醉，是否实施局麻各家看法不一。一些医师认为

局麻注射带来的不适与注射肉毒素本身并无二致，其他则认为皮肤注射（使用 30 号针头，1% 利多卡因 +1:100 000 肾上腺素和碳酸氢钠）可以减轻手术过程中带来的不适和疼痛。将针头向上弯曲约 30°~45° 有利于操作，特别对女性患者。因女性的喉前后径较短，从甲状软骨下缘进针时需要更锐的角度。

将肌电图针电极于环甲膜中线旁 2~3mm 处进针，方向朝向注射侧，并向外上方行进。这种外侧进针可以避开气道，因为穿过喉内黏膜会引起患者不适，引发咳嗽甚至喉痉挛。如果确保整个操作在黏膜下进行，患者疼痛不会明显，气道刺激反射也少。当进入气道时，肌电图会产生特征性的"嘶嘶声"，提示术者应向外侧调整进针方向甚至重新定位。探针在环甲膜的刺入位置随术者的习惯而定。有些术者选择甲状软骨下缘与环甲膜交界处进入喉部，另一些术者乐于在环甲膜中点处进针。

将针电极在组织内运行，直至针头抵达某个区域，这时肌电图出现活跃的单个运动单元电位。嘱患者发声，当肌电图出现一个强烈的募集电位及密集干扰形态时可确定为注射部位，开始注射肉毒素（图 36.4）。当肌电图出现发声前爆发出的活跃特征时，提示为最佳注射位置。

环杓后肌的定位和肉毒素注射

患者取垂直坐位，术者将其拇指放置于术侧甲状软骨后缘，在对侧用其余四指反向用力，将喉轻度旋转，从而暴露喉的后方（环状软骨后缘）。将针电极刺入皮肤沿甲状软骨后缘下半部进针，直至到达环状软骨后缘时遇到阻力，然后轻微退针，嘱患者鼻吸气确定针头到达的位置。当出现募集电位时注射肉毒素。

喉镜引导下肉毒素注射术（双人操作法）

行环甲膜穿刺局部麻醉，将 4% 利多卡因 3ml 徐

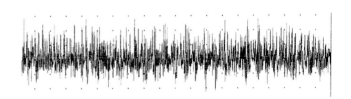

图 36.4　肌电图记录的图形，发"e"音时确定甲杓肌的位置。(Reprinted with permission from Munin M, Murry T, Rosen CA: Laryngeal electromyography: Diagnostic and prognostic applications. Otolaryngol Clin N Am 33:759–770, 2000.)

徐滴入气道内。鼻腔进行表面麻醉,将纤维喉镜连接监视器,经鼻腔插入到达声带稍上方位置,让助手持镜确保术野暴露和图像清晰。将装有肉毒素的 1mL 注射器连接 27 号注射针头,于中线旁穿过环甲膜,在监视器下观察,确定注射针头到达声门下气道内,调整针尖角度,指向声带后缘,穿入声门下黏膜,将针头向侧方行进到达声带的肌肉组织。声带膜部的后 1/3 处是肉毒素注射的最佳位置。同法进行对侧声带注射。借助纤维喉镜监视可确保注射部位准确,避免肉毒素不必要的浪费。

经口声带注射和其他手术

如前所述,门诊经口入路声带填充术(图 36.5)适用于有症状的声门关闭不全,也用于暂时性或永久性纠正患者的声门关闭不全。典型病例是特发性单侧声带麻痹的早期(约在患病后 1~3 个月)患者。对有误吸、明显发声困难和有发声要求的患者,暂时性声带填充术是为不错选择。这种方法可解决患者发声或吞咽所需,并等待其功能自行恢复,避免了住院手术和全身麻醉。对于欲行声门关闭不全矫正术的患者,声带填充术作为一种微创技术可用来预估矫正术后的发声效果,帮助患者决定是否接受永久性手术,此时该法被称作试验性声带填充术。

鼻腔/口咽局部麻醉

羟甲唑啉/2% 丁卡因喷鼻行表面麻醉,也可将浸药棉片置于鼻腔内麻醉。丁卡因喷入软腭和咽壁行口咽表面麻醉。

监视器指导下喉部表面麻醉

将监视器与纤维喉镜或头端带有集成芯片的喉镜连接。由助手将喉镜经鼻腔置入(通常选择注射声带对侧的鼻腔),轻柔地通过软腭下方,通过监视器可观察舌根和喉的情况。

在纤维喉镜引导下向喉内注入 4% 利多卡因(3~5mL)[8]。嘱患者前倾,颈部伸展,用鼻呼吸,充分暴露喉部。术者左手用纱布抓住患者舌部,将装有 4% 利多卡因的 3mL 注射器与 Albraham 导管连接,在纤维喉镜引导下,经口腔到达咽部,在舌根部滴入利多卡因 1mL。于发声时(持续发"i")将 2~4mL 的利多卡因滴入声带表面,产生类似"漱喉"的效果。注意:4% 利多卡因的最大推荐量为 7~8mL(约 4.5mg/kg,70kg 的患者约 300mg)。

滴入麻醉剂后会引起剧烈咳嗽,之后麻药在喉气管黏膜表面分布。如果没有漱喉效果和咳嗽,则提示麻药被患者吞下,需重新麻醉,直到表面麻醉生效。

局部麻醉的其他方法

雾化

喉部麻醉的另一方法是利多卡因雾化。用一个简易的一次性雾化吸入装置(用于呼吸治疗的装置)和一个外源性的空气加压装置(氧气罐)(图 36.6),可以经口腔雾化吸入 4% 利多卡因。这种麻醉方式为喉部麻醉提供了一种简单、较少人为干预的方法。通常需要雾化吸入 4% 纯利多卡因 6mL ,5~10 分钟才能使喉充分麻醉。雾化麻醉后,必要时可用 Abraham

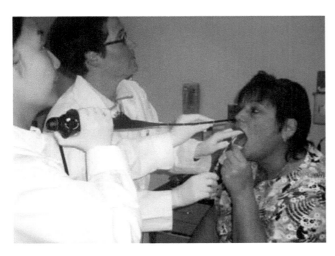

图 36.5 纤维喉镜引导下经口入路声带填充术,纤维喉镜引导置入 Abraham 导管。注意患者体位。

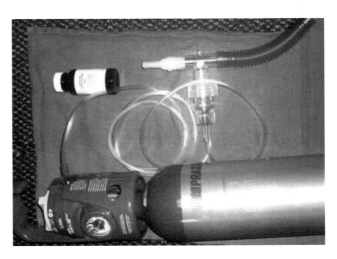

图 36.6 雾化装置。

导管行补充麻醉,也可用 Abraham 导管测试喉部,特别是声带是否充分麻醉。

软管

另一种将麻醉剂滴入喉部的方法是利用一根可以通过纤维喉镜操作管腔的小硅胶软管将 4% 的纯利多卡因滴入喉腔,在持续发声时滴入,达到如前所述漱喉的效果。导管可用于声带注射术所需的特定区域的麻醉, 大部分患者可以很好地耐受这种麻醉方式。

将针头经口送达喉腔

门诊经口声带填充术的常用针头是由两家公司开发生产的已产品化的专用注射针,均为细针(分别为 27 号和 25 号)。一种经弯曲处理,用以经口使用;另一种具可塑性, 可将其弯曲至任意适当的角度和弧度。行声带注射时,将预定的注射材料抽入注射针内,针头内需排尽空气,以消除死腔。注射材料多为稀薄液体,而非浓稠、黏性填充物质。

操作时, 患者用纱布自拽舌头或者由医生左手抓住患者舌头,将针头置入口腔内,然后在纤维喉镜直视下将其推进到口咽部。在针头置入口腔的同时,嘱患者发"啊"声,使软腭抬高,有助于暴露口咽部。助手应当将纤维喉镜恰好放置在软腭上方。

监视器下看到针头进入口咽部并紧随其后,最后停留于声带上方几毫米处,为整个注射过程提供清晰、明了的术野。助手必须能灵活操作纤维喉镜,在狭窄、分泌物黏稠的气道内,始终确保针头在手术视野中,这点相当重要。

声带注射

单侧声带麻痹的注射多在声带后份 (声带突外侧)或声带膜部中份两个部位(图 36.7)。首次注射多在声带后份,该部位多数情况下需要处理。注入深度应达声带体,甲杓肌外侧。需要特别注意的是,应避免注射太浅而仅在 Reinke 间隙,这样会导致声带僵硬和语音质量变差。如果在注射过程中出现声门下隆起, 应将针头稍稍退出。声带后部充分移向中线后, 必要时可在声带中部进行额外的小剂量注射。如果注入物质从穿刺点溢出(应用细针后,这种情况一般不会发生), 可以让患者轻微咳嗽和清嗓将其清除。注射过程中要密切观察患者的发音情况以确定注入物质的最佳剂量。只有类固醇注射治疗声带表

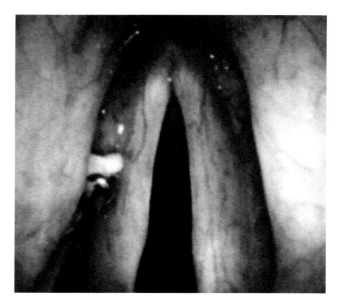

图 36.7　纤维喉镜引导下声带填充术, 针头位于声带外侧的正确位置。(Reprinted with permission from Andrade FP, Carrau R, Buckmire R: Safety and cost-effectiveness of intra-office flexible video-laryngoscopy with transoral vocal fold injection in dysphagic patients. Am J Otolaryngol 27:319–322, 2006.)

面瘢痕时, 注射部位在沿声带内缘表面至固有层(Reinke 间隙)。类固醇注射的最佳入路是经口或经鼻[9]。

对大多数注射物质而言, 要将声带推向中线需过量注射(超过中线),其程度取决于注射物质的特性以及手术目的 (维持长期疗效抑或追求即刻的最佳发音效果)。一般来说,声带移向中线后,发音即得到最大改善, 此时再追加注射 0.1~0.2mL 达到过度矫正。过度矫正很有必要,因为注射后 3~5 天注射剂中的水性成分被吸收,可致容量减少。单侧声带填充所需剂量通常少于 1mL,但注射量应根据观察和听声来综合判断。

因声带萎缩或声带不全麻痹而形成弓形声带的患者,注射方式与上述技术略有不同。这种情况下主要将注射物质注射于声带中部, 即声门间隙最大的位置。肌肉重度萎缩时,可通过对声带后部填充以弥补声带突前方的萎缩。另外,即使行双侧注射,也要遵循过度矫正这一原则,不必顾虑气道狭窄,因为声门后份的呼吸区是保持开放的, 并且声带萎缩患者的双侧声带通常完全可以活动。

经皮(经颈)声带注射

门诊或床旁经皮声带填充技术已很成熟, 填充

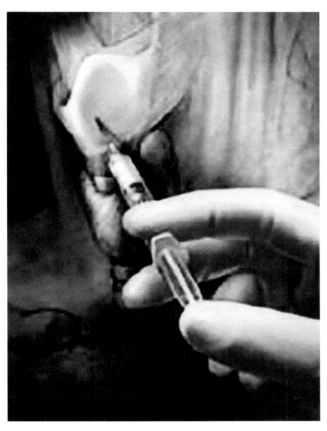

图 36.8　经皮声带填充术操作示意。(Reprinted with permission from LifeCell Corporation.)

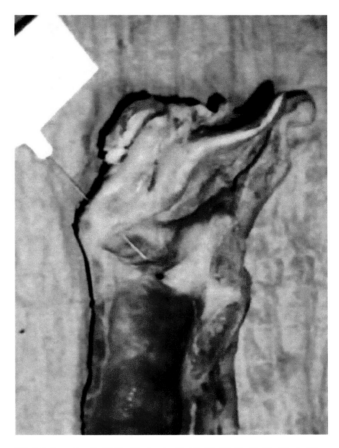

图 36.9　在喉尸体标本上显示经甲状舌骨膜入路。(Reprinted with permission from Getz AE, Schar J, Amin M: Thyrohyoid approach to cidofovir injection: A case study. J Voice 19:501–503, 2005.)

材料有很多选择,可以是暂时性或永久性的材料(图 36.8)。经皮声带填充术包括以下三种入路:经甲状软骨、经环甲膜和经甲状舌骨膜。

所有入路都需要喉部皮肤麻醉、一名熟练的内镜操作者担任助手以及 23 号~25 号针头（长约 4cm）。经甲状软骨入路和经环甲膜入路相似,甲状软骨若骨化而妨碍进针,需改换经环甲膜或经甲状舌骨膜入路。

经甲状舌骨膜入路可进行声带填充术和治疗药物注射,如西多福韦和肉毒杆菌毒素(图 36.9)[10,11]。该入路可作为经口或传统经皮入路（经甲状软骨和经环甲膜）的一个有效补充。与其他入路相比,同样容易耐受,有较好的手术视野和手术精确性。

门诊经皮声带填充术和经口声带填充术的手术指征相同。包括单侧声带麻痹不全麻痹、声带萎缩、声带瘢痕、声带沟以及声带软组织缺损。经皮注射术同样可作为试验性、暂时性或永久性填充。经皮入路不必顾虑上下门齿间距和咽反射。

门诊经皮声带填充术

1. 酒精或碘伏消毒注射区皮肤。

2. 患者取坐位,颈部居中,头部轻度伸展。

3. 注射区皮肤和上气道麻醉都很重要。约 0.5mL 局部麻醉剂（1%利多卡因加 1:100 000 的肾上腺素）足够麻醉皮肤和皮下组织。环甲膜表面皮肤和皮下组织、注射侧甲状软骨下方区域需要麻醉。注意此区域不可过量注射麻醉剂,以免短暂影响环甲功能,在注射时掩盖麻痹或不全麻痹真相。

4. 常规进行鼻腔收缩和表面麻醉。喉腔的表面麻醉有助于手术,可依术者习惯进行选择;经皮入路很少需要喉腔麻醉。

5. 术前明确疾病诊断。由助手操控纤维喉镜,纤维喉镜头端最好放置在注射对侧的杓状软骨上方,并尽量后靠以免刺激声门上组织。注射时，这个位置便于看清声带的声门下一面。

6. 环甲膜可被触及。大多数患者接受环甲膜触诊时，内镜下可看到该区域的黏膜下陷。这对评估声带距离环甲膜的高度非常有帮助。如果手指触诊看不到压迹，可用注射针头触压环甲膜，但注意不要穿透环甲膜进入气道。

7. 估算从该点到声带膜部中点的垂直和水平距离。将针头（23 或 25 号，约 4cm 长）置于距中线约 6 至 12mm 的垂直线上，这个距离取决于喉的大小。针头方向垂直于甲状软骨板。

8. 将针头置于甲状软骨板上沿此线确定的垂直水平点。对于大多数女性和年轻男性，轻柔而平稳用力即可穿透软骨。术者应避免在穿透甲状软骨时过度用力进入气道。如果针头遇到明显阻力，将针头沿同一垂直线向下移行到达甲状软骨下方。

9. 将针头向中线方向推进，然后再垂直于甲状软骨板约 3~4mm，在甲状软骨板和环甲膜连接处穿入。这时，针尖位于声门下，调整针尖方向垂直向上。应尽可能避免针尖进入气道。纤维喉镜的监视器上可观察到针头在声门下黏膜内行进或穿透喉室底部。

10. 为确定注射针头在喉腔内的位置，可将针头轻微地快速来回移动。

11. 如果发现针尖未达声带膜部，则需将针尖重新定位到声带主体。

12. 一旦准确定位，开始缓慢注射。这期间需要有良好的声带视野。注入注射剂后，声带会出现肿胀。通过内镜下的声带情况以及患者的声音来决定停止注射的时间，患者能即刻发现自己的声音改善。根据注射物质的特性，通常需要轻度至中度的过度矫正。对大多数患者来说过度矫正尤为重要，可以尽量延长疗效的维持时间，充分发挥暂时性填充物的作用。

13. 如果注射后声带外形不理想（局部注射过量），可通过剧烈咳嗽将声带内的注射物质清除，此情景可在内镜下观察到。对于双侧声带病变，不要求双侧声带注射相同的治疗剂量。

经甲状舌骨膜入路进入喉腔

1. 鼻腔收缩麻醉（局部用 1:1 羟甲唑啉和利多卡因混合液）。

2. 用 25 号针头在甲状舌骨切迹处进行皮肤及皮下浸润麻醉（1% 利多卡因）。

3. 患者垂直坐位，颈部延伸，暴露甲状舌骨切迹。

4. 助手将纤维喉镜由鼻腔置入，一般选择左侧鼻腔。保持镜头位置固定，暴露舌根和喉部。

5. 将内含 4% 利多卡因的注射器连接长约 4cm 的 25 号针头经甲状舌骨膜穿刺进入喉腔。在甲状软骨切迹上方快速进针，即刻转向下方，直至针头进入会厌根部平面的气道内。

6. 借助纤维喉镜和回抽注射器来确定位置是否正确，如果没有出现"漱喉"或咳嗽，则表明患者将麻药咽下，需追加 4% 利多卡因，3~5 分钟后麻药起效。另外，也可经纤维喉镜的操作管腔注入麻药进行麻醉。

7. 将植入物或注射材料抽入注射器内，连接 25 号或 23 号针头，针头长约 4cm。

8. 于甲状舌骨切迹上缘中线进针，向下成锐角行进。嘱患者将其头部轻微地偏离术者，有助于获取最佳进针角度。

9. 针头通过会厌前间隙在会厌根部进入喉腔。

10. 在监视器引导下，助手持纤维喉镜随针头向下，到达最佳注射部位。

11. 在监视器下通过稍微退针（不必退出）调整针尖指向的方法可以进行双侧声带注射（见图 36.9）。

术后处理及并发症

肉毒素注射

肉毒素注射后患者可以即刻离开门诊。接受甲杓肌-环杓侧肌注射的患者应提醒其注意术后早期可能出现如前所述的情况：①呼吸不畅和②吞咽困难，液体尤为明显。患者接受第二侧环杓后肌注射时，应提醒其术后可能出现呼吸困难和喉喘鸣。

声带注射或填充术

门诊行声带注射手术后，患者应留观 20~30 分钟，以便观察术后有无并发症出现，尤其注意有无呼吸窘迫。应当提醒患者注射术后 2 小时内不要进食任何东西，直至局部麻醉作用完全消退。另外，要提醒患者即使开始进食，也要格外小心，以防遗存的麻醉作用。声带注射术后是否需要严格的休声以及休息时间的长短并无一致结论，通常依注射针头的大小和术者经验而决定。鉴于目前声带注射大多使用细针,通常不需要过长的休声(超过 24 小时)。部分术者不建议声带休息,另有术者建议术后休息 24 小时。声带注射术后需要声带休息的理由是:术后立刻发音会导致注射物质受挤压而流失。术后不推荐使用抗生素和糖皮质激素。应提前告知患者由于术后可能出现声带水肿或注射量过多情况,术后 1~2 周内,可能不会达到最佳的发音效果。

经口声带注射手术的并发症包括声带注射位置不当:过浅进入 Reinke 间隙,偏外到达声门旁间隙(可增加患者疼痛感),过低位于声门下。如果术中发现注射位置不当,可用 Abraham 导管轻微向外侧推压声带,将注射物挤出。对于性状稳定、无法挤出的注射物质(如羟基磷灰石钙),则要尽早在全麻显微喉镜下清除。注射过程中一旦出现呼吸窘迫、喉痉挛和没有预料的声带水肿,应当停止手术。如不慎将空气注入,声带可出现快速肿胀。经皮手术独有的并发症有针头被软骨堵塞(经甲状软骨入路)、出血。出血量通常较少,但可能引起咳嗽,血迹遮盖喉腔会影响术野。让患者清嗓(允许的话),手术可以继续进行。注射部位也可出现皮下血肿,常自行吸收。

门诊喉活检术(使用 EndoCDx)

此项手术以表面脱落细胞学为基础,适应证为瘤前病变或生物学行为不确定的上皮病变。刷拭活检技术既可用于首次确诊也可用于随访时的病理评估。手术禁忌证如前所述[12]。

1. 通过纤维喉镜操作管腔进行喉腔内麻醉。当声带闭合时,分 1~3 次缓慢滴入 4% 的利多卡因共 2mL,2mL 麻药足够,用量由手术医生酌情。

2. 将 EndoCDx 刷(图 36.10)经由纤维喉镜操作管腔置入。或在硬性内镜引导下,使用鳄鱼嘴或杯状钳夹持刷子进行操作。

3. 操纵喉镜,将 EndoCDx 刷贴近病变并施压,将刷子在其表面旋转,直至出现出血点,旋转刷子时可上下用力。

4. 刷子退出时需格外小心,防止标本接触其他部位造成污染。将刷子退回其保护套内再移出。将标本(细胞)均匀地涂布于密封玻片条码一侧,玻片上滴入固定液将标本固定,放置 15 分钟晾干后置于由公司提供的玻片储存器内。

5. 将刷子的毛端剪下并置于备好的装有固定液的器皿内,将器皿封闭并送到 CDx 实验室。刷子和玻

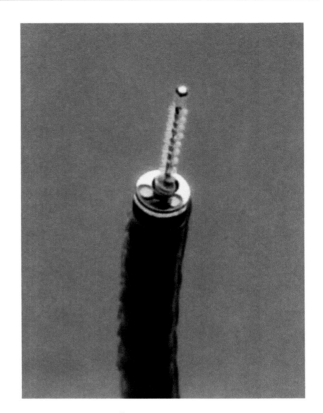

图 36.10　EndoCDx 刷。(Reprinted with permission from CDx Laboratories, Inc.)

片由经过培训的细胞学病理医师和专用的电脑程序进行分析。由于手术时间很短,术后仅需关注出血这一并发症。术前须注意患者的凝血状况、病史和用药情况,避免出现并发症。

精要

- 肌电图引导下经皮入路为肉毒素注射提供了有效方法,减少了肉毒素对临近肌肉的扩散,通过适当的肌肉活动所产生的肌电图可精确定位针头位置。
- 纤维喉镜引导下经皮入路肉毒素注射适用于较少开展喉部注射手术的医生。此法易于掌握,可直观地确定注射位置,避免盲目进针。
- 经皮入路声带填充术是不愿接受全麻手术或不能忍受经口入路声带填充术患者的一项选择。
- 患者合适的体位、助手熟练的内镜操作、术者的经验以及对不同入路的认知为门诊声带填充术的成功提供了保障。
- 门诊刷拭活检术可用于声带可疑病变的诊断和病理学监控。

隐患

- 咽反射过于强烈、焦虑、分泌物过多的患者,不适合在门诊进行喉部操作。
- 不能确定是否局限于声门和声门上的特发性嗓音震颤与局限于喉部的特发性嗓音震颤患者相比,肉毒素注射效果较差。
- 声带填充术注射部位过多,或术后过早发声,可导致注射物质提前外溢。
- 声带填充术注射位置过浅(进入 Reinke 间隙)可引起声带僵硬、声带震动减弱,达不到理想的发声效果。术中注射物质过多可能导致气道阻塞,是具潜在危害性的手术并发症。

(彭振兴 译　姬巍 尹金淑 校)

参考文献

1. Simpson CB, Amin MR: Office-based procedures for the voice. ENT J 83(7 Suppl 2):6-9, 2004.
2. Aoki KR: Pharmacology of botulinum neurotoxins. Op Tech Otolaryngol 15:81-85, 2004.
3. Blitzer A, Brin MF, Stewart CF: Botulinum toxin management of spasmodic dysphonia (laryngeal dystonia): A 12-year experience in more than 900 patients. Laryngoscope 108:1435-1441, 1998.
4. Blitzer A, Sulica L: Botulinum toxin: Basic science and clinical uses in otolaryngology. Laryngoscope 111:218-226, 2001.
5. Sulica L, Blitzer A: Botulinum toxin treatment of spasmodic dysphonia. Op Tech Otolaryngol 15:76-80, 2004.
6. Bové M, Daamen N, Rosen C, et al: Development and validation of the vocal tremor scoring system. Laryngoscope 116:1662-1668, 2006.
7. Devaney KO, Rinaldo A, Ferlito A: Vocal process granuloma of the larynx-recognition, differential diagnosis and treatment. Oral Oncol 41:666-669, 2005.
8. Simpson CB, Amin MR, Postma GN: Topical anesthesia of the airway and esophagus. ENT J 83(7 Suppl 2):2-5, 2004.
9. Tateya I, Omori K, Kojima H, et al: Steroid injection for Reinke's edema using fiberoptic laryngeal surgery. Acta Otolaryngol 123:417-420, 2003.
10. Amin MR: Thyrohyoid approach for VF augmentation. Ann Otol Rhinol Laryngol 155:699-702, 2006.
11. Getz AE, Scharf J, Amin MR: Thyrohyoid approach to cidofovir injection: A case study. J Voice19:501-503, 2005.
12. Woo P: Office-based laryngeal procedures. Otolaryngol Clin N Am 39:111-133, 2006.

第 **37** 章

声带良性病变的嗓音显微手术

Libby J. Smith, Clark A. Rosen

对有声音嘶哑、发声无力、音域变窄、发声费力或存在其他嗓音问题等主诉的患者均需要进行全面的喉部检查。根据喉部检查结果,选择适宜的治疗方法,必要时可行外科手术。嗓音显微外科手术包括多种术式,首要目标旨在改善发声质量。手术重点在于通过精准的显微外科技术来治疗发生于声带黏膜下间隙的良性病变。Hirano 提出的声带振动的被覆层黏膜波理论对当前显微外科原则及手术技术具有极其重要的意义[1]。黏膜层及固有层浅层(被覆层)与固有层深层及肌肉(体层)之间有明确界限,这个特点引领了嗓音显微外科手术的发展(图 37.1)。手术应

尽可能地保护黏膜的固有层浅层,并仅限于治疗声带病变部分(越浅越好),有利于伤口愈合,还能产生更好的术后声带振动黏膜波,从而改善发声质量。

病例选择

嗓音显微外科手术是一项可选择的手术。术前应向患者详细说明手术利弊;应全面评估患者的发声问题(说话与唱歌),特别是对因工作和爱好而经常用嗓的患者。此评估过程通常需要耗时几周,参与评估者包括患者、家属及言语治疗师,甚至包括艺术嗓音专家。只有当所有保守治疗效果不佳,并要求改善发声质量时,才是适合进行嗓音显微外科手术治疗的时机。

声带良性病变的类型[2]

声带小结

声带小结是声带双侧良性结节,可以不对称,位于固有层。声带小结常位于声带膜部的中点,患者发声困难是由于声带关闭不全所致。声带小结通常发生于过度用嗓的患者(小孩、拉拉队员)。引起声音损伤的原因消除后,这些病变常可自愈。因此,很少进行外科手术和探查性的声带切开术。

纤维结节

纤维结节由不规则的纤维成分组成,边界不清,通常发生在声带黏膜下层间隙或声韧带附近。纤维结节通常位于声带膜部中份,单侧或双侧,因此常引起声带闭合不全。单侧病变通常伴有对侧声带的

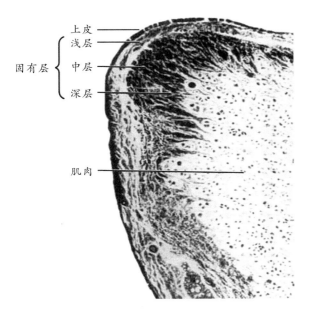

图 37.1 声带横切面图显示声带的层次结构。(Reprinted with permission from Hirano M:Clinical Examination of Voice. New York, Springer-Verlag, 1981,p5.)

反应性病变。纤维结节的形成通常与长期发声损伤或出血有关。早期治疗方法包括减少发声和正确发声,如果效果不佳,则需采用微瓣技术进行外科手术治疗。

声韧带纤维结节位于声带的较深位置,常因长期发声损伤或出血所致。可能单侧或双侧,常伴随对侧反应性病变,需要进行微瓣手术。手术时需切开声带深层,所以,术后发声质量变差的风险要高于声带浅表病变。

声带囊肿

声带囊肿可发生于上皮下和声韧带,常为单侧,位于声带膜部中点内侧缘。囊性病变多是由于腺体导管堵塞、发声损伤或一些先天性异常引起。声音嘶哑是因沙漏式的闭合方式、发声疲劳和高音改变所致。早期采取矫正发声的治疗方式,如果不能满足患者的发声需求,进行微瓣手术。

反应性病变(继发性病变)

反应性病变是由对侧声带原发疾病,如息肉、囊肿或纤维结节等接触压迫所致。硬性频闪喉镜下可以显示凸起性病变(原发病变)和与之相对应的凹陷性病变(继发病变)。反应性病变通常不需手术,只需禁声休息、减少发声或进行嗓音治疗。此外,原发性病变治疗之后,反应性病变会缩小或痊愈。如果效果不佳,需要进行微瓣手术。

声带息肉

声带息肉发生于声带固有层浅层内,位于声带膜部中点。通常为单侧,有时会伴有对侧反应性病变。息肉可以无蒂(广基附着于声带)或有蒂(连蒂悬于声带上)。声带息肉是因严重的发声损伤或声带出血所致。发病诱因包括炎性介质、脱水、激素治疗及抗炎药物使用等。急性期可通过减少发声来治疗。如效果不佳,治疗无蒂息肉需行微瓣手术并保护正常声带黏膜;对有蒂息肉,可以切断蒂部将息肉摘除。

任克水肿(息肉样变性、弥漫性息肉病、慢性息肉样声带炎)

任克水肿是指声带固有层浅层内长期存在较多的凝胶状物质。通常发生在双侧声带,可能不对称,或单侧发病。患者表现为音调降低和发声困难。女性易患任克水肿,可能因为女性更易因声音低沉和粗糙而困扰。有趣的是,受雇于传统的男性优势领域(如律师、新闻广播员等)的许多女性患有任克水肿。对这类患者,任克水肿的根除可能不利于其职业生涯,因为她们更渴望拥有低沉的嗓音。除环境毒素、反流和发声损伤外,吸烟是最大的危险因素。当病变发展到严重程度时,可能出现气道堵塞。治疗首先要消除导致任克水肿的有害因素,必须戒烟。如果任克水肿的原因是发声损伤,嗓音治疗偶尔有效。只有在戒烟和其他保守治疗(抗反流药物、避免接触毒素和嗓音治疗)数月后,才应考虑手术。在声带表面做一小切口,轻轻吸引和挤出固有浅层里的凝胶状物质。若切除固有浅层过多则会留下瘢痕并造成永久性声嘶。

术前评估

详细的病史采集和体格检查对评估嗓音疾病非常重要。不仅要进行头颈部全面检查,还需了解患者的职业、声音和歌唱需求。喉部纤维鼻咽喉镜检查是评价声带不全麻痹或麻痹患者声带运动基本状况的最佳方法。硬性频闪喉镜在声带检查中起重要作用,该检查能详细观察振动波缘,辨别出病变对振动波的影响。黏膜波(向内侧/缘振动)的变化或减弱可导致声音嘶哑。临床医生还可通过该项检查寻找声带瘢痕,其为各种声带疾病的重要伴发异常。

声门下气流冲击闭合的声带使声门开放发出声音,同时产生沿声带中部边缘的黏膜波。此振动循环中,通过声带内在的弹性恢复和伯努利效应(Bernoulli effect)实现声带闭合,被称作声音的肌弹力气流动力学理论。根据患者的音高,该循环每秒钟通常出现100~800次。声带病变可破坏此过程,导致声音嘶哑及其他发声问题。根据患者病史及喉部检查,包括纤维鼻咽喉镜(大致观察声带运动异常)和(或)硬性动态喉镜(观察病变)来全面评估喉部。医生通过喉部检查来了解病变深度及类型。尽管所有声带病变都要进行病理检查,但病理医生很难根据组织学特征来区分结节、囊肿和息肉。因此,声带良性病变的准确分类还要依据术者的术中观察和评估,包括显微镜下的放大情况、声带触诊以及病变的自身特征,如囊肿或纤维结节。

术前的嗓音治疗非常重要。如果患者在决定手术之前没有进行过嗓音治疗,通常需要进行1~2个疗程。如病情允许,术前应停用抗凝药物,还应避免滥用和错误用声。戒烟对于术后恢复相当重要。患者术前应做好上述各项准备。

术前要告知患者术后 7 天内需要绝对禁声，接下来的 7~10 天减少发声。禁声时间的长短取决于声带振动缘的手术范围(振动时,声带膜部的中份与对侧声带相接触)。患者应提前安排好各项事务以便遵从术后的禁声要求。如患者存在任何咽喉反流症状(梅核气、清嗓、黏液过多、咳嗽及烧心[3])或体征(声门下水肿、喉室消失、喉部红斑、声带水肿、弥漫性喉水肿、喉后部肥厚、肉芽肿或喉黏液[4]),则至少术前 4 周起服用抗反流药物,可降低术后伤口并发症的风险。

嗓音显微外科手术的知情同意包括麻醉风险、感染、出血、牙齿损伤、颞颌关节以及舌神经损伤等[5]。尽管发生率很低,术前,术者和患者应就术后声音可能无改善、甚至更糟的风险进行严肃的沟通和讨论。必须牢记这类手术是选择性手术,患者必须同意承受这类风险[6]。

手术方法

麻醉

外科医生和麻醉团队之间的密切配合对嗓音显微外科手术的成功至关重要。需要全身麻醉,以便术中患者能够完全放松。术前静脉应用激素和格隆溴铵(胃长宁针,如无禁忌)可以减轻肿胀和减少分泌物使术野清晰。插入小号气管导管(5.0~5.5 号),不仅为术者提供良好的视野,也减少了插管造成声带损伤的机会。如果插管时声带受损,需取消手术。术前术者与麻醉医生共同讨论手术计划,插管时外科医生应在场,并强调小心插管的重要性。如果气管插管影响术野,可使用高频通气。与声门上高频通气相比,医生更愿采用气管内高频通气,因手术时不会出现手术部位的振动或声带组织的干燥,而且麻醉医生能监测 CO_2 浓度。

患者体位

患者的体位对术中获得最佳的咽喉视野非常重要。最佳体位是仰卧位、头后仰(图 37.2)。仰卧垂头位一般有助于为手术提供合适的角度。置入喉镜时保护好牙齿及牙槽。尽量选择大号喉镜,可更大范围地暴露术野,满意后固定喉镜。共有几种悬挂装置可供选择。作者喜欢选用"绞架"形悬挂装置,因为利用

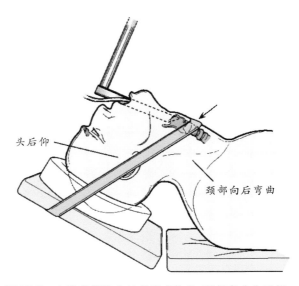

头后仰

颈部向后弯曲

图 37.2 支撑喉镜检查时的患者体位:颈部弯曲头后仰。

患者自身的重力比利用支点 (Lewy 或胸部固定器) 更加有利。可将尼龙搭扣或胶带在环状软骨或气管水平绕过,在颈前局部加压,从而更好地暴露术野[7]。应避免将压力置于甲状软骨,这样会减小声带张力,从而增加嗓音显微手术的难度。

设备

摆好患者体位充分暴露喉腔后, 先用 0°、30°、70°(图 37.3)甚至 120°硬质内镜进行观察,有助于术者判断声带病变范围。照片资料对医疗和法律都很重要。然后接手术显微镜提供双目视野,将显微镜与监视器连接,有利于学生学习,并有助于手术室人员了解手术过程。

嗓音显微外科手术是精细手术,因此,稳定的前臂支撑架有利于双手精细操纵器械。与神经外科或眼科所用设备类似, 在特制的手术椅上连带稳定前臂的支撑架。

手术时需要显微喉科器械, 常用器械包括杯状钳、三角钳、剪刀、鳄鱼钳、小号吸引器以及显微刀(镰状刀和直刀)。刀容易变钝,因此,为避免切开组织时发生撕裂情况,应及时更换钝刀。

嗓音显微手术中很少使用激光,与"冷器械"技术相比,激光技术没有明显优势,特别是激光的热损伤风险和使用成本。

微瓣技术(小微瓣,内侧微瓣)

过去, 微瓣技术是指沿着声带上表面的外侧做切口,将声带向内侧剥离至病变处,仔细分离病变并

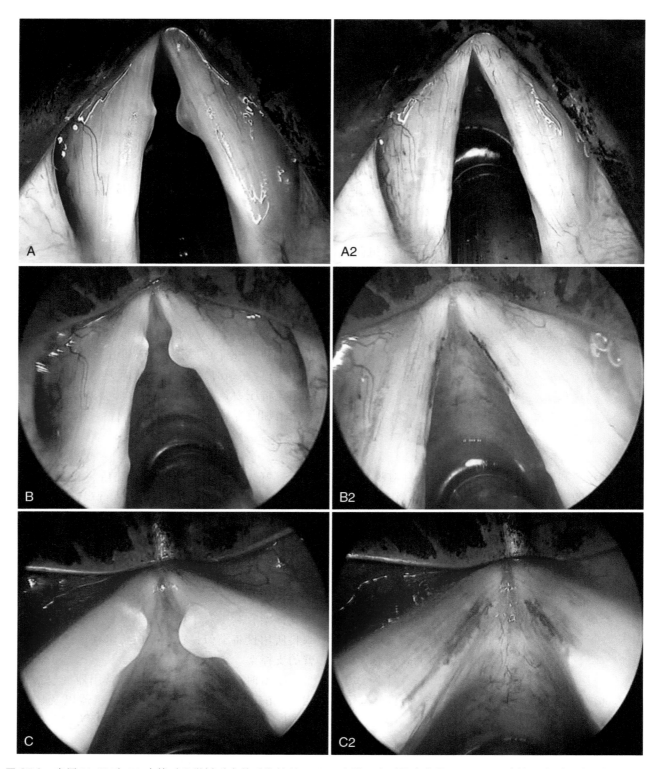

图 37.3 应用 0°、30°和 70°内镜对比微瓣手术前后的情况。(A)0°内镜观察到的术前状况。(A2)0°内镜观察到的术后状况。(B)30°内镜观察到的术前状况。(B2)30°内镜观察到的术后状况。(C)70°内镜观察到的术前状况。(C2)70°内镜观察到的术后状况。

将其切除。根蒂位于外侧的大瓣手术已被取代。动态喉镜可观察到手术区域导致黏膜波减少的瘢痕。瘢痕问题迫使医生对手术方式进行了修正，在病变范围外尽可能减少瘢痕形成。这个新的手术方式被定义为小微瓣[8]或内侧微瓣手术[9]，方法是紧贴病变外侧直接切开，避免对正常组织不必要的剥离。在此，微瓣技术用于表示这种新术式。

　　上皮下病变的微瓣手术作为嗓音显微外科最有效的方法，应遵循以下三个原则：①上皮切口尽可能靠近黏膜下层病变；②不要破坏声带病变周围的正常组织；③尽可能在病变表面操作。切开之前，在病变的基底部注射肾上腺素（1:10 000 浓度）盐水，有助于术中止血和实现水分离术，以便更好地标识正确的手术平面（黏膜下层）。在病变的上方或紧贴病变侧面做切口（图 37.4），用镰状刀或直刀可减少对

周围正常组织的损伤。使用小型弯剥离子在黏膜微瓣和病变之间分离。通常情况下，病变的前部或后部较易分离，然后延伸至病变上方（图 37.5）。这是微瓣外科手术最难的部分，必须有足够耐心和细心。小型显微手术弯剪可以用于分离微瓣与黏膜下层病变之间的纤维带以及黏膜下层病变和下方声韧带之间的纤维带。通常黏膜下层病变与声韧带之间较易分离，但包裹于声韧带内的声带囊肿和纤维包块除外。一旦黏膜下层病变被解剖出来，应小心切除并送病理检查（图 37.6）。将微瓣重新复位覆盖（图 37.7），完成

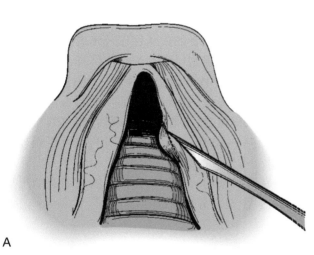
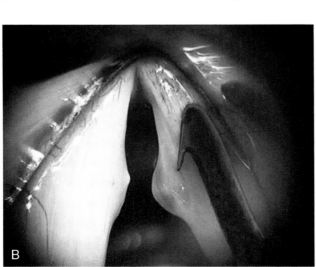

图 37.4　(A)声带病变与声带上表面连接处的黏膜切口。(B)用镰状刀在声带病变侧面做切口。

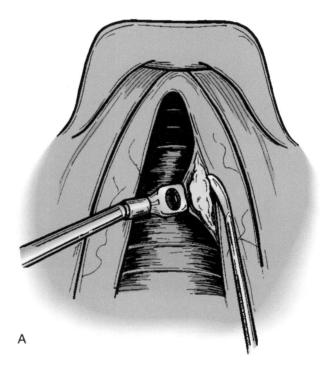
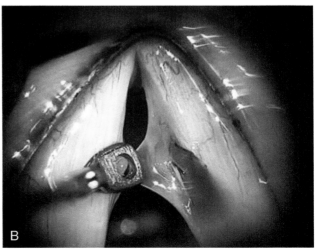

图 37.5　(A,B)在病变和深层组织之间用钝头剥离子分离。

切除后,应将游离缘(前缘、侧缘)完全恢复平整,不能留有凹陷或黏膜卷曲(图 37.3)。可通过在切开之前手术部位注射肾上腺素盐水,以及在术中及术后放置肾上腺素棉片进行止血。

切除技术

偶尔也用切除法治疗声带良性病变。适用于带蒂、不累及深层组织的病变,微瓣技术不适用于这类些病变。钳夹病变并轻轻拉向中线,沿声带黏膜表面将蒂切断(图 37.8)。切除病变后可出现小的上皮缺损,放置肾上腺素棉片进行止血。

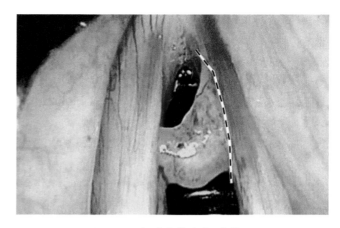

图 37.8   切除声带息肉(虚线)。

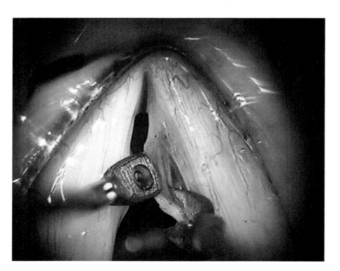

图 37.6   切除病变和多余黏膜。

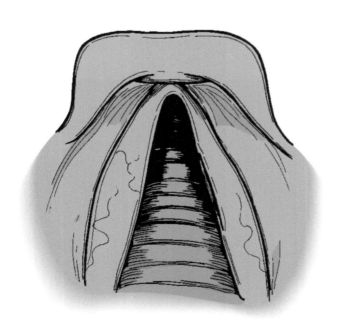

图 37.7   将微瓣复位覆盖手术部位。

术后处理

所有嗓音显微外科手术后均需禁声休息。绝对(严格)禁声时间为 2~14 天。绝对禁声时间的长短取决于手术范围、患者的依从性以及术者的观念和经验。绝对禁声要限制以下行为:说话、耳语、吹口哨、喊叫、瓦尔萨瓦动作、咳嗽和打喷嚏。绝对禁声后,可用硬性频闪喉镜评估声带手术部位的愈合情况。如有足够的上皮覆盖,患者可少量说话(相对禁声),每小时约发声 5~10 分钟。接下来几周,在言语病理学家的指导下,发声次数可逐渐增加。

患者术后服用抗反流药物,继续戒烟有助于尽快恢复,强烈推荐雾化治疗。

并发症

嗓音显微手术的并发症发生在为获得满意视野和手术的操作过程中,以及术后声音改善不理想。当患者原有牙齿松动或缺损,以及暴露喉腔过程中遇到困难时,牙齿受损的风险会增加,术前应向患者说明上述情况。如果出现牙齿损伤,应及时采取补救措施,尽量减少患者的不满情绪。另外,约 10%~20% 的患者舌神经可能受到损伤(舌体麻木,味觉改变),损伤由喉镜压迫所致,是短暂性的,症状通常会在 4 周内消失。

嗓音显微外科手术后,约 1%~2% 的患者发声无改善,另外约 1% 的患者甚至变差,多因伤口愈合不良伴瘢痕形成所致。如手术需要深至声韧带,很易形成瘢痕。目前,还没有治疗声带瘢痕的好方法,因此,不要轻易袭扰固有层浅层组织,除非病变波及此部位。如果微瓣不能很好地覆盖手术切口,不能与声带贴敷,将导致上皮向微瓣深处生长,此时需手术切除微瓣。过度水肿和创伤可导致微瓣坏死[10],因此必须小心处理微瓣。如出现微瓣坏死,声带需自行愈合,费时较长。术后声带僵硬(瘢痕)可通过历时数月的黏膜下激素注射治疗,以改善伤口愈合过程。

精要

- 视频动态喉镜检查可为声带良性病变的类型和病变深度提供有价值的信息。
- 术前通过嗓音治疗进行嗓音维护和外科手术咨询非常重要,可使患者心存理性的期望值并且有利于伤口愈合。
- 熟悉声带的解剖层次,有助于开展精细的微瓣手术。
- 与麻醉团队密切合作、患者正确的体位、喉腔充分暴露以及适宜的手术器械对手术的成功至关重要。
- 康复步骤包括术后禁声、限制说话以及嗓音治疗。

隐患

- 如果术中操作不当伤及声带深层(声韧带和肌肉),可导致瘢痕形成,术后发声更差。
- 术后即刻发声易形成瘢痕。
- 牙齿损伤一般是因牙齿状况不佳或喉镜放置不当所致。

- 术后声音变差或不改善(各占 1%~2%)的可能性确实存在,术前必须向患者坦率地详细说明。
- 医师和言语治疗师在未做好全面评估之前将患者匆匆送上手术台,可能对患者造成伤害,且可使手术效果变差。

(姬巍 译　尹金淑 校)

参考文献

1. Hirano M: Structure and vibratory behavior of the vocal fold. In Sawashima M, Cooper F (eds): Dynamic Aspects of Speech Production. Tokyo, University of Tokyo, 1977, pp 13-30.
2. Verdolini K, Rosen CA, Branski, R: Classification Manual of Voice Disorders. Mahwah, NJ, Lawrence Erlbaum Associates, 2005, pp 36-56.
3. Belafsky PC, Postma GN, Koufman JA: Validity and reliability of the reflux symptom index (RSI). J Voice 16:274-277, 2002.
4. Belafsky PC, Postma GN, Koufman JA: The validity and reliability of the reflux finding score (RFS). Laryngoscope 111:1313-1317, 2001.
5. Rosen CA, Andrade Filho PA, Scheffel L, Buckmire RA: Oropharyngeal complications of suspension laryngoscopy: A prospective study. Laryngoscope 115:1681-1684, 2005.
6. Zeitels SM, Hillman RE, Desloge R, et al: Phonomicrosurgery in singers and performing artists: Treatment outcomes, management theories, and future directions. Ann Otol Rhinol Laryngol Suppl 190:21-40, 2002.
7. Zeitels SM, Vaughan CW: "External counterpressure" and "internal distention" for optimal laryngoscopic exposure of the anterior glottic commissure. Ann Otol Rhinol Laryngol 103:669-675, 1994.
8. Sataloff RT, Spiegel JR, Heuer RJ, et al: Laryngeal mini-microflap: A new technique and reassessment of the microflap saga. J Voice 9:198-204, 1995.
9. Courey MS, Garrett CG, Ossoff RH: Medial microflap for excision of benign vocal fold lesions. Laryngoscope 107:340-344, 1997.
10. Rosen CA, Villagomez VJ: A Unique complication of microflap surgery of the vocal fold. Ear Nose Throat J 80:623-624, 2001.

第 **38** 章

双侧声带固定

Libby J. Smith，Clark A. Rosen

双侧声带固定（BVFI）并不常见。患者通常会有气道阻塞的症状，如喉喘鸣和呼吸困难，发音正常或接近正常。与之相比，单侧声带固定的患者往往有讲话漏气和误吸。BVFI 的病因包括神经源性疾病及环杓关节（CA）机械固定。

双侧声带麻痹（BVFP）的原因有：①医源性喉返神经损伤（如甲状腺切除术、前路颈椎椎间盘手术、颈动脉内膜剥脱术、食管手术）；②进行性神经功能障碍（如肌萎缩性侧索硬化症、Shy-Drager 综合征、脊髓空洞症、Guillain-Barre 综合征）；③先天性原因。环杓关节机械固定的原因：①放疗后继发的环杓关节固定、风湿性关节炎及其他结缔组织病；②声门后狭窄（PGS）。

正确判定双侧声带麻痹及固定的原因是指导治疗、帮助患者和术者预测手术效果的关键。治疗的目的是改善患者呼吸的同时最小限度地影响发声功能。

病例选择

双侧声带固定的患者往往有气道阻塞，通常已行气管切开并期待拔管。治疗双侧声带固定的禁忌证除了进行气管切开，还有存在误吸和快速进展的神经功能障碍。治疗声门后狭窄的相对禁忌证有患者肺部情况较差、糖尿病未控制及以往接受过放射治疗。如果患者对手术期望值过高，则是所有类型声带固定手术的相对禁忌证。患者必须明白和接受，为了改善呼吸，发声功能可能会受到影响，应该预料到改善通气的代价是音质变差，这点要向给患者坦诚交代并详细记录在案。对于不愿意接受任何发声功

能受损的患者，医生应该考虑行气管切开术而不是扩大声门手术。此外，患者应该明白，为了更好地改善呼吸同时尽量不影响发声，有可能必须多次手术。这样，便于术者采用一种分期的、保守性的术式扩大声门，从而希望对发声功能不产生负面影响。

术前评估

单纯体格检查很难区分双侧声带麻痹和双侧声带固定。详细的询问病史虽然有助于聚焦鉴别诊断的范围，但是仍需做一些辅助检查。

左、右两侧甲杓肌-环杓侧肌复合体（TA-LCA）的喉肌电图检查有利于判断双侧声带固定的原因。如果存在双侧声带麻痹，无论伴有或不伴部分恢复，都显示有显著的神经损伤迹象。如果神经模式显示为最新的损伤，有恢复的可能，之后的创伤性手术需要谨慎[1]。作者主张为了保护发声功能，应选择神经功能较差侧的声带作为术侧，不影响神经功能正常、肌张力好的声带还可能改善发声效果。不像双侧声带麻痹，双侧声带固定和声门后狭窄患者的 TA-LCA 肌电图正常。

无论在诊室[2]还是手术室，均需触诊双侧环杓关节，此项检查可进一步帮助发现双侧声带固定的原因和制定手术计划。当双侧关节受损时，触诊可发现环杓关节活动严重受限，这是静态声门扩大术的最佳适应证。

术前准备

影像学检查对于特发性声带固定患者非常重

要。颅底、颈部和上胸部增强 CT 或 MRI 检查有助于发现病变部位(脑干、迷走神经或喉返神经)。喉部高分辨增强 CT 检查可以发现环杓关节异常或声门后狭窄的范围,也可发现杓状软骨脱位及半脱位,有助于确定手术方式。怀疑颅脑及脑干病变如中风或 Arnold-Chiari 畸形时可行颅脑 MRI 检查。

吞咽功能检查对有吞咽困难的患者来说非常关键。鉴于许多改善呼吸的手术术后误吸的发生率较高,吞咽困难或吞咽功能较弱的患者更适合采取相对保守的手术或气管切开术。

手术方法

双侧声带固定

双侧声带固定的手术治疗包括静态声门扩大术。为了获得充足的气道,需谨慎采用分期的手术方式。术者在选择术式之前必须全面考虑患者的其他伴随情况,通常对于快速进展的神经功能障碍或伴有其他严重疾病的患者,气管切开是最适宜的选择。大多数其他原因引起的双侧声带固定可以通过保守的内镜手术进行治疗。声带水平切开术和杓状软骨内侧切除术是比较理想的保守术式,与喉外入路手术及杓状软骨全切术相比,在改善呼吸的同时,对发声功能影响较小[3]。虽然杓状软骨全切术声门后方气道较大,但是很容易发生误吸并且发声音质变差。如果声门后份黏膜没有缺损,内镜下声带外移固定术会是有效的临时处理办法。内镜方式失败或解剖限制无法内镜手术的患者可采用喉外(开放)入路杓状软骨切除术。声门后狭窄的治疗可以采用内镜或开放手术,包括杓间区粘连松解术、微活瓣术或前面述及的术式。如果患者在接受杓状软骨手术前已行气管切开,则保留气管套管,大约术后 6 周经正规的堵管试验成功后再予以拔除。

环杓关节触诊

环杓关节触诊可用一个坚固的器械在声带突旁向外侧推动完成,患者清醒时可用 Abrams 导管。全麻下可用一个钝的喉用器械或大杯钳推动关节。可通过观察推动声带突的力度及组织向内回弹的速度来评估双侧环杓关节。如果一侧环杓关节运动良好,手术选择对侧(患侧)。如果操作时杓间区可动,说明存在声门后狭窄。

气道安全保障

患者的气道安全保障可通过插入防激光气管插管(ETT)、气管切开或高频通气来实现。气道的管理方式依据患者气道狭窄的严重程度,患者的伴随疾病情况及所要实施的手术类型来决定。

气管切开术

气管切开是治疗双侧声带固定患者的最佳选择,特别是伴有吞咽困难或快速进展的神经性疾病,以及不愿影响发声功能的患者(见第 68 章)。

声带水平切开术

1989 年 Dennis 和 Kashims 介绍了比杓状软骨全切更为保守的术式——声带水平切开术(后部声带切开术)[4]。患者术前如果没有气管切开,则用 5.0 或 5.5 号的防激光气管插管(ETT)。安置悬吊喉镜,角度朝向手术侧。通常将 ETT 置于声门后部以便暴露手术侧的声带突,亦可放在喉镜前或使用高频通气。作好 CO_2 激光的防护措施,包括将盐水纱布置于声门下,防止气管插管套囊破裂。通常将 CO_2 激光功率设定在 4 瓦特,超脉冲模式,调至小光斑(0.25~0.4μm),这样可将对周围组织的热损伤降到最低。确定声带突的位置后,紧邻其前方作切口。注意不要暴露杓状软骨,以免肉芽肿形成。水平切开真声带全程,将声带从声带突完整分离,可同时切开室带内侧约 3~4mm(图 38.1)。通过激光、带吸引器的电凝或双极电凝止血。应用 30°内镜检查确定向外切开了声门下壁。作为选择性的辅助治疗,可将丝裂霉素 C(0.5mg/mL)涂布于伤口局部持续时间约 5 分钟,以减少手术侧成纤维及瘢痕组织的形成。操作结束后将 4%的利多卡因喷入气道,降低术后喉痉挛的发生。

内侧杓状软骨切除术

1993 年 Crumley 等人介绍了另一种比杓状软骨全切更为保守的术式[5]。应用 5.0 或 5.5 号的防激光气管插管,作好激光防护措施。采用 CO_2 激光切除杓状软骨体最内侧 2~3mm,以扩大声门后部的气道,注意不要损伤声带突及杓间黏膜(图 38.2)。杓状软骨的切除量取决于气道缓解程度及组织反应,切除时应采取保守的谨慎态度,以防患者未来可能需行对侧杓状软骨内侧切除术或气道扩大术。术前必须进

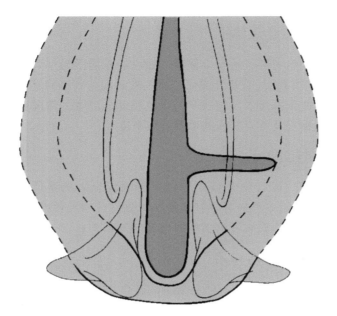

图 38.1 CO_2 激光向外侧切开声带至环状软骨环内侧，完成声带水平切开术。

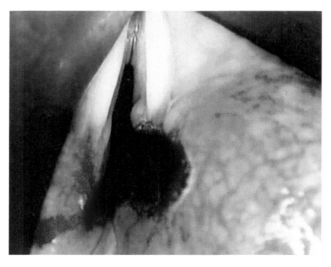

图 38.2 激光杓状软骨内侧切除术后的缺损。

行讨论。可用激光或肾上腺素(1:10 000 浓度)棉片止血。术后可选用丝裂霉素 C。应用 4% 的利多卡因行喉气管麻醉，减少喉痉挛的发生。

杓状软骨全切术

1983 年 Ossoff 等介绍了经典的杓状软骨全切术[6]。开始步骤与杓状软骨内侧切除术相同，然后将杓状软骨体拉起，连续用 CO_2 激光将其完整切除，向后外达环状软骨(图 38.3)。手术过程中可借助 70°内镜来协助验证。就通气需要而言，没有必要切除超出环状

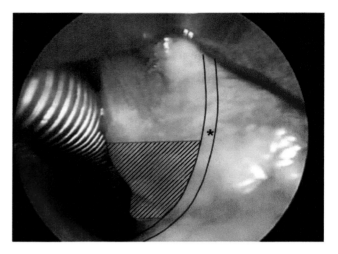

图 38.3 杓状软骨全切术，切除环状软骨环(星号)内的杓状软骨(阴影区)。

软骨外的杓状软骨。用激光或肾上腺素(1:10 000 浓度)棉片止血。术后可选用丝裂霉素 C。用 4% 的利多卡因行喉气管麻醉，减少喉痉挛的发生。

内镜下声带外移固定术

这项操作源于 Lichten-berger 和 Toohill 技术[7]。该手术可作为临时性的治疗手段，用于早期双侧声带麻痹、出现症状但不能确定能否恢复的患者，不适用于气管插管导致的近期声门后端损伤或保留气管插管的患者。在显微镜或可视内镜下，用一个能穿过喉内外的持针器，穿引 2-0 聚丙烯缝线，将针经皮肤入喉，在最接近中线处的声带突前下方出针。缝线的一端保留在颈外，将喉内的缝线另一端穿过该持针器的特制空针，紧贴声带上方再次穿出喉，拉紧缝线使声带外移，在硅胶纽扣上结扎缝线固定于皮肤。重复上述步骤，第二针距第一针前移 1~2mm (图 38.4)。该术式可联合杓状软骨部分切除术作为永久性的治疗方式。

喉外入路杓状软骨切除术

颈前喉裂开(见第 42 章)或颈侧入路，切除甲状软骨后缘，将梨状窝黏膜掀起，暴露并切除杓状软骨。但随着内镜技术的发展，目前该术式很少使用。

声门后狭窄

声门后狭窄可引发双侧声带固定。声门后狭窄通常与气管插管和食管反流性疾病有关，表现为进行性气道狭窄，通常发生在拔管后 4~8 周。肉芽组织

可以覆盖杓状软骨及杓间隙，一旦发现，及时去除会减少瘢痕组织形成及由此继发的气道狭窄。

　　Bogdasarian 和 Olsen 总结了一套针对声门后狭窄的分型方法，有助于评估采用何种手术来有效处理狭窄[8]。最轻一型为杓间区粘连及后方窦道形成；第二型为声门后蹼形成、制约杓状软骨运动，但环杓关节无固定，后方亦无窦道形成；第三型与第二型相似，但一侧环杓关节固定；第四型最重且最难治疗，表现为双侧环杓关节固定(图 38.5)。

触诊环杓关节

　　环杓关节的触诊方法如前所述，如果触诊时发现杓间区移动，则提示可能存在声门后狭窄。

杓间区粘连

　　气管插管后，置入悬吊喉镜暴露声门后区。在 0°度、30° 及 70° 内镜辅助下评估声门后份黏膜。如果发现杓间区粘连带，则将其切除。用丝裂霉素 C 涂布黏

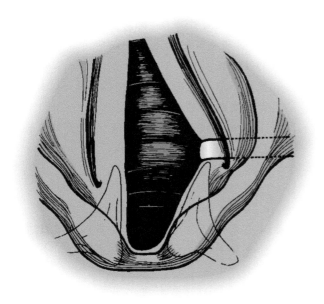

图 38.4　围绕声带缝合，通过硅胶钮固定于皮肤，从而使声带外移。

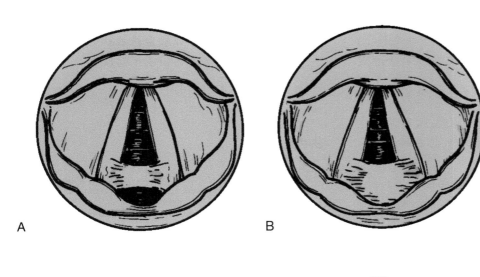

A　　　　　　　　　　　　　　B

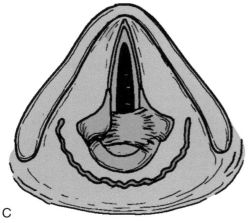

C

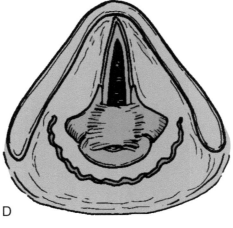

D

图 38.5　声门后狭窄分型：(A)杓间区粘连，后方窦道形成。(B)声门后蹼形成，杓状软骨无固定。(C)声门后蹼形成，一侧杓状软骨固定。(D)声门后蹼形成，双侧杓状软骨固定。(Adapted from Cotton RT, Manoukian JJ: Glottic and subglottic stenosis. In Cummings CW [ed]: Otolaryngology‐Head & Neck Surgery. St Louis, CV Mosby, 1986, p 2168.)

膜破损处,以减少粘连的形成。粘连带松解后杓状软骨即可恢复被动运动。如果这种方式远期疗效不佳,提示可能存在环杓关节固定,则有必要采取之前描述的静态声门扩大术。

声门后瘢痕——微活瓣技术

Dedo、Sooy[9]和 Goldberg[10]介绍了一种内镜下微瓣技术治疗声门后狭窄。用 CO_2 激光或手术刀在运动差的一侧杓状软骨表面做切口,从声带突切到杓间裂,延伸至对侧的环杓关节上方,同时在杓间裂区向下切至声带下方约 4~5mm。在瘢痕处掀起黏膜和黏膜下组织瓣,切除瘢痕组织或将之汽化,直至环杓关节恢复运动或达到切除极限。将瓣膜复位,缝合或用纤维蛋白胶将其固定在适宜位置。如果关节运动没有恢复,有必要额外采用前述的声门扩大术。再次手术的患者,喉内需要放置扩张模。用肾上腺素(1:10 000 浓度)棉片止血,丝裂霉素 C 涂布暴露的环杓关节面。

术后处理

术后患者通常需要留观 24 小时,注意有否呼吸困难。已行气管切开的患者可在门诊进行手术。术后不必禁声休息。围手术期需接受抗反流治疗,如质子泵抑制剂,以减少反流物对术区的刺激,抗反流治疗要持续到伤口痊愈。术后可予镇痛药,必要时还可应用抗生素。

由于声门后缺损较大以及可能存在声带水肿,术后患者的声音即刻明显变差,但 2~3 个月后有所改善,并趋于稳定。术后定期随访不仅能尽早发现肉芽组织,及时手术切除,还可使患者安心。伤口痊愈后,声门后份应该出现一个小切迹。治疗前有气管切开的患者,通常待术后 6~8 周伤口完全愈合且气道足够宽时才可拔管。

精要

- 与双侧声带麻痹相比,继发于环杓关节机械固定的双侧声带固定患者一般气道阻塞更加严重,需要范围更大的声门后部扩大手术。
- 喉肌电图是确诊神经性损伤的关键,并可协助术者判定手术侧别。

- 无论在门诊还是手术室,均需进行双侧环杓关节触诊,明确关节被动运动抑或固定是指导治疗的关键依据。
- 内镜技术已取代大的更具破坏性的手术,减少了患者并发症的发生。
- 围手术期抗反流治疗和黏膜缺损处涂布丝裂霉素 C,减少了肉芽组织的形成。

隐患

- 患者只有充分理解、理性对待发声和呼吸改善之间的平衡关系,才能对其实施声门扩大手术。
- 首次过度的侵袭性手术要比单纯为改善气道或满足拔管所需的手术更容易造成严重的气息样发声障碍和吞咽困难。
- 声门后部的手术可影响吞咽时的声门保护作用,从而有增加误吸的风险。
- 双侧声带麻痹及固定必须与声门后狭窄相鉴别,因为手术方式的选择截然不同。
- 声带水平切开术时若暴露杓状软骨可导致肉芽组织的形成,需要予以手术切除。

(白娟 译　尹金淑 校)

参考文献

1. Munin MC, Rosen CA, Zullo T: Utility of laryngeal electromyography in predicting recovery after vocal fold paralysis. Arch Phys Med Rehabil 84:1150-1153, 2003.
2. Krishna P, Rosen C: Office-based arytenoid palpation. Ear Nose Throat J 85:520-522, 2006.
3. Bosley B, Rosen C, Simpson CB, et al: Medial arytenoidectomy versus transverse cordotomy as a treatment for bilateral vocal fold paralysis. Ann Otol Rhinol Laryngol 114:922-926, 2005.
4. Dennis DP, Kashima H: Carbon dioxide laser posterior cordectomy for treatment of bilateral vocal cord paralysis. Ann Otol Rhinol Laryngol 98:930-934, 1989.
5. Crumley RL: Endoscopic laser medial arytenoidectomy for airway management in bilateral laryngeal paralysis. Ann Otol Rhinol Laryngol 102:81-85, 1993.
6. Ossoff RH, Karlan MS, Sisson GA: Endoscopic laser arytenoidectomy. Lasers Surg Med 2:293-299, 1983.
7. Lichtenberger G, Toohill RJ: Technique of endo-extralaryngeal suture lateralization for bilateral abductor vocal cord paralysis. Laryngoscope 107:1281-1283, 1997.
8. Bogdasarian RS, Olson NR: Posterior glottic laryngeal stenosis. Otolaryngol Head Neck Surg 88:765-772, 1980.
9. Dedo HH, Sooy CD: Endoscopic laser repair of posterior glottic, subglottic and tracheal stenosis by division or micro-trapdoor flap. Laryngoscope 94:445-450, 1984.
10. Goldberg AN: Endoscopic postcricoid advancement flap for posterior glottic stenosis. Laryngoscope 110:482-485, 2000.

第 **39** 章

显微喉镜下声带注射

Andrew S. Florea，Clark A. Rosen

声带注射是耳鼻咽喉科治疗各种嗓音疾病的最重要方法。声门功能包括发声及吞咽,声带闭合能力对维持正常的声门功能至关重要。喉内结构正常是正常发声的基础，喉内肌带动处于正常位置的环杓关节运动从而使声带振动。正常振动的声带、足够和可运动的声带肌肉及与之相连、可动且位置正常的环杓关节是维持声门正常功能的基本要素[1]。

许多因素可导致声带组织缺失、容积减少或声带神经-肌肉功能损伤,最终导致声门功能障碍。声门功能障碍或功能不全会产生一系列症状，包括发声困难(无力、漏气)、音量减小、声音疲劳、吞咽困难、发声时存在气息声和发声疼痛。恢复声门功能不仅与和声音相关的生活质量的改善息息相关,还可阻止可能危及生命的吞咽困难的发展，这类吞咽困难常见于胸部或食管术后声带麻痹、中风等并发多重障碍的患者[2]。

声带注射与开放性喉框架手术 (甲状软骨成形术)相比,其突出优点是微创。此外,声带注射可在显微喉镜下直视完成,不仅有助于确定精准注射量,还能鉴别声带有无瘢痕或声带沟等病理性改变[3]。

术前准备

手术之前需注意下列事项。首先,应在门诊重新评估已接受过嗓音治疗的患者，重点回顾患者的病史以及询问嗓音治疗后症状的变化。复诊时应重新进行喉镜或频闪喉镜检查，并将检查结果与嗓音治疗前做对比。如果嗓音治疗后患者的症状没有改善而需进一步治疗,或者决定手术治疗而无需术前嗓音治疗,须征得患者的知情同意。要向患者充分告知

声带注射的风险、益处和其他替代术式,以及材料的选择和依据,进行术前实验室检查及麻醉谈话。手术当日,在手术室全麻之前认真核对患者,并再次查看术前检查结果，以确定并适当标记需要注射的声带侧别。

声带注射部位

根据声带内注射部位的不同声带注射分为两种类型,声带浅表注射和深部注射。每种类型都有其特定的适应证和专门技术。

声带浅表注射用于治疗声带瘢痕或声带固有层局部缺损。用带 27 或 30 号细针的高压注射器进行声带表面注射,以恢复固有层缺失的部分和功能。因缺乏理想材料,目前声带浅表注射很少做。以前曾使用过各种胶原蛋白产品,效果一般[4]。声带浅表注射不用于治疗声带麻痹、声带萎缩或声带不全麻痹等常见的声门功能障碍。

声带深部注射适用于治疗声门功能障碍。本章主要关注声门功能障碍的治疗，相关参考文献均为深部声带注射。

病例选择

详细询问病史并进行全面体格检查对确定声门功能障碍的病因及相关症状至关重要。患者的主诉通常包括发声困难、声音疲劳、音量减小、发声时起音量减小、吞咽困难和发声疼痛。体格检查包括频闪喉镜,声门功能障碍患者可看到声门开放相延长,声带内收减弱。有些声带固定患者,病史和体格检查未发现病因,需要影像学检查以排除其他疾病(中枢神

281

经系统疾病、颈部肿瘤、肺部良性肿瘤或肺癌)所导致的迷走神经或(和)喉返神经麻痹。

怀疑声带麻痹时，可借助喉肌电图来判断能否自愈，同时还能帮助医生选择临时抑或永久性填充物进行注射治疗[5]。对于喉肌电图结果显示预后良好的声带固定或声带运动减弱者，应做临时性的声带注射;而有吞咽困难或曾有误吸的患者，建议立即注射临时性填充物。如果喉肌电图显示没有神经再支配或发病6个月声带无运动并仍有症状时，应做永久性填充物注射。

声带注射的手术指征是声带麻痹或声带不全麻痹导致有症状的声门功能障碍。大多数患者在决定是否需要手术治疗前应确保接受了短期的言语训练。如果患者发声时声门遗留很大的缝隙(大约3mm以上)，或有严重的声带萎缩、声带容积减小或声带松弛，单纯嗓音治疗不可能达到良好效果。因此，这类患者可以立即进行声带注射。

声带麻痹患者进行喉镜检查时，要特别注意对侧声带外展是否正常，若外展不好，声带注射需非常谨慎甚至不考虑手术。这类患者进行声带注射会增加术后呼吸窘迫的风险。另外，要注意声门关闭不全患者若发声时声门缝隙很大，单纯声带注射的治疗效果不一定理想。因为声带填充材料的剂量有限制，不能完全关闭过大的声门缝隙。因此，一些患者可能需要多次声带注射，或更适合行喉框架手术，如甲状软骨成形术或(和)杓状软骨内移术(见第41章)。

其他导致声门功能障碍的病因包括声带萎缩、声带瘢痕和声带沟。这类患者若经嗓音治疗效果不佳，也可借助声带深部注射改善发音[2]。

材料选择

1911年,Brunings在间接喉镜下注射石蜡使固定的声带内移,患者的声音质量得到改善,但不幸的是随后发生了石蜡瘤。此后,人们一直在探寻用于声带内移的注射材料。理想材料应该存留时间长、具有生物相容性、价廉、使用方便、易于获得,并且符合声带深层的生物力学属性。既往普遍使用异体材料,如石蜡、硅胶和聚四氟乙烯(特氟隆),但众所周知常引发肉芽肿(图39.1)和异物反应,因此,应考虑选用反应小的替代材料[6]。目前,用于声带注射的材料有两类:自体材料和生物填充物(表39.1)。所有这些材料均单独用于声带深层注射(胶原材料除外)。牛胶原材料(Zyplast和Zyderm)需要在注射前做皮试,因

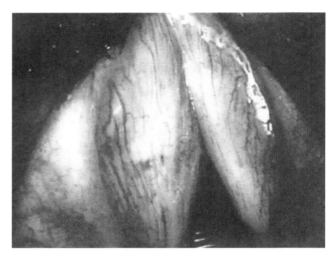

图39.1 左侧声带特氟隆肉芽肿。

表39.1	目前用于声带注射的材料
自体组织	**生物填充物**
脂肪	羟基磷灰石钙(CaHA)(Radiesse)
筋膜	牛胶原(Zyplast和Zyderm)
	透明质酸(Hyalaform,Restylane,Perlane)
	异体胶原(Cymetra,Cosmoderm,Cosmoplast)
	混合性(羟基磷灰石钙凝胶,明胶海绵,Surgifoam,特氟隆)

3.5%的人会发生局部炎症反应,另有1.3%的人会发生迟发性高敏反应[7]。

羟基磷灰石钙(Radiesse,CaHA)是一种水和含羟基磷灰石钙悬浮微球的甘油凝胶载体。凝胶载体最终被吸收,而羟基磷灰石钙则存留在注射部位[8,9],多数情况下会存留很长时间。Radiesse作为一种孤立的凝胶载体大约会存留2~3个月,因此,是理想的暂时性声带注射材料[10]。

明胶海绵(Gelfoam/Surgifoam)是一种用盐水稀释的明胶粉,调成膏状用来注射。这种注射材料已持续成功使用了约20年[11],但声带膨大的时间大约仅维持4~6周,该材料可能不利于声带振动,并需要用大口径针头(18或19号)注射。

透明质酸(HA)是一种人体中几乎所有组织都普遍存在的物质,包括声带、关节和角膜。它是一种高分子黏多糖,具有黏弹性,可最终调节软组织的水化特性[12]。多种不同的透明质酸配方(Perlane,Restylane,Hyalaform,)可作为声带深层的试验性注

射材料。理论上讲，不同配方中的颗粒大小决定了声带膨大的维持时间（Perlane 的维持时间较长，是因其颗粒直径相对较大）。动物实验已证实其在注射组织中可持续存留 1 年以上[13]。而人体研究发现，大约 25% 的声门功能障碍患者注射透明质酸后需要在 24 个月内再次注射[14]。

　　声带脂肪注射也用于治疗小到中等宽度声门缝隙（小于 4mm）的声门关闭不全。尽管此法已应用 10 到 15 年，但成功率变化不定，因注射后 4~6 周内出现无法预估的脂肪吸收[15]。因此，脂肪的注射量需超过其所需约 30%，超出的注射量用于弥补术后短期内的再吸收。过度注射会导致术后前 3 周发声困难，待 6 周的重吸收过程完成后，声带膨大状态趋于稳定。因此，声带脂肪注射尤其适用于对侧声带神经肌肉功能完好（外展正常），不愿接受颈部开放性手术和对异体填充材料有顾虑的患者[16-18]。

手术方法

显微喉镜下声带深部注射

　　显微悬吊喉镜能提供绝佳的视野和声带注射路径，主要缺点是因患者全麻而不能精准估算声带注射量。

　　1. 全麻诱导成功后，手术之前进行视频喉镜或频闪喉镜复查。可使用悬吊装置固定大口径喉镜，暴露喉腔。

　　2. 应用 0°、30° 和 70° 内镜详细检查喉腔，评判病变性质及需要修复的缺损。声带深部注射的理想部位是两个解剖标志的交叉点：（1）声带突平面的水平线和（2）声带上方弧线（声带上表面和喉室连接处）（图 39.2），在黏膜下大约 5mm 深处缓慢推注注射材料。

　　3. 注射初期在声门下应看到组织开始膨胀，随后向上扩散至声门水平。

　　4. 必要时，可选择声带膜部中份与声带上方弧线的交叉处做第二注射点。

　　5. 如果患者身体条件差，存在全麻围手术期并发症或死亡的风险，可在表面麻醉和静脉镇静配合下行内镜声带注射手术，此时常使用小型喉镜和内镜[3]。

　　6. 直视下注射有助于确定注入剂量和深部注射部位（图 39.3）。

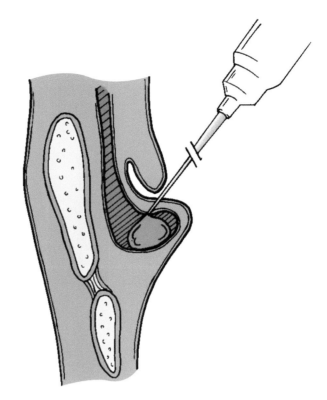

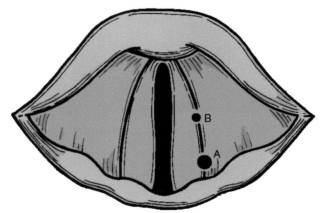

图 39.2　声带深部注射的理想部位示意图。B 点代表第二注射点，在第一注射点（A 点）注射后声带内收不充分时，可供选择。

　　7. 利多卡因喉部喷雾可防止术后喉痉挛。

　　若行声带脂肪注射，需在声带注射前获取脂肪。皮下脂肪较多的患者使用低压吸脂装置较为理想，它能快速、微创地获取到完整的脂肪球。吸脂时注意控制套管深度，避免穿透下方的腹膜或上方的皮肤。腹部皮下脂肪较少的患者通常需要切取脂肪，一般在脐下或已有的腹部瘢痕处做切口。无论采取何种方法，必须在注射前制备好脂肪，以防附带的血液和游离脂肪酸引发炎症反应，这种炎症反应会降低移

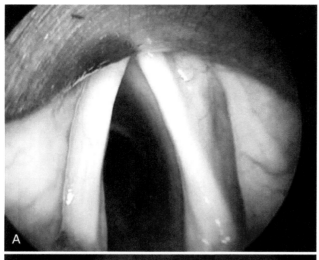

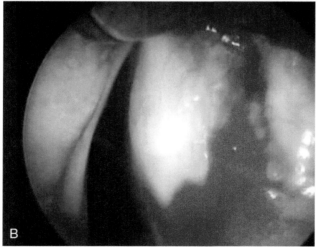

图 39.3　一位接受 Cymetra 声带深部注射的声带不全麻痹患者，术前(A)和术后(B)照片。

植成活率[16]。

脂肪注射前的脂肪制备过程

1. 将脂肪放在内衬膨胀海绵条的漏斗中，连接吸引管，用至少 2L 盐水漂洗脂肪组织，去除游离脂肪酸和黏附血液。

2. 将漂洗过的脂肪浸泡在 100 单位的普通胰岛素液中 5 分钟，理论上提高脂肪细胞的存活率。

3. 将脂肪放置在干的膨胀海绵上，装入注射器前风干片刻(3~5 分钟)。

4. 脂肪注射也采取如前所述在显微悬吊喉镜下深部注射的方法，注射量需超出需求约 30%，以弥补注射后 6 周内的脂肪再吸收。因需要过量注射，对侧声带外展不佳的患者只能进行单侧声带注射，并密切观察以避免气道梗阻(图 39.4)。

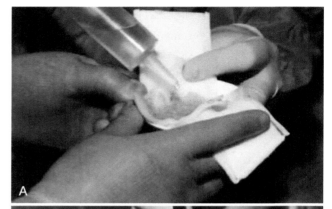

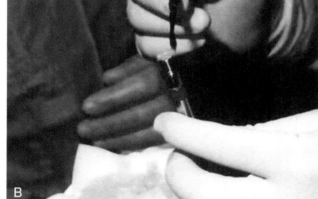

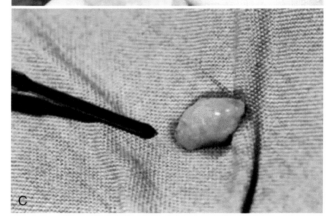

图 39.4　脂肪收集和制备的各个阶段。(A)对获取脂肪进行漂洗，去掉脂肪酸和酶。(B)将脂肪装入注射器。(C)注射后的脂肪团。注意注射器针头孔径较大。

术后处理

声带脂肪注射后，建议绝对禁声 6 天以避免填充物移位或被挤出。此外，应短程服用类固醇皮质激素，以减轻术后肿胀，降低气道梗阻的可能性。

如前所述，应用不同的填充材料进行声带深层注射后仅建议禁声 24~48 小时。使用异体和生物相容性填充物的患者，术中可静脉使用抗生素一次，预防感染[3]。

并发症

气道梗阻是声带深部注射最严重的并发症。对侧声带运动减弱的患者，脂肪注射时要小心，因为需要过量注射，所以存在气道梗阻的风险。为防止气道梗阻的发生，应密切观察病情、吸入湿化氧气、静脉应用类固醇和抗生素治疗。如果保守治疗后气道梗阻没有改善，应考虑短期气管插管甚至气管切开，以待术后肿胀消除和气道恢复，必要时应考虑取出填充物。

假如声带过量注射没有发生气道梗阻，在考虑取出填充物之前，应至少随访 6 个月以期待痊愈、肿胀消退和填充物吸收（暂时性材料）。如果决定取出填充物，可在悬吊显微喉镜下行声带外侧切开取出。

假如注射量不够，患者声带注射后仍有症状但没有吞咽困难和误吸，一般最早于术后 6 周进行再次注射。

精要

- 声带注射是声带麻痹、不全麻痹或萎缩所致声门功能不全的最佳治疗手段。
- 声带注射填充可较快完成，无需开放性手术。
- 填充物的注射部位至关重要，应在声带深层而非声带表面。
- 根据患者的疾病特点和临床状况精心选择注射材料是手术成功的基本要素。
- 暂时性声带注射可作为判断声带填充是否适宜患者的"试验"性治疗。

隐患

- 不要在声带膜部中份之前进行注射，这点非常重要，因可能导致声带僵硬。
- 对侧声带外展不良的患者行声带深部注射时需多加小心，因随后可能出现气道梗阻。
- 脂肪注射时，为避免炎症反应或快速吸收，在制备和处理脂肪材料时应特别细心。

- 只有当使用材料具有重吸收的特性时，才进行过度注射。
- 术前复习视频喉镜和频闪喉镜资料，对确定患者的疾病和避免弄错手术侧别至关重要。

（王佳 译　彭振兴 尹金淑 校）

参考文献

1. Sulica L, Blitzer A (eds): Vocal Fold Paralysis. New York, Springer, 2006, pp 97-102.
2. Rosen CA: Phonosurgical vocal fold injection procedures and materials. Otolaryngol Clin North Am 33:1087-1096, 2000.
3. Rosen CA: Phonosurgical vocal fold injection: Indications and techniques. Oper Tech Otolaryngol Head Neck Surg 9:203-209, 1998.
4. Ford CN, Staskowski PA, Bless DM: Autologous collagen vocal fold injection: A preliminary clinical study. Laryngoscope 105:944-948, 1995.
5. Munin MC, Rosen CA, Zullo T: Utility of laryngeal electromyography in predicting recovery after vocal fold paralysis. Arch Phys Med Rehabil 84:1150-1153, 2003.
6. Nakayama M, Ford CN, Bless DM: Teflon vocal fold augmentation: Failures and management in 28 cases. Otolaryngol Head Neck Surg 109:493-498, 1993.
7. Keefe J, Wauk L, Chu S, DeLustro E: Clinical use of injectable bovine collagen: A decade of experience. Clin Mater 9:155-162, 1992.
8. Belafsky PC, Postma GN: Vocal fold augmentation with calcium hydroxylapatite. Otolaryngol Head Neck Surg 131:351-354, 2004.
9. Rosen CA, Thekdi AA: Vocal fold augmentation with injectable calcium hydroxylapatite: Short-term results. J Voice 18:387-391, 2004.
10. Kwon TK, Rosen CA, Gartner-Schmidt J: Preliminary results of a new temporary vocal fold injection material. J Voice 19:668-673, 2005.
11. Schramm VL, May M, Lavorato AS: Gelfoam paste injection for vocal cord paralysis: Temporary rehabilitation of glottic incompetence. Laryngoscope 88:1268-1273, 1978.
12. Laurent T: Biochemistry of hyaluronan. Acta Otolaryngol Suppl (Stockh) 442:7-24, 1987.
13. Hallen L, Johansson C, Laurent: Cross-linked hyaluronan: A new injectable remedy for treatment of vocal fold insufficiency—an animal study. Acta Otolaryngol (Stockh) 119:107-111, 1999.
14. Hartegard S, Hallen S, Laurent C, et al: Cross-linked hyaluronan versus collagen for injection treatment of glottal insufficiency: 2-year follow-up. Acta Otolaryngol 124:1208-1214, 2004.
15. Mikus JL, Koutman JA, Kilpatrick SE: Fate of liposuctioned and purified autologous fat injection in the canine vocal fold. Laryngoscope 105:17-22, 1995.
16. Shaw GY, Szewczyk MA, Searle J, Woodroof J: Autologous fat injection into the vocal folds: Technical considerations and long-term follow-up. Laryngoscope 107:177-186, 1997.
17. Hsiung MW, Woo P, Minasian A, et al: Fat augmentation for glottic insufficiency. Laryngoscope 110:1026-1033, 2000.
18. Laccourreye O, Papon JF, Kania R, et al: Intracordal injection of autologous fat in patients with unilateral laryngeal nerve paralysis, long-term results from the patient's perspective. Laryngoscope 113:541-545, 2003.

第 **40** 章

复发性呼吸道乳头状瘤病的治疗

Andrew S. Florea，Clark A.Rosen

复发性呼吸道乳头状瘤病(RRP)，好发于上呼吸消化道段，是一种病毒引起的良性肿瘤样改变。RRP 在成年人中发生不多，但由于其易复发性质及对发音、吞咽和呼吸功能的不良影响，该病较难治疗和复杂。尽管 RRP 可发生于任何黏膜表面，但最常见于喉部黏膜交界区域，特别是在纤毛假复层上皮(呼吸性上皮)与复层鳞状上皮之间[1]。最近几年，由于科学和临床水平的显著进展使其治疗效果得到很大提高。

RRP 是由人类乳头状瘤病毒(HPV)引起的。这是一种双螺旋 DNA 的病毒，为没有包裹的 20 面的衣壳病毒。HPV 也可导致其他疾患，包括宫颈湿疣、皮肤病灶(如疣)。尽管多种不同的 HPV 亚型能导致疾病，最常见的亚型为 HPV-6 和 HPV-11。典型的 HPV 感染产生上皮样生长，可分为扩展型或分支型。经典上，这些病灶具有厥类分支样结构，每一分支中心含有血管组分，呈现出典型 RRP 的斑点样外观(图 40.1)[2]。

RRP 是一种局限于上皮层的疾病。有趣的是，感染 HPV 的患者可以具有外观正常的上皮黏膜，尽管它里面含有感染了 HPV 的细胞[3]。从外科角度看，这种认识很重要，基于此，过度的手术切除常常对患者是有害的，并不能带来疗效的提高。换言之，病灶周围的大范围切除将不会对患者更有益处，因为周围外观正常的黏膜很可能已被 HPV 感染[4]。

病例选择

RRP 发生于婴幼儿及年轻成人两个高峰年龄段，每组患者的症状和特征都具有独特性。婴幼儿呈

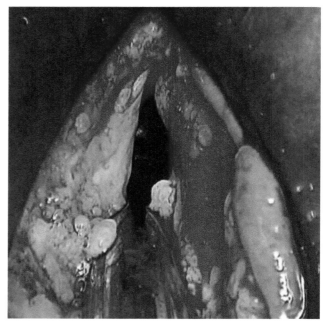

图 40.1　声门上及声带的复发性呼吸道乳头状瘤(RRP)。注意典型瘤体病灶的丛枝样外观。

现的典型病史为异常哭闹、慢性咳嗽或反复的哮吼，或者以喘鸣为特征的进行性呼吸道阻塞症候。成人患者最初表现主要为失音。

对于初次就诊患者，无论什么年龄，应尽可能做全面的头颈检查，包括可曲导光纤维喉镜、频闪喉镜及硬性频闪喉镜。但在门诊很难对婴幼儿施行纤维喉镜检查，必须在全麻状态下行显微喉镜检查，并可对病灶进行活检诊断及评估病变范围[5]。对于初次检查发现有上皮病灶的成人患者，若怀疑其患有 RRP，也应行显微喉镜检查并取活检以排除恶性肿瘤，如鳞状细胞癌，同时可评估病灶的范围。

一旦 RRP 诊断确立，即要告知患者及其家属，该病是一种慢性疾病过程，并提供所有可行的治疗方法。应告知患者及家属，RRP 病灶需要多次反复的手术切除，而反复的声带手术又会导致患者的发音质量下降。另外，患者及其家属常常可以得到一些组织的支助，例如复发性呼吸道乳头状瘤基金会，该组织是由 RRP 成人患者及 RRP 患儿家长们组成。向患者及家属提供必要的知识信息也可帮助他们对疾病产生适当的期望值，这比帮助他们应对疾病的后果更为重要。

术前计划

术前，应向患者（或患儿家长）提供适当的知情同意信息。详细过程应包括手术风险的解释，例如，出血、感染、复发、牙齿损伤、味觉改变以及舌部麻木或舌肌无力，持续的或加重的声音嘶哑，还有可能采取的其他手术措施。也应告知患者，喉部有些乳头状瘤覆盖的区域不能被切除，手术须根据病灶位置来设计安排，例如病灶在喉的前联合、后连合时，须预防前联合喉蹼或后连合的声门狭窄。如果患者有伴随的咽喉反流刺激症状，如反流性咽喉炎或者吸烟，则应给予严格治疗或放弃手术。如有可能，术前应观看患者喉内镜检查录像，从而确定病灶位置，有助于制定手术计划。

手术技术

对于成人 RRP 患者，全身麻醉后，气管内插管确保气道安全通畅。较小口径的插管（例如 5.0 号）更适合采用，以便留出较大的操作空间切除病灶。对于病变范围广瘤体过大的患者，须采用亨塞克通气管（Hunsaker tube）进行喷射通气。对于幼儿患者，全身麻醉采用保留自主呼吸的静脉注射方式。

一旦气道保证了安全，应先进行全面内镜检查，包括口腔、口咽、下咽、喉部、声门下、气管及食道，精确地定位病灶和确定病变范围。悬吊支撑喉镜中的最大型号喉镜便于获得理想视野和轻松切除病灶[6]。使用斜面内镜有助于全面观察声门上及喉内病灶的范围并可精确定位[7]。选用 30° 及 70° 内镜能够观察到声带下表面、喉室以及前联合和后连合，也有助于在手术开始和结束时采集图像。观察病灶后，使用细长注射针头将肾上腺素生理盐水（1:10 000）浸润注

入病灶下方，有助于使病灶上浮并与下方的重要结构如声韧带分离[8]。黏膜下注射技术使得病灶靠近喉镜视野中心，宜于切除病灶和止血。

医学史上，是利用"冷器械"或二氧化碳激光切除 RRP。然而最近，更多采用微型动力切削器切除 RRP，这使得外科大夫能够快速切除巨大瘤体而不易损伤其下方的重要结构[9,10]。冷器械手术可以精确切除病灶并避免深层组织的热损伤（见第 37 章）。二氧化碳激光所具有的优势就是能够切除手持器械无法到达的解剖区域内的病灶。二氧化碳激光的缺点就是对周围组织有热损伤。微型动力切削器可用于削掉喉腔表面肿物，并可通过切削器头部的装置边切削边吸走瘤体。可以理想地应用这些手术技术分别切除喉部相应区域，如声门上，声门及声门下的病灶（见下文）。

由于 RRP 是一种复发性疾病，极少能够通过手术治愈，因此手术须非常保守，精确，并且局限于上皮层。正因如此，无论选用何种手术方法，外科大夫必须始终认识到并致力预防对声带精细结构的损伤，包括固有层、声韧带、前后连合及声门下组织。

应竭力避免对 RRP 患者施行气管切开术。外科医师会发现该病能在气管造口部周围快速生长及复发，并且可以潜在地诱发气管和肺内播散，这往往是致命的。

会厌

在喉会厌部，RRP 特征性发生于会厌喉面和室带表面。当 RRP 位于喉室及室带下方时，病灶切除会非常困难。因此，需要切除室带中部才能达到喉室。

由于解剖因素使得观察和暴露会厌喉面很受局限，从而该部位的 RRP 治疗常常具有挑战性。由于暴露困难，术者需要不断的调整喉镜位置以获得理想的手术视野，从而导致手术时间延长。正因为解剖结构的限制，使得声门上的 RRP 不易被发现，而且也很难用 CO_2 激光切除之。

微型电动切削器对于外科大夫切除声门上的 RRP 病灶是非常有用的，因该部位瘤体较大，微型电动切削器可以变换角度从而快速切除之。

室带上表面的 RRP 治疗通常取决于 RRP 的性质。如果瘤体较大，电动切削是快速而可控切除的理想方法。如果 RRP 生长沿着表面展开，采用低功率的 CO_2 激光以弥散方式照射气化瘤体是非常有用的。

用杯状咬钳切除肿瘤时,30°和70°喉镜对于暴露病变是非常有用的[7]。借助嗓音显微手术技术,将肾上腺素生理盐水注射于一侧喉室黏膜下,可使瘤体向内侧移位,从而在喉镜下暴露病灶,提高了完全切除病灶的可能性[6]。

声带

声门区包括真声带、前连合、后连合,以及声带下方 1cm 处。RRP 好发于声带(上、下面)以及前连合部位。在这个解剖部位,由于 RRP 是生长于黏膜层表面的疾病,因此非常值得再次强调,RRP 的切除应严格局限于黏膜上皮层,深层切除可能导致瘢痕形成及影响发音,而且对于 RRP 的控制没有任何益处。当切除靠近或累及前连合的病灶时,应行分期单侧切除瘤体以防止形成声门喉蹼,这点非常重要(图40.2)。患者再按计划行第二次手术(约 30 天后)以切除对侧 RRP 瘤体。同样的分期手术方法也适用于后连合病灶切除。回拉非手术的对侧声带也有助于前连合的充分暴露。

冷器械手术对于声带 RRP 病灶的切除是理想的方法。利用嗓音显微手术器械和理念方法,切除声门区病灶是非常有用的(见第 37 章)。用微型动力切削器可以快速切除声带表面的巨大瘤体 (图 40.3)。但是精确度不及冷器械的手术方法。必须非常小心避免损伤固有层及声韧带。因此,微型电动切削器应仅用于巨大瘤体的患者或因以前多次手术已形成声带瘢痕的患者。

后连合部

在喉显微手术中,气管内插管对于声门区后连合的暴露提出了一个挑战。为了暴露该区域,利用喉镜将气管插管推向前方,从而提供一个清晰的后连合视野。后连合喉镜对于观察和暴露病灶很有帮助,因为它有一个槽可使气管插管固定于前部。至于喉的其他部位,带角度的喉镜在确定 RRP 病灶范围上也有很大帮助。

后连合手术的一个可怕的并发症就是喉后部喉蹼的形成,这是一个很难处理的难题(图40.4)。为预防喉蹼的发生,前连合手术的分期原则同样适用于后连合的手术,例如,RRP 应一次从一侧切除,即分阶段手术切除。冷器械手术是后连合区手术的首选方法,微型电动切削器也可应用于该区域巨大瘤体的切除。

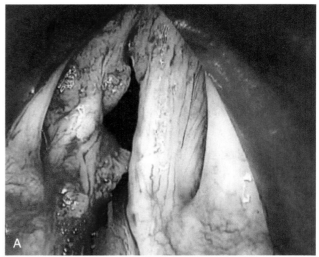
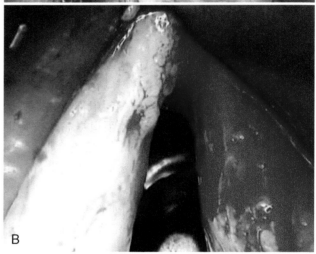

图 40.2 复发性呼吸道乳头状瘤 (RRP) 自前连合部分期切除。(A)RRP 术前像,注意双侧的前连合病灶。(B)右侧 RRP 切除后,左侧前连合病灶被刻意保留,以防止声门前部喉蹼的形成。

声门下部

声门下部的上界是声门下缘,向下与气管相接。因此,由于气道和解剖结构的局限,手术难以达到该部,故声门下 RRP 瘤体的切除较为困难。理想的切除方法是通过双手操作,一手持带角度的喉镜,另一手持冷器械(如杯状钳)或微电动切削器。当暴露困难时,可使用 CO_2 激光切除病灶,以手持器械牵拉瘤体以充分暴露视野。重要的是术中须保守谨慎的使用激光以避免周围组织损伤或引起深层组织的热损伤。为此,激光应选择间断、低功率模式,以增加其安全性,同时又能够切除声门下病灶[2]。

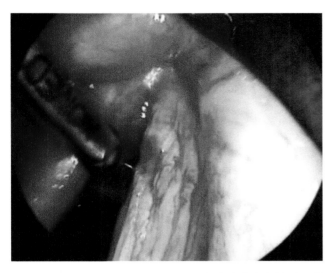

图 40.3　以微型电动切削器切除声门部膨出的发复性呼吸道乳头状瘤。

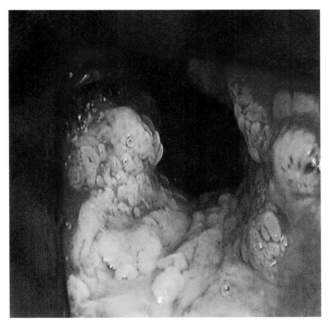

图 40.4　喉后连合部复发性呼吸道乳头状瘤。瘤体切除必须单侧及分期进行,以防止声门后部狭窄的形成。

RRP 的辅助治疗

　　由于喉乳头状瘤患者常常需要多次手术治疗以控制疾病,因此寻找辅助治疗手段显得尤为重要。辅助治疗的目标是根除疾病,减少手术次数,延长无症状时间,延长手术间隔时间,降低疾病的蔓延和严重程度。这些辅助治疗措施通常直接针对的是喉乳头状瘤的病毒病原学。

　　吲哚-3-甲醇(13C)是一种发现于十字花科植物

中的化合物,如在球芽甘蓝、花椰菜、卷心菜和绿花椰菜中。已经发现此种物质在雌激素的代谢调节中很活跃,并被研究用于乳癌腺和结肠癌的预防。在一项体外试验中,吲哚-3-甲醇被发现可抑制动物模型中喉乳头状瘤病毒的生长。一项前瞻性临床追踪观察试验显示,约 1/3 的口服吲哚-3-甲醇的喉乳头状瘤患者体内肿瘤生长明显减少[11]。最近 10 年,吲哚-3-甲醇被用于临床治疗喉乳头状瘤患者,获得成功[12,13]。

　　过去曾研究和广泛使用全身干扰素较好地控制了疾病。然而,明显的多重副作用以及一旦停药便出现乳头状瘤的快速反弹,限制了干扰素的临床使用[14,15]。光动力疗法也被广泛研究用于治疗喉乳头状瘤。然而到目前为止,没有临床研究得出结论显示此种疗法具有显著的疗效[16]。

　　西多福韦(Cidofovir)是一种胞嘧啶核苷酸类似物,被美国 FDA 认可的抗病毒治疗药物,可用于治疗巨细胞病毒视网膜炎。这种药物目前以册外形式作为 RRP 的辅助治疗。体外研究显示,感染 HPV16 型病毒的细胞比感染了 HPV6 型的细胞对西多福韦更为敏感[17]。然而在临床上,病灶内注射西多福韦治疗喉乳头状瘤已被证明在控制复发性和严重程度方面,以及延长手术间隔期,尤其在儿童患者治疗上[18],均显示出大有可为。然而,疗效也可能因患者而不同[19]。有人怀疑,反复注射西多福韦会导致发育不良,也可能继发喉癌[20]。另外,临床上怀疑西多福韦可增加声带瘢痕形成的概率,因此仅用于病灶广泛需反复多次手术的患者[21]。可在 RRP 病灶处瘤体的浅表内注射西多福韦,既可在显微喉镜检查下注射,又可在局麻下经口径路或使用纤维喉镜进行注射。

　　HPV 疫苗是未来可能根除喉复发乳头状瘤的辅助治疗选项。HPV 疫苗近来被美国食品药品管理局批准可用于预防子宫颈癌,此病同样是由 HPV 导致的[22,23]。然而,由于此种疫苗是设计用于获得性 HPV 的初期预防,对于主动 HPV 感染的患者,很可能没有作用。我们希望随着 HPV 疫苗的广泛应用,发展成 RRP 的人群数目将会急剧减少。

术后处理

　　位于连合部位的 RRP 被切除后,患者面临着发生声门前部喉蹼的风险,术后应常规进行一周的"鼻腔吸气法"练习。练习这种吸气法有助于减少喉蹼的形成。术后即刻出现的疼痛可用对乙酰氨基酚来达到良好控制。

并发症

因为 RRP 是一种慢性疾病，患者需要多次手术，其嗓音质量会进一步恶化。在张口受限或手术持续时间较长的患者当中，可出现喉镜压迫部位的舌头麻木感。这种情况通常有自限性，几周后便可恢复正常[24]。

RRP 手术出现的最可怕的并发症就是当病灶位于有前、后连合时，术后形成声门喉蹼或喉狭窄。这些并发症的治疗极具挑战性，对患者的发音及呼吸也有显著的影响。

精要

- 重要的是应让患者和其家属认识到 RRP 是一种慢性疾病过程。
- 对于声带部位的 RRP,利用冷器械将病灶自声带处谨慎地浅表性切除,可最大程度减少声带瘢痕的形成及随后的发声困难。
- 对于累及前后连合的 RRP,应分期进行单侧手术,可有效避免声门喉蹼或喉狭窄的发生。
- 应竭力避免施行气管切开术。
- 对于严重的病灶范围广需要多次反复手术的 RRP 患者，可以考虑给予口服吲哚-3-甲醇及瘤体内注射西多福韦,以控制病情。

隐患

- 术前没有观看患者的喉镜录像检查,可导致术中遗漏暴露困难的病灶。
- 不正规或滥用 CO_2 激光及微型电动切削器可能导致周围重要结构的损害。
- 术中应行表浅性切除,这一点很重要,因为深层次扩大切除不会阻止 RRP 的复发,而且会导致声带瘢痕。
- 切除的组织应送病理分析,以防止喉癌漏诊。
- 若不能竭力治疗或消除伴随的喉部刺激因素,如咽喉反流及吸烟,将对患者的预后产生不利影响。

（罗克强 译）

参考文献

1. Kashima H, Mounts P, Leventhal B, et al: Sites of predilection in recurrent respiratory papillomatosis. Ann Otol Rhinol Laryngol 102:580-583, 1993.
2. Rosen CA: Recurrent respiratory papillomatosis. Adv Otolaryngol Head Neck Surg 15:97-107, 2001.
3. Steinberg B, Topp W, Schneider P, et al: Laryngeal papilloma virus infection during clinical remission. N Engl J Med. 308:1261-1264. 1983.
4. Erisen L, Fagan JJ, Myers EN: Late recurrences of laryngeal papillomatosis. Arch Otolaryngol Head Neck Surg 122(9):942-944, 1996.
5. Derkay CS, Malis DJ, Zalzal G, et al: A staging system for assessing severity of disease and response to therapy in recurrent respiratory papillomatosis. Laryngoscope 108:935-937, 1998.
6. Hochman IL, Zeitels SM, Heaton JT: Exposure and visualization of the glottis for phonomicrosurgery. Op Tech Otol 9:192-195, 1998.
7. Andrea M, Dias O. Rigid and contact endoscopy in microlaryngeal surgery technique and atlas of clinical cases. Raven Press, 1995, p 9.
8. Kass ES, Hillman RE, Zeitels SM: Vocal fold submucosal infusion technique in phonomicrosurgery. Ann Otol Rhinol Laryngol 105:341-347, 1996.
9. Pasquale K, et al: Microdebrider vs. CO_2 laser removal of recurrent respiratory papillomas: A prospective analysis. Laryngoscope 113:139-143, 2003.
10. Patel N, Rowe M, Tunkel D: Treatment of recurrent respiratory papillomatosis in children with the microdebrider. Ann Otol Rhinol Laryngol 112:7-10, 2003.
11. Rosen CA, Woodson GE, Thompson JW, et al: Preliminary results of the use of indole-3-carbinol for recurrent respiratory papillomatosis. Otolaryngol Head Neck Surg 118:810-815, 1998.
12. Newfield L, Goldsmith A, Bradlow HL, et al: Estrogen metabolism and human papilloma virus-induced tumors of the larynx: Chemoprophylaxis with indole-3-carbinol. Anticancer Res 13:337-341, 1993.
13. Rosen CA, Bryson PC: Indole-3-carbinol for recurrent respiratory papillomatosis: Long term results. J Voice 18:248-253, 2004.
14. Levanthal B, Kashima H, Mounts P, et al: Long-term response of recurrent respiratory papillomatosis to treatment with lymphoblastoid interferon alfa-N1. N Engl J Med 325:613-617, 1991.
15. Healy G, Gelber R, Trowbridge A, et al: Treatment of recurrent respiratory papillomatosis with human leukocytes interferon. N Engl J Med. 319:401-407, 1988.
16. Shikowitz MJ, Abramson AL, Freeman K, et al: Efficacy of DHE photodynamic therapy for respiratory papillomatosis: Immediate and long-term results. Laryngoscope 108:962-967, 1998.
17. Donne AJ, Hampson L, He X, et al: Investigation into the effects of cidofovir on an in vitro model of recurrent respiratory papillomatosis. Clin Otolaryngol 31:245, 2006.
18. Sheahan P, Sexton S, Russell JD: Is intralesional cidofovir worthwhile in juvenile recurrent respiratory papillomatosis? J Laryngol Otol 120:561-565, 2006.
19. Chung BJ, Akst LM, Koltai PJ: 3.5-Year follow-up of intralesional cidofovir protocol for pediatric recurrent respiratory papillomatosis. Int J Pediatr Otorhinolaryngol 70:1911-1917, 2006.
20. Wemer RD, Lee JH, Hoffman HT, et al: Case of progressive dysplasia concomitant with intralesional cidofovir administration for recurrent respiratory papillomatosis. Ann Otol Rhinol Laryngol 114:836-839, 2005.
21. Lee AS, Rosen CA: Efficacy of cidofovir injection for the treatment of recurrent respiratory papillomatosis. J Voice 18:551-556, 2004.
22. Freed GL, Derkay CS: Prevention of recurrent respiratory papillomatosis: Role of HPV vaccination. Int J Pediatr Otorhinolaryngol 70:1799-1803, 2006.
23. Wiatrak BJ: Overview of recurrent respiratory papillomatosis. Curr Opin Otolaryngol Head Neck Surg 11:433-441, 2003.
24. Rosen CA, Andrade-Filho PA, Scheffel L, Buckmire R: Oropharyngeal complications of suspension laryngoscopy: A prospective study. Laryngoscope 115:1681-1684, 2005.

第 41 章

甲状软骨成形声带内移术与杓状软骨内收术

Clark A. Rosen

因声门关闭不全导致声音嘶哑需要进行嗓音重建修复,甲状软骨成形声带内移术(Ⅰ型甲状软骨成形术)和杓状软骨内收术是最佳的手术选择。当前,该术式代表了声带填充和声带内收手术以促进声带闭合改善嗓音的疗效标准[1,2]。以下情况均可导致声门关闭不全内镜声带萎缩(老年性喉改变),声带不全麻痹或声带麻痹。声带内移术(Ⅰ型甲状软骨成形术)和杓状软骨内收术也可用于治疗因声带手术或外伤而发生的软组织缺损[3]。

甲状软骨成形声带内移术中,有多种不同材质的植入物可供选择,用于填充声带使之内移,包括硅胶,羟基磷灰石和 Gore-Tex。本章主要讨论甲状软骨成形声带内移术的常规手术方法,不探讨各种植入物及其外形的设计,此多为个性化选择,应用上述各种植入物均能成功地进行甲状软骨成形声带内移术。

病例选择

大多数声门闭合不全无需(或本人不愿)手术,手术适用于症状影响其生活质量（与声音相关）,或因误吸导致肺部受到袭扰的患者[1]。手术与否由多种因素决定，患者对嗓音的要求和上呼吸消化道的健康状况是关键因素。一旦决定手术,在签署手术同意书时患者必须了解手术风险和获益情况,包括切开式的甲状软骨成形声带内移术和(或)杓状软骨内收术,或微创法内镜下声带填充/声带注射术。还要综合考虑多种因素再做决定,包括手术地点的选择(门诊或手术室)、患者身体状况、声带无力或麻痹的特性和位置。如果发音和(或)吞咽障碍与严重的声门后部关闭不全有关,则须考虑杓状软骨内收术。该

手术是唯一能永久矫治声门后部声门关闭不全的术式[4-6]。声带填充(声带注射术)和甲状软骨成形声带内移术均无法解决声门后部关闭不全的临床问题。

甲状软骨成形声带内移术和(或)杓状软骨内收术的手术指征包括有症状的声门闭合不全（发声障碍,误吸）,特别是声带麻痹或声带不全麻痹的声带运动无望恢复时。手术相对禁忌证包括既往有喉部放疗史,以及由于一侧(声带麻痹对侧)或双侧声带外展受限导致的临界气道状态。

术前准备

设备

甲状软骨成形声带内移和杓状软骨内收术无需特殊器械,标准的头颈手术器械(类似于颈淋巴结清扫术)即可。但要准备纤维喉镜,最好连接照相机和视频监视器。同时需准备术者偏爱的移植物,如硅胶块、Gore-Tex 带,或由硅胶或羟基磷灰石预先制成的植入物。若甲状软骨钙化,需要带 2~3mm 切削钻头的小型电钻。术中有必要准备一个小测量卡尺,用于精确测量甲状软骨成形术的开窗位置、大小和术中使用的硅胶块尺寸。

术前计划

仔细研究患者术前所做的喉部检查报告对手术很有帮助。必须了解患者声门关闭不全的特点,手术对侧声带的活动度以及气道条件。告知患者停用所有抗凝药物,如非甾体类消炎药、华法林和波立维。向患者介绍手术室环境及手术情况。术中只给少量

镇静剂,需要患者保持清醒,要帮助其做好清醒状态下进行颈部手术的心理准备。

如果患者同意行甲状软骨成形声带内移术和(或)杓状软骨内收术,须告知患者颈部手术瘢痕、出血和感染并发症、将来可能需要再次手术修正,以及可能进行双侧手术, 或因甲状软骨成形声带内移术不能完全改善嗓音, 术中需额外加行杓状软骨内收术的可能。有经验的医生通常根据喉部检查结果和患者声音质量,在术前能做出决策。但术中确实会遇到一些情况, 如完成甲状软骨成形声带内移术后患者声音质量改善不满意, 若同期进行杓状软骨内收术或能明显提高疗效。因此,术前必须告知患者各种手术的可能性,并记入手术同意书。

手术方法

甲状软骨成形声带内移术(Ⅰ型甲状软骨成形术)

患者进手术室前,口内喷雾利多卡因/丁卡因混合液,对上呼吸消化道进行表面麻醉,以便术中能耐受纤维喉镜检查。此外,为减少喉部分泌物,如无禁忌证应使用胃长宁 (一种类似阿托品的季铵类抗胆碱能药物)。在手术室内,患者取平卧位,肩下垫枕保持颈部过伸的舒适状态。静脉给予镇静剂后,用加入1:100 000 肾上腺素的 1% 利多卡因进行局部麻醉,在甲状软骨板术侧区域由浅入深注射麻醉药物。鼻腔内放置含减充血药和麻醉剂的棉片行黏膜表面收缩麻醉。

在甲状软骨板下缘附近选较深的正常颈纹做切口,弧形切开至颈阔肌,在颈阔肌深面向上和向下翻掀皮瓣,上至舌骨下至环状软骨平面。暴露带状肌,在中线上下分离,拉开暴露手术侧。中线切开甲状软骨膜之前先用加有肾上腺素的利多卡因进行软骨膜下浸润麻醉。充分掀起软骨膜,暴露甲状软骨板至肌肉附着点后方近 5mm 处,在附着点后方确定甲状软骨下界边缘。明确声带所在平面和植入物的放置位置(图 41.1)。用卡尺测量确定甲状软骨中线后方 5~7mm,甲状软骨下缘上方 3mm,该区域就是甲状软骨成形术的开窗部位。定位后,用 25 号针头在该部位穿过甲状软骨,同时行纤维喉镜检查确定。甲状软骨成形术的开窗位置应恰好对应于声带外侧,不要太

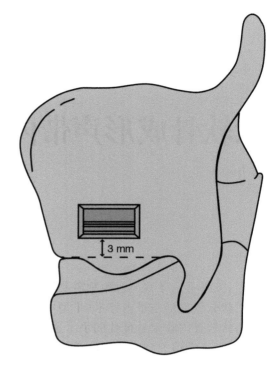

图 41.1 甲状软骨成形声带内移术的软骨开窗位置。

偏后、前或靠上方。

如果计划植入 Gore-Tex 带内移声带, 则在前面确定的最佳位置用电钻(若甲状软骨骨化)或 15 号刀片做一个 3mm×3mm 大小的窗口[7]。如用硅胶作植入物,甲状软骨板开窗的大小应为 6mm×13mm。将甲状软骨片从开窗处取出后, 最好先切开窗内甲状软骨内膜的上、后和下缘,做成一个蒂在前方的软骨膜瓣。然后将声门旁组织从后方和下方掀起,为放置植入物做准备。在制备移植床的过程中,可同时进行纤维喉镜检查并让患者发音,以便确定移植床的大小、位置和植入物的状态。所有上述步骤均关乎手术的成功与否。术者应避免过度分离声带前部和上方,缺乏经验者常犯这个错误。最后,将移植物经甲状软骨开窗口植入,同时用纤维喉镜进行监控,并嘱患者发声来评估声音质量(图 41.2)。在纤维喉镜监视下,根据患者发音质量、声带膨隆程度和声带闭合情况调整植入物。

确定声音质量和声带位置处于最佳状态后,用 4.0 的永久性聚丙烯缝线将植入物固定在邻近甲状软骨板上。为防止局部血肿,术腔放置小引流条。将软骨膜复位覆盖窗口,带状肌回位中线,分别缝合皮下和皮肤关闭切口,尽可能获得美容效果。

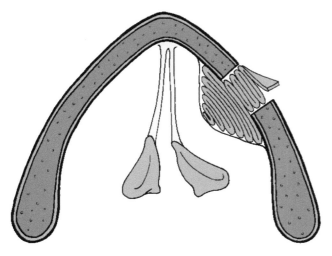

图 41.2　在声带旁间隙放置 Gore-Tex，使声带向内移。

杓状软骨内收术

　　杓状软骨内收术一般与甲状软骨成形声带内移术同期进行[4-6]。手术途径与上述甲状软骨成形声带内移术一致。如果术者术前确定需行杓状软骨内收术，一般最好在甲状软骨开窗之前进行。将甲状软骨板前 2/3 软骨膜掀起后，继续向后掀至甲状软骨后界，尤其要将甲状软骨下角轮廓化。然后，沿甲状软骨板后缘从甲状软骨下角小心向上分离到甲状软骨大角（上角），注意紧贴甲状软骨，避免进入梨状窝。为充分暴露和旋转喉部，可用拉钩牵拉甲状软骨大角旋转喉部暴露后方。用双极电凝松解附着在甲状软骨下角处的环咽肌上份，便于暴露梨状窝。梨状窝恰位于环状软骨板处，也正是环杓后肌的位置，此处为手术时的主要解剖标志。为全面了解该部位梨状窝的位置情况，让患者间断鼓腮或屏气，可使梨状窝充气并显示出轮廓。然后，由下外侧向内上方向将梨状窝从环状软骨上分离，直至暴露环杓后肌（PCA）。可依据肌纤维的走向来确认 PCA，该肌从环状软骨的下内往上外侧方向走行，终止于杓状软骨肌突。随着梨状窝下部的回缩，环杓后肌通常能清晰辨认，通过它能追踪至杓状软骨边缘，即杓状软骨肌突（图 41.3）。用咬骨钳将甲状软骨后缘的一小部分去除，便于术中确认和缝合杓状软骨肌突（图 41.4）。一旦确认杓状软骨肌突，用 4 号丝线穿过杓状软骨行 8 字形缝合。可借助纤维喉镜确定缝合位置是否合适，穿过杓状软骨肌突的缝合可使杓状软骨内收。

　　如果尚未进行声带内移手术开窗，将穿过杓状软骨肌突的缝线两头拉紧打结，喉即可回归至正常

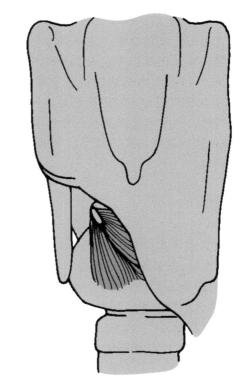

图 41.3　确认杓状软骨声突。

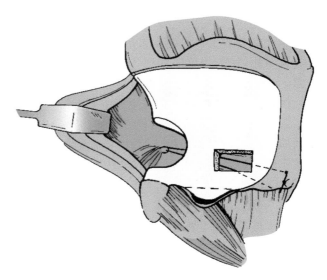

图 41.4　可用咬骨钳去除一小部分甲状软骨后缘，有助于发现和缝合杓状软骨肌突。

解剖位置。如果甲状软骨板已开窗，用 Cottle 剥离子沿窗口后缘向后分离声门旁组织，开通从甲状软骨窗口到杓状软骨肌突的通道，经窗口伸进中耳鳄鱼钳向后到喉后方，将杓状软骨内收时的缝合线两头端从窗口拽出。将缝线一端在开窗的前下方穿过环甲膜，另一端则沿窗口正前方穿过甲状软骨，结扎缝

线并适当用力,可使杓状软骨旋转至内收位,明显改善瘫痪侧声带的长度和位置。缝线加力与窗口填充同时进行时, 要依据声音质量的改善和声带位置来调整缝线张力和声带内移所需的填充量 (参见图41.4)。当甲状软骨成形声带内移术与杓状软骨内收术同期进行时, 声带内移和杓状软骨缝合张力均无需过大, 即可达到最佳的发音效果。手术完成后,如前法关闭切口。

术后护理

甲状软骨成形声带内移术或甲状软骨成形+杓状软骨内收术后,患者须住院观察一夜。根据患者需要给予止痛、激素,颈部放置的引流通常术后第一天可以拔除,患者出院。术后恢复期间,患者床头最好抬高。即使是喉框架手术,术后也没必要严格禁声。术前在手术室一次性给予抗生素预防, 术后不再使用。约术后 1 个月门诊复查进行喉部检查,恰好是声带及其周围组织所需的 3~4 周恢复时间。

并发症

甲状软骨成形声带内移术的最常见并发症是植入物移位[8]。植入物可能移到各个位置,最常见的情况是:①植入物将声带过度推向内侧;②植入物位置偏上[5,9]。后一种情况可导致喉室脱垂和室带内移,影响正常发音。如前所述,声带前方过度内移会产生音质的压力或张力变化。另外,如果植入物偏小,声带内移不够, 患者在术中和术后 1~2 周声音虽明显改善,但 3~4 周后效果将迅速降低。门诊随访时可见声带内移不够, 通常是因为术者没有考虑到手术过程中会发生声带水肿。鉴于此种情况,植入物必须设计成能在手术结束时使嗓音稍有张力, 轻微张力的原因是声带水肿所致,术后 2~3 周水肿消失,嗓音即处在最佳状态。

甲状软骨成形声带内移术的罕见并发症是植入物脱出。植入物向内可脱至气道,向外脱至皮内。前者非常严重,可导致气道危机。原因是在放置植入物时喉部黏膜意外破损,常发生在喉室黏膜。

杓状软骨内收术的相关并发症包括咽瘘和(或)

杓状软骨过度旋转,这两种并发症均罕见。前者是由于在分离确认环杓后肌时损伤了梨状窝。如果术中发现损伤,应立即仔细缝合。杓状软骨的过度内旋是因结扎杓状软骨内收缝线过紧所致, 通常能在术中发现,因此很少发生。注意杓状软骨上的缝线很少需要扎紧, 其作用仅仅是引导杓状软骨处于并维持在发声时最合适的位置。

(谢洪 译 彭振兴 尹金淑 校)

参考文献

1. Netterville JL, Billante CR: The immobile vocal fold. In Ossoff RH, et al (eds): The Larynx. Philadelphia, Lippincott Williams & Wilkins, 2004, pp 269-305.
2. Wanamaker J, Netterville JL, Ossoff RH: Phonosurgery: Silastic medialization for unilateral vocal fold paralysis. Operat Tech Otolaryngol Head Neck Surg 1993;4:207-217.
3. Zeitels SM, Mauri M, Dailey SH: Medialization laryngoplasty with Gore-Tex for voice restoration secondary to glottal incompetence: Indications and observations. Ann Otol Rhinol Laryngol 2003;112:180-184.
4. McCulloch TM, Hoffman HT, Andrews BT, et al: Arytenoid adduction combined with Gore-Tex medialization laryngoplasty. Laryngoscope 2000;110:1306-1311.
5. Netterville JL, Stone RE, Luken ES, et al: Silastic medialization and arytenoid adduction: The Vanderbilt experience. A review of 116 phonosurgical procedures. Ann Otol Rhinol Laryngol 1993;102:413-424.
6. Woodson GE, Picerno R, Yeung D, et al: Arytenoid adduction: Controlling vertical position. Ann Otol Rhinol Laryngol 2000;109:360-364.
7. McCulloch TM, Hoffman HT: Medialization laryngoplasty with expanded polytetrafluoroethylene. Surgical techniques and preliminary results. Ann Otol Rhinol Laryngol 1998;107: 841-854.
8. Rosen CA: Complications of phonosurgery: Results of a national survey. Laryngoscope 1998;108(11 Pt 1):1697-1703.
9. Cohen JT, Bates DD, Postma GN: Revision Gore-Tex medialization laryngoplasty. Otolaryngol Head Neck Surg 2004;131:236-240.

第 **42** 章

喉裂开术

Ryan J, Soose, Ricardo L. Carrau

喉裂开术，又称为甲状软骨中线切开术；喉裂开术是最常用的经颈部入喉手术入路。喉裂开术可以充分暴露从前到后喉的各个解剖部位，而对喉的破坏则可降低到最小。

第一例喉裂开手术由法国外科医生 Desault 于 1819 年首先进行，当时术者采用喉裂开术是为了取出喉内异物[1]。在整个 19 世纪，其他外科医生也试图采用喉裂开手术切除喉内良、恶性肿瘤，但是结果迥异。1862 年，McKenzie 在文献中总结了 28 例喉裂开手术，发现其有较高的喉致残率，从而认为这种手术并不成熟[1]。直到 20 世纪，随着麻醉技术、标准气管切开技术、伤口愈合生理认识的提高和抗生素的使用，大大降低了这种手术的喉致残率。时至今日，喉裂开已经成为最为广泛使用的经颈入喉手术入路。

病例选择

喉裂开术最佳适应证包括：重度或复发性声门区狭窄，声门-声门下区联合狭窄，无法经喉内镜切除的声带前、后联合蹼[2,3]。喉裂开术也可以应用于无法经喉内镜完成的杓状软骨切除和声带外移术[4,5]。通过喉裂开术也可以提供符合肿瘤切除原则的喉内良、恶性肿瘤切除[6-10]。很多先天性喉畸形也可以通过喉裂开得以矫正[11]。最后，喉裂开还可以用于喉外伤的修复。

术前评估

多年以来喉裂开声带切除一直是 T1 到 T2 期声门型喉癌的标准手术方式。对于这类患者最为重要的是软骨和前、后联合未被肿瘤侵犯。纤维喉镜、直达喉镜以及喉 CT 检查对于明确肿瘤范围十分重要。如果声门旁间隙被侵犯，术前则需要进行 MRI 检查。但是总体上说，对于无法经喉内镜切除的喉恶性肿瘤，我们更愿意采用半喉切除术，因为根据我们的经验半喉切除术后的嗓音质量要优于喉裂开声带切除。这一原则的唯一例外是疣状癌的局部切除，因为疣状癌的生物学行为主要是挤压而非浸润，因此并不需要更多的切除深部组织和甲状软骨。

对于不管由于肿瘤范围还是暴露视野不足（例如：颈椎融合的患者）而致无法内镜切除的良性喉肿瘤来说，喉裂开则是可供选择的手术入路。良性喉肿瘤中喉裂开术最重要禁忌证则是活动期喉乳头状瘤。任何试图经颈入路切除乳头状瘤都可能导致肿瘤向深方组织扩散，从而导致灾难性结果。

对于广泛前联合蹼，尤其是垂直方向实质性瘢痕的患者来说，喉裂开手术入路是比较合适的。因为喉裂开入路可以在切除整个蹼状组织的同时可以翻转组织瓣重新上皮化声门和声门下区。大多数后联合蹼是长时间气管内插管的结果，往往后联合蹼基底广泛，大量的黏膜下瘢痕；因此通过喉裂开术不仅可以切除后联合蹼，还可以切除黏膜下瘢痕，也可以采用旋转下咽局部黏膜瓣可靠修复缺损从而重建气道。

手术技术

喉裂开手术属于半污染手术，推荐使用围手术期预防抗生素。抗生素应该能覆盖上呼吸消化道细菌谱（例如克林霉素，氨苄西林+舒巴坦等）。术前使用一次,术后使用 24 小时。

只有在气道安全建立后才能开始全身麻醉。很多患者可能会因为肿瘤、瘢痕和外伤等原因导致气道狭窄,前期行了气管切开;如果气道有狭窄前期又未行气管切开则需要在手术前局麻下行气管切开。当然,如果没有显著气道狭窄也可以直接气管内插管或者全麻下再行气管切开。重要的是,在喉裂开手术前只要有可能都需要进行直接喉镜的检查从而评估喉内肿瘤、狭窄和外伤的具体情况。

采用颈前横切口不仅可以暴露充分而且术后较为美观。手术切口应该位于甲状软骨中部的皮肤皱褶处(图 42.1)并且直达皮下组织和颈阔肌。颈阔肌下掀皮瓣,上至舌骨上缘,下达环状软骨下缘。手术野尽量和气管切开隔离,以预防气管内分泌物污染术野。沿白线切开带状肌并向两侧牵拉暴露甲状软骨和环状软骨。再沿中线切开甲状软骨膜,并向两侧分离以便暴露甲状软骨板的中间 2cm。

沿甲状软骨外行进行钛板预成型,并在软骨板上钻孔,然后再移除钛板开始喉裂开(图 42.2)[12]。预成型技术可以确保手术后修复甲状软骨,保持良好的角度和位置;最为重要的是可以防止甲状软骨板

侧展。

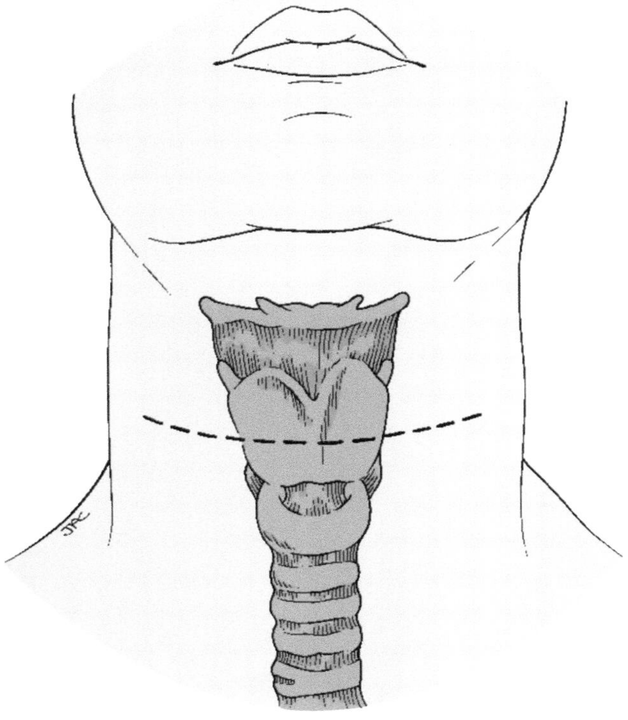

对于成人的中线甲状软骨切开最好采用 10 号刀片的刀腹,儿童则最好选用 64 号河狸刀片(no.64 Beaver blade)。如果甲状软骨骨化,则可能需要使用外科电锯。尽量保留甲状软骨内膜,以避免损伤声带。在环甲膜做一个横行切口并用二齿钩或单齿钩,保证充分检查前联合(图 42.3)。环甲膜的横切口优于纵切口的原因是,横切口能更好地外展甲状软骨板。

真声带必须在前联合中线部位横断,前联合区域可以通过蒙哥马利点来确定。蒙哥马利点是前联

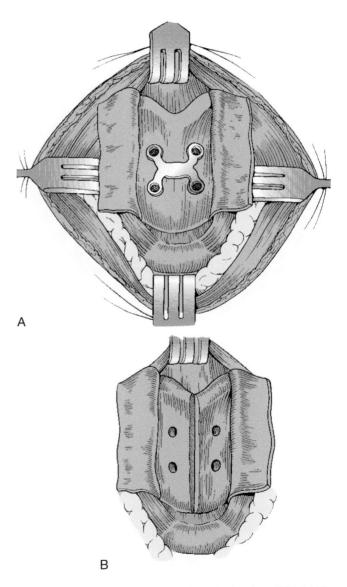

图 42.2 (A)按照甲状软骨形状预先对固定用钛板进行塑性,并打孔拧上螺丝。(B)移除螺丝和钛板,中线行甲状软骨切开。完成手术后再将钛板和螺丝重新安装。

图 42.1 切口选择在颈部皮肤皱褶处可以确保术后美观,可以根据暴露部位的需要上下调整切口位置。

合下缘的一个小孔(图 42.3)[2]。或者也可以在直达镜检查时直接将前联合切开。对于前联合蹼的病例,内镜下直接分离前联合更便于辨认。

随着暴露喉内结构,喉裂开手术的适应证就可以开始进行了。前联合未受到累及或者需要切除杓状软骨的 T1 声门型喉癌,尤其是疣状癌,则可以采用标准的声带切除。依据手术目的的不同,也可以对麻痹的声带进行杓状软骨外移或杓状软骨切除侧展。对于喉外伤的病例,喉裂开后也可以直接对裂伤的软组织进行修补。有的时候,喉裂开部位也可能是喉软骨骨折线的一部分。最后在喉裂开后还可以对喉内瘢痕组织、喉蹼结构进行切除,还可以进行局部黏膜修复。如果喉内黏膜大范围损伤(严重喉外伤,喉瘢痕或喉蹼),则需要喉内放置支架以防止术后前联合瘢痕。

从喉内镜上确认手术已经完成后,就需要将声带的前缘重新通过单丝非吸收线(例如:尼龙线或聚丙烯线)褥式缝合于同侧的甲状软骨板上(图 42.4)。缝合的目的是为了防止声带回缩变短,同时还可以使手术后前联合蹼最小。

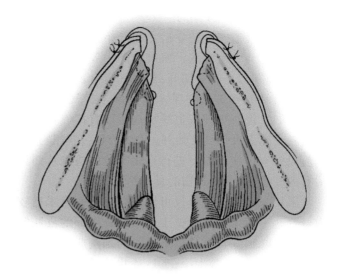

图 42.4 水平位观,通过将声带前部缝合固定于甲状软骨板来增加声带紧张度。这样将防止声带回缩和声带长度。

通过预成型的钛板将甲状软骨板复位 (图 42.5)。可吸收线间断缝合软骨膜 (例如薇乔线)(图 42.6)。带状肌中间 1/3 用 3-0 丝线尖端缝合。充分止血后,在左侧颈阔肌下放置直径 1/4 英寸引流管。冲洗伤口后缝合颈阔肌。皮肤缝合可以采用 6-0 美容线或快速吸收胶或者是皮钉。敷料适当加压。

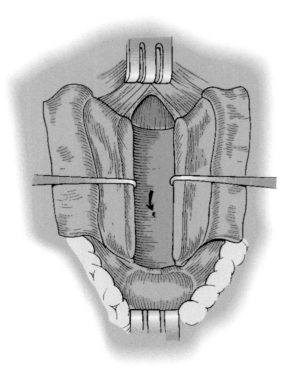

图 42.3 保护内膜的甲状软骨切开后,将两侧的甲状软骨板外展,箭头所指部位为蒙哥马利点,该点是前联合水平的标志。

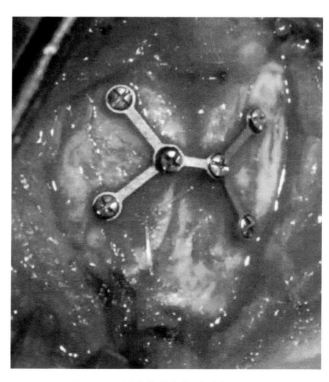

图 42.5 甲状软骨复位后手术照片。

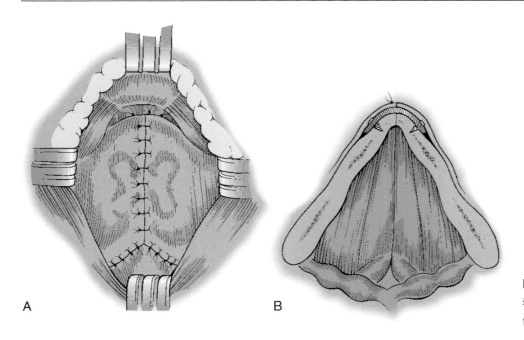

图 42.6　(A)可吸收线缝合软骨膜和带状肌后。(B)水平位观,声带维持正常形态。

并发症

总体上说喉裂开术的并发症不常见，绝大多数并发症是由于喉内手术而不是该裂开入路。最常见的并发症是前联合蹼的形成。明显喉蹼形成的原因通常是技术缺陷，比如未能将声带牢固固定于甲状软骨前缘，或者是双侧声带黏膜损伤。

甲状软骨板愈合的失败主要是局部血供不佳，包括小血管病变(例如糖尿病)，放疗后，或其他影响伤口愈合疾病(例如库欣综合征等)。另一个影响愈合的原因是异物或肿瘤残留。

大多数未愈合病例都伴随着喉瘘形成。喉瘘一般可以通过局部治疗并观察 2~3 周后愈合。在此期间,病患可以经口饮水,营养支持则通过鼻胃管。通过这样的处理大多数患者都能成功恢复。

如果仍未恢复则要考虑喉直达镜检查从而评估异物或者肿瘤残留的可能性。只要钛板是稳定的,就可以保留钛板,即使是喉瘘形成的患者也可以。但是如果钛板不牢固则要去除之，因为松动的钛板将是良好的细菌培养基。甲状软骨需要软骨膜提供血供,裸露的甲状软骨暴露于气道,使得这样的软骨成为异物并且需要去除。

甲状软骨愈合不良将导致声带不同程度的功能缺陷。甲状软骨板角度重建的失败将导致发音障碍。对于认真仔细重建的甲状软骨板是很不容易出现这种情况的,尤其采用软骨板外微型钛板固定技术后。如果出现这种情况则可以经过甲状软骨板重建得以纠正。

精要

- 喉裂开手术可以对包括良恶性肿瘤、声带麻痹、喉外伤和喉狭窄、喉蹼在内的多种喉内疾病提供良好手术进路。
- 从解剖上不适合喉内镜手术的患者是喉裂开手术的适应证。
- 甲状软骨板预成型可以最大限度地降低骨愈合不良等并发症。
- 应用于恶性肿瘤切除时，术前必须通过影像学评估排除软骨受侵犯等禁忌证。
- 喉裂开手术是半污染手术,围手术期建议使用抗生素以预防感染。

隐患

- 喉裂开前未能行气管切开将影响到喉内情况的暴露并且不易维持气道稳定。
- 声带前端固定不充分将导致喉蹼形成、声带缩短、嗓音质量不佳等术后情况发生。
- 喉瘘通常是由于骨愈合不良造成,但通常经过保守治疗可以治愈。

- 喉瘘持续存在的原因可能是肿瘤残留、感染或者异物。
- 复发性喉乳头状瘤是喉裂开手术的禁忌证，因为喉裂开可以造成肿瘤扩散。

（王剑 译）

参考文献

1. Alberti PW: Panel discussion: The historical development of laryngectomy. II. The evolution of laryngology and laryngectomy in the mid-19th century. Laryngoscope 85:188-298, 1975.
2. Montgomery W: Laryngeal stenosis. Surgery of the larynx. In Montgomery W (ed): Surgery of the Upper Respiratory System. Philadelphia, Lea & Febiger, 1989, pp 677-750.
3. Milczak HA, Smith JD, Everts EC: Congenital laryngeal webs: Surgical management and clinical embryology. Int J Pediatr Otorhinolaryngol 52:1-9, 2000.
4. Rinne J: Late results of laterofixation in the treatment of bilateral abductor paralysis of the vocal cords: A clinical study with long-term follow-up. Clin Otolaryngol Allied Sci 16:436-441, 1991.
5. Woodman DG, Pennington CL: Bilateral abductor paralysis: 30 years experience with arytenoidectomy. Ann Otol Rhinol Laryngol 85:437-439, 1976.
6. Montgomery W: Subtotal laryngectomy for carcinoma of the larynx: Laryngofissure and cordectomy. Surgery of the larynx. In Montgomery W (ed): Surgery of the Upper Respiratory System. Philadelphia, Lea & Febiger, 1989, pp 521-607.
7. Tucker HM: Malignant tumors. In Tucker HM (ed): The Larynx. New York, Thieme Medical, 1987, pp 207-306.
8. Cummings CW, Sessions DG, Weymuller EA Jr, et al: Thyrotomy with keel for acute traumatic injury of anterior glottis. In Cummings CW, Sessions DG, Weymuller EA Jr, Wood P (eds): Atlas of Laryngeal Surgery. St Louis, CV Mosby, 1984, pp 115-136.
9. Silver CE: Conservation surgery for glottic carcinoma. In Silver CE (ed): Surgery for Cancer of the Larynx and Related Structures. New York, Churchill Livingstone, 1981, pp 83-143.
10. de Campora E, Radici M, de Campora L: External versus endoscopic approach in the surgical treatment of glottic cancer. Eur Arch Otorhinolaryngol 258:533-536, 2001.
11. Sichel JY, Dangoor E, Eliashar R, et al: Management of congenital laryngeal malformations. Am J Otolaryngol 21:22-30, 2000.
12. Woo P, Kellman R: Laryngeal framework reconstruction with miniplates: Indications and extended indications in 27 cases. Oper Tech Otolaryngol Head Neck Surg 3:159-164, 1992.

第43章

喉气囊肿切除

Eugene N. Myers

喉气囊肿是较少见的喉疾病。Galen 在公元 2 世纪首先提及喉室的存在[1]。Morgagni 于 1741 年首次报道喉室[2]。1829 年拿破仑的外科医生 Baron Larrey 首先观察到喉气囊肿的存在[3]。当时他怀疑喉气囊肿是甲状腺肿的一种形式。1837 年 Hilton 详细描述喉气囊解剖结构,所以喉气囊也被称为 Hilton 囊[4]。1863 年 Virchow 首先将此种疾病定义为喉气囊肿,专指这种和喉室有沟通的异常肿瘤样气囊[5]。1881 年 Abercrombie 首先在婴儿中发现先天性喉气囊肿[6]。1915 年,Shambaugh 和 Lewis 报道了喉憩室[7]。1970 年梅奥诊所的 DeSanto、Devine 和 Weiland 报道认为喉气囊肿是特定的喉囊肿性疾病[6]。他们建议喉气囊肿(laryngocele)专指可以和喉腔进行自由气体交换的充满空气的囊肿;而喉囊肿(saccular cyst)则专指来源于先天性的大囊袋,充满液体并且与喉腔不相通。他们根据受累及的部位将喉气囊肿分为 3 种类型:喉内型,喉外型和混合型。喉内型喉气囊肿局限于喉内可以向后上方扩展进入室带、杓会皱襞;喉外型喉气囊肿则是囊肿扩展进入颈部,表现为甲状软骨板外的颈部包块。混合型则包含上述两种情况,通过甲舌膜的狭小管腔沟通(图 43.1)[4]。喉气囊肿可以是单侧,也可以双侧,典型的喉气囊肿内仅含气体,但也可以包含一些黏液或其凝结的物质。喉脓气囊肿则是喉气囊肿继发感染后的表现[6]。

喉气囊肿的囊袋结构基本是正常黏膜,主要是由声、室带之间的黏膜外突形成,内含有黏液腺[8]。喉内型喉气囊肿也可突向喉内并且位于喉室黏膜下。囊袋的大小因人而异[9-11]。Broyles 发现 75% 的囊袋高度小于 8mm,17% 的囊袋高度介于 10~15mm,8% 的囊袋高度大于 15mm[9]。

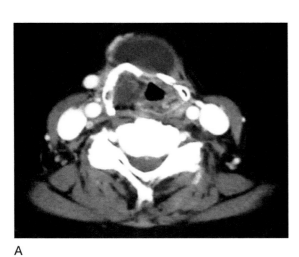

A

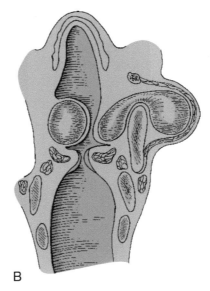

B

图 43.1 (A)CT 扫描显示喉内外型喉气囊肿及颈部包块。(B) 示意图显示混合型喉气囊肿。

喉气囊肿通常由空气填充，但也可能含有黏液或脓性分泌物，从而形成黏气囊肿或黏脓囊肿[12]。喉气囊肿可以在任何时候表现出症状。Holinger[13]报道了9例儿童罹患喉气囊肿。8例小于2月的婴儿和1名自出生时就有症状的3岁儿童。然而，据说绝大多数喉气囊肿在50~60岁出现症状[6]。

在现有的文献中对于确切喉气囊肿的定义还存有疑惑，争议主要是喉内型喉气囊肿、喉囊肿或导管囊肿，尤其是喉气囊肿内充满液体时，只有通过临床和组织学检查加以鉴别。从组织学上看，超过一半的囊肿被覆呼吸上皮，其余由复层上皮、柱状上皮或立方上皮被覆。大约一半的患者发现有淋巴样组织聚集。但是淋巴样组织的出现并不是诊断喉气囊肿的标准，并且也不能支持囊肿来源于鳃弓结构[14]。通常情况下，分泌的黏液可以通过喉室的开口排出。但是在喉外伤、肿瘤或慢性炎症的情况下，黏液排出可能受阻；从而导致黏液积聚于喉气囊肿内，进而导致气囊肿的颈部狭窄，这将导致喉气囊肿体积变大。

先天性病变是指出生时即有喉气囊肿或囊袋的情况。成人的喉气囊肿被认为是获得性的。据说喉气囊肿在玻璃吹制工等职业的发病率要高一些。这可能说明长期慢性增加喉内压力可能会导致喉气囊肿的形成。但是大多数喉气囊肿的患者并不从事这些增加喉内压力的职业，因此似乎更说明喉气囊肿患者存在着某些先天异常，在生命后期开始表现出症状。Dray 和他的同事发现一名喉内型喉气囊肿患者是通过假声带发音[15]；但是仔细复查这个病例报告发现这个喉气囊肿可能是因为反复喉乳头状瘤导致的阻塞引起。Khan 和同事报告了一例 14 岁无症状喉气囊肿患者曾经喉罩麻醉下行过手部手术[16]；在正常通气后几分钟发现颈部肿胀。在面罩通气过程中颈部肿胀逐渐加大然后塌陷。最后采用气管内插管，颈部肿胀情况恢复满意并未采取进一步治疗。结合临床表现可以推测该患者有双侧喉气囊肿。

还有两个关于喉气囊肿的有趣现象值得关注。其一，囊内通常可以还有黏液甚至因此继发感染形成喉脓气囊肿。这时患者可能出现败血症和呼吸喘鸣，需要气管切开或者抗生素+囊肿引流来保护气道。CT 有助于确诊，CT 表现主要是比较均一的低密度影，但其密度可以根据内含蛋白质的不同而不同。

其二，喉气囊肿可以和喉癌合并存在。根据发表的 70 篇文献发现，总共 336 例合并喉气囊肿和喉癌患者。研究显示大约喉癌合并隐匿喉气囊肿的患者

高达 28%。当肿瘤和喉气囊肿在解剖上密切联系时，治疗很少能直截了当。从胚胎学上看，喉气囊肿的囊袋来源于喉室顶部并且一定是声门上结构。所以从理论上讲，即使伴有喉气囊肿的声门上喉癌，采用声门上喉切除术也是可靠的[11]。Cassano 和同事报告了一名表现为喉内气道变窄的喉气囊肿患者，活检证实为鳞癌[17]。最后患者接受了近全喉切除和双侧颈清扫术。作者强调，喉气囊肿的存在时，需要进一步仔细检查喉室从而排除癌变。我最近也遇到了一例喉气囊肿伴喉鳞癌的病例（图 43.2）。

喉气囊肿的症状包括声嘶、呼吸困难、吞咽障碍和咳嗽等。症状出现程度各不相同。患者出现颈部疼痛肿胀并伴有发热时可能会发生误诊。作者推荐采用颈部横切口切开直达喉气囊肿内。直达喉镜常被用来评估喉内情况并排除喉癌。

Harney 和同事报道了一例喉气囊肿患者，长期吸烟并有声音嘶哑[12]。CT 显示大喉气囊肿和声门上喉肿瘤紧密相连，活检证实为鳞状细胞癌。该患者采用放射治疗。Carrat 和同事报道了一例喉癌患者，采用环上喉切除术后几年形成喉外型喉气囊肿，可能是继发于瘢痕[18]。

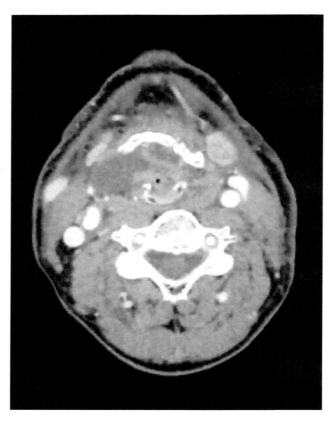

图 43.2　CT 扫描显示喉气囊肿伴喉鳞癌。

伴有喉气囊肿的喉癌患者可以分为两大类。第一类是喉癌在喉内但是未侵犯到喉气囊肿或同侧喉室;此类患者采用标准的喉癌治疗方式是合理的。此时喉气囊肿一般是偶然发现。第二类则是喉肿瘤位于喉气囊肿内,可能是由于喉室阻塞引起的喉气囊肿。因为喉气囊肿内的喉癌在喉内镜下诊断是很困难的,在手术前建议仔细研究喉影像学检查[19]。

病例选择

喉气囊肿有几种方式可表现出症状。症状主要表现形式主要依靠气囊肿的大小、部位和患者年龄。喉气囊肿婴儿的呼吸困难可能因为头位变化和进食而加重。最常见的喉气囊肿症状是声音嘶哑、吞咽障碍、疼痛和进行性呼吸困难。成人常表现为声音低沉、喘鸣、吞咽障碍或颈部包块。Pennings 和同事报告了 2 例上气道梗阻的病例[20]。一例表现为巨大喉气囊肿需紧急气管切开来维持气道稳定。喉气囊肿通过开口一般可以和喉腔相通,至少部分充填气体;而喉囊肿则并不和喉腔相通且内含主要是黏液。受喉气囊肿困扰的患者通常是偶然间发现声音间断性变化、声音嘶哑,或者定位不明的颈部闷胀感。喉囊肿感染的患者可能有蜂窝织炎或脓肿表现,症状包括疼痛、触痛、白细胞升高,喉内镜检查发现室带和杓会皱襞肿胀。对于喉外型喉气囊肿患者可能表现为甲状软骨附近的颈部包块。

通过纤维喉镜仔细检查喉内情况,发现典型的表现是室带和杓会皱襞黏膜的肿胀。有时同侧及对侧声带可能被包块累及。通过直接喉镜检查可以明确声带状态。颈部检查有助于了解喉外部分的成分。当做 Valsalva 动作时可以表现出同侧颈部包块。如果发现并挤压喉外部分的喉气囊肿可以产生嘶嘶声或气过水声,这一体征被称为 Bryce 征[21]。

CT 检查可以发现气体或气液体填充的囊性包块,该包块有明确的边界,单双侧均可表现。一般是低密度均质喉内或通过甲舌膜沟通喉内、外的包块。CT 检查因其有横断成像和优越的对比度,可以提供良好的影像学资料[22]。CT 也能清楚地显示喉气囊肿范围并帮助制订治疗方案[23,24]。MRI 优越的软组织成像质量和区别潴留物与新生物的能力,使其有很高的应用价值。CT 检查无并发症的喉囊肿囊内常表现出均值低密度影并且无增强。而喉脓气囊肿则表现为环形增强,并且黏液和脓性成分 CT 上密度值与周围软组织相似。

Harvey 和同事报道了一例声带鳞癌接受放疗的患者[25]。在随诊过程中出现一个月进行性声音嘶哑,检查发现右侧声带固定,MRI 显示右侧声带增厚符合肿瘤复发,但是同时发现了喉内型喉气囊肿。因此 MRI 可以准确显示声带病变和病变程度。

Close 和同事报道了 305 例非头颈部疾病接受颈部 CT 检查的患者,发现了 39 例喉气囊肿,其中 38 例是无症状的[26]。

Gallivan 报道了 2 例管乐器演奏家在其进行演奏时有明显的颈前三角肿胀[1]。纤维喉镜检查显示为混合型喉气囊肿,当演奏开始时出现,而演奏结束时喉气囊肿则自行消失。

手术技术

喉内型喉气囊肿(图 43.3)或喉囊肿可以通过经口喉内镜下 CO_2 激光切除。喉内镜放置并固定成功后,可以有两种切除方式。如果有 CO_2 激光,则可以切割脉冲方式由前向后将整个室带切除(图 43.4)。外界直到喉室的软骨膜,并且将喉室内组织去除。上皮覆盖的囊肿结构即可在喉镜下显示出来。这种方法可以很安全地将喉内型喉气囊肿切除,即使是导致气道梗阻的巨大喉气囊肿[27]。作者指出,这种内镜下激光造口术或前庭切除术可以用于治疗喉气囊肿

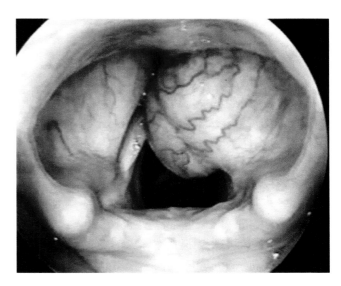

图 43.3 喉内型喉气囊肿的喉内镜表现。(The authors gratefully acknowledge the contribution of this photo by Eiji Yanagi sawa, MD.)

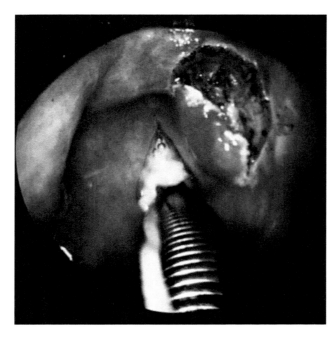

图 43.4　用 CO_2 激光切除喉内型喉气囊肿的切口。

和有症状的喉囊肿。我们遇到过几例良性囊腺瘤的患者在术前被诊断为喉气囊肿，在最后的切除标本病理组织检查中显示为囊腺瘤。激光手术中要尽可能的保护下面的声带，防止其被激光损伤。

如果没有 CO_2 激光或者外科医生未受过培训，室带的切口也可以采用显微剪刀进行。剪刀锐性分离后，可以用大杯状咬钳分次将室带切除。一旦室带切除后，囊性结构就可以显示出来了，即可将其从黏膜或喉室软骨膜上分离出来而不损伤声带。

甲状软骨入路

甲状软骨板侧方入路纵行裂开甲状软骨板（即切除甲状软骨前上角）直达声门旁间隙，这一入路由 Lewis 于 1914 年首次采用[28]。New 和 Erich 改良了手术入路，纵向半程裂开甲状软骨板前中 1/3，前后分离部分甲状软骨板，直视下切除囊肿并且缝合复位甲状软骨板[29,30]。到达声门旁间隙的另一条途径是将甲状软骨板上半部分整体水平切除[31-35]或用咬钳逐块切除[36]。Kein 和 Livingstone 通过切除舌骨大角和后上三角形甲状软骨板来获得宽阔的手术野[37]。Mais、Seid[38] 和 Netterville 及同事[39]对该径路进一步改进，采用经甲状软骨板长方形开窗方式处理先天性喉气囊肿和 Teflon 肉芽肿[3]。Thome 等[40]应用甲状软骨板侧方入路，即在外侧甲状软骨板切除三角形

骨板，其基底部位于甲状软骨板后缘，三角形尖部位于内侧。该技术在达到声门旁间隙的同时，可以提供良好的视野在直视下切除任何大小的喉气囊肿，避免了复发、喉功能障碍及并发症的出现。

经颈入路也可以用于混合型喉气囊肿的治疗。手术前垫肩，头偏向健侧。麻醉采用与其他颈侧进路手术相同的气管内插管。在甲状舌骨膜水平，沿皮纹切开皮肤（图 43.5A），颈阔肌下掀皮瓣。喉气囊肿可以容易的触及和辨认（图 43.5B）。轻轻牵拉囊壁并沿甲状软骨上角处向内侧分离，探查囊肿的起源部位。切开甲状软骨上缘软骨膜，剥离子分离甲状软骨内侧软骨膜，将喉气囊肿和与之粘连的软组织、甲舌膜以及室带一并予以游离（43.5C）。如果需要暴露更大的范围，可以用骨锯切除甲状软骨板上 1/3。术后不会造成任何影响。然后继续向内下解剖至喉室，即可确定囊肿根部，仔细分离后予以切除。结扎止血，冲洗伤口，放置引流后逐层缝合关闭切口。直达喉镜下仔细检查喉内情况，通常因严重喉水肿所致呼吸困难情况并不多见，故无需常规气管切开。术中应注意保护喉上、喉返神经及其分支。

对于儿童来说，有报道说穿刺抽出喉内部分黏液可以暂时缓解症状。但是，很快囊腔又会被黏液充满。如果囊肿局限于喉室，则在诊断后尽早采用喉内镜手术切除。如果有喉外部分，则应该采用外进路手术切除。

术后护理

颈外入路手术的围手术期采用静脉抗生素，因为颈部组织直接暴露于潜在污染的气道分泌物。术前有感染的患者也应该使用抗生素。当引流减少后则可去除引流管，然后患者可以出院。

并发症

气道问题是最常见的并发症。除非证实气道梗阻，一般气管切开并不常见。术后仔细观察确认喉室和颈部组织之间无直接相通以预防皮下气肿和感染。喉上神经的喉内、外分支不必分离辨认，但是手术时必须意识到哪些部位是喉上神经进喉区域，从而避免损伤。除非术前严重感染引起严重瘢痕，一般手术切除只需将囊肿切除。手术主要的问题是不能完整切除囊袋，不能完整切除则可以预见将来会复发。

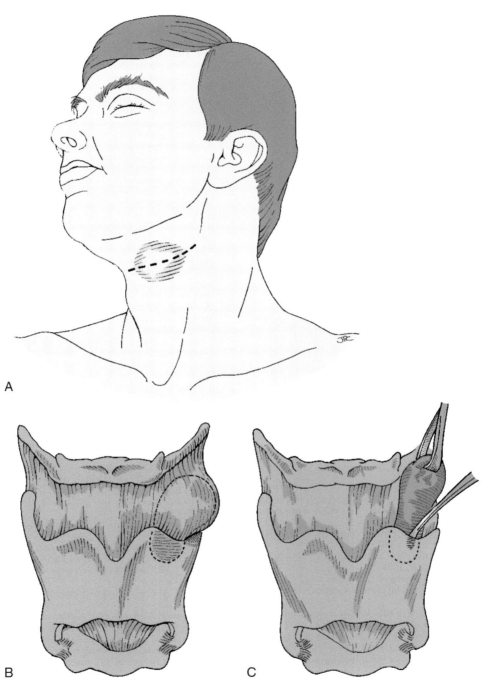

图 43.5　(A)在甲状舌骨膜水平沿皮皱做切口。(B)识别喉囊肿,将其切除至入喉点。(C)在甲状软骨膜做切口。切除喉囊肿在甲状软骨上的软组织附着以及假声带。

精要

- 喉内型喉气囊肿和喉囊肿可以通过支撑喉镜下显微切除或 CO_2 激光切除。
- 喉内、外型喉气囊肿均可以通过颈横切口颈外进路切除。
- 术前影像检查可以辨认喉气囊肿的类型。
- 尽量减少喉内操作防止气道梗阻。
- 气道梗阻的患者需要气管切开以保证气道安全。

隐患

- 没有影像学资料可能遗留喉外部分。
- 不能完整切除囊肿则可能会导致复发。
- 皮下气肿和反复感染可能是由于喉腔和颈部相通。
- 对于巨大和感染的喉气囊肿,术后气道管理是关键。
- 喉脓气囊肿的患者切除喉外部分是比较困难的,要仔细辨认防止损伤神经血管束。

（王剑　译）

参考文献

1. Gallivan KH, Gallivan GJ: Bilateral mixed laryngoceles: Simultaneous strobovideolaryngoscopy and external video examination. J Voice 16:258-266, 2002.
2. Holinger LD, Barnes DR, Smid LJ, et al: Laryngocele and saccular cysts. Ann Otol Rhinol Laryngol 87:675-685, 1978.
3. Canalis RF, Maxwell DS, Hemenway CV: Laryngocele: An updated review. J Otolaryngol 6:191-199, 1977.
4. DeSanto LW: Laryngocele, laryngeal mucocele, large saccules and large saccular cysts: A developmental spectrum. Laryngoscope 84:1291-1296, 1974.
5. Baker HL, Baker SR, McClatchey KD: Manifestations and management of laryngoceles. Head Neck Surg 4:450-456, 1982.
6. DeSanto LW, Devine KD, Weiland LH: Cysts of the larynx: Classification. Laryngoscope 80:145-176, 1970.
7. DeVincentis I, Biserni A: Surgery of the mixed laryngocele. Acta Otolaryngol 87:142-151, 1979.
8. Benjamin B: Congenital disorders of the larynx. In Cummings CW, Fredrickson JM, Harker LA, et al (eds): Otolaryngology–Head and Neck Surgery, vol 3. St Louis, Mosby–Year Book, 1993, pp 1831-1855.
9. Broyles EN: Anatomical observations concerning the laryngeal appendix. Ann Otol Rhinol Laryngol 68:461-463, 1959.
10. Delahunty JE, Cherry J: The laryngeal saccule. J Laryngol Otol 83:803-815, 1969.
11. Birt D: Observations on the size of the saccule in laryngectomy specimens. Laryngoscope 97:190-200, 1987.
12. Harney M, Path N, Walsh R, et al: Laryngocele and squamous cell carcinoma of the larynx. J Laryngol Otol 115:590-592, 2001.
13. Holinger PH: Clinical aspects of congenital anomalies of the larynx, trachea, bronchi, and oesophagus. J Laryngol Otol 75:1-44, 1961.
14. Lawson W, Biller HF: Congenital lesions of the larynx. In Bailey BJ, Biller HF (eds): Surgery of the Larynx. Philadelphia, WB Saunders, 1985, pp 175-186.
15. Dray TG, Waugh PF, Hillel AD: The association of laryngoceles with ventricular phonation. J Voice 14:278-281, 2000.
16. Khan SA, Siddiqui MMH, Khan RM: Laryngoceles and the laryngeal tube. Anesthesia 58:391, 2003.
17. Cassano L, Lombardo P, Marchese Ragona R, Pastore A: Laryngopyocele: Three new clinical cases and review of the literature. Eur Arch Otorhinolaryngol 257:507-511, 2000.
18. Carrat X, Francois JM, Carles D, et al: Laryngomucocele as an unusual late complication of subtotal laryngectomy. Ann Otol Rhinol Laryngol 107:703-707, 1998.
19. Celin SE, Johnson J, Curtin H, Barnes EL: The association of laryngoceles with squamous cell carcinoma of the larynx. Laryngoscope 101:529-536, 1991.
20. Pennings RJE, van den Hoogen FJA, Marres HAM: Giant laryngoceles: A cause of upper airway obstruction. Eur Arch Otorhinolaryngol 258:137-140, 2001.
21. Hubbard C: Laryngocele—a study of five cases with reference to the radiological features. Clin Radiol 38:639-643, 1987.
22. Alvi A, Weissman J, Myssiorek D, et al: Computed tomographic and magnetic resonance imaging characteristics of laryngocele and its variants. Am J Otolaryngol 19:251-256, 1998.
23. Griffin JL, Ramadan HH, Wetmore SJ: Laryngocele: A cause of stridor and airway obstruction. Otolaryngol Head Neck Surg 108:760-762, 1993.
24. Glazer HS, Mauro MA, Aronberg DJ, et al: Computed tomography of laryngoceles. AJR Am J Roentgenol 140:549-552, 1983.
25. Harvey RT, Ibrahim H, Yousem DM, Weinstein GS: Radiologic findings in a carcinoma-associated laryngocele. Ann Otol Rhinol Laryngol 105:405-408, 1996.
26. Close LG, Merkel M, Burns DK, et al: Asymptomatic laryngocele: Incidence and association with laryngeal cancer. Ann Otol Rhinol Laryngol 96:393-399, 1987.
27. Hirvonen TP: Endoscopic CO_2 laser surgery for large internal laryngocele. ORL J Otorhinolaryngol Relat Spec 63:58-60, 2001.
28. Lewis DD: Discussion on ventricle of larynx. Ann Otol Rhinol Laryngol 24:129-138, 1914.
29. New GB, Erich JB: Congenital cysts of the larynx: Report of a case. Arch Otolaryngol 30:943-949, 1939.
30. New GB: Treatment of cysts of the larynx. Arch Otolaryngol 36:687-690, 1942.
31. Alonso JM, Caubarrere NL: The laryngocele. An Otorinolaringol Urug 14:38-44, 1944.
32. Schall LA: An extralaryngeal approach for certain benign lesions of the larynx. Ann Otol Rhinol Laryngol 68:346-355, 1959.
33. Thawley SE, Bone RC: Laryngopyocele. Laryngoscope 85:362-268, 1973.
34. Stell PM, Maran AGD: Laryngocele. J Laryngol Otol 89:915-924, 1975.
35. Gil Tutor E: Laryngoceles: A clinical and therapeutic study. An Otorinolaringol Ibero Am 18:451-464, 1991.
36. Montgomery WW: Surgery of the Upper Respiratory System, vol 2. Philadelphia, Lea & Febiger, 1973, pp 467-479.
37. Keim WF, Livingstone RG: Internal laryngocele. Ann Otol Rhinol Laryngol 60:39-49, 1951.
38. Malis DJ, Seid AB: Fold-down thyroplasty: A new approach for congenital lateral saccular cysts. Laryngoscope 108:941-943, 1998.
39. Netterville JL, Coleman JR Jr, Chang S, et al: Lateral laryngotomy for the removal of Teflon granuloma. Ann Otol Rhinol Laryngol 107:735-744, 1998.
40. Thome R, Curti Thome D, De La Cortina RAC: Lateral thyrotomy approach on the paraglottic space for laryngocele resection. Laryngoscope 110:447-450, 2000.

第44章

喉外伤

Jonas T. Johnson

在所有的外伤中,喉外伤的发生率占不到1%,其中部分原因是得益于下颌骨、胸骨和颈椎的生理弯曲机制的保护。另外一种观点则强调喉外伤的患者在送往急救过程中的死亡率。Line及其同事[1]报道了171例颈部钝性损伤(颈部绞伤)患者中,死亡率高达65%(112例)。据统计,创伤急救中心里每5 000~30 000例急诊患者中就有1例是喉外伤的患者[2]。

对喉部的解剖和生理功能基本知识的理解,是掌握喉外伤处理原则的根本。作为喉的主要功能,首先是呼吸功能和对下呼吸道的保护功能,其次则为发声功能,尽管后者对社会经济学的发展很重要。呼吸上皮作为黏膜纤毛清洁系统的一部分存在于大部分的喉黏膜中。喉部声门上区的感觉神经分布有成对的喉上神经,属于迷走神经的分支。喉上神经也支配环甲肌,该肌肉有使声带紧张的功能,负责音调的高低。喉返神经支配除环甲肌外的喉内肌,喉返神经属于迷走神经的分支,管理着绝大多数喉内肌的复杂运动。喉部的软组织由软骨和韧带构成的框架支撑,喉部软骨的血液供应来源于软骨膜。

依据不同的功能和特点,喉部可被分成三个解剖区(图44.1)。因此,不同部位的喉部损伤,影响着喉外伤的处理和预后。声门上区有着丰富的软组织和黏膜,与声门下区等部位相比,较少依赖于喉部软骨的支撑,只要感觉神经分布不受到损伤,即使大部分的声门上区缺失,依然不会导致喉部主要功能障碍。相反,声门较多地依赖于软骨的支撑、环杓关节的运动、神经肌肉的合理协调来发挥它的括约肌和发声功能。基于以上因素,成人呼吸道在声门水平是最狭窄的。因此,气道横断面在声带水平的任何程度的变窄,均可能会影响气道的通气功能(和气道半径

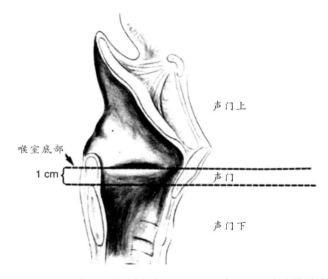

图44.1 喉部三个解剖学分区的矢状位素描图。真声带游离缘下方1cm为声门区。组织形态学观察发现,声门区的复层鳞状上皮在此移形为声门下的呼吸道上皮。

的平方成正比)。声门下区由环状软骨支撑,是喉气管软骨中唯一完整的软骨,也是新生儿和婴幼儿气道中最狭窄的部位。

引起喉外伤的原因很多,包括众多不可控的因素。这些因素包括患者年龄、损伤的机制、损伤的速度、皮肤的贯通伤等,都可以极大的影响随后的患者治疗。因此,评价和处理喉外伤患者时,需要对其有准确的评估,熟悉喉的重建原则,以及在探查喉外伤手术中熟练应对意外情况的能力。

儿童很少遭受直接的喉外伤,由于儿童和成人喉部在解剖形态上的差别,儿童的喉部处于颈部较高位置,因此,下颌骨可以直接阻挡外力的损伤,从而较好地保护喉部。另外,其喉气管复合体的柔软灵

声门上

喉室底部

1 cm   声门

声门下

活的软骨结构也较成人更能承受钝挫伤的打击。

　　外伤机制涉及损伤的可能类型，以及多学间的合作。总的来说，喉外伤分为钝挫伤和贯通伤。最常见喉外伤为钝挫伤[3]。在患者被汽车撞伤后，首先，要对该患者的整体健康情况有一个准确的评估。关于ABC（气道、呼吸、循环）的外伤治疗原则一定要明确，即使外伤仅位于头部和颈部，对于心血管系统的功能、颅脑损伤的潜在可能性以及颈椎损伤等，应该在第一时间明确诊断。

　　严重的颈部钝挫伤可能危及患者的生命，包括气道的完全梗阻和严重威胁生命的血管撕裂伤（图44.2）。颈椎的损伤在喉外伤患者中的发生率较高，由于软组织损伤后肿胀明显，颈椎的损伤在早期易被忽视。由锐器或者穿透性物体所导致的软组织损伤，对颈部主要结构的伤害非常明显。故而此种类型损伤其外部伤口虽然较小，但是内部的伤害可能很严重。任何类型的钝挫伤均可以导致喉部软组织或者软骨结构的损伤，从而瘢痕形成，继而喉部缺少支撑，随即出现气道的塌陷和狭窄。也可引起环杓关节的脱位，导致声带的固定损害喉部神经，导致声带麻痹。值得高度警惕的是，严重的喉外伤并不一定伴有颈部皮肤的伤口，其危重性容易被忽视。

　　绞榨伤为喉损伤中一种特殊的类型，泛指包括悬吊、止血带止血（绷带缠扎）、掐伤（手压迫）和窒息等损伤。在美国，绞榨伤在颈部暴力伤害中的死亡率占 10%。颈部绞榨伤的大部分受害者均当场死亡，因此，极少有能活着送到急救机构的[4]。绞榨伤的特征是在喉部软骨支架上施加静力，从而导致软骨的破裂，但黏膜并无撕裂伤，极易让检查者误认为患者的损伤并不严重，从而对患者病情产生错误的判断。绞榨伤患者的典型损伤为甲状软骨大角的断裂，可能同时伴随带状血肿形成、喉内黏膜淤血或者杓状软骨脱位。迅速形成的严重自发性血肿，表明大血管的损伤，应该引起高度警惕。Isadora-Duncan 综合征包含颈动脉挫伤、撕裂伤或者闭塞以及喉部破裂[5]。

术前评估

　　喉部也可能会被颈部穿通伤所累及。大约 60%喉部穿透伤的患者会伴有其他相关的损伤，值得重视，例如神经血管或者食管的损伤[2]。穿通伤较广泛，从刺伤到枪伤。尽管刺伤经常会呈一个直线的或者可预见路径的损伤，但子弹或者其他射弹类却在较小阻力层面（比如，筋膜平面）作用下，产生无法预估的损伤。子弹引起的损伤可通过直接接触，或通过子弹震震荡波产生组织的急剧移位，导致组织肿胀（图 44.3）。子弹震震荡波导致的创伤与其速度的平方成正比，因此高速的武器例如冲锋枪可引起更大的损伤。因此当评估穿通伤患者时，了解攻击的情形很重要；各种因素，如穿通伤的角度、子弹和武器的类型以及攻击的距离等，都是评估创伤程度的重点。

　　损伤发生时，首先必须尽早对呼吸道的完整性进行评估。发绀和喘鸣必须立即处理。急性呼吸道外伤时的插管可能很危险或者很难成功。气管切开术，或者在一些紧急情况下，环甲膜切开术应该被采用[6]。

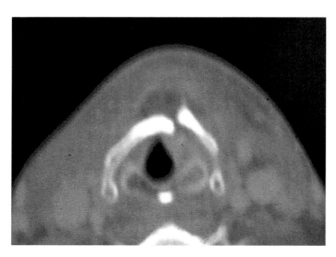

图 44.2　CT 显示甲状软骨的移位性骨折。必须在内镜下明确黏膜的完整性。甲状软骨需要复位和固定。

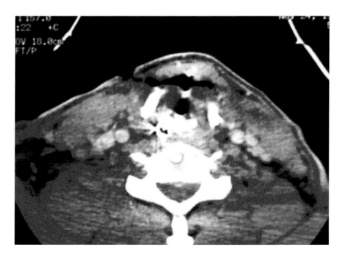

图 44.3　开放性的喉外伤。该例患者需要急诊气道重建，并尽可能修复损伤的喉部黏膜和骨性结构。

当颈椎的损伤不确定或高度怀疑时，为了做气管切开术而对患者颈部进行操作和摆体位，可能是很困难和不适宜的。在紧急的情况下，用大的孔针连着氧气管插入环甲膜或者直接插入气管可能会拯救患者的生命，并为气道通畅争取抢救时间。喉部外伤的患者因为在吸气时组织的塌陷，主要表现为吸气性呼吸困难。因此，在大部分喉部损伤的患者中，氧气并不能直接通过气道传输到肺部。并发胸廓内损伤如气胸、肋骨骨折导致的连枷胸或者肺挫伤可能是呼吸困难的原因，必须及早诊断和处理。

损伤累及气道但没有塌陷时，当其他的评估工作完成后，可以在急救室密切观察患者气道通畅情况。对轻微的气道损伤，目前有一种新型的装置，可作为暂时的处理措施，即将氦气和氧气以 70：30 的比率混合并通过一个 Venturi 管装置吸入患者气道内。氦气比氮气轻，因此产生更少的摩擦和具有更好的气道通过性，可减少气道呼吸的负荷。氦气和氧气的混合物在未建立外科气道通畅之前，可作为一种很有效的临时措施。

排除颈椎骨折后，即可解除患者颈部制动，并可保证气管切开术时患者的正常体位。此时，至少需要颈椎前后位、齿状位及轴位的拍片检查，并结合临床评估。对一些脊髓损伤但没有合并颈椎骨折的患者，如果只依靠 X 线拍片检查，可能会漏诊。相应的，相关科室医务人员应该对患者行详细的检查，依次排除心肺、神经系统、颌面部、腹部和其他相关损伤，在大部分情况下，对外伤患者的诊疗需要相关专科医生间良好的协作配合。

在颈部钝挫伤时如出现发声困难和声嘶，必须排除严重的喉部神经损伤。处理前的详细询问病史和必要的放射片检查尤为重要。同样的，如患者出现颈部皮下气肿，则表明喉部、气管内的黏膜撕裂或穿孔[7]。此时临床医生必须及早地明确损伤的部位和制定随后的治疗方案。

同时，必须警惕潜在的颅神经损伤。颌面部的锐器穿通伤患者，应在清创同时行神经探查和神经吻合术。迷走神经或者喉返神经的吻合手术目前仍存在争议。神经吻合术后可导致患者的联带运动。但是有文献报道，部分患者的喉部肌肉运动功能得到有效恢复或者至少恢复发声功能[8]。

患者潜在的血管损伤必须及早诊断。如出现进行性扩大的血肿或者开放性伤口持续的出血，应该立即行手术探查。如果患者病情稳定，行各种血管影像检查能进一步评估颈动脉鞘的损伤情况。颈动脉的钝挫伤可能表明动脉闭塞和内膜撕裂，早期可能无任何表现。颈部异常血管杂音的出现可能是颈动脉损伤的标志，此时应联系血管外科医生行手术探查。在穿通伤患者中，可能会出现颈部食管或者咽喉部的撕裂伤，需要排除。诊断和治疗的失误可导致严重的感染并发症。根据患者的病情，用 X 射拍片或者内镜检查可明确诊断。

术前评估

不能过分依赖常规的术前评估指南，同时，对伤口周围的情况如合并性损伤、损伤机制及损伤的严重程度等，也应该一并考虑。患者一旦出现进行性呼吸困难，须尽早行气管切开术。类似的，如患者发生血管损伤也应尽早行手术探查。身体其他系统严重危及生命的损伤可能会延误喉气管损伤的诊疗，应该重视。

如患者病情稳定，影像学检查后应行详细的体格检查，有利于患者的诊疗和护理。据文献报道，喉气管外伤患者中，常见的临床表现为皮下气肿（53%）、声嘶（47%）、颈部触痛（27%）和喘鸣（20%）[9]。

详细的体格检查包括对气道和嗓音的评估。发声困难或声嘶意味着喉部损伤，应该对颈部的软组织进行仔细观察和触诊，早期发现喉结和环状软骨环的结构异常。软组织擦伤和淤血等有助于判断损伤的严重程度。出现颈部肿块往往意味着血管的损伤。软组织气肿往往意味着含气管腔的穿孔。

口腔和口咽部检查应该采用可视法，如硬质喉镜或柔韧性纤维内镜进行检查。检查者可以观察软组织的损伤、撕裂伤、水肿或者淤血、声带运动情况。声门前后径的缩短往往提示甲状软骨的骨折和半脱位，以及杓状软骨脱位。Kennedy 等建议行动态喉镜检查，可以大大提高诊断率[10]。即使在钝性损伤中也可能造成喉从气管的外伤性分离，往往伴有双侧声带麻痹。虽然他们也见到过几例患者被成功地送到急诊监护室，但此类损伤的患者多数当场死亡。如果该类患者能得到及时和熟练的急救，可提高其生存机会。

根据喉气管复合体外伤情况，采取相应的影像学检查。CT 在评估喉和颈椎外形的完整性方面是非常有效的手段（图 44.4）。对于那些有明显损伤，需要急诊手术探查的患者，如活动性出血、血肿、伤口逸

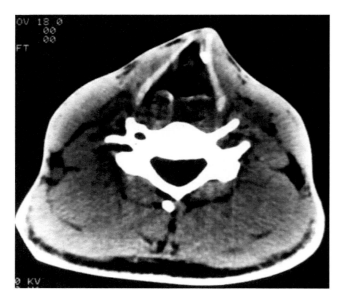

图 44.4　CT 扫描显示广泛的皮下气肿。喉软骨不对称,提示喉损伤。

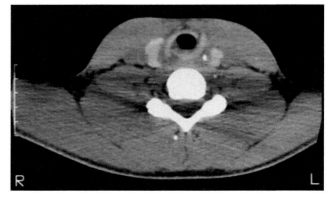

图 44.5　图示为绞榨伤导致的环状软骨骨折。

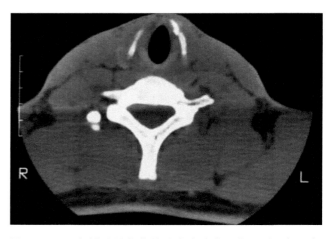

图 44.6　CT 扫描示甲状软骨的微小移位可能不需要切开复位,但是在非手术干预之前应仔细评估黏膜的情况,才可获得理想的效果。

气、咯血、需要行紧急环甲膜切开术、软骨暴露或者黏膜严重撕裂伤等, 则不必首先进行 CT 扫描检查。CT 扫描对于一些可疑性临床表现、轻微损伤、绞榨伤患者有着非常重要的诊断意义(图 44.5)。

　　在患者进行 CT 检查之前,应保证患者气道通畅并进行有效的喉镜检查。我们推荐患者行高分辨率的增强 CT 扫描。对甲状软骨和环状软骨非移位性骨折,如患者体格检查无明显异常,则没有必要行进一步的检查(图 44.6)。移位性骨折或者软组织撕裂伤往往需要手术探查和修复。对于软组织损伤,常常需要尽早行气管切开术。早期的手术探查常常更易对骨折的软骨和撕裂的黏膜进行精确复位[8]。延迟的手术探查则可能导致瘢痕形成、水肿、局部感染和畸形,甚至出现更严重的后果。如果患者的基本情况允许的话,我们建议在 24~48 小时内进行手术探查。在术前和术后的 24 小时内对患者进行抗生素治疗,可以预防感染的发生。

手术技术

　　对喉气管复合体外伤患者的处理, 第一步是保持呼吸道通畅。在很多紧急情况下,这是必须立即处理的,且非常具有挑战性和危险性的操作。此时,要求有丰富经验的手术者和麻醉师到场,而年轻医生因缺少经验而容易做出错误的判断。当术前检查提示喉气管解剖结构有严重损伤时,必须及时行气管

切开术以保证气道的通畅。时间允许的情况下,我们建议在第二和第三或者第三和第四气管软骨环之间进行气管切开术,而不仅仅是环甲膜切开术。如果已经进行了环甲膜切开术,而恢复时间预计在 7 天以上,此时应该立即行气管切开术。在行内镜和气道检查中需要头位移动时,必须首先排除颈椎骨折的可能。如果无法确诊的话,则应保证颈部在不过度拉伸的情况下进行气管切开术。

　　在建立气道通畅之后,内镜检查可明确诊断。再次进行内镜操作之前,必须排除颈椎骨折,也必须对颈部食管和喉进行检查。无明显移位的软骨骨折且黏膜无撕裂伤者不必行手术探查。相反,伴有黏膜撕裂伤的严重喉软骨损伤,应手术探查并复位黏膜和软骨骨折。

　　切口的选择必须同时考虑手术探查的需要和损伤的部位、黏膜撕裂伤的情况。当手术探查仅局限于

喉气道复合体时，横行切口足以保证视野的充分暴露。大多数情况下，基于上方的裙状皮瓣比较合适，而下方的裙状皮瓣就是气管切开的位置。对带状肌进行分离，可以直视到损伤的部位。应用小的卡子和钩子可对骨折进行复位，注意避免对软骨结构和下面的黏膜的进一步损伤。

当需要对黏膜进行探查时，应选择甲状软骨正中切口，通过声门水平的正中线进入喉。这有助于水平切开环甲膜，并在直视下进行操作。从任何一侧进入前联合处都是一种严重的技术错误，可能会影响到修复的效果。修复黏膜应使用质量好的可吸收缝线进行缝合，以确保真正的声带周围组织附着于前联合处（图 44.7）。如果声带周围组织无法确定的话，我们可以使用非吸收缝线把最前部位的大部分声带黏膜固定于前联合处。软组织撕脱伤不常见，所以它的修复类似于拼图。可以对撕裂伤和皮瓣进行修复和解剖结构的复位。少见的是，几处剥脱伤彼此最近，特别是穿通伤，可能会导致瘢痕挛缩和继发性狭窄，这时可能需要对缺失的黏膜进行黏膜移植或者皮瓣修复和支架固定。

支架分为硬质的和软性的，需要通过纽扣装置用非吸收缝线进行固定。金属丝容易折断，手术中应尽量避免使用。支架在喉外伤中的应用仍存在争议，很显然，外在异物的存在会对喉气管复合体的黏膜表面造成进一步的损伤。在对软骨和软组织修复时，

应该权衡利弊。明确区分支架和 T 形龙骨间的功能差异是非常重要的。一个设计好的支架可以全方位支撑气道，能够对软骨和黏膜层提供有力的支撑。理论上，可以加快上皮细胞的沿着支架周围移行，并可以避免挛缩或粘连。不幸的是，根据经验来看，在支架去除后，往往会加快瘢痕挛缩，支架活动可导致软组织损伤，不合适的支架还可能引起继发性狭窄。

相反，T 形龙骨的设计可以避免声带的挛缩，能使表面充分黏膜化，避免了形成粘连（图 44.8）。通过喉裂开手术插入 T 形龙骨，可拉伸喉的前后距离。对有严重声带损伤的患者，应用 T 形龙骨来避免前连合粘连。这种做法得到大多数人赞同，龙骨的应用可使黏膜向前移行，并可防止粘连。

对软骨的修复必须细致，可以用非吸收缝线、金属丝或者微型钢板装置（图 44.9~图 44.12）。我们以及其他学者[11,12]已经成功地应用小的钢板对甲状软骨和环状软骨的损伤进行修复。可吸收的小型钢板也已经应用于临床[13]。在手术过程中我们必须选择合适的螺钉，避免刺破黏膜表面。恢复甲状软骨解剖结构的支撑框架固定时，往往需要过度矫正，避免喉前后部距离的缩短，这是由于张力的自然特性主要作用于钢板两翼的缘故。

可以架高环状软骨骨折并用线缝于一个微孔板或者一个弓形杆上。将软组织解剖复位，并逐层缝合伤口。放置被动式引流，因为黏膜的闭合很少会达

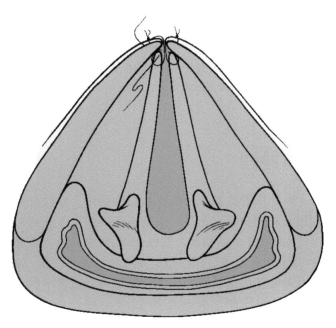

图 44.7 当喉裂开手术暴露喉腔时，手术者必须确保前连合复位良好。最好使用非吸收缝线进行缝合。

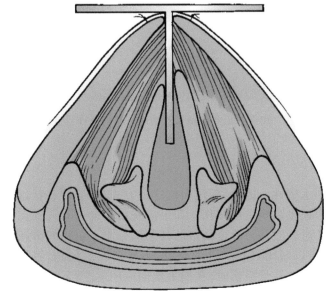

图 44.8 使用龙骨可以使损伤的声带表面重新形成上皮，因此可避免侧蹼结构的形成。

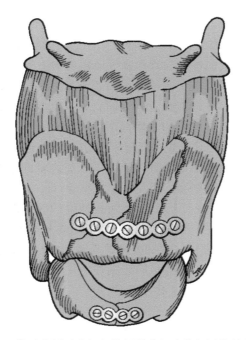

图 44.9   该示意图示出如何使用微孔板来修复甲状软骨或环状软骨的损伤。

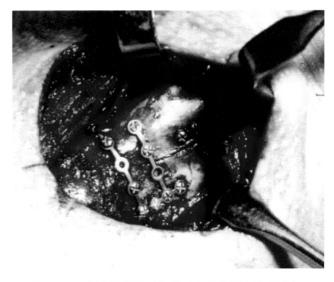

图 44.11   复合性骨折可能需要多个金属连接片固定。

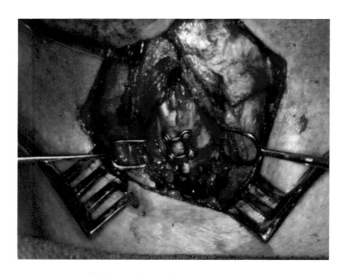

图 44.10   用微孔板和合适长度的螺钉特别适合修复和固定软骨骨折。

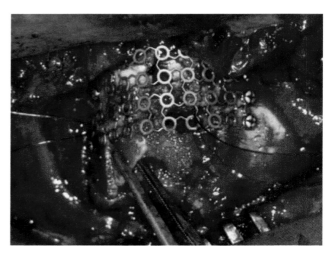

图 44.12   粉碎的喉软骨要用网状结构支持。蒙特利尔支架要通过经喉经皮缝合进行固定。

术后处理

到水密性。因此，负压引流这种方式是不恰当的，这会抽吸黏膜造成损伤。如果皮肤切口合并有气管切开时，应尽力缝合伤口的其余部分皮下组织到带状肌，以封闭气管切开的伤口，不建议加压包扎，特别对于伴软骨损伤时，在围手术期应用抗生素，可有效地预防口腔菌群感染。

喉外伤的患者术后应在 ICU 中留观。建议常规监测血氧饱和度。在急性期禁止经口腔摄入任何东西。当患者伴下咽部或食管损伤时，需要经鼻胃管进食，直到水肿消退、疼痛减轻，方可经口摄入食物。如果患者的外伤仅局限于喉食管复合体，通常术后三四天就可以进食。

常规气管切开术后的护理包括通过气管切开专

用面罩吸入加湿的气体。尽量避免使用 T 型连接管，否则会扭曲气管切口，造成不必要的损伤。气管切开术的常规护理应首先从内套管的清洁和吸痰开始。

当患者气道状态稳定且声门足以防止误吸时，气管切开套管才可以移除。通过给气管套管气囊放气来检测声门的功能，若放气后有误吸发生则说明声门能力不全，需要继续使用带气囊的气管套管。持续呛咳可能是误吸的一个更可靠指征。

通过纤维可视设备可以直观的检查气道，从而判断气道功能恢复的情况。更换无气囊且更小的气管套管可以检测气道功能恢复的情况。此时，可堵住套管并观察患者的呼吸情况。患者能够耐受堵管并超过 24 小时的，可以考虑拔除气管套管。气管切开处伤口可行二期缝合。

对于严重喉气管创伤的患者，可以让其进行家庭气管切开护理并定期随访，情况许可时门诊拔除气管切开套管。严重喉气管创伤中，瘢痕挛缩可能造成狭窄，此种病例的随访至少要持续数月。

对喉气管损伤急性恢复期的患者来说，意外脱管可能会危及生命。对那些已经置入支架的患者更是如此。此种并发症的处理中，第一要素就是预防，气管套管应该缝合固定在颈部皮肤上，并用颈带绕系在颈部以加强固定。恢复室和 ICU 的工作人员需要了解这种情况的处理。如果无法顺利插管，相关医务人员必须熟记套管意外脱落处理的要点。可以通过在气管切开处上或下的气管环上缝合牵引来辅助套管的再次插入。若患者可以被固定于头后仰的姿势，将有助于更换新的气管套管。能够直接观察到气管切开处有助于套管的正确放置。盲目地向气管内插入套管可能会将套管插入气管前方的软组织，随后的机械通气时，可能出现气道压高并导致皮下气肿或气胸。只有把套管放入气管内才能避免这种灾难性的后果。可直接使用的照明设备、伸缩仪、小管径的备用套管都有助于紧急情况的处理。

引流管中流出黏液或唾液意味着伤口裂开和瘘管的形成。这种情况下，引流管应该保留至伤口愈合时。这通常需要 7~10 天，之后引流管可以拔除而瘘管可以闭合。全身应用抗生素以防止败血症的发生。过早的拔出引流管会导致皮下积液，继而引起颈部皮瓣膨起。皮下积液需要打开伤口重新置入引流管。

喉气管修复最重要的长期并发症是狭窄。所有修复组织都要经历瘢痕挛缩期。环形伤口是最容易引起狭窄的。很多医学文献中讲到了一系列的二期重建技术(参见第 45 章)。手术中操作轻柔，损伤组织精准的复位，支架、龙骨及其他气管支撑材料的正确使用等，可较好地预防狭窄的发生。

支架的长期使用也许可以成功的维持气管腔形态，但它并不能防止瘢痕挛缩所致狭窄的发生。此时，最终要通过手术探查，采用足够移植物等方法创造一个永久性管腔。

精要

- 穿通性喉部外伤需要内镜下评估和修复受损的上皮和软骨。
- 颈部钝挫伤后的嗓音改变需要对喉部解剖评估。
- 所有严重喉部创伤的患者都应该高度警惕存在颈椎损伤的风险。
- 气道穿通伤可能伴有严重的神经血管损伤。
- 当喉部创伤造成喘鸣或者发绀时需要行气管切开术(或环甲膜切开术)。
- 甲状软骨和环状软骨移位性骨折需要早期复位以改善其远期预后。
- T 形龙骨和支架有助于上皮的重新生长和阻止瘢痕的形成。
- 严重喉部创伤时气管套管的安全性需要得到保障。

隐患

- 严重喉部骨折若未能复位会导致永久性发声障碍。
- 若未能成功的重建甲状软骨的轮廓，会导致发声功能下降，这种情况通常需要硬固定治疗。
- 若未能发现并诊断创伤后损伤可能会引起患者不满。
- 安全性较差的气管套管可能会引起气道梗阻。
- 支架和龙骨固定不良可能会引起气道梗阻。

(程庆　译)

参考文献

1. Line WS Jr, Stanley RB, Choi JH: Strangulation: A full spectrum of blunt neck trauma. Ann Otol Rhinol Laryngol 4:542-546, 1989.
2. Schaefer SD, Close LG: Acute management of laryngeal trauma: Update. Ann Otol Rhinol Laryngol 98:98-104, 1989.
3. Kleinsasser NH, Priemer FG, Schulze W, Kleinsasser OF: External trauma to the larynx: Classification, diagnosis, therapy. Eur Arch Otorhinolaryngol 257:439-444, 2000.
4. Borowski DW, Mehrotra P, Tennant D, et al: Unusual presentation of blunt laryngeal injury with cricotracheal disruption by attempted hanging: A case report. Am J Otolaryngol 25:195-198, 2004.
5. Gowens PA, Davenport RJ, Kerr J, et al: Survival from accidental strangulation from a scarf resulting in laryngeal rupture and carotid artery stenosis: The "Isadora Duncan syndrome." A case report and review of literature. Emerg Med J 20:391-393, 2003.
6. Kleinsasser NH, Priemer FG, Schulze W, Kleinsasser OF: External trauma to the larynx: Classification, diagnosis, therapy. Eur Arch Otorhinolaryngol 257:439-444, 2000.
7. Goudy SL, Miller FB, Bumpous JM: Neck crepitance: Evaluation and management of suspected upper aerodigestive tract injury. Laryngoscope 112:791-795, 2002.
8. Green DC, Ward PH: The management of the divided recurrent laryngeal nerve. Laryngoscope 100:779-782, 1990.
9. Stassen NA, Hoth JJ, Scott MJ, et al: Laryngotracheal injuries: Does injury mechanism matter? Am Surg 70:522-525, 2004.
10. Kennedy TL, Gilroy PA, Millman B, et al: Strobovideolaryngoscopy in the management of acute laryngeal trauma. J Voice 18:130-137, 2004.
11. De Mello-Filho FV, Carrau RL: The management of laryngeal fractures using internal fixation. Laryngoscope 110:2143-2146, 2000.
12. Sasaki CT, Marotta JC, Lowlicht RA, et al: Efficacy of resorbable plates for reduction and stabilization of laryngeal fractures. Ann Otol Rhinol Laryngol 112(9 pt 1):745-750, 2003.
13. Bhanot S, Alex JC, Lowlicht RA, et al: The efficacy of resorbable plates in head and neck reconstruction. Laryngoscope 112:890-898, 2002.

第 **45** 章

后天性喉狭窄

Ryan J. Soose, Ricardo L. Carrau

喉的基本功能包括呼吸功能，以及在呼吸、发声、咳嗽中的保护和防御功能，在用力运动时固定胸部，以及维持呼气末正压等功能。而喉部狭窄的患者，这些功能都受到了影响[1-4]。

后天性喉狭窄非常少见。有人统计每个耳鼻喉科医生在整个职业生涯中平均可以遇到 5 个后天性喉狭窄病例[4]。喉狭窄可能由一系列原因引起，而且其引起的喉部功能障碍的程度差异很大。文献报道中治疗喉狭窄的方法多种多样，多来自于外科医师对于该病的经验性治疗。

解剖因素

喉部由下颌骨、胸骨和颈部屈曲机制保护。虽然如此，仍可受到外源性或医源性损伤。系统性疾病、感染、肿瘤亦可造成喉狭窄。

喉部软组织或软骨结构的损伤可引起瘢痕形成和丧失支撑，继发气道塌陷和狭窄。喉软骨结构的血供来源于软骨膜。软骨失去血供后会很快坏死，并作为异物引起炎症反应，从而进一步造成组织损坏与瘢痕。损伤之后，喉部的软组织层撕裂并充血，可演变成血肿，并进一步发展为纤维化。

损伤部位也可影响狭窄发生。喉部的不同部位对各种损伤的自我保护性或易感性具有各不相同的特征。声门上结构有更多的软组织和丰富的黏膜组织，与声门和声门下结构相比，对外部支撑的依赖性更小。声门上组织（如舌骨和会厌）的损伤不会引起喉部功能的严重丧失。因此，声门上组织损伤的预后相对较好。

在成人气道中，声门是最狭窄的部分。声门的软

组织执行正常功能依赖于软骨的支撑、环杓关节的移动性，以及良好的神经肌肉协调性。喉返神经优先支配内收肌，这就使得声门受伤后易发生外展麻痹。

声门下区由环状软骨支撑，是喉气管复合体中唯一的环状软骨，而且是新生儿气道中最狭窄部分。声门下结构衬有呼吸上皮，黏膜下层为疏松结缔组织。呼吸上皮不耐受创伤，易受到破坏，从而引起二期愈合和瘢痕形成。这些因素使声门下区比喉的其他部位更容易发生狭窄。

病因学

外源性创伤

随着日常生活中暴力活动和机动车辆交通事故的频发，创伤后喉狭窄发病率也随之增加。即使创伤后立即进行了适当的处理，支撑结构的严重损伤和喉气管分离仍会引起一定程度的气道狭窄[5-7]。外源性创伤后喉狭窄的发生率为 0%~59%。

气管插管

在儿童和成人中，长期或多次气管插管造成喉狭窄的发生率为 3%~8%[8-11]，而对于低出生体重的婴儿和呼吸窘迫综合征患者，发生率可高达 44%[8-12]。在低出生体重的婴儿和其他高危人群中，将及早行内镜检查和气管切开术可以减少因气管插管导致喉气管狭窄的发生率[12]。

气管插管后发生的喉狭窄是由多种因素造成的。喉气管插管中，与喉部损伤机制相关的因素有插管时间、套管的尺寸、套管对喉部的摩擦和压迫、反

315

复插管、对套管的排斥反应、消毒时所用的有毒物质的释放、导管丝的使用、插管的流程、气管套管的护理、不同性别的解剖差异等。

动物实验和临床研究中,不同的插管方式与临床、组织学损伤类型相关。Nordin 和 Linholm 等[13]通过兔子的动物模型,研究插管时间和气囊特性对损伤程度的影响。他们发现,跟插管时间相比,气囊对气管表面的压力更关键。因为压力超过 30mmHg 时,喉部的黏膜就会出现微循环障碍,而同体积大、压力低的气囊相比,体积小、压力高的气囊更容易引起气管黏膜的缺血性损伤。

Whited[14]利用狗的动物模型,研究了气管套管造成声门溃疡和声门下气管周围损伤的生物力学机制。他发现在拔管之后炎症反应仍会继续进展。Whited[15]在一项临床前瞻性研究中证实了他在动物实验中的发现:损伤的程度同插管的方式和时间相关。他发现插管 2~5 天的患者发生慢性狭窄的概率为 0%~2%,而插管 5~10 天的患者此概率为 4%~5%,而留置导管超过 10 天的患者此概率为 12%~14%。他建议对于气管插管可能超过 10 天的患者,应行气管切开术。

Bryce[16]也研究了插管时间与喉部损伤的关系。重复插管造成的损伤最为严重。这项研究表明,在喉狭窄的发展中软骨膜炎是最重要的因素。

年龄是影响喉狭窄位置和程度的又一重要因素。对于婴儿,声门下组织更易累及[9],而成人则更易发生后联合处的损伤[8,11]。虽然如此,复合狭窄在所有年龄段喉狭窄患者中约占 1/3。

气管切开术

高位气管切开可能引起声门和声门下损伤。切口的类型和套管相关的生物力学因素均同喉狭窄的发生发展相关[17]。在理想的情况下,气管切开术应在第三或第四气管环处进行。经第一气管环或环状软骨的高位气管切开术,可能引起环状软骨坏死,从而导致纤维化和喉狭窄。

与此类似,环甲膜切开术也可造成喉狭窄,且发生概率比气管切开术更高。在成人中,环甲膜宽约 8~13mm(平均 9mm)[18]。软骨的直接创伤或感染造成的环状软骨损伤可以引起软骨坏死。因声门下区无软组织覆盖,气管套管不适宜插入其中。另外,6 号 Shiley 套管的外径为 10mm,这比大多数人的环甲膜的宽度要大得多。

内镜检查

喉部气道的内镜检查需要操作者的技巧和耐心。野蛮操作、局部活检取材过多、激光消融时粗心和不精确、检查器械尺寸过大等都可以促进组织纤维化和喉狭窄的发生。

腐蚀伤

声门上括约肌功能可以防止误咽的腐蚀性物质同声门接触。所以,严重的声门上腐蚀伤很少累及声门。当这些化学物质通过颈部食管时,通常会伤及咽壁。腐蚀伤会造成黏膜、黏膜下和肌肉的广泛破坏。随之而来的伤口挛缩和纤维化可以造成功能障碍。

鼻饲插管

鼻饲管通常被认为不会造成创伤。鼻饲管插管造成炎症反应继发于鼻饲管的异物反应、吞咽障碍伴分泌物的淤积、压迫性坏死和胃食管反流,这些因素都引起环状软骨后溃疡及软骨膜炎的发生。愈合后引起纤维化和挛缩。鼻饲管相关的创伤可与气管套管造成的创伤起到协同作用。

感染和肉芽肿疾病

结核病、组织胞浆菌病、酵母菌病,麻风病和梅毒在世界的一些地区流行。它们的病程中均有一个红斑水肿期,继而发展为软骨炎、坏死和瘢痕[19]。喉部梅毒和结核(图 45.1A),以及白喉,尽管目前在美国较少见,但在过去常常会引起喉狭窄。除此之外,韦格纳肉芽肿(图 45.1B 和图 45.1C)及结节病(如图 45.1D)也可能累及喉部。韦格纳肉芽肿的患者声门下的狭窄发生率为 10%~20%,而且其治疗方式为非手术治疗(如环磷酰胺,激素)。手术治疗包括扩张术及注射激素和丝裂霉素 C 等辅助治疗,通常在药物治疗失败及疾病处于恢复期的时候方采用[20,21]。

自身免疫性疾病

自身免疫性疾病如复发性多软骨炎(图 45.2)可能破坏软骨的结构或是影响喉部的关节,导致呼吸道塌陷或环杓关节的固定。环杓关节的固定可能是风湿性关节炎的最初表现。

胃咽部反流

胃部反流液中含胃蛋白酶及胃酸,可引起黏膜及

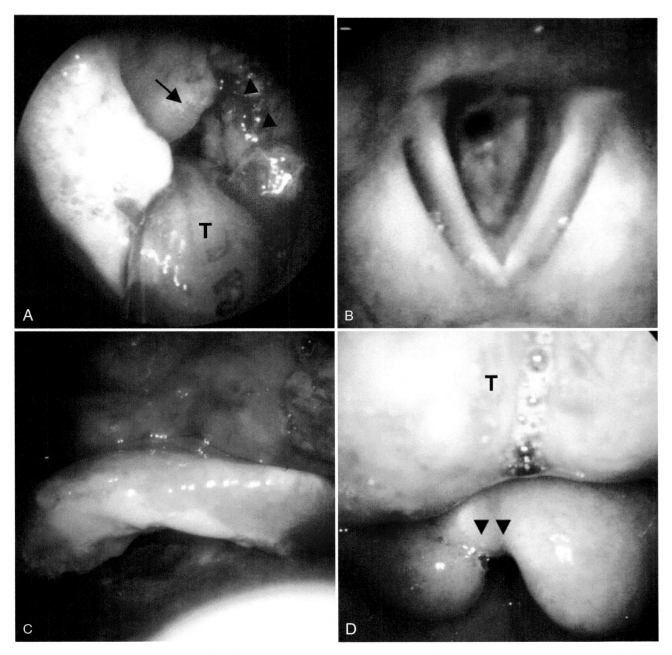

图 45.1　喉部病变。(**A**)结核:在右侧假声带上可见溃疡及颗粒状组织(三角箭头所示);在左侧假声带上可见水肿(箭头所示)。T:声门后上方放置的气管内导管。(**B**)韦格纳肉芽肿:声门下狭窄。(**C**)韦格纳肉芽肿:会厌部溃疡。(**D**)结节病:会厌部瘢痕(三角箭头所示)。T:舌头。

黏膜下损伤,导致更多的瘢痕形成(图 45.3)[22]。喉部损伤患者推荐预防性应用抗反流的药物,应严密关注患者的胃食管反流,并认为胃食管反流可能是导致难治性喉狭窄的原因,应进行积极治疗。

患者评估

临床评估

　　喉狭窄患者临床表现可能有呼吸短促、呼吸困难、喘鸣、声音嘶哑、吞咽困难、分泌物难以咳出等一种或多种症状和体征。尽管呼吸道症状习惯性地首

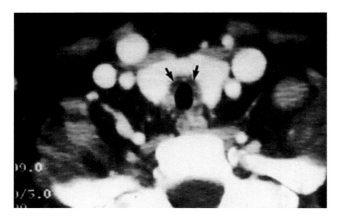

图 45.2 活动性复发性多软骨炎患者的 CT 扫描显示出环状软骨的软骨膜水肿及软骨吸收(箭头所示)。

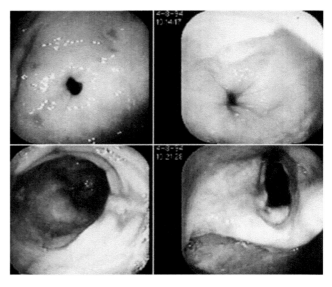

图 45.3 右下图显示为声带水肿、喉厚皮症及声带突肉芽肿。其他图片显示的是不同食管部位的点状腐蚀性食管炎。

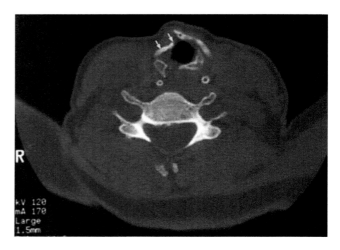

图 45.4 CT 轴位扫描显示甲状软骨及环状软骨骨折(箭头所示)。

先被重视,但目前的研究表明,喉狭窄患者中,存在主观和客观的声音质量的障碍[23,24]。儿童患者常常伴有反复发作的哮喘或心肺方面的疾病。

在临床诊疗中,软质纤维喉镜可用来评估喉狭窄的部位及程度,以及声带的活动情况。在一项儿科环状气管切除术的回顾性研究中,多元分析表明,双侧或是单侧的声带固定,是呼吸道重建术后拔管失败的唯一重要危险因素[25]。喉镜视频及喉部拍片为疾病的讨论及其他喉部专家回顾分析提供了客观的文件材料。肌电图可帮助区分神经肌肉缺陷所导致的环杓关节固定或半脱位。

患者局部麻醉后,在硬质透镜内镜的辅助下行硬质直达喉镜检查,可作为临床辅助检查。硬质直达喉镜有助于评估杓软骨的被动性活动度、检查声门下周围情况,并能提供瘢痕组织硬度等相关情况。已有报道使用内镜检查来明确喉狭窄范围及严重程度,并监测治疗效果[26]。一旦怀疑患者有喉部或气管软化,就应当在患者有自主呼吸的情况下,行纤微喉镜或硬质喉支气管镜检查。

无创性检查可用于完善喉狭窄患者的诊断以及疗效监测,前景也很乐观;但是其在临床中的实际作用还不明确。Nouraei 等[27]开发和检测了一种基于流量-容积环的模型,可用于评估喉气管狭窄患者的机械狭窄程度和临床影响。

影像检查

CT 被认为是评估软骨结构完整性及环杓关节功能的影像学诊断标准(图 45.4)。Carretta 及其合作者[28]比较了 12 例呼吸道重建术患者的术前内镜检查和 CT 评估及术中表现。他们发现硬质内镜检查仍是术前评估喉狭窄患者狭窄长度、范围及部位的最可靠方法[28]。

其他的检查方法包括 MRI、超声和 X 线透视检查。MRI 在诊断喉气管狭窄的程度上有效并且没有辐射。其矢状位及冠状位扫描可以确定有效的治疗方案,但它的缺点是,患者检查时平躺时间较长,这对于儿童或是有严重喉狭窄并端坐呼吸的成人难以坚持。超声对于声门下呼吸道的检测具有方便、易耐受、无创等优点,可评估声门下气道的直径[29]。X 线透视检查能有效地评估气管软化的范围,可发现患者吸气时的呼吸道塌陷情况,而这些情况在全麻下硬质直达内镜检查时却提示正常。对于儿童,采用软组织放射学检查可有效进行喉狭窄的定位及分级。

一般处理

喉狭窄处理的演变,尽管不是线性变化的,但是已从"等待及观察"模式转变为扩张术及最终的显微内镜治疗。这些外科治疗方法联合抗生素、支架术、糖皮质激素的使用,以及包含或不包含移植物的管腔扩张处理。不幸的是,这些技术没有一种能保证100%的拔管率。大部分临床研究表明,不同治疗方法都不具有可回顾性、非随机性、缺乏标准的定义,应用受限。进一步说,应用各种手术及辅助方法的报道中,如支架术、激素以及被其他喉科医生公认的一些技术,往往导致一些相反的发现和结论。

"待观察"方法

该方法应用于患有先天性狭窄的小儿,以期患儿迅速的生长发育从而弥补狭窄缺陷。而对于后天性喉部狭窄,随着瘢痕成熟及挛缩持续发展,狭窄的预后往往难以评估。因此,"待观察"方法并不适用于后天性喉部狭窄的患者。

扩张术

在一些体瘦且为先天性蹼状狭窄的患者中,应用扩张术非常有效。而后天性狭窄常常更为严重,对扩张术效果差,且其结缔组织组织的透明样变及胶原蛋白交叉耦联,从而形成坚硬的、难以压缩的瘢痕[3]。

选择较薄、柔软及尚未成熟的瘢痕狭窄患者,且作为其他方法(如:放射状切开术)的辅助措施时,扩张术的成功率明显增加。在医疗条件恶劣的情况下,扩张术也能减轻患者的痛苦[30]。然而,扩张术的缺点在于,需在患者身上进行反复多次的操作,增加了患者痛苦。并且在扩张术作为首选治疗方案的患者中,约3/4将面临再次狭窄及后续治疗的介入[31,32]。

内镜微创手术

内镜微创手术的效果取决于狭窄的原因、部位及程度;因此,选择合适的患者非常重要。后天性喉部狭窄的患者,当伴有多个狭窄部位、狭窄超过1cm、环形狭窄或合并有细菌感染时,内镜微创手术治疗常常可能导致失败[30]。

激光内镜微创手术

激光手术可以提供有效的止血并且手术中视野清晰。关于是否激光较显微外科器械所引起的创伤更小,目前尚存在争议。实验研究表明,激光束所致的早期创伤中,上皮细胞的再生伴随着成纤维原细胞增殖及胶原蛋白形成。然而,通常原则是,显微手术机械能更好地保护正常组织。较大的伤口可以通过后期愈合(如瘢痕形成)而不需切除[1-3]。CO_2 激光的缺点在于费用高、引起火灾的危险及角膜灼伤。

声门后部狭窄患者中,在使用激光通过合页状皮瓣[33]和(或)杓状软骨切除术[34]切除瘢痕后,大多数人拔管后仍可保留良好的发声功能。

外部方法

基本的经颈径路手术包括咽侧切开、狭窄部位切除术后的端端吻合术及甲状软骨正中切开术。倡导者认为,该方法能有效清除瘢痕组织、利用黏膜瓣促进愈合、能降低再次手术率[35]。

辅助治疗

支架植入术

支架的使用或"管腔保持器"是另一个存在争议的话题。支架植入术的目的就是维持管腔的稳定。惰性支架材料能抑制瘢痕的挛缩,促进损伤的恢复。反对者则认为,即使最惰性的支架材料,仍然能够引起机体的异物性炎症反应,加重组织的损伤并且延缓黏膜上皮的再生。

支架材料有硬质的和软质两种。硬质的支架(如:管腔保持器)不推荐使用,因为它们产生的损伤就如同气管内导管。最常使用的软质支架有海绵状指套、鼻腔填塞材料、卷状的硅橡胶板、管状的或实性特氟龙(聚四氟乙烯)或硅胶预制支架(图45.5)。

指套很容易设计,能符合需要,而且价格便宜。但是,它们会产生排斥反应,在受到唾液污染后成为日后感染的来源。硅胶支架能用软化后的气管内导管或圆形硅胶板制作。圆形硅胶板能引起肉芽组织增生。硅橡胶及聚四氟乙烯预制模型能制成不同的大小和长度,还能改变形状,是首选的扩张材料(图45.6)。在呼吸道扩张手术中,放置的作为辅助材料的支架,对于游离移植物及带蒂皮瓣的固定、保持管腔形态非常有效。据文献报道,最佳的支架放置时期为2周到10个月[36,37]。通常放置2~4周已经足够了。支架植入术可作为多部位狭窄患者的首选方案,对于

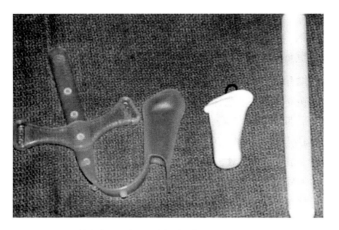

图 45.5　预制支架。从左到右分别是：Eliachar、Montgomery、Aboulker 支架。（左和中，From Boston Medical Products, Westborough, MA.）

多次气道重建手术失败的患者,也可作为补救措施[38]。然而，对于支架存在的问题及其潜在的威胁生命的并发症应该引起重视。

皮质类固醇

皮质类固醇能抑制细胞内螯合及维持细胞膜的稳定性,因此能抑制导致组织破坏的溶酶体的释放。同时能抑制胶原蛋白的合成、促进胶原的破坏、抑制成纤维细胞的有丝分裂及转运活性。皮质类固醇在喉狭窄中的有效性尚待证实,但在喉狭窄患者中,局部注射对于瘢痕带软化及预防粘连有效。

丝裂霉素 C

喉部气管手术中，丝裂霉素 C 被公认为安全有

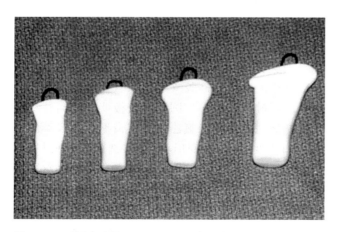

图 45.6　不同大小的 Montgomery 喉部支架。从左到右分别是儿童及不同体型的成年人的支架。

效的且具有较高社会经济效益的辅助药[39]。烷化剂能通过阻止成纤维细胞的增殖来抑制 DNA 和蛋白质的合成,从而减少再狭窄的可能[40]。Eliasher 等[41]研究了丝裂霉素 C 在狗的喉部急性损伤中狭窄预防的作用。他们发现,应用丝裂霉素 C 能将狭窄的发生率从 87% 降低到 27%。Rahbar 等[42]在喉气管狭窄患者的内镜激光手术中,配合局部应用丝裂霉素 C(浓度 0.4mg/mL,持续 4 分钟),9/12(75%) 的声门下和(或)气道狭窄患者能顺利拔管。同样,在一篇局部使用丝裂霉素 C 的回顾性综述中，内镜微创手术中配合局部应用丝裂霉素 C 的患者较单纯内镜治疗的患者,具有较长的无症状间歇期 (分别为 23.2 个月和 4.9 个月)[43]。

抗生素

喉部手术被认为是清洁-污染的手术,手术前推荐预防性应用抗生素。某些情况下可能需要长疗程的抗生素治疗(如活动性软骨炎)。Nouraei 等注意到支架上存在的特殊菌群 (金黄色葡萄球菌及铜绿假单胞菌)与呼吸道的肉芽肿形成有重要关系[44]。延长抗生素疗程,理论上具有控制感染、抑制软骨炎的恶性循环、坏疽、肉芽组织及瘢痕的形成的作用。

术前计划

建立和保护呼吸道通畅是喉狭窄所有治疗方案的基础。呼吸道的保护可采取气管内插管或者气管切开术。

局麻下行气管切开术适用于严重气管狭窄 (如伴喘鸣)和需要采取经颈入路手术探查的患者。

纤维层较薄的患者须行内镜操作和微创外科手术，而声门上区和声门下区黏膜狭窄的患者可能需要插管。术中对组织操作轻柔是防止术后水肿和呼吸道狭窄的基本。尽管围手术期间运用类固醇的优势未被系统证明,但是对减轻水肿可能有效。

高频正压通气不值得提倡,因为狭窄导致限制性呼气从而可能引起肺部压力增高和张力性气胸。但部分患者中,硬质喉镜、声门下内镜和支气管镜可越过狭窄部位,从而保证通气。

手术技术

喉狭窄手术成功的三个基本原则:充分暴露,保

留正常组织以及促进一期愈合防止复发。

声门上区狭窄

声门上区狭窄可采取激光切除或经颈部切口行声门上区喉部分切除术。和声门上区喉肿瘤切除术相反,这种手术可保留喉上神经的神经支配、舌骨和毗邻瘢痕区域的软组织[45]。

沿甲状软骨上方的皮纹做一水平切口。将颈阔肌下皮瓣上提以暴露上至舌骨上肌附着点,下至环状软骨水平。将舌骨下肌肉在附着点处切断以暴露舌骨内侧到小角的部分(图45.7)。将舌骨下肌肉从甲状软骨处分离。经舌骨行咽切开术可暴露咽腔(见第29章)(图45.8),便于直接暴露狭窄处。用10号刀片行甲状软骨切开术,若甲状软骨钙化可用电锯切开。保留甲状软骨上角和喉上神经血管丛。甲状软骨切开术中应切除包括狭窄区域在内的邻近软组织(图45.9)。可通过缝合舌根部与甲状软骨膜来修复缺损。如果会厌未被破坏,可一并缝合。将会厌固定于残存的甲状软骨上很重要,否则,术后会厌可能下垂并影响声门功能。将舌骨下带状肌肉缝合于舌骨,并在正中线处缝合两侧舌骨下肌肉。可应用多种方式进行伤口的修复。留置受压引流管。

有些病例,例如一般状况较差的患者,黏膜下注射皮质类固醇激素和行扩张术可能有利于通气状况的短期缓解。

声门区狭窄

声门区的狭窄进一步分为前部、后部及联合病

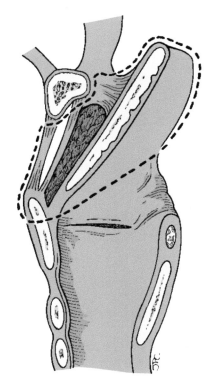

图45.7 矢状面。虚线内的区域是喉声门上区部分切除术的切除范围。

变。这种简单的分类方法很重要,因为不同狭窄类型的病因、治疗和预后差别较大。

声门前部狭窄

声门前部狭窄通常继发于声门前联合处外伤(如喉部骨折)、内镜手术(如声带剥离术)及肿瘤手

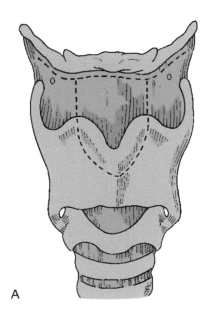

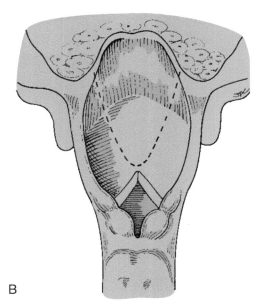

图45.8 冠状面。虚线示出甲状舌骨膜切口和甲状软骨切开术切口(A)和喉内切口(B)。

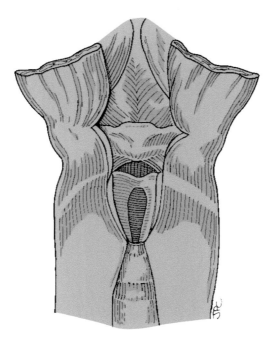

图 45.9　冠状面。去除了声门上区中间部分的经颈视图,从去除部分可看见声带。舌骨被保留。

术(如垂直部分喉切除术)。声门前部狭窄导致声门前缩及声带外展粘连(图 45.10 A,B)。

如何选择激光、冷冻微创外科器械,或者内镜、经颈入路的有创手术手段来切除狭窄等并不重要,熟练的外科技术更能有效地扩张呼吸道及促进一期愈合。显微镜或小型放大镜的应用,能扩大手术视野,并能最大程度地保留正常组织,合适的手术器械能将组织再次创伤减小到最低程度。

一般来说,声门前部狭窄的矫正可形成两个与剥离上皮相对的表面。这两个表面往往会愈合在一起形成蹼状结构(即再狭窄)。为了防止此问题,必须使用内支架或者龙骨将这两个剥离部位分隔开。或者是以真声带游离缘前 1/3 处外侧为基准将蹼分成浅表层和深层。然后将皮瓣旋转覆盖往声带的剥离区,这样就不需要用龙骨。

高度小于 1cm 的声门前蹼,适合内镜下切除。患者取仰卧位,垫起肩部使颈部过伸。直接喉镜使手术病灶充分暴露后,双目显微镜悬于手术部位上

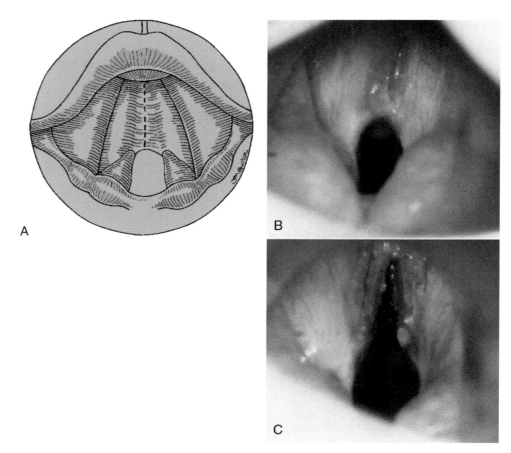

图 45.10　(A)累及声带皱襞的声门前蹼。虚线示出分离此蹼以便重建两侧其声带游离缘的理想平面。(B)声门前蹼层的术中视图。(C)用 CO_2 激光切开此蹼的术中视图。

方。可以用激光或冷冻微创器械将蹼切开分层(图45.10A~C)。

在 CO_2 激光手术过程中，保护患者和手术室人员的安全尤为重要。所有手术室人员均需佩戴防护镜。患者的眼睛用黏性敷料(如 Tegaderm)保持闭合，并用浸泡过生理盐水的眼垫覆盖。脸部、上胸部及喉镜要用浸泡过生理盐水的手术巾覆盖(图45.11)。暴露于口外的气管插管要用金属带或锡箔包裹。在气管内导管用湿棉片保护。以上操作是正确判断和细心外科技术的补充而不是替代。在手术开始之前，应检测激光器，以确保目标光束对准激光束(即共轴线)。手术中应避免喉镜对激光束的反射。同样，外科医生在声带游离缘操作时，不要让激光束射在声门下区，以避免损伤声门下区，以及增大气管插管被击穿和燃烧的可能性。声门下区域可用生理盐水浸泡过的棉片来保护，或者在声门游离缘以下放置可吸收激光束的无反射平板。浸泡过生理盐水的脱脂棉能迅速消除激光束。通常采用低功率(如4~6W)来切除前部蹼，有助于组织的汽化和止血。

当应用"冷"微创外科设备时，局部用一片0.5英寸×0.5英寸(1英寸约2.54cm)含1:10 000肾上腺溶液的神经外科脱脂棉即可达到止血目的。切记肾上腺素可被体内迅速吸收，应注意其推荐的最大剂量，并同时告知麻醉师。用小剪刀剪开蹼，用小镊子去除粗糙不平的组织。局部应用丝裂霉素 C 溶液(0.4mg/mL,4min)可降低瘢痕和再狭窄的可能。

在消除蹼的过程中，在内镜下放置支架并用单股丝线经皮缝合固定(图45.12)。支架在体内放置

10~14 天后，患者需再次手术取出支架并检查手术部位。

厚度超过1cm的蹼、累及声门下和伴有声门后狭窄且的蹼，需采用喉正中切开术入路(见第42章)。在将蹼分开后留置硅胶蒙哥马利伞状支架(图45.13)。该人工装置需放置2~4周。取出的最佳时机为真声带的前1/3完全上皮化时，可用纤维喉镜检查来判断取出时机。患者需在局麻下打开切口取出支架,在诊疗室即可进行此项操作。

因外伤或肿瘤手术导致的甲状软骨前部缺失，需要重建软骨支持。重建的首选方案为 Kambic 等描述的会厌喉成形术[46]。该手术采用经颈入路，类似于喉正中切开术(见第42章)。甲状软骨需在正中线处劈开，但正中线可能会由于瘢痕的存在较难辨认。在这种情况下，术前可通过直接喉镜来确认前联合中线位置。然而，在大数的患者中，这种定位常常很困难的，因为严重的瘢痕和组织缺损往往导致整个喉前部的解剖变形。在舌骨小角之间切开甲状舌骨膜从而暴露会厌前间隙的上部。从会厌前间隙的软组织中游离出会厌的前表面。然后钳住会厌根部并向下牵拉，这样便于切开会厌正中和侧韧带(图

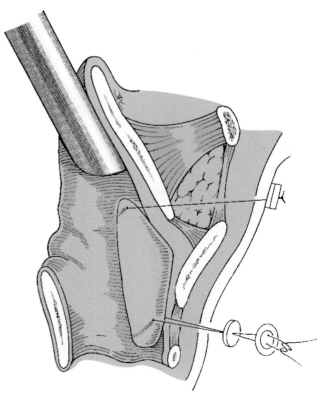

图 45.12 矢状面。插入声门前龙骨并用(经皮)单线外缝合固定。

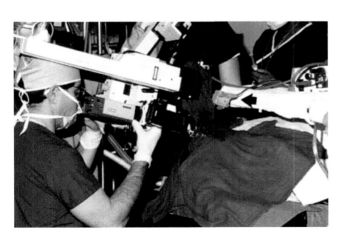

图 45.11 激光微创手术装置。患者和喉镜用生理盐水溶液浸泡过的手术巾覆盖。箭头所指是悬吊系统。

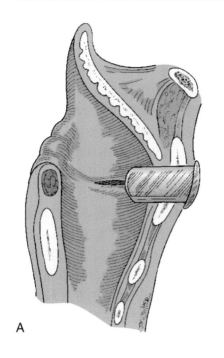

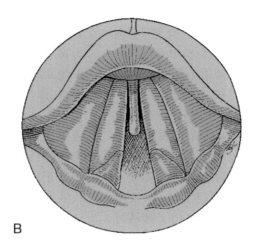

图 45.13 (A)矢状位。喉正中切开术分开声门前蹼后，将蒙哥马利支架放置在位。(B)轴位面。前龙骨支架放置在位。

45.14A)。术中需保留舌根和会厌谷侧面和上部黏膜的连续性(图 45.14B)。

经颈切开并经皮单线缝合固定蒙哥马利喉支架。另外，也可用 Eliachar 喉支架。在中线处切开会厌软骨的同时要保留会厌处喉表面的黏膜以避免形成锐角状的前联合(图 45.15)。用可吸收缝线把会厌的侧缘间断缝合到甲状软骨的前端。用同样方法缝合会厌根部，通常缝合到环甲膜的上缘。有时，将会

厌根部尽量拉低缝合，以增加环状软骨弓的宽度，这对于累及环状软骨的声门下前部狭窄很有必要。对位肌肉并且逐层缝合伤口。留置软橡胶引流管（如 Penrose)并加压包扎。

该技术能为喉基本解剖结构及喉内黏膜的一期重建提供血供丰富的局部组织，并能够促进愈合。尽管一期重建手术成功，患者仍需在超声内镜下再次手术移除支架。该技术也存在缺点，即使按照上

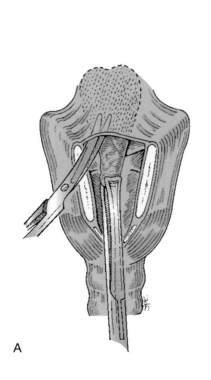

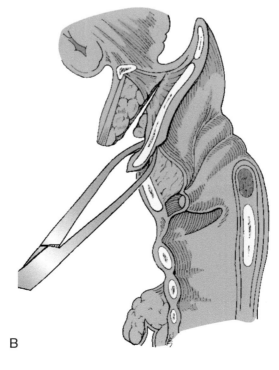

图 45.14 冠状位(A)和矢状位(B)视图。会厌柄向下缩回有助于从周围软组织中游离会厌软骨。

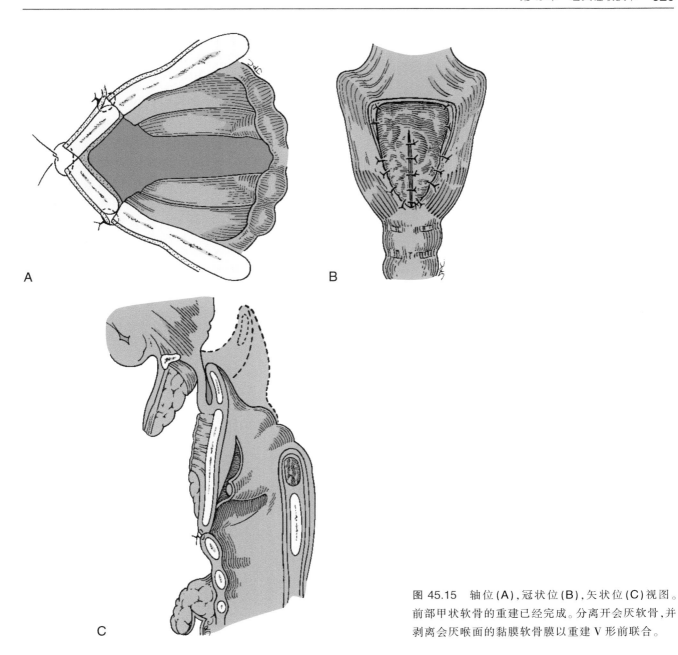

图 45.15　轴位 (A)，冠状位 (B)，矢状位 (C) 视图。前部甲状软骨的重建已经完成。分离开会厌软骨，并剥离会厌喉面的黏膜软骨膜以重建 V 形前联合。

述步骤要点操作,术后仍易形成类圆形的前联合(图45.16)。

声门后部狭窄

　　由于长时间气管内插管或者外伤引起的喉内瘢痕常常导致声门后部狭窄。不管是用何种方法,无论手术方法的熟练程度如何,手术的成功主要取决于瘢痕的分级和程度。例如,会厌后部黏膜蹼比因喉内肌肉坏死而导致的瘢痕更容易治疗,且预后更好。实际上,目前能为后者提供长期通气功能解决方案的可能性很小。另一个重要因素是环杓关节的活动度。

如果环杓关节固定,切除瘢痕组织仍然不能有效地解决呼吸功能。

　　Dedo 和 Sooy 描述的通过微活瓣皮瓣切除瘢痕,是黏膜瘢痕导致的声门后部狭窄重建的首选方法[33]。用激光或最好通过微创外科器械从杓间区游离下蒂型皮瓣。并去除皮瓣的黏膜下瘢痕,同时测试杓状软骨活动度。将皮瓣移植到手术区域以促进一期愈合(图 45.17)。

　　当一侧杓状软骨脱位时,声带突的基底部横向复位并在各个方向反复晃动杓状软骨。该操作需要最大程度的谨慎以避免声带突的碎裂。

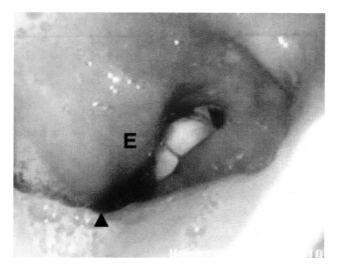

图 45.16 使用 Kambic 术式重建右侧半喉腔切除术后声门狭窄的喉腔。注意会厌的凸面(E 所示)。箭头示出前联合。

当杓状软骨固定时，可通过内镜下激光微创手术、喉正中切开术或 Woodman 术式经颈切除该软骨。虽然后者操作更困难，且需去除全部的杓状软骨，从而增加患者误吸的风险，但其能够保留更多的黏膜并且术后恢复更快(见第 38 章)。杓状软骨切除术的替代手术是声带后端部分切除术。

当微活瓣皮瓣移植失败，但杓状软骨活动或声门后部狭窄累及杓间肌群的患者，通过喉裂开术可最大程度地切除瘢痕，并用下咽的前移皮瓣修补缺损的黏膜。同超声内镜下行杓状软骨激光切除术相比，喉裂开术可减少语音质量的损失和误吸的发生率。

声门下区狭窄

后天性声门下区狭窄可为节段性或者由气管软

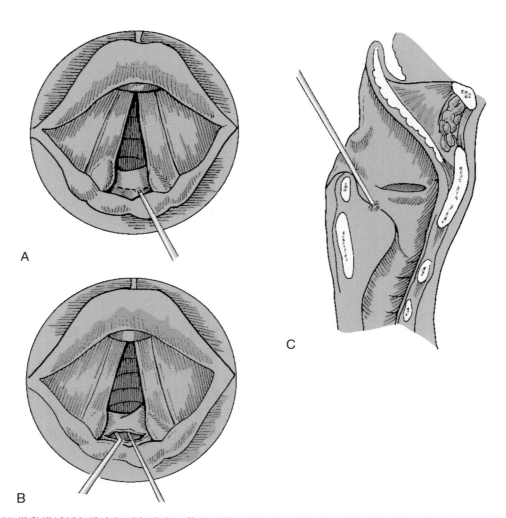

图 45.17 (A—H)微黏膜活瓣切除声门后部瘢痕。使用显微手术设备或者激光切除黏膜下的瘢痕组织，同时小心分离表面的黏膜。(From Bluestone CD, Stool SE [eds]: Atlas of Pediatric Otolaryngology. Philadelphia, WB Saunders, 1995, pp 498–499.)(待续)

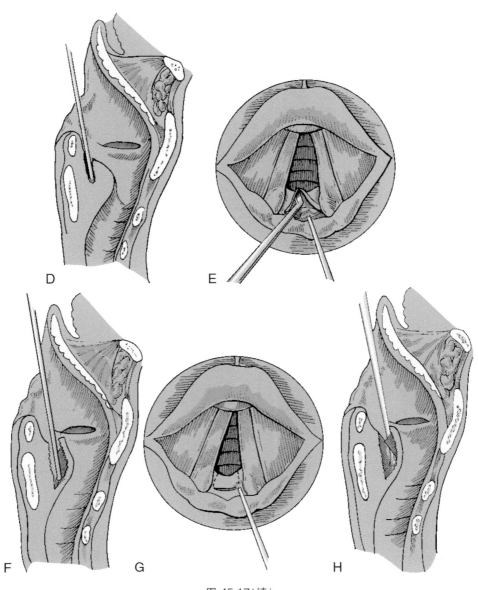

图 45.17(续)

化塌陷或蹼膜形成引起,可累及气管全周。矫正过程要确定病变范围并同时尽可能地保留毗邻的正常组织。

　　薄的蹼膜可通过内镜微创手术切除。(声门下喉镜对于直视病变部位的范围十分有用)。对黏膜蹼状狭窄行多个象限的楔形切除可扩大呼吸道管腔,并且保留足够多的上皮以预防再狭窄(图 45.18)。

　　当发生再狭窄或者其厚度超过 1cm 时,有必要使用开放性和扩大性术式。鼻中隔软骨、甲状软骨或肋软骨均可用来作为游离移植体使用。我们更倾向于后者,因为它数量多,有一定的厚度,并且取材容易。

　　在环状软骨上方的皮纹处行横行切口,分离颈

阔肌下皮瓣并暴露甲状腺峡部和上方的气管,正中分离颈部带状肌群以暴露喉气管复合体,解剖出环状软骨并正中切开,扩大至上部两个气管环。横行切开环甲膜以方便侧边的环状软骨切除。切开黏膜以暴露喉和气管的后壁,切除后部的环状软骨同时保留环杓关节以及环后黏膜的完整性。如果声门后部瘢痕狭窄,则行黏膜下瘢痕切除,切除其他部位的游离软骨移植到环状软骨后的区域(图 45.19)。克氏针固定软骨移植物到合适位置[47]。前部狭窄也可使用同样的术式。

　　前部的移植物可用硬质固定板来固定,移植物被切割成钥匙和锁的形状,该形状最先是由 Zalzal 和 Cotton 提出的[48](图 45.20)。克氏针(24 号规格)可

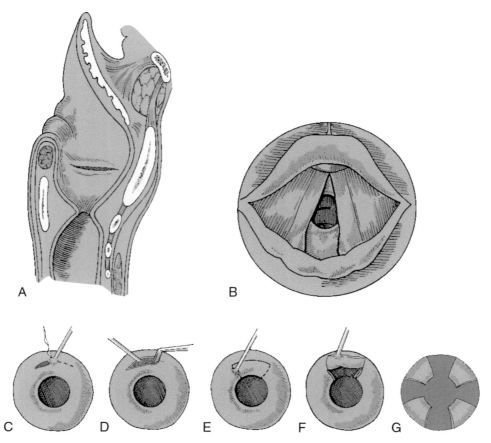

图 45.18　(A)环形声门下狭窄矢状位观。(B-G)是激光在四个象限楔形切除后的气管腔的形状图。手术时四个象限的边缘切除并非必要，对于一些患者两个或者三个就足够了。(B-F, From Bluestone CD, Stool SE [eds]: Atlas of Pediatric Otolaryngology. Philadelphia, WB Saunders, 1995, p 509.)

以穿透软骨移植物并且固定到位(图 45.21)。并用 28 号克氏针捆绑固定(图 45.22)。带状肌和颈阔肌以可吸收线缝合，并放置橡胶引流管，皮肤用缝皮钉缝合，伤口加压包扎。

　　Friedman 和 Colombo 提出，胸锁乳突肌骨膜瓣可作为备选移植材料，用于扩大环状软骨前部和颈部气管环[49]。手术方式和暴露方法同前类似。通过颈部径路切开颈阔肌下皮瓣，暴露左侧胸锁端 (图 45.23)。必要时(如患者颈部较长时)，可在靠近锁骨的平面作横型的第二切口，切断肌肉的胸骨端，切除肌肉锁骨端所附着的锁骨膜，形成大小合适的肌肉骨膜瓣(图 45.24)，提高肌骨膜瓣到喉缺损处，并无张力(图 45.25)。将其通过蒙哥马利 T 形管与环状软骨和气管前部边缘缝合(图 45.26 和图 45.27)。放置软引流管，逐层缝合切口并加压包扎。

小儿患者中的声门下狭窄

环状软骨前部切开术

　　环状软骨前部切开术的指征目前包括婴幼儿中轻微的声门下前部狭窄的处理。在任何患者应用该手术方式之前，必须通过直接喉镜观察狭窄的情况，以及至少两次的拔管失败。患者的体重应大于 1500g，机械通气或给氧时，吸入气中氧浓度分数< 35%，患者在术前 30 天不能有下呼吸道感染或者是充血性心心力衰竭，不能使用降压药物[49]。

　　如果以上条件都满足的话，可以单一实施内镜下环状软骨前部切开术。尤其重要的是，必须在内镜下排除其他可能影响拔管困难的气道阻塞因素，这可能影响手术计划。内镜手术后，通过支气管镜持续通气，如果可行的话，经支气管镜行气管内插管。颈部摆好体位、常规消毒后，沿着颈正中部的皮肤纹路做水平切口，切口两侧达胸锁乳突肌前缘，分离颈阔肌皮瓣以充分暴露整个喉气管复合体。颈前带状肌中部切开，暴露甲状腺、环状软骨及上面的气管。正中切开环状软骨及第一、二气管软骨环和黏膜。置于气管两边的单股缝线是为了更容易暴露喉气管复合体(图 45.28)。切除甲状软骨中间下半部的一半，但其黏膜及前联合须保持完整。气管内插管作为一个辅助措施，患者须镇静并在加护病房观察 7~10 天。拔管应在手术室进行，以便在气道不通畅时，再次插管。

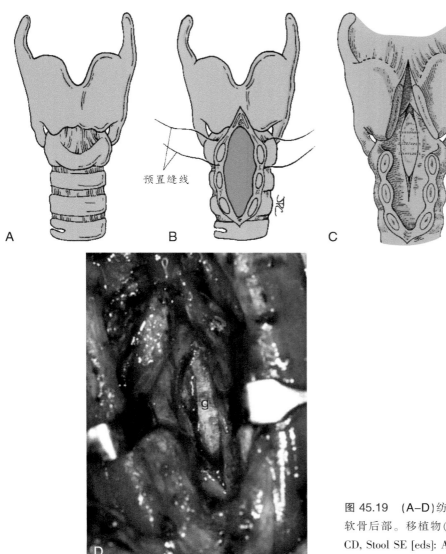

图 45.19　(A–D)纺锤型游离软骨移植物(轴位观)置于环状软骨后部。移植物(g)被克氏针固定。(A–B, From Bluestone CD, Stool SE [eds]: Atlas of Pediatric Otolaryngology. Philadelphia, WB Saunders, 1995, p 467.)

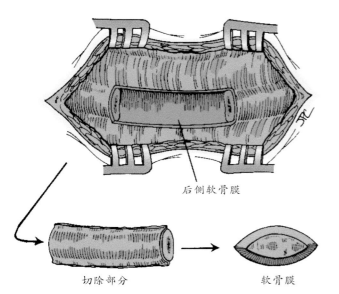

后侧软骨膜

切除部分　软骨膜

图 45.20　雕刻肋软骨使之与前面的软骨切开术大小适合。如 Zalzal 和 Cotton 描述[48]。(From Bluestone CD, Stool SE [eds]: Atlas of Pediatric Otolaryngology. Philadelphia, WB Saunders, 1995, p 470.)

预置缝线

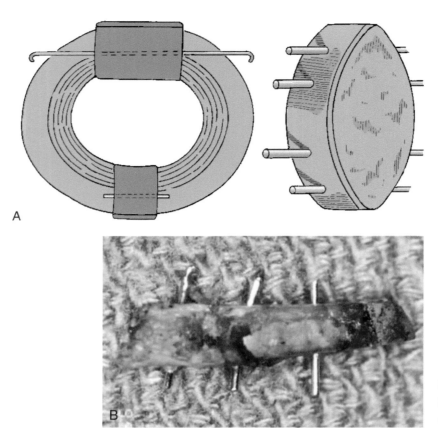

图 45.21 （A）克氏针穿过游离的软骨移植物。前面和后面软骨的轴位观表明移植物在位。（B）游离软骨移植物内放置克氏针。

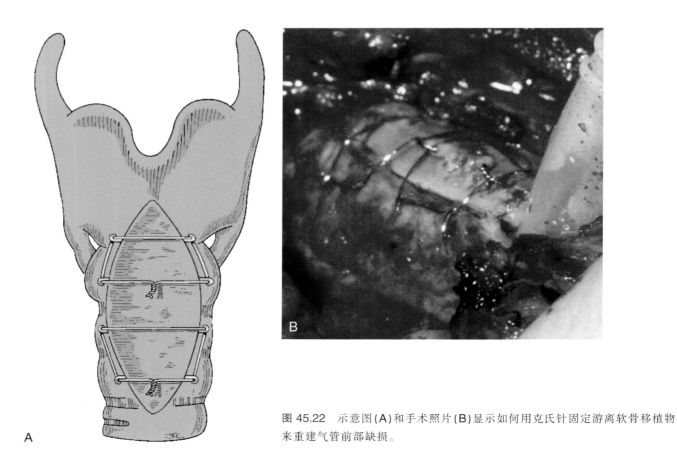

图 45.22 示意图（A）和手术照片（B）显示如何用克氏针固定游离软骨移植物来重建气管前部缺损。

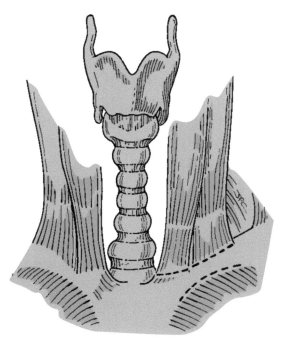

图 45.23　胸锁乳突肌胸锁突和狭窄区域的手术暴露。

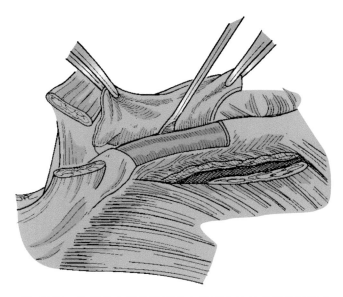

图 45.24　胸锁乳突肌的胸锁骨突连同大片的软骨膜被游离出。

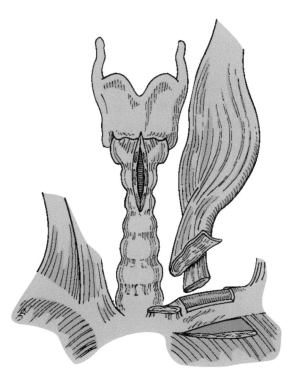

图 45.25　提取肌骨膜瓣。为增加肌骨膜瓣的可移动性,供应胸锁乳突肌下部的甲状颈干分支应切断。

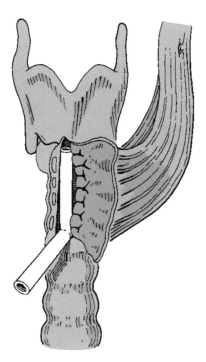

图 45.26　肌骨膜瓣缝合至缺损处。蒙哥马利 T 形管用于维持管腔形态和确保呼吸道通畅。

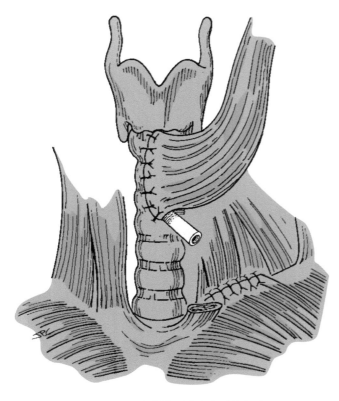

图 45.27 肌骨膜瓣已被缝合到缺损处。

喉部扩张术

对于声门下狭窄,喉扩张术可通过前部和(或)后部的环状软骨移植术来实现。对于中等程度的狭窄且没有明显的软骨缺失或声门狭窄,前部扩张术是可行的。对于声门后下部狭窄,后部扩张术有效。然而,后部移植术很少单独应用。声门和声门下联合狭窄常通过前后联合移植,移植物多取自体肋软骨。

术后护理

术后患者被送到过渡监护病房或者 ICU 病房行进一步监护或气管切开护理。床头应抬高 30 度,以便尽可能减少胃食管反流、保持呼吸道通畅,根据周围环境,通过面罩或经气管切开面罩来调整吸入空气的湿度。不推荐使用 T 形连接管通过气管套管给氧,因为其可向外牵拉气管套管,导致疼痛和咳嗽,甚者可能牵拉损伤切口边缘,并导致气管分泌物污染切口。

为防止恶心、呕吐,术后 24 小时应禁食,以免影响喉内术后恢复。留置胃管非常重要,在术后早期可用来抽吸胃内容物以及鼻饲饮食。

在术后 72 小时内,气管套管应当换成更小尺寸的,或者是换成无套囊套管。这有助于管道形成并有利于第二根管的插入。然而,在大多数情况下,直到患者可以吞咽唾液及没有误吸时,气管套管仍无法被更换。在这种情况下,可尝试另外方法,例如通过喉裂开术,放置带气囊的气管套管 5~7 天,可以有效以防止空气和分泌物所引起的皮下气肿和切口感染。

在确保患者呼吸道通畅之前,气管套管应当保留。当患者有气管套管堵塞、气管分泌物增多、窒息及其他误吸等临床症状时,应拔除套管。纤维喉镜作为一种辅助手段,对于确保气道通畅、咽喉的吞咽功能及评价愈合过程等具有重要价值。

对于那些需长期带气管套管或者 T 形支架的患者,应当训练他们怎样护理人工气道。患者家属必须

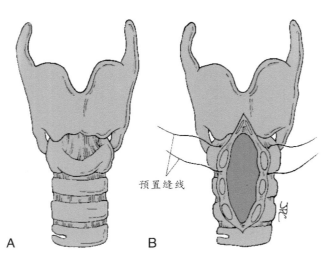

预置缝线

A B C

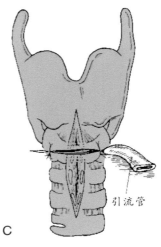

引流管

图 45.28 (A–C)前环状软骨裂开。(From Bluestone CD, Stool SE [eds]: Atlas of Pediatric Otolaryngology. Philadelphia, WB Saunders, 1995, p 467.)

意识到可能的并发症及有效掌握一些急救措施,例如拔出及重新插入气管套管。对于有 T 形管支架,应当教会家属怎样拔出支架及插入气管套管。

并发症

气道

呼吸道梗阻是各种喉部手术的最致命的并发症。当患者行喉内镜手术时未行气管切开术,或者是气管套管及 T 形管的堵塞及意外脱落时,气道狭窄就会随着喉部软组织水肿或血肿而发生。"预防是最好的治疗"这句格言最适用于喉部手术。预防措施在这整个章节都有讲述。

对于未行预防性气管切开的喉部手术患者,应当给予湿化的氧气并且提供外科通气道。气管切开术比环甲膜切开术好。后者可能形成更多的声门下瘢痕组织,使对初始狭窄的后期处理复杂化。然而,如需要紧急气道通畅,环甲膜切开术也是一个恰当的选择。70%氦气和 30%氧气吸入被作为一项临时措施。氦气比氮气密度更小,流动时具有更小摩擦力和湍流发生,因此降低了呼吸负荷。应给予患者皮质激素、消旋肾上腺素、湿化的氧气或氦气,密切监护,直到肿胀消退。

气管切开术被堵塞的管可通过下述方法进行处理:去除会产生开放外套管的内套管,用负压吸管取代或给堵头穿孔,或者是最终取出并更换气管切开术的管子。在术后早期,牵引预留缝线有助于在临时或治疗性取下管之后的气管切开术重新插管(参见第 68 章)。预留缝线可将气管窗与皮肤闭合,因此可更好地看清开口并防止出现假通。如果预留缝线断了,或者患者的颈部太粗因而不能直接观看气管窗,可以用负压套管或气管内管引导管进行引导。如果能立即获得柔性喉镜或支气管镜,可直接观看气管,比导管引导更安全可靠。

T 形管支撑器的黏液堵塞值得特别注意,因为其没有双管的安全机制。即使黏液的堵塞能够被去除及通过吸痰管吸通管道,也应当行纤维镜下直视检测以确保管道通畅。如果在喉镜的帮助下不能清除黏液堵塞物,就应当拔出 T 形管改用气管套管。当气道稳定后 T 形管支撑器可再次插入。然而,在术后早期,重新插入应当在全身麻醉和直接喉镜的直视下进行。

皮下气肿

皮下气肿可能有大量积气并和纵隔气肿相关,在婴幼儿中可导致呼吸窘迫。成人皮下气肿比较局限。皮下气肿是由呼吸时气体通过喉部切口进入软组织中造成的。然而,我们应当注意,气体的进入常伴随着分泌物,因此,推荐运用抗生素预防感染。

感染

充分引流是预防感染最重要的措施。引流管应当一直放置,直到肿胀组织恢复,以防伤口积液。仅在未见明显引流液流出时方能拔除引流管。

术后感染不一定和喉皮肤瘘密切相关。在绝大多数情况下,影响伤口感染最重要的因素是伤口引流情况。如果引流管通畅,直到引流液很少或者没有的情况下才能拔除引流管。同时还得全身应用广谱的抗口腔菌群(例如克林霉素)的抗生素来防止败血症的发生。

精要

- 在任何喉气管狭窄的手术中,通过气管插管或者气管切开的手术气道管理非常重要。
- 对那些先天性蹼状狭窄患者,扩张术可以作为首选的治疗方法,此法可以作为内镜微创手术辅助治疗。
- 不管有没有辅助手段,如病灶内注射糖皮质激素或细胞丝裂素 C,内镜微创技术的比较适合蹼状狭窄或者其他不是很严重的并且有良好软骨支撑的患者。
- 声门前部蹼状狭窄高度小于 1cm 者,适合做内镜下切除并喉支架植入。
- 声门后部狭窄可通过微活瓣皮瓣行瘢痕切除术。然而,手术的成功主要取决于瘢痕的程度、深度及环杓关节活动度。

隐患

- 当患者为多处狭窄、狭窄伴有软骨支撑不良、狭窄超过 1cm 及伴随细菌感染时,内镜微创手术可能会失败。
- 围手术期的胃食管反流会导致反复的、持续性的喉狭窄。

- 在操作中,纤维内镜插入明显喉狭窄可能会导致气道不畅和病情波动。
- 在喉支气管重建后太早更换无气囊套管会导致皮下气肿、颈部伤口感染及喉部瘘管的形成。
- 持续的术后喉部瘘可能提示伤口引流不充分和深部感染。

（程庆　译）

参考文献

1. Olson NR: Wound healing by primary intention in the larynx. Otolaryngol Clin North Am 12:735-740, 1979.
2. Richardson MA: Laryngeal anatomy and mechanisms of trauma. J Ear Nose Throat 60:346-351, 1981.
3. Toohill RJ, Duncavage JA, Grossman TW: Wound healing in the larynx. Otolaryngol Clin North Am 17:429-436, 1984.
4. Stell PM, Maran AG, Stanley RE: Chronic laryngeal stenosis. Ann Otol Rhinol Laryngol 94:108-113, 1985.
5. Alonso WA: Surgical management and complications of acute laryngotracheal disruption. Otolaryngol Clin North Am 12:453-460, 1979.
6. Snow JB: Diagnosis and therapy for acute laryngeal and tracheal trauma. Otolaryngol Clin North Am 17:101-106, 1984.
7. McCaffrey TV: Management of laryngotracheal stenosis on the basis of site and severity. Otolaryngol Head Neck Surg 109:468-473, 1993.
8. Hawkins DB, Luxford MW: Laryngeal stenosis from endotracheal intubation: A review of 58 cases. Ann Otol 80:454-458, 1980.
9. Papsidero HJ, Pashley NRT: Acquired stenosis of the upper airway in neonates. Ann Otol 89:512-514, 1980.
10. Parkin JL, Stevens MH, Jung AL: Acquired and congenital subglottic stenosis in the infant. Ann Otol 85:573-581, 1976.
11. Whited RE: A retrospective study of laryngotracheal sequelae in long-term intubation. Laryngoscope 94:367-377, 1984.
12. Sisk EA, Kim TB, Schumacher R, et al: Tracheotomy in very low birth weight neonates: Indications and outcomes. Laryngoscope 116:928-933, 2006.
13. Nordin U, Linholm CE: The trachea and cuff-induced tracheal injury: An experimental study on causative factors and prevention. Acta Otolaryngol 96(Suppl 345):1-71, 1977.
14. Whited RE: A study of postintubation laryngeal dysfunction. Laryngoscope 95:727-729, 1985.
15. Whited RE: A study of endotracheal tube injury to the subglottis. Laryngoscope 95:1216-1219, 1985.
16. Bryce DP: The surgical management of laryngotracheal injury. J Laryngol Otol 86:547-587, 1972.
17. Lulenski GC, Batsakis JG: Tracheal incision as a contributing factor to tracheal stenosis. An experimental study. Ann Otol 84:781-786, 1975.
18. Caparosa RJ, Zavatsky AR: Practical aspects of the cricothyroid space. Laryngoscope 67:577-591, 1957.
19. Caldarelli DD, Friedberg SA, Harris AA: Medical and surgical aspects of the granulomatous diseases of the larynx. Otolaryngol Clin North Am 12:767-781, 1979.
20. Alaani A, Hogg RP, Drake Lee AB: Wegener's granulomatosis and subglottic stenosis: Management of the airway. J Otolaryngol Otol 118:786-790, 2004.
21. Mair EA: Caution in using subglottic stents for Wegener's granulomatosis. Laryngoscope 114:2060-2061; author's reply 2061, 2004.
22. Gaynor EB: Gastroesophageal reflux as an etiologic factor in laryngeal complications of intubation. Laryngoscope 98:972-979, 1988.
23. Ettema SL, Tolejano CJ, Thielke RJ, et al: Perceptual voice analysis of patients with subglottic stenosis. Otolaryngol Head Neck Surg 135:730-735, 2006.
24. Baker S, Kelchner L, Weinrich B, et al: Pediatric laryngotracheal stenosis and airway reconstruction: A review of voice outcomes, assessment, and treatment issues. J Voice 20:631-641, 2006.
25. White DR, Cotton RT, Bean JA, et al: Pediatric cricotracheal resection. Arch Otolaryngol Head Neck Surg 131:896-899, 2005.
26. Nouraei SAR, McPartlin DW, Nouraei SM, et al: Objective sizing of upper airway stenosis: A quantitative endoscopic approach. Laryngoscope 116:12-17, 2006.
27. Nouraei SAR, Winterborn C, Nouraei SM, et al: Quantifying the physiology of laryngotracheal stenosis: Changes in pulmonary dynamics in response to graded extrathoracic resistive loading. Laryngoscope 117:581-588, 2007.
28. Carretta A, Melloni G, Ciriaco P, et al: Preoperative assessment in patients with postintubation tracheal stenosis. Rigid and flexible bronchoscopy versus CT scan with multiplanar reconstruction. Surg Endosc 20:905-908, 2006.
29. Lakhal K, Delplace X, Cottier J, et al: The feasibility of ultrasound to assess subglottic diameter. Anesth Analg 104:611-614, 2007.
30. Simpson GT, Strong MS, Healy GB, et al: Predictive factors of success or failure in the endoscopic management of laryngeal and tracheal stenosis. Ann Otol Rhinol Laryngol 91:384-388, 1982.
31. Clement P, Hans S, de Mones E, et al: Dilatation for assisted ventilation-induced laryngotracheal stenosis. Laryngoscope 115:1595-1598, 2005.
32. Herrington HC, Weber SM, Andersen PE: Modern management of laryngotracheal stenosis. Laryngoscope 116:1553-1557, 2006.
33. Dedo HH, Sooy CD: Endoscopic laser repair of posterior glottic, subglottic and tracheal stenosis by division of micro-trapdoor flap. Laryngoscope 94:445-450, 1984.
34. Ossoff RH, Sisson GA, Duncavage JA, et al: Endoscopic laser arytenoidectomy for the treatment of bilateral vocal cord paralysis. Laryngoscope 94:1293-1297, 1984.
35. Bogdasarian RS, Olson NR: Posterior glottic laryngeal stenosis. Otolaryngol Head Neck Surg 88:765-772, 1980.
36. Schuller DE: Long-term stenting for laryngotracheal stenosis. Ann Otol 89:515-525, 1980.
37. Montgomery WW, Gamble JE: Anterior glottic stenosis: Experimental and clinical management. Arch Otolaryngol 92:560-567, 1970.
38. Phillips PS, Kubba H, Hartley BEJ, et al: The use of the Montgomery T-tube in difficult pediatric airways. Int J Pediatr Otorhinolaryngol 70:39-44, 2006.
39. Ubell ML, Ettema SL, Toohill RJ, et al: Mitomycin-C application in airway stenosis surgery: Analysis of safety and costs. Otolaryngol Head Neck Surg 134:403-406, 2006.
40. Perepelitsyn I, Shapshay S: Endoscopic treatment of laryngeal and tracheal stenosis—has mitomycin C improved the outcome? Otolaryngol Head Neck Surg 131:16-20, 2004.
41. Eliashar R, Eliachar I, Esclamado R, et al: Can topical mitomycin prevent laryngotracheal stenosis? Laryngoscope 109:1594-1600, 1999.
42. Rahbar R, Shapshay SM, Healy GB: Mitomycin: Effects on laryngeal and tracheal stenosis, benefits, and complications. Ann Otol Rhinol Laryngol 110:1-6, 2001.
43. Simpson CB, James JC: The efficacy of mitomycin-C in the treatment of laryngotracheal stenosis. Laryngoscope 116:1923-1925, 2006.
44. Nouraei SAR, Petrou MA, Randhawa PS, et al: Bacterial colonization of airway stents. Arch Otolaryngol Head Neck Surg 132:1086-1090, 2006.
45. Minni A, Gallo A, Croce A, et al: Leroux-Robert-Huet laryngectomy for supraglottic stenosis. Op Tech Otol Head Neck Surg 3:194-198, 1992.
46. Kambic V, Radsel Z, Smid L: Laryngeal reconstruction with epiglottis after vertical hemilaryngectomy. J Laryngol Otol 9:467-473, 1977.
47. Montgomery W: Personal communication, October 28, 1992.
48. Zalzal GH, Cotton RT: A new way of carving cartilage grafts to avoid prolapse into the tracheal lumen when used in subglottic reconstruction. Laryngoscope 96:1039, 1986.
49. Friedman M, Colombo J: Sternocleidomastoid myoperiosteal flap for reconstruction of subglottic larynx and trachea. Op Tech Otol Head Neck Surg 3:202-205, 1992.

喉功能保留性手术

第 **46** 章

喉癌的内镜下激光切除术

Robert L. Ferris

在美国，每年大约发现 12 000 例新发喉癌病例[1]。其中半数以上喉癌的原发部位在真声带(TVC)，其余的原发部位在声门上，极少数发生在声门下。声门上型喉癌由于其胚胎发育和淋巴循环的变化，显示出特殊的生物学特性[2,3]，这将在其他章节讨论。

因长期接触环境致癌物，声门型喉癌几乎均是鳞状细胞癌(SCC)。几乎所有喉癌患者都有接触烟草的病史。20 世纪 50 年代中期就提出了吸烟与喉癌的因果关系。其他可能的致病因素包括饮酒、饮食习惯、接触石油产品以及家族遗传倾向。有学者提出胃食管反流性疾病也是喉癌的诱发因素[4]。少数喉癌患者发现有人类乳头状瘤病毒(HPV)的 DNA。有趣的是，DNA 分析研究发现，喉癌患者中，病毒 DNA 与宿主 DNA 的整合现象并没有象其他与 HPV 病毒相关的肿瘤那样常见。这表明在喉癌致癌物中 HPV 可能只是一个"过路人"或仅仅起到一个辅因子的作用[5]。

在美国，声门型 SCC 是常见的头颈部恶性肿瘤，也是头颈肿瘤专家能治愈的肿瘤之一。声门型喉癌在可治愈阶段即可通过一些早期症状如声嘶、咯血或者一些呼吸性疾病而被发现。与喉的其他部位相比，声门区的另一个解剖特征就是该区域淋巴管较少，因而颈部转移率较低。McGavran 等,[6] 以及 Kirchner [2,7] 通过解剖学研究阐明了孤立性声门型 SCC 与声门上型和声门下型喉癌相比较，其局部扩散较为常见，但却很少发生颈部淋巴结转移。因此，早期的声门型喉癌(以及选择的较晚期者)均可以在内镜下行外科手术予以切除[8-10]。

病例选择

单侧声带肿瘤(T1a)是可以通过手术切除使其完全康复的，倘若单纯施行放射治疗，则健侧声带也将一同承受放射线损害，因此单侧声带肿瘤(T1a)是微创手术理想的适应证。声带切除后，可在内镜下将脂肪注射于术侧声带或经颈部植入某种介质，也可将两种方法结合运用，以行声门重建。内镜下微创手术切除声带肿瘤，其切缘狭窄与切缘较宽者有着同样的治愈率[11]，然而手术医师的技术必须娴熟。累及前联合或杓状软骨声带突的 T1 声门型喉癌并不是显微喉镜下手术切除的禁忌证[12,13]。

分期

声门型喉癌分期(表 46.1)主要依据临床对肿瘤的评估，包括肿瘤大小、局部侵润程度以及淋巴结病变情况。Tis 表示原位癌，即肿瘤尚未突破声带黏膜上皮基底膜。T1 表示肿瘤向 TVC 深层侵润，但未向声门上和声门下扩展，且未损害声带运动。此期喉癌常常是微侵袭性的，其危害程度介于原位癌和浸润癌之间。T2 表示肿瘤向 TVC 的上方和下方扩展而声带运动仍未受影响。此期喉癌包括两种情况，即肿瘤仅仅在前连合处略向声门下延伸或肿瘤在声带上、下表面较为广泛的扩展。T3 表示肿瘤侵犯 TVC 肌层导致声带固定。T4 表示肿瘤侵袭喉软骨框架。尽管患者的生存率和发音功能的保留与临床分期有很大关系，然而在现代影像学问世之前，临床分期与病理

表46.1	2002 美国癌症协会声门型喉癌分期
T1	肿瘤局限于正常运动声带
T1a	肿瘤局限于一侧声带
T1b	肿瘤侵及两侧声带
T2a	肿瘤侵犯声门上和(或)声门下
T2b	声带活动受损
T3	声带固定
	肿瘤侵犯声门旁隙或会厌前间隙
	肿瘤侵蚀甲状软骨皮质内
T4a	肿瘤侵犯环状软骨/甲状软骨
	肿瘤侵及喉外(如:气管、舌、带状肌、甲状腺或食管)
T4b	肿瘤侵及椎前间隙
	肿瘤包绕颈动脉
	肿瘤侵犯纵隔

学分期相比较其错误率约占 1/3。随着近年影像诊断技术不断提高,错误率显著降低。但由于影像学上喉软骨骨化的多样性,分期时往往出现在影像学上缺乏骨化时分期过高。如果不使用成角硬质内镜仔细检查患者喉部,又往往出现分期过低。通过喉镜检查诊断为早期声门型喉癌的患者,内镜下切除病灶是可行的而且是对其有利的。

早期声门型喉癌,尤其是Ⅰ期和Ⅱ期,可以采用内镜下切除、放射治疗或开放部分喉切除[14]。在过去的 20 多年里,这一主题引起学者强烈的兴趣,大家争论的焦点主要集中在内镜下切除和放射治疗的技术和预后上。本章主要讨论内镜下切除早期声门型喉癌的理念、技术方法及其预后。为了获得良好的肿瘤治疗效果和发音效果,在制定治疗方案时将肿瘤的分期诊断、手术技术的选用以及仪器设备的运用进行优化组合是至关重要的。大家必须牢记,90%以上的 T1 和大约 75%的 T2 是可以治愈的。因此,必须坚持下文所述的原则才能达到这一治疗效果。许多治疗中心采用体外放射治疗或开放手术成功地治疗了许多喉癌患者,而本章主要讨论内镜下切除这一治疗方法。

术前计划

放射治疗

80%~90%的 T1 期真声带喉癌患者是可以通过单纯放疗治愈的,单次剂量为 66~70Gy[15]。一些研究资料显示,手术加放疗,总体治愈率可达 95%[16]。位于声带膜部较小的病灶,放射治疗是最有效的。双侧声带病变,尤其是前联合腱未受到肿瘤侵犯者是放射治疗的理想适应证。但是,肿瘤侵及前联合、声带突和杓状软骨以及肿瘤体积较大或声带活动受限者,放射治疗的有效性则明显减弱。T2 期喉癌单纯放疗的控制率较 T1 低,即使采用了挽救性手术,总体 5 年生存率大约为 90%[8]。声带癌前病变给予放射治疗是不妥的,因为患者在声带尚未癌变的情况下却要承受这种癌症的治疗经过,而且可能影响到今后需要给予的其他治疗。通常情况下,年轻患者(<45岁)给予放疗是不明智的,因为存在着异时性原发肿瘤的风险。

尽管如此,许多治疗中心对于早期喉癌还是采用常规的放射治疗,因为它既可治愈喉癌又可高质量保留大多数患者的发音功能。治疗需要每天一次,疗程 6 周。治疗的成功率很大程度上取决于治疗团队的技术水平。放射治疗后期可出现照射区域组织的水肿及其他组织学损害。应避免对已行放疗的喉部组织进行活检,因为存在软骨炎的风险。然而这样做会延误喉癌复发的诊断,进而降低挽救性治疗成功的可能性。另外,过去常常对声带癌进行局部小范围照射,然而若随后出现颈部淋巴结转移而成为继发性头颈肿瘤,则使进一步的放射治疗变得复杂化。对于缺乏组织病理学诊断的喉癌,将放疗作为主要治疗方法是欠妥的,因为目前临床上判断预后最可靠的指标就是组织病理学。临床和组织学相关研究表明,常见的错误分期是依据了临床标准而导致的,这也可以解释通过放疗未能控制局部病灶的原因。鉴于以上种种原因,许多治疗中心采用激光手术治疗 T1 和 T2 期真声带喉癌,并获得与放疗相似的发音功能[14,16,17]。

声带癌前病变

真声带白斑在吸烟人群中最常见(图 46.1)。病灶活检提示的组织学改变常常不同,从轻度的不典型增生到侵袭性癌。癌前病变发展至恶性肿瘤的风险程度尚不可知。困难的是如何区分早期声门癌和癌前病变,目前的方法是病灶活检或者完整切除病灶做病理检查。

原位癌仅仅需要切除声带上皮层,因此,手术在声带固有层浅层进行。但要考虑到发生微侵袭癌的可能性,故要有足够的切缘。术中应特别小心不要暴

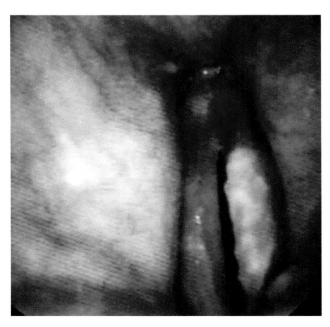

图 46.1　真声带癌前病变通常存在转变为喉鳞状细胞癌的风险。病灶活检提示的组织学改变可从轻度不典型增生到疣状肿物或侵袭性鳞状细胞癌。(Courtesy of Dr. Robert Buckmire.)

露声韧带，目的是避免切除声带固有层浅层的凝胶状物(图 46.2)。术后发音与声带固有层浅层凝胶状物保留的多少有关，保留越多，则声带表面覆盖的再生上皮层的弹性越好。术中最好选用金属的能够防激光穿透的气管插管(图 46.3A)，采用安全的激光技术(图 46.3B)；并将选用的手术器械摆列在一旁(图 46.3C)。

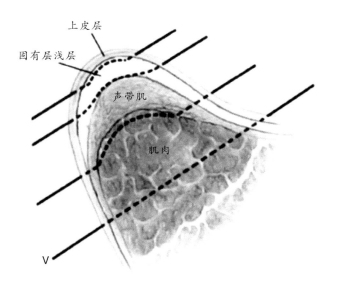

图 46.2　显示手术切除声带不同层面：上皮层，固有层浅层(SLP)，声韧带，甲杓肌(声带肌)(V)。

病灶组织应尽可能整块切除并标明切缘，以便病理医师对切缘作出评估。若病灶组织分块切除，则需用显微杯状钳在手术区域另取切缘组织，以证实病灶完全切除。然而一些医师不赞成送切缘。我们仅对那些肿瘤范围较广泛的病例送切缘做病理学评估，因为冰冻切片分析不够精确，影响手术方案的决策。

术后指导患者休声 7~10 天。如果组织病理学评估切缘阴性，则嘱咐患者在术后第一年每 4~6 周定期复查一次，观察有无复发或进一步好转，术后第二年每 2~3 个月复查一次。术后给予抗反流药物治疗 1 个月。

声带疣状癌

疣状癌是鳞状细胞癌的组织变异类型，因其生物学行为不同于鳞状细胞癌而值得特别探讨。过去人们认为声带疣状癌继发于 HPV 感染，然而近来研究表明疣状癌的 HPV 阳性率并不高于其他类型喉癌。疣状癌与过度角化的乳头状瘤很相似，组织学检查为乳头状瘤样生长。有时组织学很难证实其侵袭性，需要术者完全切除病灶以进一步确诊。该肿瘤很少有深层侵润和局部转移，故一般只需局部切除，除非巨大肿块需做根治性手术。Pillsbury 和 Kirchner[18] 研究发现，声带疣状癌的组织学分期与声门型喉癌的病理分期相比较，其总体错误率为 30%，研究对象中唯一被过度分期的是两例声带疣状癌患者。

声带疣状癌对放射治疗不敏感，而且一些文献报道放疗会导致其进一步恶化。手术切除是控制该肿瘤的最佳选择。通常采用内镜下切除，但更多的晚期病例需要行开放式部分喉切除或全喉切除。

早期声门型鳞状细胞癌

声带黏膜层的微小侵袭性病灶可损害声带的振动特性而导致患者声音嘶哑。因此，对于声嘶患者应给予喉部检查以及时发现早期喉癌。此时患者常常被查出原位癌或早期侵润癌。这些患者可通过多种治疗途径治愈，治疗方法的选择应根据患者对发音质量的要求以及治疗的方便性而不是依据治愈的可能性。有些患者因先前患有胃食管反流疾病，一直存在声音嘶哑的症状，并未引起重视，从而延误了喉癌的诊断。尽管人们普遍有防病意识，但有些患者还是因为没有及时就诊或因基层医师没有及时转诊而导致患者首次就诊即诊断为晚期喉癌。这种延误治疗比较常见，一是由于患者自身因素，如否认或忽视身

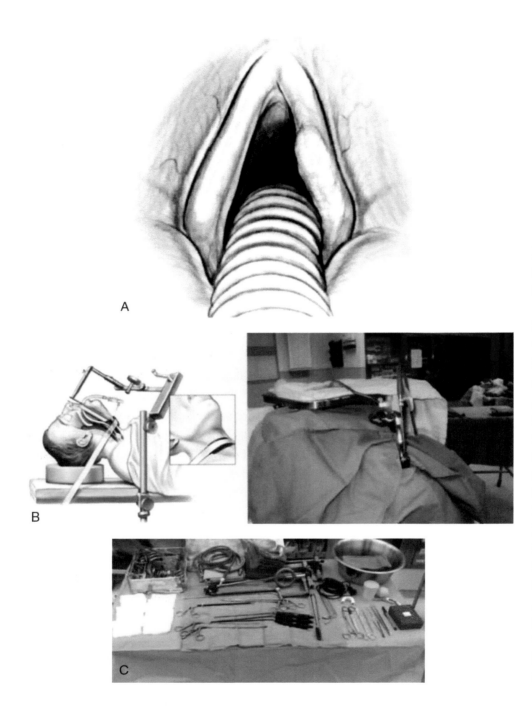

图 46.3　(A)一种激光气管插管，细小且安全，术野清晰，可以看清肿瘤的前后界。(B)波士顿大学设计的支撑喉镜悬浮承梁和颈前环状软骨处加压方法(左图)，Loewy 设计的支撑喉镜悬浮装置(右图)。用湿巾覆盖患者并用显微喉镜支撑其喉部，喉镜选用激光安全材质。通常使用弯曲延长喉镜以理想暴露喉前部。在 Mayo stand 人们有时选用 Loewy 支撑喉镜。而其他人则喜欢选用 Boston 支撑喉镜，因为它可以固定于手术床并可随患者头位移动(左图)。(C)经过严格挑选的内镜及喉科手术器械摆放在一旁的手术台上，用于暴露喉部及切除肿瘤。为了充分暴露肿瘤病灶，可选用分页喉镜或前连合喉镜。(B–C, Courtesy of Guy Petruzzelli, MD, PhD.)

体健康状况，二是因为卫生保健人员对嗓音疾病患者没有予以充分评估。许多声带良性病变伴有声音嘶哑症状，但无疼痛感及其他体征，使得患者本人及治疗医师未予以重视。

　　早期诊断最重要的是识别异常嗓音和进行喉镜检查。喉镜检查是提高早期声门型喉癌控制率的必要检查手段。美国耳鼻咽喉头颈外科基金会为初级保健提供者创办了一个网络教育项目以帮助他们对喉癌的认识，其中声音嘶哑症状是一个学习模块

(www.entlink.net/education/cool, accessed April 15, 2005)。治疗医师利用影像学检查[通常是计算机断层摄影术(CT)或多模式成像系统正电子发射体层扫描(PET)CT]判断喉癌病变范围和程度，影像学检查适应证见表 46.2。

　　内镜下治疗声带肌肉黏膜层的 T1 孤立性病灶，其目的是根除癌肿并最大限度保留正常的声门结构(见图 46.2)。这一方法既治愈肿瘤又完善发音，手术分为以下四部分：①对于上皮非典型增生病灶，手术

表 46.2	声门型喉癌影像学检查适应证
严重的声音嘶哑	
声带运动受限	
肿瘤显著累及前联合	
肿瘤跨声门	
颈部淋巴结肿大	

仅切除至黏膜下，尽可能减少对声带固有层浅层的干扰；②对于微侵袭性癌，手术切除至声带固有层深层(建议采用注射技术)[19]；③若肿瘤侵袭至声韧带而又未突破该层，则手术切除至声韧带与声带肌之间；④当肿瘤穿透声韧带和声带肌时，手术应切除声带肌层。这一手术方法可以精细到依据病灶侵袭的深度而切除声带相应的显微分层结构。切除标本通常送组织学检查，切缘组织进行冰冻切片以证实病灶完全切除。

内镜下切除喉癌的相关禁忌证见表 46.3。术者必须具有丰富的临床经验以及针对每一肿瘤位置和范围的不同而进行不同处理的能力，还应具备术中暴露肿瘤并完全切除肿瘤的能力。

手术技术

如果肿瘤仅仅侵及声带黏膜层而未延伸至杓状软骨、喉室或前联合，则可采用显微喉镜下激光切除(图 46.4)。术前应对患者作出精确评估和筛选，重点了解声带运动情况。经过筛选的患者可行病灶局部活检和切除。若术后病理结果发现病变超过术前评估范围，则建议其进一步治疗，或行放疗，或行喉部分切除。

大多数治疗中心选择 CO_2 激光仪进行手术。这种激光通过一关节杆耦合在手术显微镜上。CO_2 激

表 46.3	喉癌内镜下切除的禁忌证
肿瘤延伸至声门下(≥5mm)	
肿瘤延伸至环后	
肿瘤侵及梨状窝	
甲状软骨受侵	
声带固定(相对的)	
肿瘤侵及杓状软骨	
肿瘤侵及舌根	

光波长大约为 10 000nm，可被水吸收，其效果是使细胞气化。术者通过依附在显微镜物镜上的显微操纵器对组织作精细切除。CO_2 激光是不可见光，术中通常使用低瓦数的氦氖光作为指示光。光斑直径为 0.3~1mm，依据光斑大小，激光输出功率为 3~10W。有些治疗中心选择石榴石铝钇(YAG)激光或磷酸钛氧钾(KTP)激光。这些激光可被血红蛋白优先吸收，因此它们的止血能力优于 CO_2 激光。KTP 激光光束可通过连接于显微镜的显微操纵器传送或通过柔韧的手提式光纤传送。喉镜既可吸除激光产生的烟雾又可传送激光光束。

经口激光可以切除声带原位癌、微侵袭性癌以及 T1、选择性 T2 喉癌。术后可以获得与单纯放疗同样好的发音效果；而且内镜下切除病灶能够提供疾病的病理学分期。多数医师认为当肿瘤局限在声带黏膜层时，激光切除可以获得最佳效果。Steiner 等人报道激光可以切除声带较大肿瘤，甚至当肿瘤侵及杓状软骨、延伸至喉室，或越过前联合时，激光切除仍可获得良好疗效[20]。作者的经验说明可以通过筛选适当扩大手术适应证。此时必须作切缘冰冻切片以保证完全切除病灶。术后应严密随访，对于门诊患者常常需要有计划的行内镜下的"二次"评估检查。对于早期喉癌，手术切除是安全有效的方法，而放射治疗似乎成为过度治疗。利用手术显微镜进行激光切除将使手术过程更加容易。

常规手术步骤

喉镜下手术的基本原则就是要充分暴露和显现喉的病变部位。一个用途广泛的喉镜允许术者双目并用，如同双手操作手术器械。经过不断改进的显微支撑喉镜使得术者能够在高倍放大镜下双手操作。我们目前使用 Jako-Dedo V 型喉镜和有支撑点的 Loewy 悬浮装置(图 46.3)。

吸除口腔分泌物后应给患者安装牙齿保护套，然后施行气管插管并给予肌松药以使声门容易暴露。安全而有效的气道处理是非常重要的，耳鼻喉科医师与麻醉师在术前和术中应交流和配合。尽管他们分享同一气道，但多数情况下耳鼻喉科医师更擅长获得足够的气道以便对喉部病变进行手术处理。许多头颈外科医师首先通过麻醉诱导对患者的气道和要切除的肿瘤情况进行评估，此时必须准备好喉镜和吸引器以防出现不测情况。

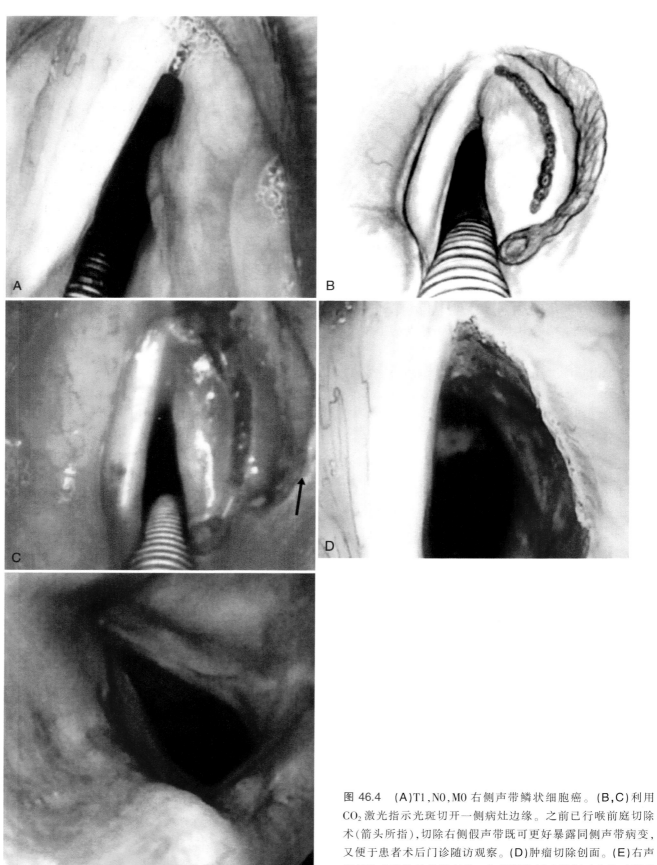

图 46.4　(A)T1,N0,M0 右侧声带鳞状细胞癌。(B,C)利用 CO_2 激光指示光斑切开一侧病灶边缘。之前已行喉前庭切除术(箭头所指),切除右侧假声带既可更好暴露同侧声带病变,又便于患者术后门诊随访观察。(D)肿瘤切除创面。(E)右声带切除术后数月的新声带。与僵硬的新声带相对应的对侧声带黏膜振动正常,通过其代偿,术后可获发音功能。

摆放体位

尽管现在内镜下激光手术已经广泛开展，但激光的安全性不容忽视。患者的眼睛、脸和胸部须用湿盐水纱布和敷料覆盖(图 46.3B)。虽然使用了抗激光气管插管，术中还应使用湿盐水棉片保护声门和声门下组织免受激光烧灼。最重要的是，认真负责地应用这项技术，熟悉如何安全使用激光仪以及当发生气道燃烧时的应急措施。在激光手术期间可采用暂停呼吸的方法或由麻醉师将气管内输送的气体中氧气含量减少至 30% 以下以防术中因氧气泄漏而导致气管内燃烧。

术前应作好手术标识，每人佩戴防护眼镜，手术室必须具备排烟装置。由于病毒 DNA 可以通过激光重新修复，因此术者应佩戴具有高度过滤功能的"激光口罩"以避免吸入病毒颗粒。术中应将激光束与切除物调整在一条直线上，而且在手术的每一过程中都应这么做。可以先在一块湿木板上进行激光束调试试验。

麻醉导管必须是防火的。各种耐燃导管均可使用，但最近研究表明金属导管是最安全的。然而当激光能量足够大时，仍可穿透导管套囊引起燃烧。

进行麻醉插管时，患者处于仰卧位，头部后屈。插管可由术者或熟悉喉科手术过程的麻醉医师完成。插入安全性激光导管后，再插入喉镜，然后通过支撑喉镜的悬浮装置使患者头部向后处于"弯曲伸展"位。悬浮装置可选用波士顿大学设计的或选用 Mayo stand 医疗中心使用的更加标准的支点式装置(图 46.3)。这种支撑悬浮技术可使患者颈部弯曲和寰枕伸展，使前联合得以充分暴露。双目手术显微镜的镜头为 400mm，放大倍数为 10~40 倍，可清晰暴露声门。患者颈部可用胶带固定于手术床上，目的是向下对喉部施压以完全暴露声门。尽管整个手术过程中声门下压力波动可以粗略估计，但还是应注意压力数字的变化。45°或 70°望远镜可以观察到声带下表面及延伸至声门下的情况。显微镜的放大和成像功能可应用于临床医疗记录和教学。因气管插管可能遮挡声门后部，因此术前应对喉后部病变及声门堵塞情况予以评估。术中使用具有通气功能的特殊内镜既可切除喉后部病变又不影响通气。

诱导麻醉后安全插入麻醉导管。切除肿瘤前应再次使用内镜检查患者梨状窝、声门上区和食道。插入喉镜并使其处于支撑悬浮状态。患者眼睛用浸湿的敷料垫保护，同时用湿巾覆盖患者头面部以免受因激光反射或偏离导致的继发性烧伤。物镜为 400mm 的双目手术显微镜与激光耦合在一起。内镜检查和触诊肿瘤后，用湿软的毡垫放置声门下气道以吸收激光能量，保护气管黏膜和麻醉导管免受激光的"过度射击"。

术中必须将肿瘤完全暴露在术野里，但有时肿瘤的各个边界不可能同时暴露在同一术野中，这就需要通过内镜的不同角度分别观察到肿瘤的各个边界。有些病灶还需要通过手术切除邻近组织才能充分暴露。我们主张所有内镜下切除的声门型鳞状细胞癌，术中均应切除假声带，即众所周知的喉前庭切除术(图 46.4B，箭头所示)。这个策略为内镜下切除声带肿瘤提供了良好的术野，而且便于术后随访观察。另外，切除假声带后可接近声门旁隙和声门下，便于切除浸润扩展的声带癌(图 46.5)。

有经验的内镜手术医师能够切除较大的累及声带和假声带或会厌的 T2 肿瘤(图 46.6)(甚至是会厌前间隙早期受累的 T3 肿瘤，图 46.7)[21]。

操作技术

CO_2 激光选用功率为 5~6W、连续模式或超脉冲模式，光斑直径为 0.27mm。激光超脉冲模式设置作用时间为 0.6s，切断时间为 0.2s，这样可以使激光热能消散而增强其"爆发"式的切割作用。术中切除部分假声带，前端自会厌根部下方，向后切至杓状软骨声带突水平(图 46.4B，箭头所示)。重要的是术中应将切除的组织标本确定好方位并加以标注，尤其要标明标本的下表面，以便组织病理检查确定或排除恶性肿瘤。由于 CO_2 激光具有切割和止血功能，故尤其适用于声门上区的喉前庭切除。术中遇到明显出血时可将激光束调至散焦状态进行止血。若激光止血失败，可用肾上腺素(1:100 000)棉球直接加压或用具有吸引功能的电凝器(低功率 10~15mV)止血。手术室常常使用高浓度的肾上腺素(如 1:1000)止血。冷器械的微瓣技术常用于声带表面的病灶切除并获得良好的效果。这一技术保留了声带固有层浅层，因此术后恢复快且可获得良好的发音。

术中声带全长应暴露在术野中，包括前联合交汇处。用 27 号 Brüning 注射器或蝶形注射针将肾上腺素－生理盐水或 1:10 000 的肾上腺素稀释液注入声带黏膜下，以判断肿瘤是否侵犯声带固有层浅层以下的结构，如声韧带或甲杓肌。除此之外，声带黏

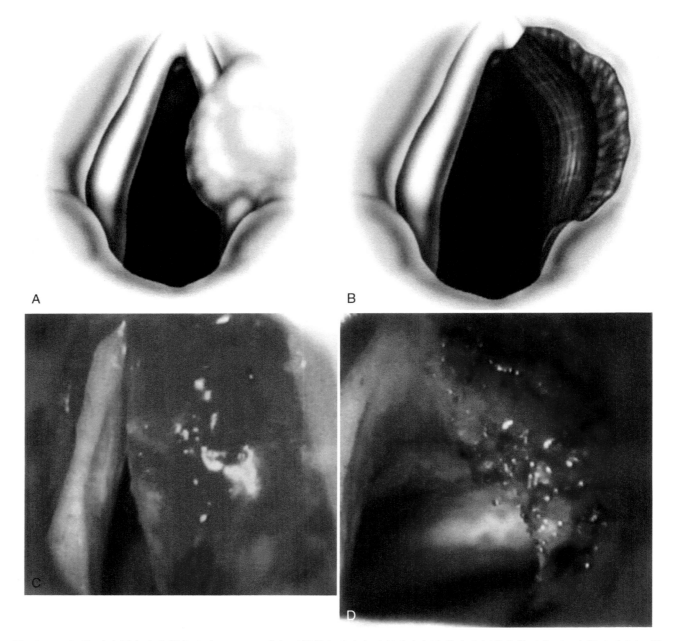

图 46.5 （A,C）示意图和术中影像显示,T2N0M0 声门型鳞状细胞癌侵及整个右侧声带和右侧假声带下表面。声带运动尚好,除非肿瘤体积较大或侵及肌层。（B,D）肿瘤切除后的创面。在此创面上切取组织送检切缘的冰冻切片以确定肿瘤是否完全切除。前联合未受侵犯。

膜下注射的液体还可保护周围组织免受激光热损伤并有利于激光切割至适当的层次。手术开始前应确定切缘并用 CO_2 激光在切缘处作标志(图 46.4B)。术中用微型杯状钳轻轻牵拉肿物以便看清肿瘤边界,无论手术是从外侧向中间方向切或是从后向前切均可较好地切除肿瘤。

将激光设置为单脉冲模式,于肿瘤边界处作切除范围标志。激光切除肿瘤的模式为连续输出或重复脉冲模式。术中不必要求整块切除肿瘤。Steiner 等认为术中可将肿瘤一切为二,这样便于了解肿瘤深层的情况而且有助于保证肿瘤彻底切除,尤其适用于体积较大的肿瘤切除[16]。应避免将肿瘤组织从切缘处撕扯下或将其裂成碎片。应将切缘组织作冰冻切片分析。术中可用带有吸引功能的电凝器止血或采用散焦的激光束止血。

术中冰冻切片检查可以保证肿瘤完全切除。手

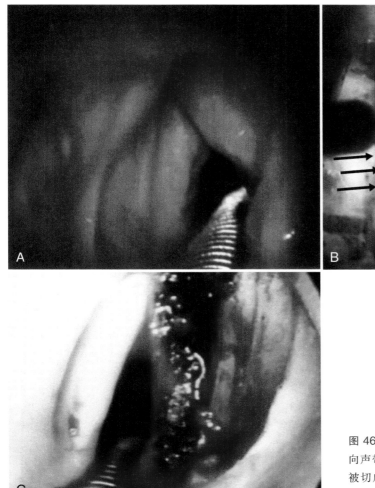

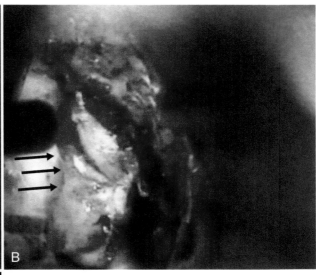

图 46.6　(A)T2 跨声门鳞状细胞癌体积较大,侵及假声带并向声带下方延伸,向后累及同侧杓状软骨表面黏膜。(B)肿瘤被切成两部分(箭头所示)以确定其浸润深度,而且便于手术操作和更好地暴露。声带运动受损但环杓关节未受侵犯(C)。

术者应与病理医师密切合作与交流以确保肿瘤顺利切除和切缘获得阴性。切取的切缘组织非常小(< 2mm),因此术中必须仔细定位肿瘤标本。最好是病理医师亲自进入手术室通过监视器或显微镜的助手镜观察手术过程,以便正确定位肿瘤标本。在切除的标本一端用缝线做标记以免术后混淆。

为了获得足够的切缘术中必须另外再切除一些组织。应仔细在手术创面上选择恰当的位置进行切除以保证切缘组织获得的准确性。手术充分止血后,将显微镜和喉镜撤离术野。患者麻醉复苏后拔除气管插管,待自主呼吸恢复平稳后即可离开手术室,术后应休声一周,很少发生呼吸困难现象。

术中应切除足够的癌旁组织。必要时可使用带有冲洗功能的纤维支气管镜观察声门下情况。如果最终病理结果显示切缘阳性,则应再次行激光切除手术。若仍没有获得阴性切缘,则应给予术后放疗或行开放式喉切除术(即垂直或水平部分喉切除术)。

对于原发声门上区或侵及声门上区的肿瘤采用相同的治疗方法和手术器械。可以选用各种硬管喉镜以充分暴露声门区及声门上区结构。如图 46.6 及 46.7 所示,切除会厌、杓会厌皱襞和假声带肿瘤后直达声门旁隙和会厌前间隙。声门上区肿瘤淋巴结转移的风险很大[22],术中可同期使用内镜行颈部淋巴结切除,或根据喉部原发肿瘤切除术后的病理结果进行分期,再行常规颈部淋巴结清扫术。

术后护理

术后必须给予患者 8 周抗反流药物治疗。根据术者和患者意愿及手术范围,可选择性给予抗生素或止痛剂(或两者同时给予)。告知患者抬高头部完全休声 1 周,之后再修正发音(即少说话且小声说话)2 周。患者在家中做床边雾化吸入以提高其喉部舒适度。术前和术后应配合言语病理师做客观嗓音

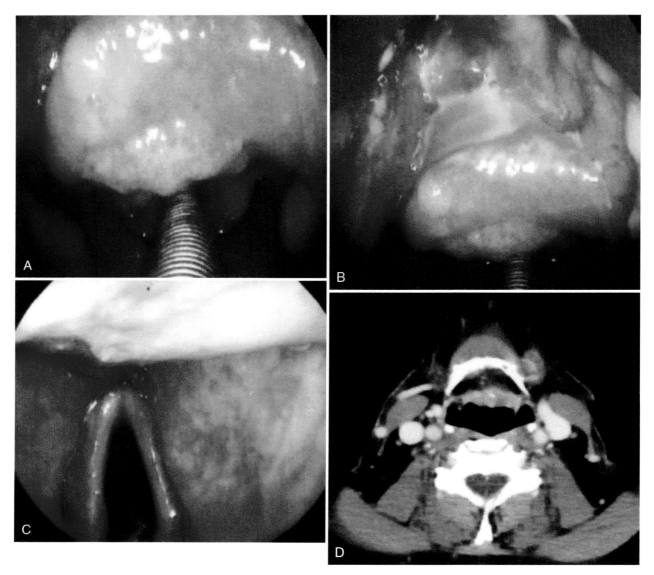

图 46.7　(A–C)声门上鳞状细胞癌 T3,N0,M0 侵及会厌根部上方,会厌软骨及会厌前间隙受侵。于肿瘤上表面切开肿瘤(肿瘤被切成两部分)以暴露其下方及声门上肿瘤范围。(D)CT 扫描显示肿瘤侵及会厌前间隙。(待续)

评估及嗓音卫生宣传教育。必要时术后可行正规发音训练。

并发症

出血

　　内镜下切除早期声门癌,术中因出血而需介入治疗者极其罕见,因为术中很少遇到直径较粗的血管,除非切除较大的肿瘤。如果患者术后持续咯血,则需行纤维喉镜检查。根据检查结果及出血特征,必要时应将患者再次送回手术室。应在显微镜下使用激光或电凝止血。

气道梗阻

　　早期声门癌手术后很少发生气道阻塞,因为术中仔细的评估和恰当的干预是保证气道安全的重要手段。如果患者在手术结束初期保留气管插管,则待其生命体征平稳后应拔除插管,以便喉科医生观察气道情况并做好重建气道的准备。

肉芽肿形成

　　伴有酸反流的患者术后声门区手术创面上常常形成肉芽肿。这些肉芽肿多发生在手术切除了上皮

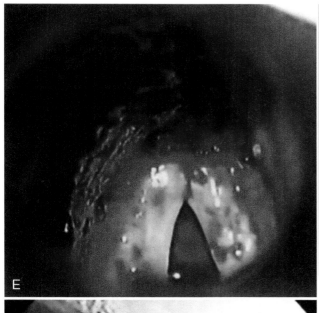

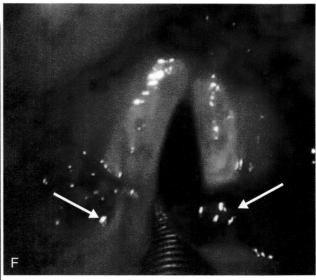

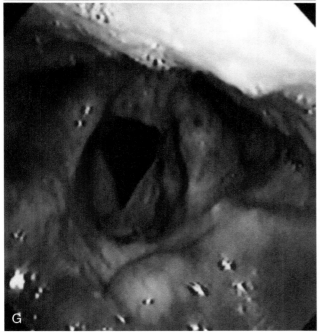

图 46.7(续)　(E,F)最后在明视下切除肿瘤的下界和侧面。箭头所示杓会厌皱襞(杓状软骨上表面)为后界。将标本确定方位并做标记以便术者与病理医师的沟通交流。必须将切缘组织做冰冻和连续切片检查以确定肿瘤是否完全切除。(G)术后 3 个月的检查结果。

层的区域，这一区域常因反流导致局部黏膜炎症而使患者出现声音嘶哑和咳嗽。激光切除肿瘤后创面上的炭化物均应清除，以免形成"炭化性肉芽肿"[23]。若患者术后持续声音嘶哑则提醒手术医师有肉芽肿形成的可能，必需行显微手术切除肉芽肿。

瘢痕形成

残留的声带软组织形成瘢痕是声门癌切除术后不可避免的结果。瘢痕组织导致声带过度僵硬，振动能力减弱。发生这一现象是因为切除声带肿瘤的范围要大于肿瘤本身。如果术前认真仔细评估病灶影像学的三维特征并选择适当的手术器械进行病灶切除，则对正常声带组织的过度损伤是可以避免的，尤其是病灶仅仅局限在声带黏膜上皮层下，只需进行黏膜上皮的适当切除即可。

极度声嘶和发声困难

术后患者的发音质量和发音效能将会发生改变。声门癌切除术后嗓音变化是不可避免的。如果肿物是外生性且位于声带中部表面，切除后嗓音将会有所改善。

　　但多数情况下患者术后出现声音嘶哑症状,这是术者和患者都不希望发生的,也是常常不可避免的。术前对病灶范围及患者嗓音特征作精确评估将会使术后声嘶程度有所减小。喉镜检查对于判断良性病变的声带黏膜上皮的振动特性非常有价值。术后发声训练有时能够改善发音质量,训练患者采用更有效的发声方法以克服手术导致的声带振动功能的损伤。有些病例则采用外部径路的甲状软骨成形声带内移术以改善声门闭合进而改善发音。重建的声门是僵硬的,因而需要极大的声门下气压才能使其关闭和振动,从而改善发音。

精要

- 内镜下显微手术切除治疗喉癌,依据肿瘤的三维特征及其侵润深度分为几种切除方式。
- 显微手术切除肿瘤的主要目的是缩窄安全界范围,降低发病率,而治愈率并未改变。
- 切除 T1 期声带癌时,于上皮层下注射生理盐水或局麻药剂可以完整保留位于声带固有层浅层下的声韧带和声带肌。
- 应尽可能将肿瘤全部切除。尤其是 T2 和 T3 期病灶,术中必须根据冰冻切片结果或重复病理检查结果(二次检查)切除声带深部组织以确保足够的安全界。
- 术前接受过放射治疗的患者激光术后吞咽功能较差。

隐患

- 为了获得声带深部的安全切缘而切除少部分声门区病灶以外的组织将对患者术后嗓音有重大影响,而且未必能提高治愈率。
- 术中若忽视激光的安全防护,将导致患者的意外伤害甚至危及患者生命。
- 若患者选择不当,如术前伴有肺功能损害,将导致术后出现吞咽和呼吸功能障碍,由此而否定了肿瘤治疗效果。
- 若激光手术前接受了放射治疗,将由于肿瘤黏膜下播散和放疗引起的黏膜改变而导致术中难于获得阴性切缘,从而使得手术范围扩大。

- 术后出现持续性声嘶应考虑“炭化性肉芽肿”的可能性,这是术中保留了烧灼的组织而形成的,应采用显微手术切除肉芽肿。

（吕秋萍 译）

参考文献

1. Thekdi AA, Ferris RL: Diagnostic assessment of laryngeal cancer. Otolaryngol Clin North Am 35:953-969, v, 2002.
2. Kirchner JA: Glottic-supraglottic barrier: Fact or fantasy? Ann Otol Rhinol Laryngol 106:700-704, 1997.
3. Kirchner JA, Cornog JL Jr, Holmes RE: Transglottic cancer. Its growth and spread within the larynx. Arch Otolaryngol 99:247-251, 1974.
4. Lewin JS, Gillenwater AM, Garrett JD, et al: Characterization of laryngopharyngeal reflux in patients with premalignant or early carcinomas of the larynx. Cancer 97:1010-1014, 2003.
5. Ferris RL, Martinez I, Sirianni N, et al: Human papillomavirus-16 associated squamous cell carcinoma of the head and neck (SCCHN): A natural disease model provides insights into viral carcinogenesis. Eur J Cancer 41:807-815, 2005.
6. McGavran MH, Bauer WC, Ogura JH: The incidence of cervical lymph node metastases from epidermoid carcinoma of the larynx and their relationship to certain characteristics of the primary tumor. A study based on the clinical and pathological findings for 96 patients treated by primary en bloc laryngectomy and radical neck dissection. Cancer 14:55-66, 1961.
7. Kirchner JA: Fifteenth Daniel C. Baker, Jr, memorial lecture. What have whole organ sections contributed to the treatment of laryngeal cancer? Ann Otol Rhinol Laryngol 98:661-667, 1989.
8. Steiner W: Results of curative laser microsurgery of laryngeal carcinomas. Am J Otolaryngol 14:116-121, 1993.
9. Ambrosch P, Kron M, Steiner W: Carbon dioxide laser microsurgery for early supraglottic carcinoma. Ann Otol Rhinol Laryngol 107:680-688, 1998.
10. Davis RK, Hadley K, Smith ME: Endoscopic vertical partial laryngectomy. Laryngoscope 114:236-240, 2004.
11. Desloge RB, Zeitels SM: Endolaryngeal microsurgery at the anterior glottal commissure: Controversies and observations. Ann Otol Rhinol Laryngol 109:385-392, 2000.
12. Pearson BW, Salassa JR: Transoral laser microresection for cancer of the larynx involving the anterior commissure. Laryngoscope 113:1104-1112, 2003.
13. Zeitels SM: Infrapetiole exploration of the supraglottis for exposure of the anterior glottal commissure. J Voice 12:117-122, 1998.
14. Flint PW: Minimally invasive techniques for management of early glottic cancer. Otolaryngol Clin North Am 35:1055-1066, vi-vii, 2002.
15. Kadish SP: Can I treat this small larynx lesion with radiation alone? Update on the radiation management of early (T1 and T2) glottic cancer. Otolaryngol Clin North Am 38:1-9, vii, 2005.
16. Steiner W, Vogt P, Ambrosch P, Kron M: Transoral carbon dioxide laser microsurgery for recurrent glottic carcinoma after radiotherapy. Head Neck 26:477-484, 2004.
17. van Gogh CD, Verdonck-de Leeuw IM, Boon-Kamma BA, et al: A screening questionnaire for voice problems after treatment of early glottic cancer. Int J Radiat Oncol Biol Phys 62:700-705, 2005.
18. Pillsbury HR, Kirchner JA: Clinical vs histopathologic staging in laryngeal cancer. Arch Otolaryngol 105:157-159, 1979.
19. Kass ES, Hillman RE, Zeitels SM: Vocal fold submucosal infusion technique in phonomicrosurgery. Ann Otol Rhinol Laryngol 105:341-347, 1996.
20. Steiner W, Ambrosch P, Rodel RM, Kron M: Impact of anterior commissure involvement on local control of early glottic carci-

noma treated by laser microresection. Laryngoscope 114:1485-1491, 2004.

21. Rudert HH, Werner JA, Hoft S: Transoral carbon dioxide laser resection of supraglottic carcinoma. Ann Otol Rhinol Laryngol 108:819-827, 1999.

22. Chiu RJ, Myers EN, Johnson JT: Efficacy of routine bilateral neck dissection in the management of supraglottic cancer. Otolaryngol Head Neck Surg 131:485-488, 2004.

23. Casiano RR, Cooper JD, Lundy DS, Chandler JR: Laser cordectomy for T1 glottic carcinoma: A 10-year experience and video-stroboscopic findings. Otolaryngol Head Neck Surg 104:831-837, 1991.

第 47 章

水平部分喉切除术

Jonas T. Johnson

保留喉功能的部分喉切除术，被定义为切除部分喉但保留喉的呼吸、吞咽及发声功能。缺少上述任何一项功能，例如需要行永久性气管造瘘的近全喉切除术，均不属于保留喉功能的部分喉切除术，且不属于本章节的讨论范围。喉部分切除术主要包括两类，水平半喉切除术和垂直半喉切除术，此章主要讨论水平半喉切除术。

近半个世纪以来，声门上喉部分切除术是唯一的喉水平部分除术的标准术式，主要适应于局限于声带以上部位的肿瘤。这种术式主要基于绝大多数喉癌不会跨越喉室，除非已到相当晚期。手术范围需切除甲状软骨板的上部以及相连的声门上结构、甚至舌骨，然后将下方残喉的前、后部分向上与舌根部肌肉缝合。

1990 年，Laccourreye 等报道了一种新型的水平喉部分切除术式，即同时切除双侧声带膜部及全部甲状软骨板（表 47.1）[1]。依靠环状软骨和舌骨的紧密缝合以及至少保留一个受神经支配的环杓单元，作为保留喉的呼吸和吞咽功能的基础。手术切除的喉部结构恰好位于环状软骨上、杓状软骨前，并通过缝合环状软骨与舌骨来关闭喉腔。该术式被命名为环状软骨上喉部分切除术 (supracricoid partial laryngectomy，SCPL) 及环状软骨舌骨固定术 (cricohyoidopexy，CHP)。手术适应证包括：①声门型喉癌向上累及声门上区域；②声门上型喉癌向下侵犯声带表面；③肿瘤侵犯全部双侧声带膜部；④肿瘤侵犯声门旁间隙伴一侧声带固定。以往上述情况，传统上应行全喉切除术。该术式针对声门型喉癌时，会厌可予以保留，并且可以用来一起关闭术腔（环状软骨上部分喉切除术–环舌骨会厌固定术，supracricoid partial

表 47.1	水平半喉切除术分类

声门上喉部分切除术

扩大的声门上喉部分切除术

切除部分舌或杓状软骨

切除部分喉咽

环状软骨上环杓舌骨固定术(保留会厌)

环状软骨上环舌骨固定术(切除会厌)

laryngectomy with cricohyoidoepiglottopexy，SCPL–CHEP)，但应注意必须保留环状软骨、舌骨以及至少一个功能性(有神经支配的)的环杓关节复合体，同时为保护杓状软骨区域的感觉应注意避免损伤双侧喉上神经。两种术式均显著缩短了喉的垂直距离。另外，只要能保留上述重建所必需的组织结构[2,3]，术前放疗并非 SCPL 禁忌证。值得注意的是，当前联合声门下受侵超过 10mm（最近有报道不超过 15mm），即不适合该术式，因为环状软骨需要用来关闭喉腔。另外，手术重建需要正常的环状软骨，同时至少必须保证一侧杓状软骨未受侵犯，尽管伴有声带固定。

该术式术后恢复时间较传统垂直半喉明显延长，术后气管套管一般需要保留 3 周。吞咽功能的恢复与声门上水平半喉切除术几乎一致，当然那些没有接受放疗，且能保留会厌以及双侧杓状软骨的声门型喉癌，术后吞咽功能恢复相对容易。如果适应证选择合适，大多数患者术后可以拔管并且正常进食。水平半喉切除术，既适合于声门上型喉癌，包括声带受侵者，也适合范围较大、以往必须行全喉切除术的声门型喉癌。

解剖学考虑

声门上区是指从会厌上缘至喉室下缘部分（图47.1）。侧面观声门上区应包括杓会厌皱襞，但原发于杓会厌皱襞外侧壁（即梨状窝内侧壁）的肿瘤应归为下咽肿瘤病变范围。之前认为喉的声门上区域包括会厌舌面，但原发于会厌谷和舌根的肿瘤应当被归属于口咽肿瘤。声门上区的后界是杓状软骨，环状软骨后的肿瘤属下咽部肿瘤。

原发于声门上区域的恶性肿瘤中，鳞癌约占95%。起源于小涎腺的肿瘤，如腺泡细胞癌、黏液上表癌、腺囊癌等发生率较低。起源于相邻组织和周围结构的其他细胞类型的肿瘤也较少见。

吸烟和酗酒被认为是发生在声门上鳞癌的重要影响因素[4-7]。在不同的文化习俗中，声门上型以及声门型喉癌的发生率截然不同。在芬兰[8]和欧洲的大部分地区[9]，约2/3的喉癌是声门上型，1/3是声门型；而在美国，比例却恰恰相反[10]。

对于声门上型鳞状细胞癌，在制定诊治方案时，必须充分考虑原发肿瘤的大小和位置，以及患者的身体状况、颈部淋巴结转移特点。转移的危险因素与原发肿瘤的大小正相关，当原发肿瘤直径小于2cm时，至少有20%的患者可以出现颈部淋巴管转移[11]，而在晚期患者甚至高达80%[12]。同侧颈部发现转移时，高达40%的患者可以出现对侧转移。当然这种观点亦存在争议，因为几乎一半的声门上型喉癌原发于中线附近。至少有10%的患者没有明确的证据表明当伴有同侧转移时，对侧颈部亦会出现转移[13,14]。

对于病理类型为鳞状细胞癌的患者，可供选择的治疗方案包括手术和(或)放疗。一般认为，声门上型喉癌的患者，如果原发肿瘤较小并且表浅，那么手术或是放疗的治疗效果是类似的[15,16]。如果有明确的证据显示肿瘤侵犯了软骨或是会厌前间隙，那么手术将是首选治疗（图47.2）。如果会厌前间隙充满肿瘤组织，并且接近或侵犯了舌骨，那么将会是 SCPL 的禁忌证，因为功能性重建(CHP 或 CHEP)依赖于舌骨的保留。如果肿瘤没有侵犯声带、杓状软骨或是无广泛的舌根部侵犯，都适用于标准的声门上喉部分切除术。如果肿瘤侵犯了舌根或是下咽，那么局部复发的风险会随之升高。因此，这些患者通常

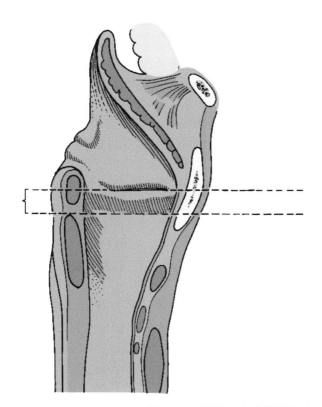

图 47.1 喉的矢状面观。声门上区下界位于真声带的平面。

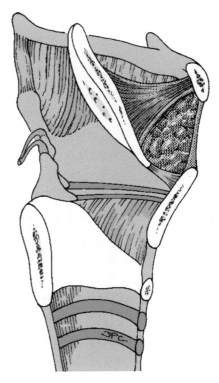

图 47.2 会厌前间隙(阴影区域)的前界为甲状舌骨膜，上界为舌骨会厌韧带。局限于会厌前间隙的肿瘤并不是声门上喉部分切除术的禁忌证。然而，如果肿瘤越过了会厌前间隙，那么必须慎重考虑，以确保完整切除肿瘤。

采用手术以及术后联合放疗[14,17]。

局限于声门上的喉鳞癌患者将得益于声门上喉部分切除术,该术式在有效的控制肿瘤同时,几乎保留了正常的发声和吞咽功能。在匹兹堡大学一项超过 200 例声门上型喉癌回顾性分析中,72 例适合行声门上喉部分切除术[14],未发现喉部局部复发,但是有不到 2% 的患者出现舌根部肿瘤复发。由此可以提示,当肿瘤侵犯了会厌谷、会厌前间隙以及舌根时,保证足够的安全缘有时会十分困难。

显微支撑喉镜下 CO_2 激光手术与开放的声门上喉部分切除术结果相似。对于有经验的医生,两者局部控制率相当,但可以避免暂时性气管切开。有关内镜下手术,之前的章节已进行了深入的讨论。

声门上喉癌侵犯前联合,适合 SCPL-CHP 重建,同样肿瘤侵犯了杓状软骨或声带固定,并非手术禁忌证。当然如同放疗后行 SCPL 一样,术后的恢复时间会相应延长。

对于声门上型喉癌患者,手术的另一项好处是,为病理学家进一步针对原发肿瘤的准确分期和颈淋巴结转移状况提供了机会。相应的,也为术后选择合理的辅助治疗提供了依据。

病例选择

侵犯声门上的恶性肿瘤需要组织学证实。对于局限于舌骨上水平会厌表面的小肿瘤,可以通过行 CO_2 激光行会厌切除术来成功治疗,或者是通过经舌骨上或咽侧径路切除肿瘤。遗憾的是,声门上型肿瘤由于早期多无症状,难以早期发现。大多数患者初次就诊时往往伴有较大范围的肿瘤侵犯和转移。局限于杓状软骨之前的声门上型喉癌是理想的声门上喉部分切除术适应证。如果只是单侧杓状软骨受侵,可以考虑声门上部分喉切除术,而一旦双侧杓状软骨受侵,则将是声门上部分喉切除术或 SCPL 的绝对禁忌证,这时应该行全喉切除术。

侵犯杓会厌皱襞或是梨状窝内侧壁的肿瘤可以行声门上部分喉切除术。如果肿瘤侵犯了梨状窝的前壁或外侧壁,那么声门上型喉部分切除术可以扩展为包括部分下咽切除术,但如果肿瘤侵犯了梨状窝尖(表明肿瘤已经扩展到了喉室平面以下)那将会是声门上部分喉切除术的禁忌证。

声门上部分喉切除术也适用于肿瘤侵犯舌根和会厌谷。术前评估时必须充分考虑到肿瘤侵犯舌根、

黏膜下以及周围肌肉的程度,术中可能出现比术前评估更大的切除范围。声门上喉部分切除术的远期疗效应该考虑吞咽功能,并且这类手术只适用于全身状况良好的患者。因此,声门上部分喉切除术可能并不适用于多数舌根受侵的患者。

无论是行声门上喉部分切除术还是 SCPL 的患者,术后都会经历一段时间的误吸问题。而误吸的程度和持续时间取决于手术切除的范围,以及是否切除喉上神经,同时亦与患者的年龄、配合的积极性、全身状况,尤其是基本的心肺储备功能密切相关。因此,必须仔细评估这些因素并在制订术前计划时充分考虑。

术前评估

在制定手术方案时应考虑以下因素:病史和体格检查,原发肿瘤范围的评估,颈部淋巴结的转移情况,以及患者的基础心肺功能储备情况。

进行术前评估时都应常规行直达喉镜检查。进一步的检查应当包括整个上呼吸消化道以排除重复癌。当声门上型肿瘤确定为癌时,肺部是最常出现重复癌的部位。应仔细评估原发肿瘤累及邻近结构的程度,因为这将直接影响后续的治疗计划。术前必须明确肿瘤是否侵犯了舌根、梨状窝、声带或杓状软骨。同样,在术前亦必须意识到是否伴有跨声门的侵犯。如果肿瘤侵犯了喉室平面以下的声门旁间隙,那么将会是声门上喉部分切除术的禁忌证,但并不是 SCPL 的禁忌证(图 47.3)。如果考虑施行 SCPL,声门下侵犯状况须仔细观察,最好使用用带角度的内镜测量其范围。术前应该评估声带活动度和确定环杓关节的功能。对声门上部、声带、杓状软骨以及会厌谷的视诊和触诊有助于确定这些部位是否受侵。术前评估时,对于拟行声门上喉部分切除术的患者,必须保证其声带和至少一侧杓状软骨没有被侵犯,而针对 SCPL,环状软骨、舌骨和至少一侧有功能的杓状软骨必须被保留 (图 47.4)。

CT 是评估声门旁间隙的是否浸润的可靠手段(图 47.5)。但是否伴有舌根受侵 MRI 评估更为可靠。

颈部转移情况的评估一般通过触诊来完成。CT 或 MRI 扫描比触诊更准确。大于 1cm 或是中心为低密度影的结节应当高度可疑为转移癌。颈部的治疗应当与原发肿瘤的治疗相结合,大多数患者需同时

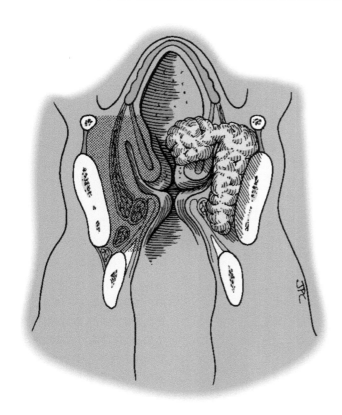

图47.3 声门旁间隙(阴影区域)包括甲状软骨内侧的喉部黏膜下软组织区域。声门上区肿瘤可以在黏膜下通过声门旁间隙扩散。如图所示,如果肿瘤扩散到了声门水平以下,那么将会是声门上水平半喉切除术的禁忌证。

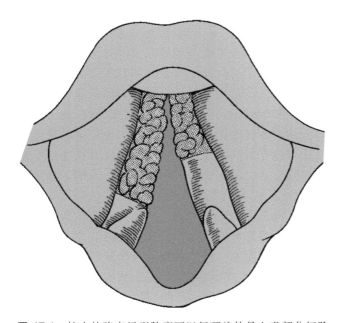

图47.4 较小的跨声门型肿瘤可以行环状软骨上喉部分切除术。应注意会厌前间隙仅限于轻度受侵。(Redrawn from Pearson BW, Donald PJ: Larynx. In Donald P [ed]: Head and Neck Cancer: Management of the Difficult Case. Philadelphia, WB Saunders, 1984, pp 93–148.)

行双侧颈淋巴结清扫术。

我们回顾性分析并报道了 202 例声门上型鳞癌的患者的治疗[14]。在这些病例中,声门上型喉癌常规治疗包括原发肿瘤的切除(声门上部分喉切除术或全喉切除术)以及肿瘤同侧的改良根治性颈淋巴结清扫术。有明确证据表明,有同侧颈部转移的患者术后应常规放疗。对侧颈部(未术侧)是最常见的肿瘤复发区域。在会厌部根部以及杓会厌皱襞和假声带受侵的患者中,这一观察结果是类似的。如果病理组织学证实了有同侧颈部转移,那么对侧颈部复发的概率为 26%,相反,如果没有同侧颈部转移的话,复发的概率只有 13%。总的来说,手术加术后放疗,16% 的患者出现对侧(未术侧)颈部转移,而只进行手术切除,约有 19% 的患者出现对侧颈部转移。

基于以上的事实,我们推荐对于声门上鳞癌患者,应常规行双侧颈淋巴结清扫术,包括那些行内镜下切除术的患者以及全喉或半喉切除术的患者,同时病变发生的部位并不影响上述得出的结论。当术前评估没有颈部淋巴结转移时,双侧颈部 Ⅱ、Ⅲ、Ⅳ区淋巴结清扫就足够了。而是否行 ⅡB 区淋巴结目前仍在讨论。

当术前评估表明颈部是腺癌时,必须同时行双侧颈淋巴结清扫。如果可能的话,在这种情况下我们更愿意保留颈内静脉。保留颈内静脉的一种替代方式是旁路移植大隐静脉。我们目前还没有发现此种术式是必须的,因为小于 3cm 的淋巴结可以常规从颈动脉鞘周围清扫并且留有足够的安全缘。当没有颈部腺癌存在时,可以行颈部选择性淋巴结清扫。

对于患者心肺功能参数的评估依然存在争议。目前以动脉血气分析和肺功能来粗略估计患者的心肺功能,但至今仍然没有一个客观的参数用于评估是否适合行水平半喉切除术。患者的运动耐量或许是预测患者肺功能最准确的指标,如果患者不能步行两层楼,将不适合行水平半喉切除术。同样,卧床不起的患者亦不应该被推荐行水平半喉切除术。另外,因为退行性关节病或是下肢骨折而不能行走的患者也不是水平半喉切除术的合适人选。术后误吸问题可以通过带气囊气管套管、积极的肺功能锻炼以及有经验的护理人员予以控制。在恢复过程中,咳嗽和行走的能力不应被低估。同样,年龄问题并不是水平半喉的绝对禁忌证,但超过 65 岁的患者即使其全身状况很好,手术亦应慎重考虑。

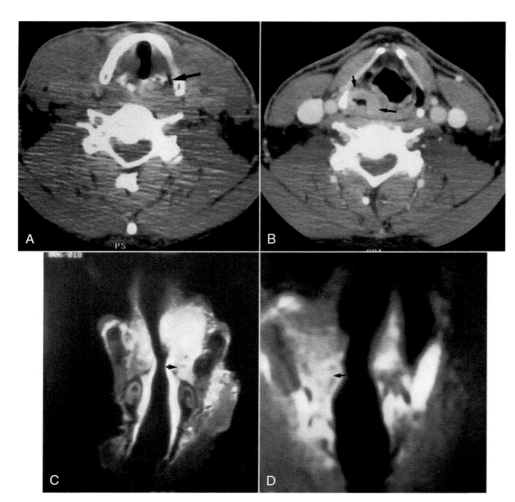

图 47.5　(A)轴位 CT 扫描显示声门旁间隙的肿瘤使声带向中线侧移位。箭头所示为含气影的正常侧梨状窝,在受侵侧消失。此层面尚不能确定声带黏膜是否受侵。(B)杓状软骨和梨状窝(箭头所示)受侵,此为声门上喉部分切除术的禁忌证。(C)喉切除术后标本冠状扫描图像。显示为声门旁间隙的肿瘤向内侧侵犯声带。(D)冠状位显示在声门旁间隙肿瘤侵犯到了声带。

　　水平半喉切除术的另一个相对禁忌证是双侧颈淋巴结根治性清扫术或改良根治清扫术后拟行大剂量放疗的患者。如果患者伴有严重的双侧颈淋巴结转移,且需要行双颈淋巴结根治性清扫或改良根治性清扫术,那么该患者并不适合行嗓音保留手术。因为术后放疗,会导致保留的杓状软骨黏膜严重的水肿及声带活动受限。然而这种并发症亦有办法避免,即通过放射肿瘤科医生协助,仅对颈部转移区域进行照射,而不涉及保留的喉部结构。相反,如果颈部选择性淋巴结清扫术后,组织学证实伴有颈部转移,必须行放疗,那么术后放疗似乎更易被大家接受。

　　在经过足量放疗失败的患者,可以施行声门上喉部分切除术或 SCPL。但保留发音功能,将会增加术后并发症以及肿瘤复发的风险。对于既往已经行放疗的患者行部分喉切除术时,术者必须充分意识到在计划手术范围边界以外的黏膜下可能已伴有肿瘤扩散,这将是部分喉切除术的绝对禁忌证。对于这类患者临床检查可能是不够的,因为复发的肿瘤经常是黏膜下生长的。CT 或 MRI 可以发现肿瘤在声门旁间隙扩散的范围,以及对舌骨或环状软骨的浸润程度。手术切缘必须常规送冰冻病理检查。由于放疗导致的组织纤维化、机体对细菌的免疫屏障降低以及伤口愈合时间的延长,术后伤口裂开和瘘管形成的风险会相应的增加。对于放疗失败,声门上喉部仍存在独立、边界明确的病变,或是之前已经行放疗控制过其他部位的原发肿瘤,声门上肿瘤作为一个异时出现的原发肿瘤,我们会选择性地对此类患者行水平半喉切除术。虽然有报道对于放疗失败的患者成功施行了 SCPL 的病例,但是因为有可能存在手术切缘以外黏膜下扩散的风险,因此术前必须考虑进一步全喉切除的可能性。

　　术前必须告知患者,如果术中发现肿瘤的范围较术前估计的更广泛,那么有可能行全喉切除术。术前签署的知情同意书中应该包括行全喉切除术的可能性,此时需行气管食管造瘘来重建发音功能。

声门上喉部分切除术

手术径路

声门上喉部分切除术需在全身麻醉下进行（表47.2）。术前需常规行气管切开术。但必须注意的是在施行 SCPL 时通常不行术前预防性气管切开术，原因在于手术结束关闭术腔，需要将残喉及气管上提，这样气管造瘘口的位置将会发生改变。我们更倾向于采用颈前 U 形切口，这样有助于根据术中病变范围的变化适时改为全喉切除，同时也可适应双侧颈淋巴结清扫术（图47.6）。

首先切断使舌骨上方轮廓化，除非术前证据表明舌根或会厌前间隙受侵，因为在这种情况下需要将舌根部的肌肉同标本一起切除。然后游离切断舌骨下带状肌（图47.7）。当肿瘤仅局限于声门上区，且无证据表明肿瘤向深部侵犯会厌前间隙时，舌骨下带状肌可在距其舌骨附着大约 1cm 处切断。但如果

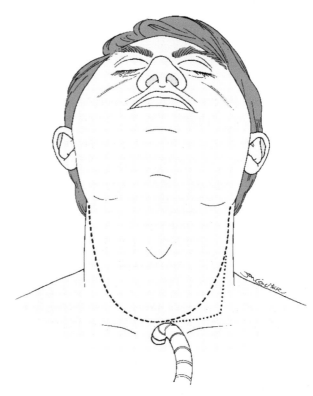

图 47.6　声门上喉部分切除术的 U 形切口。注意皮瓣下方不要超过锁骨中线，否则会因局部缺血导致伤口裂开。

表 47.2	声门上喉部分切除手术步骤
气管切开	
U 形切口翻皮瓣形	
颈淋巴结清扫	
游离舌骨	
切断舌骨下带状肌	
沿甲状软骨上缘切软骨开膜	
向下翻转软骨膜	
标记并切断甲状软骨	
暴露会厌（如果会厌舌面正常）	
显露会厌谷	
切断杓会厌皱襞	
不要损伤声带！	
连接喉内切缘和喉外甲状软骨软骨切缘	
不要损伤与声带前联合附着处	
切除标本并检查术腔	
切缘冰冻病理检查	
环咽肌切开术？	
甲状软骨膜、甲状软骨与舌根缝合	
为了代偿舌根，注意不要仅缝合到舌根黏膜上！	
不要有张力，打结要紧	
关闭咽侧切口	
冲洗、放置引流，逐层关闭切口	
避免气切开瘘口与术腔贯通	

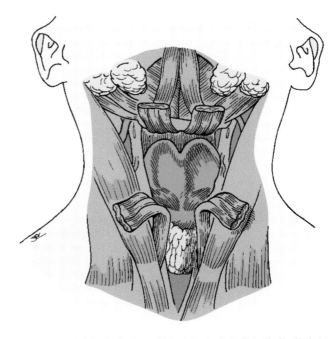

图 47.7　颈清扫完成后，开始行声门上喉部分切除术，首先切断舌骨下带状肌暴露甲状软骨板。

术前已评估肿瘤侵犯会厌前间隙或舌根，则需要在甲状软骨上缘平面游离切断带状肌。需要指出的是，如果事先计划行 SCPL，那么可以省略上述步骤，舌骨无需轮廓化，直接在甲状软骨上缘平面切断舌骨下带状肌。

沿甲状软骨上缘切开甲状软骨膜，然后如图 47.8 所示整体向下翻转，注意保护肌肉在甲状软骨的附着处，预留这块肌骨膜瓣以用于喉部修复。

游离双侧舌骨大角使其轮廓化。术中必须注意避免舌下神经的损伤，该神经走行在二腹肌后腹之后下，并非常接近舌骨大角。一侧或双侧神经的损伤，将影响术后吞咽功能的恢复。

自甲状切迹和甲状软骨下缘连线中点水平，用手术刀或摆锯向外上水平切除部分甲状软骨板及病变侧的甲状软骨上角，同侧的甲状软骨上角，可根据病变范围决定其取舍(图 47.9)。如果甲状软骨上角被切除，应将双侧咽上缩肌自甲状软骨板后外侧缘予以游离。

如果肿瘤局限于声门上喉部，那么可以从会厌谷水平进入咽腔。然后提起会厌，在直视下准确切除肿瘤，这样可以最大限度的保护喉部正常结构。若肿瘤侵犯会厌谷或舌根时，应从健侧梨状窝进入咽腔，同样在直视下切除肿瘤。

进入咽腔后，继续沿杓会厌皱襞向两侧外上扩大黏膜切口，然后在杓状软骨前向下剪开杓会厌皱襞至喉室，并沿喉室侧壁向前剪开至前联合，完整切下喉部标本(图 47.10)。手术过程中，应要求麻醉医

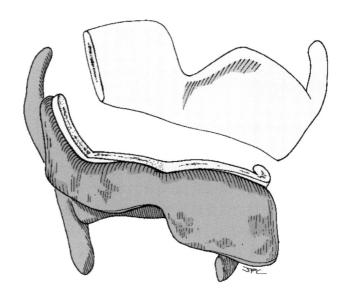

图 47.9 自甲状切迹和甲状软骨下缘连线中点水平，用手术刀或摆锯向外上水平切除部分甲状软骨板及病变侧的甲状软骨上角。同侧的甲状软骨上角，可根据病范围决定其取舍。

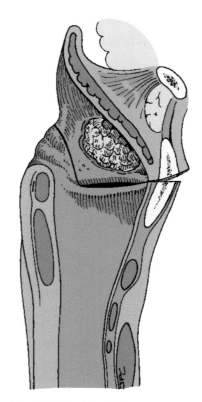

图 47.10 喉部黏膜的切除应在直视下进行。下界平面应通过喉室位于声带水平，后界位于杓状软骨前。必要时根据肿瘤的侵犯范围行扩大切除。

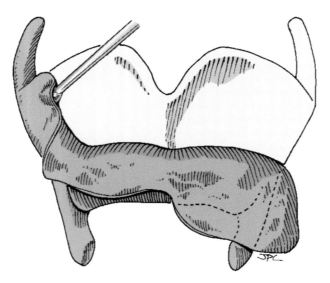

图 47.8 沿甲状软骨上缘切软骨膜，并将其仔细向下分离翻瓣。

师控制好麻醉的深度，保持双侧声带完全处于外展位。术中应注意，所有声门上软组织必须被切除。虽然很有诱惑，例如在单侧室带受侵者试图予以中保

留对侧室带，但结果往往会导致保留的结构出现持续顽固性水肿,造成气道阻塞。

手术标本应当由术者来评估。切缘可疑时应冰冻病理组织学检查来确诊(图 47.11)。

声门上型部分喉切除术后行环咽肌切开术被认为可以帮助术后吞咽功能的恢复。当然,不是所有的手术医生都同意此观点。根据我们的经验环咽肌切开术并非必要。

在关闭咽腔之前,必须确保充分止血。由于不建议沿舌根游离采取缘黏膜对黏膜的直接缝合,故黏膜边缘及邻近的舌肌出血必须通过缝扎和电凝充分止血。

关闭喉腔,需将舌根与残留的声门区甲状软骨板缝合,这样对减少术后误吸至关重要。之前保留的甲状软骨外膜可以用 2-0 不吸收缝线与舌根缝合。缝合深度应深达舌根黏膜下 12~15mm 的黄色纤维腱膜层(图 47.12)。建议采用间断缝合,间距约 8~10mm(图 47.13)。在更外侧,梨状窝黏膜可以与舌根外侧缘直接缝合。此时术者应在助手协助下牵拉邻近的组织,在减张状态下顺序打结。当然使患者头部保持前曲位可最大程度减少组织张力并有利于伤口关闭。如果甲状软骨外膜不适合用来重建,那么可以直接经剩余甲状软骨板上缘钻孔后与舌根直接缝合,注意缝合时不要误将声带缝合在内。

缝合舌骨上、下带状肌加固喉腔,充分冲洗创面,放置引流管,且经由周边皮肤单独穿孔后引出。将颈部皮瓣内翻与气管造瘘口上方的带状肌紧密缝合,以便气管造瘘口与伤口充分隔离(图 47.14),最后逐层关闭伤口。

当肿瘤侵犯杓状软骨前表面时,应一并切除杓

状软骨及声门上喉部。扩大的声门上喉部分切除术。术后同侧声带膜部游离缘应保持在接近于环状软骨中线位置,以避免由于对侧杓状软骨的切除造成术后顽固性误吸。这种术式术后可能出现轻度气道狭窄,但大多数患者并无症状。由于术后误吸的潜在风险的增大,接受扩大声门上喉部分切除术的患者必

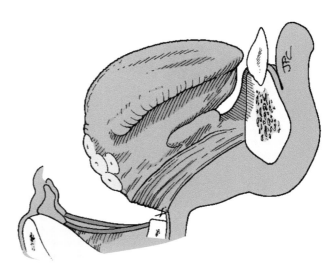

图 47.12　甲状软骨外膜被和舌根纤维腱膜拉拢缝合,使舌根向后移位于声门区上方。

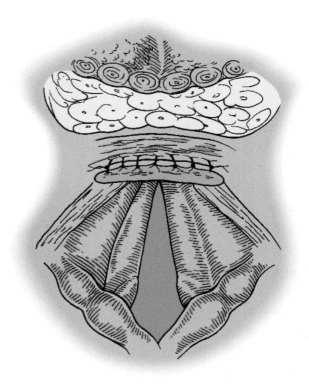

图 47.13　图示喉上面观察舌根腱膜纤维层与甲状软骨外膜缝合。在术中不可能从此角度观察。

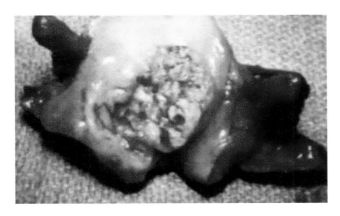

图 47.11　声门上喉部分切除术后,仔细检查标本。对于声门旁间隙切缘应常规冰冻病理检查。

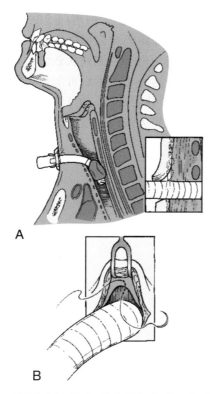

图 47.14 （A）手术结束时，需将气切造瘘口与术腔充分隔离。（B）否则气管分泌物会造成伤口感染。

须有良好的肺功能储备。总之，年龄较大以及心肺功能储备不良者，手术应慎重考虑。

术后护理

患者术后应被安置于急症护理病房，并且由伤口护理以及气道管理方面的专业人员管理。我们常规行经皮血氧监测来直观评估患者的术后状况，同时术后早期阶段应予心电监测。

伤口引流量每 8 小时测量一次，应确保负压引流通畅。引流量与术中颈清扫的范围直接相关，术后 24 小时内引流量一般可达 150mL，对于双侧颈清扫者引流量可能会有更多，尤其是术前放疗过的患者。当引流量少于 15mL/24hr 时，可以拔除引流管。

鼻胃管可通过壁式负压装置持续引流，直到胃肠功能恢复（通过肠鸣音恢复来判断）。此时开始经鼻胃管进食。首先给予适量的水，其次可给予半量的营养液，然后根据情况给予足量营养液。术后应避免出现呕吐，因其可能导致术后重建的咽腔破裂。可以通过适当的胃肠减压、避免不恰当的进食，以及必要

时应用止吐药物来预防。

气管切开用于术后呼吸道分泌物的清理。通过面罩来辅助湿化空气，必要时可以辅助给氧。气管套管套囊应保持低压状态。术后早期的仅表现轻度误吸，归因于术后声带重度水肿。随着水肿的消退，误吸反而会逐渐加重。对此可以通过患者呛咳及喘息的程度大致评估。随着术后患者的逐渐适应（术后 6~10 天），气管套囊可以逐步放松，同时严密观察病情变化。如果误吸依旧，套囊需再次充气。如果患者适应套囊松气状态，可以更换 NO.4 无套囊套管，并且观察夜间的呼吸情况。如果患者在睡觉和半卧位休息时均能耐受无套囊气管套管，可以用固体塞子进行堵管。如果整晚可以耐受堵管，那么可以拔管，并且在初次进食之前对气切口进行封闭（术后 12~14 天），其目的是通过喉的内收反射以减少误吸。

第一次经口进食应当在经过训练的专业人员监督下进行，可以是医生、护士或是感兴趣的言语病理学家等。对所谓的声门上吞咽应当给患者详细解释，并演示、教授给患者。深吸一口气后，患者通过 Valsalva 动作关闭声门，然后吞咽，接着在吸气之前咳嗽一下。推荐应用黏稠的食糜，因为流食不易掌握亦不利于误吸的改善。拔除鼻胃管可以促进声门上吞咽功能的恢复。当患者能够顺利咽下食糜时，即可以出院，术后 14~17 天允许正常饮食。

精要

- 声门上喉部分切除术对于局限于声门上区的鳞状细胞癌，且心肺功能良好的患者是一种理想的术式。
- 在分离甲状软骨外软骨膜时需十分仔细。甲状软骨通常用电锯在前联合水平的上方切开，其位置相当于甲状软骨下缘至甲状切迹连线的中点。因女性患者前联合的附着部位较男性略高，故应在中线略偏上位置切开甲状软骨。
- 在关闭伤口之前，必须充分缝扎止血，尤其是舌根部黏膜切缘以及相邻的肌肉组织。
- 注意舌根部黏膜不要靠近声门区。可以通过缝合甲状软骨膜和舌根黏膜下 12~15mm 的纤维腱膜，使舌根向后移位于声门区上方，这样可作为一个分水岭，有助于减少术后误吸。

隐患

- 声门上喉部分切除术需要在吞咽和呼吸两者间达成平衡,我们推荐患者拔管并封闭气切口后再经口进食。
- 声门上喉部分切除术后的严重误吸,有可能威胁到患者的生命。迄今尚无特定的术式能适合任何的患者。严重的误吸可能需要行全喉切除术。
- 肿瘤在未手术侧颈部复发会影响最终的效果,故所有的声门上型喉癌均需要施行双侧颈淋巴结清扫术。

环状软骨上喉部分切除术-环舌骨会厌固定术

侵犯会厌根部的肿瘤有可能会侵犯前联合及声带。这些患者可以通过行 SCPL 被成功的治疗,包括切除整个甲状软骨、声带以及部分会厌。侵犯双侧声带膜部的声门型喉癌,由于肿瘤太大而不能行额侧喉部分切除术的患者,在过去经常用会厌来修复重建。但在大多数情况下,水平 SCPL 对喉功能的保留效果优于前者。

排除标准是:肿瘤侵犯超过喉室水平以下10mm,肿瘤侵犯环状软骨或舌骨,以及肿瘤向后侵犯到双侧杓状软骨。患有此类肿瘤的患者必须行全喉切除术。对于较大的声门上型肿瘤,跨越前联合并侵犯声带时,需改良此术式,将整个会厌连同标本一同切除。通常至少一个环杓单位应是正常的。从直观上讲,当切除肿瘤同时需要切除整个会厌或一侧杓状软骨(或双侧),那么术后恢复将会相对困难。

术前评估

纤维喉镜、硬性喉镜以及现代影像技术应被用来精确评估肿瘤侵犯范围的分期。甲状软骨在前联合处是否受侵可以通过薄层 CT 扫描确定[18]。如果患者有充足的肺功能储备并且能耐受术后最初几周的误吸,则适合施行 SCPL,否则若肺功能不全应当选择其他治疗方法。

手术径路

手术步骤见表 47.3。

手术开始并不提倡预先行气管切开术,要在气管从前纵隔解剖游离并同环状软骨上提后再行气管造瘘,以防造瘘口出现移位[19]。颈前 U 形切口,颈阔肌下翻皮瓣并行颈部淋巴结清扫术。甲状软骨上缘切断带状肌,并且用 Vicryl 线结扎标记,以备作为第二层加固关闭喉腔。自甲状软骨板上缘切开并分离软骨外膜,进一步于甲状软骨板后缘切开下咽缩肌(图47.15),并将梨状窝黏膜从甲状软骨后内侧面翻起,注意避免损伤喉上神经。向前内侧脱位环甲关节,避免损伤关节后方走行的喉返神经。以上步骤可以通过切断游离甲状软骨下角外侧软骨膜及关节囊前的黏膜以方便操作(图 48.16)。

行环甲膜切开术,并置入气管插管,此时可直视下观察声门下受侵情况。切开甲状舌骨膜进入会厌

表 47.3	环状软骨上喉部分切除术-环舌骨会厌固定术手术步骤

经皮内镜下胃造瘘术或置入鼻胃管
U 形切口翻皮瓣
如果有指征,行颈淋巴结清扫
在甲状软骨上缘水平切断带状肌
切断下咽缩肌,在甲状软骨板后内侧游离梨状窝黏膜
切断并脱位环甲关节
环甲膜切开——插入气管套管
经舌骨下打开喉腔
自会厌蒂部上方切断会厌
在杓状软骨前方切开、游离声带
裂开甲状软骨板
完成肿瘤切除
如果声带固定,同时切除杓状软骨
用缝线将杓状软骨向前部牵拉固定
放置 3 根缝线,间隔 1cm
游离并上提气管
在合适水平气管造瘘
系紧预留缝线关闭喉腔
缝合下咽缩肌及梨状窝黏膜
缝合带状肌
将气管造瘘口与术腔隔离

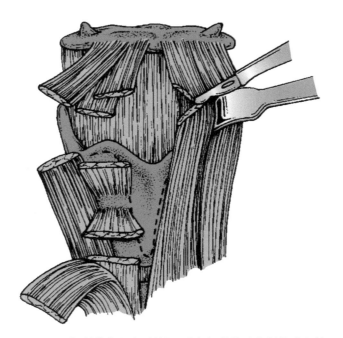

图 47.15　切断带状肌和咽缩肌。需仔细操作避免损伤喉上神经。（Reprinted with permission from Weinstein G, Laccourreye O, Brasnu D, Laccourreye H: Organ Preservation Surgery for Laryngeal Cancer. San Diego, CA, Singular, 2000, p 80.）

前间隙,应注意避免损伤喉上神经。此时根据是否切除会厌上部,操作步骤有所不同。如果肿瘤仅侵犯了声带和会厌根部,可以通过横行切断舌骨下会厌部位进入喉腔(图 47.17)。若需要切除整个会厌,则应靠近上方解剖分离,并从会厌谷进喉腔。如果肿瘤侵犯会厌前间隙或会厌谷,由于不能保留舌骨,意味着不再适合行 SCPL。操作应在上方直视下切除肿瘤,首先在未受侵犯侧经杓状软骨声带突前方切断声带（图 47.18）,此时至关重要的一点是,即使声带没有被肿瘤侵犯,亦应切除整个声带,原因在于如果保留声带的附着,术后将会妨碍杓状软骨的运动。继续用弯剪沿环状软骨上缘向前下延伸切口, 使之与环甲膜切开处相连,注意避免损伤喉返神经。此时未受侵侧甲状软骨板得到进一步松解, 可以如同翻书一样从前方翻开甲状软骨板暴露喉腔,直视下观察声带及肿瘤边缘。继续切除受侵侧声带,如果声带固定,杓状软骨需要被一并切除(图 47.19)。当然也有可能仅需切除部分杓状软骨,但需要用 Vicryl 线固定覆盖裸露的骨面。

　处于松解游离状态的杓状软骨在环杓后肌的作

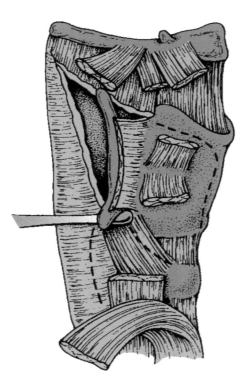

图 47.16　切开关节囊,使环甲关节脱位,注意避免损伤喉返神经。（Reprinted with permission from Weinstein G, Laccourreye O, Brasnu D, Laccourreye H: Organ Preservation Surgery for Laryngeal Cancer. San Diego, CA, Singular, 2000, p 81.）

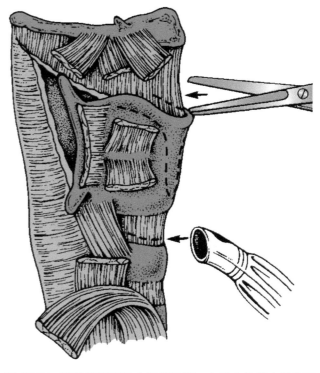

图 47.17　环甲膜切开插入气管套管。在喉上神经入喉处下方切开甲状舌骨膜。通过横行切断舌骨下会厌部位进入喉腔。（Reprinted with permission from Weinstein G, Laccourreye O, Brasnu D, Laccourreye H: Organ Preservation Surgery for Laryngeal Cancer. San Diego, CA, Singular, 2000, p 82.）

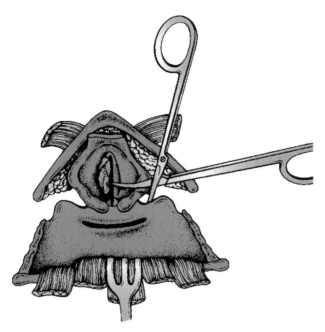

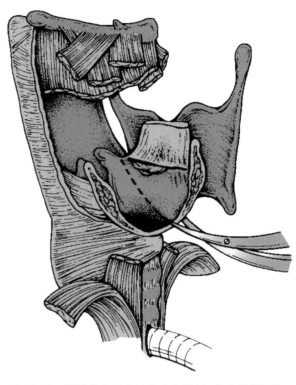

图 47.18　上面观示意图,自会厌根部稍上方横断会厌,在健侧杓状软骨前切断声带。应注意的是为了保持术后杓状软骨的活动度，即便甲杓肌未受侵犯，亦应予以全部切除。(Reprinted with permission from Weinstein G, Laccourreye O, Brasnu D, Laccourreye H: Organ Preservation Surgery for Laryngeal Cancer. San Diego, CA, Singular, 2000, p 82.)

图 47.19　将甲状软骨自前缘中线裂开,完成肿瘤切除。如果受患侧声带固定,应同时切除杓状软骨。(Reprinted with permission from Weinstein G, Laccourreye O, Brasnu D, Laccourreye H: Organ Preservation Surgery for Laryngeal Cancer. San Diego, CA, Singular, 2000, p 83.)

用下往往被牵拉至后方，此时可以通过缝合杓状软骨和环状软骨，将杓状软骨向前方牵引以保持杓状软骨的正确位置，以便保持良好环后间隙，以利于术后吞咽功能的恢复(图 48.20)。

　　水平喉部分切除术的关键步骤是将舌骨和环状

软骨通过三个事先预留的缝线拉紧、打结。在向上牵拉环状软骨之前，必须用手指沿气气管前壁向从上纵膈充分游离气管。将气管向上牵拉后,于 4 或 5 气

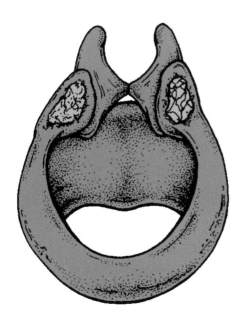

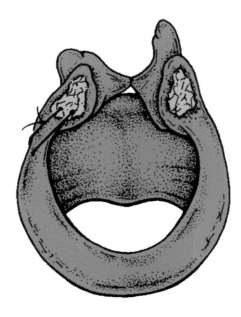

图 47.20　将保留的杓状软骨用缝线向前方牵引,以抵消环杓后肌使其向后方的牵拉。(Reprinted with permission from Weinstein G, Laccourreye O, Brasnu D, Laccourreye H: Organ Preservation Surgery for Laryngeal Cancer. San Diego, CA, Singular, 2000, p 83.)

管软骨环之间常规造瘘。值得注意的是,如前所述,手术开始的时候不提倡预先行气管切开术, 因为直到气管被提起之后, 才能准确的选择最合适的造瘘位置。用 3 根粗线(1-0 Vicryl)在黏膜下穿过环状软骨、会厌(若保留)、舌骨及舌根下 2cm(图 47.21 A 和 47.21 B),每针间距约 1cm,在拉拢减张的情况下,打结关闭喉腔。

牵拉缝合缩短了喉部术腔的垂直距离, 也基本消除了之前由甲状软骨、声带以及声门旁间隙占据的空间(图 47.22)。用 4-0Vicryl 线缝合两侧梨状窝黏膜,关闭咽腔,避免分泌物以及吞咽物的集聚。进一步缝合下咽缩肌及带状肌加固术腔。皮肤的关闭和其他部分喉切除术的步骤类似,注意确保气管造瘘口与术腔隔离。

术后护理

由于术后喉部瓣膜功能不良所致的吞咽困难及误吸是最常遇到的问题。Laccourreye 等早先报道几乎所有患者均能在 6 个月内恢复吞咽功能[1],

最近更多的报道显示大多数患者 4 周内基本恢复正常饮食[2]。经鼻胃管或经皮内镜胃造瘘(percu-taneousendoscopic gastrostomy,PEG)进食是需要的,由于术后恢复期延长, 很多医生建议常规放置 PEG 管。术后护理基本同声门上喉切除术相似,在较长的一段时间内, 吞咽比呼吸问题的护理相对更为艰巨,医生应指导训练患者如何咳出唾液。拔除鼻胃管将有助于吞咽功能的改善, 但是恢复往往需数周而不是数天时间。

精要

- 环状软骨上喉部分切除术扩大了喉部分切除术的适应证,但是较其他类型的喉功能保留手术需要更长的恢复期。该术式尽管不能替代声门上喉切除术或垂直半喉切除术,但是对于某些不适合传统的部分喉切除术患者,可作为全喉切除术的替代术式。
- 选择环状软骨上喉部分切除术,重要的一点取决于患者是否对保留喉头有迫切的愿望。手术

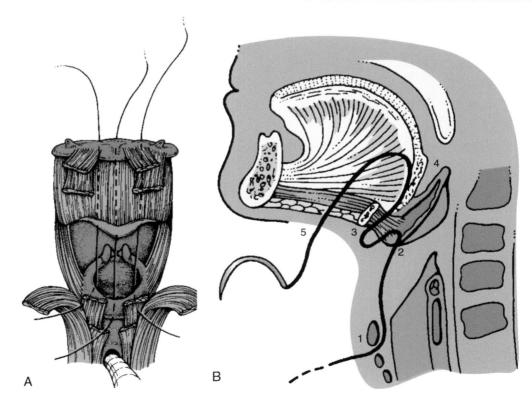

图 47.21 (A,B)用手指自上纵隔前方游离气管并上提,在预定的位置切开皮肤行气管造瘘。以 3 根粗线(1-0 Vicryl)在黏膜下穿过环状软骨、会厌(若保留)、舌骨,于舌根下 2cm,同时避免损伤舌下神经以及舌动脉。(Reprinted with permission from Weinstein G, Laccourreye O, Brasnu D, Laccourreye H: Organ Preservation Surgery for Laryngeal Cancer. San Diego, CA, Singular, 2000, p 84.)

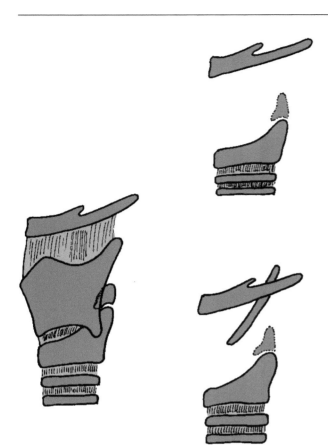

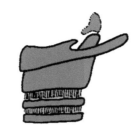

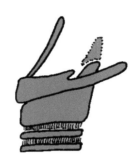

图 47.22　系紧缝线,以使环状软骨和舌骨紧密相接。应确保缝线的张力适度,同时消灭因切除甲状软骨和甲状舌骨膜所形成的死腔。(Reprinted with permission from Pinel J, Cachin Y, Laccourreye H [eds]: Cancers du Larynx [Indications, Thérapeutiques, Résultats]. Paris, Librairie Arnette, SFORL, 1980.)

的选择不仅基于患者的全身状况及肿瘤特征,同时也要考虑到患者的心理状况和意愿。患者必须理解可能需要经历一个月、甚至数个月之后才能拔管和正常进食。环状软骨上喉部分切除术,恢复期势必相应延长,患者需要充分理解并认识到,该术式只是全喉切除术的一种不甚完美的替代手术。

隐患

- 如同其他类型的喉部分保留术一样,环状软骨上喉部分切除术具有非常严格的适应证。必须保留喉上神经、喉返神经以及环状软骨和舌骨。残存的声带不能保留及附着于杓状软骨的声带突。关闭喉腔的缝线位置必须准确,打结应确保可靠。如果达不到要求,3 根缝线必须重新替换。
- 气管造瘘应在气管自前纵隔游离并上提后再进行,注意务必将环舌吻合部分的术腔与受污染的气管造瘘口充分隔离。先前的高位气管切开及暴露环状软骨需要加以修复、关闭。

扩大术式:喉咽部分切除术

喉咽部分切除术可有效切除累及梨状窝上方的肿瘤。这种术式最初由 Ogura 推广普及,在完整切除杓会厌皱襞肿瘤的同时保留发音功能[16]。事实上,梨状窝的内侧壁即是杓会厌皱襞的外侧壁。该技术可以成功切除累及梨状窝前壁甚至前外侧壁的肿瘤。一般情况下,喉水平部分切除术如果用于其他适应证通常被认为有可能导致康复困难,并有局部复发的潜在可能性。

喉咽部分切除术依据在于累及梨状窝内侧壁和前壁上方的肿瘤在胚胎学上与来源于声门上区的喉癌相似,并且多数经甲舌膜转移至颈上深淋巴结,连续性切除可以使局部区域得到控制。

喉咽部分切除术的禁忌证是侵犯梨状窝尖部,因其位于喉室平面底部。相应地,手术适应证选择不恰当,会导致病变的残留。

此外,术者应意识到潜在黏膜下扩散的可能性,对此目前已有大量文献报道证实。术中切缘>1cm,并且常规行冰冻切片检查是明智的选择,同时推荐术后放射治疗。

　　同样，当肿瘤向深部侵犯、累及梨状窝外侧壁时，会表现为直接侵犯或穿过下咽约肌。此时需要广泛切除，或许全喉切除术是最好的选择。

手术方法

　　术前准备同声门上喉切除术。U 形切口颈阔肌水下蒂翻皮瓣。多数情况下同时行双侧颈清扫术。颈清扫术式的选择依据术前对颈淋巴结状态的评估。无转移证据者施行双侧选择性颈清扫，包括 II、II-I、IV 区。颈清扫术要求小心切除颈动脉和颈静脉附近和内侧的全部脂肪淋巴筋膜组织。

　　经第二或第三气管软骨环行气管切开术，然后拔出气管内插管通过气切口继续麻醉。从舌骨上游离舌骨上肌肉组织，舌骨下方约 2cm 游离舌骨下肌肉组织。这样可以整块切除会厌前软组织。可以从会厌谷或病灶对侧的梨状窝进入喉，应特别注意尽可能保留病灶对侧的正常黏膜。

　　沿甲状软骨上缘切开甲状软骨外膜，连同舌骨下带状肌一起向下翻转，形成蒂在下方的骨膜肌瓣。

　　在甲状软骨下缘和上切迹间水平用摆锯切开甲状软骨。尽管患侧甲状软骨板必须切除，但是可以保留健侧的甲状软骨上角。

　　开放咽腔后在直视下行黏膜切口。外科剪置于杓状软骨前方，一侧刀刃在喉室，另一侧分离切断软骨，切口一直延续至前联合，然后继续经对侧喉室达杓状软骨前、上方，保留好两侧的杓状软骨（图 47.23）。根据病变范围继续扩大黏膜切口，包扩同侧梨状窝的内、前和外侧壁，切缘距肿瘤应至少 1cm，并常规冰冻切片检查。妥善缝扎止血。

　　切除的深部边界应包括覆盖病灶区域的咽缩肌，并保证切除病灶和大血管之间的所有软组织。

　　喉部重建与声门上喉切除术相似。甲状软骨外膜与舌根部深部纤维腱膜缝合，从而使舌根后移至声门上方，以避免术后误吸。必须确保伤舌根部彻底止血，间断缝扎往往是最可靠的方法。

　　缝合梨状窝软组织后会导致同侧梨状窝消失。切除梨状窝黏膜，相应地将作为分水岭直接进入食道。喉咽部分切除术后吞咽功能的恢复更加困难，从而要求患者具有更好的心肺功能储备，因此，对合并明显的慢性阻塞性肺部疾病的患者不建议施行该术

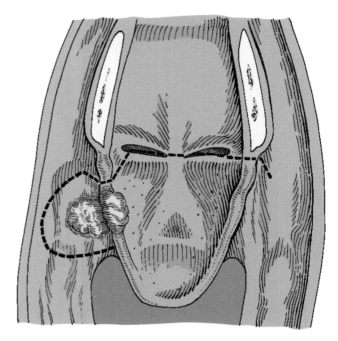

图 47.23　经健侧喉室切开分离声门上区和声门区。

式。一般来说，我们要求患者应具备生活自理和行动自由的能力。可以不间断地登上两层楼，是心肺功能储备的基本指征，目前虽然缺乏客观检查的指南作为依据，但是动脉血气分析及肺活量的测定有助于评估肺功能状况。

特别说明

　　当病变侵犯杓状软骨上表面时，可以考虑行声门上喉扩大切除术，但需要同时切除杓状软骨，此时可以将残存的声带与环后黏膜拉拢缝合重建声门。

精要

- 环状软骨上切除术有效治疗累及前联合的声门上癌。
- 能够不间断地登上两层楼，意味着有足够的肺功能承受喉部分切术。
- 对所有声门上癌患者施行双侧颈清扫术是合理的选择。
- 关闭伤口前应对舌根部进行充分止血。
- 术腔必须行负压引流。

隐患

- 声门下侵犯超过 10mm 时，不适合喉保留手术。
- 会厌前受侵累及舌骨时，可能会导致环状软骨上切除术失败。
- 仅将舌根黏膜与声带缝合可能引起难治性误吸。
- 术后需要放疗的患者喉功能或许更不理想。
- 术前未预防性使用抗生素有可能造成伤口感染。

（吕勇　杨大章　译）

参考文献

1. Laccourreye H, Laccourreye O, Weinstein G, et al: Supracricoid laryngectomy with cricohyoidopexy: A partial laryngeal procedure for selected supraglottic and transglottic carcinomas. Laryngoscope 100:735-741, 1990.
2. Sparano A, Chernock R, Feldman M, et al: Extending the inferior limits of supracricoid partial laryngectomy: A clinicopathological correlation. Laryngoscope 115:297-300, 2005.
3. Makeieff M, Venegoni D, Mercante G, et al: Supracricoid partial laryngectomies after failure of radiation therapy: Laryngoscope 115:353-357, 2005.
4. Krajina Z, Kulcar Z, Konic-Carnelutti V: Epidemiology of laryngeal cancer. Laryngoscope 85:1155-1161, 1975.
5. Wynder EL, Bross IJ, Day E: Epidemiology approach to the etiology of cancer of the larynx. JAMA 160:1384-1391, 1956.
6. Ryan RF, McDonald JR, Devin KD: The pathologic effects of smoking on the larynx. Arch Pathol Lab Med 50:472-480, 1955.
7. Auerbach O, Hammond EC, Garfinkel L: Histologic changes in the larynx in relation to smoking habits. Cancer 25:92-104, 1970.
8. Lauerma S: Treatment of laryngeal cancer. A study of 638 cases. Acta Otolaryngol Suppl 225:140, 1967.
9. Tuyns AJ, Esteve J, Riboli E, et al: Laryngeal and Pharyngeal Cancer in South-Western Europe: IARC Annual Report. Lyon, France, International Agency for Research on Cancer, 1984, p 66.
10. Smith RR, Caulk R, Frazell E, et al: Revision of the clinical staging system for cancer of the larynx. Cancer 31:72-82, 1973.
11. Ogura JH, Biller HF, Wette R: Elective neck dissection for pharyngeal and laryngeal cancers: An evaluation. Ann Otol Rhinol Laryngol 80:646-650, 1971.
12. Kirchner JA, Owen JR: Five hundred cancers of the larynx and pyriform sinus. Results of treatment of radiation and surgery. Laryngoscope 87:1288-1303, 1977.
13. Biller HF, Davis WH, Ogura HH: Delayed contralateral cervical metastases with laryngeal and laryngopharyngeal cancers. Laryngoscope 81:1499-1502, 1971.
14. Lutz CK, Johnson JT, Wagner RL, Myers EN: Supraglottic carcinoma: Patterns of recurrence. Ann Otol Rhinol Laryngol 99:12-17, 1990.
15. Mendenhall WM, Million RR, Cassisi NJ: Squamous cell carcinoma of the supraglottic larynx treated with radical irradiation: Analysis of treatment parameters and results. Int J Radiat Oncol Phys 10:2223-2230, 1984.
16. Ogura JH, Biller HF: Conservative surgery in cancer of the head and neck. Otolaryngol Clin North Am 2:641-655, 1969.
17. Wang CC, Schulz MD, Miller D: Combined radiation therapy and surgery for carcinoma of the supraglottic and pyriform sinus. Am J Surg 124:551-554, 1972.
18. Barbosa M, Araujo V, Boasquevisque E, et al: Anterior vocal commissure invasion in laryngeal carcinoma diagnosis. Laryngoscope 115:724-73, 2005.
19. Weinstein G, Laccourreye O, Brasnu D, Laccourreye H: Organ Preservation Surgery for Laryngeal Cancer. San Diego, CA, Singular, 2000.

第 **48** 章

垂直部分喉切除术

David F. Eibling

垂直部分喉切除术（vertical partial laryngectomy，VPL）由 Ogura 小组于 20 世纪 70 年代在美国推广[1,2]。VPL 适用于早期声门癌，需要切除包括或不包括前联合在内的部分单侧或双侧声带，以及作为深部边缘的甲状软骨。切除术可能像单侧声带切除一样简单，也可能涉及切除多达 3/4 或 5/8 的喉。术语半喉切除术或 VPL 通常指包括一侧喉切除以及上述变化的任意一种。经口内镜下激光手术，环状软骨上喉部分切除术的引进以及放疗技术的改进，尤其是和同步化疗相结合，大大减少了 VPL 用于治疗声门型喉癌。

病例选择

VPL 非常适合治疗声门型喉癌，尤其是对于不适合内镜下激光切除术或放疗的患者[3]。这些病变通常包括累及前联合或杓状软骨声带突体积较大的 T1 期声门型喉癌；仅侵犯声带肌而甲状软骨未受累的声门型喉癌；或者累及声门上或声门下的 T2 期喉癌[4]。需要注意肿瘤体积较大的早期声带癌与放疗失败相关的可能性[5]。另外该术式作为外科挽救性治疗，亦适应于放疗后声带癌持续存在的患者，以及不希望接受放疗的早期声门癌患者和疣状癌患者。

最常见的术式是喉垂直额侧部分切除术（图 48.1）。但目前亦有许多医生采用环状软骨上喉部分切除术（supracricoid partial laryngectomy，SPL）联合环舌骨会厌固定术治疗累及双侧声带、前联合以及声门旁间隙的肿瘤[6]。这些术式依赖迥然不同的重建模式，所以术前应事先确定采用何种术式。

癌变累及环状软骨是半喉切除术的禁忌证和

SPL 的相对禁忌证。最近，Laccourreye 和同事[7]报道了应用切除部分环状软骨治疗声门下广泛浸润的患者。因此，病变累及声门下最好不应超过前联合下 1cm 或后部声门下 5mm。癌变侵及单侧杓状软骨理论上可采取 SPL 切除，只要后联合具备足够的黏膜以及对侧杓状软骨保留完好。VPL 不适合伴有声带固定或通过喉室侵犯假声带（跨声门）的癌变。这些癌变在病理上可能是 T4 期，由于喉室与甲状软骨相邻会由此发生的软骨侵犯，并可能经过丰富的淋巴引流转移到颈部淋巴结[8,9]。作为 SPL 由于切除了甲状软骨，当环杓关节没有受累，这些癌变中的某些病例有望采用环状软骨上部分切除术进行治疗（见第 47 章）[7]。

扩大的喉额侧部分切除术联合会厌固定是可行的，且在过去一直被认为是针对累及双侧声带较大肿瘤的标准式。然而，由于这种术式会严重影响喉功能，目前已基本被 SPL 取代。

关于甲状软骨的切除和 VPL 后重建方法目前仍然存在很多争议。如果原位保留甲状软骨板，利用邻近软组织瓣，尤其是带状肌瓣充填缺损的术腔[9]。Brasnu 等还报道了利用假声带（如果未受累）黏膜瓣进行重建[10]。我们常规切除同侧甲状软骨板，并借助相邻软组织填补肿瘤切除后的腔隙，其术后发音效果尚可接受。对累及前联合的病变，由于放疗和激光手术预后不佳，VPL 则是一种很好的选择[11]。

术前计划

应用显微支撑喉镜检查充分评估肿瘤分期，是术前计划中最关键的部分。同时应进行食管镜检查，

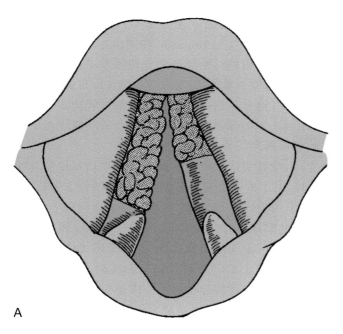

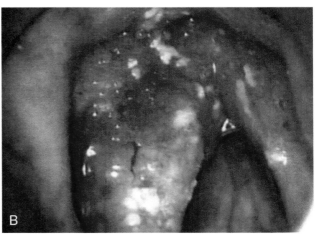

图 48.1 （A）额侧半喉切除术切除体积较大的肿瘤。（B）肿瘤侵犯声带和前联合。（A, Redrawn from Pearson BW, Donald PJ: Larynx. In Donald PJ [ed]: Head and Neck Cancer: Management of the Difficult Case. Philadelphia, WB Saunders, 1984, pp 93–148.）

以排除重复癌。肿瘤位于假声带边缘下方，声门下侵犯达 1cm，属于 T1 病变，因此实际上，绝大部分适合 VPL 的为 T1 期癌[12,13]。应用 30 度内镜检查声门下气道，对于评估声门下受侵范围意义重大，应成为常规的检查方法。值得注意的是，以往多达 1/3 的患者术前评估为 T2 期喉癌，术后病理检诊断实际上已为 T4 病变[13]。然而随着现代影像技术如薄层 CT 扫描的使用，误判已属罕见。由于能够在术前对肿瘤分期进行准确的判断，使得术中对出现预期以外的情况而需要改为全喉切除的可能性已大大降低（图 48.2）。但是，外科医生术前需要常规签署全喉切除的知情同意书。

手术技术

表 48.1 示手术步骤。阐明了甲状软骨切除的手术技巧，这是我们的首选的手术方式。

像所有其他涉及呼吸消化道的手术一样，围术期常规给予抗生素可以降低术后伤口感染的发生率。麻醉诱导前应在颈部皮肤标记肿瘤侧别，并用内镜再次确认。

如果最初检查是在其他医院做的，手术开始前应再次行内镜检查。内镜检查可再次确认肿瘤边界、肿瘤侵犯范围以及预期切除边缘。当开放喉以后，我们常规使用显微镜观察声带，精确定位肿瘤切除的

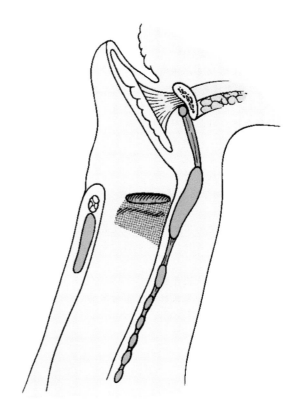

图 48.2 矢状面显示肿瘤累及声门下时的手术极限。在前联合下超过 1cm 可能是喉部分切除术的禁忌证。

边界。

在手术开始时，所有患者应常规行气管切开术。应该注意的是，Laccourreye 小组并不常规行气管切

表 48.1	垂直半喉切除术步骤

适应证和禁忌证

确认声带膜部病变

声带运动正常或轻度活动障碍

声门上区未受累

肿瘤可以侵犯达到喉室尖

声门下侵犯后方不超过 5mm(前方不超过 10mm)

侵犯声带突,但杓状软骨体未受累

对侧声带受累不超过 1/3(考虑环状软骨上喉部分切除术)

技术要点

术前给予抗生素

再次内镜检查

行预防性气管切开术

在甲状软骨板表面做水平皮肤切口

上下翻皮瓣的同时避免与气切造瘘口相通

自甲状软骨切迹至环甲膜上方沿中线切开甲状软骨膜

连同带状肌群一起分离甲状软骨膜

标记甲状软骨后部切缘,同时保留后方 3mm 宽条形甲状软骨版

用矢状锯切开

建议使用头灯

沿甲状板上缘切开甲状软骨膜,并切开会厌根部进入喉腔,以便观察喉腔全貌

沿环状软骨上缘切开环甲膜

用 15 号刀在中线部位纵行切断声带,若病变已跨越前联合,则在肿瘤后方 2~3mm 切断声带

用拉钩像翻书一样拉开甲状软骨板

暂停进一步操作。仔细评估病灶并确定被切除的范围

根据肿瘤后方受累的范围,沿着杓会厌皱襞顶部或杓状软骨声带突向下切除肿瘤

检查手术标本,切缘送冰冻切片检查

创面止血

将对侧声带与保留的甲状软骨前端或其外软骨膜缝合

如果行扩大喉垂直部分切除术必须行会厌固定术

放置鼻饲管

用可吸收线缝合甲状软骨膜

可用下方带蒂或双蒂带状肌瓣重建喉部,但亦可能不需要

不需施行环咽肌切开术

放置引流管后逐层关伤口

颈部覆盖辅料

术后护理

使用抗生素至术后 24 小时内

肠鸣恢复音后开始鼻饲进食

应较声门上喉部分切除术更早地松解气管套管的套囊

气管造口关闭后开始进食

喉腔创面在较长时间内会表现得异常(如肉芽生长等),所以推迟活检直到出现再上皮化是明智的,通常需要 6~8 周

开术,并且报道尽管手术方法不同,但在过去 25 年内并未出现意外[7]。Brumund 和同事亦报道了声带侵袭性鳞状细胞癌行喉额侧部分切除术不行气管切开术的经验,效果良好[11]。气管切开位置应足够低,以避免术后气道分泌物污染术腔。如果气管造瘘口和术腔相通,术中必须用可吸收线缝合带状肌和皮下组织,彻底隔离气管造瘘口和颈部术腔。

沿皮肤皱褶经甲状软骨板上水平切开皮肤(图48.3)。由于术中改为全喉切除术的可能性非常低,通常不采用裙式 U 形切口。在颈阔肌下分别向上、下翻皮瓣,此时应注意避免与气管切开口相通。沿带状肌中线切开筋膜深达甲状软骨,向下至环状软骨水平。沿甲状软骨上缘切开软骨膜(图 48.4),并将肿瘤侧的软骨膜及覆盖的带状肌群一同翻至甲状软骨后缘(图 48.5)。为了将其完全翻至外侧,需要沿甲状软骨下缘将其软骨膜进一步切开。由于软骨膜是喉腔重建的重要组成部分,术中应尽可能予以保留。

肿瘤通常波及中线,应位于甲状软骨中线旁作切口,以保证切除肿瘤的同时,完整切除联合[14]。同样做甲状软骨后部的垂直切口,术中保留 3~5mm 宽软骨连接上下甲状软骨角(图 48.6)。此时应注意只切透甲状软骨,暂不切开软骨内黏膜。应用小直角摆锯是切开甲状软骨理想的选择,尤其是年龄较大的患

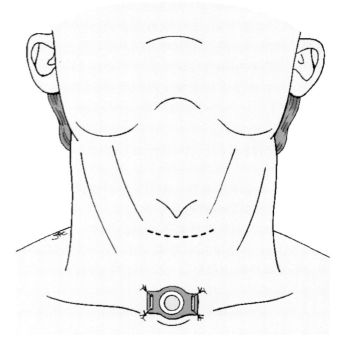

图 48.3　喉垂直部分切除术皮肤切口。注意避免气管切开口和喉部术腔相通部。

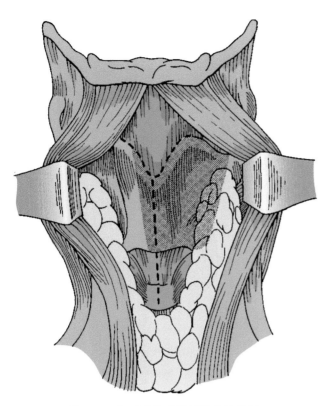

图 48.4　切开软骨膜暴露甲状软骨板。

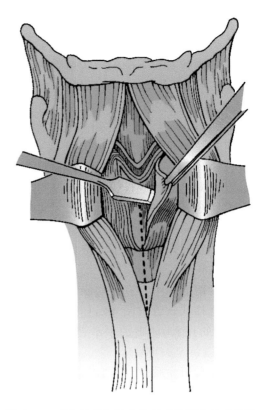

图 48.5　剥离并翻起甲状软骨膜及覆盖的带状肌。

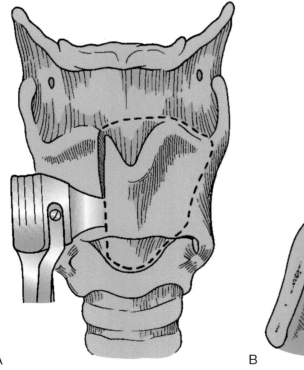

A

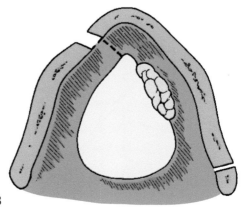

B

图 48.6　(A,B)左额侧半喉切除术的软骨切及计划的声带切缘。为完整切除前联合,注意切口应位于软骨中线右侧。后方保留 3~5mm 宽软骨条。(Redrawn from Pearson BW, Donald PJ: Larynx. In Donald PJ [ed]: Head and Neck Cancer: Management of the Difficult Case. Philadelphia, WB Saunders, 1984, pp 93−148.)

者通常伴有软骨骨化。

切断会厌根部进入喉腔，这样有助于观察整个声门，同时在内镜直视下确定声带切除的边界（图48.7）。然后在环状软骨上方切开环甲膜（图48.8）。仔细保证以垂直角度横断声带（图48.9A）而非其他的角度（图48.9B）切断声带。当对侧声带或前联合被切开后，即可用拉钩将甲状软骨板像翻书一样将其向两侧拉开，将剪刀的一侧置入喉腔，另一侧于甲状软骨切口处继续向上剪断室带，与上缘切口相接，进一步观察喉部癌变范围（图48.10）。然后沿着病变侧环状软骨上缘继续向后外侧扩大切口直至甲状软骨后部切口处。注意操作时病变下方应保留足够的安全界。

最后向上切下标本。有时切除病变的范围可能需要包含整个杓状软骨（图48.11）。术中会碰到出血，此时良好的止血，清晰的手术视野，对保证安全界、避免病变遗留至关重要。

在完成标本切除后，严应彻底止血，并仔细检查标本（图48.12）。创面切缘应冰冻切片检查。如果对切缘有任何怀疑，必须再次冰冻切片检查。

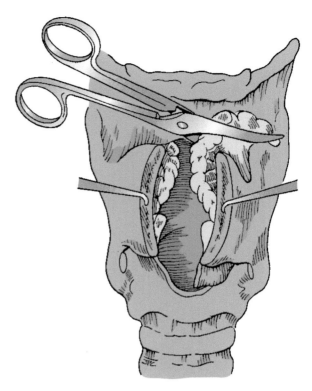

图 48.7　用剪刀经会厌前间隙之上和假声带扩大上部切口暴露喉腔肿瘤。

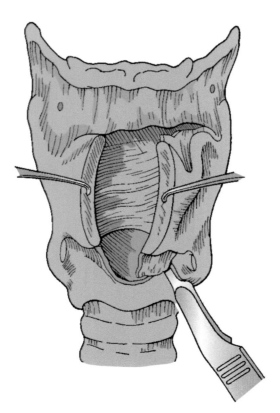

图 48.8　在环状软骨上缘方切开环甲膜，此时应确该部位保无肿瘤累及。

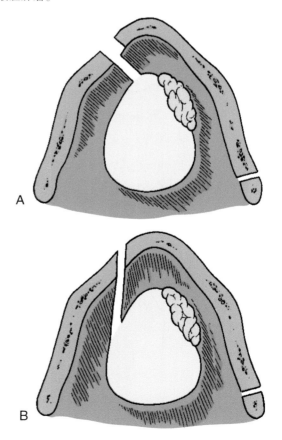

图 48.9　横断声带正确（A）和不正确（B）的角度。角度不合适将导致组织的过度切除。

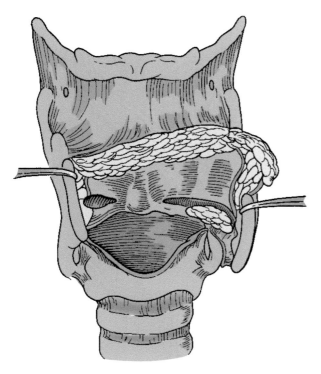

图 48.10　上方切口完成后显示肿瘤后部侵犯部位。

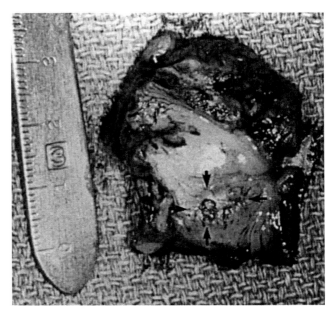

图 48.12　切除的半喉标本。左前为喉前部,箭头所示为肿瘤,切缘可以很接近肿瘤。

梨状窝黏膜可以用于覆盖环状软骨后部的缺损,尤其适用切除杓状软骨的创面。对侧残余的声带需用不可吸收线向前缝合于甲状软骨前缘（图 48.13）。

如果受累声带切除过多,术者有多种选择。一种是改行 SPL(见第 47 章)。另一种选择是用会厌重建喉腔(会厌固定术)(图 48.11)。会厌软骨可提供良好的支撑, 防止声门狭窄。不过由于形成的前联合过

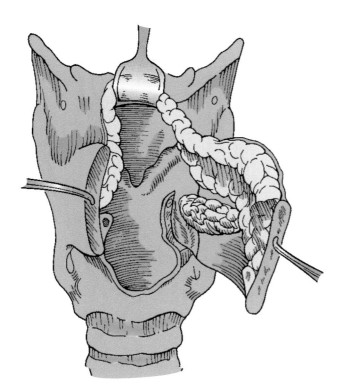

图 48.11　经过声带突和声带后部向上切除肿瘤。有时可能将杓状软骨一并切除。

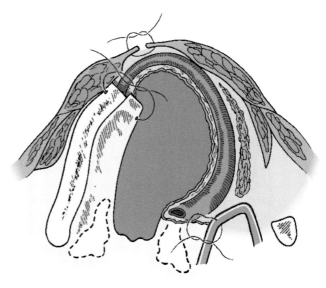

图 48.13　残余声带重新与甲状板前缘缝合。

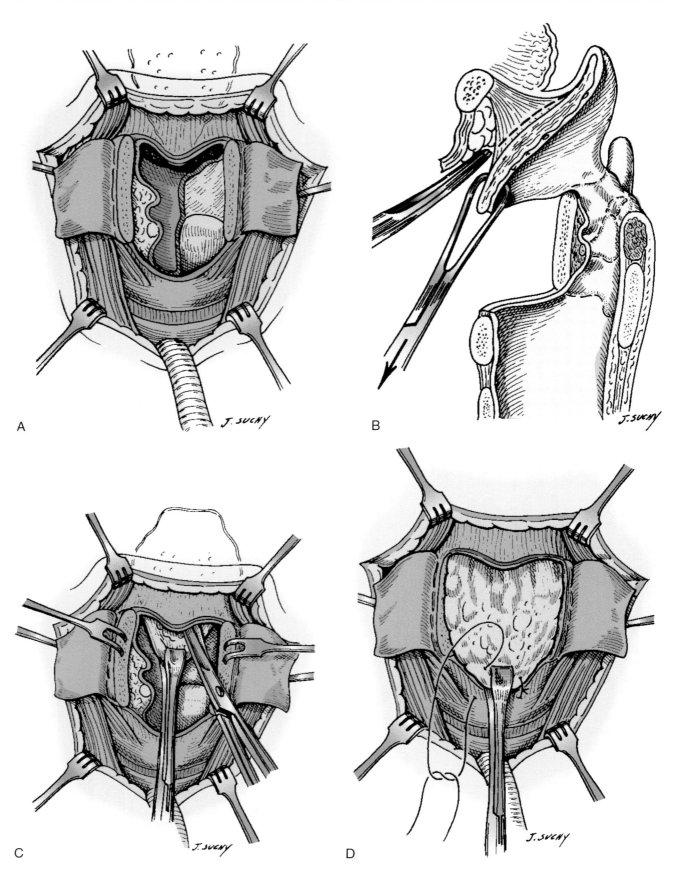

图 48.14　会厌固定术。(A)切取标本后剩余的残喉。(B)在软骨膜下分离会厌软骨舌面。(C)下拉会厌。(D)将会厌与环状软骨缝合重建喉腔。（待续）

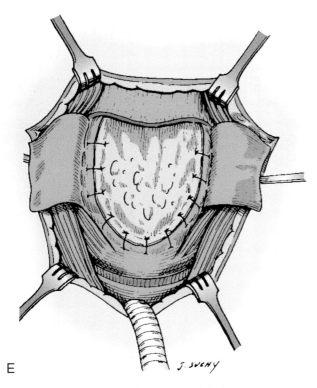

图 48.14(续) （E）重建完成。

宽,发音会呈现一种喘息样声音。

置入胃管以确保术后营养。用可吸收线关闭前方软骨膜和带状肌。皮下放置 Hemovac 引流管。关闭颈部切口,注意避免术腔和气切口相通。

术后护理

术后 24 小时应用抗生素预防感染。肠鸣音恢复后开始鼻饲进食。因为术后患者误吸并不常见,大约 10 天后可考虑拔除气管套管。拔管前先将套囊放气,如果患者能够耐受,进一步更换小号不带套囊的气管套管(通常是 4 号 Shiley)。如果堵管 24 小时无呼吸困难,可以拔出套管。拔管后,可以去除胃管恢复经口进食。对于先前放疗失败的患者,术后水肿可能较为严重,需要几周后才能拔管。

术后数周喉腔形态可能不太正常。值得注意的是,随着术腔逐渐愈合,瘢痕会逐渐替代被切除的声带,常常类似于声带形状。

精要

- 对于激光切除困难,但又不足以施行全喉切除术的声门型癌,喉垂直部分切除术是一种理想的术式。
- 术前内镜检查对评估肿瘤侵及范围至关重要。
- 影像学检查有助于明确软骨是否受累以及声门下侵犯情况。
- 细致的外科技术对保证完整切除肿瘤和喉功能的保留十分重要。
- 会厌固定术可以有效地避免扩大的喉垂直部分切除术所致的声门狭窄。

隐患

- 如果诊断是由外院做出并需要接受手术的患者,再次内镜检查有助于进一步核实诊断及避免低估分期。
- 不准确的分期可能导致声带过度切除,造成声门狭窄、拔管时间延长,甚至导致非预期性全喉切除术及癌症早期复发。
- 广泛切除对侧声带可能导致声门狭窄,需行会厌固定术。
- 如果杓状软骨被切除,而声门后部重建失败可能引起误吸。
- 一侧杓状软骨切除有可能导致误吸,可通过加强吞咽训练予以克服。

（吕勇 杨大章 译）

参考文献

1. Biller HF, Ogura JH, Pratt LL: Hemilaryngectomy for T2 glottic cancers. Arch Otolaryngol 93:238-243, 1971.
2. Pratt LW: Historical perspective. In Ferlito A (ed): Neoplasms of the Larynx. New York, Churchill Livingstone, 1993, pp 2-4.
3. Rothfield RE, Johnson JT, Myers EN, Wagner RL: The role of hemilaryngectomy in the management of T1 vocal cord cancer. Arch Otolaryngol Head Neck Surg 115:677-680, 1989.
4. Rucci L, Gallo O, Fini-Storchi O: Glottic cancer involving anterior commissure: Surgery vs. radiotherapy. Head Neck 12:403-410, 1991.
5. Gilbert RW, Birt D, Shulman H, et al: Correlation of tumor volume with local control in laryngeal carcinoma treated by radio-therapy. Ann Otol Rhinol Laryngol 96:514-518, 1987.
6. Holsinger FC, Laccourreye O, Weinstein GS, et al: Technical

refinements in the supracricoid partial laryngectomy to optimize functional outcomes. J Am Coll Surg 201:809-820, 2005.

7. Laccourreye O, Laccourreye L, Garcia D, et al: Vertical partial laryngectomy versus supracricoid partial laryngectomy for selected carcinomas of the true vocal cord classified as T2N0. Ann Otol Rhinol Laryngol 109:965-971, 2000.

8. Kirchner JA: Pathways and pitfalls of partial laryngectomy. Ann Otol Rhinol Laryngol 93:301-305, 1984.

9. Olsen K, DeSanto L: Partial vertical laryngectomy—indications and surgical technique. Am J Otolaryngol 11:153-160, 1990.

10. Brasnu D, Laccourreye O, Weinstein G, et al: False vocal cord reconstruction of the glottis following vertical partial laryngec-

tomy: A preliminary analysis. Laryngoscope 102:717-719, 1992.

11. Brumund K, Gutierrez-Fonseca R, Garcia D, et al: Frontolateral vertical partial laryngectomy without tracheotomy for invasive squamous cell carcinoma of the true vocal cord: A 25-year experience. Ann Otol Rhinol Laryngol 114:314-322, 2005.

12. American Joint Committees on Cancer Staging Manual, 6th ed. New York, Springer, 2002.

13. Pillsbury HRC, Kirchner JA: Clinical vs. histopathologic staging in laryngeal cancer. Arch Otolaryngol 105:157-159, 1979.

14. Barbosa M, Araujo V, Boasquevisque E, et al: Anterior vocal commissure invasion in laryngeal carcinoma diagnosis. Laryngoscope 115:724-730, 2005.

第 **49** 章

全喉切除术

David E. Eibling

美国每年有将近 12 000 例喉癌的新发病例,其中半数以上病例发现时即为晚期病例而不适合行喉内镜手术及喉保留手术。对于患者及初级护理工作者而言,早期发现的症状多是喉痛、声嘶,特别是有吸烟及饮酒等高危因素的患者。有效提高控制率的办法是对有症状的患者及时行喉内镜检查。美国耳鼻咽喉头颈外科学会基金会建立了一个提供给初级护理工作者的网络教育项目,声嘶是其中一个专门的项目(www.entlink.net/education/cool; accessed 15 April 2005)。

病例选择

当无其他可行的控制肿瘤的方案时,可行全喉切除术。其中包括声带固定或病变侵犯喉外组织,如软骨、舌体或下咽[1]。放疗和化疗不足以控制的晚期肿瘤,特别是侵犯软骨的病例,对这类为数众多的患者而言,手术是必须的[2]。

如前几章所述,在过去的数十年中,曾经需行全喉切除术的患者现在可以通过部分喉切除术、内镜下喉激光切除术或者协同放化疗得以保留喉功能。部分患者不适于行保留喉功能的手术多是由于肺部潜在的疾患所致。由于全喉切除术行气管改道,从而避免了误吸的可能。

喉保留与放化疗

据多中心报道,单纯放疗对于局部晚期肿瘤的治愈率低于 50%[2]。而辅助化疗或同步化疗可将治愈率提高至与手术切除相同的水平。对于 T3 和 T4 肿瘤的患者的长期无瘤生存率,手术或同步放化疗的

效果是相同的,而后者约 2/3 保留了喉功能[3-5]。对于肿瘤切除术后伴有吞咽障碍、误吸等并发症的患者,喉保留是困难的,他们中大多数将行永久性气管切开和经皮内镜下胃造瘘术。此外,残喉的放疗后坏死以及局部复发也是全喉切除术的适应证[6-7]。局部水肿以及黏膜下复发是影响及时诊断复发病例的重要原因。PET-CT 扫描将有助于减少漏诊的风险[8]。一些患者由于术后局部疼痛和误吸仍需行全喉切除术。全喉切除术与喉保留手术的整体费用相当。一项研究表明,喉保留手术的花费大概比全喉切除术合并术后放疗的费用高 10%[9]。

应对每位患者施行个性化治疗方案。喉器官的保留,依据残喉的状态不同具有不确定的风险,例如吞咽困难、误吸。但优点在于免除了永久性的气管瘘口,同时具有良好的语音能力。应充分告知每位患者。晚期喉癌的手术医师应充分了解术式间的细微差别以及喉保留手术的规范,以期能向患者提供最佳的咨询和治疗。

全喉切除术是治疗包括声门型、声门下型、跨声门型喉癌的所有术式中最有效的控制肿瘤的方式[10]。对于晚期下咽癌而言,全喉切除术是喉下咽切除术的重要组成部分。单纯的全喉切除术能治愈大多数 T3 期及以下的病例。一旦癌肿突破软骨扩散至喉外、侵犯颈部软组织、进入声门下或跨声门型喉癌,癌肿的根治将更具挑战性。

颈清扫术

不同于声门上区,声门区缺乏淋巴管的分布。故声门型喉癌极少有淋巴结的转移。若肿瘤局限于声带,T1 及 T2 期病例不需行功能性颈清扫。但是,所

373

有的声门上型喉癌、下咽癌以及 T3 及 T4 期声门型喉癌多有临床及隐匿性淋巴结转移。故声门上型喉癌、侵及内侧壁的下咽癌以及前联合癌伴有软骨侵犯者需行双侧颈清扫术。声门下型喉癌以及声门型喉癌声门下侵犯超过 2cm 者多有气管旁淋巴结的转移。气管旁淋巴结的残留则为造成瘘口复发癌的主要病因[11,12]。故对于声门下侵犯的病例需行患侧甲状腺的切除及气管旁淋巴结的清扫。

辅助放疗适用于下咽癌超过 2 个以上阳性淋巴结或有结外侵犯的病例,以及声门下侵犯超过 2cm 者和气管旁淋巴结转移者。原发于声门下肿瘤及肿瘤声门下侵犯伴有气管旁淋巴结转移者,照射野应包括瘘口及上纵隔以防瘘口复发。而其他病例的辅助放疗不常规行瘘口及上纵隔的照射以避免可能出现的气管炎。

术前计划

所有肿瘤患者术前均需行仔细的术前评估,包括:上消化道、食管或肺部的多重癌的存在,患者全身状况的评估,以及喉镜下肿瘤评估和病理活组织检查。影像学检查有助于通过观察喉框架、声门旁间隙和颈部受累情况进行肿瘤的分期[8,11]。同时还能通过影像学检查发现早期喉癌。目前的观点认为,对于晚期喉癌,高分辨 CT 比 MRI 更具优势,然而随着 MRI 技术的进展,这一格局可能发生改变。PET 扫描虽无助于评估原发肿瘤,但有助于确定颈部转移灶及肺部第二原发癌,且将来可能成为常规检查。术前胸部 X 线片检查是必要的,因为几乎所有患者都有吸烟的病史,同时在一定比例上都有肺部原发癌的可能。若发现异常,则必须进一步行胸部 CT 检查。声门型喉癌伴有声带麻痹提示可能为晚期喉癌或者肺癌转移侵犯喉返神经所致。评估患者的全身状况,特别是肺功能,以便为患者选择最佳治疗方案。肺功能不佳的患者,即使局部条件适合行喉功能保留手术,仍应行全喉切除术。

应对所有患者行术前全麻下的内镜检查,不仅用于评估原发肿瘤的大小及范围、取活组织病理检查,同时还用于查找第二原发癌。需仔细检查口咽腔、舌根部、梨状窝以及食管。对支气管镜的常规检查目前仍有争议,但仍有些外科医生常规行纤维支气管镜检查以确定是否有肺部的第二原发癌。而当影像学提示有支气管肿瘤时,则必须进行支气管镜

检查。

为患者选择最合适的治疗方式是困难的。患者应充分知情并考虑选择手术或者非手术治疗。坚持让患者被施行某种形式的治疗是不恰当的,特别是还有其他可被选择的治疗方案时。外科医生应该戒除自我偏见同时力求平等地提出可能的治疗方案供患者及其家属选择。通常情况下,坦诚的与患者讨论从而得出明确的选择对于患者治疗而言往往是最有利的。

患者应充分知情继续吸烟的风险,吸烟不仅增加第二原发癌的风险,增加复发的可能性,同时还会降低放疗的治愈率[13]。实施戒烟计划,利用经皮尼古丁或者安非他酮替代可能会有所帮助。坦诚的与患者及其家属的交流可以减低或者解除患者其对烟草的依赖。不幸的是,即使是行全喉切除术的患者,戒烟仍是一个难题。放疗及部分喉切除术后,患者吸烟会导致肺部及食管第二原发癌的发生,同时也是成功根治喉癌后患者的主要致死因素。

手术技术

全喉切除术的手术步骤详见表 49.1。

像所有其他涉及呼吸消化道的手术一样,术前应常规应用抗生素。抗生素必须在术前给药并持续至术后 24 小时。术后 24 小时之后没有必要再应用抗生素,但抗生素应覆盖革兰阳性菌、厌氧菌,以及口咽部常见的菌群。

全麻完成后,即行气管切开术并置入气管套管。若肿瘤有明显的声门下侵犯,术中应注意须距肿瘤保持一定的距离行气管切开。若因肿瘤巨大以致阻塞患者气道使全麻及气管插管困难时,可于局麻下行气管切开术。

行包括气管切开造瘘口在内的 U 形切口 (如图 49.1)。若须行颈清扫术,U 形切口可向外侧延伸以充分暴露颈部组织。将颈阔肌下皮瓣上提至舌骨上水平以充分暴露胸锁乳突肌(图 49.2)。

在胸锁乳突肌前缘表面切开颈深筋膜。此时可能有必要分离和结扎颈前静脉。然后在胸锁乳突肌和带状肌之间钝性分离"外侧通道",以松解颈部内侧的结构(图 49.3)。通常在气管造瘘口上方分离带状肌(图 49.4)。将其向上内侧翻起以充分暴露甲状腺。分离甲状腺峡部(如果在气管切开时未分离),将健侧腺叶从其气管附着处分离开(图 49.5)。患侧腺

表 49.1	全喉切除手术步骤

术前合理应用抗生素

行气管切开术

做皮肤 U 形切口

颈阔肌下分离皮瓣

分离筋膜和颈前静脉

暴露胸锁乳突肌,解剖"外侧通道"

切断带状肌,将其剥离开

分离甲状腺峡部及游离腺叶

解剖"内侧通道"

分离喉上动脉、静脉及神经

暴露并游离舌骨体及舌骨大角

翻转喉体,游离咽缩肌

游离梨状窝黏膜及甲状软骨上角

分离气管并确认食管前壁

通过会厌谷、梨状窝或环后黏膜打开咽腔

直视下切除肿瘤,保证适当的安全切缘(<1cm),并尽可能
　　多地保留梨状窝黏膜

检查标本,选择送冰冻病理检查的切缘位置

置入并固定鼻饲管

内翻缝合关闭咽腔

勿缝合咽缩肌,冲洗术腔并检查有无漏口

采用饼皮样缝入做一个永久性气管造口,同时要记住让气
　　管倾斜,滑动自如,以防瘘口狭窄

关闭术腔,留置引流管

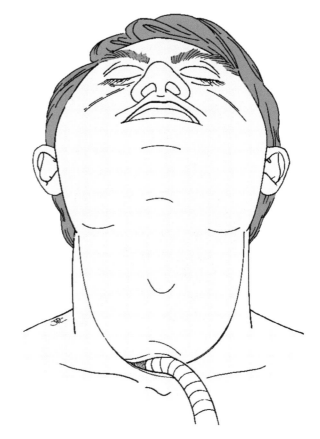

图 49.1　全喉切除术 U 形切口。

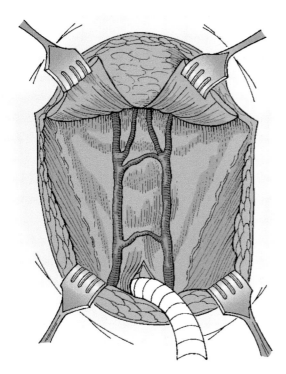

图 49.2　上提 U 形切口。

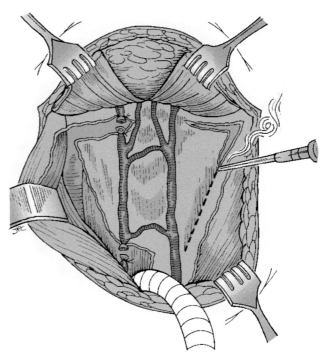

图 49.3　切开胸锁乳突肌前缘及舌骨表面筋膜,形成"外侧通
道",深达胸锁乳突肌(右侧)。

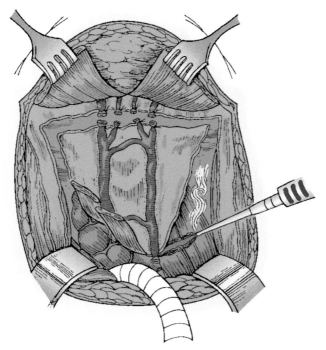

图 49.4 分离带状肌。

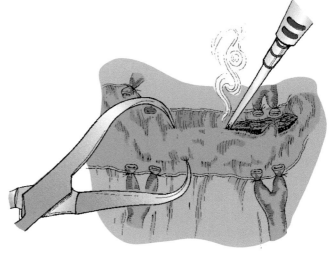

图 49.6 以巾钳夹持舌骨并用电刀切断舌骨上肌群。

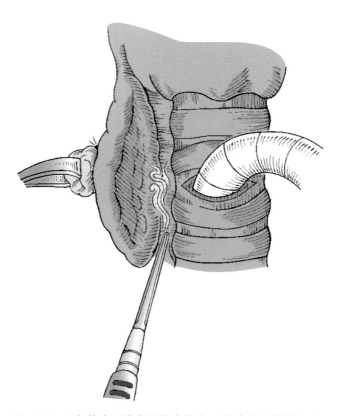

图 49.5 于气管表面分离甲状腺腺叶。电凝有助于控制出血。

叶保持附着,待与肿瘤标本一起去除。电刀可有效地减少在该步骤中经常遇到的出血。沿椎前筋膜钝性分离颈动脉鞘与喉体之间的隧道。解剖上至舌骨大角水平便可见喉上神经束,应将其结扎。

于颈前中线处暴露舌骨中部并用巾钳夹持（图 49.6）。离断舌骨上肌群,而舌骨依旧保留附着在甲状舌骨膜和带状肌上。充分松解舌骨中份后,用巾钳将其向前牵拉,以暴露舌骨大角。以爱丽斯钳夹持舌骨大角,使其远离舌下神经及舌动脉。离断附着于舌骨大角的韧带。注意以上操作应紧贴舌骨表面,以免损伤舌下神经及舌动脉(图 49.7)。

拉钩拉住喉体的一侧甲状软骨板,转动喉体。然后沿甲状软骨板外侧缘切开下咽缩肌(图 49.8)。用剥离子自甲状软骨板后内侧面钝性分离梨状窝黏膜(除非病变侵犯同侧梨状窝黏膜),从而保留更多的黏膜以利于关闭咽腔, 特别是对侧梨状窝黏膜不能保留者。

切断气管,并于气管后壁将其与颈段食管钝性分离至环后黏膜(图 49.10)。至此喉与咽部黏膜已彻底分离。

进入咽腔有以下几种方式。理想状态下,术者熟习多种方式, 应选择一个远离肿瘤同时又能直接充分暴露肿瘤的入路。除非已受肿瘤侵犯,最便捷的方式是经会厌谷入路。分离舌骨后方确认舌骨会厌韧带(图 49.11)。沿此韧带向后在舌根肌肉下方确认会厌,并以爱丽斯钳夹持之,继而切开黏膜暴露整个会厌谷。此时于患者头侧通过头灯观察喉内黏膜,以确保在完整切除肿瘤的同时尽可能多地保留正常咽腔

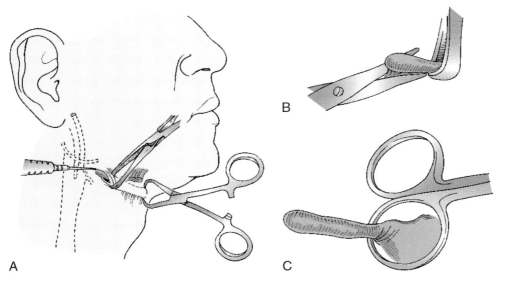

图 49.7　(A)游离舌骨大角。于舌骨下表面操作时应注意避免损伤舌动脉及舌下神经。为此要用爱丽斯断钳夹持侧角。以暴露舌骨尖。(B)用剪刀直接切开进入舌骨大角深部。(C)用组织剪刀柄自梨状窝侧壁钝性游离舌骨。

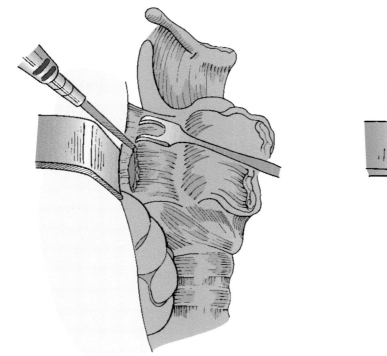

图 49.8　向侧面翻转喉体有助于沿甲状软骨板侧缘切断下咽缩肌。

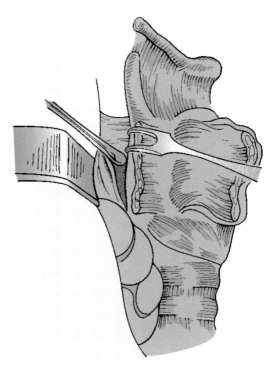

图 49.9　掀起梨状窝黏膜有助于保留黏膜。这一步是保留足够黏膜以便顺利关闭咽腔的关键。

黏膜(图 49.12 至图 49.14),以利于之后的咽腔关闭(图 49.13B 和图 49.14)。特别是对于下咽癌来说,术前的准确评估对确保有足够的黏膜关闭咽腔是至关重要的。至此,将切除的标本送病理评估(图 49.15)。由于手术保证了足够的安全切缘,不必送检冰冻切片。

彻底止血后,经鼻置入鼻饲管,并经咽腔拉出送入食管。如果计划行气管食管造瘘,可按第 50 章中所述同时进行。造瘘时应注意勿与颈部相通,而应直接经气管后壁贯穿至食管。有些术者常规行咽部肌肉去神经术或者咽食管后侧行咽缩肌松解术以协助术后发声。

关闭咽腔的方式将取决于剩余梨状窝黏膜的多寡。常用间断内翻褥式缝合法(图 49.16),根据情况可以缝合成"T""垂直"或"水平"形状(图 49.17)。缝

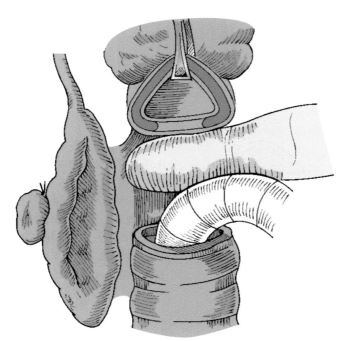

图 49.10　分离气管后壁至环状软骨后区水平。操作难点在于确定正确的解剖平面。一旦确定便可以用手指轻松分离。

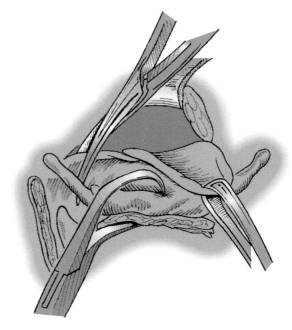

图 49.12　首先于杓会厌皱襞的外侧切断咽会厌皱襞，注意剪刀的外刃应位于舌骨和甲状软骨板内侧。

皮肤造孔务必大于气管管口。术腔置入 Hemovac 负压引流管。当造瘘口缝合后，即用可吸收缝线或皮肤缝合器缝合颈部切口，局部敷料覆盖。更换麻醉套管为气管套管。我们通常用 8 号带袖囊气管套管，并于数日后更换为无袖囊套管。

　　当可闻及肠鸣音时开始鼻饲饮食。大约 7 日后拔除鼻饲管并予以流食。术前有放疗史或咽腔关闭困难，以及皮瓣红斑伴或不伴发热者，在经口饮食前均应行食管造影。若有窦道形成，应继续行鼻饲饮食直至窦道消失（图 49.19）。

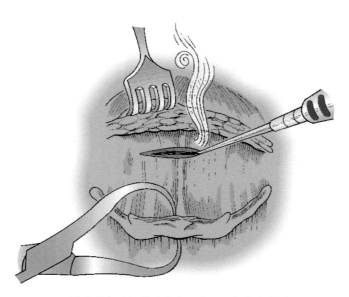

图 49.11　沿舌骨会厌韧带确定会厌位置。轻轻牵拉并切开甲状舌骨膜进入咽腔，暴露会厌和会厌谷。

合技术非常关键，每缝合一针都应多人确认以确保黏膜内翻。创口必须加固缝合，但不能关闭咽缩肌以防术后吞咽困难及发音障碍。

　　冲洗伤口，半褥式缝合造瘘口（图 49.18）。为防止术后造瘘口狭窄，应注意两点：应斜行切除气管前壁使气管断端管口呈一斜面；与气管断端对合处的

精要

- 并非每位患者都适合全喉切除术。与患者充分沟通，能更好的理解患者对治疗的选择。
- 喉功能保留手术的适应证主要求肿瘤范围及患者心肺功能储备均符合条件。对于肺功能障碍者应避免施行水平半喉切除术。
- 肿瘤侵犯声门下、舌根部和下咽将会增加肿瘤残留的风险。必须对切缘行冰冻切片病理检查。
- 仔细进行咽腔关闭是避免术后咽瘘的关键。
- 对于较大的阻塞性肿瘤，需要在局麻下行气管切开术。

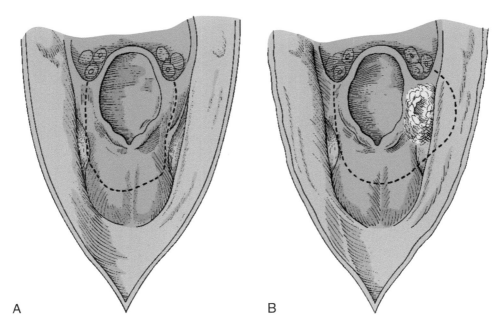

A　　　　B

图 49.13　(A,B)喉切除之黏膜切口,尽可能多的保留梨状窝黏膜。(B)如果肿物侵犯杓会厌皱襞或位于梨状窝内,梨状窝黏膜则不予保留。

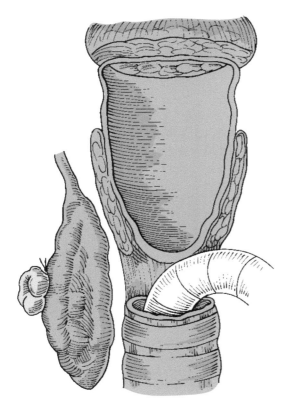

图 49.14　喉切除术后术腔缺损。可见保留的梨状窝黏膜。

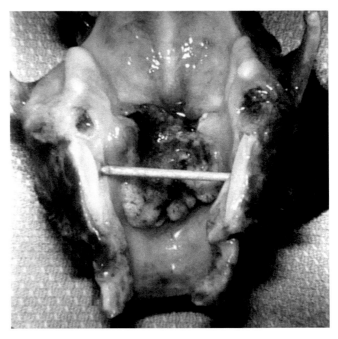

图 49.15　展开的喉标本可见跨声门癌。肿瘤由上至下跨越前联合。

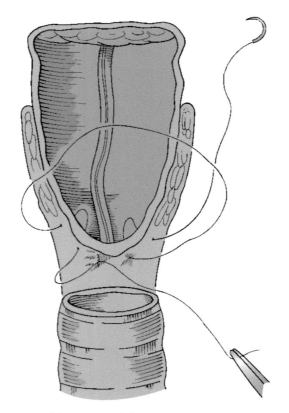

图 49.16　关闭咽腔的缝合技术。黏膜边缘必须内翻,否则会形成瘘管。

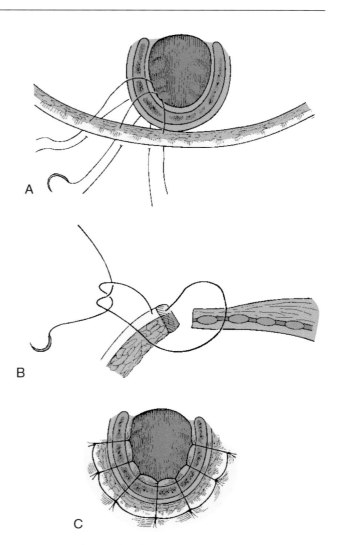

图 49.18　半褥式缝合造气管瘘口。(A)缝合时应将皮瓣内移覆盖气管黏膜断端。(B)半褥式缝合,可将皮肤拉到气管边缘,以便覆盖软骨。(C)造口缝合。实际上,半褥式缝合是将皮肤拉到暴露的气管软骨环。

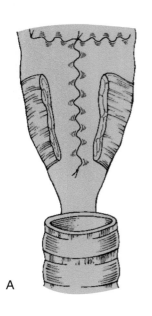

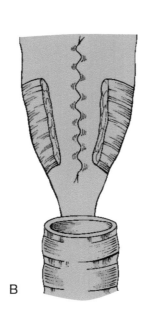

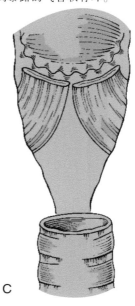

图 49.17　关闭咽腔的三种方式。(A)T 形缝合,虽然技术上最为复杂且易咽漏,但最常用。为保留足够多的黏膜,最好行(B)垂直缝合和(C)水平缝合。

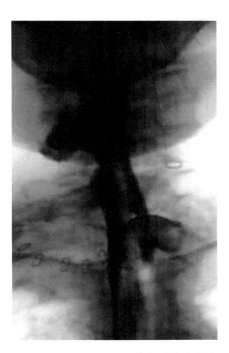

图 49.19　食管钡造影显示全喉切除术后伴发的小咽漏。如果较小可行保守治疗,不会发展成咽-皮肤瘘口。

隐患

- 喉癌外科治疗的最常见隐患是未对肿瘤正确分期从而选择了不合适的治疗方式。术前重复内镜检查大有裨益,特别是在外院已经行内镜及活检的患者。

- 对于上呼吸消化道开放的患者,若术前未能合理应用抗生素会造成不可接受的伤口感染发生率。每位术者必须建立一种体制或确保存在一种体制,以便确保抗生素及时和足量的应用。

- 关闭咽腔时操作不当,造成口咽部分泌物持续性渗出是术后切口感染和咽瘘的主要原因。

- 未能准确地关闭咽部会形成瘘管。这种并发症可通过用心关闭咽部仔细操作加以避免。应保证黏膜缝合无张力及黏膜内翻缝合。同时保证术腔引流通畅,防止渗出液积聚。

(陈剑　杨大章　译)

参考文献

1. American Joint Committees on Cancer Staging Manual, 6th ed. New York, Springer, 2002.
2. Croll GA, Gerritsen GJ, Tiwari RM, Snow GB: Primary radiotherapy with surgery in reserve for advanced laryngeal carcinoma. Results and complications. Eur J Surg Oncol 15:350-356, 1989.
3. The Department of Veterans Affairs Laryngeal Cancer Study Group: Induction chemotherapy plus radiation compared with surgery plus radiation in patients with advanced laryngeal cancer. N Engl J Med 324:1685-1690, 1991.
4. Wolf G, Hong WK, Fisher S, et al: Larynx preservation with induction chemotherapy (CT) and radiation (XRT) in advanced laryngeal cancer: Final results of the VA Laryngeal Cancer Study Group cooperative trial. Proc Am Soc Clin Oncol 12:277, 1993.
5. Forastiere A, Goepfert H, Maor M, et al: Concurrent chemotherapy and radiotherapy for organ preservation in advanced laryngeal cancer. N Engl J Med 349:2091-2098, 2003.
6. Simental A, Carrau R: Assessment of swallowing function in patients with head and neck cancer. Curr Oncol Rep 6:162-165, 2004.
7. Angelis E, Feher O, Barros A, et al: Voice and swallowing in patients enrolled in a larynx preservation trial. Arch Otolaryngol Head Neck Surg 129:733-738, 2003.
8. Barbosa M, Araujo V, Boasquevisque E, et al: Anterior vocal commissure invasion in laryngeal carcinoma diagnosis. Laryngoscope 115:724-730, 2005.
9. Davis G, Swaretz S, Veenstra D, Yueh B: Cost comparison of surgery vs organ preservation for laryngeal cancer. Arch Otolaryngol Head Neck Surg 131:21-26, 2005.
10. Beckford NS: The role of total laryngectomy in the treatment of carcinoma. In Myers EN (ed): New Dimensions in Otorhinolaryngology–Head and Neck Surgery, vol 1. New York, Elsevier, 1985.
11. Kacker A, Wolden S, Pfister D, Kraus D: Cancer of the larynx. In Myers EN, Suen JY, Myers JN, Hanna EYN (eds): Cancer of the Head and Neck, 4th ed. Philadelphia, WB Saunders, 2003.
12. Rubin J, Johnson JT, Myers EN: Stomal recurrence after laryngectomy: Interrelated risk factor study. Otolaryngol Head Neck Surg 103:805-812, 1990.
13. Kacker A, Wolden S, Pfister DG, Kraus DH: Cancer of the larynx. In Myers EN, Suen JY, Myers JN, Hanna EYN (eds): Cancer of the Head and Neck, 4th ed. Philadelphia, WB Saunders, 2003, pp 333-377.

第50章

喉全切除术后发音重建

David E. Eibling

语音丧失是喉全切除术后大多数患者的最大失能。尽管存在气管造瘘口及颈前缺损造成的外观和功能畸形，但生理以及心理上最困扰患者的却是失去正常的语言功能。鉴于这种残疾的严重性及其对社会活动的影响，自100多年前第一例进行喉全切除术以来，即开始了对术后语音功能重建的研究和探索。

被称之为语音的声信号，是由多种解剖结构发出的各种频率的复杂汇集。喉是负责产生声音的基本振动频率，以及与其相关的气流中断和改变。而气流由肺部形成，清晰的语言和共鸣则是由位于喉部之上的器官产生。因此，任何方法只要能产生近似正常发音时的气流就有可能产生可以被理解的语音。目前所有喉切除术后的发音重建都是遵循着这个原理。

言语康复的类型

喉全切除术后的言语康复可分为以下3种类型：
- 食道发音。
- 人工喉发音。
- 气管食道穿刺或造瘘发音。

食道发音

食道发音是一项将气体吸入食道，然后让气体经过咽部呼出发出声音的技术。呼气气流在适当紧张的咽壁震动下产生声音。由于咽壁的特性，食道发音的频率比正常的发音要低。这种技术的优势在于无需手术重建以及假体或手部的辅助操作。但是很少有喉全切除术后的患者能够利用食道发音，其中仅有不到1/5的患者能用食道发音进行社交活动。

系统的训练是必须的，但是因个体差异而导致训练效果不同。然而，尽管目前关于言语重建有很多新的进展，但是食道发音仍有其应用的意义。一部分患者完全依靠食道发音，其他更多的患者可利用食道发音作为言语功能的辅助手段。

人工喉

人工喉是一种可引起口腔内气体振动发音的电子装置，尽管单调、机械，但仍不失为一种最简易的方式。对许多喉全切除术后患者而言，这仍将是其唯一的发音方式。此类装置可分为两种类型：一种是使咽壁振动，进而引起气柱继发振动，另一种则是通过一个连接管直接引起口腔内空气振动（图50.1）。在其他的言语重建的方式中，通过经验以及学习发音，同时能否利用其进行有效的社会交往则因人而异。人工喉不适用于经肌皮瓣修复咽腔者及放疗后的患者。

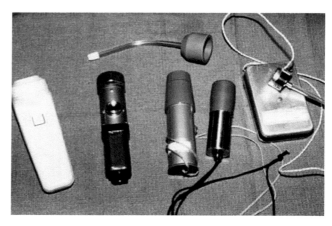

图50.1　喉全切除术后的各种辅助发声的人工装置。

气管食道穿刺

据报道，在由 Billroth 于 1874 完成的第一例喉全切除术中，就同期行气管食道穿刺。但具体细节不详，但维持交流沟通需要假体。

自 20 世纪 60 年代以来，由于术后发音重建的需要导致了一系列外科手术的发展。历程是漫长的，但是最受欢迎的还是 Staffieri 技术[1]。在这项技术中，在气管的一端行黏膜穿刺，气管套管经由一个独立的开口进入气管。技术的难点在于穿刺口应足够大到能致气体逸出，又不能太大以致气体分流。目前这项技术已被废止。

1980 年，Blom 和 Singer 首次报道了利用单向阀门的假体置入咽后壁的穿刺孔中[2]。单通道的阀门允许气体由气管进入食道同时阻止食道内容物的反流（图 50.2）。这项技术目前是美国应用于喉全切除术后患者的标准术式。各种型号、压力、长度的假体均有提供。在欧洲，由 Hilger 和 Schouwenburg 设计的类似于 Singer-Blom 瓣的 Provox 假体也被广泛应用[3]。

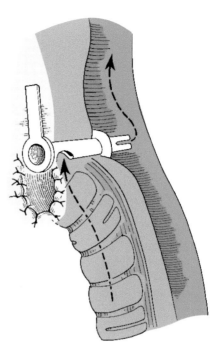

图 50.2　经气管和颈段食道穿刺造瘘植入带有单项阀门的气管食道发声器。（Redrawn from Singer MI: Voice rehabilitation. In Cummings CW, Fredrickson JM, Harker LA, et al [eds]: Otolaryngology; Head and Neck Surgery. St Louis, Mosby‐Year Book, 1986, p 2195.）

言语—病理学家的作用

必须强调言语–语音病理学家（speech-language pathologist, SLP）在喉全切除术后言语康复中的作用。虽然气管食道穿刺（tracheoesophageal puncture, TEP）简单明了，但假体的使用和保养以及各种不同的技巧辅助发音需要有耐心的指导。作为 SLP 训练计划的一部分，喉切除术后言语训练是一个整体。在大多数的治疗中心，SLP 植入假体，指导患者护理以及可能出现的潜在的问题。在我们的实践中，患者被预约与 SLP 见面。从决定行喉全切除术开始，无论是否施行 TEP，SLP 均应参与到患者的治疗中。通过 SLP，患者被告知术后可能出现的并发症，例如：酵母菌感染，吸气时阀门瓣周围的渗出，以及 TEP 脱落导致的窦道的封闭等（图 50.3）。

病例选择

对于计划施行喉全切除术或者已行喉全切除术的患者，如果有愿望进行言语康复，术前评估应包括与 SLP 的交流。患者应被告知各种言语康复的技术，以及需要评估患者自身管理 TEP 阀门瓣的能力。患有协调障碍、严重指关节炎、老龄或者认知功能障碍的患者均不适合 TEP 的植入。对于已经行喉全切除术，且适应了既往发音方式的患者，当听到关于 TEP 的护理后可能不再愿意行 TEP 的植入。另一方面，除非有禁忌，每位喉全切除术的患者均应考虑 TEP 的植入。

TEP 的植入是认知和协调功能障碍患者的绝对禁忌证。相对禁忌证为喉全切除术后的咽腔或造瘘口狭窄患者。造瘘口狭窄的患者 TEP 植入术前应行造瘘口成形术。行胃上提或者游离皮瓣修复下咽的患者亦可行 TEP 的植入，但声音往往不理想。

瘘口放疗后的患者，TEP 应为禁忌症，由于患者愈合能力差并有瘘口扩大的风险，针对这种情况，手术封闭瘘口有时是必要的。

术前评估

喉全切除术同期进行 TEP 植入术不须行任何特殊的测试。主要的言语困难在于 TEP 术后发音过程中咽部肌肉的不适当收缩。尽管已有很多种技术包括环咽肌肌切开术，咽丛神经切断术和肉毒素的去神经化已被试图用来解决这种问题[4]，但最重要

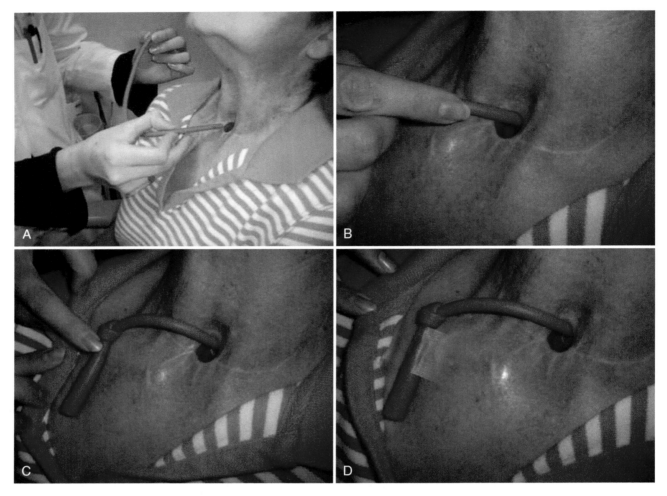

图 50.3　(A–D) 示出将导管置入气管食管穿刺孔的操作及窦道的维护。

的预防措施在于咽腔缝合时应避免将咽缩肌缝入其中。

　　病史和体格检查仍是 TEP 患者评估的重要部分。需要额外注意的是瘘口经高剂量放疗的患者,如声门下型喉癌或原发于梨状窝癌的患者。对于伴有吞咽障碍的患者需行食管造影,如发现狭窄将不适合行 TEP 植入术。

　　注气试验 (经由鼻腔插入咽腔的导管向咽腔注入空气)将有利于判断患者是否能通过食管发音,但对于二次植入的患者则无需行此试验。

　　TEP 可于全麻下经硬性内镜植入或者局麻下经纤维食管镜植入。后者的优势在于能通过食管中纤维化及瘢痕的部位。如果纤维化严重,硬性食管镜及纤维食管镜都不可用时,可用气管镜置于颈段食管并经气管套管口置入纤维喉镜观察穿刺的部位。

手术技术

Ⅰ 期食管气管穿刺

　　喉全切除术后,将气管造瘘口的下部缝合于皮肤上。用 4-0 的铬肠线于气管后壁黏膜和颈段食管之间进行缝合,以防止颈段食管的分泌物进入颈部间隙。直角钳插入颈段食管,并在距气管造瘘口后缘下 1cm 处的后壁向前顶出(图 50.4)。要点在于应避免 TEP 植入过低,以妨碍将来更换 TEP。而植入点过于靠近皮肤黏膜交界处可能妨碍进入气管的气流。应特别注意防止直角钳和导管置入气管和食管间的潜道,若发生这种情况应终止操作,待愈合后再行穿刺治疗。

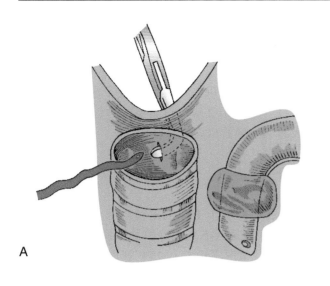

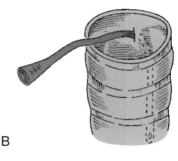

图 50.4　Ⅰ期气管食管穿刺。直角钳于食管前壁顶出，并于气管后壁直角钳尖端行切口。(**A**) 经由切口顺入 14 号橡胶导管。(**B**)导管的一端置于食管远端，并于外侧缝合固定导管。

　　于直角钳的尖端切开黏膜，并用直角钳把一根 14 号的橡胶导管经瘘口牵引至咽腔。导管的一端被牵拉至咽腔，并置于食管远端。缝合固定近端导管，以防止关闭咽腔及瘘口成型期间无意中拔出导管。

　　行环咽肌切开术以降低术后环咽肌痉挛，特别是对于注气试验有异常的患者。大多数的情况下，经由咽后壁行环咽肌切开术。

　　术后 12~14 天，根据医生对于创面愈合的判断以及患者的恢复，可将橡胶管换成 TEP。

Ⅱ 期食管气管穿刺

　　虽然该操作可以在局麻下施行，但最好采取全麻下方式。近来，局麻下经鼻纤维食管镜的应用已见报道[5]。操作可于直视下行气管切口扩张通道，并植入导管或者在假体的一端使用胶帽后直接植入 TEP 假体[5]。另一种方式是利用导丝将导管植入穿刺孔。我们更倾向于全麻下经导丝穿入的技术。

　　全身麻醉，将短的颈段食管镜植入食管。并可于气管造瘘口扪及食管镜的一端(图 50.5)。若由于局部纤维化导致食管镜无法植入，可经口将气管插管植于颈段食管，再经气管插管插入纤维喉镜用于观察术野。内镜的位置可通过气管后壁的透亮点得以确认。此时将食管镜旋转 180°，以便使镜体末端斜面朝向前方。

　　于距气管造瘘口后缘下 1cm 气管后壁处植入 18 号脊椎穿刺针直达食管镜末端。慢阻肺的患者可能穿刺困难并可导致直接穿刺至胸腔的风险。操作时建议将穿刺针稍作弯曲，可使穿刺更为方便(注意弯针前应抽出导丝，弯针后将导致导丝抽出困难)(图 50.6)。

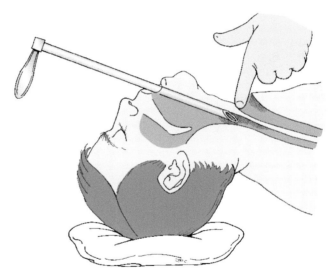

图 50.5　Ⅱ期气管食管穿刺。将食管镜植入颈段食管并翻转 180°，使镜体前端斜面向前。

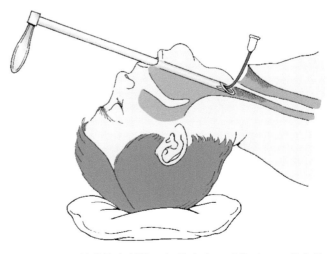

图 50.6　18 号脊椎穿刺针于气管造瘘口后缘下 1cm 穿入并直接进入食管镜前端端口。为方便穿刺可将穿刺针稍作弯曲。

然后,将 24 号钢丝经穿刺针导入食管镜(图 50.7)。大多数情况下,可用钳子夹持钢丝进入食管镜,也可由其自发的穿入。经由内镜穿出时应注意对助手眼部的防护。

由穿刺部位撤出穿刺针并植入 14 号红色橡胶导管。将导丝植入并固定于橡胶导管的尾端。应注意的是,导丝与橡胶导管连接处避免凸起,以防导管进入食管时对食管壁的损伤。

拉紧导丝,用小手术刀扩大气管黏膜瘘口(图 50.8)。再牵拉导丝以便指引血管钳经瘘口进入食管(图 50.9)。当确认血管钳前端进入食管后,撑开血管钳以扩大通道。此时如未扩大瘘口将导致橡胶导管植入困难。一旦确认瘘口扩大到足够的范围,即可将

橡胶导管系于导丝末端并经由食管拉入口腔(图 50.10 和图 50.11)。切断导丝,红色橡胶导管随后再经食管镜直视下被送入食管的远端(图 50.12)。在橡胶导管的近端打结以防胃内容物的反流,同时将橡胶导管缝合固定于气管瘘口后壁的边缘(图 50.13)。塑料胶布固定导管以防意外移位。

术后护理

红色橡胶导管于 Ⅰ 期 TEP 植入后 12~14 天拔除(或在 Ⅱ 期植入后 3~5 天拔除),并更换 TEP 假体(图 50.14)。多数情况下由具有 TEP 管理技能的 SLP 完成。一些患者可以使用"免手指闭合辅助装置"自动

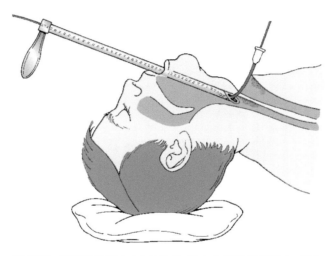

图 50.7　经穿刺针植入 24 号导丝,经由食管镜尾端穿出。操作时要小心,以防损伤助手的眼睛。也可用纤维内镜取出导管。

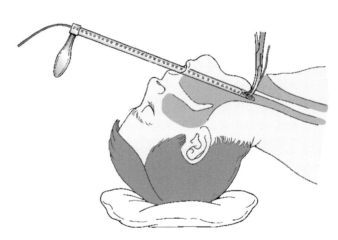

图 50.9　在导丝引导下将血管钳植入瘘口。将其撑开进一步扩大瘘口,以便于插入。

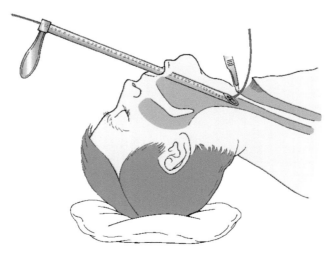

图 50.8　用手术刀扩大气管食管造瘘口,以利于放置橡胶导管。可用手术刀微小切口来完成。

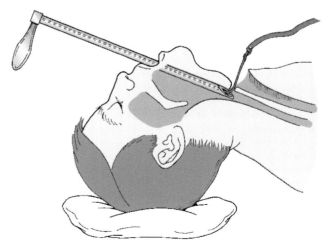

图 50.10　将导丝系于 14 号橡胶导管。应注意断端勿形成凸起,否则会妨碍导入橡胶导管。

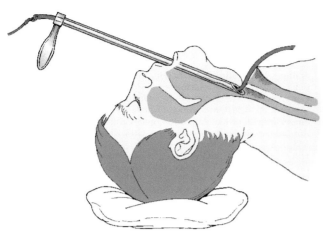

图 50.11　将橡胶管的一端拉出,然后切断导丝。

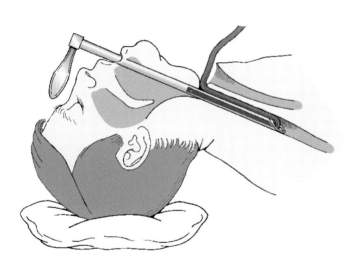

图 50.12　将橡胶导管下端经食管镜推向食管远端。

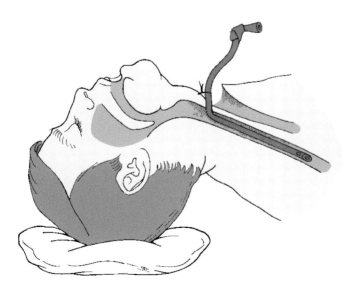

图 50.13　确认导管位置正确后缝合固定导管,导管尾端打结以防胃内容物反流。

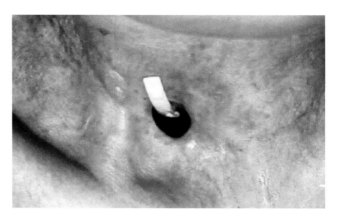

图 50.14　放置于刺孔内的气管食管阀。

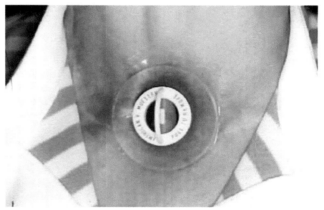

图 50.15　"免手指闭合辅助装置"有一个活瓣,用胶黏剂粘贴在周围皮肤上。

关闭瘘口[6]。如果颈部轮廓适合,可置入 Singer-Blom 瓣(图 50.15)。这是一个"活瓣",吸气时塌陷吸,呼气时封闭以分流气流至咽腔和口腔。用胶黏剂粘贴活瓣于皮肤。一系列的因素影响着装置的使用,如:压力的要求,最小呼气气流的限制,患者对于应用装置的协调性和认知能力。SLP 将指导患者使用装置及护理。

精要

- TEP 是绝大部分喉全切除术后患者言语康复的最佳策略。
- 最佳的康复效果有赖于经验丰富的 SLP 的参与。
- 利用肉毒素对咽腔肌肉的去神经化有利于缓解伴有环咽肌痉挛患者的发音。
- 经高度选择的患者可应用外用活瓣以到达"免手指闭合"的效果。

隐患

- 如果气管食管瘘口不够大,难以让橡胶导管通过,会导致导丝断裂,因此得重新操作。
- 对于经大剂量放疗或者营养不良的患者,会造成气管食管瘘口愈合不良导致瘘口过大,此时可能需要将其缝合闭锁。
- 颈部气管造瘘口狭窄是 TEP 的禁忌证。术前应先行瘘口成形术(见第 72 章)。
- 咽腔狭窄是 TEP 的相对禁忌证。首先应治疗咽腔狭窄。
- 应告知患者,如果 TEP 脱落且不能自行植入,应立即返回医院行再行植入术以防瘘管封闭。

（陈剑　杨大章　译）

参考文献

1. Staffieri M, Serafini I: La riabilitazione chirirgica della voce er della respirazione dopo larinjectomia totale. Twenty-ninth National Congress of the Associazione Otologi Ospedaliere Italiana. Bologna, Associazione Otologi Ospedaliae Italiana, 1976, p 57.
2. Singer MI, Blom ED: An endoscopic technique for voice restoration after total laryngectomy. Ann Otol Rhinol Laryngol 89:529-533, 1980.
3. Hilgers FJ, Schouwenburg PF: A new low-resistance, self-retaining prosthesis (Provox) for voice rehabilitation after total laryngectomy. Laryngoscope 100:1202-1207, 1990.
4. Lewin J, Bishop-Leone J, Forman A, Diaz E: Further experience with Botox injection for tracheoesophageal speech failure. Head Neck 23:456-460, 2001.
5. Bach K, Postma G, Koufman J: In-office tracheoesophageal puncture using transnasal esophagoscopy. Laryngoscope 113:173-176, 2003.
6. Roxburgh J, Perry A: Use of a "hands-free" tracheostoma valve in patients with laryngectomy and tracheoesophageal puncture. Ann Otol Rhinol Laryngol 113:565-570, 2004.

第 **51** 章

气管食管瘘口的关闭

Eugene N. Myers

言语功能的康复对于喉全切除的患者的社会和经济福祉有着十分重要的意义[1]。超过 80% 的使用气管食管瘘发音的患者可以发出清晰的语音[2-4]。通过气管食管造瘘(tracheoesophageal puncture，TEP)发音获得的语音质量优于食管音和电子喉的语音。

关于发音处理的讨论，目前关注的重点是康复的方法[5]。尽管大多数患者通过气管食管瘘口进行的发音效果很好，但是瘘口发音钮确实存在一些问题：

- 发音钮的酵母菌感染。
- 发音钮脱落或被咳出。
- 发音钮脱落后，气管食管瘘自行闭锁。
- 发音钮误吸入气管及分支。
- 唾液和食物漏入气管及分支。
- 严重漏入会导致吸入性肺炎，对于有肺部基础慢性病变的患者来说，可能有致命的风险[1]。
- 患者缺乏对发音钮的心理认同感。

病例选择

误吸导致的严重气管漏是关闭 TEP 的绝对适应证。大多数唾液漏需要先行保守的处理措施，比如缩小发音钮的尺寸以匹配气管食管瘘口的缩窄。腐蚀瘘口的方法也曾用于促进瘘道变窄[6]。发音质量差是手术闭合 TEP 的另一个指征。环咽肌痉挛和咽腔狭窄可能是引起发音差的原因，其治疗方法包括：

- 肉毒素(Botox)注射。
- 环咽肌切开术。
- 颈神经切除术。
- 咽狭窄的成形术。

笔者也曾遇到过没有上述问题的少数患者，只是因为不喜欢气管食管瘘或发音钮的方法，或者是不喜欢这样发出的声音，而希望关闭气管食管的造瘘口。

在 Singer Blom 发音钮开始使用不久，笔者就曾经给一些喉全切除术的患者做过 I 期 TEP 手术[7]。笔者试图仔细挑选出那些笔者觉得他们使用 Singer Blom 发音钮不成功的患者，比如：那些手部活动灵活度障碍的患者(如风湿性关节炎)，使用意愿不强烈的患者，慢性脑部综合征患者，以及不能对植入体进行保养护理的患者。

那些准备行 TEP 关闭术的患者，言语-语音病理学家会提前告知他们替代的交流方法，比如电子喉和食管发音。术前需要仔细检查气管造瘘口，包括气管造瘘口的大小，以及 TEP 的位置。尤其是检查明确造瘘口是否经历过大剂量的放射治疗。

如果气管造瘘口确实太小，那么在行 TEP 关闭术的同时要进行气管造瘘口成形术。笔者曾经介绍过一种利用气管造瘘口上方的局部皮瓣进行造瘘口成形的技术[8]。但是如果患者的气管食管瘘口太大或者 TEP 的位置太靠近皮肤，这种方法则不能施行。对于气管造瘘口接受过大剂量放疗的患者，还存在特殊的问题：这些患者进行成形术的操作会比较困难，并且伤口愈合会有明显困难。

术前计划

如果患者的唯一问题是渗漏，则不必进行特殊的检查。因为发音或吞咽障碍而需要关闭气管食管瘘的患者，则要进行食道造影以评估咽腔和食道，但是不能使用硫酸钡作为造影剂，以防止硫酸钡误吸入肺部。

手术技术

手术操作可以在局麻或全麻下进行[9]。患者按常规手术准备。气管造瘘口上方用含 1:100 000 肾上腺素的 1% 利多卡因局部浸润麻醉。在气管造瘘口皮肤黏膜交界处由 9 点至 3 点方向做切口（图 51.1）。将气管的后壁推向下方，与食管分离，直至显露并越过气管食管瘘（图 51.2）。切断气管食管瘘道，食管的黏膜用 P-2 泪道针和 4-0 可吸收微乔线内翻间断缝合

（图 51.3 和图 51.4），并进行多层加固，以预防食管漏的发生。因为气管腔的黏膜很新鲜，所以只需用上述针线，单层外翻间断缝合即可。两端的瘘口完全关闭后，缝合气管瘘口的皮肤切口，不用放置引流管。手术当天患者就可以进半流食。

Rosen 等[11]介绍了一种在全麻下进行的关闭 TEP 的技术。他们经口置入一个 34F 的扩张器至食管内，使气管食管壁膨起，在气管内，气管食管瘘口黏膜处，向外扩大 2~3mm 行环形切口，气管黏膜下向心性分离，然后将瘘道黏膜翻转入食管腔，并缝合关闭。此方法相当于制作了一个气管黏膜瓣。然后从大腿取 3cm×3cm 的薄层皮片，用以修复气管黏膜的

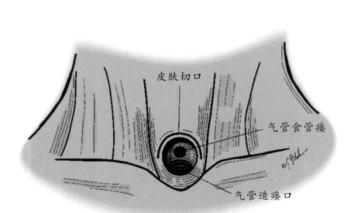

图 51.1 9 点至 3 点方向皮肤黏膜交界处切口。（Reprinted with permission from Hosal SA, Myers EN: Closure of tracheoesophageal puncture site. Head Neck 23:215, 2001.）

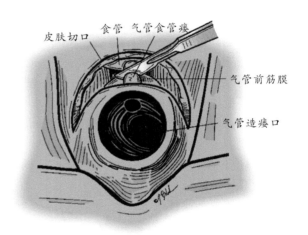

图 51.3 切断气管食管瘘道。（Reprinted with permission from Hosal SA, Myers EN: Closure of tracheoesophageal puncture site. Head Neck 23:215, 2001.）

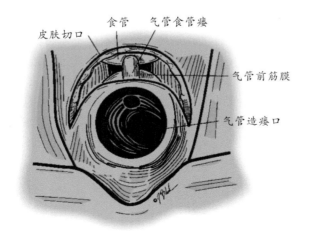

图 51.2 显露气管食管瘘道。（Reprinted with permission from Hosal SA, Myers EN: Closure of tracheoesophageal puncture site. Head Neck 23:215, 2001.）

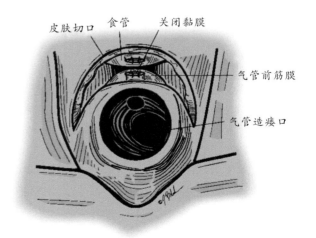

图 51.4 关闭气管和食管的黏膜。（Reprinted with permission from Hosal SA, Myers EN: Closure of tracheoesophageal puncture site. Head Neck 23:215, 2001.）

缺损。

　　Issing 和等[10]随访了 103 例喉全切除术和发音重建的患者。其中 3 例患者最终因为严重的气管食管漏而行气管食管瘘关闭术。作者只是描述了使用肌皮瓣来关闭瘘道,但具体的手术技术并没有提供。Annyas 等[11]描述了一种经气管造瘘口上进行切口,在气管和食管之间放置真皮补片的方法。

术后护理

　　患者通常在手术当天就可以出院。要督促患者保持气管造瘘口周围清洁,并在切口涂抹抗生素软膏。患者要进半流食 1 周,然后可以逐渐改进为正常饮食。

精要

- 经过大剂量放疗的患者要进行上述操作,必须在气管和食管之间植入肌肉组织,因为大剂量放疗会影响伤口的愈合,甚至在操作时引起更大的瘘。
- 患者在近期内至少要保持半流食,以促进伤口愈合。
- 患者需要知道气管食管瘘关闭术后,进行交流的替代方法,如电子喉和食道音。
- 在进行手术治疗之前,需要尝试进行唾液漏的保守治疗。
- 对于发音不满意拟行气管食管瘘关闭术的患者,必须要等待治疗发音不良而注射的肉毒素的疗效完全消退以后才能进行。

隐患

- 对于发音只有轻微困难的患者来说,进行气管食管瘘关闭术,患者可能会非常不满,因为术后他们完全不能发音。
- 对于经过大剂量放疗的患者, 最大的风险是:如果伤口不愈合的情况真的发生,那就需要进行复杂的外科修复重建术。
- 患者不能在术后马上正常进食, 以免撕裂伤口。
- 在植入发音钮之前,应进行详尽的评估,选择合适的患者,以便尽可能提高发音钮的使用满意率。

（程靖宁　张志利　译）

参考文献

1. Rosen A, Scher N, Panje WR: Surgical closure of persisting failed tracheoesophageal voice fistula. Ann Otol Rhinol Laryngol 106:775-778, 1997.
2. Blom ED, Singer MI, Hamaker RC: A prospective study of tracheoesophageal speech. Arch Otolaryngol Head Neck Surg 112:440-447, 1986.
3. Singer MI, Blom ED, Hamaker RC: Further experience with voice restoration after total laryngectomy. Ann Otol Rhinol Laryngol 90:498-502, 1981.
4. Wetmore SJ, Johns ME, Baker SR: The Singer-Blom voice restoration procedure. Arch Otolaryngol 107:674-676, 1981.
5. Eibling DE: Voice restoration following total laryngectomy. In Myers EN (ed): Operative Otolaryngology—Head and Neck Surgery, 1st ed. Philadelphia, WB Saunders, 1997, pp 444-455.
6. Ward PH, Andrews BC, Mickel RA, et al: Complications of medical and surgical approaches to voice restoration after total laryngectomy. Head Neck Surg 10(suppl II):124-128, 1988.
7. Singer MI, Blom ED, Hamaker RC: Voice rehabilitation following laryngectomy. In Myers EN, Suen JY (eds): Cancer of the Head & Neck, 2nd ed. New York, Churchill Livingstone, 1989, pp 593-620.
8. Myers EN, Gallia L: Tracheostomal stenosis after total laryngectomy. Ann Otol Rhinol Laryngol 91(4 pt 1):450-453, 1982.
9. Hosal SA, Myers EN: Closure of tracheoesophageal puncture site. Head Neck 23:214-216, 2001.
10. Issing WJ, Fuchshuber S, Wehner M: Incidence of tracheoesophageal fistulas after primary voice rehabilitation with the Provox or the Eska-Herrmann voice prosthesis. Eur Arch Otorhinolaryngol 258:240-242, 2001.
11. Annyas AA, Escajadillo JR: Closure of tracheoesophageal fistulas after removal of the voice prosthesis. Laryngoscope 94:1244-1245, 1984.

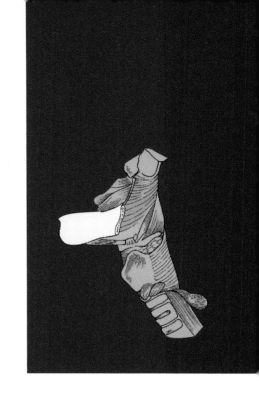

第 4 篇

下咽和颈段食管

第 **52** 章

食管镜检查

Ryan J. Soose, Ricardo L. Carrau

历史背景

1809 年,Bozzini 首次通过将镜子放置在喉部检查上段食管,这是历史上第一个有文献记载的检查食管的方法,奠定了硬性内镜在耳鼻喉科应用的基础[1]。为了找到能保持食管腔开放从而更好的观察食管内情况的设备,外科医生们开始尝试使用各种不同的中空管道。利用中空管道从口内进入检查食管内病变需要运用镜子的折射原理来解决口腔与食管间的角度问题。1868 年,Kussmaul 因受到吞剑表演者的启发,通过调整头位,将尿道镜作为第一个硬性食管镜顺利经口腔插入食管[2]。一直到 20 世纪初,Chevalier Jackson 发明了与现代食管镜类似的硬管内镜。更重要的是,Jackson 完善了硬管食管镜技术安全操作规范,并强调了操作者在正式操作前必须经过正规的培训[3]。

20 世纪 30 年代,腔镜专家应用光导纤维照明系统来提高工作效率[4]。到了 60 年代,由于软管电子内镜的引进以及光纤系统、微型设备、激光等高科技仪器的发展,食管镜更加广泛应用于有关食管疾病诊断和治疗。20 世纪 90 年代,出现了经鼻食管镜,其检查时无需进行静脉麻醉。此种检查方式耐受性较好且诊断的准确率要高于传统的食管胃十二指肠镜,因此被用于门诊快速检查[5,6]。

解剖

内镜医生必须熟练掌握食管的解剖结构。颈段食管是向中线左侧弯曲的,而胸段食管则偏向中线右侧且与主动脉及左主气管相邻[7,8]。成人的食管起始于环咽肌(上段食管括约肌),止于贲门(下段食管括约肌),总长度约 22cm。因此,内镜医生在操作时,食管镜从门齿推进到食管贲门处的长度为 38cm。随着内镜技术的发展,食管的几个狭窄点的位置得到确定:食管入口环咽肌处(距门齿约 16cm),食管与左主气管交叉处(距门齿约 27cm),以及胃与食管的交界处(距门齿约 38cm)。其中环咽肌处最为狭窄,是食管镜手术操作中发生损伤或穿孔风险最高的部位(图 52.1)。

适应证

硬管或软管食管镜是目前用于诊断和鉴别食道肿瘤、创伤、狭窄以及良性炎性病变(如胃食管反流)的一项最常用的辅助检查手段。

食管镜还可作为一种手术路径用来在直视下植入/不植入腔内支架扩张食管蹼或食管狭窄,也可以行活组织检查、异物取出、咽食管憩室(岑克尔憩室)的环咽肌切开术(即 Dohlman 手术或内镜结扎)、气管食管穿刺造瘘,以及阻塞性肿瘤的激光姑息性切除术。

患者评估

是否需要进行食管镜检查取决于相关系统全面的病史采集和体格检查(例如上消化道和胸部)。病史采集时与鉴别诊断有关的基本点主要有:患者的年龄,发病的时间及症状持续时间,吞咽困难或吞咽疼痛的进展情况,以及有无下列伴发症状,如鼻后滴漏、声嘶、颈部肿块、咳嗽、咯血、食管反流、烧心等。同时也需重视采集吸烟及饮酒史。既往史对制定手术方案有重要的意义,其主要包括颈部手术史(如颈

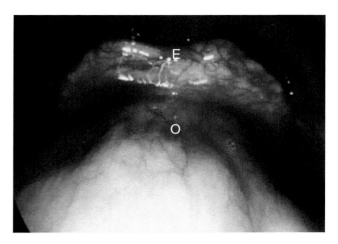

图 52.2　一处颈椎骨赘(O)将会厌推向前方(E)。

椎融合术)、胸腹部手术史(如纵膈手术或胃食管反流纠正术),以及是否有食管憩室等。

体格检查时应注意了解是否有影响内镜检查的因素存在,如牙列情况、颈椎以及下颌关节的活动情况。软管咽喉镜检查应该作为可能与咽及颈段食管有关的吞咽问题的患者的常规检查(图 52.2),因为软管咽喉镜不仅能在直视下观察到患者咽喉部的解剖结构,同时能观察患者吞咽时咽喉部的动态运动过程。

对于那些有食管运动功能紊乱、食管狭窄或者食管憩室症状的患者来说,除了临床检查和咽喉镜检查,术前行高密度造影剂食管造影也是必要的,能对这些异常情况和其他食管解剖结构的异常起到一

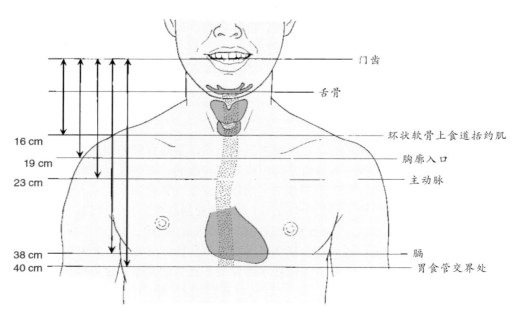

门齿
舌骨
环状软骨上食道括约肌
16 cm
19 cm　胸廓入口
23 cm　主动脉
38 cm　膈
40 cm　胃食管交界处

图 52.1　食管镜手术中的标记点。(Redrawn from Lee KJ: Essential Otolaryngology: Head and Neck Surgery, 8th ed. New York, McGraw-Hill, 2003.)

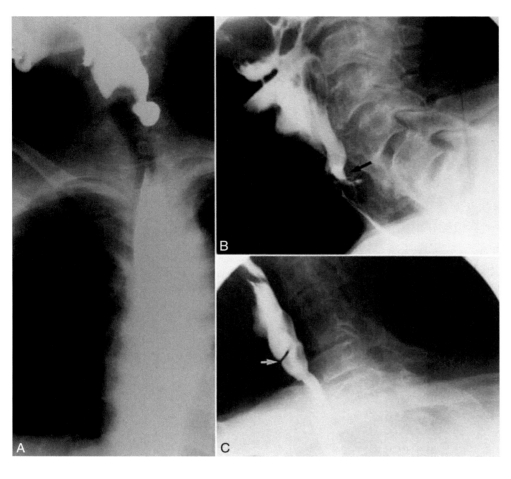

图 52.3　(A)食管钡剂造影提示存在岑克尔憩室。(B)一位有吞咽困难的患者的食管钡剂造影可见一颈椎前方的骨赘(箭头所示)。(C)食管钡剂造影显示存在食管蹼(箭头所示)。

定的补充作用(图 52.3)。食管造影还可作为有肿瘤高风险因素(如有吸烟和饮酒史)和有食管新生物症状的患者的筛查方法。另外,胸片的结果也是最终确诊此类疾病需参考的一项内容。

食管造影对于观察那些平片不显影的异物可能有所帮助。钡剂通常作为首选的对比造影剂,但若怀疑有食管损伤及造影剂泄漏可能时则不可使用。此时应选用水溶性的造影剂,因水溶性造影剂在进入软组织后不会引起异物反应。然而,水溶性造影剂,尤其是泛影葡胺,若不慎吸入下呼吸道,则会导致严重的炎性反应,因此禁用于可能存在气管食管瘘的患者。

食管镜检查前的准备比较简单。给予患者口服 H_2 受体拮抗剂或质子泵抑制剂来提升胃部的 pH 值(降低酸度)和减少胃食管反流的可能,也可给患者服用抗胆碱药物减少口咽分泌物。有心瓣膜病的患者检查需全身预防性应用抗生素以预防细菌性心内膜炎。

手术技术

软管食管镜与硬管食管镜的比较

软管或硬管食管镜的选择主要取决于外科医生的习惯、检查的目的以及患者的一般情况。一般来说,颈段食管的检查常选用硬管食管镜,因为此段食管皱褶较多容易隐藏病变,此时采用软管食管镜难以观察详尽,同时,软管食管镜一般为经鼻或经口入路,容易遗漏下咽远端、环后区及环咽部的肿瘤,而硬管食管镜对上述区域的观察效果较佳[9]。此外,硬管食管镜可容许较粗大的吸引器套管及手术器械从中通过,从而便于操作,也便于在直视下取出体积较大的异物。

软管食管镜可以更形象地观察胃食管连接处,并且对于颈部活动受限的患者(如颈椎融合、风湿性关节炎)和其他有解剖结构病变的患者(如骨赘)操作更为方便[4]。经口入路的软管食管镜检查需局部麻醉和镇静，而经鼻进路的食管镜检查只需局部的麻醉即可，且不需要额外的观察室[10,11]。因此更适合作为门诊检查手段。经口或经鼻入路的软管食管镜是不能耐受全麻患者的最佳选择。因经鼻入路食管镜检查不需全身麻醉或清醒镇静，因此安全性较高，效率高，也减少了患者额外的开支[12]。

麻醉

麻醉方式的选择主要取决于患者的一般情况、心理状态、吸入能力以及手术器械操作的需要。比如，在应用硬管食管镜来排除第二原发瘤时，需要患者呼吸暂停或在麻醉监测下施行喉上神经阻滞的条件下才能进行操作（即直接喉镜法）。胸段食管异物取出术则需要在气管插管全身麻醉下进行，以便使用复杂的手术器械进行操作，同时能更好的保护气道。严重的张口困难及颈部活动受限者均会影响硬管食管镜的置入，此时需与麻醉医师仔细沟通以防止并发症的发生。

器械操作

硬管食管镜有各种不同的长度、粗细以及形状以满足不同的需求。手术器械和吸引器头的设计都与此相配套，另外配有适合不同情况需要的器械（图52.4）。同样，经鼻入路的食管镜也有不同的长度和粗细，还提供了各种用于注气、吸引及手术操作的管道，并且有多种灵活的角度调节用以翻转及用于贲门部的检查。

硬性食管镜的操作技巧

在诱导麻醉或局麻镇静后，患者取仰卧位，颈部在中立位。有先天性颈椎前凸的患者过伸颈部会增加硬管食管镜进入的难度。用牙齿保护器或潮湿的医用海绵保护患者牙齿（图52.5）。手术者用非利手（即右利手者用左手）的大拇指和食指持食管镜，无名指用来打开患者的嘴巴并保持食管镜位于门齿上方（图52.6）。将食管镜头置入口腔并越过舌体到达咽后壁，沿咽后壁进入下咽，此时将食管镜从开始进入时的90°角调节成与下咽食管入口平行（图52.7）。在直视下借助非利手的大拇指将食管镜继续向前推进，另一只手适时调整食管镜的角度以减小对食管壁的压力（见图52.6）。必要时用钝头的吸引器吸除分泌物，以便增加亮度便于观察喉部及食管壁。有

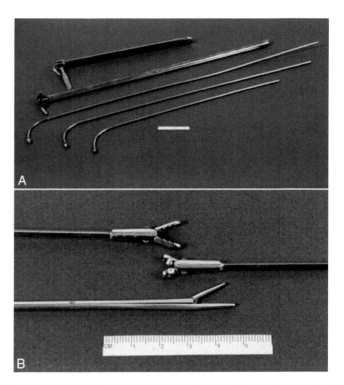

图52.4　（A）各种规格的食管镜和吸引器。（B）食管镜手术钳。图中由上至下分别为锯齿钳、杯状钳和鳄鱼钳。杯状钳最适用于活检，另外两种手术钳多用于异物的取出。

时，手术者在食管镜通过环咽肌时会遇到一定的困难，此时可加用肌松剂，放掉气管导管套囊内气体或者改用小一号的食管镜。另外也可使用球囊扩张器扩张上段食管括约肌来帮助食管镜通过。一般来说，食管镜进入到食管–胃交界处即可缓慢退出，退出的同时应注意检查食管壁情况。

为了避免活检部位出血影响视野，最好在最后进行活检。一般需要多点取材，包括病灶与正常黏膜交界处（病灶中心部位活检组织常为坏死组织）。

经鼻入路食管镜的操作技巧

患者取坐位或斜靠位（头部与水平面呈45°），鼻腔喷入4%的利多卡因和0.05%的羟甲唑啉。当鼻腔黏膜收缩后，将浸有0.5%地卡因的棉片置入双侧鼻腔5~10分钟，再以2%的利多卡因凝胶10ml漱口并咽下以麻醉咽喉部。软管食管镜可通过宽侧鼻腔到达喉部及喉咽部。从下咽部进入食管还需嘱患者做打嗝动作，使上段食管括约肌松弛张开，利于食管镜的进入，或嘱患者持续发"衣"的音，使声门关闭而暴露出梨状窝尖部而利于食管镜的进入。嘱患者做吞咽动作，同时将食管镜由左侧梨状窝尖部向下推进，

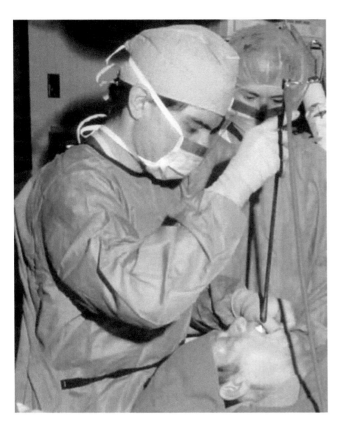

图 52.5　患者取仰卧位,头部置于中立位。常见的错误是在插入食管镜时患者处于仰头位(同直接喉镜检查的体位)。仰头位会加剧颈椎的前凸而导致食管镜进入更加困难。事实上,在颈部弯曲时,食管镜有时更易通过上段食管括约肌而进入食管内。

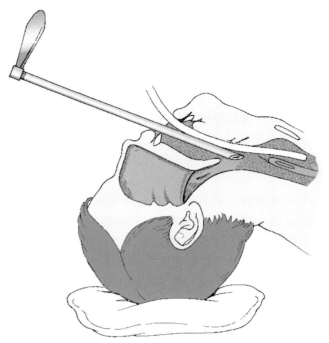

图 52.7　食管镜的插入。食管镜的前段直达咽后壁。此时舌根和喉位于食管镜前方,同时使食管腔长轴与食管镜的长轴相平行以利食管镜插入。

在患者吞咽的瞬间顺势将食管镜送入。在检查完下段食管括约肌以及食管-胃交界处后,继续向下推进即进入胃内,再翻转检查贲门部。此过程中需持续小量向内吹气。退出食管镜时应再次检查食管壁情况。

术后护理

　　硬管食管镜及经口入路的食管镜检查一般在门诊室或者门诊手术室进行。术后需观察数小时并予试饮少量清水,如有吞咽困难、吞咽疼痛、胸痛或心动过速等不适症状则提示可能有咽部或食管穿孔的可能,需要紧急处理(详见"并发症")。若患者恢复良好即可出院,同时嘱患者若出现上述不适症状立即就诊。

并发症

　　食管镜检查术后最常见的并发症包括上消化道损伤、食管胃内容物及口腔分泌物误吸入气道以及出血。错误的操作还会导致各种牙齿的损伤,如牙齿出现小块剥落、断裂,甚至整个牙齿完全撕脱。小块的牙齿剥落需要整形医师进行选择性修复。牙齿断

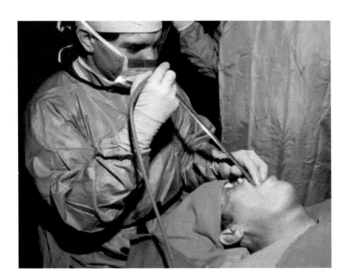

图 52.6　左手拇指作为食管镜的一个支点来减少其对门齿产生的压力,同时帮助食管镜向下推进。右手切勿强行推入食管镜,而只是通过调整角度来指导食管镜的推进。

裂可能会影响牙齿的存活，这需要牙科医师对牙齿状况进行紧急评估。而整个牙齿撕脱比较少见，在内镜检查结束前，撕脱的牙齿不能直接放回牙槽内以免因牙齿松动移位而误吸入气管。待食管镜检查结束后，将牙齿放入牙槽并用线或者丙烯酸固定，再进一步评估牙齿的存活力及进行牙髓治疗。严重的牙周疾病及进行性加重的龋齿均为内镜检查的禁忌证，因为牙齿本身存活力较低而使得再植后的预后会更差。

食管穿孔是食管镜检查中最常见的并发症，尤其是进行一些治疗性的操作时，如食管狭窄的评估及扩张、活检和恶性肿瘤的减瘤术等。为了防止食管穿孔，操作者在食管明显狭窄或者累及食管壁全周的肿瘤时不能强行插入食管镜。正确运用管腔探测器、导丝及扩张器有助于对食管腔内情况的判断及扩张狭窄部位。术者在操作过程中遇到特殊情况(比如颈部骨赘)应保持高度警惕。食管黏膜出血是损伤的确切依据（也可能是肿瘤的新生血管破裂所致），术者此时应提高警觉。

当怀疑穿孔时，应立即静脉应用可覆盖上消化道菌群的广谱抗生素(如克林霉素)。立即终止食管镜检查，但可在直视下经鼻放置胃管，如有需要，可进行直接喉镜检查。术者及麻醉医生应根据患者的体征评估是否存在胸膜损伤，如皮下气肿、呼吸音减低、呼吸峰值压力增高或呼气中 CO_2 含量升高。若患者出现上述任一体征，均需要立即在手术室行胸部X线检查以排除气胸。若无胸膜损伤的阳性体征，患者可转入麻醉恢复室后再行胸片检查。待患者全麻清醒后，行食管造影检查排除食管穿孔(图52.8)。

如咽部或颈段食管的瘘口较小，可予保守治疗，需留置鼻胃管，禁止经口进食，并持续静脉使用抗生素、H_2 受体拮抗剂或质子泵抑制剂。较大的瘘口多由食管镜整个穿透食管进入假腔所致，需尽快手术探查并进行修复(详见第53章)。胸段食管穿孔可请有经验的胸外科医师协助行术中探查、修复及唾液分流手术(如行颈段食管切开引流术)。

食管及胃内容物的误吸也是一个比较常见的并发症，常发生于因异物、狭窄或肿瘤导致的食管完全堵塞者，以及自知力下降的患者（如酒精中毒、中风）。对于这些患者手术前需行气管插管以保护气道，并且插管前应将咽部的分泌物彻底吸尽，插管套囊要维持一定的压力以防止食管内容物反流进入咽喉部。

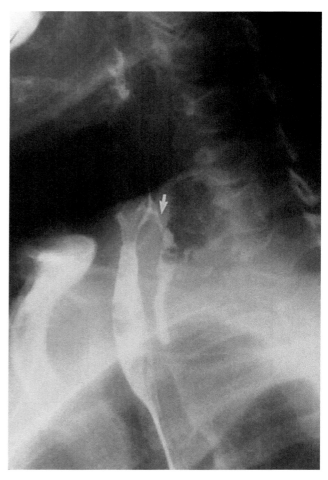

图52.8　泛影葡胺食管造影侧位片显示存在食管穿孔（箭头所示），并可见造影剂溢出进入纵膈腔。

其他的手术并发症，如迷走神经兴奋所致的心率失常或血压波动等一般均有自限性，退出食管镜心律失常即可恢复。若心律失常反复发生或患者的血流动力学发生改变时，则需静脉应用阿托品或胃长宁等药物。

精要

- 食管镜作为可靠的诊断与治疗手段将得到长期、广泛的应用，可用于活检、食管狭窄扩张、岑克尔憩室的修复、放置支架以及异物取出等。
- 硬管食管镜和软管食管镜因不同的需求、各自的优势及劣势，在临床上均有着广泛的应用。
- 经鼻入路的食管镜已迅速成为耳鼻喉科门诊中常用的检查方法，其最大的优势在于不需要全身麻醉和清醒镇静。

- 加用肌松剂,放掉气管插管气囊中的气体以及换用小一号的食管镜等方法均可使食管镜更为顺利地通过环咽肌处。
- 颈椎融合、风湿性关节炎和骨赘的患者,因解剖构造的改变会增加硬管食管镜检查的风险,此时应选用软管食管镜。

隐患

- 食管镜下食管狭窄扩张、肿瘤切除和复杂异物取出术发生食管穿孔的概率通常高于其他检查或治疗。
- 在硬管食管镜检查过程中,右手(利手)仅仅用于控制食管镜的角度,不能通过右手用力试图使器械通过有阻力的区域。
- 先天性颈椎前凸患者伸展颈部会增加硬管食管镜进入食管的难度。
- 软管食管镜难以彻底观察环后区及环咽部的情况,因此该部位的体积较小的肿瘤漏诊率较高。
- 食管镜检查术时过早行活检由此导致的出血会导致术者术野不清晰。

（刘业海　译）

参考文献

1. Kelly HDB: President's address: Origins of oesophagology. Proc R Soc Med 62:781-786, 1968.
2. Staffel JG, Pillsbury HC: The rigid esophagoscope: A new handle on an old problem. Otolaryngol Head Neck Surg 105:483-486, 1991.
3. Boyd AD: Chevalier Jackson: The father of American broncho-esophagoscopy. Ann Thorac Surg 57:502-505, 1994.
4. Bacon CK, Hendrix RA: Open tube versus flexible esophagoscopy in adult head and neck endoscopy. Ann Otol Rhinol Laryngol 101:147-155, 1992.
5. Shaker R: Unsedated trans-nasal pharyngoesophagogastroduodenoscopy (T-EGD): Technique. Gastrointest Endosc 40:346-348, 1994.
6. Dean R, Dua K, Massey B, et al: A comparative study of unsedated transnasal esophagogastroduodenoscopy and conventional EGD. Gastrointest Endosc 44:422-424, 1996.
7. Hollinshead WH: Anatomy for Surgeons, vol 1: The Head and Neck, 3rd ed. Philadelphia, Harper & Row, 1982.
8. Lee KJ (ed): Essential Otolaryngology: Head and Neck Surgery, 4th ed. New York, Medical Examination, 1987.
9. Ritchie AJ, McManus K, McGuigan J, et al: The role of rigid oesophagoscopy in oesophageal carcinoma. Postgrad Med J 68:892-895, 1992.
10. Postma GN, Bach KK, Belafsky PC, et al: The role of transnasal esophagoscopy in head and neck oncology. Laryngoscope 112:2242-2243, 2002.
11. Postma GN, Cohen JT, Belafsky PC, et al: Transnasal esophagoscopy: Revisited (over 700 consecutive cases). Laryngoscope 115:321-323, 2005.
12. Aviv JE: Transnasal esophagoscopy: State of the art. Otolaryngol Head Neck Surg 135:616-619, 2006.

第 **53** 章

下咽及颈段食管穿透伤

Ryan J. Soose，Ricardo L. Carrau

造成下咽部和颈段食管穿透伤最主要的原因为暴力和医源性损伤，其中包括经口入路的仪器操作（即食管镜检查、扩张、活检术以及行经食管超声心动图检查）以及由颈前入路的颈椎手术。

医源性损伤是下咽部和颈段食管穿孔的最主要原因。一般情况下，因颈部贯通伤而导致的咽喉部和食管穿孔较为少见。但是，日益增多的暴力事件导致颈部的穿透性损伤的发生率增大。

评估与诊断

医源性损伤

医源性咽食管损伤发生率较低，但其为多种手术过程具有潜在生命危险的并发症。造成该损伤的医源性原因一般有两种：一种发生在内镜操作过程中，另一种是因颈部的开放性手术所致。后者多见于颈前入路的颈椎手术中，损伤可发生于手术中，也可延迟于术后数月甚至数年才出现。

运用硬性内镜诊断时造成咽食管段穿孔的概率仅为 0.1%~1%[1]。当联合其他器械（如进行扩张食管狭窄、活检或取出异物）治疗时造成食管穿孔的概率明显增高。潜在的食管疾病，如岑克尔憩室、恶性肿瘤、营养不良、狭窄以及放疗史，也会增加损伤的风险[2]。医源性损伤一般在术中或者术后早期即确诊，至少被猜疑到。因此干预治疗一般早于经皮穿透性损伤，故预后一般较好。

凡是内镜术后出现皮下气肿、纵隔气肿、颈部疼痛、吞咽困难、吞咽疼痛、不明原因发热或心动过速等症状的患者，均应进行评估，以排除食管穿孔。胸部 X 线片是判断是否有气体进入皮下组织、纵隔及胸腔的首选检查。服用水溶性造影剂行食管造影检查是确诊咽喉部或食管疑似穿孔的首选方法。外渗的水溶性造影剂很快会被组织清除，故炎症反应较钡剂小。不同的造影剂灵敏性各不相同，如泛影葡胺，其灵敏性为 75%~100%[3]。

由颈前入路行颈椎手术所导致的食管穿孔并发症的发生率为 0.02%~1.49%[4-6]。此种穿孔可在术中、术后短期或者在颈椎手术后数年才会被发现[7,8]。透壁性穿孔是最严重的一种，因为食管内的细菌会沿穿孔侵入体内其他无菌区域。浆膜层损伤相当常见但通常没有严重并发症，唯一症状是术后出现吞咽困难。

在颈椎手术中，手术者可能会担心发生了食管透壁性穿孔。如果手术者确认已发生严重损伤，应立即请耳鼻喉科医师会诊协助确诊。如果术中怀疑有食管撕裂，可通过在远端放置的 Foley 导管，亚甲蓝稀释液灌入胃管内[9]。如果发现亚甲蓝渗入手术切口，即可确定透壁穿孔，需采取适当的治疗。手术者也可选用其他有色溶液，如聚维酮碘来替代亚甲蓝。如果术后怀疑有食管穿孔，可让患者口服泛影葡胺行食管造影以明确诊断以免延误治疗。

其他类型的医源性损伤，例如在行气管插管、经鼻放置胃管及经食管超声心动图检查过程中发生的下咽部穿孔，极为少见[10]。由气管插管引起的咽部穿孔一般是在行紧急气管插管使用管芯所导致，尤其是在操作人员缺乏经验时更容易发生[11]。

颈部穿透伤

外伤生命支持的 ABC（开放气道、维持呼吸、循环支持）原则是任何颈部穿透伤患者评估和治疗处理的基本原则。建立或开放气道、通气、补充血容量以及稳定心血管系统这一系列抢救过程需迅速完成。对颈椎的保护和评估是反复强调的重中之重，因为不管是低速还是高速移动的物体都能对颈椎产生巨大的作用力。必须进行临床及放射学评估来排除颈椎损伤。可行颈部侧位、前后位片及张口前后位 X 线片（观察齿突）来全面评估从 C1 到 C7 与 T1 联合处的整个颈椎情况。CT 检查是许多医院的首选检查，尤其是 X 线检查不满意或怀疑颈椎损伤时，必须行 CT 检查以进一步确认（图 53.1）。

在复苏期间还应进行病史及体格检查。了解患者受伤时的环境及损伤机制对做出正确的诊断至关重要。有关创伤的信息，如投射物的速度是高速还是低速、武器的类型、距离和运行轨迹，对于确定损伤程度和受伤处周围组织结构的损伤状况都是非常重要的。

下咽部及颈段食管位于颈深部，气管之后，颈椎之前，以及颈部大血管中间。这些不同结构的紧密联系使得单独的下咽部颈段食管损伤极为罕见。这类损伤一般均合并有血管和气管损伤[1,11-15]。反之，当颈部血管或气管创伤时，需怀疑是否合并咽食管穿透伤。

患者有声音嘶哑、吞咽困难、吞咽疼痛或咯血的病史均提示上气道消化道有穿透伤。应进行彻底的体格检查，确定是否合并有其他部位的损伤需要治

疗。若发现有皮下气肿或者吞咽时有唾液、泡沫样液体从颈部伤口流出同样提示有上气道消化道损伤的可能并应立即行手术探查。纤维内镜检查可显示有无血肿、撕裂伤、出血、喉部气管损伤或声带麻痹。若有血肿、颅神经或者臂丛神经功能缺陷或对侧胸膜损伤（如对侧气胸）等症状，提示有上气道消化道损伤，也应行手术探查。胸部 CT 检查可明确是否存在游离气体、胸腔积液、纵膈增宽、气胸，以及骨骼损伤。

对于那些提示有下咽部或颈段食管损伤症状但无手术探查绝对指征的患者应行食管造影评估。水溶性造影剂的食管造影检查是评估下咽部或颈段食管穿透伤的首选影像检查。对于只有颈部外伤的患者，也可口服亚甲蓝溶液，观察有无渗入颈部伤口来排除。食管造影结果阴性也不能完全排除损伤的可能。其假阴性的发生率高达 20%[3,12]。硬管食管镜检查可作为影像学检查的补充检查，提高评估的敏感性。纤维软管食管镜在评价下咽部和近端食管损伤中的作用并不可靠。

处理

在咽食管穿孔的处理中最重要的预后因素是从发现损伤到开始实施治疗所经历的时间[2,16,17]。因此，对食管损伤保持高度警觉并迅速进行评估与诊断是至关重要的。治疗延误 24 小时后的致病率和致死率会显著升高[2]。以往，对怀疑有咽食管损伤的所有患者，均应行手术探查并进行一期缝合或切除术。而近年来则趋向于行保守治疗，重点是应用广谱抗生素、禁止经口进食以及行脓肿引流[2,18,19]。

药物治疗

医源性穿孔或刺伤，在不合并其他损伤的情况下，可采取保守治疗，即留置鼻胃管并禁止经口进食 3~5 天[1,20,21]。在此期间应用可覆盖上气道、上消化道细菌谱的广谱抗生素（如克林霉素、氨苄西林舒巴坦）。抗生素类漱口水（如 900mg 磷酸林可霉素加入 1000mL0.9%生理盐水中）可有效减少口腔内和唾液中的细菌数量，但使用时间不能超过 3 天以防细菌性病原体的选择性生长。

使用抗生素控制或预防感染，必要时留置引流管，将颈胸部的污染创口转变为涎腺瘘[18]。充足的营养是促进伤口快速充分愈合的基础。对于少数不能

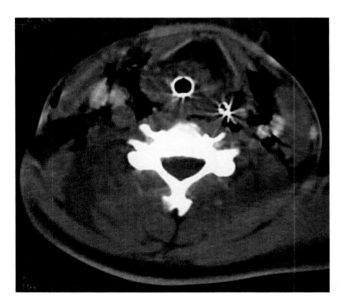

图 53.1　轴位 CT 扫描显示颈部深层面有游离气体，提示有上气道消化道损伤。

留置鼻胃管的患者,需经胃造瘘置管进行营养供给。唾液瘘管闭合后, 行随访食管 X 线片以证实咽食管孔已完全愈合。

手术治疗

手术处理方法包括食管镜、颈部探查、修复及引流术。手术方式取决于损伤而不依赖于药物治疗。对手术修复的指征及时机尚存在争议,而且取决于多种因素,包括从损伤到初评估的时间、损伤机制及范围、术者的经验,以及现有的移植物或硬件设备。

术前准备

患者均需行血型鉴定和交叉配血, 以防合并未知血管损伤。如果需要进行探查或内镜检查,应在全身麻醉下进行。麻醉诱导和插管前需行纤维喉镜检查,评估气道情况。可能的话,应让患者自主呼吸,因为面罩下正压通气可能会加速或加重皮下气肿和气胸。若气道内有血肿、水肿或分泌物,应在局麻下行气管切开术。避免使用一氧化二氮,因其可导致组织内潴留气体的增多。术前避免血压大幅度波动。

手术技术

食管镜有助于评估损伤的入口及损伤范围,甚至可替代手术探查[3]。

沿颈部横纹的水平切口在外观上优于斜切口,并且在需要时可提供双侧暴露(图 53.2)。切口的位置取决于损伤平面。下咽部高位损伤时常选甲状软骨板中部平面切口。而下咽部低位损伤(如梨状窝尖部)或颈段食管损伤,常选用环状软骨下缘平面切口。切口范围一般从胸锁乳突肌前缘至颈前中线。必要时可延长至对侧胸锁乳突肌前缘以暴露双侧颈部。

将颈阔肌皮瓣向上掀开至舌骨水平, 向下掀开至锁骨水平。分离带状肌与胸锁乳突肌。向后外牵拉颈动脉鞘及内容物(图 53.3),暴露大血管,确认有无损伤。钝性与锐性组合分离,暴露椎前间隙。将双拉钩牵引器放置于甲状软骨板的后缘,将喉气管复合体向前内侧旋转(图 53.3)。此种方法进入咽后间隙可避免不必要的损伤。为避免意外损伤,应切记:喉上神经沿颈动脉内侧走行前进入一侧甲状舌骨膜外侧缘,喉返神经的进入点在环甲关节外侧。

沿贯穿器的痕迹通常可确定穿孔部位(图 53.4)。

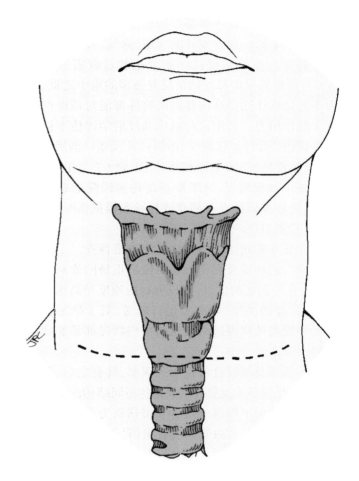

图 53.2　位于环状软骨下缘水平的颈部横行切口。此切口可从双侧暴露下咽食管区域。但亦可根据损伤的水平和侧别适应某种特殊要求者。

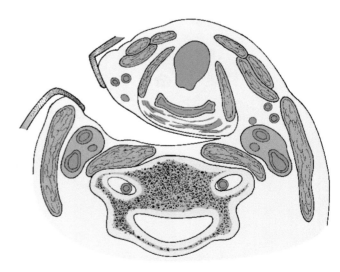

图 53.3　下咽食管(咽后间隙)手术路径的轴位图。左侧拉钩拉开胸锁乳突肌和颈动脉鞘。右侧拉钩将喉部向前内侧翻转。

若看不到穿孔部位，可将气体或水灌入咽部并观察伤口寻找漏出部位。然后用双层修复法，修补穿孔，并用可吸收线内翻法缝合黏膜。下方咽缩肌或食管肌采用间断缝合法对合。在椎前间隙留置负压引流管。若胸膜腔已被污染，还需留置胸腔引流管[18]。纵隔炎必须积极治疗，可能需行开胸术进行清创和引流。

超过 24 小时的穿孔常因受累组织脆弱和水肿不适合行一期修复。此时可考虑选用带状肌肌筋膜移植瓣来支撑修复伤口。同样也可以用蒂部位于下方的胸锁乳突肌瓣进行修复（由 Conley 和 Gullance 于 1980 年推广），安全、有效而且并发症发生率低[4,22]。另有专家还推荐过带蒂胸大肌皮瓣和游离大网膜瓣[23,24]。

特殊状况

当血管损伤需要一期修复或移植时，应采取对侧引流以远离损伤的血管(图 53.5)[13]。

伴发的气管损伤可进行一期修复也可留待二期愈合。当气管和食管在相邻部位均有损伤时，可将甲状舌骨肌瓣移植于两者之间，以防止形成气管食管瘘[13,14,25]。松解该肌瓣时，可用电刀将甲状舌骨肌附着处横断。将其与同侧的胸骨舌骨肌和环甲肌解剖分离。应避免在肌肉外侧缘离断，以便保留来自甲状腺上动脉的血供。可以切断或用血管钳夹闭下行颈袢的运动神经，以便在愈合期间使肌肉麻痹(图 53.6)。

损伤累及胸段食管时需将颈段食管移位[13]。松

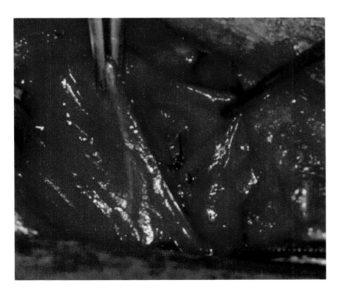

图 53.4　下咽部的穿透伤。

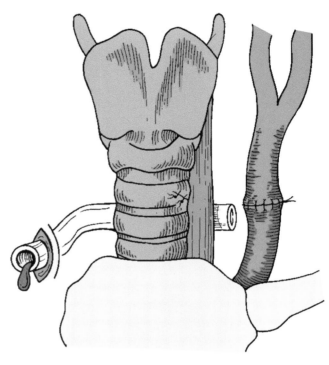

图 53.5　气管食管损伤伴颈动脉损伤修复术后示意图。引流管不能与修复后的血管和食管相接触。若无气道漏气一般均选用负压引流。

解颈段食管后，向外牵拉移位，暴露损伤部位，将损伤部位与颈部位与颈部皮肤造瘘，为控制位形成环形食管造瘘口，以便引流涎液(图 53.7 和图 53.8)。

术后处理

探察和修复后继续使用抗生素最少 24 小时。严禁经口进食，继续经鼻胃管或胃造瘘口给予肠内营养，若有腹部损伤，则给予肠外营养。常规应用抗反流药物以防止胃食管反流造成严重的炎症反应及进而导致的组织坏死。笔者首选质子泵抑制剂。待食管造影证实穿孔已愈合且患者恢复经口进食后，负压引流管方可拔除。伤口的早期及充分引流可能是影响并发症发生率的最重要因素。

并发症

最常见的并发症均和涎腺密切相关。保守治疗的患者若出现蜂窝织炎或脓肿形成需切开引流。伤口要尽可能用封闭式负压装置进行引流。与彭罗斯引流管想比，负压引流装置能更有效地引流分泌物，

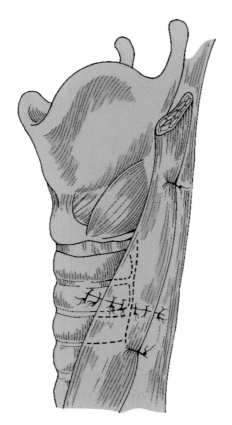

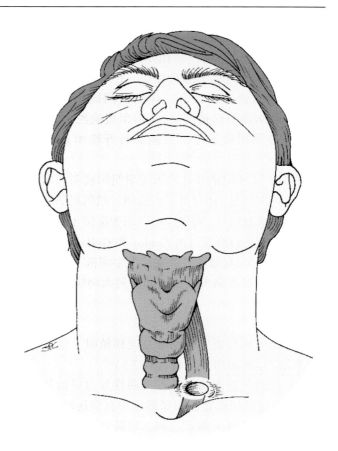

图 53.6　经一期修复并用带蒂带状肌肌瓣加固的气管食管损伤。

图 53.8　食管造口术后。

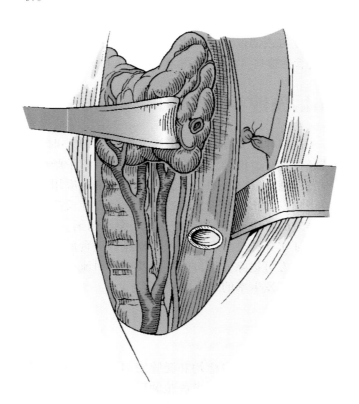

图 53.7　从中部松解甲状腺(即结扎和切断甲状腺中静脉),并将食管与气管松解,行食管造口术,将食管黏膜与皮肤缝合。

更好地促进组织愈合,防止细菌逆行污染术区。广谱抗生素需持续应用直至蜂窝织炎痊愈。延误诊断可能导致感染蔓延至纵隔。纵隔感染必须积极治疗,必要时可开胸行清创和引流。

无感染且引流良好的涎腺瘘管一般在两周内即可愈合。充分的鼻饲营养或全胃肠道外营养可促进伤口愈合。

精要

- 因内镜检查和颈前入路颈部手术所造成的下咽和颈段食管的医源性损伤虽不常见,但有潜在的致命性危险。
- 口服水溶性造影剂行食管造影不仅可作为食管穿孔的快速诊断方法,还可用来了解治疗是否成功以及患者能否恢复经口进食。
- 在颈前入路的颈部手术中,若怀疑有咽食管损伤,应先在其远端留置有 Foley 导管,然后在 Foley 导球囊近端另行植入的鼻胃管,并将亚甲蓝或碘伏溶液注入鼻胃管以确诊。

- 大部分早期发现(24 小时内)的食管损伤可行保守治疗,应用广谱抗生素,禁止经口进食以及密切观察。
- 范围较大或发现较晚的食管损伤需行手术治疗,包括脓肿引流、一期修复和(或)局部皮瓣移植修复。

隐患

- 潜在的食管疾病可显著增加下咽和食管医源性损伤的风险。
- 食管损伤 24 小时后确诊者发病率及死亡率会显著升高。
- 高度重视并彻底检查下咽和颈段食管与气管、颅神经以及大血管的邻近部位,以避免遗漏气道和血管损伤。
- 面罩正压通气会加重皮下气肿和气胸的程度。
- 瘘管愈合不佳和治疗失败可能提示颈部或胸部的污染部位引流不充分。

(刘业海 译)

参考文献

1. Dolgin SR, Kumar NR, Wykoff TW, Maniglia AJ: Conservative medical management of traumatic pharyngoesophageal perforations. Ann Otol Rhinol Laryngol 101:209-215, 1992.
2. Eroglu A, Can Kurkcuoglu I, Karaoglanoglu N, et al: Esophageal perforation: The importance of early diagnosis and primary repair. Dis Esophagus 17:91-94, 2004.
3. Weigelt JA, Thal ER, Snyder WH, et al: Diagnosis of penetrating cervical esophageal injuries. Am J Surg 154:619-622, 1987.
4. Navarro R, Javahery R, Eismont F, et al: The role of the sternocleidomastoid flap for esophageal fistula repair in anterior cervical spine surgery. Spine 30:E617-E622, 2005.
5. Orlando ER, Caroli E, Ferrante L: Management of the cervical esophagus and hypopharynx perforations complicating anterior cervical spine surgery. Spine 28:290-295, 2003.
6. Gaudinez RF, English GM, Gebhard JS, et al: Esophageal perforations after anterior cervical surgery. J Spinal Disord 13:77-84, 2000.
7. Pompili A, Canitano S, Caroli F, et al: Asymptomatic esophageal perforation caused by late screw migration after anterior cervical plating: Report of a case and review of relevant literature. Spine 27:499-502, 2002.
8. Witwer BP, Resnick DK: Delayed esophageal injury without instrumentation failure: Complication of anterior cervical instrumentation. J Spinal Disord Tech 16:519-523, 2003.
9. Taylor B, Patel AA, Okubadejo GO, et al: Detection of esophageal perforation using intraesophageal dye injection. J Spinal Disord Tech 19:191-193, 2006.
10. Min JK, Spencer KT, Furlong KT, et al: Clinical features of complications from transesophageal echocardiography: A single-center case series of 10,000 consecutive examinations. J Am Soc Echocardiogr 18:925-929, 2005.
11. O'Neill JE, Giffin JP, Cottrell JE: Pharyngeal and esophageal perforation following endotracheal intubation. Anesthesiology 60:487-488, 1984.
12. Asenio JA, Valenziano CP, Falcone RE, Grosh JD: Management of penetrating neck injuries: The controversy surrounding zone II injuries. Surg Clin North Am 71:267-296, 1991.
13. Feliciano DV, Bitondo CG, Mattox KL, et al: Combined tracheoesophageal injuries. Am J Surg 150:710-715, 1985.
14. Kelly JP, Webb WR, Moulder PV, et al: Management of airway trauma II: Combined injuries of the trachea and esophagus. Ann Thorac Surg 43:160-163, 1987.
15. Shama DM, Odell J: Penetrating neck trauma with tracheal and oesophageal injuries. Br J Surg 71:534-535, 1984.
16. Andrade-Alegre R: Surgical treatment of traumatic esophageal perforations. Clinics 60:375-380, 2005.
17. Rossetti G, Maffettone V, Napolitano V, et al: Esophageal perforation: Which factors affect the prognosis? Chir Ital 58:577-581, 2006.
18. Vogel SB, Rout WR, Martin TD, et al: Esophageal perforation in adults: Aggressive, conservative treatment lowers morbidity and mortality. Ann Surg 241:1016-1023, 2005.
19. Goudy SL, Miller FB, Bumpous JM: Neck crepitance: Evaluation and management of suspected upper aerodigestive tract injury. Laryngoscope 112:791-795, 2002.
20. Mandal AK, Bui HD, Oparah SS: Surgical and nonsurgical treatment of penetrating injuries to the cervical esophagus. Laryngoscope 93:801-804, 1983.
21. Ramirez JI, Velmahos GC: Management of cervical aerodigestive injuries. Minerva Chir 59:563-572, 2004.
22. Conley J, Gullane PJ: The sternocleidomastoid muscle flap. Head Neck Surg 2:308-311, 1980.
23. Pichler W, Maier A, Rappl T, et al: Delayed hypopharyngeal and esophageal perforation after anterior spinal fusion. Spine 31:E268-E270, 2006.
24. Reid RR, Dutra J, Conley DB, et al: Improved repair of esophageal fistula complicating anterior spinal fusion: Free omental flap compared with pectoralis major flap. J Neurosurg 100:66-70, 2004.
25. Miller RH, Duplechain JK: Penetrating wounds of the neck. Otolaryngol Clin North Am 24:15-19, 1991.

第54章

食管上括约肌功能紊乱

Bridget Hathaway, Ricardo L. Carrau

1917年，Valsalva首次将环咽肌描述为食管上括约肌（UES）的主要组成部分。之后，Jackson和Shallow对环咽肌与食管上括约肌的其他肌肉，包括了远端咽下缩肌和近端食管环形肌，进行了划分[1]。环咽肌受由迷走神经分支及舌咽神经组成的咽神经丛支配。越来越多的证据显示，喉返神经分支也支配环咽肌的运动[2]。副交感神经支配的源头为迷走神经，而感觉分支衍生自舌咽神经。交感神经纤维来自颈上神经节且汇入咽丛神经。

在正常静息状态环咽肌处于紧张状态。吞咽时，食管收缩（受迷走神经调节）期间环咽肌松弛，喉部向前上方运动，食管上括约肌开放使食团顺利进入食管。与食管上括约肌功能紊乱相关的吞咽困难，主要原因有：①因迷走神经支配缺乏或肌肉正常黏弹性缺失导致的环咽肌不能松弛；②咽部收缩与环咽肌松弛不协调；③舌骨上肌群的肌力不足伴咽喉部肌群向前上方提升运动不足。

1951年Kaplan描述了环咽肌在治疗脊髓灰质炎导致的吞咽困难中的作用[3]。此后，环咽肌切开术曾用于治疗中枢或周围神经系统损伤导致的环咽肌功能紊乱，这种紊乱会影响咽喉部肌肉的活动度与协调能力，以及术后吞咽困难。尽管目前对环咽肌切开术仍有争议，但是对于咽部功能正常或接近正常（即食管推送功能和喉部上提功能正常）的患者来说，手术对于改善食管上括约肌开放功能是成功的。例如，肌萎缩性侧索硬化、帕金森病或小脑萎缩患者曾应用环咽肌切开术进行治疗，总体治疗效果不佳，因为这些病症的共同特征是弥散性咽部运动异常以及向前上方提升运动不足。

食管上括约肌功能紊乱最广泛认可的表现之一是岑克尔憩室。尽管咽食管憩室的第一次描述归功于1769年的Ludlow，但直到1877年出版的Zenker和Zeimssen所著的 *Krankheiten des oesophagus* 这部食管憩室病理学里程碑式汇编中对其进行了详细描述之后，才将其称之为岑克尔憩室。Killian将此憩室的起发解剖部位确定在咽下缩肌与环咽肌之间，因而将其命名为基利安三角（图54.1）[4]。岑克尔憩室是一种外突憩室，形成于基利安三角的肌肉裂开处，其病因是咽喉部收缩而食管上括约肌未能正常开放，从而使咽部压力升高（图54.2）。已发现了一些其他薄弱部位，也可导致憩室起发部位的变异（Killian-Jamieson和Lamier三角）。食管上括约肌开放失能可能是环咽肌松弛不足或咽部上提无力所致的。

岑克尔憩室的标准治疗方法是，左颈入路食管上括约肌切开术及憩室切除术，也常用其他一些方法。Dohlman和Mattson描述一种内镜下环咽肌切开术，而且随着激光、吻合器及双瓣内镜的引进已进行了不断改进[5]。内镜器械的不断发展，使Collard和他的同事们在1993年就用内镜吻合器施行了第一例内镜下食管憩室切除吻合术[6]。该手术包括环咽肌的内镜下分离，处理食管憩室袋形造口进入咽食管内。按照Lang与其同事的描述对吻合器进行了改进，使得手术过程中环咽肌的分离尽可能靠近憩室的下极[7]。近年来的研究显示，采用内镜下吻合技术可缩短手术时间、住院时间，以及恢复经口进食的时间，而且比开放性手术的并发症发生率低[8,9]。另一种内镜下手术方法是用CO_2激光来分离食管和憩室之间的交界壁。但近期研究表明，内镜下手术的复发率高于开放手术[10]。此外，对于口径小于3cm、不能放置内壁吻合器的憩室，或者因解剖因素影响内镜下视

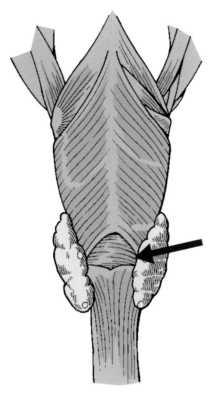

图 54.1　基利安三角上方以咽下缩肌纤维为界，下方以环咽肌(箭头所示)为界。

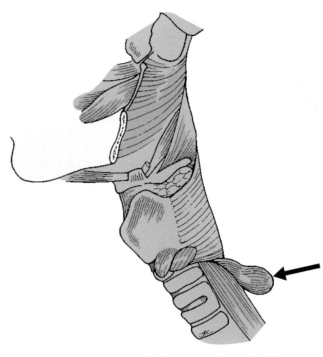

图 54.2　位于食管后方的岑克尔憩室(箭头所示)。

野的情况,仍应进行开放式手术。

　　从 1994 年开始,肉毒菌毒素 A(BTX A)曾用作环咽肌切开术的替代方法来治疗食管上括约肌功能紊乱的一些选择性病例。初步研究显示,肉毒菌毒素 A 是多种病因(包括脑血管意外、神经疾病和喉切除术)的食管上括约肌功能紊乱的一种安全有效的治疗方法[11],即肉毒菌毒素 A 可以于诊所内在肌电图或在手术室内镜引导下行皮下注射[12]。由于是初步研究, 肉毒菌毒素 A 治疗法一般仅用于拒绝手术或不适宜手术的患者,以及诊断、预后及对手术的预期反应不明确的患者。此外,肉毒菌毒素 A 只能改善食管上括约肌的舒张功能,因此对于咽部推进力不足或者喉部上提无力者,如帕金森症患者或肌萎缩侧索硬化症患者来说,注射肉毒菌毒素 A 疗效较差。

病例选择

　　充分了解吞咽困难患者的详细病史尤为重要。临床医生应详细询问患者是否伴有体重下降、肺炎病史或者因吞咽困难而导致饮食受限。脑血管意外

或伴有神经性或神经肌肉性疾病的病史, 有助于排除其他疾病,如恶性肿瘤。头颈部大手术史或者因头颈部肿瘤曾行放疗可伴发食管上括约肌功能紊乱。进展性吞咽困难伴胃内容物反流及口臭提示患有岑克尔憩室。也会引发出胃食管反流病(GERD)症状和体征。全面考虑病史的这些方面并进行了评估之后,临床医生还必须考虑病因未知的环咽失迟缓症或"环咽吞咽困难"此类诊断。

　　影像学检查, 包括食管钡餐造影和改良的钡餐造影,有助于评价食管上括约肌的功能。不论何种病因,环咽失迟缓症的最常见影像学表现,是环咽肌隆凸(在 C5~C7 椎体水平的侧位片上最明显)以及经咽吞咽相环咽肌的舒张失能(图 54.3)。同样,食管钡餐造影在确诊岑克尔憩室中也必不可少(图 54.4)。改良的吞钡造影也可对伴发的误吸进行定性及定量分析,并评估吞咽和喉部抬起的协调性。

　　纤维内镜吞咽功能检查(FEES)是评估吞咽功能的补充手段, 但不能提供评估食管上括约肌功能的必需信息。纤维内镜吞咽功能检查可提供一些有用信息,如环后积存有分泌物和食物(图 54.5),以及与食管上括约肌功能紊乱相关的反流。颚、咽部、舌根的虚弱或者吞咽起始动作不协调提示有不同于单纯食管上括约肌功能病变的广泛性口咽吞咽困难。纤维内镜吞咽功能检查也有助于识别唾液或食物溢入

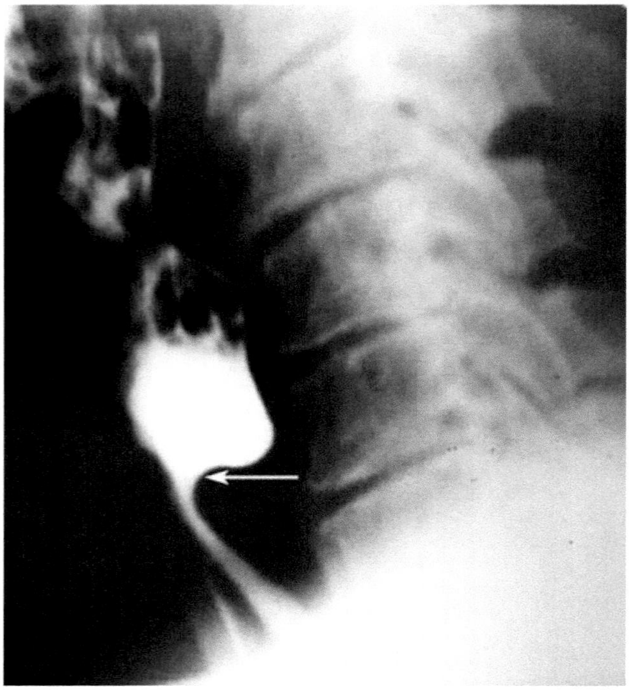

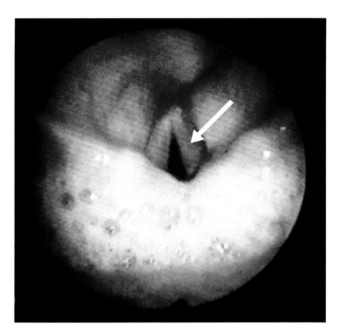

图 54.5   内镜吞咽功能检查发现有环后分泌物积聚。

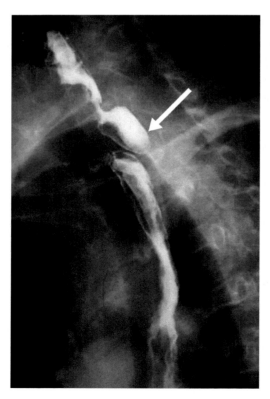

图 54.3   食管钡剂造影(侧位片)显示环咽肌舒展失能(箭头所示)。

图 54.4   食管钡剂造影显示岑克尔憩室(箭头所示)。

或吸入喉腔。有时可直接观察到食物反流至左侧梨状窝,此时高度提示岑克尔憩室。

测压法在评估食管上括约肌中的作用另有争议。虽然该方法常用于科研,但在临床评估和治疗患者中尚未得到广泛应用。

术前准备

有广泛神经性或神经肌肉性病变的患者,术前需由神经科医生和麻醉师进行详细检查。明确诊断至关重要,因为帕金森病或肌萎缩侧索硬化症患者行环咽肌切开术的疗效差,应避免手术。

对于有明显肺部病变的患者,术前先要进行彻底的呼吸科治疗。胃食管反流病未得到控制的患者,术前术后都需要继续治疗以便最大限度减轻症状。

围术期静脉内应用抗生素可有效减少咽部入路手术后的切口感染发生率。

手术技术

环咽肌切开术

该手术一般在全麻下进行,但是若患者的总体状况不允许全麻,也可采用局部麻醉。患者取仰卧垫肩位。行硬管食管镜检查以排除肿瘤或食管炎性病变导致的吞咽困难。于环状软骨附近的颈部皮纹处(环咽肌的水平处)做一横行切口(图 54.6)。切开皮肤并下行到颈阔肌之后,将皮瓣向上分离至甲状软骨切迹上方,向下分离至锁骨水平(图 54.7)。将胸锁乳突肌(SCM)与带状肌锐性分离,以暴露颈动脉鞘。将胸锁乳突肌和颈动脉鞘分离,分离带状肌、甲状腺及喉气管复合体,并将其拉向外侧以便进入环后椎前间隙。离断甲状腺中静脉及肩胛舌骨肌可以更好地暴露视野并减少牵拉。将大的双头拉钩置于甲状软骨板中部后方,并将喉体、气管及甲状腺向内侧翻转(图 54.8)。钝性分离疏松的结缔组织至椎前筋膜。双极电凝覆盖于咽部肌群上的筋膜显露出食管上括约肌。此操作应在靠近中线位置进行,以免损伤喉返神经。环状软骨标示出环咽括约肌所处位

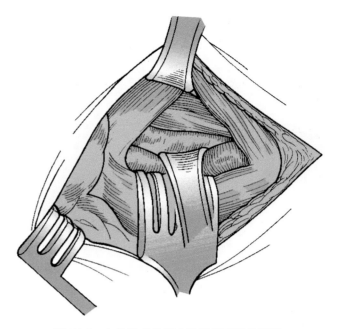

图 54.8　向外侧牵拉颈动脉鞘暴露椎前筋膜。

置,因此要取得手术成功,应在环状软骨水平进行肌肉分离并向上方和下方适当延伸。

用止血钳将下咽缩肌的斜行肌纤维与下咽黏膜分离(图 54.9)。随着血管钳沿肌肉和黏膜向平面推进,用刺入型双极绝缘的电凝器将肌纤维离断。肌纤维走向由斜行变为横向时,表明其已由下缩肌变为环咽肌。重复上述步骤直至将环咽肌全部离断。横切之后,切除一条肌肉,以防止复发。然后用生理盐水

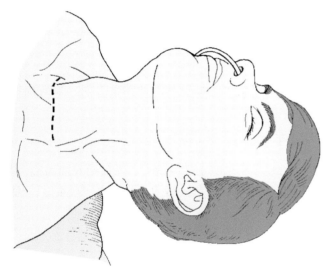

图 54.6　在环状软骨水平的皮肤褶皱处做以水平切口。

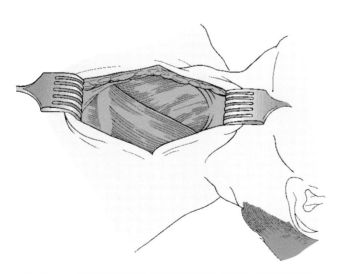

图 54.7　翻开下颈阔肌皮瓣以暴露胸锁乳突肌和带状肌。

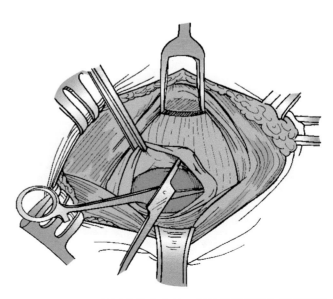

图 54.9　用止血钳沿中线将食管上括约肌肌所段与下咽黏膜分离。

冲洗切口并逐层缝合。

　　若手术中误入咽腔,需经鼻插入胃管。咽部的缺口可用可吸收线缝合。然后冲洗切口,将引流管置入椎前手术部位及颈动脉鞘之间,妥善固定后逐层缝合切口。

岑克尔憩室切除术

开放手术

　　行直接喉镜检查并吸出憩室内容物。因为有极少部分憩室换着发生癌变,故需仔细检查黏膜表面,排除黏膜鳞状细胞癌。按上文所述行环咽肌切开术。此手术可缓解大部分患者的症状,尤其是憩室较小的患者。但是大的憩室则需要完全切除,以防止斜卧位时分泌物潴留或食物反流。在行环咽肌切开术时可将憩室与其周围组织分离(图 54.10)。若要将憩室切除,有两种方法可以采用。经典的方式是用血管钳夹住憩室囊顶部然后将憩室囊整个切除(图 54.11)。注意勿过分牵拉憩室囊袋以免切除黏膜过多造成术后狭窄。用 3-0 或 4-0 胃肠缝线缝合黏膜。也可使用吻合器来进行憩室囊切除以及咽部黏膜的修复。肌肉不可与黏膜缝合在一起。另一种治疗方式为憩室悬吊术,此方法可以避免手术中误入咽腔。手术方法为将憩室囊底端翻转向上方并缝合于椎前筋膜上(图 54.12)。最后,用生理盐水冲洗切口,将引流管置

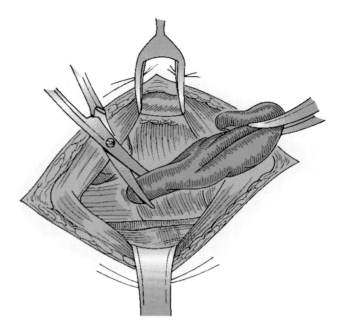

图 54.11　通过切除憩室囊来切除憩室。

入椎前筋膜的手术部位和颈动脉鞘之间,妥善固定后逐层缝合切口。

内镜手术

　　治疗岑克尔憩室的内镜手术需使用双瓣内镜,将一瓣插入颈段食管,另一瓣插入憩室内(图 54.13)。悬

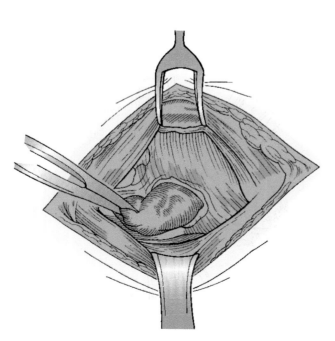

图 54.10　将憩室与周围组织分离。

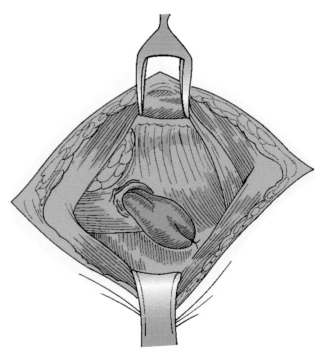

图 54.12　将憩室囊缝合于椎前筋膜上进行憩室悬吊术。

吊固定内镜。如果使用内镜固定装置,要用零度硬管食管镜直视。在憩室囊与食管之间存在环咽肌构成的一道"障碍",可用鳄鱼钳或内镜吻合器将其固定。以内镜切割吻合器分离食管与憩室,同时用吻合针分别将二者固定牢固(图54.14和图54.15)[13]。Lang等将切割吻合器进行了进一步改进,包括缩短铁砧将吻合器与金属夹的距离缩至1mm,这使得在分离憩室及行造袋术时能靠近憩室基底部[7]。

术后处理

患者术后可行食管泛影葡胺造影检查以排除术中有无误入咽腔。对于行环咽肌切开术的患者,若食

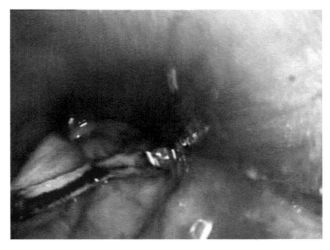

图54.15 分离食管与憩室之间的界限并缝合食管缺损。

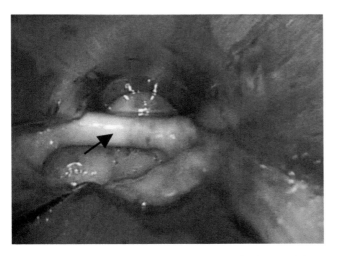

图54.13 内镜下可见分隔食管与憩室的一道"障碍"(前方为食管)(箭头所示)。

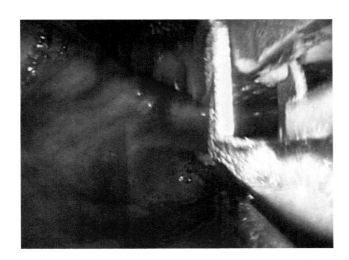

图54.14 在以鳄鱼钳固定之前先将切割吻合器置于食管与憩室之间的"障碍"上。

管造影检查结果阴性,可进软食,状况允许的话可逐渐过渡至固态饮食;患者一般在手术当天即可出院。对于使用吻合器行憩室切除术的患者,需住院观察一晚,待术后第一天将引流管拔除后方可出院。但对于使用传统修补方法的患者则需延长住院时间并禁止经口进食(3~7天)。

若术中误入咽腔,需放置鼻胃管行胃肠减压,48小时后方可进行鼻饲。术后第5天可行食管造影检查,无异常即可拔除胃管。嘱患者进软食一周,状况许可则逐步开始固态饮食。

若患者术后诉声音改变,需行喉镜检查了解是否存在因手术损伤了喉返神经而导致的声带完全麻痹/不完全麻痹。

精要

- 为防止术后出现声带麻痹,行环咽肌切开时应尽量靠近中线切断肌纤维。
- 术中误入咽腔的患者术后可能会出现切口裂开及涎腺瘘。
- 治疗岑克尔憩室的方法有多种,需根据手术者的经验及患者病情的需要谨慎选择最佳的手术方式。
- 有相当一部分患者的吞咽困难不单是岑克尔憩室一种疾病所导致,因此详尽的病史、体格检查并联合纤维内镜吞咽情况检查、钡剂造影以及硬管食管镜检查有助于做出正确的诊断。
- 内镜下需仔细检查岑克尔憩室黏膜表面以免漏诊鳞状细胞癌。

隐患

- 对于有解剖结构异常的岑克尔憩室患者不可行内镜治疗。
- 有广泛性神经病变的患者,如帕金森病患者或肌萎缩侧索硬化症患者,不应行环咽肌切开术,因为此类型患者存在咽部各肌肉的广泛无力。
- 必须仔细选择适合手术的患者,以防止术后症状复发。
- 喉返神经在甲状软骨近环甲关节处入喉,若损伤此处会导致声带麻痹。
- 可从引流管中有无唾液、皮瓣有无红斑及水肿,或直接观察切口有无唾液流出来判断是否存在涎腺瘘[14]。

（刘业海 译）

参考文献

1. Jackson C, Shallow TA: Diverticula of the esophagus, pulsion, traction, malignant and congenital. Ann Surg 83:1-19, 1926.
2. Sasaki CT, Kim YH, Sims HS, et al: Motor innervation of the human cricopharyngeus muscle. Ann Otol Rhinol Laryngol 108:1132-1139, 1999.
3. Kaplan S: Paralysis of deglutition. Ann Surg 133:527-573, 1951.
4. Killian G: La boudre de l'oesophage. Ann Mal App Digest 12:145-203, 1922.
5. Dohlman G, Mattson O: The endoscopic operation for hypopharyngeal diverticula. Arch Otolaryngol 71:744-752, 1960.
6. Collard JM, Otte JB, Kestens PJ: Endoscopic stapling technique of esophagodiverticulostomy for Zenker's diverticulum. Ann Thorac Surg 56:573-576, 1993.
7. Lang RA, Spelsberg FW, Winter H, et al: Transoral diverticulostomy with a modified Endo-Gia stapler: Results after 4 years of experience. Surg Endosc 21:532-536, 2007.
8. Smith, SR, Genden EM, Urken ML: Endoscopic stapling technique for the treatment of Zenker diverticulum vs standard open-neck technique. Arch Otolaryngol Head Neck Surg 128:141-144, 2002.
9. Chang CY, Payyapilli RJ, Scher RL: Endoscopic staple diverticulostomy for Zenker's diverticulum: Review of literature and experience in 159 consecutive cases. Laryngoscope 113:957-965, 2003.
10. Chang CWD, Burkey BB, Netterville JL, et al: Carbon dioxide laser endoscopic diverticulotomy versus open diverticulectomy for Zenker's diverticulum. Laryngoscope 114:519-527, 2004.
11. Murry T, Wasserman T, Carrau RL, et al: Injection of botulinum toxin A for the treatment of dysfunction of the upper esophageal sphincter. Am J Otolaryngol 26:157-162, 2005.
12. Zaninotto G, Ragona RM, Briani C, et al: The role of botulinum toxin injection and upper esophageal sphincter myotomy in treating oropharyngeal dysphagia. J Gastrointest Surg 8:997-1006, 2004.
13. Thaler ER, Eibling DE, Goldberg AN: Zenker's diverticulectomy. In Carrau RL, Murry T (eds): Comprehensive Management of Swallowing Disorders. San Diego, CA, Singular, 1999, pp 327-331.
14. Myers EN: Cricopharyngeal myotomy. In Myers EN (ed): Operative Otolaryngology: Head and Neck Surgery. Philadelphia, WB Saunders, 1997, pp 466-471.

第 **55** 章

下咽切除术

Jonas T. Johnson，Stephen Y. Lai

下咽部位于喉的后面，上衔口咽部下接颈段食管。下咽分为三个区：梨状窝区（双侧）、环状软骨后区和咽后壁区。环状软骨后区即位于环状软骨之后，相当于下咽的前壁。

下咽在吞咽及呼吸过程中均起着重要的作用。在吞咽时协调咽喉部的运动并在呼吸时保护气道。

下咽部两侧紧邻颈动脉鞘。下咽部感觉纤维来源于舌咽神经和喉上神经内支；运动纤维来自咽丛神经，支配咽下缩肌的运动。

下咽部淋巴直接汇入颈上深淋巴结（Ⅱ区和Ⅲ区）；但是，部分下咽部的恶性肿瘤可随淋巴引流而转移至咽后淋巴系统，也可引流至双侧颈部。超过中线的梨状窝恶性肿瘤有 20% 的可能发生对侧淋巴结转移[1]，而仅位于一侧梨状窝的恶性肿瘤出现对侧转移的可能性则很低。环状软骨后区和咽后壁区的恶性肿瘤常出现双侧颈淋巴结转移。

下咽部最常见的恶性肿瘤为鳞状细胞癌，在原发性下咽恶性肿瘤中占 90% 以上。下咽部鳞状细胞癌的发生与吸烟及饮酒有着密切的关系[2,3]。大多数患者因为吞咽疼痛并放射至耳部或发现颈部淋巴结转移而就诊。至少有 2/3 的患者确诊时已是肿瘤Ⅳ期。

咽后壁的恶性肿瘤直接侵犯椎前筋膜或梨状窝的肿瘤侵犯颈动脉鞘的患者不宜行手术治疗。原发于环状软骨后区的肿瘤较少见，可能表现为声带固定和喉喘鸣。

CT 和 MRI 检查可确定肿瘤的范围，并可行内镜检查证实。透视检查可在吞咽相上观察到肿瘤是否固定于椎前或脊柱。

下咽恶性肿瘤治疗的标准方法为手术切除加术后放疗[4]。对初次放疗失败患者行挽救性手术一般预后较差[5,6]。晚期的下咽恶性肿瘤联合辅助放化疗比单纯放疗效果为佳[7]。器官保留方案在治疗中的作用目前正在研究[8]。另有研究表明，放化疗引起严重的黏膜炎可能会导致患者术后暂时或永久性下咽部梗阻。

病例选择

确诊下咽恶性肿瘤需组织学诊断。在麻醉下进行检查可以进一步了解病变的范围并评估肿瘤是否侵及椎前筋膜，并排除第二原发癌。大部分外科医生一致认为肿瘤切除的安全缘为 15~20mm，但是，这对椎前筋膜或颈鞘的深部切缘是不可能达到的。

位于梨状窝内侧壁或位于梨状窝前方的较小的肿瘤可行部分下咽切除术，但更多的局部晚期肿瘤需全下咽切除术。手术者在术前必须评估手术切除范围以及黏膜缺损的修复方式。梨状窝内侧癌切除后可直接进行缝合修复（图 55.1）；位于梨状窝外侧壁的肿瘤切除后，若对侧黏膜完整也可直接缝合（图 55.2）；若梨状窝肿瘤侵及同侧后壁并扩展至中线部位则不能直接缝合（图 55.3）。总的来说，下咽部黏膜至少保留宽度 3cm 才有机会一期直接拉拢对缝（图 55.4）；相反，若肿瘤累及环后黏膜或颈段食管则不能直接对缝。

若切除后剩余的带状黏膜宽度小于 3cm，转移组织瓣修复缺损一般术后可以成功满足吞咽的要求。胸大肌肌皮瓣和其他游离皮瓣，如前臂桡侧游离皮瓣（筋膜皮瓣）、一侧腕部皮瓣或一侧大腿皮瓣，均可选择用以修复。

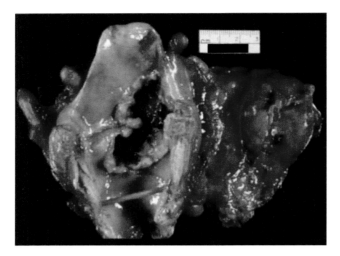

图 55.1 图为晚期喉癌标本。大部分的肿瘤不会超过喉体本身，但对于梨状窝内侧壁的下咽肿瘤切除需达到足够的安全缘。可保留对侧梨状窝以及患侧梨状窝外侧壁，并可行一期修复缝合。

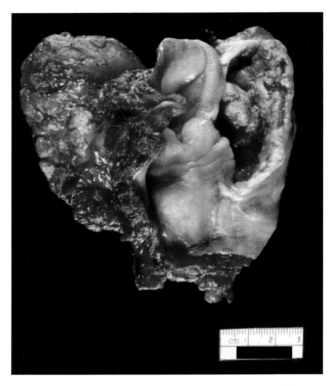

图 55.3 下咽肿瘤扩展越过中线，需行近全喉切除术。

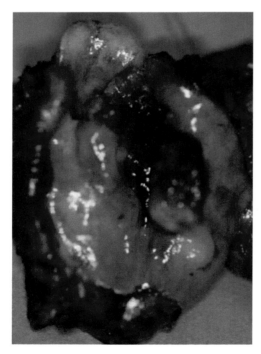

图 55.2 梨状窝肿瘤侵犯扩展至整个外侧壁。在切除时，需小心地保护好对侧梨状窝。

当整个咽部被切除（即全下咽切除术）后，需要进行360°的全面修复。我们倾向于使用游离空肠来进行修复，但也有人建议以管形游离组织瓣（如前臂桡侧瓣）或胃上提吻合修复。

累及环后黏膜的晚期恶性肿瘤必须行全下咽切除，术后需进行全面修复。邻近喉部的下咽恶性肿瘤

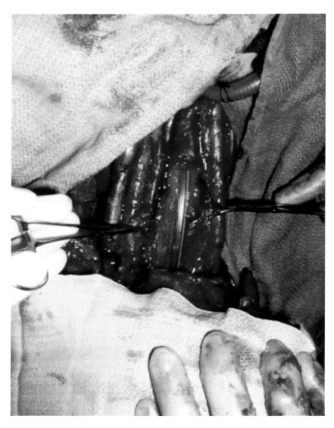

图 55.4 如图所示的残留过窄的下咽黏膜不可一期缝合，需转移皮瓣进行修补，或彻底切除后以其他组织结构替代。

直接侵犯至喉部的可能性很大，因此必须连同喉部一起切除。存在环后狭窄的患者也有必要行全下咽切除术(图 55.5)。

原发于咽后壁的下咽恶性肿瘤较少见，我们对此类患者采用经舌骨下咽部分切除术的方法成功地进行了手术治疗(图 55.6，手术方法详见第 29 章)。缺损的修复可用断层皮片移植修复或直接将黏膜切缘缝合于椎前筋膜上使其二期愈合。此两种修复方法均可因术后瘢痕挛缩而影响吞咽功能。

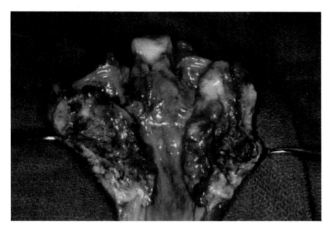

图 55.5　如图所示的侵犯整个环后的病灶需行全喉切除术并进行重建。

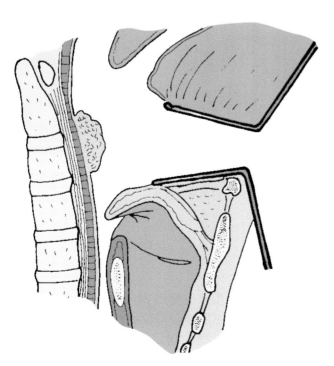

图 55.6　原发于咽后壁的肿瘤可行经舌骨下咽部分切除术。

咽后壁区的较大肿瘤少数也可行经舌骨下咽部分切除术或经咽侧下咽切除术，切除后的缺损可用游离皮瓣修复。术后对吞咽功能的影响不一，但至少有 50% 的患者吞咽功能不能完全恢复。大部分的咽后壁区晚期下咽恶性肿瘤必须行全下咽切除及重建术。

下咽恶性肿瘤患者颈部淋巴结转移发生率很高。总的来说，下咽部肿瘤发生转移的概率为 60%~80%。隐匿性的转移占 20%~40%。累及环后黏膜、梨状窝内侧壁或咽后壁的肿瘤有发生双侧转移的风险，因此，行根治性或选择性颈淋巴结清扫的患者效果较好。而对于颈部 N0 的患者，需行 II ~IV 区的择区性颈淋巴结清扫术。

手术方式

下咽部分切除术

该术式适用于病变局限于杓会厌襞、梨状窝内侧壁以及梨状窝前壁且肺功能良好的患者。若肿瘤扩展侵犯梨状窝尖或梨状窝外侧壁时，则为下咽部分切除术的禁忌证。

下咽部分切除术的手术步骤与声门上部分喉切除术大体相似(参阅第 47 章)。手术切除声门上的部分喉连同其周围的下咽黏膜，四周保留 15mm 的安全缘。下咽喉的修复首先将舌根部下拉与剩余的部分喉相吻合，再关闭缺损下咽黏膜并用带状肌和二腹肌进行加固。所有切口均需行负压引流，围手术期应预防性使用抗生素。

全喉及下咽部分切除术

梨状窝恶性肿瘤侵犯喉部且超过中线、累及梨状窝尖部或一侧下咽外侧壁者均应采取此术式。

患者需按照全喉切除术做准备。我们多适用蒂部位于上部的围裙状皮瓣。对于肿瘤累及梨状窝内侧壁的患者还需行双侧颈淋巴结清扫术，而肿瘤局限于外侧壁者，行同侧颈淋巴结清扫即可。

颈淋巴结清扫完成后，自肿瘤对侧的会厌谷进入咽腔。在沿甲状软骨板背面切断对侧的咽缩肌后将梨状窝松解以尽量保留 100% 的下咽正常黏膜。轻柔地将梨状窝从喉部游离，剪开会厌谷后，沿会厌谷两侧剪开至会厌两侧的杓会厌皱襞直至杓状软骨。直视下在肿瘤的边缘保证足够的安全界(15~20mm)

下切除肿瘤。肿瘤切除后必须将切缘快速冰冻送检以确保肿瘤切除彻底。若残余的下咽黏膜横向直径达到3cm即可直接缝合,若不足3cm则需以带蒂皮瓣或游离皮瓣来进行重建。

术后处理

所有患者均需行双侧颈部负压引流。围手术期抗生素应使用24小时。鼻胃管给予营养直至患者吞咽唾液无异常感觉后,可予泛影葡胺造影检查或饮用有色液体后观察颈部引流管有无咽瘘征象,若一切正常则证明下咽已完全愈合。

全下咽切除术

侵犯环后、咽后壁的晚期肿瘤以及梨状窝肿瘤扩展超过中线时均需采取全下咽切除术。同时,若肿瘤侵犯颈段器官,则同时切除食管(图55.7)。一般采取胃代食管重建术进行修复。

通常需进行双侧颈淋巴结清扫。择区性颈清一般清扫Ⅱ、Ⅲ、Ⅳ区。下咽重建一般选择游离空肠或管形游离组织瓣如前臂桡侧瓣进行修复(图55.8)。术后双侧术区均需引流。若选择以游离空肠进行重建,手术时需同时行空肠造瘘术以保证营养供给(图

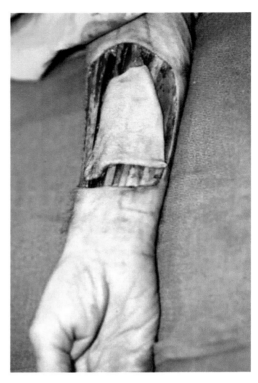

图55.8 前臂桡侧瓣可提供薄且柔软的组织用以下咽部分切除术后的重建,也可用于全下咽切除术后的重建。

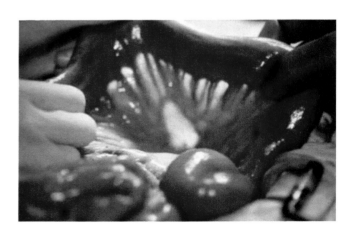

图55.9 空肠有充足的血管网,每根血管供应约25cm长的小肠,是作为游离皮瓣的理想选择。

55.9)。

术后处理

围手术期抗生素应使用24小时。术后7~10天行吞钡造影观察黏膜缝合部位的情况。若缝合部位完整,可开始经口试饮清水,若无不适可逐渐过渡至软食。

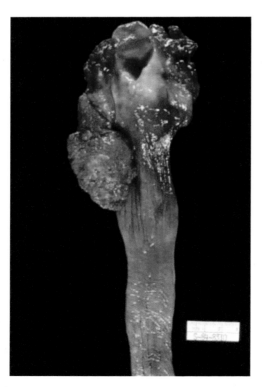

图55.7 若肿瘤侵犯颈段食管,需行全喉全下咽全食管切除术,主要因为无法在纵隔内用缝线进行修复重建。

精要

- 部分咽后壁的下咽恶性肿瘤可经舌骨行下咽切除术。
- 术后残余下咽黏膜横向直径达 3cm 者可直接缝合而不需要使用皮瓣。
- 大部分的下咽恶性肿瘤患者都会发生双侧颈淋巴结转移。
- 侵及环后及扩展超过中线的肿瘤需要行全下咽切除术,并选择合适的修复重建方式。
- 若肿瘤已侵犯椎前筋膜则不宜手术。
- 目前正在探索有可能行器官保留的放化疗方案。

隐患

- 侵犯食管的下咽恶性肿瘤切除后不可直接缝合。
- 未能正确地预防性使用抗生素可能会导致术后切口感染。
- 未能保全肿瘤周围的正常黏膜会给切除后的修复带来困难。
- 未能及时发现气道阻塞者可能需要急诊行气管切开术。
- 黏膜不足却强行拉紧缝合者可能会导致术后咽瘘及吞咽困难。

（刘业海　译）

参考文献

1. Johnson JT, Bacon GW, Myers EN, Wagner RL: Medial vs. lateral wall pyriform sinus carcinoma: Implications for management of regional lymphatics. Head Neck 16:401-405, 1994.
2. Menvielle G, Luce D, Goldberg P, Leclerc A: Smoking, alcohol drinking, occupational exposures and social inequalities in hypopharyngeal and laryngeal cancer. Int J Epidemiol 33:799-806, 2004.
3. Menvielle G, Luce D, Goldberg P, et al: Smoking, alcohol drinking and cancer risk for various sites of the larynx and hypopharynx. A case-control study in France. Eur J Cancer Prev 13:165-172, 2004.
4. Chu PY, Wang IW, Chang SY: Surgical treatment of squamous cell carcinoma of the hypopharynx: Analysis of treatment results, failure patterns, and prognostic factors. J Laryngol Otol 118:443-449, 2004.
5. Godballe C, Jorgensen K, Hansen O, Bastholt L: Hypopharyngeal cancer: Results of treatment based on radiation therapy and salvage surgery. Laryngoscope 112:834-838, 2002.
6. Gourin CG, Terris DJ: Carcinoma of the hypopharynx. Surg Oncol Clin N Am 13:81-98, 2004.
7. Cooper JS, Pajak TF, Forastiere AA, et al, for the Radiation Therapy Oncology Group 9501/Intergroup: Postoperative concurrent radiotherapy and chemotherapy for high-risk squamous-cell carcinoma of the head and neck. N Engl J Med 350:1937-1944, 2005.
8. Okamoto M, Takahashi H, Yao K, et al: Clinical impact of using chemoradiotherapy as a primary treatment for hypopharyngeal cancer. Acta Otolaryngol Suppl 547:11-14, 2002.

第 **56** 章

颈段食管恶性肿瘤

Eugene N. Myers

原发于颈段食管的恶性肿瘤多为侵袭性肿瘤，且多为鳞状细胞癌，一经确诊常为晚期[1]。常伴有邻近器官侵犯如喉和气管，同时向区域淋巴结及远处器官转移率较高[2]。

因为颈段食管可能受到下咽恶性肿瘤的继发性侵袭，而且在文献中常被归入下咽部恶性肿瘤中，故难以获得颈段食管恶性肿瘤的准确生存率[3,4]。颈段食管鳞状细胞癌的预后很差，治疗后 5 年的生存率不足 20%[5,6]。相比而言，下咽鳞状细胞癌，虽然在解剖部位和组织学上与其非常相似，但其 5 年生存率已接近 40%[6,7]。

颈段食管恶性肿瘤的治愈率差与多种因素有关。颈段食管恶性肿瘤的症状不确定且部位不定。早期症状通常包括轻度的吞咽障碍，但有些患者仅主诉黏液过多或有痰球感。这些症状与常见的咽喉反流伴发的症状很难区分。因此，该类患者可能被忽视或长时间延误治疗，而其癌症都在继续发展。吞咽困难是一种晚期症状，只有在肿瘤堵塞食管腔影响到吞咽功能时才会出现。疼痛、明显的消瘦、乏力和颈部淋巴结增大也是这些解剖部位癌症的晚期体征和症状。另外，门诊时经鼻腔咽喉镜检查无法直接观察到颈段食管恶性肿瘤，也增加了诊断的难度。

颈段食管癌的临床进展过程还受下面因素的影响：黏膜下扩散的发生率高，向同侧或对侧颈淋巴结转移，并且食管第二原发癌的发生率高。就长期而言，其远处转移、共发疾病和第二原发肿瘤的发生率均较高。尽管该肿瘤有这些侵袭性特征，但对于有些病例我们仍能控制和（或）保留各部位的器官功能，并能提高患者生存率。

大部分颈段食管恶性肿瘤在患者确诊时已是肿瘤晚期，因此采取手术切除进行治疗，通常行全喉全下咽全食管切除术、甲状腺全切除术以及双侧颈淋巴结清扫术。现有研究表明，标准的术后放疗联合化疗的效果优于单纯放疗，因此术后行放化疗已得到广泛应用[4,8]。

近年来对喉咽部恶性肿瘤患者的治疗逐渐趋向于采用多学科综合治疗。多学科治疗组必须包括有头颈外科医生、修复重建外科医生、胸外科医生、肿瘤放疗科医生、放射科医生以及语音语言病理学家。多学科综合治疗使我们能根据每个患者的个体需求设计具体的治疗方案，目标是提高治愈率和恢复功能，最大限度地提高患者的生存质量[1]。据 Forastiere 等报道，单纯放化疗的治愈率与手术后加放疗的治愈率相差不多[9]。这种疗法若取得成功其优势是保留了喉部功能。但是，这种非手术治疗的问题是，放射治疗的活性会被化疗增强，从而提高剂量释放到下咽及颈段食管的肌肉组织内，从而使这些保留下来的器官失去功能。肿瘤消除后也会发生瘢痕形成并产生黏膜溃疡。这两个因素会引起永久性吞咽困难而需要进行肠内营养。

解剖

颈段食管是一段短的管状结构，由环咽肌向下延伸至胸廓入口处。颈段食管由内向外分为四层：黏膜层，黏膜下层，肌层和外膜层。黏膜层由多层非角化的鳞状上皮细胞构成，肌层由内层环形肌和外层纵行肌构成。颈段食管的前面与气管后壁直接相邻。其两侧为喉返神经、气管旁淋巴结、甲状腺以及颈动脉鞘。颈段食管后方有筋膜，将其与食管后间隙分开，食管后间隙向上与咽后间隙相通,向下延续为后纵隔。

颈段食管黏膜下层有丰富的淋巴网,引流至颈内静脉的淋巴结(Ⅱ、Ⅲ、Ⅳ区)及气管旁淋巴结(Ⅵ区)。

流行病学

颈段食管鳞状细胞癌的发生与过量吸烟及饮酒、低社会经济阶层以及低教育水平有着明显相关性。关于下咽和颈段食管恶性肿瘤的发生有遗传易感性目前正在调查研究。与烟草有关的致癌物代谢中的基因型和表型缺陷,以及 DNA 修复机制的异常,可能与下咽和颈段食管癌的易感性有关[1]。

病理学

颈段食管恶性肿瘤最常见的组织学类型为鳞状细胞癌。沿肿瘤外缘的黏膜下扩散的常见特征是与肿瘤直接延续,也可以与主体相隔一定距离延续,因而增加了手术决策的难度[9]。

Liberale[10]等在其文献中增加了一例疣状癌(鳞状细胞癌的变异类型)病例,此前的文献中包括有 20 例此类患者。作者称近年来有假说认为,人乳头状病毒(HPV)是疣状癌的重要病因。对疣状癌活检标本进行量化聚合酶链反应测定发现确实存在 HPV 感染。认为该患者不适合手术治疗,因而用局部抗病毒制剂进行了治疗。在治疗起始阶段患者反应良好,但病情突然恶化,并于 6 个月后死亡。

颈段食管的原发性腺癌很少见,可能由巴雷特食管引起。在没有巴雷特食管的病例中由食管胃黏膜异位引起的恶性肿瘤更少见。Alrawi 等曾报道过一例没有巴雷特食管被诊断为原发性中等分化的食管腺癌的患者。作者曾参考了文献中报道的其他 19 例患者。作者还指出此类患者的预后要优于巴雷特食管引发肿瘤的患者[11]。

Abe 与同事们[12]报道了一例食管胃黏膜异位(嵌入斑片)引起腺癌的患者。查阅文献仅发现 17 例类似病例。Von Rahden[13]等也报道了一例由胃黏膜异位引起而无法切除的食管腺癌患者,对患者进行了成功的联合放化疗,取得良好效果后进行了食管局部切除术。随访 3 年之后该患者未出现肿瘤复发且吞咽功能恢复正常。

颈段食管偶尔会发生良性肿瘤。文献报道的最多见颈段食管良性病变是带蒂的增生性或纤维血管性息肉。Oguma[14]等人曾报道过一例由胃黏膜异位引起的增生性息肉患者。Matsushita 和 Okazaki[15]报道了一例患者,用圈套刀息肉切除法治疗的带蒂增生性息肉。Caceres 等[16]报道了一例纤维血管性息肉并大量参阅了共包含 110 例类似患者的文献。Sargent 和 Hood[17]描述了一例因巨大纤维血管性息肉脱落导致气道阻塞而发生窒息的病例。Szumilo 等[18]报道了一例食管平滑肌瘤患者,患者无症状而且是在行食管镜检查时无意间发现的用电切法顺利地将其摘除。Marin 与其同事[19]也报道了两例罕见的颈部食管肿瘤。一例是粒细胞瘤,另一例是神经鞘瘤。两例均通过手术切除肿瘤并采用前臂桡侧游离皮瓣修补缺损进行了治疗,最大限度地保留食管功能。

病例选择

颈段食管晚期恶性肿瘤的患者通常都有咽喉痛、吞咽困难、吞咽疼痛、牵涉性耳痛、颈部肿块以及体重下降等病史。在肿瘤发生的早期,可能只有一些非特异性的吞咽不适,以及咽部异物感。在每一位专业耳鼻咽喉科医生的一生中,每天都会遇到很多有类似的上消化道症状的患者,原因多为胃食管反流或是压力过大引起。一些患者还会出现发声困难,大多是由于食管肿瘤扩展穿透食管壁侵犯喉返神经引起一侧或双侧声带麻痹所致。若患者出现上述症状中的部分或全部均提示有颈段食管肿瘤的可能,但仍需相应的影像学检查。如食管钡剂造影和头颈部及胸部的增强 CT,以进一步确诊。这些检查有助于最终的确诊和肿瘤分期,并可提供有关是否可行手术治疗的信息。

目前认为经影像学检查确认已有远处转移的患者不适宜行手术切除治疗。此类患者还需要进行诊断性内镜检查及活检,包括直接喉镜、咽喉镜、气管镜和颈段食管镜检查,必要时还需行全食管镜检查。若颈段食管发现的肿瘤较大,一般不宜行胸段食管检查以免导致穿孔。Pesko 等[20]认为,对阻塞性下咽癌患者术中行内镜检查的方法也可用于阻塞性颈段食管恶性肿瘤的患者。有 7 例因肿瘤阻塞食管腔而术前无法行食管镜及胃镜检查的患者,采取了在手术中切开颈段食管后进行了食管-胃镜检查的方法,其中一例患者术前食管钡剂造影和 CT 扫描均未发现第二原发癌,经术中内镜检查才发现。另外,需行气管镜检查以明确颈段食管的肿瘤是否侵犯气管。此检查虽然不能直接判断有无手术禁忌，但对于评估手术范围及修复重建方式有重要意义。影像学检查也有助于了解肿瘤是局部生长还是包绕邻近结构如大血管。有时病灶会扩展到胸段食管，此时常合并周围结构的侵犯，如心包侵犯[2]。

颈段食管恶性肿瘤患者常合并有其他疾病，如与吸烟相关的慢性阻塞性肺病（COPD），而吸烟是颈部食管鳞状细胞癌的主要病因。颈段食管切除后一般需要将胃上提与下咽部吻合进行修复重建，但有严重COPD的患者则不能耐受此手术。严重的心脏疾病或其他的并发症也是手术的禁忌证。有腹部手术史如胃切除或结肠切除手术史的患者的重建方式的选择也会受到限制。

体格检查在选择治疗方式中发挥着重要的作用。进行口腔及口咽部检查，以排除第二原发癌。同时对患者的牙齿状况也需进行相关检查。纤维咽喉镜检查作为间接喉镜的补充性检查，能对喉及下咽部进行整体的观察，包括检查声带运动情况。对下咽部积液的患者行纤维喉镜检查未发现下咽部肿瘤往往提示颈段食管恶性肿瘤可能。颈段食管恶性肿瘤的患者可能会出现双侧声带麻痹，这是由于肿瘤穿透食管壁进入气管食管沟侵犯了喉返神经所致。颈部触诊能发现肿大的颈淋巴结。若触及固定的颈部包块多为手术的禁忌，因其可能包绕了颈动脉鞘。

许多患者有明显的消瘦和营养不良症状，此时强行大范围手术会导致很多并发症、长期的住院治疗甚至死亡。美国退伍军人管理局的手术风险研究[21]指出，低蛋白血症与术后并发症发生率升高相关，低血红蛋白症与术后生存率降低有关。因此，患者营养状况的评估是术前评估不可或缺的一部分。经鼻胃管或经皮内镜胃造瘘（PEG）管进行肠内营养能保证手术患者及化疗患者所需营养。

当然，最明显的手术禁忌证是患者拒绝手术治疗。采用放化疗的方式治疗食管肿瘤以及其他非头颈肿瘤疾病的信息和宣传有很多，因此，许多理论上适合手术治疗，但选择了非手术治疗即放化疗的患者可能会放弃喉切除手术治疗。椎前筋膜或骨质受到侵犯的患者一般难以治愈，只能进行姑息性治疗。

术前准备

体格检查必须包括对头颈部的评估。间接喉镜或纤维喉镜发现下咽部有分泌物积聚即预示着远端被颈段食管肿瘤所堵塞。单侧或双侧声带麻痹通常是由于肿瘤穿透颈段食管壁侵犯迷走神经或喉返神经。声带麻痹者通常有误吸史。

影像学检查能评估局部病变的位置及范围，并可确定有无远处转移，若有远处转移，则不能进行根治性手术。食管钡剂造影能对肿瘤原发位置进行评估，特别适用于术前无法行食管镜检查的病例（图56.1A）。该检查可用来判断受肿瘤侵犯的黏膜范围并确定在食道其他部位是否有第二原发癌。而最有价值的判断食管后壁是否受累的检测方法是透视检查。动态透视检查比普通静态摄片检查能更好地评估下咽食管后间隙闭塞与椎前筋膜侵犯。对于存在误吸的患者，造影剂选择泛影葡胺要比钡剂安全，因为若不慎误吸入肺部后泛影葡胺与组织的反应性要比钡剂小。

头颈部联合胸部的增强CT扫描仍然是了解颈段食管恶性肿瘤病变情况的首选影像学检查方式（图56.2）。高分辨薄层CT扫描的速度很快，即使那些因肿瘤侵犯而平躺困难的患者也能完成检查。CT扫描的目的主要是可以准确地评价原发肿瘤的部位和大小，了解肿瘤是否直接侵犯到颈部（图56.1B），尤其是向后侵犯下咽食管后间隙、椎前筋膜或脊柱。若颈段食管的前后径大于24mm即为异常。食管侧壁的平均厚度为4.8mm，后壁平均厚度为3.8mm。诊断食管肿瘤的两个最敏感的标准是食管壁增厚和脂肪层消失。报道的敏感性达100%的另一个标准是肿瘤环绕食管腔大于180°或270°[1]。

术前行对比剂增强CT扫描确认是否存在颈部淋巴结转移是制订手术计划的最基本方法。肿块包绕颈动脉是明确的手术禁忌证。CT扫描检查一般在内镜检查和活检之前进行，这就使术者能了解病变的范围并能避免挤压病灶从而以免过度评估肿瘤侵犯的范围。

MRI不是进行颈段食管恶性肿瘤分期的常规检查。虽然MRI显示软组织细部的分辨率高，但其处理运动伪影的效果不如CT检查。

PET/CT扫描近年来被用做头颈肿瘤的分期的有效方法，其将PET的定性分析与CT的精确定位分析相结合，使其成为肿瘤分期最有价值的方法。全身PET/CT扫描对发现远处转移及第二原发癌也可提供参考信息。另外，PET/CT扫描在对接受过放化疗的患者进行重新评价方面也起着重要作用。

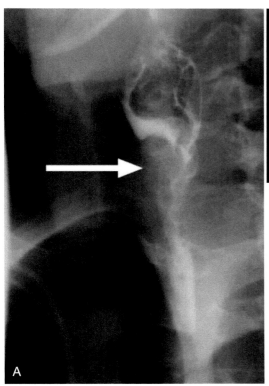

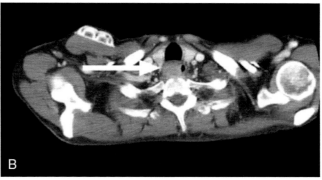

图 56.1　(A)食管钡剂造影显示颈段食管恶性肿瘤(箭头所示)。(B)同一个患者的 CT 扫描显示有肿瘤及颈段食管管腔变窄(箭头所示)。

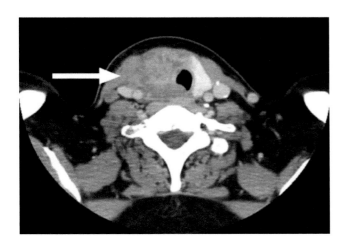

图 56.2　颈段食管鳞状细胞癌扩展侵犯了颈部周围其他的组织(箭头所示)。

超声在评估有无颈部淋巴结转移时也相当有用。该方法简单、无创、敏感性高，并可进行针吸活检，为判断肿瘤分期也提供有价值的信息。

应进行全面的医学评估，以便确定患者能否耐受诊断性内镜检查及活检。因有长期吸烟史，很多患者患有 COPD 且肺储备能力较差。很多患者为治疗颈段食管癌接受过喉咽食管切除术，因此进行了胃上提移位食管重建，因为术后会发生肺部并发症因

此需开放后纵隔并放置胸腔引流管。如果有非常严重的 COPD，则不能行此手术。有心脏手术史，包括冠状动脉旁路搭桥术，因有瘢痕形成，修复术中进入纵隔时会有风险。应对患者的肝功能进行评估。有慢性酒精性肝硬化的许多患者，不能耐受术后的辅助化疗。慢性酒精中毒者若术前仍大量饮酒会使发生震颤性谵妄的概率增高。

食管镜检查应在全身麻醉下进行；但对于同时有上气道堵塞或因双侧声带麻痹而有不稳定气道因素的患者，术前最好先在局麻下行气管切开术。因颈段食管肿瘤有侵犯气管后壁的可能，因此气管镜检查也很有必要。虽然侵犯气管后壁并不是手术禁忌，但会影响术前手术范围的评估及重建方式的选择。如果肿瘤侵犯椎前筋膜、脊柱或颈动脉，则为手术禁忌。当在内镜检查的同时应取活组织检查样本。

若患者有腹部手术史，或有胃部或结肠疾病史，还需另外行胃肠镜检查进行评估。应获取既往腹部手术的手术记录。据 Weisberger 的手术经验[2]，合并有肥厚性胃炎，在行胃移重建食管时会增加胃部局部缺血的风险。但是要进行游离组织移植或结肠移植，必须排除累及结肠的任何病变。因此，对这些患者还必须进行结肠镜检查。

术前应使有其他并发症的患者处于最佳状态。

表 56.1	颈段食管恶性肿瘤的分期

对于颈段食管恶性肿瘤，推荐的分期方法与胸段食管恶性肿瘤的分期方法完全相同：

Tis 原位癌
T1 肿瘤侵犯黏膜固有层或黏膜下层
T2 肿瘤侵犯固有肌层
T3 肿瘤侵犯食管外膜
T4 肿瘤侵犯邻近器官

下咽恶性肿瘤的淋巴结转移分期与头颈部其他部位的分期相同。对于颈段食管，淋巴结转移分期有如下不同：

N0 无区域性淋巴结转移
N1 区域性淋巴结转移

From Lefebvre JL, Chevalier D, Coche-Dequeant B: Cancer of the hypopharynx and cervical esophagus. In Myers EN, Suen JY, Myers JN, Hanna EY (eds): Cancer of the Head and Neck, 4th ed. Philadelphia, WB Saunders, 2003, pp 379-390.

例如，血红蛋白低的患者应进行输血，营养状况差而不适合手术者应静脉内营养治疗；或者患者不需要行胃代食管修复，术前也可选择经皮放置胃造瘘管以进行营养供给。

对患者进行了全身评估并拿到活检报告之后，应对肿瘤进行分期。目前采用的颈段食管恶性肿瘤的分期方法与胸段食管癌的分期方法完全相同（表 56.1）。

目前缺乏制定颈段食管癌治疗方案证据的原因主要有两方面：第一，颈段食管恶性肿瘤发病率低；第二，文献报道的颈段食管恶性肿瘤治疗效果的病例多包含于下咽恶性肿瘤的病例中，从而难以查证。从过去的经验来看，单独放疗的治愈率很低，但同时行放化疗的新方法则可提高治愈率并且在一定程度上缓解患者的痛苦。此类患者中大部分需长期经胃造瘘管进行营养，一些患者需要进行姑息性喉切除或喉气管分离以保障呼吸。Burmeister 等报道了 5 例解救性手术的患者，并达到了 88% 的控制率 [4]。而 Peracchia 等从两个放化疗中心随机选取的患者进行分析，局部控制率仅接近 33%[3]。另有报道称 Meunier 等为 25 例患者成功进行了解救性手术 [22]。

能否建立完整的食物通道是颈段食管恶性肿瘤患者术后能否恢复的一个重要的先决条件。除了少数患者的肿瘤较为局限，大部分患者都需行喉、下咽和食管切除以及胃上提代食管修复重建术，此手术方式在 40 多年前由 Ong 和 Lee 共同提出。该手术方式不仅切除了原发肿瘤，同时也切除了食管，避免了遗漏黏膜下病灶及跳跃性病灶。据 Peracchia 等统计，经其治疗的 209 例患者中出现"跳跃性病变"的占 3%[3]。

手术技术

将患者推入手术室后首先行气管内吸入麻醉，肩下垫枕，伸展颈部。消毒铺巾区域包括头颈部及胸腹部。合适的铺巾方式应该是在头颈部的手术完成后，可以顺利移动方巾的位置以便于暴露修复术的术区。

翻好皮瓣后，将胸锁乳突肌拉向外侧，将喉拉向内侧。将颈动脉鞘拉向外后侧，通过钝性分离识别椎前筋膜。然后用手指探查以了解肿瘤是否扩展至咽后或食管后间隙，以及是否侵入椎前筋膜。若咽后或食管后间缝受到肿瘤侵犯，应立即停止手术，因为当椎前筋膜受到侵犯时不可能有清晰的后方切缘。在这种情况下可行气管切开术以及可行的胃造瘘术以通畅气道和建立营养通路。如果咽后间隙通畅，手术即可顺利进行。进行双侧择区性颈部清扫。若患者淋巴结分期为 N0 期，应清扫颈部 Ⅱ、Ⅲ、Ⅳ 和 Ⅵ 区。因为气管食管沟内可能有多处淋巴结受累，因此 Ⅵ 区清扫是必需的。有关颈部清扫的详细内容参见第 78 章。

气管切除范围应通过影像学检查和气管镜检查确定。若气管未受侵犯，通常在第二和第三气管环之间将气管横断。但是，若气管受到侵犯，则需要切除更多的远端气管。由于常发生多病灶以及食管第二原发癌，必须将胸段食管一并切除。

经舌骨将下咽切除（图 56.3），并在咽后间隙将咽后的筋膜与椎前筋膜分离。此时可用剪刀剪开咽后壁。之后，即可通过锐性及钝性分离将喉、下咽连同颈段食管一同向上提起，应注意需尽量远离前纵隔（图 56.4）。在此过程中需结扎喉上动脉及静脉。切除周围的淋巴结，包括咽后组淋巴结也需同时清除。探查甲状腺以确定是否可予保留还是需部分或完全切除。大多数情况下甲状腺组织都会受到肿瘤侵犯，因此需将其切除（见图 56.2）。先将食管上段与下咽部的切缘送病理科检验，以了解有无肿瘤残留。若切缘仍可见肿瘤组织，则需扩大切除范围直至切缘干净。颈段食管下部在游离胃之前暂不切除。

手术前我们需结合影像学检查及内镜检查的结果，确定肿瘤是否侵犯椎前筋膜或包绕颈动脉。若手

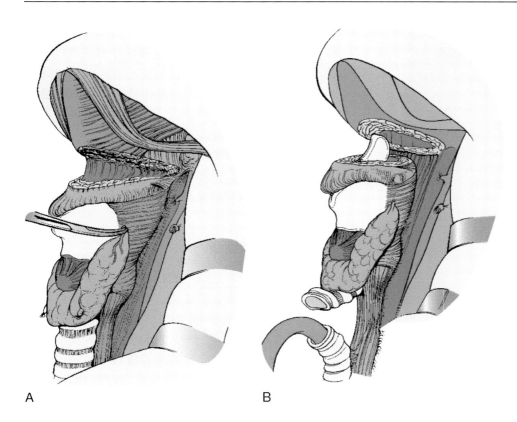

图 56.3 (A)经舌骨下咽切除并暴露咽腔。(B)通过咽侧壁及咽后壁将咽部与舌根分离。(From Silver CE: Surgery for Cancer of the Larynx and Related Structures. New York churchill Livingstone. 1981, PP 198–199.)

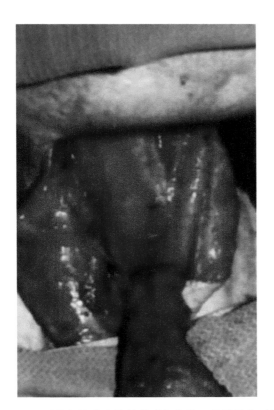

图 56.4 用手指钝性分离椎前筋膜与食管，并尽量向下分离至上纵隔以提起颈段食管。

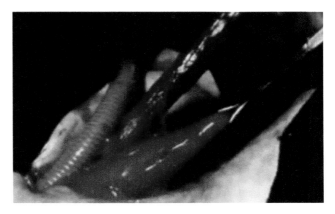

图 56.5 慢慢地将喉食管部分向上牵拉以便将胃部上提至颈部，以完成胃上提代食管的过程。

术者在术中才发现颈动脉被肿瘤所包绕，则手术方式应采用姑息性切除而非根治性切除。然后经腹腔游离胃部。钝性分离颈部到腹部的纵隔处组织，而后小心轻柔地将胃和食管上提到颈部(图 56.5)。在胃食管连接处将食管同胃断开，此时咽腔与食管腔均暴露在外，同样需行显微镜病理检查保证切缘无癌残留(图 56.6)。

颈段食管的大多数肿瘤为恶性的，必须行喉部、下咽部及食管共同切除才能保证切除彻底。但对于

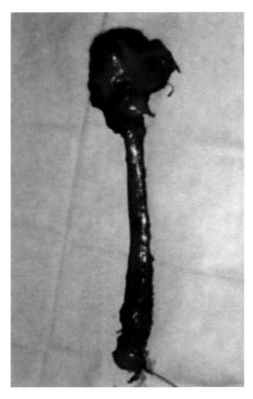

图 56.6　图为全喉全下咽及食管的切除标本。需要将其纵行切开并在显微镜下观察咽及食管黏膜以确保足够的肿瘤切缘。

少数肿瘤较小或良性肿物的患者，局部切除肿瘤并保留喉部及环咽肌和声带的功能也是可行的。然而，保留完整的喉部及气管使颈段食管的暴露严重受限，切除及修复的操作困难很大。Mizobuchi 等[24]曾用 Weerda 喉镜成功切除了早期食管恶性肿瘤。

修复重建

　　食管的重建要由专业团队进行，但有些例外情况将在正文详细解释。有几种重建技术可用于全喉、全下咽及食管切除术后的食管重建，包括胃和结肠移位、游离皮瓣以及联合使用游离皮瓣和局部皮瓣。

胃代食管修复法

　　已故的 Donald Harrison[6]在 1986 年整理了他在皇家耳鼻喉科医院所治疗的 101 例下咽和食管恶性肿瘤患者资料。手术方式均为全喉、全下咽及食管切除，并以胃代食管的方式进行修复重建。目前大部分的头颈外科医生均认为切除整个食管既切除了原发肿瘤，又可以有效防止胸段食管第二原发癌的发生。

　　胃代食管术后患者吞咽功能的快速恢复令人非常满意，并且此方法的优势在于一期即可完成修复。

该方法的缺点在于需经腹手术，创伤大，同时因重力作用导致吻合口张力过大，特别是对术前曾行放疗的病例会产生不良影响。但近年来腹腔镜技术的开展克服了开放腹腔所造成的创伤[25]。术后早期，患者一般均会出现腹部胀满感，这是因为胃部失去了之前的容纳能力所引起的[26]。

　　当胃上提至颈部时，用非可吸收线将胃部与残余的下咽黏膜及舌根部进行双层缝合（图 56.7）。术后胸部 X 线片检查可见胃部在纵隔内显示为纵隔影增宽（图 56.8）。

结肠代食管修复法

　　此方法用于少数既不能行胃上提术也无法以转移游离皮瓣进行修复的患者。术前肠道准备包括纯流质饮食以及在术前 48 小时口服针对肠道菌群的抗生素。Cheng 等[27]为一些患有食管恶性肿瘤但曾有胃部分切除或次全切除史的患者进行了结肠代食管修复重建，术后均无严重的并发症，并且功能恢复良好。但结肠修复在某种程度上限制了胃的生理性反流性运动，而且，一旦出现瘘，结肠内的定植菌就会进入纵隔和腹腔增加感染风险[26]。

　　手术最后行气管造瘘术（见第 49 章）。我们对

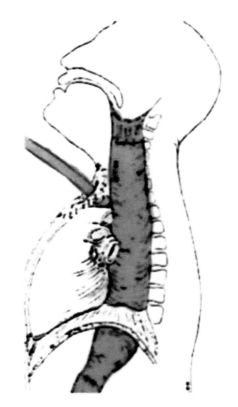

图 56.7　胃代食管术后解剖结构图解。

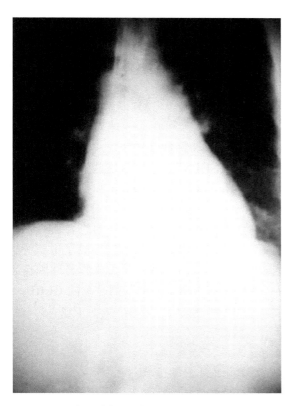

图 56.8　术后胸部 X 线片显示胃部纵隔影增宽。

"胃代食管修复术"的患者进行"气管-胃造瘘"手术，对"空肠代食管修复术"的患者行"气管-空肠造瘘"术，这两种发音管重建取得了一定的效果。此操作简单易行，"气管-空肠造瘘"发音管发出的声音低沉、浊重，但易于理解。"气管-胃造瘘"发音管发出的音质稍差，虽然气流短，但仍是可以理解的。读者可参考第 81 章以获取更多关于全喉、下咽及食管切除术后修复重建的内容。

游离皮瓣

1959 年，Seidenberg 等[28]首次报道了使用游离空肠对复发肿瘤行全喉、全下咽及食管切除术的患者进行术后重建。这是人类第一次使用自体游离组织进行转移修复。从那时开始，一些其他的游离组织也用来进行食管切除后的重建，包括胃网膜瓣、前臂桡侧瓣和股外侧皮瓣。胃网膜瓣具有一定优势。胃黏膜可以用来使口腔及口咽部的缺损对位，也可用以管状修复下咽部。另外，胃部的黏膜无毛发生长，柔韧性强，容易以三维立体的方式来进行组织重建[26]。这种修复方式最独特的优势就在于胃网膜可以分泌黏液，这极大地提高了患者的生存质量，尤其是对于放疗后口腔干

燥的患者效果更为明显。Righini 和他的同事们[29]也采用了管状的游离胃网膜瓣对 6 例行全喉切除术的下咽和颈段食管恶性肿瘤患者进行修复。其中，5 例患者术前曾行放化疗，3 例患者为二次手术。术后存活的患者均可正常饮食并可用食管发声。

自体游离空肠是用于下咽恶性肿瘤患者修复的最有效方法，并且其远端的缝合线不在纵隔腔内。然而，在颈段食管恶性肿瘤的手术治疗中，很少使用游离空肠修复术。一些学者的报道称，游离空肠只能成功地运用于有限的病例中。Shirakawa 等[30]在 54 例患者中运用游离空肠进行了重建，其中 6 例患者接受了保留喉功能的颈段食管切除加游离空肠重建颈段食管的手术，这些病例均获得了较高的生存质量。

Wadsworth 等[31]首次在下咽及颈段食管病变的患者中进行了腹腔镜下游离空肠转移修复。Bardone 等[32]随后也分享了有关腹腔镜下手术的经验并称术后并发症的发生率明显降低。腹腔镜的优势在于减少了因开腹而导致的并发症。Ascioti 等[33]使用超长带蒂的游离空肠瓣修复全食管切除术后的缺损。带蒂游离空肠瓣的蒂部丰富的微血管可营养较长节段的空肠瓣，从而使全食管的缺损一期修复成为可能。尽管该方法有一定的操作难度，但其术后功能恢复良好。Takushima 等[34]还采用了双血管的带蒂空肠瓣来重建整个食管。长节段带蒂游离空肠瓣可一期修复全食管缺损。

McCarthy 等[35]联合使用微血管游离空肠瓣及胸三角肌皮瓣进行了气管造口及颈段食管等颈部中线结构手术切除后的重建工作。当皮肤、喉、下咽及食管等颈部中线的组织结构都缺损时，进行修复重建是非常困难的，而这些缺损可用游离空肠进行修复以维持消化道的连续性以及用胸三角肌瓣来修复气管造口及周围的皮肤缺损。胸三角肌皮瓣可提供足够大面积的血供良好的组织，用来覆盖重建的消化道及颈部术后暴露的大血管。同时，胸三角肌皮瓣薄而柔韧的特性使得气管造口与皮肤缝合处无明显的张力，同时无过多的软组织向气管内脱垂，因此可以保持气管造口的通畅。

Yu[36]对 10 例患者进行了用大腿前侧皮瓣来修补下咽、食管、气管以及颈前部缺损的新技术。以穿支血管将皮瓣分为两部分，一部分以管状修复食管，另一部分用来修复皮肤缺损。此方法在外观及功能上均取得了良好的效果，并最大程度降低了患者的并发症，提高了康复速度。

术后处理及并发症

关于颈淋巴结清扫术后的处理及并发症详见第78章，喉切除术后的处理及并发症请参见第49章。其术后处理原则与颈段食管恶性肿瘤基本相同，包括逐步恢复经口进食。胃代食管患者术后需放置鼻胃管行胃肠减压。若因某些原因患者术后不能尽快恢复经口进食，需经中心静脉导管进行肠外营养。在行胃代食管术的患者中也应常规放置胸腔引流管，而且引流管需接入水封的引流瓶中。

术后并发症包括胸腔积液和肺炎。它与纵隔清扫有关，通常为自限性，症状好转后即可拔除胸腔引流管。乳糜胸一般在乳糜液积聚至一定量时才能发现。大量的乳糜漏会导致代谢异常需尽快行手术修补。上提的胃坏死可导致极高的死亡率，因为腹腔、胸腔、纵隔和颈部均会受到口腔内细菌的感染。目前尚无胃下咽吻合口狭窄的相关报道，但其理论上是存在。一般情况下此吻合口可保持扩张状态并维持良好的吞咽功能，但在患者直立及俯身时均可能出现反流现象。

据 Triboulet 等[37]的统计，在包括 78 例颈段食管恶性肿瘤在内的 209 例患者中，并发症的发生率为38.3%，死亡率为 4.8%。研究采用胃代食管、结肠代食管以及游离空肠三种修复方式进行比较。胃代食管术后最常见的为呼吸道并发症，但胃代食管术后若无吞咽障碍，其生存率要高于以游离空肠修复的患者。该研究还发现，患者术后的生存率与重建的方式技巧无关。但胃代食管患者预后较好可能与并发症较少、经口进食恢复较快以及生存质量较高有关。

Podrecca 等[38]回顾分析了 346 例游离皮瓣修复病例后认为，术前一般情况较差、术前有过其他治疗以及需要行静脉移植者皮瓣的坏死率及死亡率较高。术后咽瘘的发生率为 7%~37%，且游离空肠修复者坏死及咽瘘的发生率要高于行胃代食管修复者。Murray 等[39]的报道显示，在 14 例行大腿前侧皮瓣和涎液旁路引流术共同修复的患者中，术后无一例出现咽瘘，尽管这些患者中有人在术前已进行过某些治疗。14 例患者中仅有 1 例术后出现狭窄但经扩张治疗后好转。

喉、下咽及食管切除术后引起的狭窄可用多种方式进行进一步处理。最直接的方法即手术。但狭窄多为咽瘘延迟愈合过程造成。由于瘢痕牵拉及之前的放疗，手术治疗狭窄可能会导致比狭窄更严重的问题，比如切口裂开以及瘘管形成。

Szentkereszty 等[40]用球囊扩张法在治疗下咽食管切除术后狭窄的患者中取得了成功。从手术到需要扩张的时间平均为 7.8 个月，平均扩张次数是 3.2次。对于肿瘤复发的患者可在狭窄处植入支架。

自膨式金属支架可用来快速减轻患者的吞咽困难症状并可封堵气管食管瘘[41]。一些支架还带有防反流阀，以减轻 GERD 的症状。这些支架对患者早期恢复进食也很有帮助。Tomifuji 和他的同事们[42]曾采用硅胶支架来治疗咽瘘。

对于手术切除甲状腺并取样的患者，必须进行甲状腺激素替代治疗。同样，对于切除了甲状旁腺的患者则需要补充钙剂。另外颈段食管恶性肿瘤患者术后必须积极服用质子泵抑制剂并预防 GERD。

精要

- 早期诊断显著影响患者的生存率。
- 颈段食管的原发癌比较罕见，大多为下咽癌侵犯所致。
- 治疗颈段食管鳞状细胞癌最好方法就是彻底切除肿瘤。
- 颈段食管恶性肿瘤切除后行胃代食管修复为可靠一期修复方法，既完整切除了肿瘤，又可达到术后早期即恢复吞咽功能的目的。
- 对于妨碍患者吞咽的颈段食管恶性肿瘤，切除是一种合理的姑息性治疗，并可达到治愈的效果。

隐患

- 切除颈段食管但保留完整的喉部与气管是具有挑战性的手术，要求做到尽乎完美的肿瘤定位、分期及手术技巧。
- 若术前对肿瘤的范围评估不够充分则会导致手术切除的范围不足。
- 有胃部手术史或在术前以放置胃造口管的方式来纠正营养不良的患者，均不能行胃代食道修复术。
- 营养情况差的患者术后易出现并发症。
- 放化疗失败的患者行挽救性喉、下咽及食管切除术后并发症发生率高。

（刘业海 译）

参考文献

1. Lefebvre JL, Chevalier D, Coche-Dequeant B: Cancer of the hypopharynx and cervical esophagus. In Myers EN, Suen JY, Myers JN, Hanna EY (eds): Cancer of the Head and Neck, 4th ed. Philadelphia, WB Saunders, 2003, pp 379-390.
2. Weisberger E: Cancer of the cervical esophagus. Op Tech Otolaryngol Head Neck Surg 16:67-72, 2005.
3. Peracchia A, Bonavina L, Botturi M, et al: Current status of surgery for carcinoma of the hypopharynx and cervical esophagus. Dis Esophagus 14:95-97, 2001.
4. Burmeister BH, Dickie G, Smithers BM, et al: Thirty-four patients with carcinoma of the cervical esophagus treated with chemoradiation therapy. Arch Otolaryngol Head Neck Surg 126:205-208, 2000.
5. Sasaki CT, Salzer SJ, Cahow E, et al: Laryngopharyngoesophagectomy for advanced hypopharyngeal and esophageal squamous cell carcinoma: The Yale experience. Laryngoscope 105:160-163, 1995.
6. Harrison DF, Thompson AE: Pharyngolaryngoesophagectomy with pharyngogastric anastomosis for cancer of the hypopharynx: Review of 101 operations. Head Neck Surg 8:418-428, 1986.
7. Peracchia A, Bardini R, Ruol A, et al: Surgical management of carcinoma of the hypopharynx and cervical esophagus. Hepatogastroenterology 37:371-375, 1990.
8. Forastiere A: The role of chemotherapy in the treatment of esophageal cancer. Clin Adv Hematol Oncol 3:254-256, 2005.
9. Forastiere AA, Goepfert H, Maor M, et al: Concurrent chemotherapy and radiotherapy for organ preservation in advanced laryngeal cancer. N Engl J Med 349:2091-2098, 2003.
10. Liberale G, De Simone P, Snoeck R, et al: Verrucous carcinoma of the esophagus. A case report. Minerva Chir 60:61-65, 2005.
11. Alrawi SJ, Winston J, Tan D, et al: Primary adenocarcinoma of the cervical esophagus. J Exp Clin Cancer Res 24:325-330, 2005.
12. Abe T, Hosokawa M, Kusumi T, et al: Adenocarcinoma arising from ectopic gastric mucosa in the cervical esophagus. Am J Clin Oncol 27:644-645, 2004.
13. von Rahden BH, Stein HJ, Becker K, Siewert RJ: Esophageal adenocarcinomas in heterotopic gastric mucosa: Review and report of a case with complete response to neoadjuvant radiochemotherapy. Dig Surg 22:107-112, 2005.
14. Oguma J, Ozawa S, Omori T, et al: EMR of a hyperplastic polyp arising in ectopic gastric mucosa in the cervical esophagus: Case report. Gastrointest Endosc 61:335-338, 2005.
15. Matsushita M, Okazaki K: Pedunculated hyperplastic polyps in the cervical esophagus: EMR vs. snare polypectomy. Gastrointest Endosc 61:335-338, 2005.
16. Caceres M, Steeb G, Wilks SM, Garrett HE Jr: Large pedunculated polyp originating in the esophagus and hypopharynx. Ann Thorac Surg 81:393-396, 2006.
17. Sargent RL, Hood IC: Asphyxiation caused by giant fibrovascular polyp of the esophagus. Arch Pathol Lab Med 130:725-727, 2006.
18. Szumilo J, Kotarska M, Chroscicki A, Korobowicz E: Leiomyoma of the cervical esophagus: A case report. Ann Univ Mariae Curie Sklodowska 58:22-24, 2003.
19. Marin VP, Yu P, Weber RS: Isolated cervical esophageal reconstruction for rare esophageal tumors. Head Neck 28:856-860, 2006.
20. Pesko P, Bjelovic M, Sabljak P, et al: Intraoperative endoscopy in obstructive hypopharyngeal carcinoma. World J Gastroenterol 28:4561-4564, 2006.
21. Gibbs J, Cull W, Henderson W, et al: Preoperative serum albumin level as a predictor of operative mortality and morbidity: Results from the National VA Surgical Risk Study. Arch Surg 134:36-42, 1999.
22. Meunier B, Raoul J, Le Prise E, et al: Salvage esophagectomy after unsuccessful curative chemoradiotherapy for squamous cell carcinoma of the esophagus. Dig Surg 15:224-226, 1998.
23. Ong GB, Lee TC: Pharyngogastric anastomosis after oesophagopharyngectomy for carcinoma of the hypopharynx and cervical oesophagus. Br J Surg 48:193-200, 1960.
24. Mizobuchi S, Nakatani H, Akimori T, et al: Novel use of a Weerda laryngoscope to remove early cervical esophageal cancer. Ann Thorac Surg 79:34-35, 2005.
25. DePaula AL, Macedo AL, Cernea CR, et al: Reconstruction of upper digestive tract: Reducing morbidity by laparoscopic pullup. Otolaryngol Head Neck Surg 135:710-713, 2006.
26. Lorenz RR, Alam DS: The increasing use of enteral flaps in reconstruction for the upper aerodigestive tract. Curr Opin Otolaryngol Head Neck Surg 11:230-235, 2003.
27. Cheng BC, Xia J, Shao K, et al: Surgical treatment for upper or middle esophageal carcinoma occurring after gastrectomy: A study of 52 cases. Dis Esophagus 18:239-245, 2005.
28. Seidenberg B, Rosenak SS, Hurwitt ES, Som ML: Immediate reconstruction of the cervical esophagus by a revascularized isolated jejunal segment. Ann Surg 149:162-171, 1959.
29. Righini CA, Bettega G, Lequeux T, et al: Use of tubed gastroomental free flap for hypopharynx and cervical esophageal reconstruction after total laryngopharyngectomy. Eur Arch Otorhinolaryngol 262:362-367, 2005.
30. Shirakawa Y, Naomoto Y, Noma K, et al: Free jejunal graft for hypopharyngeal and esophageal reconstruction. Langenbecks Arch Surg 389:387-390, 2004.
31. Wadsworth JT, Futran N, Eubanks TR: Laparoscopic harvest of the jejunal free flap for reconstruction of hypopharyngeal and cervical esophageal defects. Arch Otolaryngol Head Neck Surg 128:1384-1387, 2002.
32. Bardone M, Alessiani M, Zonta S, et al: Laparoscopic harvest of the jejunal free flap for cervical esophageal reconstruction. Minerva Chir 61:171-175, 2006.
33. Ascioti AJ, Hofstetter WL, Miller MJ, et al: Long-segment, supercharged, pedicled jejunal flap for total esophageal reconstruction. J Thorac Cardiovasc Surg 130:1391-1398, 2005.
34. Takushima A, Momosawa A, Asato H, et al: Double vascular pedicled free jejunum transfer for total esophageal reconstruction. J Reconstr Microsurg 21:5-10, 2005.
35. McCarthy CM, Kraus DH, Cordeiro PG: Tracheostomal and cervical esophageal reconstruction with combined deltopectoral flap and microvascular free jejunal transfer after central neck exenteration. Plast Reconstr Surg 115:1304-1310, 2005.
36. Yu P: One-stage reconstruction of complex pharyngoesophageal, tracheal and anterior neck defects. Plast Reconstr Surg 116:949-956, 2005.
37. Triboulet JP, Mariette C, Chevalier D, Amrouni H: Surgical management of carcinoma of the hypopharynx and cervical esophagus: Analysis of 209 cases. Arch Surg 136:1164-1170, 2001.
38. Podrecca S, Salvatori P, Squadrelli SM: Review of 346 patients with free-flap reconstruction following head and neck surgery for neoplasm. J Plast Reconstr Aesthet Surg 59:122-129, 2006.
39. Murray DJ, Gilbert RW, Vesely MJJ, et al: Functional outcomes and donor site morbidity following circumferential pharyngoesophageal reconstruction using an anterolateral thigh flap and salivary bypass tube. Head Neck 29:147-154, 2007.
40. Szentkereszty Z, Szegedi L, Boros M, et al: Balloon dilatation of strictured cervical anastomosis after subtotal esophagus resection. Orv Hetil 147:2421-2423, 2006.
41. Costamagna G, Marchese M, Iacopini F: Self-expanding stents in oesophageal cancer. Eur J Gastroenterol Hepatol 18:1177-1180, 2006.
42. Tomifuji M, Shiotani A, Takaoka T, et al: Clinical experience with silicon pharyngeal tube for pharyngocutaneous fistula and cervical esophagus stenosis. Nippon Jibiinkoka Gakkai Kaiho 109:530-534, 2006.

第5篇

唾液腺

第57章
口内入路唾液腺导管结石取出术

David E. Eibling

大唾液腺急性、疼痛性肿大通常是由外分泌导管的结石引起的。有时，结石会自发排出，但在必要时取出嵌塞的结石仍是最佳的选择。如果不能取出结石，通常我们会选择另一种方法，即把相应的腺体切除。最新研制的内镜仪器促进了诊断内镜在外分泌导管系统的应用，使得已开展这项治疗的中心对选定的病位清除结石成为可能[1]。

唾液腺结石由有机物和无机物构成。钙磷灰石是最常见的无机物，但是也可发现其他钙化合物。近期，聚合酶链反应检测表明结石可能由细菌引起，而且可能与吸烟有一定相关性。尽管大多数的结石（60%~90%）发生在下颌下腺内，然而应用新型诊断仪器的中心发现，腮腺结石的发生率高于以往的报道[1]。

病例选择

4个大唾液腺的任何一个被唾液腺结石梗阻，均

可导致该腺体突发疼痛性肿胀（图57.1A）。通常会有复发性肿胀病史，尤其是进食时。有时，患者可能有急性而非严重的细菌感染，伴有或不伴有蜂窝织炎，需要用抗生素治疗。阻塞的下颌下腺管严重感染伴蜂窝织炎可导致呼吸道梗阻，需要行侵袭性治疗，有时需行气管切开术。

体格检查仍是一种重要的诊断手段，而且即使在今天，也不应被影像检查所取代。对所有病例都需对受累腺体及其外分泌管进行仔细的双手触诊。在可达部位发现有可触及的结石可直接决定治疗选择。在经口内取出结石之前不必先用抗生素治疗，因为一旦梗阻解除，通常都会使感染和症状迅速消退。

体格检查可发现肿大有触痛的腺体。伴发的软组织炎症可能妨碍对腺体的触诊。有严重下颌下腺炎症的患者，肿胀可延伸至口底。如发现口底肿胀，提示有继发性蜂窝织炎，外科医生必须确保生命体征的监测并提供气道支持。

有些患者会出现明显的肿胀和脓肿形成。在此

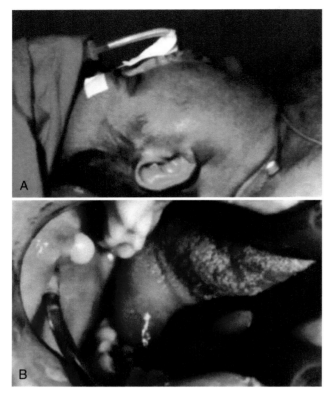

图 57.1　(A)结石阻塞腮腺管导致的右侧腮腺炎症。(B)结石取出后腮腺导管的脓性分泌物。

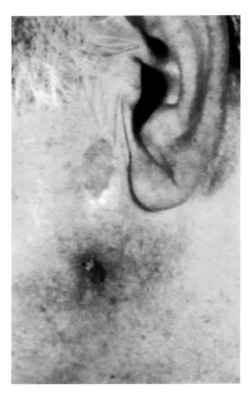

图 57.2　大结石导致左腮腺管长期阻塞后形成的瘘管。

情况下,单纯去除结石治疗是肯定不够的。偶尔患者可能会有整个颈部的蜂窝织炎,需要进行紧急气道处理包括气管切开和脓肿切开引流。长期阻塞的患者可能形成瘘管,竟然会排出结石(图 57.2)。

口腔检查可以发现在导管口或其近端可触及的结石(图 57.1B)。在这种情况下,经口内去除结石并松解阻塞可立即解除患者的症状。但是对于其他患者,结石可能会位于更近的部位。影像学检查往往很有帮助,唾液腺内镜可做辅助检查(或替代检查)(图 57.3)[1]。下颌下腺管内的结石或腺体口的结石通常可以在下颌骨侧位 X 线片或咬合位 X 线片上看到。偶尔有些结石在 X 线片上显影不足,因此 X 线片阴性结果不能排除预定的诊断。

当诊断不明确时,尤其是识别腮腺管内结石时 CT 扫描具有明显的优势。CT 需要拍摄平扫和增强两种影像,因为结石可能会与对比剂增强的血管结构相混淆。导管内注射造影剂行唾液腺造影多年来一直是标准的评估方法,但是在操作上有一定难度,有时甚至不能进行,会使患者感到很不舒适,因此在急性炎症期禁用。最近新的磁共振成像技术可能会取代唾液腺造影术[1,2]。

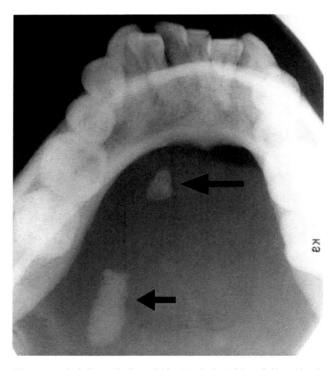

图 57.3　咬合位 X 线片显示结石阻塞在下颌下腺管口处(小箭头所示)。不幸的是在导管后端又发现了第二块结石(长箭头所示)。虽然经口内入路容易去除前端结石,但是近端结石不能自行排出,可能需要切除整个下颌下腺。

采用 1mm 硬质光学内镜配用各种工作套管和冲洗通道以及检查器械的唾液腺内镜,是由 Marchal 和 Dilguerov 介绍的,已经被有经验的医生极好地使用了[1]。这种技术可能成为常规技术,而且通过培训,医生可以掌握使用。

嵌塞在下颌下腺或腮腺内的大块结石过去一直认为不适合经口内途径取出,然而最近发表的报道称,经口内途径取出了下颌下腺管口的结石[3]。采用唾液腺内镜以及碎石取出术的新技术可能会在不久的将来会进一步改变治疗模式。但是,到那时大多数情况下,还需要手术切除受累的腺体。

对于继发于结石的慢性下颌下腺炎,通常都要手术切除下颌下腺。这种方法风险低而且相对简单(见第 61 章)。相比之下,慢性腮腺炎因为神经周围粘连,容易引起暂时性面瘫,增加了技术上的难度。此类手术应由少数、解剖经验丰富的外科医生进行。

口内途径取出嵌塞在导管开口处的结石在门诊或普通诊室即可施行。通常表面麻醉加局部浸润麻醉就足够了,并不需要用镇静剂。

手术技术

进行此手术放大设备是必不可少的,包括手术放大镜或手术显微镜。如果用手术显微镜,患者取半卧位,外科医生用优势手将口腔撑开,并将患者的头部支持在臂弯处,操作起来更容易。使用手术放大镜或者直接裸眼时,患者取坐位或半卧位。患者取坐位时,患者身体必须前倾并张口,必须进行口腔抽吸,因为患者在手术中不能吞咽,应由助手来协助抽吸口腔。

触诊发现导管末端有结石之后,应采用 10%利多卡因、4%利多卡因或 2%丁卡因麻醉表面黏膜。先用海绵擦干黏膜可增强局部麻醉效果。注射少量利多卡因加 1:100 000 肾上腺素进行补充麻醉和止血。等 5~10 分钟再行手术,可提高肾上腺素的止血效果,减少渗血。局部麻醉注射会引起变形,因此部分外科医生在注射前会在导管内放置一根探针。

如果结石已触及到并已凸出到导管口外,只要切开结石附近的黏膜使其松动就可以将其取出。但是更常见的情况是,结石可以触到但不在开口处。在这种情况下要先用泪探针探测管口(图 57.4A)。识别是出开口尖有一定难度,尤其是开口发炎时。应用放大镜并要耐心操作才能确保导管插入。粗暴探测造成的创伤会导致出血及视野模糊,因此操作至关重要。

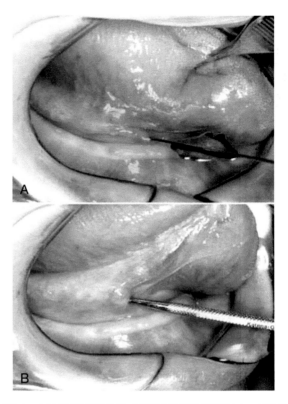

图 57.4 （A）将泪道探针插入下颌下腺导管开口内。（B）然后用泪道扩口器将导管扩大。

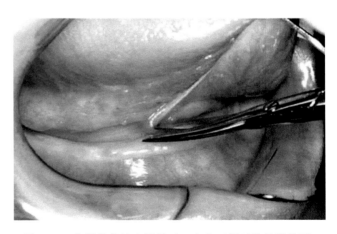

图 57.5 将眼科剪放入导管开口内将下颌下腺导管剪开。

将探针插入导管并探测结石,然后用大号泪道扩口器将管孔扩大(见图 57.4B)。将眼科剪的一端放入导管内,然后将导管及口腔开口处黏膜剪开(图 57.5)。此时结石通常很容易被取出,手术即告完成(图 57.6)。有些外科医生用可吸收线对剪开的导管进行整形缝合。大多数患者,随着唾液的持续流动冲刷会保持足够的导管开口,因此几乎没必要进行袋状缝合。在所取出的结石的后方常会发现另外的结

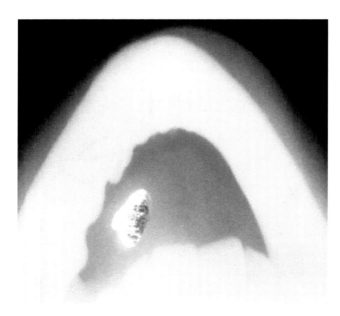

图 57.6　从 X 线片上显示的导管前端取出结石。通过用剪刀扩大导管口易于取出结石。

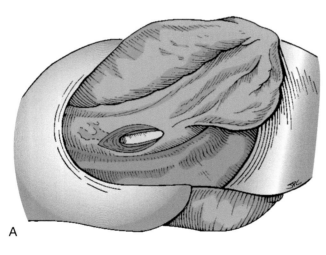

A

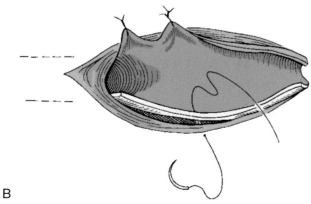

B

图 57.7　（A）通过将导管黏膜缝合到口底将导管袋状缝合，以防止狭窄。（B）袋状缝合的细节。

石，所以术中应反复探查导管。

位于下颌下腺导管中间部位的结石，可以通过切开外侧口底并解剖分离下方的软组织至导管，将其取出。操作要小心以免损伤舌神经。让助手施压下颌下间隙有助于接近导管。找到导管的结石，在结石正上方切开导管。取出结石之前，先将 4-0 丝线将导管切口的一个侧壁缝合固定在口底黏膜上，然后取出结石，并再多缝合几针将导管切口形成袋状缝合（图 57.7）。

通过控头探测，通常可以在导管更近端部位发现结石。将导管切开后可能需要挤压腺体取出结石。有时，结石可通过口腔冲洗和刺激唾液分泌被冲出，比手术取出更容易。嵌塞在腺体端或腺体近端的结石，大多数不易取出，这时需要手术切除下颌下腺。已有经口内去除腺体端结石的相关报道[3]，其术式和经口内入路的下颌下腺切除术相似（见第 61 章）。

由于腮腺导管穿过咬肌外侧，想要取出嵌塞在导管近端的结石需要采用另一种技术。Marchal 研制出一种从腮腺导管近端取出结石的方法[4]。他用唾液腺内镜发现腮腺导管内的结石，然后通过外部入路暴露导管。内镜的照明有助于外科医生发现结石。然后他打开导管，取出结石，并修复取出结石引起的导管损伤。

内镜下取石术

充分探讨内镜下取石术已超出本章的范围。除了适当的仪器，成功地完成结石的检测和取出还需要广泛的培训和经验。将包含有内镜、0.25mm 冲洗通道和 0.65mm 操作通道的 1.3mm 手术套管（图 57.8）插入到扩大的导管里。把一个小的取石网篮或激光纤维穿入到手术套管的操作通道内。小的结石内镜下可以直视到，将其从管道内取出，而大的结石则需要激光粉碎后取出。由于腮腺导管较下颌下腺导管细小，相比之下，要取出腮腺导管内的结石更具挑战性（图 57.9）。

精要

- 下颌下腺或腮腺有反复肿胀史，提示导管堵塞，通常是由结石引起。
- 嵌塞于下颌下腺导管开口的结石易触诊到，且易取出。
- 嵌塞于导管口的结石，通常需要切除下颌下腺。

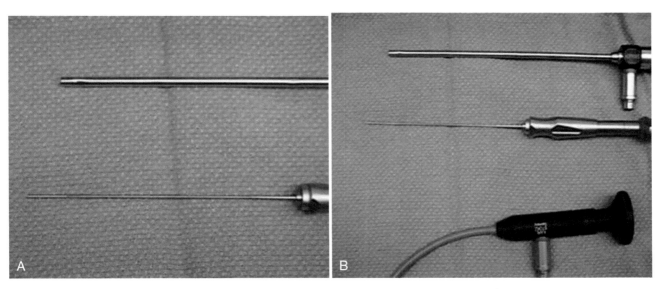

图 57.8　(A,B)唾液腺内镜的照片。最大操作套管为 1.3mmx1.1mm,带有 0.25mm 的冲洗通道和 0.65mm 的操作通道。

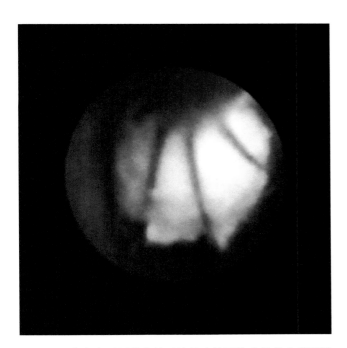

图 57.9　收在取石网篮内的唾液腺内结石取出前的内镜下视图。

- 嵌塞于腮腺导管口近端的结石,需要通过切除腮腺取石。
- 含有微型内镜的新技术可通过光照显示腮腺导管,联合导管的外部暴露,可取出结石并重建导管[4]。

隐患

- 未发现并取出嵌塞在导管口的结石,会导致长期的肿胀和感染,是一种潜在但可避免的病症。
- 过度损伤导管口会导致水肿和出血。
- 复发性结石提示有高钙血症。
- 未取出结石可导致腺体和周围组织的蜂窝织炎。

（尚伟　译）

参考文献

1. Marchal F, Dilguerov P: Sialolithiasis management: The state of the art. Arch Otol 129:951-956, 2003.
2. Becker M, Marchal F, Becker C, et al: Sialolithiasis and salivary ductal stenosis: Diagnostic accuracy of MR sialography with a three-dimensional extended-phase conjugate-symmetry rapid spin echo sequence. Radiology 217:347-358, 2000.
3. Capaccio P, Bottero A, Pompilio M, Ottaviani F: Conservative transoral removal of hilar submandibular calculi. Laryngoscope 115:750-752, 2005.
4. Marchal F: Personal communication, December 2, 2005.

第 **58** 章

唇部小唾液腺的活检

Rebecca E. Fraioli, Jennifer R. Grandis

舍格伦综合征是一种以外分泌腺体免疫介导性破坏为特征的慢性自身免疫紊乱性疾病。唇部小唾液腺活检被认为是诊断舍格伦综合征的金标准。舍格伦综合征的症状主要与腺体功能丧失有关：眼干是由于泪腺破坏，口干是由于大小唾液腺破坏，鼻、喉、气管干燥是由于小黏液腺的破坏，慢性腮腺肿大是由于腮腺破坏[1,2]。

病例选择

对舍格伦综合征患者而言，在 $4mm^2$ 的腺体组织中，正常腺体周围出现 50 个以上的淋巴细胞聚集，那么唇部小唾液腺的活检就是阳性结果。然而，单纯唇腺活检并不能作出诊断，必须同时出现眼干或口干等症状才可以作出诊断[3]。除唇腺活检外，其他主要的客观诊断标准还包括血清检测干燥综合征 A 自身抗体和 B 自身抗体。2002 年，美欧协作组尝试将舍格伦综合征的诊断标准化。该协作组提出了一系列舍格伦综合征的诊断标准，其敏感性和特异性约为 95%（表 58.1）[3]。该标准不需要行唾液腺活检进行诊断，然而却要求活检结果阳性或其 A/B 抗体的血清检测阳性。

有人曾建议，检测 A 或 B 抗体是确诊舍格伦综合征的首选方法[4]。然而该方法会产生假阳性或假阴性结果。A 抗原并非舍格伦综合征的特异性抗原，在其他许多自身免疫性疾病中同样会有阳性结果[2]。在依据小唾液腺活检结果诊断为舍格伦综合征的患者中，其 A 和 B 抗原的抗体也可能是阴性[4]。因此，尽管 A 和 B 抗原检测是一种合理地选择，在合并该病的其他症状时可诊断为舍格伦综合征，但是阴性结

表 58.1	舍格伦综合征的分类标准

可以两种方式用这六条标准作出诊断。第一、只要组织病理学检查或血清抗体检查为阳性，下述 6 项中任意 4 项若为阳性即可作出诊断；另一种方法是，如果 4 项客观标准中有 3 项为阳性即可作出诊断。

主观标准

1. 眼部症状（眼干）
2. 口腔症状（口干）

客观标准

1. 眼部体征：要求以下两项客观检查结果中至少一项阳性
   a. 希尔默实验
   b. 玫瑰红或其他眼部干燥评分≥4（van Bijsterveld 评分系统）
2. 组织病理学
   a. 若集中评分>1，小唾液腺活检阳性
   b. 集中评分=每 $4mm^2$ 腺体组织中淋巴细胞巢的数量
   c. 淋巴细胞巢必须邻近正常的黏液腺泡，其中的淋巴细胞>50
3. 唾液腺受累，下列标准至少有一条为阳性则认定为阳性
   a. 15 分钟内无刺激唾液完成≤1.5mL
   b. 腮腺唾液腺造影显示唾液导管弥散性扩张而大导管无阻塞
   c. 唾液腺闪烁照相显示放射标记物摄取或排泄延迟或浓度降低
4. 自身免疫抗体。存在以下两种抗原的 1 种或 2 种血清抗体
   a. A 抗原
   b. B 抗原

果并不能排除舍格伦综合征，因此，对这些患者需要做唇腺活检。一些作者提议唇腺活检应作为舍格伦综合征的常规诊断方法。有 4% 的舍格伦综合征患者

最终会被诊断为淋巴瘤(多为 B 细胞黏膜相关性淋巴组织型)。有报道,在无症状患者中,通过唇腺常规活检诊断为淋巴瘤[5]。

最近已证实,唇部小唾液腺活检在诊断淀粉样多神经病[6]和新生儿血色素沉着症[7]中起作用。在所有这些病例中,唇部小唾液腺活检,相对于神经活检或肝脏活检的金标准而言,代表了一种微创性诊断选择。在淀粉样多发性神经病中,小唾液腺活检也具有鉴别舍格伦综合征的优势,舍格伦综合征伴发的感觉神经病变与淀粉样多发性神经病类似。新生儿血色素沉着症是一种罕见病,包括新生儿肝脏衰竭伴肝脏外铁沉积。该病若不及时治疗会迅速致命,但如果诊断及时,以及随后的治疗或肝脏移植,患者生存期会很长[7]。由于大部分该类患者均有肝脏衰竭引起的凝血功能障碍,因此肝脏活检特别危险。与肝脏活检相反,小唾液腺活检也可以在床旁进行而且发生凝血功能障碍的风险非常小[7]。

有人提出原发性肝硬化患者也要评估舍格伦综合征,原发性肝硬化与舍格伦综合征高度相关[7]。

术前评估

除了以上讨论的实验室检查,还需要行少量术前评估。活检可以在局麻下操作,即使有凝血功能障碍,出血风险也很小[7]。

手术入路

小唾液腺活检通过下唇黏膜表面切口进行(图 58.1)。应在局麻下进行缝合。将下唇外翻,注射含 1:100 000 肾上腺素的 1% 或 2% 利多卡因(图 58.2)。由于下唇两侧的小唾液腺密度高于中线区域,因此活检的理想部位位于中线外侧 2cm[8]。腺体活检的理想手术切口尚有争议,但以线性或椭圆形切口为标准。小唾液腺较表浅(图 58.3),用剪刀和止血钳进行微小解剖就容易确认(图 58.4)。操作要小心,以免损伤颏神经的周围分支。需要取 2~3 个小唾液腺进行显微镜下分析(图 58.5)。另一种方法是,将其中一半数目的腺体送冰冻检查,确保活检标本中有唾液腺组织。腺体切除后,可用电凝或加压的方式止血。手术切口用丝线间断缝合(图 58.6)。

有人提出了与上述不同的方法。有报道称,使用睑板钳可以有效外翻起下唇,也有助于外翻小唾液

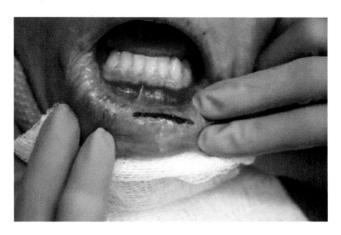

图 58.1　在唇黏膜表面上划的切口线。

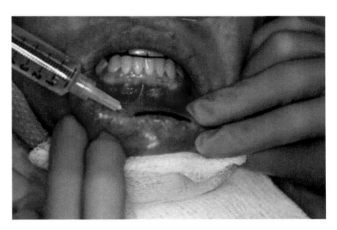

图 58.2　沿导管设的切线向唇内注射局麻药。

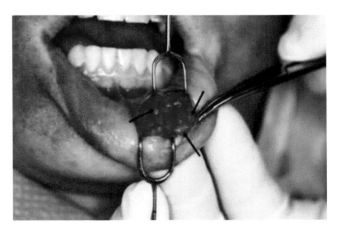

图 58.3　切开黏膜后,小唾液腺便暴露出来(箭头所示)。

腺并减少出血[9]。还有人建议,在切开黏膜前,用划线笔标出透过颊黏膜看到的小唾液腺。然后通过每个腺体上做的 X 形小切口,将各个腺体分别切除。由于

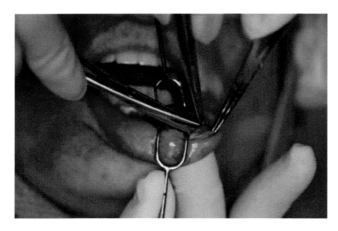

图 58.4 轻轻夹住小唾液腺进行钝性分离和去除。

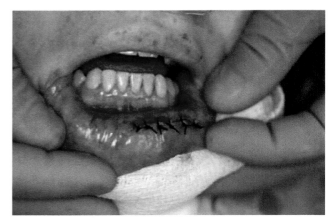

图 58.6 用 4-0 丝线缝合切口。

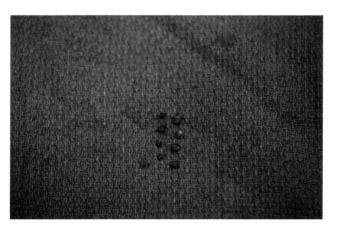

图 58.5 摘除多个小唾液腺作病理分析。

这种方式手术切口小,因此不必缝合[10]。

术后处理

术后处理并不复杂。患者除了感到切口部位的暂时疼痛(可用乙酰氨基酚止痛)外没有其他不适感。伤口会很快愈合,患者可在手术当日恢复正常饮食和生活。小唾液腺活检在手术前后不需要应用抗生素。

颏神经的分支靠近唇侧唾液腺。即使仔细操作,也可能切断细小的分支。在中线外侧的 1.5cm 处做一个下行方向的斜行切口能将这种风险最小化,但在术前要告知患者术后有下唇麻木的风险[8]。

精要

- 为保证伤口愈合良好,活检需经口内入路。
- 要切下 2~3 个腺体做病理分析。

- 睑板钳有助于下唇外翻和止血。

隐患

- 采用与神经平行的斜行切口可避免对颏神经的无意间损伤。
- 尽管手术切口很小,但对服用抗凝药物的患者,止血仍是个问题。

(尚伟 译)

参考文献

1. Ramos-Casals M, Tzioufas AG, Font J: Primary Sjögren's syndrome: New clinical and therapeutic concepts. Ann Rheum Dis 64:347-354, 2005.
2. Kassan SS, Moutsopoulos HM: Clinical manifestations and early diagnosis of Sjögren syndrome. Arch Intern Med 164:1275-1284, 2004.
3. Vitali C, Bombardieri S, Jonsson R, et al: Classification criteria for Sjögren's syndrome: A revised version of the European criteria proposed by the American-European consensus group. Ann Rheum Dis 61:554-548, 2002.
4. Kessel A, Toubi E, Rozenbaum M, et al: Sjögren's syndrome in the community: Can serology replace salivary gland biopsy? Rheumatol Int 26:337-339, 2006.
5. Van Mello NM, Pillemer SR, Tak PP, et al: B cell MALT lymphoma diagnosed by labial minor salivary gland biopsy in patients screened for Sjögren's syndrome. Ann Rheum Dis 64:471-473, 2005.
6. Lechapt-Zalcman E, Authier FJ, Creange A, et al: Labial salivary gland biopsy for diagnosis of amyloid polyneuropathy. Muscle Nerve 22:105-107, 1999.
7. Smith SR, Shneider BL, Magid M, et al: Minor salivary gland biopsy in neonatal hemochromatosis. Arch Otolaryngol Head Neck Surg 130:760-763, 2004.
8. Alsaad K, Lee TC, McCartan B: An anatomical study of the cutaneous branches of the mental nerve. Int J Oral Maxillofac Surg 32:325-333, 2003.
9. Seoane J, Varela-Centelles PI, Diz-Dios P, et al: Use of chalazion forceps to ease biopsy of minor salivary glands. Laryngoscope 110(3 pt 1):486-487, 2000.
10. Peloro TM, et al: Surgical pearl: "X" marks the spot for the salivary gland biopsy. J Am Acad Dermatol 45:122-123, 2001.

第59章

A型肉毒素治疗味觉出汗(Frey综合征)

John C. Sok, Clark A. Rosen

　　味觉出汗,也称之为Frey综合征、贝亚尔惹综合征、耳颞神经综合征、味觉多汗症,是腮腺手术、感染、创伤引起的并发症。其特点是在咀嚼时腮腺区皮肤出汗和潮红,可伴有该区域的不适。一旦出现了味觉出汗和皮肤潮红,甚至在多年以后,也不会自愈。累及的区域主要为腮腺区或上颈部,但也可见于耳垂后方、耳郭前后的发际线内(图59.1)或者外耳道内。

　　尽管"Frey综合征"是公认的名称,但第一例味觉综合征却是在1853年由Baillarger在法国研究中

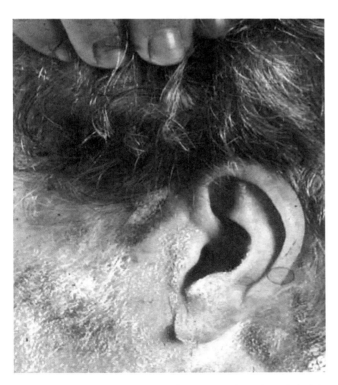

图59.1 味觉出汗一般累及腮腺区,然而也可见于耳垂后方和耳郭前后的发际线内。

报道的[1]。此后在1897年,Weber第一次在英国文献中描述Frey综合征,同时也是第一例双侧Frey综合征[2]。最后在1923年,华沙大学的神经科专家Lucie Frey描述了一例25岁的战士腮腺区遭受枪伤后在进食时面部出汗和潮红[3]。尽管Lucie Frey并不是第一个描述味觉刺激后面部出汗和潮红的专家,但她准确地描述了腮腺和皮肤相关的自主神经支配,因此提示在其发病机理中耳颞神经起一定作用。

　　理论上讲,Frey综合征的发生是由于支配腮腺分泌的副交感神经节后纤维与支配皮肤汗腺的交感神经节后纤维错位再生引起的。这两种神经的活动都需要乙酰胆碱作为传递介质。临床上表现为咀嚼时面部出汗和潮红。尽管许多接受腮腺切除手术的患者并无味觉出汗的表现,但是据报道50%有多汗症状的患者患有Frey综合征[4]。

　　味觉多汗的初期治疗方法是局部应用抗胆碱类药物(莨菪碱、吡咯糖、甲硫二苯马尼)或氯化铝。对严重的患者,外科手术治疗有症状Frey综合征是通过间植血管化组织、游离脂肪或真皮基质来隔离皮瓣。此外还报道分离副交感神经节前神经元的治疗方法。然而该方法只能暂时缓解症状,6~12个月后又会复发。

　　1995年,Drobik和Laskawi第一次报道了皮内注射A型肉毒素(Botox)是治疗味觉出汗的有效方法[5]。注射肉毒素是利用化学去神经法,使靶器官活动暂时丧失或减弱。在突触前神经纤维水平,肉毒素的生物毒性作用来自SNARE(可溶性N-乙基马来酰亚胺敏感的融合蛋白附着蛋白受体)的蛋白水解,用以调解细胞膜上囊泡的融合以及随后的乙酰胆碱释放进行神经冲动传递。最近,由于肉毒素皮内注射

能持续改善患者的味觉出汗症状,而且其并发症又相对较低,成为治疗 Frey 综合征的第一线药物。

病例选择

Frey 综合征往往是在腮腺手术或腮腺脓肿切开引流以后发生的,但也有报道称,也可发生于腮腺各种损伤后数周至数月后。包括钝性损伤、枪伤、髁突骨折、感染(如带状疱疹)和腮腺炎性疾病;伴发于中央神经系统疾病,如脊髓空洞症、脑炎、癫痫,以及发生于小脑桥脑角脑膜瘤的手术治疗中[6]。另外,味觉出汗可由医源性原因引起,例如部分应用胸三角瓣修复重建的个别病例(图 59.2)。因为其部位的原因,有人怀疑与下颌下腺来源的副交感神经的节后纤维有关。甚至还有人报道了无外伤史的先天性原因[7]。

腮腺术后有味觉出汗症状的患者需密切观察 6 个月,初期治疗是在受影响的部位局部涂敷抗胆碱药物(无味除臭剂,Etiaxil)。对轻度病例,这通常有效而不需要进一步治疗。如果保守治疗失败,要用定性多汗严重度问卷对患者进行评估。文献中报道了多种评估原发性多汗症的有效方法,包括多汗影响调查问卷(HHIQ)、皮肤病生活质量指数(DLQI)和疾病

干扰性评分[8-10]。最常用和简单的评价方法是多汗症严重度评分(HDSS),该评分是可靠的单问题评分,根据患者对多汗症的耐受度和对日常活动的影响程度评为 1~4 分(表 59.1)[11,12]。对评分大于 2 分的患者(多汗症几乎不能忍受或干扰日常活动),推荐用肉毒素治疗,减轻患者的多汗症状,使患者对多汗症状的容忍度降到 1 或 2 分。由于 HDSS 仅有一个问题,故能够快速完成,是判断治疗效果的实用有效的工具。

术前评估

多汗的区域,不同患者之间差别很大。除唇红以外,汗腺分布在头颈部所有部位。大部分为有毛发的皮肤区。由于患者之间有差异,在应用肉毒素进行化学去神经化的治疗中,最重要的是首先要划定过度出汗的区域。进行碘淀粉实验可以直视多汗的区域,是一种划定多汗区域的客观方法[13]。首先将头面部有症状的一侧清理干净并干燥,然后用 2% 碘溶液涂抹该区域(2g 碘与 10ml 杏仁或蓖麻油和 90mL 酒精混合)。另一种方法是用棉签涂擦聚维酮碘酒精液(如:聚烯吡酮磺)。待干燥后,将细淀粉末均匀掸到染色的区域。数分钟后,嘱患者咀嚼催涎剂(如柠檬片或糖)几分钟。面部出现深紫色斑点即可确诊味觉出汗。这种变色是由于淀粉与溶解碘发生还原反应的结果,使出汗的部位易于辨识。用笔标识出深染的多汗区域的边界,以 10cm 尺子作参照并拍照,然后消毒该区域,为注射肉毒素做好准备。最后一步,要告知患者存在有暂时性面神经功能减弱的风险,并在注射前应认真评估有无面神经失能和联带运动。

注射技术

注射在真皮层内的肉毒素,会扩散到约 5mm 半径的范围内。因此,皮内注射肉毒素需要间隔一定距

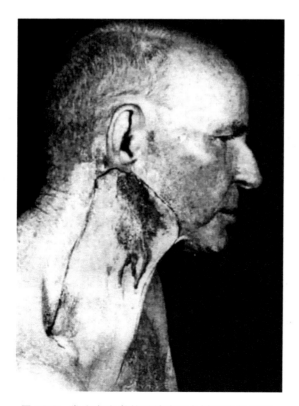

图 59.2　发生在患者的远端胸三角瓣的味觉出汗。

表 59.1	多汗症的严重度评分	
问题:您如何评价您多汗症的严重程度		评分
出汗区域不明显,从不打扰我的生活		1
出汗可以忍耐,但有时会影响我的日常活动		2
出汗几乎不能忍受,经常打扰我的日常活动		3
出汗不可忍受,总是影响我的日常活动		4

离,使扩散范围相互重叠。这样可以最大限度的麻痹外分泌腺,并使肉毒素的用量最小化。通过淀粉实验形态评估后,用外科笔将皮肤靶区均匀分割成小方格状(为保证治疗效果,我们选择每个小方格间隔为 0.5cm)(图 59.3)。干粉样 A 型肉毒素(Botex,100 单位/小瓶)与 1mL 不含防腐剂的无菌盐水混合,最终浓度 10U/0.1mL(防腐剂会破坏毒素)。应避免过分稀释。将所有溶液(1mL)吸入 1mL 的注射器中。为最大限度地减轻患者的不适,可用 30 号针头注射肉毒素,每 0.5cm² 注射 5~10 个单位的肉毒素。肉毒素会从注射点扩散(由体积决定)[14]。要缓慢、小心地将注射液注射到真皮层内。会出现可见的皮丘,因此可确认注射到了合适的层面,并可以减少对面部肌肉的不必要损伤。轻柔的按压有助于止血以及肉毒素的均匀分布。由于注射剂量大,而且邻近面部肌肉,有可能会发生意外的不良后果,特别是当注射过深时。这个轻微的缺憾是暂时的,数周后即可消失。将所有网格注射完毕后,清洁皮肤,用酒精清除标记,对患者留观 30 分钟,观察有无潜在的副作用。

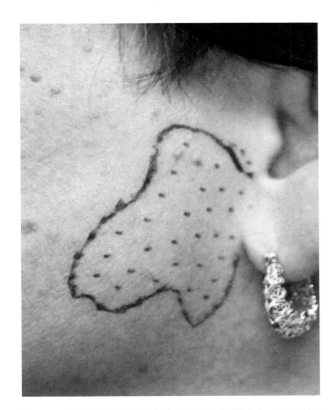

图 59.3　用外科笔标记出味觉出汗区,间隔 0.5cm 画出小方格标出多个肉毒素注射部位。

术后处理

治疗结束后要告知患者,肉毒素的治疗效果在 36~48 小时内并不明显。患者要在治疗后 1~2 周复查以评估治疗效果。在部分病例中,治疗效果会不彻底,通常表明有些部位的注射皮肤层面是错误的。如果是这样的话,需要重新通过碘淀粉实验对有问题的区域标明多汗区的部位,再次对患者进行治疗。

精要

- 因为肉毒素的毒副作用通常是由于肉毒素从靶区组织扩散到邻近组织所导致,因此推荐小剂量多部位注射,而不要大剂量少部位注射。
- Frey 综合征患者的治疗效果持续时间(平均 17.3 月),比肉毒素治疗其他疾病的效果要长,如半侧面瘫、眼睑痉挛,甚至其他部位的多汗症[15]。
- 尽管最佳注射剂量尚未确定(不同的研究中所用剂量范围为 0.5~5U/cm²),我们用的总剂量为 50~100 单位。
- A 型肉毒素在其干粉状态下很稳定,但一旦与无防腐剂的盐水混合后,则需要在 2~8℃ 的温度下冷藏,并应在 4 小时内用完[16]。
- 在难治的病例中,如果患者对 A 型肉毒素反应较差,可以考虑用 B 型肉毒素。因为 B 型肉毒素与 A 型的抗原不一样,其释放乙酰胆碱的机制也不同[17]。
- 研究表明,进行腮腺浅叶切除与全腮腺切除的患者在味觉出汗的严重程度方面没有差异[18]。

隐患

- 过度注射肉毒素,特别是大剂量注射,容易造成注射部位的麻木和暂时性面神经功能减弱。
- 注射前 45 分钟应用 EMLA(利多卡因-丙胺卡因-盐酸盐)膏,可以减轻注射时的疼痛。
- 首次注射肉毒素对多汗的控制率高,而首次成功治疗后复发的患者,其控制率低。首次注射失败的原因主要是注射过深(即未形成皮丘)或者未将所有靶区均行注射,有可能需要二次注射。

- 猛烈摇晃或冰冻已经水化的 A 型肉毒素会使溶液中毒素变性,从而大大减弱其效能。
- B 型肉毒素的治疗剂量应比 A 型肉毒素的治疗剂量大 50~100 倍,因此 B 型肉毒素如按照 A 型的剂量注射,其效果极差。

（尚伟 译）

参考文献

1. Baillarger M: Mémoire sur l'oblitération du canal de Sténon. Gazette Médicale de Paris 23:194-197, 1853.
2. Weber FP: Clinical cases, V: A case of localized sweating and blushing on eating, possibly due to temporary compression of vasomotorfibers. Trans Clin Soc London 31:277-280, 1897.
3. Frey L: Le syndrome du nerf auriculo-temporal. Rev Neurol 2:92-104, 1923.
4. Laskawi R, Ellies M, Rödel R, et al: Gustatory sweating: Clinical implications and etiological aspects. J Oral Maxillofac Surg 57:642-648, 1999.
5. Drobik C, Laskawi R: Frey's syndrome: Treatment with botulinum toxin. Acta Otolaryngol Stockh 115:459-461, 1995.
6. Santa Cruz Ruiz S, Muñoz Herrera A, Santa Cruz Ruiz P, et al: [Idiopathic Frey's syndrome under the appearance of a recurrent otitis externa.] Acta Otorrinolaringol Esp 56:83-85, 2005.
7. Forbes J, Doy R: Unilateral gustatory sweating. Cent Afr J Med 9:398-404, 1963.
8. Teale C, Roberts G, Hamm H, Naumann N: Development, validity, and reliability of the Hyperhidrosis Impact Questionnaire (HHIQ) [abstract]. Qual Life Res 11:702, 2002.
9. Finlay AY, Khan GK: Dermatology Life Quality Index (DLQI): A simple practical measure for routine clinical use. Clin Exp Dermatol 19:210-216, 1994.
10. Cina CS, Clase CM: The Illness Intrusiveness Rating Scale: A measure of severity in individuals with hyperhidrosis. Qual Life Res 8:693-698, 1999.
11. Kowalski JW, Eadie N, Daggett S, et al: Validity and reliability of the Hyperhidrosis Disease Severity Scale (HDSS) [Poster P198]. Poster presented at the 62nd Annual Meeting of the American Academy of Dermatology, February 6-10, 2004, Washington, DC.
12. Lowe NJ, Glaser DA, Eadie N, et al, for the North American Botox in Primary Axillary Hyperhidrosis Clinical Study Group: Botulinum toxin type A in the treatment of primary axillary hyperhidrosis: A 52-week multicenter double-blind, randomized, placebo-controlled study of efficacy and safety. J Am Acad Dermatol 56:604-611, 2007.
13. Minor V: Ein neues Verfahren zu der klinischen Untersuchung der Schweissabsonderung. Dtsch Z Nervenheilkd 101:302-303, 1927.
14. Borodic GE, Pearce LB, Smith K, Joseph M: Botulinum A toxin for spasmodic torticollis: Multiple vs. single injection points per muscle. Head Neck 14:33-37, 1992.
15. Laskawi R, Dobrik C, Schönbeck C: Up-to-date report of botulinum toxin type A treatment in patients with gustatory sweating (Frey's syndrome). Laryngoscope 108:381-384, 1998.
16. Carruthers A, Carruthers J: Botulinum toxin type A: History and current cosmetic use in the upper face. Semin Cutan Med Surg 20:71-84, 2001.
17. Guntinas-Lichius O: Injection of botulinum toxin type B for the treatment of otolaryngology patients with secondary treatment failure of botulinum toxin type A. Laryngoscope 113:743-745, 2003.
18. Luna Ortiz K, Rascon Ortiz M, Sanson Riofrio JA, et al: Control of Frey's syndrome in patients treated with botulinum toxin type A. Med Oral Patol Oral Cir Bucal 12:E79-E84, 2007.

第60章

舌下囊肿的手术处理

Eugene N. Myers

多种口内肿物可能源于唾液腺异常。这些肿物包括常见的小潴留囊肿或者少见的源自小唾液腺的良性或恶性肿瘤。最常见的口内唾液腺肿物为源自舌下腺的舌下囊肿。舌下囊肿(ranula)一词来源于拉丁语 rana（蛙）。指的是口底的舌下腺囊肿(sublingual gland cyst)，当它充满液体膨大起来时,其外表就像青蛙的肚子(图 60.1)。

舌下腺位于口底前部黏膜下方,舌下腺的大导管直接汇入下颌下腺导管中。位于舌下皱襞突起下方的舌下腺,形成 5~15 个舌下腺小管,分别注入至口腔[1]。下颌下腺导管毗邻舌下腺走形,其远端 10~15mm 的一段导管紧贴口底黏膜深面。它在舌下腺手术过程中极易损伤。因此,为避免术中损伤下颌下腺导管,部分术者手术时常规插入下颌下腺导管支架。虽然术者选择连同舌下腺一并切除此段导管,然后在切口后方行导管袋状再造术,以防止下颌下腺唾液腺出口阻塞。舌下腺手术中亦需注意舌神经,其紧邻腺体后部,从下方勾绕下颌下腺导管进入舌体。

舌下囊肿形成的原因,主要是由于舌下腺导管阻塞致唾液潴留、导管或腺泡破裂致唾液外渗至邻近组织而形成。其囊壁衬里为致密结缔组织构成的肉芽组织[1]。囊液的生物化学分析显示为与舌下腺腺泡分泌液一致的高蛋白及淀粉酶样浓缩物[2]。

舌下腺摘除术的工具多种多样,我们偏爱使用电刀。CO_2 激光因其减少出血,以及能够提供较清晰的口内手术视野,亦得到应用。然而,锐性分离通常会因为出血较多而使手术变得困难。

病例选择

舌下囊肿患者大多无症状。舌下囊肿通常为浅蓝色肿物,位于口底前部黏膜下方。口内型舌下囊肿通常为小到中度大小,亦有大到能够影响发音,并使舌体向上、向前移位。位于舌下腺导管区的特大的口内舌下囊肿可引起下颌下腺导管的部分阻塞,导致下颌下腺肿胀。

舌下囊肿的肿块亦可能位于颈部,特别是颌下区,通常伴有口底肿物的典型表现。所谓的潜突型囊肿(口外型囊肿)通常局限于颌下区域,但有时也会累及整个颈部 (图 60.2)。 Pang 等最近报告了一例胸壁巨大肿物的 19 岁患者(直径 32cm)[3]。肿物延续至左颌下区的瘢痕。患者一年前曾行左侧颈部肿物切除术。手术摘除了下颌下腺、舌下腺,以及颈部、胸壁的囊肿。病理诊断为舌下腺囊肿,3 年随访无复发迹象。由此推测可能是由于患者先前做过舌下腺囊肿手术但未摘除舌下腺。

舌下囊肿的诊断主要依据临床检查,至于潜突型囊肿亦可借助 CT 或者 MRI。影像学检查有助于确定舌下腺囊肿的范围, 以便分类并恰当的治疗 (图 60.3)。当舌下囊肿主要表现为颈部肿胀,而口腔无体征时,鉴别诊断可能更加困难。需要考虑的其他病变包括甲状舌管囊肿、鳃裂囊肿、甲状旁腺囊肿、颈部胸腺囊肿、皮样囊肿、囊性水瘤以及良性畸胎瘤[4]。

舌下囊肿的治疗方式有多种, 包括简单的切开引流、造袋术、囊肿摘除以及舌下腺摘除。简单的引

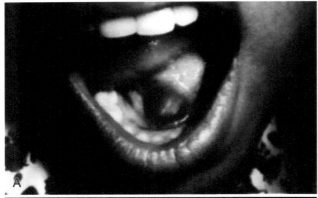

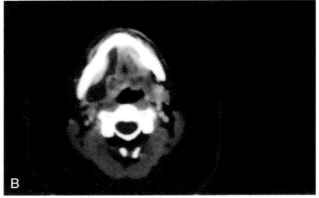

图 60.1 (A)源自左舌下腺的囊肿。(B)CT 显示右舌下腺区域的囊肿。

流或者切开容易复发,因此不建议施行。造袋术可能较引流更有效,但其操作困难、容易复发。初次切除囊肿导致的复发可能会使后续的手术变得相当困难。因此,初次完全摘除囊肿及舌下腺可能是一种更好、更可控的方法。

目前对舌下囊肿的治疗仍有争议。Zhao 等[5]报道了 571 例诊断为舌下囊肿的患者。依据初始的肿胀位置将舌下囊肿分为三种临床类型:口腔型囊肿(单纯口内型),潜突型囊肿(口外型),以及混合型(口内和口外型)。571 例舌下腺囊肿患者经历过 606 次手术,其中 580 次为原发病变手术,26 次为复发后手术。在这 606 次手术中,9 次为造袋术,28 次为囊肿摘除术,356 次为舌下腺摘除术,以及 213 次为舌下腺连同舌下囊肿一并摘除。经颌下区切口手术时,常常会发现颈阔肌下有一薄的囊壁与下颌下腺前份紧密相连。进一步分离发现病变累及舌下腺。造袋术的复发率为 66%,舌下囊肿摘除的复发率为 57%,舌下腺及舌下囊肿一并摘除的复发率为 1.2%。尽管造袋术的复发率最高,然而考虑到部分术者可能有损伤周围结构,特别是舌神经的风险,袋形术仍可被采用。

Kabayashi 等报道了 6 例口外型舌下囊肿,行囊

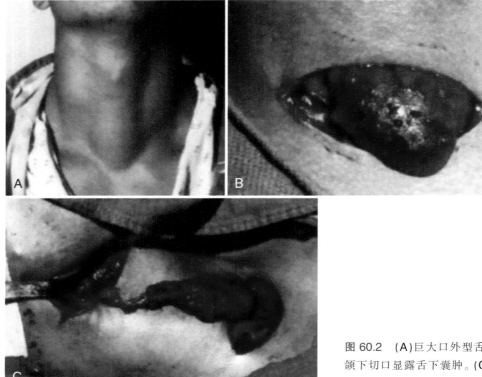

图 60.2 (A)巨大口外型舌下囊肿表现类似颈部肿物。(B)经颌下切口显露舌下囊肿。(C)完全切开需要两个切口。颏朝向左侧。

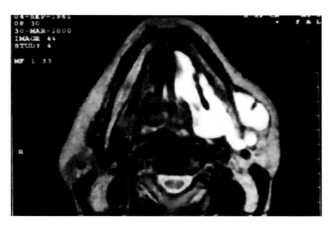

图 60.3 轴位 T2 加权 MRI(TR/TE 5000/96)显示高亮度的口底信液体聚集，延伸至下颌升支后方及下颌角外侧。(Reprinted with permission from Shelley MJ, Yeung KH, Bowley NB, Sneddon KJ: A rare case of an extensive plunging ranula: Discussion of imaging, diagnosis, and management. Oral Surg Oral Med Oral Pathol Oral Radiol Endol 93:743–746, 2002.)

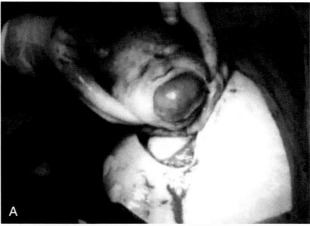

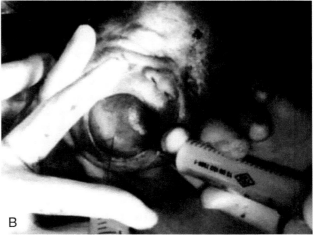

图 60.4 (A)出生时，囊肿占满口腔。(B)在断脐带之前，吸出液体以便开放气道。(Reprinted with permission from Onderoglu L, Saygan–Karamursel B, Deren O, et al: Prenatal diagnosis of ranula at 21 weeks of gestation. Ultrasound Obstet Gynecol 22: 399–401, 2003.)

壁及舌下腺摘除手术[6]。手术摘除了舌下腺，并用放大镜仔细检查无舌下腺腺体残存，保护好舌神经，行经下颌舌骨肌间放置引流。在完全切除了舌下腺并阻断了涎液分泌的来源之后，预计残存在囊肿的内容物会自行消失。

Koller 等报道了一名耶和华见证人教徒，在怀孕 32 周时进行了高风险产妇指征的超声[7]。检查发现发育中的胎儿有一个囊性肿物环绕整个口腔。舌体被向前、上方移位顶压住腭板，并突出于口腔外。分娩时，胎儿出现预料中的气管阻塞，随即成立了母体子宫外产时处理手术(EXIT)治疗团队，并在孕期第 38 周时进行了剖腹产及母体子宫外产时处理手术，使脐带与胎儿相连，以便为胎儿持续供氧。大的舌下腺肿物经口内切除。此肿物与先天性舌下囊肿相符。在 6 个月时未见复发或并发症。

Onderoglu 等报道了一位 34 岁孕妇，孕期 21 周时行产前检查[8]，超声发现胎儿口内有一个 2×2cm 大的囊性病变。在 34 周时，囊肿增大至 3×4.2cm，并将舌体推出口腔。38 周时，实施 EXIT 手术，在切断脐带前从病变区吸出 40ml 液体(图 60.4)。超声及核磁共振发现颈部舌下区有一囊性坏死肿物。在写该论文时，婴儿已有 6 个月大且无复发。

手术技术

因为患者在清醒状态下难以保持开口并控制出

血，因此首选全麻下手术。双合诊通常能够了解舌下囊肿的深度，以及与邻近的下颌下腺的关系。探测下颌下腺导管，并在手术过程中一直要注意下颌下腺导管的走行。

在口底做一椭圆形切口，应涵盖整个舌下腺(图 60.5)。沿着舌下腺外侧向下解剖至下颌舌骨肌水平。解剖舌下腺中份时，在舌下腺与下颌下腺导管之间进行分离(图 60.6)。向后延伸分离时应注意确认及保护好舌神经(图 60.7)。术中尽量小心，避免舌下囊肿破裂。精细分离、仔细止血以及精确应用电刀或激光将有助于保持术野清晰及肿物完全摘除。手术一开始就要注意止血，出血会影响术野，从而更易损伤舌神经、下颌下腺导管或者摘除不彻底。

摘除舌下腺及止血之后，应仔细识别下颌下腺

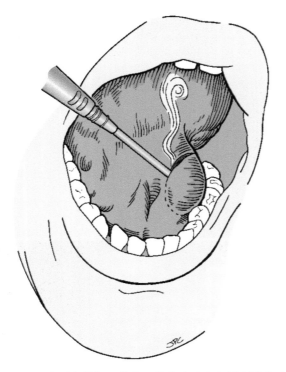

图 60.5　口底画出的切口轮廓。整个舌下腺必须连同舌下囊肿一并切除。

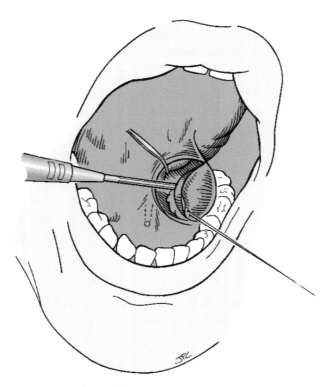

图 60.6　在下颌下腺导管及舌下腺之间进行分离。对舌下腺导管进行支撑有助于保留完整的导管。另外，亦可将导管横断、开放然后行造袋术。

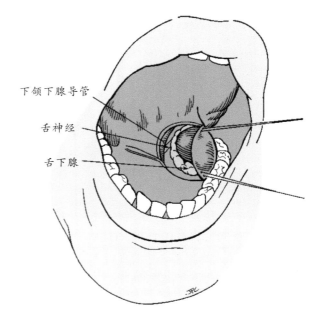

图 60.7　切除舌下腺暴露舌神经。并避免损伤舌神经。

下颌下腺导管
舌神经
舌下腺

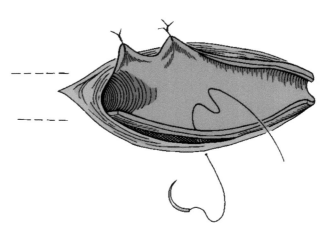

图 60.8　如果下颌下腺导管已断开，应缝合导管边缘至切口边缘行造袋术。

导管。如果导管切断，应将导管断端开口，用可吸收线袋状缝合在切口两侧（图 60.8）。用可吸收线缝合关闭口底切口，不过有部分术者会将切口开放，以预防血肿形成。

　　口外型舌下囊肿偶尔需要颈部切口以便显露术野（见图 60.2B 和图 60.2C）。但是多数情况下，可用双手反复推挤，经口内切口进行手术。

　　舌下囊肿摘除有多种不同的方法，包括冷刀切除术、冷冻手术、造袋术、激光切除以及病变内注射 OK-432。Choi 和 Oh 推荐应用水分离技术完整摘除舌下囊肿[9]。这种手术需要在舌下囊肿及周围组织之间注射生理盐水及利多卡因。液体就会沿着舌下囊肿分离出来，形成一个安全的解剖分离层面。据 NiccoliFilho 及 Morosolli 报道，应用激光能够完整摘除舌下囊肿，未见复发亦未伤及周围结构，因此提倡使用此方法[10]。Guerrissi 及 Taborda 报道了一种摘除舌下腺的内镜技术[11]。

从解剖学角度来看，这些手术方法都是安全的，且发病率低。手术基本步骤包括：①仔细鉴别下颌下腺导管及舌神经；②牵开下颌舌骨肌；③保护舌下腺。在下颌下腺上施压能致使囊肿向口腔内突起。仔细解剖下颌下腺的后三分之一，而且要避开面部动静脉。

Takagi 等描述了一种通过开窗术及持续施压治疗口外型舌下囊肿的方法[12]。此种技术过程包括切开舌下囊肿、插入卷烟式引流管并留置 3 周。在颌下三角持续施压以防止唾液聚积。此技术完全清除了 4 位患者的口外型颌下囊肿。随访 17 个月无复发。

Shelley 等报道了一例 38 岁男性患者，此患者有 13 年的左口底黏液潴留囊肿的病史[13]，颏下及颌下间隙有一个大的活动囊肿。但口底看起来是正常的。MRI 显示一个大的囊肿占据了上述间隙。此外，肿块已前至口底前部，后沿着翼内肌达翼板。此肿物的诊断为巨大的口外型舌下囊肿。手术摘除左侧舌下腺，放置卷烟式引流管引流，固定于术创边缘。通过几周的引流及治疗，颈部外形恢复正常。术后 6 个月无复发征象。MRI 显示大的口外型舌下囊肿（图 60.9）。该作者认为，此病例很好地诠释及支持了如下理念：口外型舌下囊肿可通过口内切除舌下腺及引流囊肿内容物得以治愈。

术后护理

患者术后用流食数天，然后逐渐转为正常饮食。通常情况下，无特殊术后护理，不需要留夜观察。假如从颈部切口引流，引流管可在术后次日拔除。

并发症

舌下囊肿术后最常见的并发症是复发。通过术前影像学信息可对病变进行评估并确定手术范围，可使复发的风险最小化。舌下腺和舌下囊肿一并摘除是预防复发最重要的手段。舌下腺摘除保留好下颌下腺导管前部。后部导管可以行造袋术再造（见图 60.8），以防止导管狭窄引发下颌下腺炎。舌神经损伤会导致舌麻木。保持术野干净清晰以及仔细鉴别和保护舌神经可避免并发症的发生。

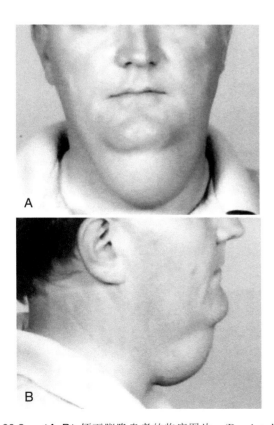

图 60.9 (A,B) 颏下膨隆患者的临床图片。(Reprinted with permission from Shelley MJ, Yeung KH, Bowley NB, Sneddon KJ: A rare case of an extensive plunging ranula: Discussion of imaging, diagnosis, and management. Oral Surg Oral Med Oral Pathol Oral Radiol Endol 93:743–746, 2002.)

精要

- CT 或者 MRI 有助于明确口外型舌下囊肿的突出部位。
- 治疗局限于口底的舌下囊肿的最好方法是行舌下囊肿及舌下腺摘除术。
- 口内入路的舌下囊肿手术需特别注意保护舌神经及下颌下腺导管。
- 口外型舌下囊肿最好通过口内摘除囊肿及舌下腺进行处理，可连同颈部入路手术。

隐患

- 未行影像学检查可能难以确定口外型舌下囊肿。

- 术中未摘除舌下腺可出现高的复发风险。
- 术中可能伤及下颌下腺导管以及舌神经。
- 摘除不全或者造袋术治疗之后复发的患者，因为口底和相关组织瘢痕形成，再次手术会非常困难。
- 若无超声检查，患有巨大舌下囊肿的胎儿出生时，有发生气道梗阻的高风险。

（尚伟 译）

参考文献

1. Baurmash HD: Treating oral ranula: Another case against blanket removal of the sublingual gland. Br J Oral Maxillofac Surg 39:480-482, 2001.
2. Pandit RT, Park AH: Management of pediatric ranula. Otolaryngol Head Neck Surg 127:115-118, 2002.
3. Pang CE, Lee TS, Pang KP, Pang YT: Thoracic ranula: An extremely rare case. J Laryngol Otol 119:233-234, 2005.
4. Zhao YF, Jia YL, Chen XM, Zhang WF: Clinical review of 580 ranulas. Oral Surg Oral Med Oral Pathol Oral Radiol Endod 98:281-287, 2004.
5. Zhao YF, Jia J, Jia YL: Complications associated with surgical management of ranulas. J Oral Maxillofac Surg 63:51-54, 2005.
6. Kobayashi T, Ochi K, Komatsuzaki Y, et al: Blanket removal of the sublingual gland for treatment of plunging ranula. Laryngoscope 113:386-388, 2003.
7. Kolker MT, Batti JS, Schoem SR: The ex utero intrapartum treatment procedure for congenital ranula in a Jehovah's Witness. Otolaryngol Head Neck Surg 130:508-510, 2004.
8. Onderoglu L, Saygan-Karamursel B, Deren O, et al: Prenatal diagnosis of ranula at 21 weeks of gestation. Ultrasound Obstet Gynecol 22:399-401, 2003.
9. Choi TW, Oh CK: Hydrodissection for complete removal of a ranula. Ear Nose Throat J 82:946-951, 2003.
10. Niccoli-Filho W, Morosolli ARC: Surgical treatment of ranula with carbon dioxide laser radiation. Lasers Med Sci 19:12-14, 2004.
11. Guerrissi JO, Taborda G: Endoscopic excision of the submandibular gland by an intraoral approach. J Craniofac Surg 12:299-303, 2001.
12. Takagi S, Mizukawa N, Kimura T, Assaumi J-I: Treatment of a plunging ranula with fenestration and continuous pressure. Br J Oral Maxillofac Surg 41:410-413, 2003.
13. Shelley MJ, Yeung KH, Bowley NB, Sneddon KJ: A rare case of an extensive plunging ranula: Discussion of imaging, diagnosis, and management. Oral Surg Oral Med Oral Pathol Oral Radiol Endol 93:743-746, 2002.

第 **61** 章

下颌下腺摘除术

Rebecca E. Fraioli, Jennifer R. Grandis

下颌下腺是分泌唾液至口腔的三对大唾液腺之一。在三对腺体中，腮腺最大，舌下腺最小，而下颌下腺无论在体积及位置都处于三者中的中等水平。组织学上，下颌下腺由浆液及黏液腺泡构成，分泌唾液汇聚到分泌导管，再经导管分泌至口腔。

下颌下腺位于下颌下三角内，舌骨和二腹肌中间腱外上方，下颌骨内侧。下颌下腺导管又称为 Wharton 管，走行于下颌舌骨肌深面，与舌神经伴行。在靠近舌下腺位置，导管与神经勾绕，移行至口底黏膜。导管开口靠近舌系带的舌下肉阜处(图 61.1)。由于下颌下腺导管最狭窄处位于导管口，腺体中钙化形成的结石可能嵌塞在导管口处，因此通过直视或者触诊在口底可见或者可触及结石。嵌塞的结石会阻滞唾液，致使下颌下腺肿大及分泌物滞留，最终导致唾液腺炎，所以结石应去除。

在老年群体中，下颌下腺趋于下垂，常常下垂至舌骨大角水平。在此位置下垂，下颌下腺可能被误认为是肿瘤。

病例选择

下颌下腺摘除术最常见的两个指证为：①伴导管阻塞和唾液腺炎的结石；②怀疑肿物在腺体内。下颌下腺摘除术亦用于治疗伴有慢性神经肌肉性疾病患者的慢性流涎[1]。

下颌下腺结石

导致唾液腺阻塞的下颌下腺导管内单个独立结石，可采取经口入路取出导管内结石(见第 57 章)。在部分病例中，此种方法能够取得满意的效果，无需进一步的干预措施。然而，大多数患者都会有由于结石再次形成而导致腺体反复阻塞的病史。慢性发炎的腺体会增大，伴有进食时疼痛肿胀症状。一旦发生慢性病变，通过应用促分泌素、水合作用以及抗生素等保守治疗方法不可能缓解症状，腺体摘除术通常是最好的治疗方法。

术前评估

体格检查应包括口底(主要是导管乳头)的触诊以及下颌下腺的双合诊。按压腺体以及口底的导管通常可见清亮的唾液流入口腔。应用吸痰器中的气枪吹干口底黏膜，能使这项检查更简单、更准确。关闭气枪之后，通过按压腺体来评估唾液流量。

在急性感染时，常有黏稠、混浊或脓性渗出物流出。腺体肿大且无唾液流出表明唾液外流受阻，通常是由于结石嵌塞或导管狭窄引起。在急性炎性期，摘除下颌下腺极其困难，而且可能给炎性充血的腺体邻近组织带来严重且不易识别的风险。多数患者可先行抗生素治疗，后续可考虑腺体摘除。然而，少数患者可能因为急性感染引起邻近下颌组织的蜂窝织炎，从而导致口底及舌体上抬，严重时能够危及生命。

为发现导管中是否有不透 X 线的结石，X 线片检查不但应拍腺体的平片（最好能看拍下颌骨位系列片），而且应拍口底的下颌咬合片。X 线片检查也可发现腺门(导管根部)的不透 X 线结石(图 61.2)。但是约 20% 的结石并非不透 X 线，因此难以发现。术前已了解导管内有结石，在下颌下腺摘除术中极其重要，因为口底的导管若未去除，可能会遗留结石，后期会引起口底慢性肿胀、术后伤口感染以及其他

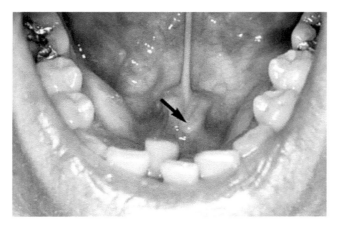

图 61.1 靠近舌系带处的下颌下腺导管开口(箭头所示)。

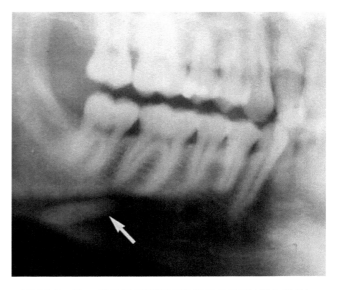

图 61.2 侧 X 线片显示下颌下腺腺门处结石(箭头所示)。

不良反应。

诊断结石通常不需要做 CT 检查，除非病史不清，或者术者不能确定触诊到的肿物是否是恶性肿瘤。当病史不清或者无反复发作肿胀史时,CT 检查可提供鉴别下颌下腺肿大是单纯腺体内肿物还是邻近腺体肿物相关的重要信息。

唾液腺造影能够显示瘢痕性导管狭窄，以及腺门或腺体内继发性导管扩张。

手术入路

下颌下腺摘除术的传统手术入路是经颈部切口。最近,下颌下腺经口内摘除以及内镜摘除方法已经有报道。

经颈入路摘除术

垫起肩部让颈部伸展有助于暴露下颌下三角。患者取头部略微抬高并偏向对侧位。此体位使手术侧的下颌骨有关皮肤、颈阔肌和皮下组织向下移位。这就使面神经的下颌缘支的位置更低，如果直接在下颌下腺上做切口更容易将其损伤。因此，要沿着皮肤的自然纹理做切口，通常在下颌下腺下缘处舌骨水平的稍上方。通过把带手套的食指放置在口中并按压患侧口底来可以简化较小下颌下腺的定位。

切开皮肤、皮下组织及颈阔肌。一旦切开颈阔肌,就有损伤神经的风险,应首先向下颌下腺的下方而不是向上方在颈阔肌与下颌下腺之间进行分离。暴露下颌下腺(通常借助口内手指触碰)之后,切开覆盖于下颌下腺表面的筋膜，从下颌下腺侧面提起上方筋膜瓣。进行此项操作时会看见面静脉。结扎并

提起面静脉有助于保护面神经下颌缘支 (图 61.3)。若下颌下腺作为颈淋巴清扫的一部分，必须将下颌缘支与面静脉表面及邻近的血管前后淋巴结游离开(图 61.4)。

当解剖至下颌下腺上缘时，应将下颌下腺与周围软组织钝性分离。如果直接在下颌下腺表面及颈筋膜深面分离,要保护好面神经下颌缘支。

若下颌下腺已有慢性炎症并与周围软组织粘连,分离过程可能不那么容易。在此情况下,通常需要使用放大镜和神经刺激仪来确认该神经。当临床提示操作比较困难时,最好使用神经监测仪(将导线插入下唇肌肉内)。

一旦将整个颈阔肌瓣离开腺体的侧方，便可将腺体的前部在二腹肌前肌腹水平从该组织上游离。为此，最好先切开二腹肌前肌腹的筋膜并将其向后反折。反折时会看到下颌舌骨肌。可通过肌纤维走向来判断下颌舌骨肌，其肌纤维自后上方向前下方走行(与二腹肌前肌腹的角度明显不同)。在下颌舌骨肌边缘的后方进行分离。有时难以识别下颌舌骨肌，尤其是慢性炎症的下颌下腺与下颌舌骨肌粘连时。有时下颌舌骨肌会裂开,使其后方的辨认很困难。有数条穿支血管及运动神经进入下颌舌骨肌。为了游离下颌下腺的重叠部分,此类小血管常常需结扎掉。向后牵拉腺体,显露下颌舌骨肌后缘。用小的直角拉钩可将下颌舌骨肌向前牵拉，暴露出下颌下腺的深面(图 61.5)。在非炎症及粘连情况下这样牵拉是很容易的,除非有慢性炎症伴明显纤维化。在这种情况

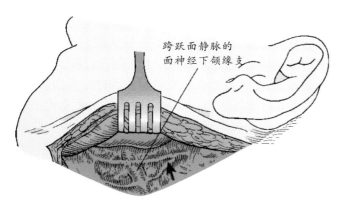

图 61.3　通过向上牵拉颈阔肌及皮瓣显露下颌下腺。箭头所示为面神经下颌缘支。

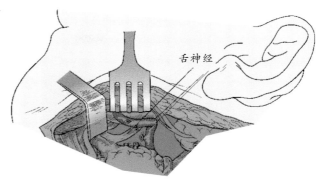

图 61.5　暴露下颌舌骨肌，然后回缩以便显露下颌下腺导管及舌神经。在有慢性炎症的患者中，显露舌神经往往异常困难。面动脉可以保留（如本图所示）或者离断，对于慢性炎症患者离断面动脉往往较容易，对患者也没有明显影响。

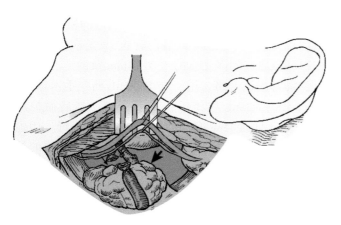

图 61.4　通过分离下颌下腺表面的面静脉并连同面静脉一起提起便可提起面神经下颌缘支。箭头所示为血管前后淋巴结。

下，可能需进行锐性分离，将下颌舌骨肌与下颌下腺及周围软组织分离。

在下颌舌骨肌深面将会看到下颌下腺前份，紧密附着下颌下腺的导管及舌神经。向上方可看到舌神经，像一条宽带从深处延伸到下颌骨后方，环绕导管近下颌下腺的前份，由此发出的神经根支延伸到下颌下神经节内。舌神经继续向前上延伸走形，支配舌前份及口底。必须仔细分离舌神经，并切断下颌下神经节纤维。当神经受损将导致舌侧方感觉丧失，因此必须尽力识别并加以保护。有些患者由于慢性炎性疾病而出现明显的瘢痕，使舌神经的分离会变得很困难。

一旦确认舌神经并切断神经节之后，位于颌下三角底部筋膜表面的下颌下腺导管就很容易识别。常有一条大点的静脉与下颌下导管伴行，应将其单独结扎。

然后可以看到舌下神经发自二腹肌后肌腹深

面，沿颌下三角底部延伸。应格外小心，以免损伤舌下神经，因为此神经走行于颌下三角底部。一般情况下不会损伤舌下神经，除非炎症使此神经识别困难。

一旦确认舌下神经后，就可以离断腺体导管（图61.6）。操作必须仔细，离断的导管应一直包含到口底黏膜，否则会将结石留在腺管内，并导致残留腺管的术后慢性炎症。此时，双合诊有助于探查腺管内的残留结石。

将下颌下腺前份与舌神经及腺管分离后，其余的下颌下腺便很容易与颌下三角底部的筋膜平面分离。然后在腺体上方软组织上拖动对抗牵拉便可将腺体拉向下面；再将腺体上部与下颌骨正下方的软组织分离开。分离时要小心，避免损伤在腺体外上方走行的下颌缘支。为避免损伤下颌缘支，术中需仔细确认此神经，或者将分离操作保持在紧邻下颌下腺体的平面。尽管后一种方法在大多数病例中比较简便易行，但是在腺体有严重炎症的情况下，分离可能困难，会有持续出血，此时术者必须借助放大镜确认此神经避免损伤它。

将腺体向下牵拉时，可见面动脉走行于下颌下腺后上表面。面动脉在从上方离开腺体时会有分支，当它从下面进入腺体时也会有分支。对于非炎症病例，通过将面动脉与腺体分离并通过识别、分离和结扎延伸到腺体内的分支血管，可保留面动脉。将面动脉与下颌下腺分离，即可摘除下颌下腺。

摘除下颌下腺之后，需仔细检查颌下三角内有无需要结扎的血管。要特别仔细地检查在下颌舌骨肌深面的颌下三角的前份，以排除潜在的出血血管。冲洗创面，放置负压引流管，然后分层关闭切口，从

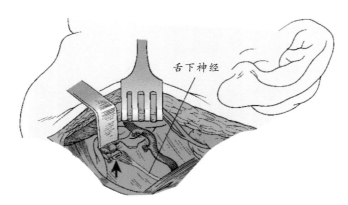

图 61.6　此标本已切断及结扎通向下颌下腺的颌下神经分支下颌下腺导管已离断(箭头所示)并取标本。应仔细确认导管远端无残留结石,否则术后会引起感染。

颈阔肌开始,可进行皮下缝合,然后以可接受的美容效果缝合表皮。

另一种方法是显露下颌下腺导管及舌神经,当面动脉出二腹肌后腹深面进入下颌三角时,从下颌下腺后面结扎面动脉。此时下颌下腺会仅存一个蒂部与导管及舌神经相连,然后将其摘除。在摘除过程中,此方法能够更好显露舌神经及下颌下腺导管。

经口内入路摘除法

下颌下腺摘除的另一种手术方法为口内入路摘除术。此种方法可避免发生经颈入路手术中遇到的两个最常见并发症,即颈部切口的瘢痕形成和面神经下颌缘支的损伤。此方法需要经鼻腔气管插管,以及黏膜下注射利多卡因及 1:100 000 浓度的肾上腺素以预防出血。口内法需要充足的光源,最好用光纤头灯。将探头插入下颌下腺导管内之后,从导管开口向后至磨牙后区后侧通过口底黏膜做切口[2]。分离及摘除舌下腺将有利于导管显露[3]。沿着下颌下腺导管走行方向仔细分离,可显露其与舌神经的紧密关系。将舌体和口底(包括舌神经)向一侧牵拉,可显露下颌舌骨肌[2]。将下颌舌骨肌后缘向前牵拉可显露下颌下腺上份。钝性分离下颌下腺及其周围组织结构。经颈部对下颌下腺施压可使其在口底内升高,以便更好地暴露下颌下腺。确认面动脉和静脉及其分支,并将其结扎或分离。然后仔细摘除下颌下腺并止血,放置引流,用可吸收线缝合黏膜。

口内入路可避免做颌下切口并且最大限度减少面神经下颌缘支损伤。传统的经颈切口最易损伤面神经下颌缘支,据报道损伤率为 1%~7%[3]。口内入路

避开了面神经的分支,所以术中无需识别及分离。然而,口内入路的隐患源自为了充分显露下颌下腺,需要用力牵拉口底,包括舌神经及下颌舌骨肌。一项调查显示,几乎所有患者都有暂时性舌神经损伤,大约 68% 患者出现舌活动功能暂时性减弱,此症状一般在术后 2 周内可得到缓解,舌活动功能减弱主要由于口底水肿压迫舌下神经而非损伤舌下神经[2]。

内镜下摘除术

目前已提出两种摘除下颌下腺的内镜方法。一种是口内法的改良,其切口及技术与前面所述的口内入路相似。从口内切口引入内镜,通过照明及放大显示手术视野[4]。

第二种技术在改良经颈入路切口的基础上,通过内镜摘除下颌下腺。到目前为止,只是在尸体模型中得到报告。颈部下方的一个 14mm 及两个 5mm 切口为设备提供入路。用一个 1000mL 疝气手术球囊,注入 500~700mL 气体进行皮下分离。然后撤掉球囊,注入 CO_2 至 4mmHg 压强以维持手术视野。用内镜及相关器械辨认下颌下腺,摘除方法和传统的颌下切口方法十分相似。作者研究发现 6 例尸体模型有 2 例发生肺气肿[5]。尽管我们的这种手术尚没有个人经验,但肯定会对内镜法进行深入的研究。

术后处理

术后处理很少,只包括抬高床头以及 24~48 小时后拔除引流管。持续过多的引流要进行重新探测,因为该部位的失控血肿会引起舌肌肉系统移位从而继发呼吸困难。下颌下腺摘除患者术后常规观察 24 小时,主要是为了避免预料之外的术后肿胀导致气道梗阻。

精要

- 应沿着下颌下腺外侧面解剖,以便识别和保护下颌缘支。对一些困难病例,特别是有长期慢性炎症的患者,用手持式神经刺激仪有助于监测面神经。
- 联合行根治性颈清扫术切除下颌下腺时,要仔细识别下颌缘支,以免损伤下颌下腺后缘,在此部位位于下颌骨水平下方更低的位置。
- 颈清扫术,在切除血管前、后淋巴结时,亦需常

规识别下颌缘支，特别是当病变累及口腔外侧、牙槽及鼻窦时这些淋巴结都要切除。

- 术后可以通过口内探查和经口入路清除结石来处理下颌下腺导管内的残留结石。强烈要求在摘除下颌下腺的同时去除结石。
- 面动脉近心端应行双结扎并在术腔关闭之前检查有无出血血管。
- 对于有严重感染及瘢痕粘连的患者，在切断导管之前必须仔细确认舌神经。
- 分离出下颌下腺后部后，应仔细观察舌下神经，因为该神经位于血管深面，平行的下颌下腺导管走形。如果炎症妨碍对此神经的识别，最好在二腹肌后肌腹的下方寻找，并随着它沿着从后向前的方向通过颌下三角，以免造成损伤。

隐患

- 下颌缘支可能会受到损伤，导致下唇麻痹，特别是慢性炎症的患者。
- 与损伤下颌缘支主干相比，切断下方环绕在下颌下腺侧面的小附属支无太大影响。下颌缘支通常走行于下颌下腺上方，紧贴在血管前后的淋巴结上。
- 若未完全切除口底黏膜各处的下颌下腺导管，可能会残留结石。
- 术后出血可能会使舌肌肿胀从而导致呼吸道梗阻。
- 在没有确认及分离位于导管正上方的舌神经的情况下，盲目切断下颌下腺导管可能会伤及舌神经。
- 舌下神经可能与下颌下腺内侧粘连，不注意的话可能会将其切除。

（尚伟 译）

参考文献

1. Stern Y, Feinmesser R, Collins M, et al: Bilateral submandibular gland excision with parotid duct ligation for treatment of sialorrhea in children: Long-term results. Arch Otolaryngol Head Neck Surg 128:801-803, 2002.
2. Hong KH, Kim YK: Intraoral removal of the submandibular gland: A new surgical approach. Otolaryngol Head Neck Surg 122:798-802, 2000.
3. Smith AD, Elahi MM, Kawamoto HK Jr, et al: Excision of the submandibular gland by an intraoral approach. Plast Reconstr Surg 105:2092-2095, 2000.
4. Guerrissi JO, Taborda G: Endoscopic excision of the submandibular gland by an intraoral approach. J Craniofac Surg 12:299-303, 2001.
5. Terris DJ, Haus BM, Gourin CG: Endoscopic neck surgery: Resection of the submandibular gland in a cadaver model. Laryngoscope 114:407-410, 2004.

第 **62** 章

腮腺切除术

Jonas T. Johnson

腮腺手术最常见的适应证是腮腺肿瘤的切除。据估计,75%~80%的腮腺肿瘤为良性[1~4]。在良性腮腺肿瘤中,多形性腺瘤和 Warthin 瘤(乳头状淋巴囊腺瘤)占绝大多数[5]。在腮腺恶性肿瘤中,腺样囊性癌和黏液表皮样癌所占比例相近。偶尔也有腮腺腺癌、腺泡细胞癌、多形性腺癌、鳞状细胞癌和混合型恶性瘤。淋巴瘤可发生在腮腺内或腺周淋巴结。原发于面部或头皮的鳞状细胞癌或恶性黑色素瘤,也可能转移到腮腺区淋巴结。远处的恶性肿瘤偶尔也可转移到腮腺区淋巴结。

对药物治疗无效的慢性或复发性唾液腺炎,腮腺切除术也有其重要作用[6~8]。面神经与腮腺的关系紧密,因此,腮腺切除术具有一定的挑战性。面神经出茎乳孔后走行于腮腺实质内,向前分支进入并支配面部表情肌。外科医生常谈到,腮腺的侧叶和深叶这种不准确,因为这只是针对面神经位置关系而言,其实二者之间并没有解剖分界。

在 20 世纪 50 年代以前,剜除腺良性多形性腺瘤是最常见的肿瘤剜除术,但其肿瘤复发率达 20%~45%[9~11]。进行该手术是为了避免损伤面神经。对此的观察资料表明,如果未将其包膜切除,良性多形性腺癌会复发。因此,应避免采用剜除术,应将良性多形性腺瘤尽可能连同其包膜及正常腮腺组织边缘一并切除。良性多形性腺瘤不会侵犯邻近组织。因此不必切除与肿瘤邻近的面神经、咬肌和其他组织结构。要想保留完整的面神经、必须在进行手术之前首先辨认出面神经。手术切除良性病变腮腺的目标是在不损伤面神经的前提下切除整个肿瘤。为此,最好先解剖辨认出面神经然后行腮腺浅叶切除术。所谓腮腺浅叶只是一个手术口语,并不是解剖定义,外科医生不必实际切除全部腮腺浅叶组织,仅需要切除面神经外侧的所有耳旁唾液组织,因此行局部腮腺切除术就足够了[12~14]。然而,术者必须将整个肿瘤及其包膜完全切除。应在仔细辨认和保护面神经的前提下完成此手术。

病例选择

提示腮腺恶性肿瘤的三大症状包括面神经功能障碍、疼痛及肿瘤迅速增大。体检所见包括面神经麻痹、固定于周围组织以及伴发的颈部淋巴结癌。

腮腺肿瘤患者最常见的体征表现是腮腺内肿物。体格检查可见腮腺实质内有一个不均质肿块。腮腺周围和腺体内有多个结节提示其病理可能是转移性肿瘤或者是腮腺周围组织和腮腺内炎症。因此在鉴别诊断时一定要考虑到这一点。腮腺良性肿瘤通常活动度较好。活动度差则提示为腮腺炎症、恶性肿瘤或腮腺深叶肿瘤。医生必须检查口腔以排除肿瘤侵犯咽旁间隙。

术前有面神经麻痹、面瘫或肿瘤与皮肤固定的表现,高度提示为恶性肿瘤(图 62.1)。肿物快速增大和质地硬应视为恶性肿瘤指征。疼痛不能视为恶性肿瘤的可靠特征,因为炎性病变也常引起疼痛。

腮腺弥漫性肿大一般考虑非肿瘤性病变。匹兹堡大学医学中心对 140 多例腮腺切除术的研究发现,约25%的腮腺切除术是治疗非肿瘤病变而进行[4]。其病理包括术前无法与肿瘤鉴别的第一鳃裂囊肿和炎症性结节。可能会遇到的侵袭性病变,包括腮腺类肉瘤和伴有胶原血管病的良性淋巴上皮病。

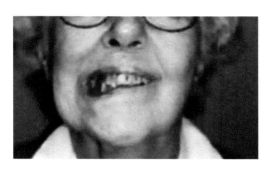

图 62.1　腮腺内有肿块和面神经麻痹或瘫痪高度提示腮腺癌。这位女性患者因腮腺黏液表皮样癌出现下唇无力。

术前评估

如果没有危险体征，仅凭体格检查就能查明绝大部分累及腮腺浅叶的不连续的肿瘤患者的肿瘤范围。怀疑腮腺深叶或咽旁间隙受累时应进行 CT 或 MRI。其中包括位于下颌骨升支正后方肿瘤以及使同侧咽壁或扁桃体移位的口咽部肿物(图 62.2)。术前要识别出位于面神经内侧腮腺深叶的肿瘤很有必要，这有助于让患者知道进行腮腺切除术连同行面神经解剖面神经的的损伤风险更高。如果怀疑为恶性肿瘤，也建议进行影像检查。

唾液腺肿瘤行细针抽吸活组织检查 (FNAB)有助于鉴别良性和恶性病变。当病史、体格检查和影像学检查怀疑为恶性肿瘤时，常规应用细针抽吸活组织检查，手术者在术前要告知患者面神经损伤风险会增大而且可能选择性牺牲面神经的某一分支或整个面神经。另外，对有手术禁忌证的老年患者,细针抽吸活组织检查也有助于确诊是否为腮腺良性肿瘤。然而，对于许多腮腺肿瘤患者而言,应用部分腮腺切除术联合面神经解剖时，活检和肿瘤切除是一步完成的。

所有的细针抽吸活组织检查报告均存在假阳性概率偏高。因此提到，只有获得了可靠的病理结果之后才能考虑选择性切除重要结构(如面神经)等。

偶尔需要进行腮腺肿瘤切取活检。事实上,禁忌对常见的腮腺肿物在不解剖面神经的情况下进行切取活检，因为这会使面神经有损伤风险并会使多形性腺瘤扩散到皮肤和邻近的软组织内，从而会增加复发风险。

对于临床检查结果高度怀疑为恶性肿瘤而细针抽吸活组织检查只是没有确诊的大多数患者，我们

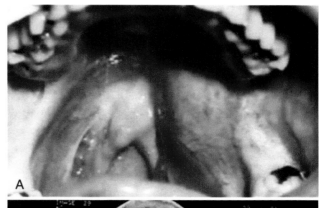

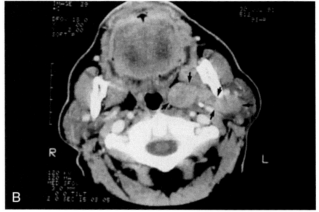

图 62.2　(A)腮腺深叶肿瘤的扩散可导致腭的软组织向内侧移位。(B)轴位 CT 显示可能发生于腮腺深叶的哑铃状肿瘤。箭头勾勒出肿瘤的范围。

推荐腮腺肿瘤的切取活检。其中包括神经麻痹或肿瘤定植于皮肤的患者。为获得诊断结果,在未识别出面神经的情况下进行活检会有一定的预期风险,因此在手术之前应征求患者意见。在大多数情况下,没有真正的风险,因为术前患者已有面神经瘫痪症状。当术者难以决定是否保留面神经完整性时，不必仅依赖术中冰冻病理切片的诊断结果。作者团队的经验表明，绝大多数病理科医生能通过术中冰冻病理切片明确腮腺肿瘤的诊断;然而在社区医院中，相对少见的腮腺恶性肿瘤使社区医院医生难于利用术中冰冻病理切片进行确诊。

同样，确诊腮腺侵袭性病变也需要进行肿物切取活检。例如,腮腺肉瘤样病可出现单侧或双侧腮腺肿大。典型表现是腮腺弥漫性肿大。这是一个与腮腺不均质肿物相鉴别的重要临床表现。肉芽肿样病变在影像检查时可见钙化表现。肉样瘤病可伴有葡萄膜炎和面瘫(Heerfordt 综合征)。宜行活检，而且用类固醇激素治疗有效。肉瘤样病不宜采用腮腺切除术。

伴有胶原血管病的良性淋巴上皮病（系统性红斑狼疮、Sjögren 综合征）也会出现腮腺弥漫性肿大（图 62.3）。在这种情况下，唇部小唾液腺切取活检是首选诊断手段。长期有淋巴上皮病变的 Sjögren 综合征患者有发展成非霍奇金淋巴瘤的风险。它常表现为双侧腮腺不对称，主要原因是腮腺内存在单个实性结节。需进行活检明确诊断。

腮腺浅叶切除和面神经解剖术

手术入路

大部分腮腺手术是在全身麻醉下完成的。麻醉医生需注意不要使面肌无力以免影响术中观察面神经功能。常用于复杂耳科手术的肌电图描记法面神经监护，却不常用于腮腺手术。我们认为，这种神经监护的敏感度高，在分离面神经相邻组织过程中也会发出过大的报警声。然而，对解剖结构受到破坏的翻修手术或慢性腮腺炎的患者，面神经监护确有帮助。患者消毒后铺无菌巾，要将一侧面部完全显露以便术中观察面部肌肉的运动。改良 Blair 皮肤切口是从耳屏前上沿皮纹向下达耳垂，然后顺耳垂向后延伸到耳后沟，再弧形转向沿皮纹做切口达下颌骨下缘区域（图 62.4）。也可将切口沿发际线延伸（图 62.5）。向前沿面浅筋膜提起皮瓣以暴露要切除的腮腺肿物。在此将腮腺腺体与外耳道软骨和胸锁乳突肌前缘分离。通过电凝或缝线结扎进行确切止血。在横跨胸锁乳突肌表面即可确认耳大神经。分离进入腮腺的耳大神经分支。要尽量保护其耳后分支。

茎乳孔位于二腹肌在乳突端附着点的内侧。因此，下一步便是识别二腹肌（图 62.6）。术者必须以极大的耐心识别面神经主干。可用手持式面神经刺激仪来确认面神经的位置。面神经就在位于骨性外耳道与乳突尖之间的外耳道软骨尖端的下方。类似于面神经的组织结构要先进行电刺激确认之后才能切断；然而在确认面神经之后就要尽量少用电刺激仪，因为过度使用该设备可能导致暂时性面神经功能障碍。在此阶段操作中，应用双极电凝和放大镜常有帮助。

确认面神经之后，沿面神经的各分支进行分离解剖，将腮腺实体分离开，以便将其浅叶完整切除（图 62.7）。必须平行于面神经的方向仔细展开软组织。在面神经周围的面部通道内进行分离解剖，能确

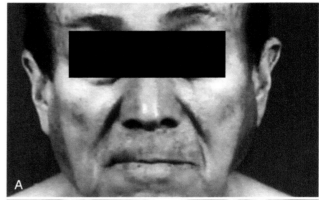
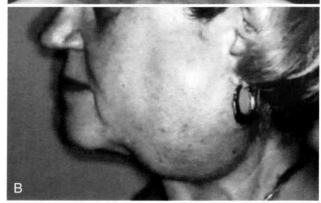

图 62.3　(A)双侧腮腺弥漫性肿通常是因系统性疾病所致。(B)这位患者因 Sjögren 综合征而出现为腮腺块状肿大。用类固醇激素治疗取得了明显效果。

保术者持续直视面神经，并明确其具体位置。这就要求术者沿面神经平面切除腮腺组织（图 62.8）。在解剖分离过程中，要观察面部有无运动，并且应尽量避免过分压迫或牵拉面神经分支。

在肿瘤前方进行了解剖分离之后，即可将肿瘤切除（图 62.9）。不必完全切除所有的腮腺组织（在不牺牲面神经的情况下也不可能完全切除）。一个重要原则是，在没有了解清楚面神经各分支的准确位置之前切口不能穿过腮腺组织。

当肿瘤粘连或紧邻面神经时，要尽最大努力将面神经与肿瘤分离开并保留面神经的完整性，即使已知或怀疑为恶性肿瘤的患者也要如此。唯一的例外是术前已出现面瘫或面神经功能障碍的恶性肿瘤患者。这部分患者术后很难或无法恢复面神经功能，选择性切除面神经是合理的。对良性腮腺肿瘤患者，选择性切除面神经则是不可取的。经验表明：紧贴面神经切除腮腺多形性腺瘤，其复发率为 0[5]。而复发性腮腺多形性腺瘤患者可能会复发。对一些精选的病例，可能要全部或部分切除面神经，并行面神经移植。

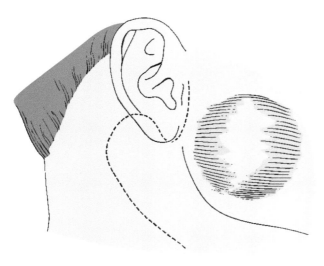

图 62.4　显露腮腺和面神经的常用手术切口始于耳屏前皮纹。然后顺耳垂向后延伸到耳后沟,再向后转向颈部的自然皮纹。

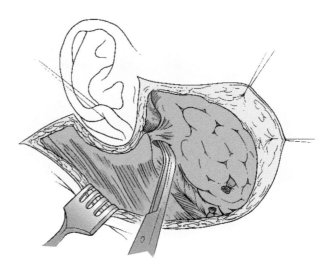

图 62.6　在识别面神经之前先识别出基本解剖界限,包括二腹肌后肌腹(拉钩下方)和外耳道。

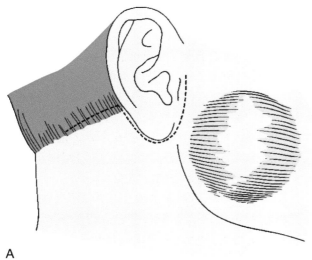

A

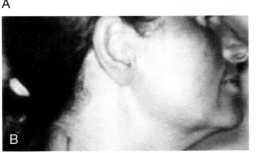

B

图 62.5　(A)另外一种腮腺切口是沿发际线向后延伸。它可以充分显露大多数良性腮腺肿瘤。(B)该照片显示如何将这种切口隐藏在发际线内。

为了避免损伤面神经,在腮腺浅叶切除之后应结扎血管止血,并仔细维护。应仔细检查确认面神经

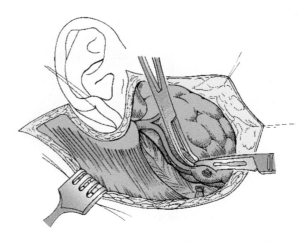

图 62.7　沿面神经分支进行解剖分离。结扎血管。

解剖结构的完整性并行电刺激确认其功能完好。通常放置负压引流管,使引流管穿过切口下方的穿刺伤口,然后分层缝合切口。皮肤切口用快吸收线缝合和免缝胶带粘贴。局部敷料加压包扎。

术后处理

尽快在麻醉苏醒室中观察患者面神经功能情况。只要面神经结构完整,即使出现部分面神经麻痹,面神经功能预期是可以完全恢复的。只有术者在术中未能确认面神经的任何分支,需要因面神经麻痹而进行再次手术探查。

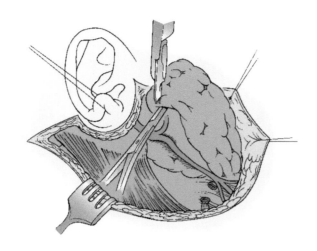

图 62.8 在面神经平面外侧血管腮腺组织,操作要小心,切除软组织之前一定要让面神经各分支在术野的直视下。

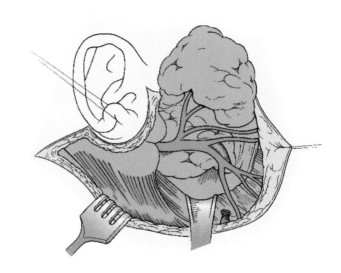

图 62.9 在所有可触及肿瘤的前方进行完解剖之后,便可以切除面神经外侧的那部分腮腺组织连同其内的肿瘤。

负压引流应与病房墙内负压相连接。术腔 24 小时引流液少于 15mL 时可以拔除负压引流装置。大部分患者需要引流 18~30 小时。当引流液少于 5mL/8 小时,作者团队于中午将引流管拔除,以便让患者早日出院。拔除引流管之后才能解除加压敷裹。

患者出院后至少 24 小时内应保持伤口洁净及干燥,随后患者可以淋浴,Steri-Strip 免缝胶带湿了后需仔细轻拍使其干燥。患者在至少 21 天内需要避免剧烈活动和抬举运动。术后 7~10 天内患者需回医院进行护理伤口、去除 Steri-Strip 免缝胶带并与医生讨论病理报告。

所有患者均有耳郭周围皮肤麻木感。其主要原因是有意切断耳大神经所致。这需要数月的时间才可能恢复,但很少能完全恢复。

最常出现的术后并发症是伤口血肿。最常见的表现是在麻醉苏醒室发现伤口皮瓣下局部肿胀伴引流管内可见鲜红血液。此时,患者需要重回手术室再次打开切口以清除血肿及重新止血。血肿未充分引流,可导致感染风险增加,水肿消除延长及潜在的皮瓣受损。术后血肿曾出现在那些服用阿司匹林或非甾体类消炎药的患者。作者团队建议患者术前 7~10 天内不要服用上述药物。

面神经的非故意损伤概率为 3%~5%。表明在手术过程中面神经得到了充分确认和保护。当面神经的分支因为有恶性肿瘤而被选择性离断时,术后的这些表现是可以预料的,看似无害的面神经损伤偶尔会伴有神经性和暂时性轻瘫。这种轻瘫的常见原因是术中过度电刺激或牵拉面神经。术后观察到面部肌肉运动,即使轻微,也预示着预后良好,可以痊愈。一项随机研究表明,应用类固醇激素对预防腮腺切除术相关的面神经功能障碍没有帮助[15]。面神经失用导致的面部肌肉麻痹有望于术后 3~4 周恢复。如果损伤导致神经元死亡,需要 6 个月才能恢复,而且可导致永久性面瘫和连带运动。假如面神经被切断而没有修复,则将无法恢复功能。

腮腺切除术术后偶尔会发生伤口感染。围手术期没有应用抗生素的 175 例患者行腮腺切除术,其感染发生率小于 5%[6]。不建议常规预防性应用抗生素,除非术前存在感染(其实这是治疗性应用抗生素,而不是预防性应用)。如果出现感染,必须引流伤口,同时依据革兰染色和培养所见以及抗生素敏感数据来选用抗生素。

术后偶尔会出现唾液腺囊肿或切口持续引流。传统的治疗方法是局部穿刺抽液和加压包扎。据有些研究认为,应用肉毒素治疗可以达到更快痊愈[16]。

偶尔可见皮瓣坏死。皮瓣坏死发生在血肿之后或者是由于切口设计不合理,耳后切口延伸过长且过窄。同样,在非常浅表的异物上提升皮瓣时也会损伤其血供。皮瓣坏死最好的处理方法就是预防。其中包括正确设计皮肤切口、在正确的平面提升皮瓣以及对所见血肿充分排空。

难看的切口瘢痕在正常腮腺手术中较罕见。操作正确时,面部瘢痕常绕于耳前皮肤皱折,其次是颈部皱折。瘢痕瘤形成患者预期要通过切口内注射类固醇激素进行治疗(图 62.10)。切口闭合包括:皮下组织的对合以及用快吸收缝线和 Steri-Strip 免缝胶带仔细对合表皮。这会使瘢痕容易掩饰和广泛认可,各方面都类似于被广泛认可的皱纹切除术的瘢痕。

初次咀嚼症候群(第一殆综合征)是指初次进食时腮腺手术区疼痛。可能是没有彻底切除的腮腺失去交感神经支配而导致的局部疼痛(可能是痛性痉挛)。这是一种为术后良性、自限性并发症[17]。

有少数患者术后会出现耳颞神经综合征(味觉出汗)。但是可以预计,只要仔细检查评估,许多患者确实有可检测到的皮肤汗腺变异性神经支配。难治性耳颞神经综合征可能是由于广泛而"彻底"的腮腺切除术中皮瓣过薄所致。有些作者建议,应用肌肉(胸锁乳突肌)筋膜(颈浅筋膜)移位术或者在术腔创面植入脱细胞真皮可有效减少此综合征[17~19]。治疗有症状的耳颞神经综合征要首先用抗胆碱能药物(非挥发性腋除臭剂)。注射肉毒素应可暂时缓解症状。分离神经前副交感神经也只能暂时缓解,6~12 个月后症状会复发。据报道,皮瓣下补植带血管组织(肌筋膜)或游离脂肪瓣可缓解症状。由于将皮瓣掀离此前解剖分离的面神经时有损伤的风险,因此这些术式仅用于症状严重的患者。

良性多形性腮腺腺瘤的复发是最终的并发症。令人高兴的是,正确进行腮腺切除术和面神经解剖术后的复发率极低。较早的文献表明,多形性腺瘤术

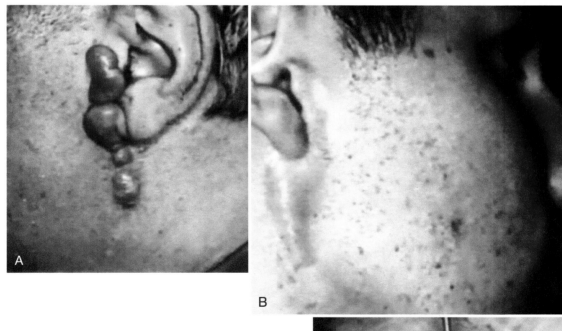

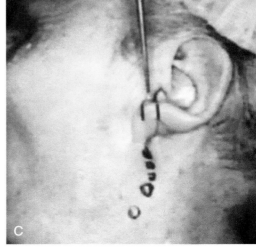

图 62.10 (A)腮腺术后瘢痕瘤形成。(B)腮腺切除术后可发生增生性瘢痕,应区别于瘢痕瘤。(C)切口皮肤下可触及的小瘤是复发的混合性肿瘤。

后复发率为 1/4~1/2[7,9]。这些报道结果有误导读者之虞，因为在 20 世纪前 50 年中外科医生应用肿瘤剜除术来治疗腮腺肿瘤。如今外科医生已认识到将腮腺肿瘤完整切除同时保留面神经完整的重要性。从肿瘤的包膜上安全地剥离面神经显然是可行的，术后多形性腺瘤复发的发生率并不高[5]。

术中肿瘤包膜破裂会使术者极其担心。报道提示，肿瘤破裂溢不一定会使复发率增高[20,21]。作者团队建议，在完成所有手术步骤后，要用大量生理盐水仔细冲洗术区。尤其是术中包膜受到侵犯以及肿瘤外溢时，这样做特别重要。

在患者腮腺多形性腺瘤复发后，预期会出现多灶性病变。术前 CT 或 MRI 检查有助于发现肿瘤的全部范围。存在多灶性肿瘤便可以解释为什么复发多形性腺瘤患者会不止一次复发[22,23]。在完全切除腮腺组织时应尽量保护面神经的完整性。我们不推荐对腮腺良性疾病患者常规应用放射治疗。

腮腺全切术和面神经解剖术

肿瘤累及位于面神经内侧的腮腺深叶以及慢性复发性腮腺炎患者均需行腮腺全切术[6]。其中有些肿瘤可扩散到咽旁间隙。术前怀疑肿瘤累及咽旁间隙时，最好行 CT 或 MRI 影像学检查（图 62.11）。切除累及面神经内侧和外侧腮腺组织的肿瘤要先行腮腺浅叶切除术及面神经解剖术，再行腮腺深叶切除。当面神经外侧组织未受累及时，在切除深叶肿瘤期间可以将其做前蒂分离，而后再将浅叶复位于其解剖位以关闭术腔。这样可以保持面部的正常轮廓。腮腺全切术前应告知患者，因为切除肿瘤时需解剖和回缩面神经而导致损伤面神经的风险增高。然而，大部分深叶肿瘤均为良性，所以术中必须尽可能保持面神经的完整性。

反复发作的腮腺疼痛性膨胀伴脓性涎分泌物是慢性腮腺炎的特征。这种不太常见的病症见于干燥综合征患者。在其他情况下，慢性腮腺炎可以因导管结构异常或继发于涎石病、感染或创伤的导管狭窄所引起。这类患者应尽量采取保守治疗。抗生素、催涎剂、热敷及按摩等方法对其中部分患者有效。然而，患者和医生都认为反复发作的感染伴疼痛是难以忍受的。这种情况下应行腮腺切除术。一些专家主张慢性腮腺炎患者行腮腺浅叶切除术，毫无疑问这样做通常是有效的[24,25]。保留的腺体组织和残留的腮腺导管可能是一些患者症状复发的根源。因此我们建议需要进行外科处理的慢性腮腺炎患者行腮腺全切术[6]。

其他的治疗方式也可以考虑，但都有缺点。鼓室神经切除术对腮腺分泌液量的干预立竿见影。降低副交感神经的传入刺激也许可以改善症状。然而对于慢性腮腺炎患者，鼓室神经切除的疗效并不可靠。这可能反映了唾液腺组织复杂的副交感神经支配和自发性神经再生倾向。小剂量体外照射疗法可能有效，但这种照射疗法想通过对唾液杀菌来起效是不大可能的。照射疗法多是通过破坏腺体组织而起效，而这样做会促进腺体纤维化并最终使腺体炎症消退。作者的团队不提倡对慢性腮腺炎患者行照射治疗，这也代表了良性疾病宜避免照射治疗的总体趋势。然而，此法适用于不能耐受外科手术的老年患者。腮腺导管结扎术会造成急性梗阻伴肿胀和疼痛。最终导致腺体实质萎缩，出现纤维化和功能障碍。造成腺体发生反复易感染的问题需及时对症解决。不幸的是，导管结扎几乎必然造成急性疼痛和肿胀，还可同时伴有瘘管形成及其造成的后续问题。

因慢性腮腺炎而行腮腺全切术的患者，其面神经损伤风险高于因良性肿瘤行腮腺浅叶切除术的患

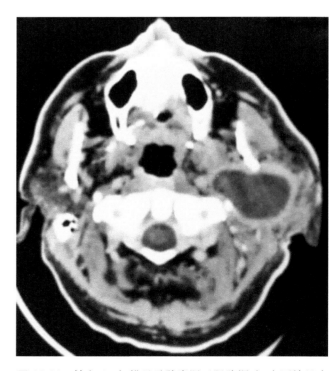

图 62.11　轴向 CT 扫描显示肿瘤源于腮腺深叶，在面神经内侧，经茎突下颌间隙向咽旁间隙侵犯。

者。这表明纤维化和组织界面的遮挡可继发后续的急性感染。因此应尽量推迟手术，直到通过使用抗生素和局部治疗使腺体症状处于静止期。作者团队对 26 名因慢性腮腺炎行腮腺全切术患者的治疗经验证实了该观点[7]。其中 5 例患者(26%)术后立即出现面瘫，除 1 例患者外，其余均在 3 个月内恢复。在慢性炎症、组织纤维化及组织界限不清的情况下，应用术中面神经监护仪使得面神经的鉴别更为容易。通过应用唾液腺内镜技术这一新科技，可以进行涎石移除和导管扩张，在未来几年可能降低慢性腮腺炎的发生率。

手术入路

　　腮腺全切术须首先行腮腺浅叶切除术。这需要通过切除浅叶达到所谓的面神经"非肿瘤学"解剖。对于良性肿瘤而言，这种手术入路的疗效满意，而事实上手术+术后放疗亦可成功的治疗许多腮腺恶性肿瘤，同时保持面神经的完整性。术中轻柔地将面神经从腺体深叶上分离，面神经的分支穿过残留的腺体延伸至手术区(图 62.12)。术中应避免面神经持续受电刺激造成术后轻度面瘫。对于慢性唾液腺炎患者，须对术式稍作改良以清除所有可鉴别出的腺体组织。这就需要解剖并复位面神经的多个分支。最初的浅叶切除术应进行改良，应在咬肌前缘沿着腮腺管分离，穿过颊间隙至黏膜下。这一步对于因结石阻塞引起的唾液腺炎至关重要。一小段含结石的

腮腺管的残留都将继发感染。我们也遇到过因大块结石完全堵塞腮腺管导致自发性瘘口形成者。在这种情况下，应椭圆形切除慢性感染性皮肤，取标本化验，缝合皮肤缺损。结扎止血，冲洗创面，引流管置于创面深部时注意避免触及面神经。逐层缝合，快速吸收缝线缝合皮肤，免缝胶带保护切口。每个患者都要进行加压包扎。

　　对于腮腺深叶巨大肿瘤，有时可行下颌骨劈开以暴露术野(图 62.13 和图 62.14)。劈开下颌骨前，需确定合适的钢板，并在其上钻洞，于手术结束时固定劈开的下颌骨。这有助于精确定位，从而保持正

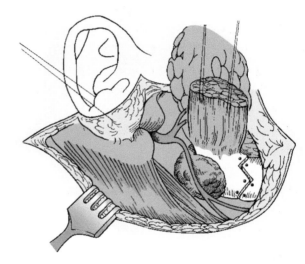

图 62.13　有时需行下颌骨劈开术以便更好地暴露侵及下颌骨内侧的肿瘤。

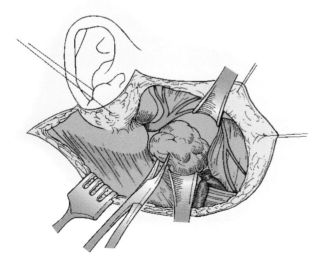

图 62.12　轻柔地将面神经牵拉至一侧，分离暴露侵及面神经内侧的多形性腺瘤。

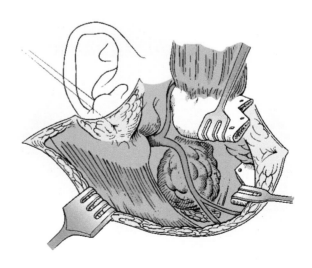

图 62.14　掀起下颌骨，以便分离肿瘤和暴露创面。

确的咬合关系。

术后处理

　　术后应在恢复室观察患者的面部运动。轻度面神经麻痹表明面神经是完整的，不久会恢复。术后早期即使轻度面神经麻痹发展到面瘫，也可以确信患者有希望恢复。

根治性腮腺切除术

　　腮腺手术过程中分离并保护面神经，从肿瘤学观点来看，是一种折中办法。然而处理腮腺高度恶性肿瘤的经验表明，最多分离并保留、功能性面神经，即使是处理侵及腺实质的高度恶性肿瘤时（图62.15）。这反映了面神经切除术将造成的毁坏性影响以及术后适当放疗可达到局部控制的观察结果。更为彻底的根治性的整块腮腺全切术适用于已发生面瘫以及肿瘤范围较广，侵及皮肤、咬肌、下颌骨及颞骨等的患者。

　　应告知高度恶性肿瘤累及腮腺和正常面神经功能的患者，可能需要切除部分或全部面神经。此外，术中对面神经的处理可能导致保留的面神经分支暂时性麻痹。在正常情况下，在处理中等大小或者小的肿瘤时，应预料到面神经的一些分支更易受累。术中成功从肿瘤上分离下来的面神经分支可以保留。对于术前证实已经麻痹的分支或者术中不能从肿瘤上彻底分离的分支，应将其切除并进行相应的神经修复（图62.16）。对于高度恶性肿瘤，在行腮腺切除术的同时需行颈清扫术，而且容易进行。切口自头部至颈部，以适应颈清扫术。术中虽然可以保持标本成为一块，但这并非必要，而且这样做可能影响面神经的辨认。

手术入路

　　当患者因肿瘤侵袭而发生完全面瘫时，不要期待患者能够恢复。此时术中试图分离并保留面神经是没有必要的。另一方面，应辨别肿瘤近端和远端的面神经，这样在切除肿瘤后便于行面神经修复术。有时可能还需要行某种乳突切开术（例如去除乳突皮质、切除乳突尖以及辨认颞骨垂直截面内的面神经）。在进行神经修复前，应完成面神经远端及近端

的冰冻切片送检。同样，切除肿瘤时应识别出面神经的远端分支。对于面神经功能有残留的患者，通过应用电刺激更易识别。而完全面瘫的患者不能出现刺激。因此，找到离开腮腺的面神经远端分支成为这一手术的难题。总的来说，面神经重建术就是切断外眦之前的面神经，但术后面神经功能恢复的可能性很小，因此这一术式并没有得到广泛认可。对于完全面瘫的患者，最好进行口角重建和上睑金属移植物植入。受神经支配的肌肉（比如颞肌）的"动态"重构可能造成一些随意运动。悬吊筋膜的过程以及整容手术都会产生"静态"好转，但这些好转会随着年龄的增长而衰退。腮腺扩大根治术之后，要用局部皮瓣移植或分层厚皮移植片来修复软组织缺陷。

面神经修复术

　　无论是无意的，还是手术计划性的面神经损伤都需要进行神经修复。修复效果最好的是面神经端端吻合术。然而，更多的情况是面神经其解剖部分的缺失。在这种情况下，可通过插入游离神经移植物（电缆式）来重建神经的连续性（见图62.16）。只有当上述方法不能实现时，才通过利用邻近颅神经来恢复面部活动（第Ⅻ颅神经）。

手术入路

　　当面神经因手术或外伤断裂时应进行吻合。手术需要修整神经断端，用 2~3 根极细（7-0 或 8-0）的缝线，在手术显微镜下进行缝合。只需缝合神经外膜。要在缝线无张力下缝合，且神经断端必须对位吻合。

　　例如，在切除恶性肿瘤时切除了一段面神经，最好截取直径和长度合适的神经来重建面神经。耳大神经和（或）腓肠神经最适合。必要时可将这些神经的纤维束分开，以便重建面神经的多个分支。应尽可能优先重建眼周和口周的分支，即使以损害颊支、额支及颈支为代价。如果切除了面神经周围分支，用颈四神经也有一定优势。它的解剖单位与面神经相似，有一条较大的主干和明显较小的、直径相近的分支。若同时行颈清扫术，在颈神经和耳大神经附近操作时，提前计划好可能需要截取的神经移植物是非常重要的。

　　术后放疗可能对移植神经的再生有不利影响。一些作者报道其影响很小[26,27]，而另外一些作者报道

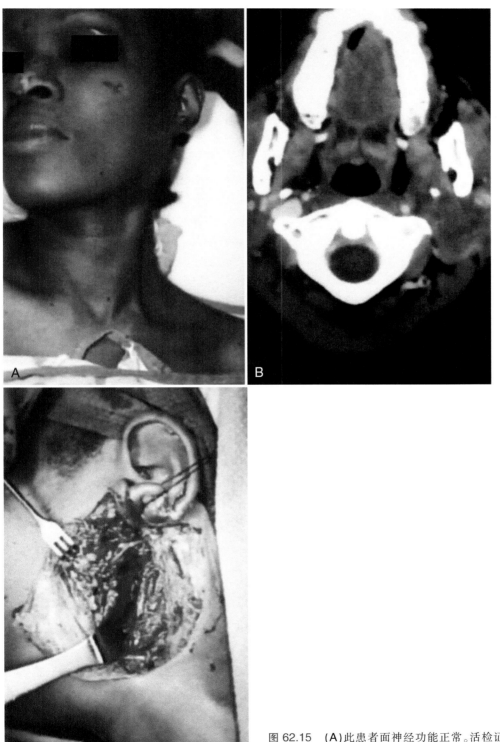

图 62.15　(A)此患者面神经功能正常。活检证实为腺样囊性癌。(B)CT 证实肿瘤侵及腮腺深叶。(C)腮腺全切术中保留了面神经。

结果表明移植物受照射后功能受损[28,29]。部分功能可以恢复,但需要行神经重建。只有当面神经不能完整重建时,才利用邻近的运动颅神经。这种情况在常规的腮腺手术中极少出现;然而,当面神经内听道段或脑干段受损时, 神经重建是不可能的。对于这些病例,可以利用邻近的运动颅神经,但必须认识到这样做会牺牲某些其他功能来实现一些面部功能的改善。实现面部状态改变最成功的神经修补方法是利用舌下神经进行移植修复,这一点已得到普遍认可。利用舌下神经达到对面部肌肉的神经支配,可能造成散在的面部运动的恢复和状态的改善,但会造成同侧舌麻痹。大多数患者能很好的耐受这一点,然而这仍是不足之处,术前应与患者讨论决定。

舌下神经跨过颈外动脉的前方,可由此来辨认舌下神经。分离舌下神经尽量靠前,以达到足够神经吻合术的长度,使面神经末梢无张力吻合。通过分开舌下神经束可以实现面神经不同分支的重建(图62.17)。

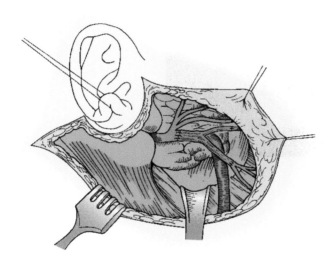

图62.16　用神经移植物修复面神经的下分支。面神经的上分支得到完整保留。神经移植物一端分为两支以适应面神经的分叉。

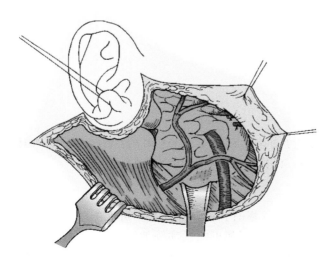

图62.17　舌下神经–面神经吻合术。分开舌下神经束以实现面神经上部和下部分支的神经功能恢复。

面部状态改善标志着手术成功。这是一个重要的概念,因为选择性离散性神经移植术是不可能的。因此,术前应忠告患者面部状态改善即是胜利。

精要

- 细针穿刺活检是一种检测手段,敏感性达90%~95%,而假阳性率为5%~15%。
- 需要切除正常的面神经时,要进行开放性活检和不变的病理检查。
- 肉瘤会引起面瘫。
- 多形性腺瘤必须彻底切除。
- 广泛的腮腺组织切除对于控制复发性细菌性腮腺炎效果最好。
- 在恶性肿瘤、慢性腮腺炎和腮腺深叶肿瘤的手术中面神经的损伤风险最高。
- 腮腺高度恶性肿瘤需行术后放疗。

隐患

- 所有患者术前均应被告知术后将遗留瘢痕。
- 腮腺切除术中有意地切断耳大神经会造成耳周皮肤麻木,将在几个月内得到不完全恢复。
- 第一口综合征是指进食疼痛,被认为是痉挛所致,可自行缓解。
- 耳颞神经综合征是个相对不常见的问题,可以通过用局部止汗药或注射肉毒杆菌毒素制剂来治疗。

(邱杰　华辉　孙彦　译)

参考文献

1. Spiro RH: Salivary neoplasms: Overview of 35-year experience with 2,807 patients. Head Neck Surg 8:177, 1986.
2. Eneroth CM: Salivary gland tumors in the parotid gland, submandibular gland, and the palate region. Cancer 27:1415, 1971.
3. Woods JE, Cheng GC, Beahrs OH: Experience with 1,360 primary parotid tumors. Am J Surg 130:460, 1975.
4. Johnson JT, Gallia L: The incidence of neoplastic versus inflammatory disease in major salivary gland masses diagnosed by surgery. Laryngoscope 91:512-516, 1981.
5. Donovan DT, Conley JJ: Capsular significance in parotid tumor surgery: Reality and myths of lateral lobectomy. Laryngoscope 94:324-329, 1984.
6. Arriaga MA, Myers EN: The surgical management of chronic parotitis. Laryngoscope 100:1270-1275, 1990.
7. Wood FC: Mixed tumors of the salivary glands. Ann Surg 39:57, 1904.
8. Benedict EG, Meigs JV: Tumors of the parotid gland. A study of 225 cases with complete end-results in 80 cases. Surg Gynecol Obstet 51:626-647, 1930.

9. Stein I, Geschickter CF: Tumors of the parotid gland. Arch Surg 28:482-526, 1934.
10. Senn N: The Pathology and Surgical Treatment of Tumors. Philadelphia, WB Saunders, 1895, pp. 173, 296.
11. Sistrunk WE: Tumor of the parotid gland. Surg Clin North Am 1:1515-1521, 1921.
12. O'Brien CJ: Current management of benign parotid tumors—the role of limited superficial parotidectomy. Head Neck 25:946-952, 2003.
13. McGurk M, Thomas BL, Renehan AG: Extracapsular dissection for clinically benign parotid lumps: Reduced morbidity without oncological compromise. Br J Cancer 89:1610-1613, 2003.
14. Witt RL: The significance of the margin in parotid surgery for pleomorphic adenoma. Laryngoscope 112:2141-2154, 2002.
15. Lee KJ, Fee WE Jr, Terris DJ: The efficacy of corticosteroids in postparotidectomy facial nerve paresis. Laryngoscope 112:1958-1963, 2002.
16. Chow TL, Kwok SP: Use of botulinum toxin type A in a case of persistent parotid sialocele. Hong Kong Med J 9:293-294, 2003.
17. Filho WQ, Dedivitis RA, Rapoport A, Guimaraes AV: Sterno-cleidomastoid muscle flap preventing Frey syndrome following parotidectomy. World J Surg 28:361-364, 2004.
18. Angspatt A, Yangyuen T, Jindarak S, et al: The role of SMAS flap in preventing Frey's syndrome following standard superficial parotidectomy. J Med Assoc Thai 87:624-627, 2004.
19. Sinha UK, Saadat D, Doherty CM, Rice DH: Use of AlloDerm implant to prevent Frey syndrome after parotidectomy. Arch Facial Plast Surg 5:109-112, 2003.
20. Natvig K, Soberg R: Relationship of intraoperative rupture of pleomorphic adenomas to recurrence: An 11-25-year follow-up study. Head Neck 16:213-217, 1994.
21. Buchman CA, Stringer SP, Mendenhall WM, et al: Pleomorphic adenoma: Effect of tumor spill and inadequate resection on tumor recurrence. Laryngoscope 104:1231-1234, 1994.
22. Stennert E, Wittekindt C, Klussmann JP, et al: Recurrent pleomorphic adenoma of the parotid gland: A prospective histopathological and immunohistochemical study. Laryngoscope 114:158-163, 2004.
23. Koral K, Sayre J, Bhuta S, et al: Recurrent pleomorphic adenoma of the parotid gland in pediatric and adult patients: Value of multiple lesions as a diagnostic indicator. Am J Roentgenol 180:1171-1174, 2003.
24. Nichols RD: Surgical treatment of chronic suppurative parotitis: A critical review. Laryngoscope 87:2066-2081, 1977.
25. Beahrs OH, Devine KD, Woolner LB: Parotidectomy in the treatment of chronic sialoadenitis. Am J Surg 102:760-768, 1961.
26. Conley JJ: Facial nerve grafting. Arch Otolaryngol 73:322-327, 1961.
27. McCabe BF: Facial nerve grafting. Plast Reconstr Surg 45:70-75, 1970.
28. Pillsbury HC, Fisch U: Extratemporal facial nerve grafting and radiotherapy. Arch Otolaryngol 105:441-446, 1979.
29. Lathrop FD: Management of the facial nerve during operations on the parotid gland. Ann Otol Rhinol Laryngol 72:780-801, 1963.

第63章

茎突前咽旁间隙

Jonas T. Johnson

茎突前咽旁间隙 (Prestyloid parapharyngeal space, PSPS)是一个三角形间隙,从下方舌骨延伸至上方颅底。其内侧壁为咽侧壁,其外侧壁为翼状肌筋膜及下达下颌角的颈部软组织。其前方止于前方的翼下颌缝;其后方由颈动脉鞘和茎突后咽旁间隙的内容物限定。茎突前咽旁间隙与茎突后咽旁间隙的界限为腭帆张肌的筋膜,其由茎突后外侧延伸至翼板的前内侧(图 63.1)[1]。

正常的 PSPS 内有脂肪组织、淋巴及无名的小血管。累及茎突前咽旁间隙的肿瘤常表现为良性唾液腺肿瘤从腮腺深叶或异位腺体扩展至 PSPS [1~4]。因而以多形性腺瘤最为常见。恶性唾液腺肿瘤也可能发生,但罕见。我们还观察到有位于 PSPS 的脂肪瘤(图 63.2)。PSPS 淋巴结的转移癌偶尔也可遇到(图 63.3)[5~6]。其他肿瘤,例如来源于下颌骨、上颌骨或 PSPS 周围各种软组织的肿瘤,均可扩展至 PSPS。然而,按照严格的定义,其不能认为是咽旁间隙肿瘤,而应认为是起源于咽旁间隙周围结构的肿瘤。

病例选择

PSPS 肿瘤最常见的首发症状为无症状的肿块,颈部肿块位于紧邻下颌角后方或下方,或位于软腭或咽侧壁黏膜下。这些肿瘤向内侧扩展可导致假牙不合适,有时可因肿瘤过大而部分阻塞上呼吸消化道(图 63.5)。我们曾遇到 1 例巨大咽旁间隙良性多形性腺瘤具有相对无害的症状。出现疼痛或神经症状将引导医生考虑其他的诊断,如原发或转移癌。

术前评估

CT 和 MRI 等影像学检查是患者评估的重要方面。事实上,随着 CT 的出现对咽旁间隙以及发生在该区域的肿瘤的生物学有了清晰的理解。较大肿瘤的起源部位有时难以评估。通常,咽旁间隙内的脂肪向后内移位强烈提示病变发生于 PSPS(图 63.6 和图 63.7)。相反,咽旁间隙的脂肪向前外移位则提示肿瘤发生于咽旁间隙后隙。起源于腮腺深叶的肿瘤可经过茎突下颌通道到达咽旁间隙(图 63.8)。这些肿瘤呈特征性哑铃形(图 63.9)。正常腮腺的影像学特征有助于外科医生进行评估,不必同时行腮腺造影。一旦肿瘤向后或下通过茎乳下颌韧带,其将到达周围更多的结构。

起源于小唾液腺或咽旁间隙内小唾液腺的肿瘤,通常表现为软腭和咽外侧壁凸向内侧。双合诊有助于临床判断肿瘤的大小和位置。影像学检查有助于证实特征性的咽旁脂肪移位情况。然而,腮腺深叶和肿瘤之间有脂肪组织可证实肿瘤起源与腮腺无关(图 63.10)。

术前应常规进行咽旁间隙肿瘤的细针穿刺针吸活检。这项技术需要与有经验的细胞病理学医师的紧密协作。细胞学的诊断应该与临床发现联系起来。经口切开进行咽旁间隙肿物的活检方式不应提倡。增强影像技术的应用可以减少对起源于茎突后间隙的血管肿瘤盲目进行活检的例数。但是,经黏膜入路的病理活检总会使肿瘤细胞污染黏膜,引发炎症和粘连,随后导致肿瘤的转移。我们不推荐在术前对咽

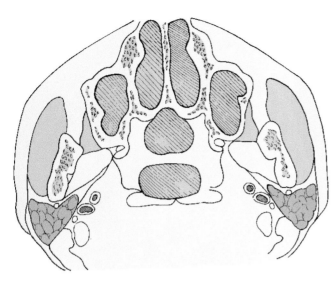

图 63.1　咽旁间隙的轴位图。

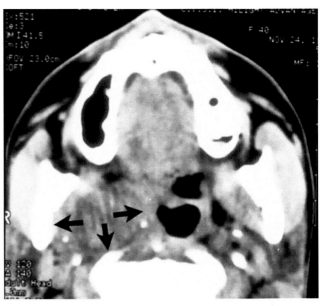

图 63.3　轴位 CT 扫描显示咽旁间隙的病变(箭头所示)。茎突前或茎突后病变的咽旁间隙脂肪移位无特征。患者以往曾行甲状腺乳头状癌治疗。肿瘤切除后证实为甲状腺癌转移。

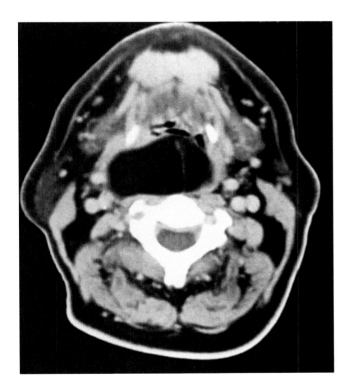

图 63.2　轴位 CT 显示咽旁间隙巨大的脂肪瘤穿过中线延伸至咽后间隙。该患者无症状。因病变呈脂肪密度使诊断显而易见。

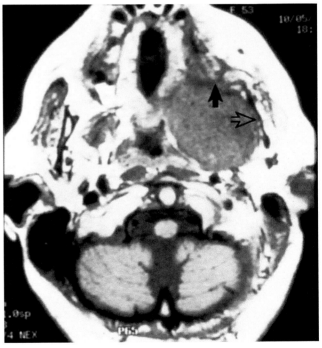

图 63.4　轴位 MRI 显示大肿物累及咽旁间隙。向前侵入下颌骨(空心箭头)、上颌骨(实心箭头)并累及翼肌,提示肿物为是恶性,原发于咽旁间隙邻近的结构而后扩展。该肿瘤证实为软骨肉瘤。

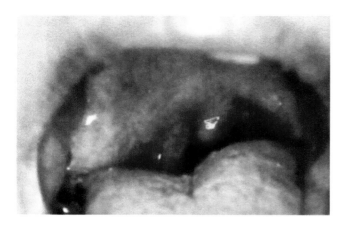

图 63.5　咽旁包块使软腭向前内移位的口腔观。

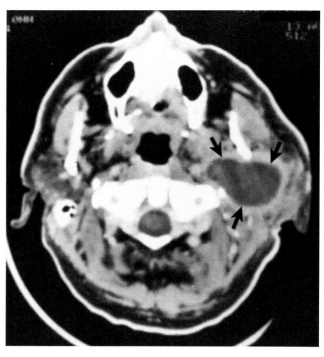

图 63.7　轴位 CT 清楚显示一哑铃形肿瘤(箭头所示),原发于腮腺向内扩展。该肿瘤为多形性腺瘤。

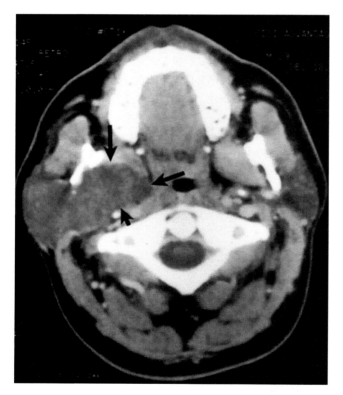

图 63.6　多形性腺瘤的 CT 扫描。这个肿物(箭头所示)发生于腮腺,延伸到茎突前咽旁间隙。

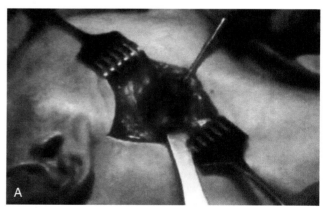

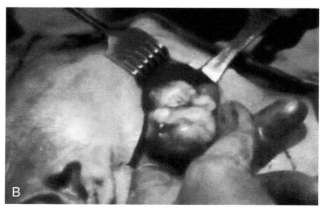

图 63.8　(A)茎突、升支、下颌骨和茎突下颌韧带之间的关系。腮腺深叶的某些肿瘤通过茎突下颌的通道到达咽旁间隙。(B)腮腺深叶的肿瘤通过茎突下颌韧带进入咽旁间隙。

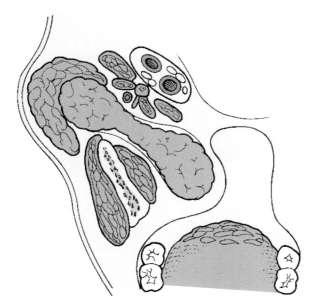

图 63.9　由于茎突下颌通道的限制产生了腮腺深叶肿瘤的峡部,赋予其特征性哑铃形的结构。

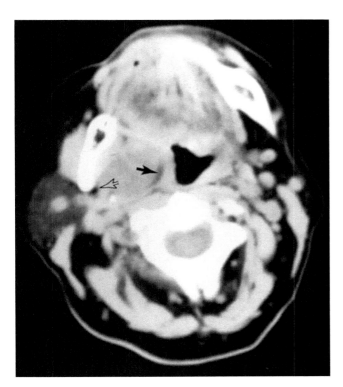

图 63.10　多形性腺瘤使脂肪内侧移位(实心箭头)。还可见与腮腺分离(空心箭头)。

旁间隙肿物进行经口黏膜切口入路的活检。该技术只适用于明显不典型并需要术前明确病理诊断的肿瘤。

手术入路

通过经颈下颌下入路可以到达 PSPS。距下颌骨下缘约 2~3cm 水平切开皮肤(图 63.11)。切开皮下组织和颈阔肌后,辨认、游离、保护面神经的下颌支。辨认胸锁乳突肌的前缘有助于辨别二腹肌后腹,向前反折颌下腺时其被向右牵拉(图 63.12)。这可提供通向咽旁间隙的直接路径,并可辨认穿入颌下间隙的面动脉。游离并结扎面动脉,使腺体可以更为完全地被牵拉,可提供接近 PSPS 的尖部路径。用牵开器有助于将肿物与邻近的软组织钝性分离,从切口将其取出(图 63.13)。较大的肿物的取出需切断二腹肌肌腱,之后再缝合修复。多形性腺瘤并不侵犯周围软组织,因此不需切除周围正常组织。尽量保留肿物包膜的完整性。如果包膜已被侵犯,应尽量将肿瘤切除干净,充分冲洗后再关闭切口[7,8]。肿瘤切除干净并充分止血后,在切口深处放置一引流管,从切口附近另一切口将其穿出。切口分层缝合关闭并包扎。

成功地切除发生于腮腺深叶肿瘤有赖于面神经的正确辨认及解剖。自耳屏前做切口,绕过耳垂达耳

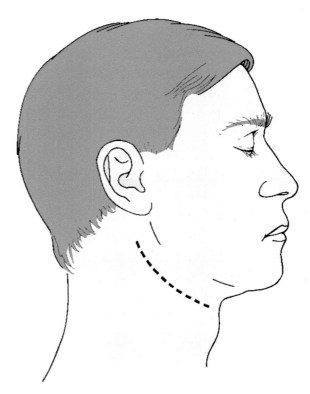

图 63.11　沿颌下皮肤的水平切口能为咽旁间隙提供足够的暴露。

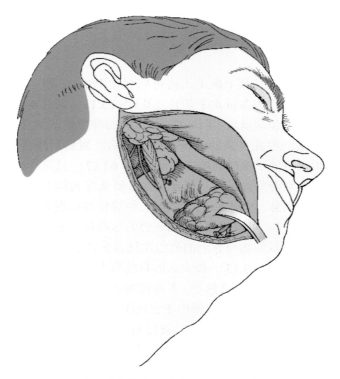

图63.12 结扎面动脉外支之后向前回缩颌下腺,此时咽旁间隙肿瘤在二腹肌后腹的正前方。

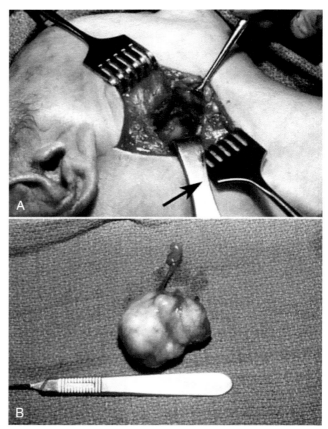

图63.13 (A)下颌切口用于暴露咽旁间隙,用army-navy拉钩(箭头所示)拉开下颌下腺。(B)从咽旁前间隙切除一良性的多形性腺瘤。该病变和腮腺无联系。

后区域,再做一个下颌下水平方向切口,以便提供良好的视野(图63.14)。掀起皮瓣,辨认面神经。将唾液腺浅叶自面神经分离、移开。这对充分暴露面神经非常必要。小心地用神经钩提起面神经,使其与腮腺深叶分离。用此方法可将肿瘤的内侧面分离,并将肿瘤从切口取出。有时需分离开茎突下颌韧带才能通向肿瘤内侧部分(图63.15)。对于良性腮腺肿瘤患者,可保留腮腺浅叶,将其翻回其解剖位置。这样可保护面部正常轮廓并减少耳颞神经综合征的发生率。

文献中有许多改善咽旁间隙暴露技术的介绍。常用的方法是下颌骨切开术[9~14],操作时可直接通过切开下颌骨体或下颌骨前部切开并外旋。经皮下下颌骨切开术可减少面部瘢痕[15]。也可选择下颌关节脱位和下颌骨向前脱位。以我们的经验,在咽旁间隙即使一些体积较大的肿物,也往往没有必要采用下颌骨切开术,尤其是累及唾液腺深叶的良性多形性腺瘤或者起源于小的唾液腺的良性肿瘤。哑铃形肿瘤都需要切断茎突下颌韧带。累及下颌骨、上颌骨后壁、颅底的恶性肿瘤等特殊表现病例需提供三维切除,详见第101章。

颞下窝

PSPS肿瘤在被患者或医生注意到之前体积已经相当大。很多情况下,切除肿瘤时需要将面神经从唾液腺深叶游离,而这经常导致术后暂时的面神经轻度瘫痪。术前通常须告知患者将腮腺全部切除在一定程度上会发生面神经轻度瘫痪或麻痹。我们曾遇到1例良性多形性腺瘤,需行下颌骨切开术以获得良好的术野。下颌骨切开术可直视颈动脉鞘、颅底,这对切除茎突后咽旁间隙后隙肿瘤、需将其周围结构一并切除的肿恶性肿瘤是非常重要的。

术后处理

拔除引流管数小时后就可出院。除咽部黏膜被污染外,手术期间不常规应用抗生素。纱布加压包扎颈部,常有助于表层组织结合和避免形成死腔。PSPS的肿瘤切除后会产生死腔。术后患者能够吞咽时尽

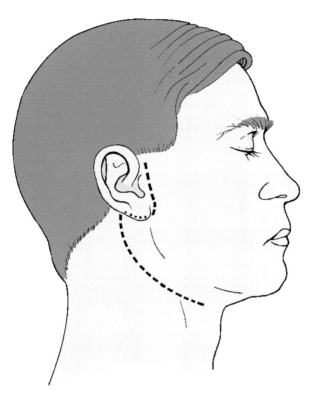

图 63.14　先做一个水平的下颌下切口，然后沿耳垂向上到达耳屏前的皮肤能为浅叶腮腺切除提供暴露，并同时切除腮腺深部的肿瘤。

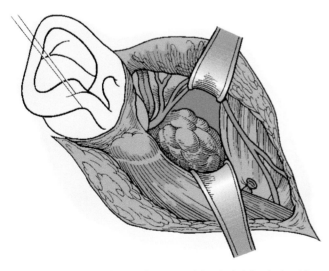

图 63.15　浅叶腮腺切除术后，腮腺深叶肿瘤切除时面神经能够被提起并保护起来。可见二腹肌后腹的前方得到暴露。

快恢复进软食。引流管贴壁固定，每日监测引流量。若引流量低于 15mL/24h，则可拔除引流管。

并发症

血肿是 PSPS 手术最常遇见的术后并发症，在关闭术腔前注意仔细止血可避免之。面动脉结扎的线结非常重要，须确保实用。突发的血肿威胁口咽气道，被认为是气管切开术的指征。

咽旁间隙与许多重要的解剖结构密切相关。然而，大血管和颅神经的损伤并不常见却无法预料。为避免这种损伤需要术前准确判断肿瘤的发生部位。神经瘤累及迷走神经或颈交感神经链，发源于茎突后咽旁间隙。这些病变须术前应用现代影像学技术加以判别。如果认定为神经瘤，应告知患者术后可预期的神经障碍。

一直有主张经口切除咽旁间隙肿物的方法[16]，但是该技术仅用于起源于残余唾液腺的肿瘤患者。腮腺深叶肿瘤经口不能安全地切除。经口切除手术不能给医生提供辨认紧密相邻的神经血管结构（如面神经）的机会。而且口腔分泌物会污染切口。我们继续推荐经颈部入路切除累及咽旁间隙的肿瘤。

第一 岭综合征是指唾液腺术后首次进食时出现面部疼痛，它是由于术后支配唾液腺的交感神经的功能丧失，在 PSPS 手术后也有患者出现该症状的描述[17]。目前缺少治疗方法。外科治疗可行鼓膜切开 Jacobson 神经切除术。

精要

- CT 和 MRI 能可靠地区分茎突前咽旁间隙与其他部位的病变。
- 唾液腺肿瘤是遇到的最常见病变。
- 恶性肿瘤转移到茎突前间隙的可能性不可忽视。
- 切除腮腺深叶肿瘤时需将面神经辨认和游离。
- 切除腮腺深叶良性肿瘤时不需切除腮腺侧叶，将其恢复原位可保持面部轮廓。
- 即使切除 PSPS 大的肿瘤，也很少需要下颌骨切开。

隐患

- 咽旁间隙肿瘤经口活检会污染黏膜，且使最终的切除更为困难。

- 面神经的下颌缘支受损会导致下唇永久性功能障碍。

- 术后若未能充分引流，可能需要行气管切开术。

- 如果肿瘤附于腮腺或贴近面神经，即使良性多形性腺瘤，企图经口切除也是错误的。

（黄沂传　付涛　孙彦　译）

参考文献

1. Curtin HD: Separation of the masticator space from the parapharyngeal space. Radiology 163:195-204, 1987.
2. Som PM, Biller HF, Lawson W: Tumors of the parapharyngeal space: Preoperative evaluation, diagnosis and surgical approaches. Ann Otol Rhinol Laryngol 90:3-15, 1981.
3. Som PM, Biller HF, Lawson W, et al: Parapharyngeal space masses: An updated protocol based upon 104 cases. Radiology 153:149-156, 1984.
4. Som PM, Braun IF, Shapiro MD, et al: Tumors of the parapharyngeal space and upper neck: MR imaging characteristics. Radiology 164:823-829, 1987.
5. Lombardi D, Nicolai P, Antonelli AR, et al: Parapharyngeal lymph node metastasis: An unusual presentation of papillary thyroid carcinoma. Head Neck 26:190-196, 2004.
6. Desuter G, Lonneux M, Plouin-Gaudon I, et al: Parapharyngeal metastases from thyroid cancer. Eur J Surg Oncol 30:80-84, 2004.
7. Natvig K, Soberg R: Relationship of intraoperative rupture of pleomorphic adenomas to recurrence: An 11–25-year follow-up study. Head Neck 16:213-217, 1994.
8. Buchman C, Stringer SP, Mendenhall WM, et al: Pleomorphic adenoma: Effect of tumor spill and inadequate resection on tumor recurrence. Laryngoscope 104:1231-1234, 1994.
9. Attia EL, Bentley KC, Head T, Mulder D: A new external approach to the pterygomaxillary fossa and parapharyngeal space. Head Neck Surg 6:884-891, 1984.
10. Biller HF, Shugar JMA, Krespi YP: A new technique for wide-field exposure of the base of the skull. Arch Otolaryngol 107:698-702, 1981.
11. Ulku CH, Uyar Y, Arbag H: Management of parapharyngeal space tumors. Irish Med J 97:140-142, 2004.
12. Brennan PA, Smith GI, Webb AA, Ilankovan V: Double mandibular osteotomy with coronoidectomy for tumours in the parapharyngeal space. Br J Oral Maxillofac Surg 42:79-80, 2004.
13. Pang KP, Goh CH, Tan HM: Parapharyngeal space tumours: An 18 year review. J Laryngol Otol 116:170-175, 2002.
14. Malone JP, Agrawal A, Schuller DE: Safety and efficacy of transcervical resection of parapharyngeal space neoplasms. Ann Otol Rhinol Laryngol 110:1093-1098, 2001.
15. Teng MS, Genden EM, Buchbinder D, Urken ML: Subcutaneous mandibulotomy: A new surgical access for large tumors of the parapharyngeal space. Laryngoscope 113:1893-1897, 2003.
16. Goodwin WJ, Chandler JR: Transoral excision of lateral parapharyngeal space tumor presenting intraorally. Laryngoscope 98:266-269, 1988.
17. Chiu AG, Cohen JI, Burningham AR, et al: First bite syndrome: A complication of surgery involving the parapharyngeal space. Head Neck 24:996-999, 2002.

第 **64** 章

颊间隙肿物

Eugene N. Myers

颊部肿物少见，而且多为颊间隙肿物或腮腺分叶。颊间隙系咀嚼肌间隙的一部分，此定义最早于 1945 年由 Kostrubala 提出的[1]。文献中有不少关于颊间隙肿块的报道，并提出了多种手术方法[1~9]。因为颊间隙病变位于颊部黏膜或颈部皮下易被触及到而易于发现[10]。最终的确诊需要将肿物切除并送病理检查。

治疗颊间隙肿物，首先要了解颊间隙的解剖[4,5]。颊间隙内壁为颊肌及筋膜，上起颧弓，下至下颌骨（图 64.1）。外壁的深层是面部表情肌（笑肌、颧大肌、提上唇肌）及筋膜，浅层则是皮肤及筋膜。前界为口轮匝肌，后界为咬肌及腮腺前缘。颊间隙后方为腮腺和咬肌间隙，上下界为附着于颧弓和下下颌骨的筋膜封闭。间隙内由内向外有腮腺导管（Stensen 管）、面动静脉、淋巴管、小唾液腺、副腮腺，最外侧为面神经颊支。面神经颊支进入面部表情肌内侧面。颊间隙大部由脂肪组织（尤其是颊脂垫）和淋巴组织填充。

副腮腺是位于腮腺前方、游离于腮腺之外的唾液腺叶。Frommer 通过尸体解剖研究发现，人群中约 21% 有副腮腺[11]。他发现副腮腺与腮腺前突不同，距腮腺约 6mm，与腮腺完全分离。副腮腺沿腮腺导管位于颊部柔软部位，通过 1 根或数根导管与腮腺导管相连，与面神经的颧支和颊支相邻[12]。副腮腺如果存在，其直径约为 0.5~2.5cm。依据纳入标准，1%~7% 的腮腺肿瘤来自副腮腺[12,13]（表 64.1）。虽然副腮腺肿瘤的 50% 为恶性肿瘤，高于腮腺肿瘤，但是在病理学表现上与腮腺肿瘤相似[13]。大多数副腮腺的恶性肿瘤为原发唾液腺癌，但也有头颈部或远处肿瘤转移到副腮腺的病例报道[16]。近来作者报道了 1 例副腮腺的肾细胞癌转移癌（图 64.2）[17]。

颊间隙肿瘤患者的典型病史是在颊部发现生长缓慢的无痛性肿块。若肿块位置深在，会向内侧突，患者的舌头可能感觉到口腔内的肿块。当肿块位于口腔内时，经常被牙医或口腔颌面外科医生体检发现。查体可以提供对诊断非常有用的信息。通过视诊和双合诊可以发现黏膜下可移动性肿块（图 64.3）。颊间隙肿块的鉴别诊断包括原发于各种颊间隙内容物的病变。表 64.1 列出了曾发现的颊间隙病变[2-4,13,15,18,31]。

影像检查经常可以提供颊间隙肿块的非常有用的信息。在制定手术方案时，CT 检查对判定肿块的类型和范围有重要意义，特别是对肿块良恶性质判定有很大帮助。Kurabayashi 及其同事分析评价了 53 例颊间隙肿块患者的 CT 特征[6]。CT 检查可发现肿块的数目、位置、内部构造、边界和与周围结构的关系，他们的研究对象包括 44 例肿瘤（33 例良性肿瘤，11 例恶性肿瘤）和 9 例非肿瘤包块。研究发现副腮腺皮样囊肿、肿瘤与颊肌完全分开，而其他的颊间隙肿瘤毗邻颊肌外面，距离较近。他们的研究对象中没有副腮腺肿瘤；通过 CT 检查，副腮腺的病变包括肿瘤、皮样囊肿、脂肪瘤、淋巴瘤可与其他的颊间隙肿瘤鉴别开来，而其他颊间隙肿瘤在 CT 影像上无特异性表现。海绵状血管瘤在 CT 影像上表现为多叶、多发静脉结石（钙化）；仅有 7 例恶性肿瘤患者在术前得到确诊。恶性肿瘤在 CT 上表面为边界不清，侵及筋膜和骨质破坏。Kurabayashi 认为 CT 对颊间隙肿块的存在、位置和鉴别诊断有一定价值，而对肿块良恶性质的分辨作用有限。

Kurabayashi 及其同事还分析了 30 例肿瘤患者的 MRI[7]。MRI 对肿瘤延伸范围的判定很有价值，而对于肿瘤良恶性质的鉴别作用有限，特别是来源于

471

腮腺的恶性肿瘤，它们边界清晰而且没有明显的局部浸润。

唾液腺肿瘤少见，仅为颊间隙肿瘤的 2%。其中 85% 来源于腮腺，其余多来自颌下腺，极少数来源于舌下腺和其他小唾液腺。小唾液腺肿瘤多位于上腭，舌和颊间隙次之[32]。

小唾液腺肿瘤半数（>50%）以上为恶性肿瘤，大唾液腺肿瘤中恶性肿瘤约占 20%。小唾液腺肿瘤，甚至恶性肿瘤，进展缓慢。无论是良性还是恶性肿瘤，颊间隙肿瘤患者多有 1~5 年病史，在颊部有硬质、活动性肿块。至诊断出颊间隙肿块，肿块多为 2~6cm 大小。恶性肿瘤患者可有局部疼痛、麻木或面瘫。这些小唾液腺肿瘤很少浸润邻近周围结构[32]。

多数颊间隙肿瘤为来源于小唾液腺的肿瘤。良性肿瘤常为多形性腺瘤、单纯腺瘤或 Warthin 瘤。颊间隙恶性肿瘤包括：腺癌；腺样囊性癌、黏液上皮癌、腺泡细胞癌、间变细胞癌和小细胞癌；多形性腺瘤癌变；低分化多形性腺瘤癌变；以及远处转移癌[14,33,34]。

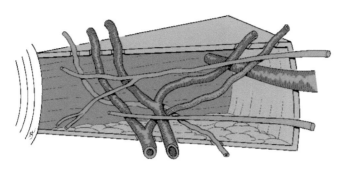

图 64.1　左侧颊间隙及其内容物。

表 64.1	曾报道的颊间隙病变	
腺源性		假性动脉瘤
副腮腺或异常唾液腺肿瘤		血管瘤
混合瘤（良性 * 或恶性）		血管内皮瘤
黏液上皮瘤（低级或高级）		血管外皮细胞瘤
腺泡细胞癌		**结缔组织源性**
腺样囊性癌[7]		纤维瘤病
多形性腺瘤癌变		脂肪瘤
转移性透明细胞癌		脂肪肉瘤
慢性唾液腺炎 *		梭形细胞脂肪瘤 *
嗜酸细胞瘤 *		纤维瘤
淋巴瘤性乳头状囊腺瘤		纤维肉瘤
皮脂腺瘤 *		横纹肌肉瘤
腮腺导管肿瘤或结石		结节性筋膜炎 *
小唾液腺结石		**肌源性**
淋巴结		骨化性肌炎
钙化结节		咬肌增生肥大
良性反应性结节		**炎症性**
淋巴瘤 *		脓肿形成
淋巴肉瘤		细菌性脓肿
淋巴转移瘤		曲霉菌球
淋巴管瘤		结节病 *
神经源性		多形性低度恶性腺肉瘤[14]
神经纤维瘤		结核性肉芽肿或腺样囊性癌表现为一个单一的颊间隙肿块[15]
神经瘤		转移性肾透明细胞癌
血管性		
透明血栓 *		

*1975–1987 年诊疗的 10 例患者。

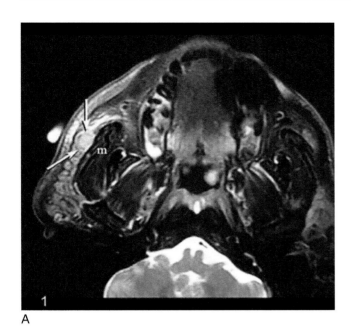

A

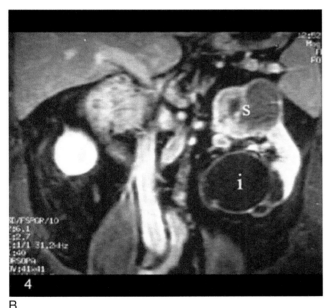

B

图 64.2　(A)腮腺 T2 加权轴位 MRI 显示在咬肌(m)表面有一个 10mm 的肿块(箭头所示)。肿块信号强度略高于邻近的腺体,但尚未达到多形性腺瘤的定义强度。后证实为肾细胞癌转移至副腮腺。(B)腹部 T1 加权矢状位增强 MRI 显示,左肾有 2 个明显的肿块。上方肿块(s)为囊实性,下方肿块(i)为囊性而且有分隔。此肾细胞癌为原发肿瘤。

其他不常见的原发肿瘤包括纤维瘤、纤维肉瘤、脂肪瘤、淋巴瘤、黑色素瘤、神经鞘瘤和血管瘤。除脂肪瘤外,其他肿瘤必须活检,因为临床表现和放射检查均无法确定肿瘤性质。

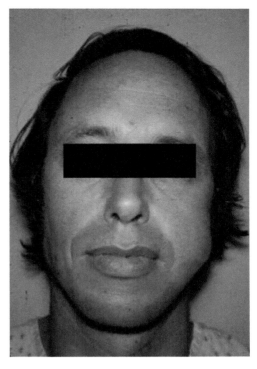

图 64.3　术前前面观可见颊部肿胀。

手术方法

多种手术方法曾有报道。最常用的是经口腔入路切开黏膜,分离切除肿块。这种术式的优点是肿块易于分离,而且面部不留瘢痕(图 64.4)。尽管口内入路有这样的优点,但是手术视野暴露不充分。作者在通过口外入路切除颊间隙肿瘤时发现,面神经颊支通常紧贴或几乎进入肿物包膜外侧面,因此通过口内入路不能完全暴露面神经颊支。腮腺导管与颊间隙肿物关系密切,没有良好暴露时,面神经颊支和腮腺导管这些重要结构可能受到损伤,引起面瘫和唾液腺囊肿。口外入路具有手术时间短、易解剖、不需分离皮瓣、无皮瓣坏死风险等优点,但也有面部遗留明显的瘢痕、切除肿块后颊部的缺损不易利用局部组织修复等缺点。

术前计划

患者病史、肿物的体检特征和选择影像学检查可提示特定的诊断。制定详细的诊疗计划应进行细针穿刺抽吸活检,而穿刺活检有面神经损伤的风险。因为切除肿瘤需要病理学检查,这种穿刺的风险很

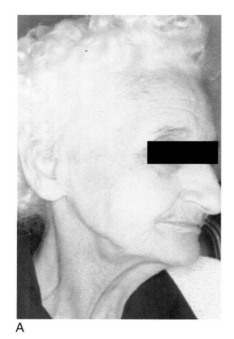

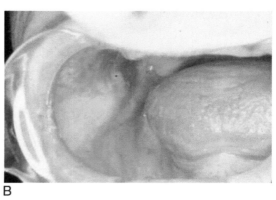

图 64.4　(A)颊间隙肿块外面观。(B)内面观。注意肿块造成的向口内突起。

难避免。

　　作者设计的腮腺下颌下延长切口在切除颊间隙肿物的时候可以提供良好的视野，以减少面神经和腮腺管损伤的风险[4,5]。同时作者发现，这种切口可以得到较好的美容效果。告知患者术中面神经需要解剖、分离，易受损伤，并且亦可能因解剖牵拉而使面神经功能减退。作者亦曾应用皱纹切除术入路切除颊间隙肿瘤。Madorsky 和 Allison 曾详细介绍这种手术方式[8]。下面将介绍这两种手术方式。

手术技术

腮腺下颌下延长切口

　　这种切口是常规腮腺手术切口的改良（图 64.5）。向上延长耳垂前切口，向下沿颌下皮纹延长颈部切口，有利于分离皮瓣，充分显露腮腺前缘和暴露肿块。不需要做正规的腮腺切除或确定面神经在茎乳孔的位置，因为肿块位于腮腺前方，仅有面神经颊支与之邻近。

　　分离皮瓣到腮腺前缘，便可看到肿块。进一步分离皮瓣，暴露肿块。通常钝性分离肿块易于确定颊支位置，用面神经刺激仪加以确认（图 64.6）。手术过程中同时解剖确认腮腺管。在肿块稍前或后方解剖面神经颊支，便可以移动、解离面神经。用小神经牵开器将神经与肿块分离。在此过程中用小血管环标志

神经。钝性或锐性分离肿块。切除肿块后，将面神经复位到正常的解剖位置。切除肿块后遗留的面部轮廓缺损可用表浅肌腱膜系统(SMAS)修复。

　　止血、冲洗伤口、皮瓣下方置负压引流管，通过切口后方单独的穿刺处引流。皮瓣下用可吸收肠线缝合，然后用 6-0 可吸收线连续缝合，将 Steri-Strips 贴敷，加压包扎。让患者苏醒。24 小时内引流停止，解除加压包扎，拔除引流管，患者即可出院。

皱纹切除术入路

　　Mitz 和 Peyronie 在 1976 年描述了皱纹切除术入路，并阐述了该入路如何应用 SMAS 消除肿块切除后遗留的面部轮廓缺损[9]。他们用这种方法治疗了 5 例患者：2 例为副腮腺肿瘤，1 例腮腺囊肿，1 例结节性咬肌前筋膜炎和 1 例淋巴瘤。

　　切口和皱纹切除术相同，上起颞部，沿耳前皮纹向下，然后向后至耳垂后。此切口下至耳垂，后上至耳后肌水平，后方到发际。向前翻皮瓣至肿块，掀起皮瓣，暴露肿块，用上文所述方法切除肿瘤。用 SMAS 缝合，支撑颊部，消除面部轮廓的缺损，避免畸形。推荐用 SMAS 翻转瓣来修补颊部大而难以直接修补的缺损。这样可使局部缺损分摊至较大区域，逐级减少张力，使缺损不易察觉。

　　Madorsky 和 Allision 应用皱纹切除术入路治疗了 126 例腮腺或其邻近器官的肿瘤患者[8]。他们认为

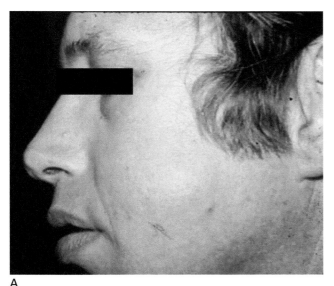

A

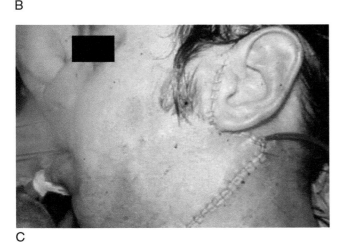

B

C

图 64.5 （A）颊间隙肿块侧面观。（B）手术暴露肿块。（C）切口缝合，留置引流管。

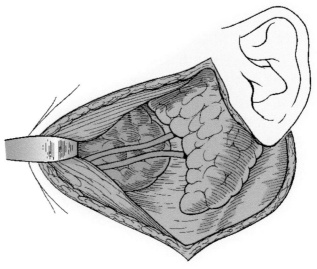

图 64.6 手术暴露颊间隙肿瘤，显示面神经分支紧邻肿块外侧。

SMAS 位于面神经浅面，如浅表肌腱膜系统张力过大，可在其深面解剖面神经并进行推移，关闭缺损。

术后处理

作者仅遇到 1 例术后血肿并发症患者，该例患组织细胞淋巴瘤。血肿发生的原因不明，推测可能是术中止血不彻底，而非其他潜在病变所致。早些辨认、轻柔牵拉和分离可避免面神经损伤。

向上分离皮瓣时应格外小心，因为面神经颞支在此区域走行表浅，若损伤可引起面瘫。

并发症

使用延长腮腺切除术切口入路可减少手术并发症的发生，故作者将这种手术方式应用于颊间隙肿块的治疗中。此前作者曾遇到 1 例患者，经口腔颊黏膜切口入路切除颊间隙肿物，后遗面神经的永久性损伤，同时因误伤了腮腺导管而出现颊间隙唾液腺囊肿。这是作者设计腮腺下颌下延长切口手术入路的动因。经皮切口入路最大的优势在于便于面神经和腮腺导管确认。这种手术方式更好地诠释了手术的基本原则：①充分暴露；②必要时有扩大手术的潜力；③可接受的美容效果。

精要

- 术前细针穿刺抽吸活检和影像学检查有利于制定治疗计划和与患者沟通。
- 评估患者对美容的要求。改良腮腺切除术切口会留下瘢痕。女性患者可选用皱纹切除术入路;而男性患者,切口会隐藏于胡须内,更容易接受改良腮腺切除术切口。
- 分离皮瓣时,应在皮下和浅表肌腱膜系统之间进行。
- 皮瓣一旦分离至腮腺前缘就开始寻找面神经颊支。
- 用面神经刺激仪确认面神经,并将其与肿块分离。
- 牵开面神经,切除肿块,避免损伤面神经。
- 单纯或用皮瓣关闭表浅肌腱膜系统,可以避免颊部不美观的凹陷。

隐患

- 未能在患者需要的基础上成功地选择切口导致面部遗留瘢痕。
- 如不确认颊间隙内重要结构,尤其是面神经,可能出现并发症。
- 未能用表浅肌腱膜系统修复缺损,会遗留颊部不美观的凹陷。

(葛瑞锋 孙彦 译)

参考文献

1. Kostrubala JG: Potential anatomical spaces in the face. Am J Surg 68:28-37, 1945.
2. Maguire CP, Horton CE, Pickrell KL: Tumors of the cheek. Arch Surg 71:896-906, 1955.
3. Weaver DF: Tumors of the cheek. Arch Otolaryngol 79:229-238, 1964.
4. Gallia L, Rood SR, Myers EN: Management of buccal space masses. Otolaryngol Head Neck Surg 89:221-225, 1981.
5. Rodgers GK, Myers EN: Surgical management of the mass in the buccal space. Laryngoscope 98:749-753, 1988.
6. Kurabayashi T, Ida M, Yoshino N, et al: Computed tomography in the diagnosis of buccal space masses. Dentomaxillofac Radiol 26:347-353, 1997.
7. Kurabayashi T, Ida M, Tetsumura A, et al: MR imaging of benign and malignant lesions in the buccal space. Dentomaxillofac Radiol 31:344-349, 2002.
8. Madorsky SJ, Allison GR: Management of buccal space tumors by rhytidectomy approach with superficial musculoaponeurotic system reconstruction. Am J Otolaryngol 20:51-55, 1999.
9. Mitz V, Peyronie M: The superficial musculoaponeurotic system (SMAS) in the parotid and cheek area. Plast Reconstr Surg 58:80-88, 1976.
10. Harnsberger HR: The masticator space. In Harnsberger HR (ed): Handbook of Head and Neck Imaging, 2nd ed. St Louis, Mosby–Year Book, 1995, pp 46-59.
11. Frommer J: The human accessory parotid gland: Its incidence, nature and significance. Oral Surg 43:671-676, 1977.
12. Perzik SL, White IL: Surgical management of preauricular tumors of the accessory parotid apparatus. Am J Surg 112:498-503, 1966.
13. Johnson FE, Spiro RH: Tumors arising in accessory parotid tissue. Am J Surg 138:576-578, 1979.
14. Kwong MD, Bert RJ: Case 2: Polymorphous low-grade adenocarcinoma of a minor salivary gland in the right buccal space. AJR Am J Roentgenol 173:808-809, 1999.
15. Landa LE, Kathju S, Nepomuceno-Perez MC, et al: Tuberculous granuloma and adenoid cystic carcinoma presenting as a single buccal space mass. J Craniofac Surg 13:533-537, 2002.
16. Klotz DA, Coniglio JU: Prudent management of the mid-cheek mass: Revisiting the accessory parotid gland tumor. Laryngoscope 110:1627-1632, 2000.
17. Daamen N, Ozolek JA, Branstetter BF, Myers EN: Occult renal cell carcinoma metastatic to the accessory lobe of the parotid gland. Abstract presented at the Eastern Section Program. Washington DC, Jan. 28, 2005. Available at www.triological.org/pdf/PastMeetingPrograms/2005ProgramLongEastern.pdf.
18. Polayes IM, Rankow RM: Cysts, masses and tumors of the accessory parotid gland. Plast Reconstr Surg 64:17-23, 1979.
19. Allen JH, Finch LD, Chippendale I: Sialolithiasis of the minor salivary glands. Oral Surg 27:780-785, 1969.
20. Fritz GW, Petti NA, Abitbol A: Extranodal malignant histiocytic lymphoma of the cheek: Report of a case. J Oral Surg 38:200-202, 1980.
21. Barnard JD: Primary clinical manifestation of bronchial carcinoma as a buccal metastasis. Br Dent J 138:174-178, 1975.
22. Robbins JP, Fitz-Hugh S, Constable WC: Involvement of the buccinator node in facial malignancy. Arch Otolaryngol 94:356-358, 1971.
23. Ewbank RL, Standish M, Mitchell DF: Hyalinized thrombus of the cheek: Report of a case. J Oral Surg 22:456-459, 1964.
24. Merchant NE: Cavernous hemangioma of the cheek. Dent Pract Dent Res 22:436, 1972.
25. Tomizawa M, Nakajima T, Fukushima M: False aneurysm of the cheek: Report of two cases. J Oral Surg 37:515-518, 1979.
26. Calhoun NR: Lipoma of the buccal space. Oral Surg 16:246-249, 1963.
27. Smith JF: Nodular fasciitis of the buccal pad. Arch Otolaryngol 86:111-112, 1967.
28. Larsson A, Svartz K: Nodular fasciitis in the oral cavity. Int J Oral Surg 5:122-127, 1976.
29. Trestu PH, Markovitch E, Zambito RF: Myositis ossificans, circumscripta and progressiva with surgical correction of the masseter muscle: A report of two cases. J Oral Surg 27:201-205, 1969.
30. Tate RJ: Unusual facial abscess: Report of a case. Br J Dent 131:504, 1971.
31. Rodriguez V, Bardwill JM, Bodey GP: Primary aspergilloma cured with amphotericin B. South Med J 64:396-398, 1971.
32. DeVita VT, Hellman S, Rosenberg S: Cancer: Principles and Practice of Oncology, 4th ed. Philadelphia, JB Lippincott, 1993, pp 664-666, 822-826.
33. Crean SJ, Bryant C, Bennett J, Harris M: Four cases of polymorphous low-grade adenocarcinoma. Int J Oral Maxillofac Surg 25:40-44, 1996.
34. Pinto PX, Coleman N: Regional metastasis in polymorphous low-grade adenocarcinoma: Report of a case. Int J Oral Maxillofac Surg 26:447-449, 1997.

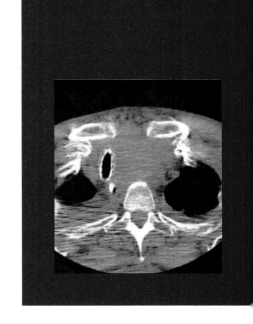

第6篇

甲状腺和甲状旁腺

第**65**章

甲状腺切除术

Eugene N. Myers

虽然甲状腺疾病很早就被人们所认识，但比较统一的甲状腺手术技术至今只有 100 余年。1895 年 Kocher 报道了 900 例甲状腺良性肿瘤的切除手术，死亡率稍高于 1%。Kocher 提倡精细、安全的甲状腺手术，由于其对甲状腺外科的贡献而获得了 1909 年的诺贝尔医学奖。Crile、Lathey 和 Mayo 兄弟主要依据能安全完成甲状腺手术而创建了国际著名的私人医院[1]。

甲状腺癌不是一种常见病，约占所有恶性肿瘤的 1%。美国每年预计有 8000~9000 例新发甲状腺癌病例。良性甲状腺病变，如甲状腺腺瘤及甲状腺炎，为常见病。甲状腺结节约占美国人口的 4.2%。甲状腺良性或恶性病变的女性发病率较高，且随着年龄增长而升高。甲状腺单个结节有可能为良性或恶性肿瘤，因此需要进行评估。

病例选择

对甲状腺肿块患者的临床评估首先要进行仔细的病史询问和体格检查。其典型表现为甲状腺有一无症状肿块。疼痛、吞咽困难、肿块快速增大常常是甲状腺恶性肿瘤进展的典型征象。

患者的年龄和性别对判断甲状腺肿物良恶性病变非常重要。甲状腺良性结节更易出现在 20~40 岁的女性人群中。在这组女性人群中，甲状腺癌的比例为 5%~10%。而在男性，小于 20 岁、大于 40 岁以及老年患者群体，罹患甲状腺癌的可能性升高。虽然有吞咽困难、喉喘鸣、声嘶之类的症状常提示甲状腺恶性肿瘤，但大的甲状腺肿或胸骨下甲状腺的患者也有吞咽困难及呼吸道梗阻症状。声嘶几乎都和甲状腺癌相关[2]。

详细的体格检查非常重要。常见的甲状腺肿物常比较局限，无触痛，随吞咽而上下活动。甲状腺癌的一个特征性表现是直径大于 2cm 且质地较硬致密，并且与皮肤或下方组织紧密附着。门诊进行直接或间接喉镜检查对探测声带麻痹非常重要。还要详细检查颈部是否有淋巴结病变。甲状腺肿物伴有颈

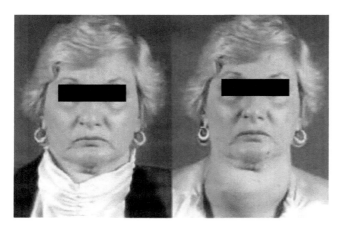

图 65.1　甲状腺肿块包括甲状腺乳头状癌、滤泡状癌和未分化癌。

部淋巴结肿大则提示甲状腺癌。患者的颈部外侧有肿块但甲状腺无明显肿块，以及只有在切除颈部肿块并诊断为甲状腺转移癌之后才发现甲状腺内肿块，这类情况并不少见。在被转移淋巴结进行细针抽吸活组织检查并诊断出甲状腺癌时，事件的发生顺序与此类似。

儿童的甲状腺肿物通常是分化良好的甲状腺乳头状癌，儿童的甲状腺良性肿瘤较少见。儿童年龄组也可出现髓样癌。通常有这种癌的家族史，这些肿瘤的进展特征与成人相同。

对甲状腺肿物患者如何治疗目前尚有争议，尤其是有单个甲状腺结节的年轻患者。

甲状腺的手术适应证为：

- 儿童甲状腺肿物患者；
- 儿童期接受过放射治疗的甲状腺肿物患者；
- 伴有降钙素升高的甲状腺肿物患者；
- 新近出现甲状腺肿物患者；
- 伴有病理学颈部淋巴结病变的甲状腺肿物患者。

提示为恶性肿瘤的体检表现包括：硬的结节，尤其是大于2cm者，单侧喉返神经麻痹，伴有可触及颈部淋巴结病变。有这些体征的患者需行甲状腺腺叶切除术，无论其细针抽吸活组织检查、甲状腺扫描或超声检查。

有孤立甲状腺结节的儿童患者随着年龄的减少罹患甲状腺癌的风险会增加（图 65.2）。乳头状腺癌是最常见的甲状腺癌。对这些患者须行甲状腺叶全切除术。甲状腺肿物冰冻切片诊断为恶性肿瘤者，建议行甲状腺全切除术。甲状腺髓样癌患者须行甲状腺全切除术及双侧颈部解剖清扫术。

儿童期有可触及肿物而做道放射治疗的患者须行甲状腺全切除术。有放射治疗史的患者 1/3 的甲状腺病变是恶性的。有头颈部放射治疗史的患者更容易罹患多灶性恶性肿瘤，这是一类高风险恶性肿瘤，须行全甲状腺切除术[3]。

颈部有肿块或甲状腺扫描异常伴有血清降钙素水平升高的患者，将患有髓样腺癌。因为常伴有其他内分泌肿瘤[如多发性内分泌腺瘤Ⅱ型（MENⅡ）]，手术前须筛查嗜铬细胞瘤。对于出现提示可能为恶性肿瘤的甲状腺肿块（声带麻痹或颈部结节增大的年轻患者（40 岁以下），以及有髓样腺癌家族史的患者，应进行血清降钙素检查[4]。

老年患者的甲状腺手术可以安全地进行，其发病率与年轻患者一样都较低。手术成功取决于对患者危险因素与潜在利益的分析。另外由于合并症发生率高，详细的术前准备极为必要[5]。

甲状腺肿块快速增大，尤其是伴有疼痛和声带麻痹的老年患者，需高度怀疑甲状腺未分化癌或甲状腺淋巴瘤。这些患者中许多人需要行紧急气管切开术以解除呼吸窘迫，于此同时可采集病理活检样本。间变性甲状腺（ATC）癌的根治性切除往往并不切实可行，因为病变已广泛侵润周围组织。间变性甲状腺癌患者预后差，中位生存期不足 6 个月。大多数间变性甲状腺癌患者死于无法控制的肿瘤局部侵润而导致的窒息。尽管间变性甲状腺癌患者极少能够治愈，但是要尽可能控制原发病，提高患者的生存质量。单纯手术治疗或放射治疗并不能充分控制病情，联合行手术与放射治疗可提高局部控制率。Teenvall 等[6]前瞻性评估了对 55 例间变者甲状腺癌患者进行高分割放疗、阿索多以及适宜条件下的减瘤手术的联合治疗的效果。其中 5 例患者生存了 2 年，只有 13 例患者（24%）死于局部衰竭。

甲状腺淋巴瘤也可表现为快速增大的颈部肿块、呼吸窘迫、声带麻痹、咯血和吞咽困难。在行气管切开术时通常要进行活组织检查。依据冰冻切片评估常常难以区分甲状腺未分化癌和淋巴瘤。因此，要用免疫组织化学技术做出最终诊断之后才能确定适当的治疗方案。甲状腺淋巴瘤通常进行化学治疗和（或）放射治疗；如果肿瘤局限于甲状腺内，治疗效果通常较好。

颈部解剖在进行甲状腺癌治疗中的作用尚存在争议，比如要切除的甲状腺组织数量。对于有单个或

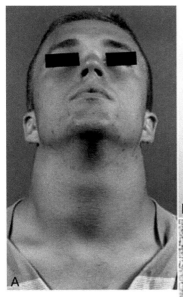

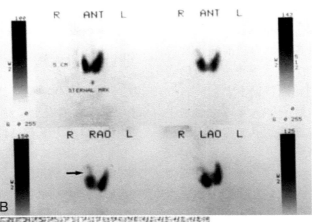

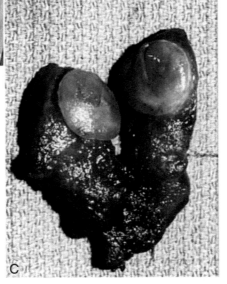

图 65.2 (A)一名 16 岁美式足球运动员在常规赛前体格检查时发现甲状腺肿块。(B)甲状腺右上叶冷结节(箭头所示)。(C)标本显示为甲状腺乳头状癌。

多个颈部转移灶的患者,可采用保留副神经、颈内静脉、胸锁乳突肌的择区性颈部解剖。在确诊甲状腺癌之后行甲状腺切除术,应同时行Ⅵ区中心间室解剖。应格外小心以免无意间切除甲状旁腺或者损伤喉返神经。

Shaha 等[7]对 1038 例患者进行了一项有趣的分析,认为影响分化型甲状腺癌患者生存期的最重要预后因素为年龄、临床分级、包膜外侵犯、远处转移及肿瘤的大小。患者被分成低危、中危、高危 3 种类型。10 年和 20 年的生存率均为 99%。低危、中危、高危类局部区域复发率分别为 5%、9%、20%。作者认为,低危患者可采用甲状腺腺叶切除术。高危患者由于病变广泛及远处转移,须行全甲状腺切除术并应用 ^{131}I 治疗。

Beenken 等[8]分析了 208 例高分化型甲状腺癌患者,认为全甲状腺切除术对中度危险患者的生存期有益处。该组包括 45 岁以下伴有不利肿瘤预后相关因素的患者和 45 岁以上伴有有利肿瘤预后相关因素的患者。虽然对该组患者全甲状腺切除的最佳范围存在争论,但该病例系列中施行全甲状腺切除术的患者有更好的术后生存率。Esnaola 等[9]发生的近期研究显示,全甲状腺切除术使低危和高危患者的质量调节预期寿命最大化。

Shaha 等[10]总结了分化型甲状腺癌低危、中危、高危患者的治疗失败模式,发现低危患者的总复发率仅为 13%,而高危患者的总复发率则为 50%。低危患者的远处转移率仅为 2%,而高危患者的远处转移率则为 34%。对低危、中危、高危的治疗失败模式的了解使我们认识到,一定要根据低危、中危、高危甲状腺癌患者及术中发现制定治疗方案。

术前评估

常规的实验室血液检查对诊断无症状甲状腺

单个结节作用很小。这些患者的甲状腺功能检查通常是正常的。甲状腺素(T4)或三碘甲状腺氨酸(T3)水平升高的单个甲状腺结节患者提示为功能亢进性腺瘤,其恶性肿瘤的发生率很低。甲状腺单个结节患者的甲状腺激素水平低,通常对诊断帮助不大。

高分化甲状腺癌患者的血清甲状腺球蛋白水平通常会升高,而未分化甲状腺癌或甲状腺髓样癌患者则正常或降低。如果在高分化甲状腺癌患者中发现甲状腺球蛋白水平升高,术后应该进行复查,因为甲状腺球蛋白水平升高是肿瘤复发的预兆。Hall 等[11]认为,诊断时已经是肿瘤晚期而且在施行甲状腺全切除后 3 个月刺激后的甲状腺球蛋白水平超过20pmol/L,是肿瘤复发的独立预兆。甲状腺球蛋白水平高于 20pmol/L 的患者肿瘤复发的风险增加,需要更加频繁随访或进一步的治疗。

血清降钙素水平是甲状腺恶性肿瘤更具特异性的指征,75%的甲状腺髓样癌患者有血清降钙素水平升高[2]。如果有甲状腺髓样癌的症状或家族史,则要检查血清降钙素水平并评估是否为 II 型多发性内分泌腺瘤。

放射性核素扫描检查

放射性核素碘或锝扫描曾是一种标准的诊断方法,然而其并不能确诊癌症。如果确认为冷结节,大多可认为这是一种异常。对于有甲状腺手术史的患者,可用于测定残留的甲状腺组织。

Campbell 和 Pillsbury[2]采用 meta 分析回顾研究了 10 篇文献,文献内报道了甲状腺孤立结节患者的放射性核素检查结果并附着术后病理报告。meta 分析显示,17%的冷结节、13%的温或凉结节、4%的功能亢进热结节是恶性的。累积数据提示,对于临床查出的甲状腺孤立结节,虽然无功能结节更可能是恶性,但温结节或热结节偶尔也可能为恶性。因为绝大部分孤立冷结节是良性的,这使人们注意到放射性核素检查并不能区分病变的良性和恶性。

超声检查

虽然超声检查能区分实性结节和囊性结节,但我们认为超声鉴别病变良性及恶性的价值很小。尽管如此,仍有两个方面超声检查是有用的。一方面是用于经细针穿刺活检诊断为甲状腺良性结节的随访以评估结节大小;另一方面是有助于准确实施细针穿刺活检。超声引导下细针穿刺活检能提高诊断的可靠性,尤其是结节较小不能被触及的患者、多结节甲状腺肿大患者或者颈部较短或颈部肌肉发达的患者。

细针穿刺活检

细针穿刺活检广泛用于甲状腺结节的诊断和治疗。这项技术安全又经济。细胞学检查可以帮助诊断甲状腺病变为绝对良性还是绝对恶性的。也有可能暂时不能明确诊断,需要重新再做细针穿刺活检。细胞病理学不一定总能区分癌症和腺瘤,但若发现滤泡性病变或者异型细胞或 Hürthle 细胞病变,则是能甲状腺腺叶切除术的指证,以便做出最精确的诊断。

Campbell 和 Pillsbury[2]对 9 项研究进行了 meta 分析,比较了同一患者的细针穿刺活检细胞学检查结果和手术后的病理检查结果,研究显示:假阴性率(细胞学诊断为良性而手术时发现为恶性的百分数)为 0.5%~11.8%,平均为 2.4%。这项研究提示,40 例细胞学检查为良性的患者中有 1 例预期为恶性。假阳性率(细胞学诊断为恶性而手术时发现为良性的百分数)为 0%~7%,平均为 1.2%;因此 100 例诊断为恶性的患者中就有 1 例在手术时发现为良性。总体准确率高于 95%,从而说明细针穿刺活检技术的有效性。细针穿刺活检也可用于有突发疼痛伴甲状腺结节肿大病史的患者,以及怀疑甲状腺囊内出血的患者。对适量病变行细针穿刺活检不仅有助于诊断,而且有助于肿块萎缩。

细针穿刺活检在局麻下进行。酒精消毒皮肤,用拇指和食指抓起肿物。22 号针头连接在 20mL 注射器上,刺入肿物,需在刺入皮下后再抽吸,防止上皮细胞被吸入针头内。针头需在 4 个不同的方位反复抽吸以获取足够的标本。松开负压,拔出针头。吸出的组织涂抹在载玻片上,以 95%乙醇浸泡,行帕帕尼科拉多染色。将标本送至细胞病理学家做出诊断。如果标本量不够或诊断有困难,患者仍在诊室,可再次行细针穿刺活检。此操作过程即便有出血,量也很少。在一些医疗中心,细针穿刺活检在超声引导下实施,以确保在肿物最具代表性的部位采集样本[12]。Mayo 临床研究所的经验表明,439 例细针穿刺活检为良性的甲状腺肿瘤中,6 个月随访期间仅发现 3 例为恶性肿瘤[13]。

细针穿刺活检未发现恶性肿瘤而且没有恶性肿瘤临床表现的甲状腺结节患者,可行甲状腺抑制试验。其目的是将促甲状腺素(TSH)降至正常水平以下。40%~60%的良性腺瘤患者结节将消退。告知患者 6 个月后再行超声检查或超声引导下细针穿刺活检,除非在此期间有客观体征或甲状腺结节增大。有些甲状腺肿块明显的患者因为美观方面的原因或者因为担心可能为恶性肿瘤而选择外科手术,即便细针穿刺活检显示甲状腺结节为良性也如此。

CT 检查

CT 平扫对一般的甲状腺结节患者没有太大的价值。内分泌科医师不建议患者常规行 CT 检查,因为对比剂含碘会影响术后放射性 ^{131}I 的使用。CT 扫描对判断甲状腺巨大恶性肿瘤是否侵犯气管有很大帮助(图 65.3)。CT 扫描也可用于判断气管、食管是否被甲状腺肿物压迫、移位以及有无胸骨后扩展(图 65.4)。另外,CT 扫描能发现以往未能检测出的颈部淋巴结肿大。

PET-CT 检查

高分化甲状腺癌患者的常规随访包括 ^{131}I 全身显像和血清甲状腺球蛋白检查。甲状腺癌细胞逐步去分化导致碘浓集能缺失时,检测局部复发或远处转移便受到限制。最近有报道显示可利用 PET-CT 检查来检测各种恶性肿瘤。Frilling 等 [14] 强调指出,FDG- PET 浓集在处理高分化甲状腺癌患者时有优势,这些患者在肿瘤复发的情况下未浓集的 ^{131}I 合

干扰正常的建议和治疗。他们还发现,PET-CT 在检测 ^{131}I 扫描阴性的病例有无远处转移中有很高的敏感性。

目前对全身恶性肿瘤患者或者结肠癌和乳腺癌患者的 PET-CT 随访检查,已推荐用于甲状腺结节的检查。通过对结肠癌和乳腺癌患者的 PET-CT 随访检查,可检测出原先查不出的头颈部肿瘤(尤其是腮腺和甲状腺肿瘤,因此我们现在推荐这些患者做 PRT-CI 检查)。这些患者要进行超声引导的甲状腺结节的细针穿刺活检以排除远处转移,然后进行手术切除肿瘤(图 65.5)。

手术技术

下面讨论的是 3 种特殊的手术技术:
● 甲状腺叶切除术;
● 全甲状腺切除术;
● 胸骨后甲状腺肿手术(SSG)。

甲状腺手术一般采用全身麻醉,但一部分经选择的患者可采用局部麻醉。Hisham 和 Aina[15]报道了对 65 例患者在局部麻醉联合静脉浅镇静下施行甲状腺腺叶并峡部切除术及全甲状腺切除术。术后 6 小时便让患者出院。对心功能差的患者或妊娠患者施行甲状腺手术时,最好用局部麻醉是替代全身麻醉。

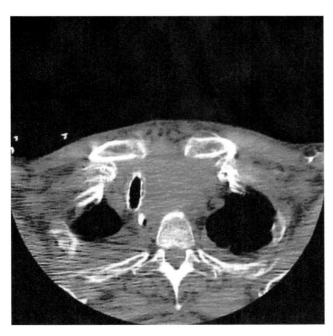

图 65.3　计算机断层扫描显示甲状腺 Hürthle 细胞癌导致气管异位和受压。治疗时给患者置入一个气管支架和两个血管支架。

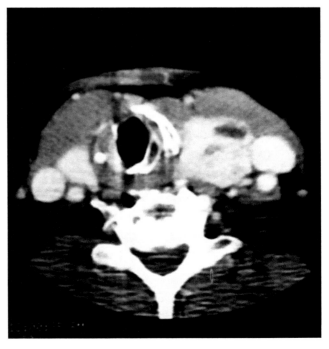

图 65.4　计算机断层扫描显示一个大的胸骨后甲状腺肿。

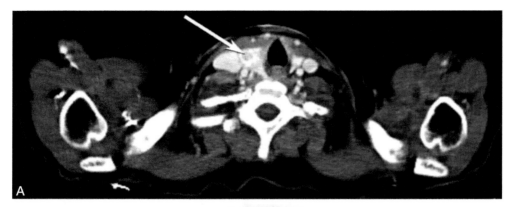

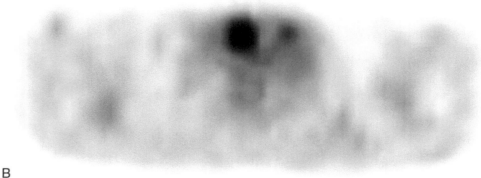

图 65.5 监控乳腺癌的 PET-CT 检查发现可疑的甲状腺结节。(A)CT 检查显示甲状腺有一亚厘米级的低密度结节(箭头所示),该结节在 CT 水平没有组织取样价值。(B)PET 显像显示吸收灶,为高度可疑病灶,尽管病灶很小,需行 B 超引导下的细针穿刺细胞学检查。

围术期不需要应用抗生素。患者取仰卧位,然后进行气管内插管。在过去曾有一种疑虑,由于巨大的甲状腺结节或胸骨后甲状腺肿导致气管狭窄或向一侧移位,患者是否能顺利进行气管内插管。但实际上插管总是能顺利施行。麻醉医师可把其视为正常情况,不必采用特别的操作以增加不必要的困难和危险。极少数患者气道变形明显,无法行气管插管,需行气管切开。

气管插管完成后,肩下垫卷垫,头下放枕头圈。这样可使头部后仰颈部伸展,使甲状腺暴露在手术野中。聚维酮碘溶液消毒面部、颈部、上胸部,然后铺无菌巾。做颈部皮纹切口,使手术瘢痕不显眼且可接受。切口位置为锁骨上一横指,外侧至双侧胸锁乳突肌前缘(图 65.6)。

Jancewicz 等[16]研究了颈部领式切口最佳位置。他们观察到领式切口的移位。颈部切口太低可导致切口瘢痕增大,太高则不美观。他们认为切口的最好位置是麻醉前站立位颈中部锁骨上一横指,然后让患者取平卧伸展颈部。

设计切口的最佳时间是让患者取坐位,颈部尚未处于伸展状态之前。如果在患者颈部已处于伸张状态下设计切口,锁骨上会留有瘢痕。这种瘢痕紧绷或突起,只能靠衣领或首饰遮盖。若患者颈部细长,切口应稍靠上,以获得良好的视野。

做切口可采用手术刀、电刀、肖氏解剖刀或超声刀。据 Shemen[17]报道,用超声刀能安全迅速地控制甲状腺的滋养血管出血。可以比传统手术方法减少一半的手术时间。Siperstein 等[18]运用超声刀控制甲状腺血管出血,发现这种手术安全且手术时间缩短 30 分钟。

切开皮肤皮下组织至颈阔肌下。切开颈阔肌之后,将其组织移向外侧并将颈阔肌切开到皮肤切口终端外侧;然后切入皮下组织。切口由中间向两侧切开,能以最小的切口而增加 50% 的术野暴露。通过仔细的操作和对抗牵拉可切开皮肤皮下而不损伤大的颈前静脉(图 65.7)。使用 Lathy 钳在颈阔肌和颈前肌之间分离上下颈部皮肤皮下组织瓣。大血管以 2-0 丝线缝扎止血,小的出血点以电凝止血。伤口使用撑开器以保证良好的暴露。

甲状腺腺叶切除

行全甲状腺腺叶切除术应从结节明显侧开始。在颈中线分离带状肌(图 65.8A),然后在带状肌下以钝头小剪刀游离(图 65.8B)。我们发现,除非巨大结节,一般情况下不必切断带状肌就可以获得良好暴露。如果肿瘤与带状肌粘连或浸润至肌肉,则应将肌肉及肿

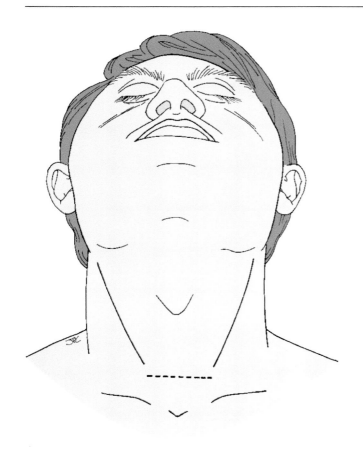

图 65.6　甲状腺手术在颈根部锁骨上皮纹处做切口。

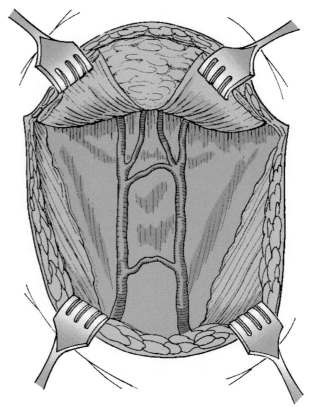

图 65.7　掀起颈部皮瓣时要小心避免损伤颈前静脉。

瘤一并切除。当此带状肌充分分离后,用 Green 撑开器撑开带状肌(图 65.8C)。要在两侧分别进行此项操作,触诊每个甲状腺叶,以确定是否有其他结节。然后确定气管的位置,暴露气管甲状腺峡部(图 65.8D)。将峡部用电刀切断,断端用 2-0 丝线缝合。

用 Kelly 钳夹住 Kitner 棉球轻柔地将甲状腺腺叶与肌肉纤维和疏松结缔组织分离。然后将甲状腺由组织深部移至伤口(图 65.8E)。仔细辨认甲状旁腺并轻柔地将其与甲状腺分离。甲状旁腺的特征是黄棕色,下甲状旁腺由于靠近甲状腺下动脉而易被辨认。从外侧钝性分离识别颈动脉(图 65.8E)。颈动脉、气管和甲状腺下极构成三角形,从中可识别出喉返神经(图 65.8F)。

我们不用甲状腺下动脉作为解剖标志来辨认喉返神经,因为甲状腺下动脉与喉返神经之间的关系并不恒定。在此三角形内沿气管食管沟寻找喉返神经。偶尔,因解剖变异不存在喉返神经,而直接从迷走神经发出喉不返神经。这种变异较少,右侧喉不返神经与变异的右食管后锁骨下动脉有关。左侧喉不返神经更为稀少,只出现在内脏反位的患者。在喉返

神经附近,常常分布有小静脉和甲状腺下动脉分支。我们认为,在甲状腺手术处理动脉、静脉时应该钳夹、切断、结扎止血,而不是钳夹血管后留置血管钳于术野,因为这样做会有血管钳松脱、血管未结扎而导致术后出血的风险。在止血寻找出血点的过程中以及将血管钳置于伤口疏松组织中都会增加损伤喉返神经的机会。

轻柔牵拉甲状腺,沿喉返神经小心向上分离。提起喉返神经的周围组织,轻柔地分离覆盖在喉返神经上的结缔组织(图 65.8G)。要将甲状腺下动脉的各分支离断结扎,使甲状腺能活动。

看到喉返神经进入环状软骨各孔内之后,便可牵拉甲状腺使其与气管分离。然后切断 Berry 悬韧带(图 65.8H),这样可使甲状腺从气管上松解开。向上切除甲状腺直到甲状腺上极血管蒂。从软组织中钝性分离动脉和肿块,总向上牵拉腺体,这有助于避免损伤喉上神经。用直角血管钳双重钳夹、切断甲状腺上极血管蒂,切除甲状腺腺体。甲状腺上动脉以 2-0 丝线双重缝扎。切除甲状腺上动脉时注意保护喉上神经。

做好标记并附上详细病史将标本送病理科作冰

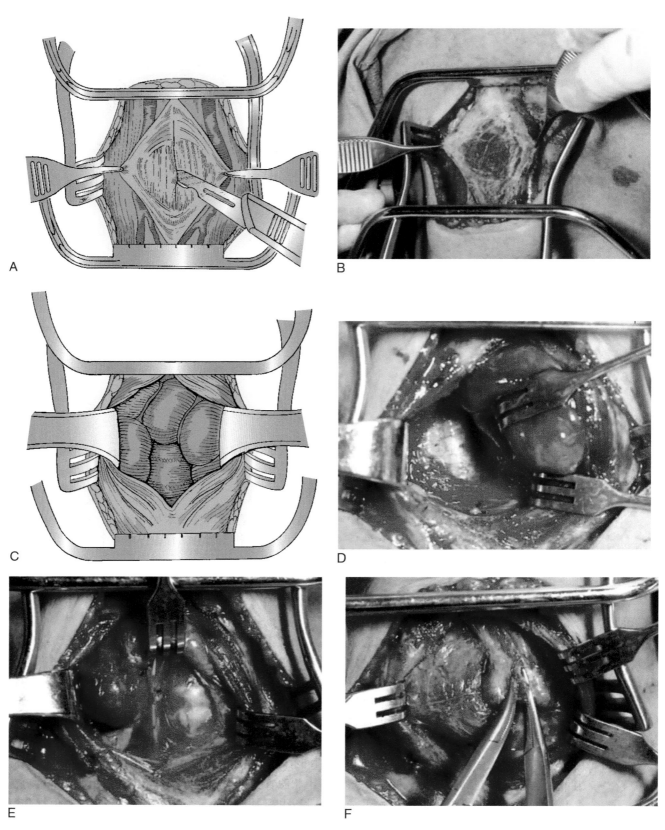

图 65.8 (A)中线处切开带状肌。(B)分离带状肌。(C)牵拉带状肌,暴露及识别气管及甲状腺峡部。(D)暴露及识别由气管、颈总动脉和甲状腺下极围成的三角形,喉返神经即位于此三角形内。(E)将软组织与喉返神经分离。(F)识别及切断 Berry 韧带。

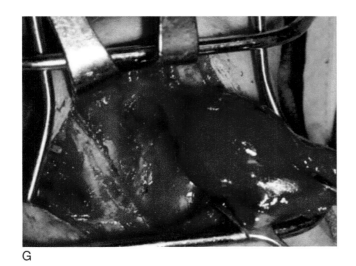

G

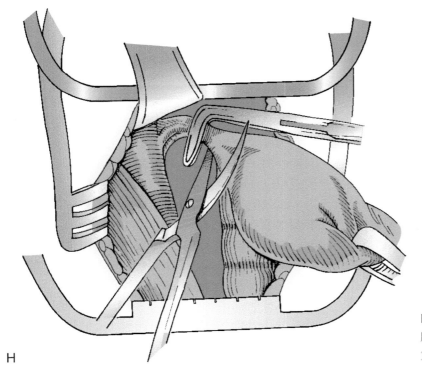

H

图 65.8(待续)　(G)甲状腺上极的甲状腺上动脉血管蒂。(H)将甲状腺上动脉钳夹、切断并双重结扎。

冻切片诊断。如果行补救性全甲状腺腺叶切除术,则不必行冰冻切片检查。结扎所有的出血点,并冲洗伤口。甲状腺创面置入 Hemovac 引流管,从一侧切口外 1cm 处穿出。带状肌在中线处以铬制肠线缝合。皮肤皮下以轻度铬制肠线、皮下肠线及快速吸收肠线缝合。缝合时避免将引流管缝在伤口上。Hemovac 引流管固定在切口外 0.5~1.0cm 处,这样便于切口隐蔽与融合。皮肤切口以生物胶粘连,贴免缝胶布条。如果冰冻切片诊断为良性或延期诊断,患者可予麻醉复苏,拔除气管插管,送恢复室。

如果冰冻切片诊断为恶性,则需重新打开伤口,

切除残留的甲状腺腺叶。有一小部分患者的病理诊断需推迟,尤其是滤泡状病变患者。据 Cheng 等[19]报道冰冻切片辅以细针穿刺细胞学检查对发现可疑病变或滤泡状病变,尤其对甲状腺乳头状癌的亚型是有效的,可对患者行一期全甲状腺切除术。据 Tan 等[20]报道,补救性全甲状腺切除术对手术时间和术后并发症无明确影响。Erdem 等[21]分析了在别处行甲状腺腺叶切除术的患者,当病理诊断为高分化甲状腺癌时,转为行补救性全甲状腺切除术。他们指出,高分化甲状腺癌是多中心的,行腺叶切除术有 22%~64% 的可能性残留肿瘤。未行补救性全甲状腺切除术会有肿

瘤残留。因此他们建议行补救性全甲状腺切除术,这样可降低肿瘤复发瘤及增强术后行 ^{131}I 治疗的功效。补救性全甲状腺切除手术较安全,并发症低,与一期全甲状腺切除术无显著不同。Randolph 和 Daniels[22] 用 ^{131}I 腺叶切除术代替补救性全甲状腺切除术以治疗微侵袭性甲状腺滤泡状癌。治疗在腺叶切除术后 3~6 月进行,其并发症最少。患者进行全身 ^{131}I 扫描。

全甲状腺切除术

如果甲状腺腺叶切除术的病理诊断为高分化甲状腺癌,需行对侧的甲状腺腺叶切除术。要十分小心保护对侧的甲状旁腺,尤其在原先腺叶手术未明确辨认甲状旁腺时。尽管存在争议,我们认为最好行全甲状腺切除术以去除残留甲状腺。因为众所周知,对侧腺叶有存在肿瘤显微病灶的可能,全甲状腺切除术清除了肿瘤的可能区域,且对分化型甲状腺癌术后的 ^{131}I 扫描和治疗有很大的帮助。

如果诊断为甲状腺癌,需行中央区淋巴结清扫,尽可能彻底,同时要保护好甲状旁腺。喉返神经必须在视野中以避免损伤。如果没有可触及或明显的颈部转移淋巴结,不需要进行中央区以外的淋巴结清扫。如果有可触及或明显的颈部转移淋巴结,则需要行择区性或改良性淋巴结清扫术。

对于甲状腺与肿物组织粘连固定或喉返神经明显受侵的患者,要怀疑肿瘤侵犯喉返神经、气管、喉或者食管。局部及区域性受侵以甲状腺未分化癌常见,高分化癌少见。当高分化癌甲状腺癌侵犯上呼吸消化道结构时,可导致较高的病状与死亡率。甲状腺癌侵及气道可导致危及生命的气道梗阻、出血、窒息[23]。关于只侵犯软骨的甲状腺癌的外科切除范围尚没有明确的指导方针。大体削除肿瘤至肉眼净而不必行常规全层切除受累的气管和喉[24]。高分化癌甲状腺癌局部侵行犯剃削切除肿瘤的理由是残留病灶能成功地被 ^{131}I 治疗消灭。气管切除术后重建的修复失败和吻合口漏是外科医生有时更愿意选择剃削切除的另一原因。加之,广泛切除加术后重建并未被证实有肯定的好处,因此都支持剃削切除而不是常规的气管切除。已有研究显示,广泛切除并不能带来更高的生存率。剃削切除的复发率也较低[24]。

甲状腺良性和恶性病变都可以施行全甲状腺切除术。Friguglietti 等[25]回顾性研究了 1990~2000 年施行全甲状腺切除术患者 1789 例。这些患者包括累及双侧甲状腺中静脉后腺体的多结节性甲状腺肿和慢性甲状腺炎,以及冰冻切片可疑的甲状腺病变。Friguglietti 等还建议用全甲状腺切除术处理多结节性甲状腺肿。对于伴有 Graves 病的患者,全甲状腺切除术的手术适应证是严重的甲状腺功能亢进、严重的突眼症、对抗甲状腺药物过敏。Miterndorf 和 McHenry[26] 也报道过全甲状腺切除术对甲状腺毒症的功效。Graves 病患者行全甲状腺切除术的手术指证还包括扩展至胸骨后引起压迫症状的巨大甲状腺。

尽管高分化型甲状腺癌的包膜外扩散和侵犯显示消极的预后意义,但仍可进行成功的治疗。甲状腺包膜外侵存在较高的局部复发、颈部淋巴结转移和远处转移以及死亡的风险。病变侵犯至喉、气管、食管管腔内的预后比管腔外软骨受侵要更严重[23]。

胸骨后甲状腺肿的外科治疗

胸骨后甲状腺肿的外科治疗首先在 1749 年由 Haller 描述[27]。Crile 描述了下降至主动脉弓的胸骨后甲状腺肿的手术治疗[28]。虽然胸骨后甲状腺肿的术语目前仍有些不明确,Katlic 等[29]将胸骨后甲状腺肿定义为肿块在胸廓入口以下要超过 50%。胸骨后甲状腺肿的手术适应证为解除和预防压迫胸腔入口周围组织以及明确诊断[30]。

多数胸骨后甲状腺肿起源于颈部甲状腺肿并沿着颈部筋膜平面通过胸廓入口向下延伸进入纵隔。胸骨后甲状腺肿的血供主要来自甲状腺下动脉。颈部触不到肿块并不能排除胸骨后甲状腺肿。有时颈部并不肿大,因为肿物位于纵隔。

不像颈部甲状腺肿可生长巨大而没有症状,胸骨后甲状腺肿在早期即可引起症状。其压迫邻近上呼吸消化道和胸腔入口纵隔大血管而引起症状。平卧位气短和吞咽困难(甚至吞咽药片)是最常见的症状。胸骨后甲状腺肿患者易出现急性呼吸道梗阻症状,一般是由于甲状腺结节内出血所致。

CT 检查可以分辨肿物和气管、食管和心脏大血管的关系,能提供有价值的信息。许多扩展至主动脉的胸骨后甲状腺肿可经颈部切口切除,有一例扩展至心脏后部的患者采用了颈部和部分胸骨正中劈开联合入路。需与胸外科医生一同体检及访视患者,阅读 CT 片,共同讨论病情。有胸外科同事的支持,患者的利益能得到最大程度的保护,但需要行胸骨劈开的病例较少。

胸骨后甲状腺肿通常能经颈部切口进行切除。要点是颈部处于极度伸展状态,使肿物自纵隔内向外移动。需要识别双侧喉返神经。结扎甲状腺上下动脉。在向纵隔外移动甲状腺之前，要切断双侧 Berry 韧带。在喉气管前切断甲状腺峡部，以便向上牵拉胸骨后甲状腺。有的胸骨后甲状腺肿通过很小的甲状腺峡部组织与甲状腺腺叶相连，有的根本不与甲状腺腺叶相连。外科医生可用手指伸进上纵隔沿甲状腺被膜分离甲状腺，将其余周围软组织分离，同时轻柔地自下而上将胸骨后甲状腺从上纵隔拉出。肿物为包膜外侵犯的甲状腺癌和肿物与周围重要结构粘连时不能采用此方法。这种情况可经术前影像学检查和细针穿刺细胞学检查进行预估。此时，需行胸骨劈开，以便识别和掌控血管结构。

内镜下甲状腺切除术

近几年，内镜外科是治疗甲状腺及甲状旁腺病变的首选项。在这方面日本和意大利的外科医生占据领先地位。该术式能满足患者切口瘢痕更小或无瘢痕的需要。

1996 年 Gagner[31]描述了第一例以持续气体注气法行内镜下次全甲状旁腺切除术治疗甲状旁腺功能亢进，取得了很好的临床和美容效果。Ikeda 等[32]发展了内镜甲状腺切除术，包括前胸进路和腋下进路，以 CO_2 注气。他们对比了这两种手术方法和传统开放式手术的优缺点。实施内镜手术的指征包括直径小于 6cm 的甲状腺肿瘤，以及良性滤泡状腺瘤（用 FNAB 诊断）。有甲状腺炎病史和以前有颈部手术和放射治疗的患者除外。在腋下进路组所有的患者都获得了满意的美容效果。前胸进路和颈部开放组患者不满意切口瘢痕。

Nakano 等[33]改良了前胸进路技术。他们未采用气体注气术。将两根克氏针水平穿入皮下，提起颈部皮肤并固定于绞盘装置。采用特制的牵开器，通过胸壁的皮下隧道直至颈部。手术最终的病理结果为：甲状腺滤泡状瘤 34 例，微侵袭性甲状腺滤泡状癌 4 例，甲状腺腺瘤 4 例。

Bellantony 等[34]将内镜技术进一步用于对小的甲状腺乳头状癌行内镜摄像辅助下的微创甲状腺切除术，包括中央区颈部淋巴结的清扫。手术操作通过胸骨上切迹的 2cm 小切口进行。作者在术中发现了术前未曾检查到的淋巴结。甲状腺切除术后，这些淋巴结被顺利切除后送冰冻切片，对切片为阳性的患者做中心区淋巴结清扫。Kitagawa 等[35]对一组细针穿刺细胞学检查阳性的甲状腺乳头状癌患者进行了内镜

治疗。他们采用无注气的通过前胸壁的颈部皮肤牵拉技术，进行甲状腺腺叶切除术、甲状腺次全切除术、中央区及侧颈部淋巴结清扫术，未出现并发症。

Takami 和 Ikeda[36]将微创甲状腺手术分为以下几类：

1. 微创-小切口
2. 电视辅助
3. 完全封闭的内镜技术
- 锁骨下入路
- 腋窝入路
- 前胸入路
- 胸乳入路

Park 等[37]报道了 100 例患者施行内镜下经胸乳入路甲状腺切除术。切口位于乳晕上部。由切口向颈部做皮下通道并置入内镜，手术采用 CO_2 注气，随后的操作在可视内镜指导下进行。胸乳入路获得了良好的美容效果，瘢痕小。Shimazu 等[38]描述了腋下入路和双侧胸乳入路。胸乳入路的瘢痕是可接受的，而腋下入路则消除了胸乳入路在胸骨旁的瘢痕。

颈部的处理

虽然颈清扫技术要在第 78 章描述，但有必要先了解一些概念。尽管多变量分析显示颈部淋巴结转移在处理甲状腺乳头状癌时无预后重要性，但目前我们有先进的诊断工具如超声、PET、甲状腺球蛋白检查，发现颈部淋巴结转移也比以往多。如何对高分化性甲状腺癌的颈部进行处理目前仍然存在争议。

来自纽约纪念 Sloan-Kettering 肿瘤医院的 Shaha 等[39]提供了有价值的信息，他们分析了 1038 例患者。图 65.9 示出在最初评估时颈部淋巴结转移和远处转移的发生率。该信息对高分化甲状腺癌患者的临床治疗方案确定很有帮助。作者建议对可触及颈部淋巴结转移灶的患者行改良性颈淋巴结清扫术。最近的理念为在切除甲状腺时就应该行气管旁淋巴结（Ⅵ区淋巴结）清扫术。

尽管有纷繁多样的关于甲状腺癌的报道，但文献显示选择性颈淋巴结清扫术并不是高分化甲状腺癌的适应证。可触及颈淋巴结转移灶的甲状腺癌患者可行Ⅱ~Ⅶ区域性淋巴结清扫术或改良颈淋巴结根治术[40]。如果术前影像学检查或术中探查肿瘤侵及中央区淋巴结，须行气管旁淋巴结（Ⅵ区）清扫术。Musacchio 等[41]发现，对可疑颈部淋巴结转移的高分化甲状腺癌患者行常规颈淋巴结清扫，局部复发率

比行颈淋巴结摘除术的患者显著降低。

Cheah 等[42]调查了甲状腺癌颈淋巴结清扫的并发症。最常见的并发症是低钙血症,颈部淋巴结清扫合并甲状腺切除术比单纯淋巴结清扫更为常见(60%比 17%)。在行甲状腺切除同时行颈淋巴结清扫的患者中,低钙血症发病率以中央区淋巴结清扫术最高(75%),中央区淋巴结清扫术合并改良根治性淋巴结清扫术次之(67%),单纯改良根治性淋巴结清扫术最低(46%)。

在初诊的高分化甲状腺癌患者中,远处转移极为少见。Shaha 等[43]分析了纽约纪念 Sloan-Kettering 肿瘤医院 1930~1985 年间的 1038 例患者,初诊时只有 44 例(4%)发生远处转移。甲状腺滤泡状癌比乳头状癌的远处转移发生率高,它比 45 岁以上患者的远处转移发生率高。远处转移患者的长期生存率为40%(图 65.10)。这样的结果意味着治疗方案应为全甲状腺切除术和 ^{131}I 治疗。远处转移的最常见部位为肺和骨。Shoup 等[44]报道了 242 例患者,其远处转移为复发的第一部位或者是在查出原发癌时发现的。他们的结论是高分化甲状腺癌远处转移患者的长期生存是可能的。他们治疗高分化甲状腺癌远处转移的措施为全甲状腺癌切除术及随后的 ^{131}I 治疗。Stojadinovic 等[45]研究了 260 例高分化甲状腺癌转移患者,其中 59 例(23%)对其远处转移进行了手术。他们的结论是,适合行彻底切除的单个远处转移灶不多见。对于局限性远处转移患者,完整切除可提高其生存率。对于有症状的远处转移患者,姑息性切除可以改善患者的生存质量。

术后处理

术后处理最好由在处理甲状腺切除术患者方面有经验的护士实施,因为有可能发生呼吸道间歇。Hemavac 引流管接壁式负压抽吸,当引流液停止时拔除引流管,一般在 24 小时内。这些病例不需要围术期应用抗生素,因为其伤口感染的发生概率很低。对于行腺叶切除术的患者,在术后不常规检查钙和磷水平,除非患者有症状或者此前曾行甲状腺叶切除术。在全甲状腺切除术后,应在术后第二天测定钙和磷水平。有低钙血症症状的患者应该补钙。患者很快即可常规饮食,手术当晚可下床活动,通常术后第一天可予出院。有些医学中心不置引流管,手术当日患者即可出院。

并发症

甲状腺切除术后血肿通常在术后数小时即可发现。观察到颈部和胸部皮肤有淤斑、颈部前方有明显肿块、引流管里的血液量异常大或者所有上述征象即可确诊。如果患者颈部严密包扎,会因为血肿压迫气管而很快造成患者呼吸道阻塞。这种情况的处理是立即将敷料去掉并打开伤口。通过抽吸或用手将血块去除,可迅速疏通伤口,即刻缓解气道阻塞。然后把患者带回手术室,在全身麻醉下止血,并对伤口进行充分冲洗,更换新的引流管(因为原先的引流已被堵塞)。这种并发症很少见,其发生直接与术中止血不彻底有关。熟悉甲状腺切除术后患者护理的医护人员还有助于提高患者的安全性。将刚手术后的患者在直接监护下送到附近的护士站,用脉搏血氧计进行术后监测,可增强患者的安全性。

喉返神经和喉上神经在甲状腺切除术中易受损伤,应尽力辨认和保护这些神经。术后早期出现过急呼吸音和呛咳的患者通常怀疑有单侧麻痹。这类患者需做喉镜检查,以确认是否有声带麻痹。神经有可能被剪断、被钳夹、被牵拉或者烧灼伤(当在神经附近电凝止血时)。发生在神经周围的任何出血均应首先施压止血,然后钳夹出血点,但是要在神经直视下进行。可以行喉肌电图描记来预测神经功能的恢复。如果神经功能恢复很有可能,除非患者有明显症状或者患者为职业用声者,否则无须特殊处理。语言和吞咽疗法对神经功能恢复可能有所帮助。注射可吸收材料使声带内移可能对患者有益。喉肌电图描记结果为 V级的患者神经功能恢复的可能性小,应进行早期手术干预,如注射或声带内移喉成形术[46]。

二次甲状腺手术更可能会发生此类并发症。对于因此前手术或创伤而有神经麻痹史的患者,在切除残余神经时应格外小心。关于甲状腺切除术中被切断的神经是否需要行手术吻合现在尚有争论。即刻吻合术后声带不可能正常运动,但可恢复甲杓肌的张力,因此就不必行甲状软骨成形术或声带注射术以便使麻痹的声带内移。

双侧喉返神经麻痹术后可造成呼吸道阻塞。通常在拔管后数分钟和数小时内即可出现,因此必须立即行气管插管或气管切开术。一般选择 1~2 天的持续性气管内插管,而不是气管切开术。这些患者此后便可以拔管,可能不需要行进一步外科治疗。在近

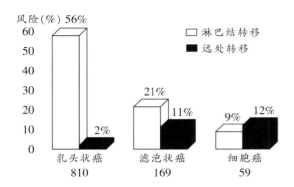

图 65.9　初诊时患者的颈部淋巴结转移和远处转的发生率。(Reprinted from Shaha AR, Shah JP, Loree TR: Patterns of nodal and distant metastasis based on histologic varieties in differentiated carcinoma of the thyroid. Am J Surg 172:692–694, 1996, with permission from Excerpta Medica, Inc.)

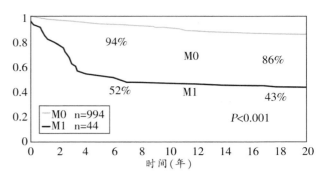

图 65.10　有或无远处转移的甲状腺癌患者的总生存率。(Reprinted from Shaha AR, Shah JP, Loree TR: Patterns of nodal and distant metastasis based on histologic varieties in differentiated carcinoma of the thyroid. Am J Surg 172:692–694, 1996, with permission from Excerpta Medica, Inc.)

期和远期，如果患者无法耐受因双侧声带麻痹导致的气道狭窄，只好让患者佩戴带有发音阀的永久性气管切开术导管或者行声带切除术或杓状软骨切除术(见第 41 章)。

在甲状腺切除术中以及其他使该术后受损伤的手术中，对喉返神经进行术中监测正在被越来越多的人接受。这些手术包括甲状腺切除术、甲状旁腺切除术、气管切除术、颈椎前入路手术。下列几种技术可用于术中监测，包括手持式神经刺激器(用以观察环咽肌的收缩) 以及用钩丝或针状电极的喉部肌电图描记。平面电极可避免针状电极所遇到的潜在损伤。现已发现，带有不锈钢钢丝电极的 Xomed 气管插管(Medtronics Xomed 公司,Jacksonville,FL) 很可靠，可其与声带直接接触。目前已引入一种喉部平面电极，能提供另一种形式的无创监测。另有一种技术用的是凹面电极，在喉镜下置入于紧贴着环杓后肌。术中喉返神经的反应可确认电极定位正确[47]。然而这种方法在经过前瞻性随机临床实验证明其降低永久性神经损伤风险的有效性之前，不能推荐为常规应用[48]。

甲状腺切除术后有 1%~5% 的患者会发生甲状旁腺功能减退。腺叶切除术后基本上不可能发生甲状旁腺功能减退，即使同侧的甲状旁腺也被无意间切除或者血供中断，除非患者以前曾做过甲状腺手术才有可能发生。Kocher[1]指出，应尽可能靠近甲状腺结扎甲状腺下动脉，以免中断甲状旁腺的血供。因为上下甲状旁腺都从甲状腺下动脉获得血供，遵照上述建议就可以保留甲状旁腺的血供。有时最困难

的是将甲状旁腺与脂肪、淋巴结及甲状腺结节区分开。尽管甲状旁腺的位置多变,但可以根据其黄褐色和大小来识别甲状旁腺。术中可应用放大镜来识别甲状旁腺。

导致甲状旁腺功能减退的原因术中误把腺体切除、滋养血管被结扎或血肿[49]。技术熟练者的永久性甲状旁腺功能减退应小于 2%[50]。据 Lin 等[51]报道，在 220 例甲状腺切除术中有 9% 的患者误将甲状旁腺切除。甲状腺初次切除术的甲状旁腺功能减退发生率为 7%,甲状腺二次手术的发生率为 20%。甲状旁腺功能减退事实上是应用全甲状腺切除术治疗甲状腺癌的最重要制约因素。

我们在术前常规测定钙和磷的基线值。除非患者有甲状腺切除手术史,如果只做单侧甲状腺叶切除术,术后不需复查。全甲状腺切除术后第二天应抽血复查钙和磷水平,因为低钙血症常发生在术后 48~72 小时。需仔细询问患者的主观症状,例如口周感觉异常、手指和脚趾麻木。此期间应检查患者是否有 Chvostek 征。更严重的病例中可出现手足痉挛、喉痉挛、癫痫或心脏异常症状。在未来几年,甲状旁腺手术术中应用快速甲状旁腺激素监测可使术后钙监测变得更加简单。

治疗抽搐或其他严重症状,可给予 1 安瓿的 10% 葡糖酸钙注射液在 5~10 分钟内输注。对中等症状的患者或钙水平低于 7mg/dL 的患者,可予 4 安瓿的葡糖酸钙注射液溶于葡萄糖水 250mL 中, 在 4~8 小时内静脉滴注。根据症状、体征、血钙水平,葡糖酸钙注射可重复进行, 期间每 6~12 小时检测一次血

钙。可开始口服碳酸钙，每日提供钙元素 2g。可使用骨化三醇(Rocaltrol;活性维生素 D)，从 25μg 每日两次开始，如果需要在门诊可增加剂量。如果甲状旁腺功能及时恢复，维生素 D 可停药。如果有活力的甲状旁腺组织得到保存，维生素 D 和钙片可在几个月内逐渐减少直至停药。

甲状腺全切术后可发生甲状腺功能减退。甲状腺良性病变患者，术后即刻应用左旋甲状腺素钠(Synthroid)替代治疗。高分化甲状腺癌患者，要到术后的 ^{131}I 的检查和治疗完成后才进行甲状腺替代治疗。然而，有些医生倾向于应用碘塞罗宁钠(Cytomel)治疗，在 ^{131}I 扫描的前一周停用，以减轻甲状腺功能低下的不适症状。完成 ^{131}I 扫描后，患者可开始使用 Synthroid 替代治疗，使用剂量可根据甲状腺功能监测结果来调节。可采用抑制疗法，使 TSH 的水平控制在 0.5mg/dL 以下，这样就不会激活残留的癌细胞，就有希望抑制肿瘤复发。

术后 ^{131}I 扫描对判定甲状腺手术切除的彻底性和检测局部和远处转移很有必要。治疗剂量的放射性碘能很好地治疗小的肿瘤残留病灶和隐匿的远处转移病灶。根除剂量的 ^{131}I 治疗的适应证是：

- 放射性摄取率大于 2%；
- 有大量的有功能的甲状腺组织残留；
- 肿瘤侵犯局部结构(侵犯气管、喉、食管)；
- 有转移灶。

甲状腺癌患者有多种理由须行全甲状腺切除术。一些外科医师认为，甲状腺癌患者适宜行甲状腺腺叶切除术或甲状腺次全切除术[52]。许多研究证实，在高分化甲状腺癌的治疗中，未行全甲状腺切除术的患者术后有更高的复发率和死亡率[53-55]。一些外科医师实施非甲状腺切除术的主要理由是担心并发症或者担心损伤喉返神经和甲状旁腺功能低下。研究证实，更小范围的手术过程使大多数患者康复情况良好。约 80%的患者无论手术范围如何康复情况均良好；约 5%的患者无论治疗方案如何康复情况均差。如果术后放射性碘扫描显示有适应证，其余的 15%患者可从全甲状腺切除术及随后放射性碘治疗中受益。全甲状腺切除术可消除对侧甲状腺腺叶的微观病灶和宏观病灶，因此可以降低肿瘤复发的风险。甲状腺癌根治术为术后 ^{131}I 有效地根除远处转移灶(尤其是肺转移灶)提供了机会。在甲状腺组织大量残留时，^{131}I 治疗远处转移灶效果欠佳，因为 ^{131}I 优先被正常甲状腺组织吸收。研究证实，血清甲状腺球蛋白的检查对监测高分化甲状腺癌患者是否复发有很大帮助。Hall 等[11]观察到，初诊为进展期甲状腺癌患者，全甲状腺切除术后 3 个月，激活的甲状腺球蛋白大于 20pmol/L 是肿瘤复发的独立预测因素。随访处理包括血清甲状腺球蛋白检测和放射性扫描检查。

精要

- 甲状腺肿物患者应行细针穿刺活检明确诊断。
- 完整切除甲状腺对患者有最好的治愈率。
- 辨认喉返神经是避免其损伤的最好方法。
- 精确辨认甲状旁腺和保护它的血供，可以避免术后低钙血症。
- 胸骨后甲状腺肿通常可经颈部切除。

隐患

- 术中未能辨认喉返神经，可能导致双侧喉返神经麻痹，后者可在术后即刻出现气道梗阻症状。
- 术中仔细止血对防止血肿形成很有必要，术后血肿可导致气道梗阻甚至导致患者死亡。
- 甲状腺癌未完整切除的患者容易复发。
- 在颈部伸展时做皮肤切口可导致难看的手术瘢痕。
- 有放射性暴露史而未行全甲状腺切除术的患者，有肿瘤复发的风险，因为这类患者常为多中心病灶。

(冯云 译)

参考文献

1. Cady B: History of thyroid and parathyroid surgery. In Cady B, Rossi RL (eds): Surgery of the Thyroid and Parathyroid Glands, 3rd ed. Philadelphia, WB Saunders, 1991, pp 1-4.
2. Campbell JP, Pillsbury HC III: Management of the thyroid nodule. Head Neck 11:414-425, 1989.
3. Affleck BD, Swartz K, Brennan J: Surgical considerations and controversies in thyroid and parathyroid surgery. Otolaryngol Clin North Am 36:159-187, 2003.
4. Pomares FJ, Rodriguez JM, Nicolás F, et al: Presurgical assessment of the tumor burden of familial medullary thyroid carcinoma by calcitonin testing. J Am Coll Surg 195:630-634, 2002.
5. Passler C, Avanessian R, Kaczirek K, et al: Thyroid surgery in the geriatric patient. Arch Surg 137:1243-1248, 2002.
6. Tennvall J, Lundell G, Wahlberg P, et al: Anaplastic thyroid carcinoma: Three protocols combining doxorubicin, hyperfractionated radiotherapy and surgery. Br J Cancer 86:1848-1853, 2002.
7. Shaha AR, Shah JP, Loree TR: Low-risk differentiated thyroid cancer: The need for selective treatment. Ann Surg Oncol 4:328-

333, 1997.

8. Beenken S, Roye D, Weiss H, et al: Extent of surgery for intermediate-risk well-differentiated thyroid cancer. Am J Surg 179:51-56, 2000.
9. Esnaola NR, Cantor SB, Sherman SI, et al: Optimal treatment strategy in patients with papillary thyroid cancer: A decision analysis. Surgery 130:921-930, 2001.
10. Shaha AR, Shah JP, Loree TR: Patterns of failure in differentiated carcinoma of the thyroid based on risk groups. Head Neck 20:26-30, 1998.
11. Hall FT, Beasley NJ, Eski SJ, et al: Predictive value of serum thyroglobulin after surgery for thyroid carcinoma. Laryngoscope 113:77-81, 2003.
12. Witterick JI, Abel SM, Noyek AM, et al: Nonpalpable occult and metastatic papillary thyroid carcinoma. Laryngoscope 103:149-155, 1993.
13. Grant CS, Hay ID, Gough IR, et al: Long-term follow-up of patients with benign thyroid fine-needle aspiration cytologic diagnoses. Surgery 106:980-985, 1989.
14. Frilling A, Tecklenborg K, Gorges R, et al: Preoperative diagnostic value of [^{18}F] fluorodeoxyglucose positron emission tomography in patients with radioiodine-negative recurrent well-differentiated thyroid carcinoma. Ann Surg 234:804-811, 2001.
15. Hisham AN, Aina EM: A reappraisal of thyroid surgery under local anaesthesia: Back to the future? Aust N Z J Surg 72:287-289, 2002.
16. Jancewicz S, Sidhu S, Jalaludin B, Campbell P: Optimal position for a cervical collar incision: A prospective study. Aust N Z J Surg 72:15-17, 2002.
17. Shemen L: Thyroidectomy using the harmonic scalpel: Analysis of 105 consecutive cases. Otolaryngol Head Neck Surg 127:284-288, 2002.
18. Siperstein AE, Berber E, Morkoyun E: The use of the harmonic scalpel vs conventional knot tying for vessel ligation in thyroid surgery. Arch Surg 137:137-142, 2002.
19. Cheng MSP, Morgan JL, Serpell JW: Does frozen section have a role in the intraoperative management of thyroid nodules? Aust N Z J Surg 72:570-572, 2002.
20. Tan MP, Agarwal G, Reeve TS, et al: Impact of timing on completion thyroidectomy for thyroid cancer. Br J Surg 89:802-804, 2002.
21. Erdem E, Gülçelik MA, Kuru B, Alagöl H: Comparison of completion thyroidectomy and primary surgery for differentiated thyroid carcinoma. Eur J Surg Oncol 29:747-749, 2003.
22. Randolph GW, Daniels GH: Radioactive iodine lobe ablation as an alternative to completion thyroidectomy for follicular carcinoma of the thyroid. Thyroid 12:989-996, 2002.
23. Czaja JM, McCaffrey TV: Management of thyroid carcinoma invading the upper aerodigestive system. In Falk SA (ed): Thyroid Disease: Endocrinology Surgery, Nuclear Medicine, and Radiotherapy, 2nd ed. Philadelphia, Lippincott-Raven, 1997, pp 657-666.
24. Kim AW, Maxhimer JB, Quiros RM, et al: Surgical management of well-differentiated thyroid cancer locally invasive to the respiratory tract. J Am Coll Surg 201:619-627, 2005.
25. Friguglietti CU, Lin CS, Kulcsar MA: Total thyroidectomy for benign thyroid disease. Laryngoscope 113:1820-1826, 2003.
26. Mittendorf EA, McHenry CR: Thyroidectomy for selected patients with thyrotoxicosis. Arch Otolaryngol Head Neck Surg 127:61-65, 2001.
27. Haller A: Disputationes Anatomicae Selectae. Gottingen, Holland, Vandenhoeck, 1749, p 96.
28. Crile G Jr: Intrathoracic goiter. Cleve Clin Q 6:313-322, 1939.
29. Katlic MR, Wang C, Grillo HC: Substernal goiter. Ann Thorac Surg 39:391-399, 1985.
30. Arici C, Dertsiz L, Altunbas H, et al: Operative management of substernal goiter: Analysis of 52 patients. Int Surg 86:220-224, 2001.
31. Gagner M: Endoscopic subtotal parathyroidectomy in patients with primary hyperparathyroidism. Br J Surg 83:875, 1996.
32. Ikeda K, Takami H, Sasaki Y, et al: Comparative study of thyroidectomies. Endoscopic surgery vs conventional open surgery. Surg

Endosc 16:1741-1745, 2002.

33. Nakano S, Kijima Y, Owaki T, et al: Anterior chest wall approach for video-assisted thyroidectomy using a modified skin lifting method. Biomed Pharmacother 56:96S-99S, 2002.
34. Bellantone R, Lombardi CP, Raffaelli M, et al: Central neck lymph node removal during minimally invasive video-assisted thyroidectomy for thyroid carcinoma: A feasible and safe procedure. J Laparoendosc Adv Surg Tech 12:181-185, 2002.
35. Kitagawa W, Shimizu K, Akasu H, Tanaka S: Endoscopic neck surgery with lymph node dissection for papillary carcinoma of the thyroid using a totally gasless anterior neck skin lifting method. J Am Coll Surg 196:990-994, 2003.
36. Takami H, Ikeda Y: Total endoscopic thyroidectomy. Asian J Surg 26:82-85, 2003.
37. Park YL, Han WK, Bae WG: 100 cases of endoscopic thyroidectomy. Breast approach. Surg Laparosc Endosc Percutan Tech 13:20-25, 2003.
38. Shimazu K, Shiba E, Tamaki Y, et al: Endoscopic thyroid surgery through the axillo-bilateral-breast approach. Surg Laparosc Endosc Percutan Tech 13:196-201, 2003.
39. Shaha AR, Shah JP, Loree TR: Patterns of nodal and distant metastasis based on histologic varieties in differentiated carcinoma of the thyroid. Am J Surg 172:692-694, 1996.
40. Ferlito A, Silver CE, Pelizzo MR, et al: Surgical management of the neck in thyroid cancer. ORL J Otorhinolaryngol Relat Spec 63:63-65, 2001.
41. Musacchio MJ, Kim AW, Vijungco JD, Prinz RA: Greater local recurrence occurs with "berry picking" than neck dissection in thyroid cancer. Am Surg 69:191-197, 2003.
42. Cheah WK, Arici C, Ituarte PHG, et al: Complications of neck dissection for thyroid cancer. World J Surg 26:1013-1016, 2002.
43. Shaha AR, Shah JP, Loree TR: Differentiated thyroid cancer presenting initially with distant metastasis. Am J Surg 174:474-476, 1997.
44. Shoup M, Stojadinovic A, Nissan A, et al: Prognostic indicators of outcomes in patients with distant metastases from differentiated thyroid carcinoma. J Am Coll Surg 197:191-197, 2003.
45. Stojadinovic A, Shoup M, Ghossein RA, et al: The role of operations for distantly metastatic well-differentiated thyroid carcinoma. Surgery 131:636-643, 2002.
46. Fewins J, Simpson CB, Miller FR: Complications of thyroid and parathyroid surgery. Otolaryngol Clin North Am 36:189-206, 2003.
47. Marcus B, Edwards B, Yoo S, et al: Recurrent laryngeal nerve monitoring in thyroid and parathyroid surgery: The University of Michigan experience. Laryngoscope 113:356-361, 2003.
48. Brennan J, Moore EJ, Shuler KJ: Prospective analysis of the efficacy of continuous intraoperative nerve monitoring during thyroidectomy, parathyroidectomy, and parotidectomy. Otolaryngol Head Neck Surg 124:537-543, 2001.
49. Gauger PG, Reeve TS, Wilkinson M, Delbridge LW: Routine parathyroid autotransplantation during total thyroidectomy: The influence of technique. Eur J Surg 166:605-609, 2000.
50. Attie JN: Commentary. In Cady B, Rossi RL (eds): Surgery of the Thyroid and Parathyroid Glands, 3rd ed. Philadelphia, WB Saunders, 1991, pp 335-336.
51. Lin DT, Patel SG, Shaha AR, et al: Incidence of inadvertent parathyroid removal during thyroidectomy. Laryngoscope 112:608-611, 2002.
52. Shah JP, Loree TR, Dharker D, et al: Prognostic factors in differentiated carcinoma of the thyroid gland. Am J Surg 164:658-661, 1992.
53. Clark OH: Total thyroidectomy: The treatment of choice for patients with differentiated thyroid cancer. Ann Surg 196:361-370, 1982.
54. Rose RG, Kelsey MP, Russell WO, et al: Follow-up study of thyroid cancer treated by unilateral lobectomy. Am J Surg 106:494-500, 1963.
55. Samaan NA, Maheshwari YK, Nader S, et al: Impact of therapy for differentiated carcinoma of the thyroid: An analysis of 706 cases. J Clin Endocrinol Metab 56:1131-1138, 1981.

第 66 章

散发型原发性甲状旁腺功能亢进症的甲状旁腺切除术

Robert L. Ferris

散发型原发性甲状旁腺功能亢进症的发病率在自 20 世纪 60 年代自动分析仪化学筛选技术出现后急剧上升，而且大部分为无临床症状的高钙血症患者。患者也可能主诉有非特异性的背部疼痛，或者有影像学检查所描述的骨质疏松。原发性甲状旁腺功能亢进是门诊患者高钙血症的最常见原因，在住院患者中仅次于恶性肿瘤。幸运的是，原发性甲状旁腺功能亢进症通常通过甲状旁腺切除术能容易且成功地治愈。本病的遗传病因学及危险因素在其他文献中已有描述[1]。由于定位方法的进展[2]和快速生化激素检测技术的广泛实施，未查出的病例很少。手术成功与否取决于手术者的培训、专业知识以及经验。甲状旁腺的二次手术是一种非常复杂的手术，手术在失败率和并发症发生率明显升高。如果外科医师没有经过定位异常甲状旁腺或甲状腺切除术的专门培训，或者不常进行这种手术，不得进行颈部探查及甲状旁腺切除术。

病例选择

甲状旁腺切除术通常为择期手术。尽管通常不必行紧急甲状旁腺切除术，但是有如下适应证时需实施：妊娠中三月的严重的高钙血症患者，血钙水平超过 15mg/dL 伴或不伴智力迟钝的甲状旁腺毒症患者。临床逐步解析法评估原发性甲状旁腺功能亢进的敏感性和特异性都很高(>98%)。选择行甲状旁腺切除术的患者应符合以下标准：有肾结石、消化系统症状(消化道溃疡或胰腺炎)、情绪低落和(或)骨痛

病史。另外，美国国立卫生研究院 1991 年专家共识会议声明建议，符合以下条件的无症状患者需行手术，包括：血钙水平显著升高(>11.4mg/dL)，低骨密度(比年龄、种族、性别对照组群偏低 2 个以上标准差)，肌酐清除率降低(>30%)，年龄为 50 岁及以下、随访不足的、对全麻无绝对禁忌证的高尿钙症(>400mg/24 小时)患者。

术前计划

术前甲状旁腺激素检测不仅有助于确定原发性甲状旁腺功能亢进症的诊断，而且还为比较术中甲状旁腺激素水平提供了基线。尽管不同检测技术之间有一些差异但稍高于正常水平(即 70)的值要降至低于 35 的值，即一些术中快速检测的下限值。多种放射性技术可用于术前定位异常甲状旁腺，包括二维或三维单光子发射计算机断层异丁基异腈甲状旁腺扫描、颈部超声、计算机断层扫描、磁共振成像扫描、选择性动脉造影以及定位甲状旁腺激素梯度升高的高选择性静脉导管介入术。联合应用这些技术有时很有用，尤其是怀疑伴有甲状腺疾病的患者。各种检查方法的敏感性，特异性及费用各不相同。术前定位是目前标准的处理方法，对指导外科医师的手术探查有很大帮助。有些外科医师采用术中手持 γ 激光探测器进行放射性导向定位，术前以 99 锝–异丁基异腈静脉注射。其他医师采用亚甲蓝注射[3]，其在甲状旁腺中浓度高，便于将甲状旁腺与周围的淋巴结、脂肪组织区分。甲状旁腺腺瘤和甲状旁腺增生染

为蓝紫色,而正常甲状旁腺染色较浅或不染色。

　　导致围术期出血的药物(即,乙酰水杨酸和布洛芬、高剂量的维生素 E)须在术前 7~10 天停药。因为此手术一般为择期手术,严重肥胖患者有意愿及有能力减肥的,应鼓励其减肥。应排除病史或体格检查疑似的内分泌失调疾病,同时要查询是否有高钙血症的家族史。尤其是嗜铬细胞瘤和甲状腺髓样癌可出现在 Ⅱa 型多发性内分泌瘤病。嗜铬细胞瘤患者首先行肾上腺切除术,高钙血症和孤立性甲状腺结节患者行细针穿刺细胞学活检不能诊断时,需行五肽胃泌素激活的降钙素检测,以排除甲状腺髓样癌。24 小时尿钙检测异常可排除家族性低尿钙高钙血症,但这种病很少见,询问病史常可发现家族性钙代谢紊乱[4]。

手术技术

“定位腺体”的手术方法

　　在气管插管全身麻醉或静脉镇静局部麻醉后,头部垫起让患者的颈部适当伸展。在锁骨头上一横指沿皮肤裂纹做颈前低领切口,从一侧胸锁乳突肌前缘至另一侧。如果定位研究已明确肿瘤位置在偏侧,切口可移至偏侧,切口可缩短。在颈阔肌下平面,切开颈中缝,上至甲状软骨,下至胸骨切迹。将撑开器拉钩置入带状肌以暴露视野(图 66.1)。经带状肌可对甲状腺及周围组织触诊,有时可触及增大的甲状旁腺,其比橡皮样的颈部淋巴结质地更为坚韧。钝性解剖上方的带状肌,与同侧甲状腺分离并拉向外侧,压迫止血并控制桥接血管。如果存在甲状腺中静脉,可用 4-0 丝线双重结扎,以便于将甲状腺腺叶内移(图 66.2)。在此结合点用手指钝性分离有助于分离甲状腺,上至上叶顶部下至下叶下方。此时,术者可根据术前定位,用手指触诊可以找到肿瘤的位置。助手将甲状腺腺叶向内牵拉,术者以钝性解剖器解剖疏松结缔组织,并轻推、撑开、分离直至暴露颈动脉鞘、甲状腺下动脉和喉返神经(图 66.3)。甲状腺下动脉是极有价值的解剖标志,因为位置无变异的上甲状旁腺位于其与喉返神经交汇处的上方,位置无变异的下甲状旁腺位于交汇处的下方(图 66.4)。

“未定位腺体”的手术方法

　　如果在一侧甲状腺的外侧或深部可触及结节,

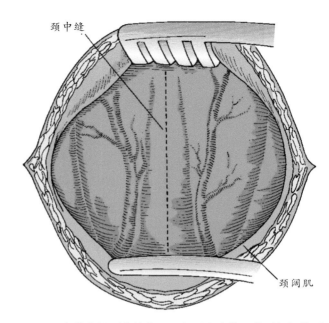

图 66.1　未分离的颈中缝位于已切开和牵拉开的颈阔肌的下方。

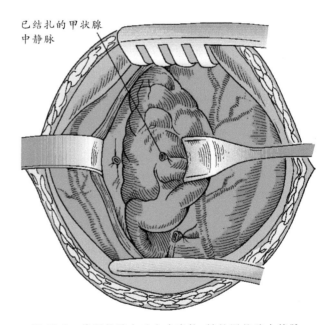

图 66.2　将甲状腺右叶向内牵拉,结扎甲状腺中静脉。

而在另一侧未触及, 先探查触及结节的那一侧甲状旁腺。术前超声可显示提示有甲状腺外或甲状腺内结节的回声点,这有助于术中探查。术前定位研究不能确定病变侧,体检和超声也没有任何发现,那么有时需行双侧甲状旁腺探查术。然而,外科医师就会选择先探查哪一侧。这种选择是随意的,或者偶尔会根据同侧甲状腺的病理结果做出选择。如果发现一个

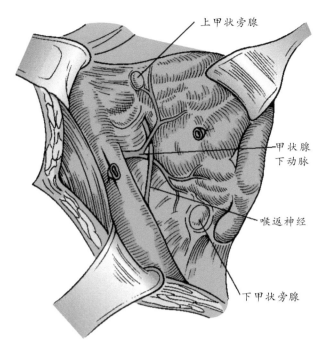

图 66.3　牵拉甲状腺腺中叶并切除疏松结缔组织后，暴露出颈动脉鞘、甲状腺下动脉、喉返神经和甲状旁腺。

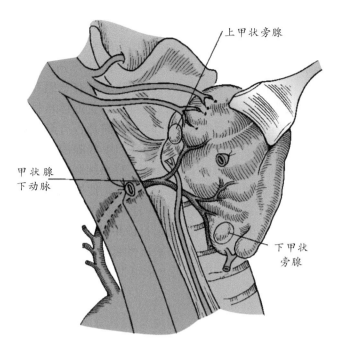

图 66.4　未异位的上甲状旁腺位于甲状腺下动脉上方，未异位的下甲状旁腺位于甲状腺下动脉下方。

异常的腺瘤，而另一侧腺体大体上和病理学上（经冰冻切片）为正常组织，则当术中甲状旁腺激素水平下降 50% 以上时可停止手术。如果这些标准均不符合，需行 4 个甲状旁腺的探查，以确认是单个还是多个甲状旁腺异常。此时，术中可用手持或 γ 探测器来探查[5]。因为未定位的腺体体积较小（因此不会被 ⁹⁹ 锝探测到），使用术中放射检测有助于使正常软组织少受放射性探查。校准的探测器还可使一侧免受可能的病理性侵犯。下文介绍改良的方法。

异位和非异位甲状旁腺组织的定位

甲状旁腺取决于胚胎发育过程中可预测的下降模式。因此，未定位于邻近甲状腺的常见位置的甲状旁腺，常可发现异常。当甲状旁腺位置异常时，遵循的是可预测的下降模式，沿特定的路径或者下降不足或者下降过度。因此，熟悉甲状旁腺的胚胎起源和下降过程，对成功探查甲状旁腺很有必要（图 66.5）。下甲状旁腺连用胸腺均源于第三鳃裂，比上甲状旁腺位移距离更长（上甲状旁腺和甲状腺的外侧原基均源于第四鳃裂）。因此下甲状旁腺更可能出现位置异位。下降不足的上和下甲状旁腺可在颈动脉球附近被发现，但这是最少见的发现。大约一半的异常甲状旁腺位于甲状腺包膜下方，从甲状腺上极的顶部至

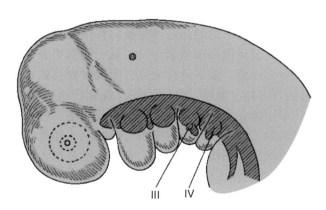

图 66.5　下（Ⅲ）甲状旁腺和上（Ⅳ）甲状旁腺的胚胎咽起源。

甲状腺下动脉的插入部位。另一半（包膜外）异常甲状旁腺通常是异位的，尤其是大的腺瘤，沿着气管食管沟下降至甲状腺下动脉的后方，有时偶尔会进入后上纵隔。在这种情况下，源于甲状腺下动脉的血管蒂可被识别，其为定位异位甲状旁腺通腺瘤提供了重要线索。异位下甲状旁腺通常邻近或位于颈部或前上纵隔的胸腺，通过前下颈部领式切口可对其识别和追踪（图 66.6）。

一旦发现增大的甲状旁腺，要尽一切可能寻找同侧的第二个甲状旁腺，但不要切除胸腺、甲状腺及周围软组织。当找到此甲状旁腺且外观"正常"时，需

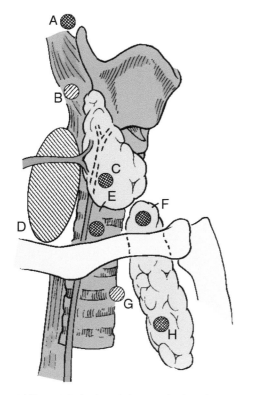

图 66.6　异位上甲状旁腺的分布：(B)部分下降；(D)气管食管沟；(G)纵隔。异位下甲状旁腺的分布：(A)未下降；(C)甲状腺内；(E)纵隔出口；(F)胸腺内；(H)前纵隔。

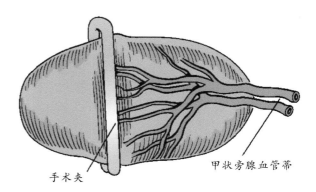

图 66.7　用手术夹夹住甲状旁腺，准备切除无血供的甲状旁腺组织。

找到和保护其血管蒂。我们倾向于用缝线或手术夹对正常外观的甲状旁腺进行活检，以排除多腺体增生。切除活检可导致"甲状旁腺病变"[2]并可在术中快速甲状旁腺激素检测的时期提供补充信息。如果不能行术中甲状旁腺激素检测，活检（用缝线或手术夹）确定为异常甲状旁腺时需进一步行冰冻切片分析(HE 染色和油红 O 染色)。如果先探查的一侧颈部未发现增大的甲状旁腺，需移动和牵拉另一侧的甲状腺腺叶（按如上所述方法），要对颈部进行彻底探查，以识别上和下甲状旁腺，再次仔细止血以便识别甲状旁腺。如果找出了 3 个正常的甲状旁腺，但未找出第 4 个甲状旁腺（推测是腺瘤），是在未找出侧行胸腺切除术，再行甲状腺腺叶切除术（甲状腺很少含有腺瘤）。病理科医师应即刻彻底分析评估这两个结构。如果仍未发现腺瘤而且术中甲状旁腺激素水平依然很高，可切除上至舌骨下至主动脉弓的软组织，但要注意勿损伤喉上神经、喉返神经、迷走神经、气管、食管、颈总动脉和颈内静脉。甲状旁腺很少在颈动脉鞘被发现，但作为最后的操作，可探查颈动脉鞘上至颈动脉球。

如果在上述广泛切除完成之后，仍未能找到甲状旁腺瘤，而外科医师对锁骨上探查的彻底性十分满意，可用金属夹标记每个正常甲状旁腺的位置，关闭颈部切口。有症状的患者在经过重复的血钙检测、无创甲状旁腺激素免疫荧光测试、24 小时尿钙测试等生化指标重新评价后，可能需要进行纵隔探查（经胸骨劈开入路）。为了帮助找出遗漏的甲状旁腺，要再次进行定位检测。

大约 10% 的甲状旁腺功能亢进患者有分散型或结节型甲状旁腺增生。甲状旁腺次全切除可控制甲状旁腺功能亢进。需识别至少 4 个甲状旁腺，切除至少 3 个半。行甲状旁腺部分切除术时，要选择最容易取得和最小的甲状旁腺。在解剖出甲状旁腺时，要辨认和避开其血管蒂，这样可避免损伤其血供以保留残留甲状旁腺组织的活力。应将金属夹可置于腺体的中份(图 66.7)，将其远端组织用手术刀切除并送病理诊断。残留的下甲状旁腺固定于气管前壁或其他解剖标志处，以便于将来多腺体增生出现进展时手术探查能安全识别。在切除其他 3 个剩余甲状旁腺的任何一个时，需要通过观察其大体外观评估残留甲状旁腺的活力。

完成甲状旁腺切除术后，要完全止血，并将引流管自单独的皮肤带状切口引出。用 4-0 Vicryi 缝线间断缝合带状肌表面筋膜和颈阔肌，皮肤以细针可吸收线连续皮内缝合，并贴黏性胶布条。颈部不覆盖纱布，以免妨碍术后血肿的观察。

术后护理

在术后 12~18 小时,应将床头抬高至少 30°。以减少术区的渗出。未行甲状旁腺次全切除术的甲状

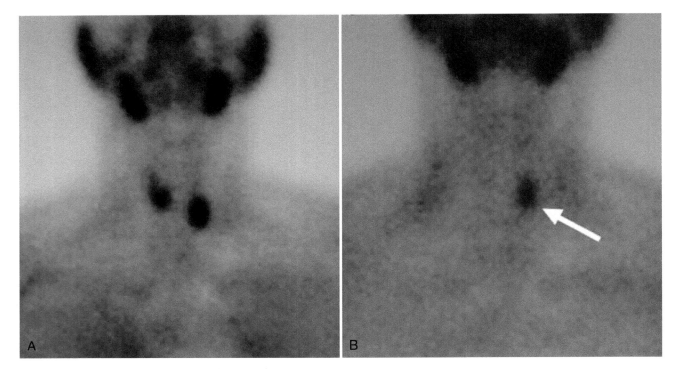

图 66.8　二维平面 ⁹⁹锝影像显示的早期像(**A**)和延迟像(**B**),定位了左气管旁区域的甲状旁腺腺瘤。在右侧甲状腺下极有明显的
与甲状旁腺腺瘤一致的放射性示踪剂活动的持续聚集灶。可应用超声或三维单光子发射计算机断层技术(SPECT)(未显示)在前
后左右方向定位甲状旁腺腺瘤。

旁腺增生患者术后很少出现严重的低钙血症，术前
血钙超过 12mg/dL 的甲状旁腺癌或甲状旁腺瘤患者
行肿瘤切除术后也很少出现严重的低钙血症。手术
当晚可恢复饮食和活动达术前水平。大部分患者当
天或术后第二天即可出院。

精要

- 成功的甲状旁腺切除术有赖于精确的诊断、适
  当的患者选择和术前准备、对甲状旁腺的胚胎
  学和解剖学以及对颈部上纵隔相关解剖结构
  的深入了解。
- 外科医师需完成异常甲状旁腺术前定位的标
  准程序。根据我们的经验,使用 ⁹⁹锝同位素的
  三维单光子发射计算机断层技术 (SPECT)结
  果能够定位二维平面影像所不能识别的甲状
  旁腺。这可能由于前者能 360°扫描,减少了组
  织对发射腺体和单光子发射计算机断层技术
  (SPECT)探测器的阻碍。
- 术中甲状旁腺激素监测(不是目前确认异常甲
  状旁腺切除的强制措施)对外科医师有极大的

帮助,减少了手术切除范围,提高了手术安全
性,减少了并发症。
- 对甲状旁腺癌患者必须尽早行手术切除。最佳
  治疗方案包括:对肿瘤及肿物附着组织、同侧
  甲状腺腺叶行大块切除,以及对至少一个颈部
  中央区淋巴结的清扫。

隐患

- 可疑的甲状旁腺恶性肿瘤不应行活检或破坏
  其包膜,否则可导致肿瘤种植。
- 术中甲状旁腺激素水平下降未超过基线值的
  50%时, 不能区分甲状腺腺瘤和甲状旁腺增
  生。确诊要依靠外科医师与病理科医师共同对
  活检的"正常"甲状旁腺进行准确判断(如脂肪
  染色技术)。不能正确识别甲状旁腺增生将不
  可避免地导致持久或复发的高钙血症。两个甲
  状旁腺腺瘤少见(低于 2%)。
- 异位甲状腺组织、淋巴结、"褐色脂肪"、胸腺组
  织与甲状旁腺大体上相似,这支持对所有切除
  的"甲状旁腺"组织行冰冻切片检查。

- 需要认识和重视喉上神经和喉返神经的解剖路径和完整性,这样可避免损害喉功能。需要仔细解剖以保护残留甲状旁腺的动脉血供和静脉回流。异常甲状旁腺通常是异位的,其可能不从咽后区域下降,可能在甲状腺或胸腺内下降并隐匿其中,也可能过度下降进入前纵隔(下甲状旁腺)或后纵隔(上甲状旁腺)。过度下降的甲状旁腺的血供通常来源于甲状腺下动脉,须仔细寻找及解剖出其血管蒂。

- 虽然文献报道的甲状旁腺激素的血循环半衰期为 10 分钟[7],但外科医师应等待 15~20 分钟才能进行术后静脉穿刺。处理异常肿大的甲状旁腺可能产生在术前甲状旁腺激素值之后的一个甲状旁腺激素短暂高峰值,对甲状旁腺激素值下降超过 50% 可成功结束手术的规律造成短暂的混淆。

(冯云　译)

参考文献

1. Ferris RL, Simental AA Jr: Molecular biology of primary hyperparathyroidism. Otolaryngol Clin North Am 37:819-831, 2004.
2. Ruda J, Stack BC Jr, Hollenbeak CS: The cost-effectiveness of sestamibi scanning compared to bilateral neck exploration for the treatment of primary hyperparathyroidism. Otolaryngol Clin North Am 37:855-70, x-xi, 2004.
3. Orloff LA: Methylene blue and sestamibi: Complementary tools for localizing parathyroids. Laryngoscope 111:1901-1904, 2001.
4. Thakker RV: Diseases associated with the extracellular calcium-sensing receptor. Cell Calcium 35:275-282, 2004.
5. Lee WJ, Ruda J, Stack BC Jr: Minimally invasive radioguided parathyroidectomy using intraoperative sestamibi localization. Otolaryngol Clin North Am 37:789-798, ix, 2004.
6. Lentsch EJ, Withrow KP, Ackermann D, Bumpous JM: Parathyromatosis and recurrent hyperparathyroidism. Arch Otolaryngol Head Neck Surg 129:894-896, 2003.
7. Emmolo I, Corso HD, Borretta G, et al: Unexpected results using rapid intraoperative parathyroid hormone monitoring during parathyroidectomy for primary hyperparathyroidism. World J Surg 29:785-788, 2005.

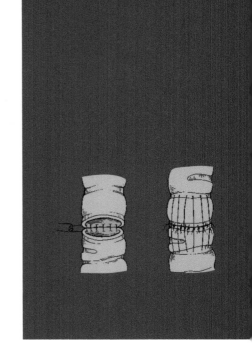

第 **7** 篇

气管和纵隔

第 **67** 章

支气管镜和气管镜检查

Peter F. Ferson, David E. Eibling

　　声门下区、气管及支气管的检查，是耳鼻喉科医生的一项基本技能。耳鼻喉医生必须熟练使用检查过程中所需要的各种内镜；同时还必须熟练掌握声门下区的操作、活检及其他治疗手段。全面掌握各种操作技术有助于耳鼻喉医生成功诊治每一位患者。

支气管镜下解剖

　　进行下气道检查前需要了解气管树在气管镜下的解剖结构。环状软骨以下即为气管，大多数成年人自环状软骨至气管分叉的长度约为 10cm。在此短距离内支气管自非常靠近皮下的环状软骨平面一直延伸至胸腔，气管分叉处位于主动脉和肺动脉之后。这种深且复杂、难以观察的解剖位置，决定了它需要使用内镜来进行诊治。

　　右肺分为 3 个肺叶，左肺分为 2 个肺叶。共有 18 个肺段，每个肺段都与一个支气管相关 (图 67.1)。进行支气管镜检查时我们应谨记这一点。

发展史

　　Gustave Killian 在 1897 年第一次使用一根中空的胃镜经喉进行了气管检查[1-3]。这一特殊事件当时起到的临床意义很小，因为它是在一个付费志愿者身上进行的。然而就在此后同一年里，Killian 报道了一例经气道取出气管异物的病例[4]。

　　在 20 世纪早期，支气管镜检查技术由 Jackson 全面发展起来。这位先驱发明了多种器械，改善了麻醉技术，完善了气管支气管检查及治疗所需要的技术。他在匹兹堡和费城所取得的临床经验得到了世界的认可，他对这项技术所做的清晰准确的书面描述现今仍然是内镜检查者必读的教程[5]。

　　在 1968 年 Ikeda 等推出了一种柔性支气管镜之后，这项技术得到了引人注目的改进[6]。用柔性支气管镜评估和治疗喉部、气管及支气管病变从此便成为常规。与硬性气管镜相比，柔性支气管镜检查需要

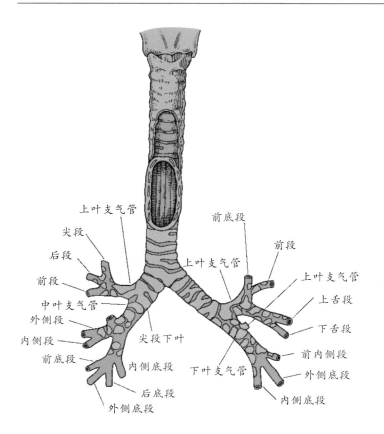

图 67.1　气管支气管解剖。(Copyright 1996, Ciba–Geigy Corporation. Redrawn with permission from the Atlas of Human Anatomy, illustrated by Frank Netter, M.D. All rights reserved.)。

更少的麻醉和镇静。并且,这种支气管镜的视野更大更直观,因此,它已成为支气管内病变的诊断标准。尽管它有多种优点,但是硬性支气管镜在气道控制和多功能性方面的优势仍是不可替代的。因此,内镜检查者需同时掌握以上两种器械的使用方法。

内镜设备

柔性光纤和"头端成像"的支气管镜

　　纤维支气管镜内含 1~3 束可弯曲的极细玻璃纤维,当调节旋钮或拨杆时可以转换方向。传统的纤维支气管镜内有一束光纤传送图像至目镜或相机。近期,研发出一种"头端成像"的支气管镜(译者注:即电子支气管镜),它的头端设置有光电耦合器(CCD)直接成像,从而省去了这一束光纤。传统及"头端成像"支气管镜的照明光线均是由另一束光纤传导至头端。纤维支气管镜中每根纤维丝传导一个像素,最后集束构成整幅图像。纤维丝越细,镜体中所含的纤维丝越多,图像分辨率就越高。但实际上因为镜体必须足够细以通过气管支气管树,受技术和经济的限制,镜体内纤维丝的数量是受到限制的。新型"头端成像"支气管镜能够提供更好的图像分辨率,因为它不需要中间的光学纤维束,能够在头端直接成像。但是,它必须使用专用光源及一体化摄像机系统,并且价格昂贵。两种支气管镜都有一个用于进行负压吸引的工作通道。

　　纤维支气管镜具有不同的长度和放大倍率（图67.2）。市值的标准支气管镜(Olympus,Strongsville,OH)的直径为 2.2~6.4mm。尽管更细的镜体灵活性更好,且能通过更窄的支气管,但这是以照明亮度和成像分辨率降低为代价的,并且同时不带有吸引通道。纤维支气管镜的长度也是不同的, 较短较便宜的用于鼻咽及喉部的检查。

　　纤维支气管镜的图像传导可有几种不同的方式。最简单直接的方式是由操作者通过目镜观察。这是观察解剖方向的最好办法, 但是它只能由检查者查看。现在多选择新型纤维支气管镜,因为其在远端有一个成像芯片。因此,目前大多数常规训练均使用监视器(电子支气管镜只能在监视器成像,纤维支气管镜可选择是否在监视器成像),使实习生及医师熟悉在监视器下进行操作(图 67.3)。

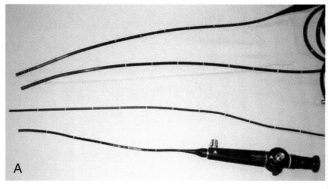

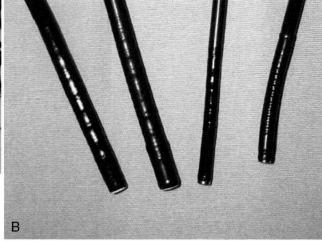

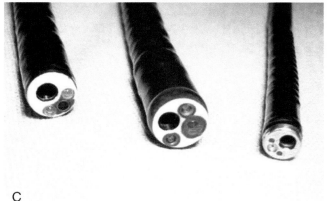

图 67.2　(A)两根纤维支气管镜(上方),一根"头端成像"支气管镜(中间),以及一根鼻咽镜(下方)。最细的支气管镜是儿童支气管镜,其余两根为成人支气管镜。提示:头端成像"支气管镜与成人支气管镜相比,粗细差别不大。(B)内镜头端对比。提示儿童支气管镜(左起第二)的直径与鼻咽镜相似(左侧)。(C)不同型号工作通道的对比。

硬性支气管镜

　　硬性支气管镜镜体中空,患者可在检查及治疗时由此进行通气。它前端有一斜面,使其更易通过声门,并能更好地观察远端支气管。支气管镜末端有侧孔,当它进入一个肺叶支气管时,气管及对侧支气管可通过侧孔通气(图 67.4)。照明通常由光纤自远处导入,或者由小型棱镜投射至管腔内进行间接照明。

　　硬性支气管镜有不同的管径和长度 (图 67.5),以适应不同患者不同的气管直径。这在儿童气道管理中尤为重要。活检钳、异物钳及硬性吸引管等器械应与相应的支气管镜的长度及大小相匹配。

　　同纤维支气管镜一样,硬性支气管镜也有几种图像显示方式。直接通过管腔或目镜观察是最直接的方式,但是它有视野过小及距离的限制。许多检查者常规使用硬质内镜,它有零度及其他角度的型号,可通过支气管镜进行观察。硬质内镜可提供放大的图像及更宽的视野。正如纤维支气管镜,连接显示器

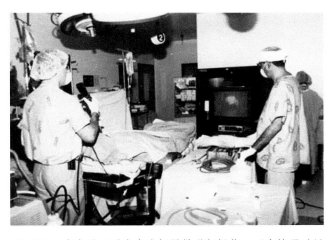

图 67.3　术者站于手术台头侧最易进行操作,可直接通过目镜或显示器观察。这一站位可使镜下方位与硬性支气管镜相同。

后可进行观察和记录。

　　当通过硬性支气管镜给予正压通气时,近端必须严密封闭。如果插入内镜的同时需要进行正压通

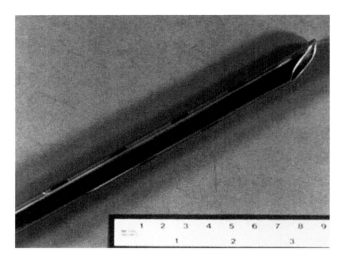

图 67.4 硬支气管镜头端。进行一侧支气管检查时,另一侧支气管可通过侧孔通气。支气管镜的斜面利于通过喉部、气管隆突进入主支气管。

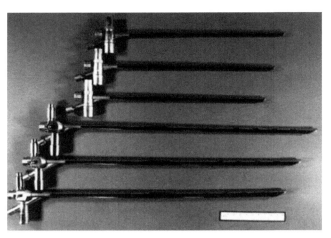

图 67.5 硬支气管镜有不同的直径和长度。内径为 3mm(未示出)至 8.5mm。拥有全套器械非常重要,可进行儿童及成人的支气管镜检查。

气,可用多孔橡胶膜封闭气管镜开口端。多数气管镜均有一个接口, 可连接呼吸机进行正压通气 (图67.6)。

病例选择

支气管镜检查的适应证非常多,见表 67.1。包括肺部肿物、浸润性病变、咯血和气道狭窄。支气管镜检查可用于评估头颈部恶性肿瘤的第二部位原发癌。耳鼻喉医生及头颈外科医生常进行支气管镜检

查,用于气管异物取出及气道肿物、气道狭窄的诊治。这些疾病的检查常使用硬性支气管镜,因此,硬性支气管镜检查是耳鼻咽喉头颈外科操作培训中非常重要的一项内容。

支气管镜检查的操作

究竟使用纤维支气管镜还是硬性支气管镜,需要在检查前就做出决定,选择基于每种技术对于具体患者的相对风险和优点。硬支气管镜可以提供更

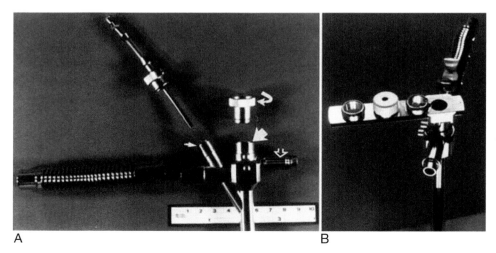

A B

图 67.6 (A)支气管镜近端可接 15mm 的转接器(粗箭头)进行通气控制,通过侧方的转接器(细箭头)进行喷射通气,目镜(弯箭头)可在通气的同时进行观察,光源连接孔(空心箭头)可连接光导纤维进行照明。儿童支气管镜近端可通过一个带棱镜的转接器进行照明(见图 67.5)。(B)目镜端可滑动,即可使用不同种类的目镜(可放大或平光),可开放通道,或通过橡胶垫放入 Hopkins 内镜。

表 67.1	支气管镜和气管镜检查的适应证
诊断	
咯血	
胸片占位	
经气管活检	
感染性病变	
筛查第二个原发肿瘤	
评估气管/支气管狭窄	
治疗	
气管异物取出	
吸除分泌物	
支气管肺泡灌洗	
经支气管脓肿引流	
阻塞性肿物的切除	
扩张/切除瘢痕组织	

安全的气道管理和辅助呼吸，同时还可以放入较粗的器械及吸引器。纤维支气管镜可观察到更细的末端支气管，拥有更广的观察视角。如果术前认为有必要，可联合进行上述两种检查。可以先插入硬支气管镜，再从硬支气管镜中插入纤维支气管镜。这种方法可综合两种设备的优点，常用于复杂疾病的诊治，如气道狭窄、肿瘤或异物。

纤维支气管镜

虽然咽喉部的检查也可在床旁完成，但正规的支气管镜检查需要更多的麻醉和监测。支气管镜检查常规进行局部麻醉和镇静。术前经静脉给予安定或咪达唑仑即可进行镇静。咽部通常给予 10% 利多卡因喷雾麻醉，如果使用经鼻支气管镜，通常鼻咽部给予 2% 利多卡因凝胶或 4% 利多卡因溶液滴鼻。可用直角钳夹取浸有 4% 利多卡因的棉球对双侧梨状窝进行麻醉。

抑制咽反射及咳嗽反射后，可经鼻腔或使用牙垫后经口腔插入纤维支气管镜。观察到喉头后，经气管镜向气管内注入 2~4mL 4% 的利多卡因溶液，之后纤维支气管镜可通过声门。在末端支气管追加利多卡因可以抑制咳嗽反射，但应谨记利多卡因的最大使用量。

持续监测动脉血氧、心电图及血压。此后应观察患者直到咽反射及咳嗽反射恢复。

对于因过度焦虑或无法抑制的剧烈咽反射而不能耐受局麻时，可使用全麻。全麻下纤维支气管镜检查同样也需要一个专门的检查室。

全麻下，纤维支气管镜可通过气管插管进入或由其侧方进入气管。悬吊喉镜检查时多使纤维支气管镜从侧方进入气道。气管插管套囊需放气，使内镜能通过套囊侧方进入气管，之后可使套囊再膨胀。检查远端气管及支气管时多由一个较粗的气管插管直接插入纤维支气管镜。可使用直角形的气管插管转接器(Portex 公司，Wilmington，MA)，从其橡胶密封膜的工作通道进入。如果决定通过气管插管进行纤维支气管镜检查，需要选择合适的气管镜及气管插管导管，以保证通气量。若气管镜太粗或不够润滑，则气管镜可能会卡在气管插管内，从而阻塞通气。通常这种情况下外科医生会使劲向外拉扯气管镜，而麻醉师则因为担心通气不足而紧紧固定住气管插管，其实这是应该避免的。这时可沿镜体向气管插管内注入生理盐水，以润滑镜体，方便拔出。若不能注入生理盐水，则连同纤维支气管镜一起拔出气管插管，再插入新的气管插管。如果在纤维支气管镜卡住的时候还继续用力，很容易损伤镜体。

进行纤维支气管镜检查时保持前后及横向定位非常重要。如果不能准确定位，就无法正确判断出各段支气管。当受检者平卧，检查者立于受检者头侧时最容易进行解剖和空间定位。这一方法进行实际操作比较困难，但它是在解剖结构不清时最容易进行定位的方法。对于尚不熟练的检查者，若没有显示器，也很容易定位不清。使用纤维支气管镜时，最好不用显示器，直接通过目镜在患者头后方进行观察。若使用"头端成像"支气管镜，则不可行此方法。这种情况下，检查者可退出至气管内，通过观察气管环决定前后方向。

硬性支气管镜

在良好的麻醉、体位及无创性喉暴露下可以非常安全有效地进行硬性支气管镜检查。如没有明显禁忌证，硬性支气管镜检查时最好在全麻下进行。局麻下也可进行硬性支气管镜检查，但这同时会增加检查者和受检者的压力。

面罩吸入麻醉直至受检者完全放松可耐受插管，这是最常用的麻醉方法。也可在插入气管镜之前保持自主呼吸。咽部或喉部畸形时大多需保持自主呼吸。头稍抬起的"嗅物位(sniffing position)"初始体位有助于暴露喉部。使用可移动的头垫或由助手抱头，有助于在操作中调节体位。气管镜通过喉进入气管时需要密切观察喉部，这是整个操作过程中最难的一步。通过硬性支气管镜可直接观察到悬雍垂、扁桃体窝、会厌、杓状软骨及声带（图 67.7 至图 67.10）。尽管这是最直接的方法，但因为狭窄的视野和较远的距离，很多初学者很容易迷失方向。即使是经验丰富的检查者，在解剖不清时也常常不能通过硬性支气管镜清晰地观察到喉部。此时，可选择使用喉镜、麻醉喉镜或者 Jackson 滑板喉镜来观察喉部。在喉镜直视下将气管镜穿过声门，随即将视线转移至气管镜内进行观察（图 67.11 至图 67.15）。这种方法已由 Jackson C 和 Jackson CL 详细描述[5]。需注意气管镜较长的斜面处于喉部中央，较短面抵在左侧声带上（图 67.6 和图 67.14）。这可避免支气管镜的前缘损伤右侧声带。

由于硬性支气管镜需通过气管进入双侧主支气管，检查者要用左手手指保护上牙，气管镜从左手拇指上进入。支气管镜的远端需保持游离。要做到这一点，检查中可使受检者头部升高或向一侧旋转。

直接通过气管镜观察时视野会受到限制。可通过插入 0°或有角度的硬质内镜来获取清晰的视野。内镜可以连接显示器进行观察，检查者也可离开头

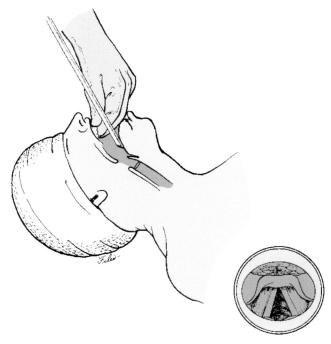

图 67.8 支气管镜由会厌下方进入，即可看到喉部。

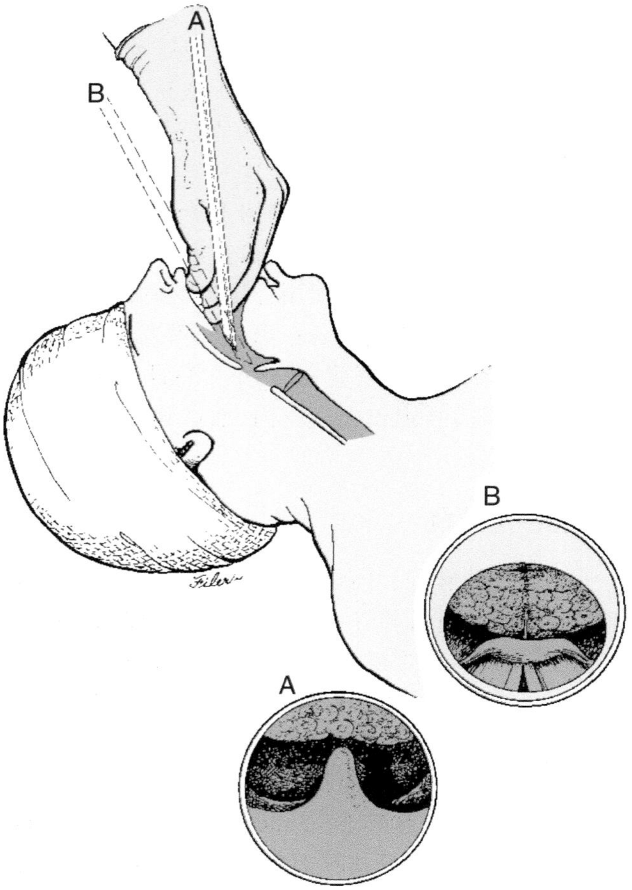

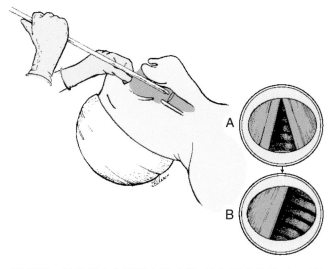

图 67.9 气管镜由会厌下方进入后，首先可观察到（A）双侧声带。这不是正确的进镜位置。镜体需顺时针旋转 90 度使镜头的斜面旋转至右侧。整个镜体旋转后可暴露出左侧声带（B）。在这个进镜位置，支气管镜可安全地进入气管，避免右侧声带损伤。镜体通过时，斜面会滑过左侧声带，并向侧方推挤声带。

图 67.7 插管方法示意图。手指撑开口腔，使支气管镜位于舌中部。拇指支撑气管镜，应能看到悬雍垂（A）和会厌（B）以保持中线位置。

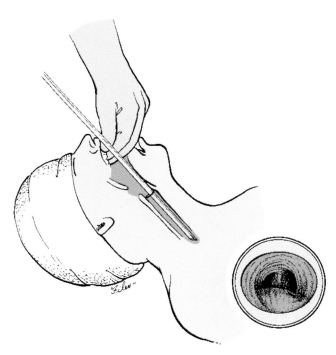

图 67.10　支气管镜通过喉部进入气管,检查远端气管。这时保持上方的手位置固定非常重要,它可保护牙齿和上颌,避免其因过重的压力而损伤。左手拇指支撑支气管镜,而不要以牙齿为着力点,正如桌球使用球杆击球一样。

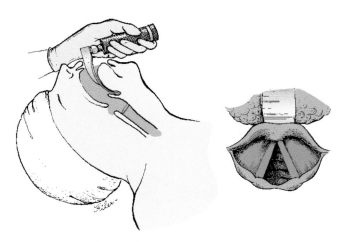

图 67.11　喉镜下可清晰暴露喉部。舌根和会厌被提起。

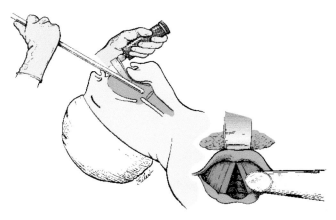

图 67.12　左手持喉镜观察到喉部后,右手持支气管镜由会厌下方插入。

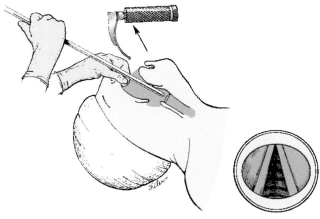

图 67.13　通过支气管镜直接进行观察。移去喉镜,左手置于上牙处支撑支气管镜。

部进行操作。需要注意内镜远端不能超出气管镜,避免损伤气管。

辅助器械必须与气管镜的内径及长度相适应。需配备不同型号的吸引器管、活检钳以及不同型号的异物钳。

麻醉师与检查者间的沟通和合作对于操作中保持良好通气非常重要。标准正压通气是最简单的通气方法,不需要其他附属设备。然而,这种方法限制了检查者,因为它需要一个闭合的通路,因此需要检查者在最短的时间内插入气管镜并进行远端气道的检查。给予正压通气时会有气体持续自气管镜周围漏出,因此需要较高的气流量。这一点非常影响近端气管的观察,因为气管镜的侧孔位置可能在喉以上。硬性支气管镜检查时使用高频喷射通气显然是更好的选择,但是这需要麻醉师拥有熟练的技术。这种通气方法不需要闭合通路,即使有漏气也没关系。可通过硬性支气管镜近端的连接口直接给予喷射通气。如果预计操作中需要重复进出气管镜,可在气管镜外经声门至气管放置软的通气导管进行通气(图 67.16)。

气管异物

气管异物的治疗在不断改进中。新器械的出现大大提高了手术的安全性。最新气管异物诊疗规范建议手术由专业医师及器械进行操作。内镜钳的使

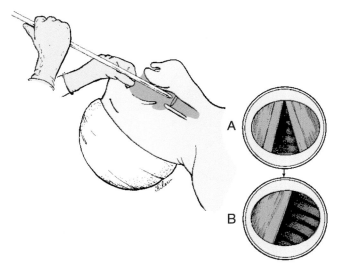

图 67.14 气管镜由会厌下方进入后,首先可观察到(A)双侧声带。这不是正确的进镜位置。镜体需顺时针旋转 90°使镜头的斜面旋转至右侧。整个镜体旋转后可暴露出左侧声带(B)。在这个进镜位置,支气管镜可安全地进入气管,避免右侧声带损伤。镜体通过时,斜面会滑过左侧声带,并向侧方推挤声带。

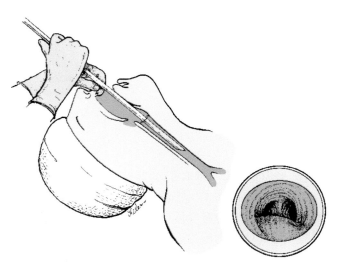

图 67.15 支气管镜通过喉部进入气管,检查远端气管。这时保持上方的手位置固定非常重要,它可保护牙齿和上颌,避免其因过重的压力而损伤。左手拇指支撑支气管镜,而不要以牙齿为着力点,正如桌球使用球杆击球一样。

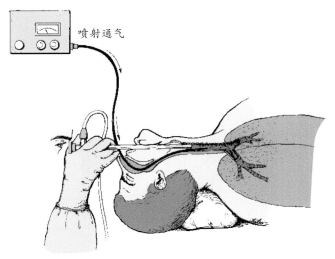

图 67.16 在支气管镜旁放入一个经鼻软管,可用于通气。若支气管镜检查较复杂,需术中移动气管镜或重新下镜,这一方法可在此过程中给予持续通气。

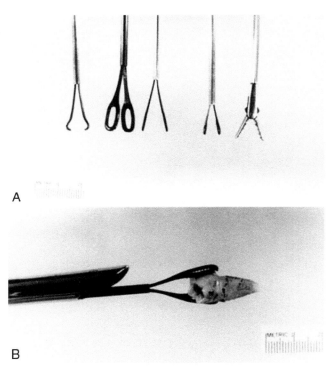

图 67.17 (A)用于硬性支气管镜检查的异物钳。不同的钳口用于夹取不同的异物。(B)许多异物很大,如牙齿,很难通过硬性支气管镜取出。这种情况下,异物应与气管镜一同退出气道。在移动过程中气管镜可保护喉部不被牙齿损伤。

用提高了气管异物的取出率。进行气管异物取出术的医院需配备各种型号的气管镜、异物钳及其他附属设备(图 67.17)。由于气管异物多见于儿童,因此较齐全的气管异物设备多见于儿童医院或拥有较大儿科中心的成人医院。气管异物手术中的一些注意事项见表 67.2。

尽管硬性支气管镜是气管异物治疗的常规方法,目前使用纤维支气管镜进行异物取出也越来越常见。使用纤维支气管镜取出异物需要专门的器械,如

表 67.2	气管异物手术注意事项

1. 麻醉前确定器械齐全,并能够正常工作。
2. 必须确保器械正确。活检钳不可用于异物取出。需配备不同型号、形状及钳口的异物钳。
3. 取出前首先在体外尝试异物抓取、旋转及取出的过程。气管镜包里需配备一盒不同大小的坚果、干胡萝卜、大头针、图钉等。
4. 确保麻醉师熟悉儿童支气管镜检查的麻醉过程。需将患儿送至专业医院治疗,以确保安全。
5. 左侧支气管异物较难取出。当抓取到左侧支气管异物后,若异物在取出过程中脱落,可向右旋转患儿,使异物掉落至右肺。
6. 异物取出过程中,异物应退入气管镜内,并同时移动支气管镜及异物钳。这可避免异物移动过程中被气管镜末端卡脱。
7. 异物取出后,要仔细全面观察各肺段支气管及亚段支气管,以确保无异物残留。
8. 若异物取出过程中发生异物脱落及气道梗阻,最简单的方法是将异物推入末端支气管,以保证通气。

有金属篮网的套丝、多尖端抓取套丝以及带气囊的套丝等(67.18)。纤维支气管镜下取出异物时需进行全麻。这可避免患者因咳嗽或自主呼吸导致异物位置变动。纤维支气管镜需与气管插管内径相适应。若异物取出时被气管插管卡住,需同时退出支气管镜及气管插管(图67.19)。若纤维支气管镜取出失败,

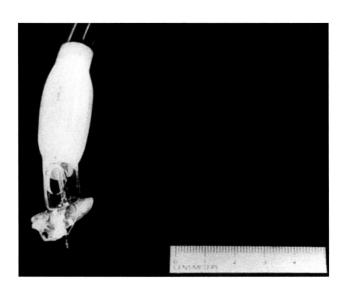

图 67.19　许多异物,一次抓取并不能由气管插管完全取出。这时可以在异物抵住气管插管末端后,将气管插管、异物钳及异物同时退出气道。

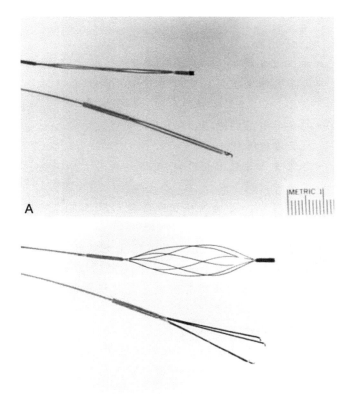
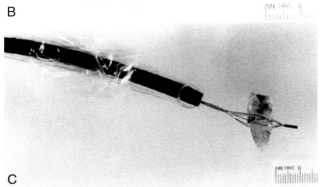

图 67.18　纤维支气管镜可以通过多尖端抓钳和篮状抓钳装置等取出异物。(A)将特殊装置插入到支气管镜通道的鞘内。(B)当仪器伸出鞘时,即可抓住异物。(C)用篮状抓钳取出牙齿。

需立即进行硬支气管镜检查。

术后处理

如未使用特殊器械,气管支气管镜检查术后的患者无需特殊处理。许多医疗中心常规在复苏室行胸片检查。如考虑可能存在潜在的气胸,术后需密切观察数小时。迟发性并发症非常少见,因为大多数情况下并发症多在术后短期内出现。

精要

纤维支气管镜

- 大多数情况下选择使用纤维支气管镜,因为不需要全麻,只需要镇静和适当的监测。
- 对于麻醉后的患者,纤维支气管镜可通过气管插管进行操作。
- 纤维支气管镜检查时,检查者站在患者头侧更容易进行镜下定位。
- 如果可以,可通过移动气管镜前端来再次定位。
- 部分气管异物可使用纤维支气管镜取出,但要全麻下在手术室进行。
- 熟悉镜下结构及所有器械是进行操作的先决条件。

硬性支气管镜

- 有经验的医师方可进行硬性支气管镜操作。
- 儿童应在专科医院进行硬性支气管镜检查及气管异物取出。
- 术前应选择好所需型号的气管镜、内镜及其他器械。
- 术者和麻醉师的沟通对于保障患者安全非常重要。

隐患

- 气管镜检查有一个明显的"学习曲线"。
- 术中注意与麻醉师沟通以避免不必要的风险。
- 术中及术后监测非常重要。
- 通气困难时应迅速重新评估器械及通气系统。若持续存在通气问题,应插入带套囊的气管插管检查是否存在气胸。
- 儿童气管镜检查风险更高,难度更大。因此,儿童气管镜检查应由受过培训的操作者实施,并在设施齐全的医疗中心进行。
- 因气管及支气管阻塞性肿物进行气管镜检查,可能出现气管壁穿孔或难治性出血的患者,需要进行气管切开。

(高彦　张亚梅　译)

参考文献

1. Stock CR: Esophagoscopy. Ear Nose Throat J 64:502-503, 1985.
2. Grant AK: A century of upper gastrointestinal tract endoscopy. Med J Aust 2:903-906, 1973.
3. Berci G: History of endoscopy. In Berci G (ed): Endoscopy. New York, Appleton-Century-Crofts, 1976, pp xix-xxiii.
4. Zollner F: Gustave Killian, father of bronchoscopy: Historical vignette. Arch Otolaryngol 82:656-659, 1965.
5. Jackson C, Jackson CL: Technique of bronchoscopy and laryngoscopy. In Jackson C, Jackson CL (eds): Bronchoesophagology. Philadelphia, WB Saunders, 1950, pp 40-67.
6. Ikeda S, Yanai N, Ishikawa S: Flexible bronchofiberscope. Keio J Med 17:1-16, 1968.

第 **68** 章

气管切开术

Karen M. Kost, Eugene N. Myers

气管切开术早在几个世纪以前就有所记载。传说在公元前 4 世纪,Alexander the Great(亚历山大大帝)看到一个被骨头卡住喉部,快要窒息的士兵,他急中生智用剑刺破了该士兵的气管[1,2]。1546 年,Antonio Musa Brasavosa 为一个因气管脓肿窒息而即将死亡的患者,成功地进行了第一例气管切开手术,挽救了患者的生命。基于这次气管切开的成功先例,1620 年,法国人 Nicholas Habicot 出版了一部 108 页有关气管切开术的书,他在书中讲述的一个患者是 14 岁的男孩,为防止失窃,故意将一袋金币吞进肚子里。这袋金币卡在食管里引起上气道阻塞,Nicholas Habicot 大夫为他实施了气管切开手术,气道阻塞症状立即解除,随后又取出了金币,使食管得以通畅。尽管如此,气管切开术因其极高的并发症和死亡率当时仍属于边缘手术,人们对气管切开术的怀疑和恐惧持续了长达几个世纪。1799 年,当 Elisha Dick 大夫要对一位呼吸窘迫患者实施气管切开术时,他的两个同事公开表示反对。1799 年 12 月 14 日,George Washington(乔治·华盛顿,美国首任总统)死于急性上呼吸道阻塞。

到了 19 世纪,人们对气管切开术的观念发生了根本的变化。1825 年,Bretonneau 大夫为一位名叫 Elisabeth de Puysergur 的 5 岁白喉患儿施行了气管切开手术,挽救了她的生命,该报道产生了深刻的影响。1833 年,Armane Trousseau 大夫称:"我已经对 200 多例患者实施了气管切开手术,手术成功率为 25%,我很满意。"

随着气管切开手术适应证不断扩展,该手术逐渐被广泛接受。在此期间,医学文献中针对气管切开手术的技术、并发症、套管形态、气管切开位置以及麻醉等主题展开了热烈的讨论,可谓各抒己见,百家争鸣。但是,虽然气管切开术后气道阻塞得到解除,但仍有许多患者术后不幸死于白喉的毒副作用。直到 1909 年,Chewalier Jackson 的著作问世,才使气管切开术在外科医师医疗领域中赢得了稳固而持久的地位。Jackson 规范了该手术的操作技术及适应证,强调了几个关键技术要点,使气管切开术的并发症发生率及死亡率显著降低[3,4]。Jackson 重点强调了要用长切口,避开环状软骨,常规分离甲状腺峡部,操作要缓慢且仔细,使用合适的套管,术后精心护理。Jackson 的技术使气管切开术的死亡率显著下降到 2% 以下,并使术后喉狭窄的发生率大大减低,尤其是儿童。

随着医学的进步,气管切开手术的适应证也在不断地发展变化。在治疗某些疾病时,行气管插管来维持短期气道和(或)通气已经取代了气管切开术。目前,气管切开术主要应用于危重症患者。其他适应证还包括睡眠呼吸暂停、阻塞性肺病、原发性肺泡低通气综合征(Ondine 诅咒)以及需要居家机械通气的癌症[5,6]。

病例选择

气管切开术的主要目的是建立一个人工气道。目前的主要适应证包括:①减轻上气道阻塞(急性或慢性);②提供辅助通气的通道;③有效保持气管支气管清洁。是否行气管切开,需要综合考虑各方面因素,以确保气管切开术对患者是最佳的选择。这些因素包括:与其他重建气道方式相比气管切开术的相对优势及风险、医疗机构的设备、个人技术水平、患者的气道和呼吸生理功能特点以及具体的病变过程及其可能的病程[7]。

上气道阻塞的患者,如有可能,首先要行气管插管来通畅气道,稳定患者整体状况。这样就可以不必拔管进行气管切开术。例如成人或儿童的急性会厌炎以及喉部血管神经性水肿的治疗。

因喉气管创伤或上呼吸消化道肿瘤而导致的上呼吸道阻塞患者,早期可用气管插管来稳定病情,但是最终可能需要行气管切开术。例如儿童的喉乳头状瘤和声门下血管瘤之类的病变可能要行气管切开术(图 68.1)。

慢性上呼吸道阻塞的患者,需要进行气管切开术来解决呼吸困难问题。例如一些使患者鼻颅面部畸形的疾病,如颅骨面骨发育不全、大鼻骨脑膨出、下颌骨面骨发育不全、声门下狭窄以及喉和声门下噗。有些患者因慢性呼吸系统治疗而引起医源性喉或声门下狭窄,例如重症监护室中因呼吸窘迫而需要人工辅助呼吸的新生儿。

需要进行辅助呼吸的患者,如患有中枢神经系统疾病、中风、摄入成瘾药物或呼吸衰竭的患者,需要立即将气管插管转换成气管切开术。由于长期气管插管可引起喉狭窄及其他喉部并发症,因此在这类情况下应进行气管切开术。

患有慢性阻塞性肺病、成人型呼吸窘迫综合征及胸部撞击伤的患者,通常也需要行气管切开术使肺部得到有效清洁护理。

术前计划

术前应尽最大努力确保患者处于最佳状况。凝血病变较正到国际标准化比值(INR)小于 1.5,功能性血小板应大于 50 000 个/升。术前最好(但并非绝对必要) 停服阿司匹林或其他非甾体抗炎药物 10 天。如果血红蛋白低于 10g/L,则需要进行交叉配血试验。

患有喘鸣的患者最重要的是要有一个安全通畅的气道。有些病例可在(或不在)内镜引导下进行气管插管来保证通气。但对于一些有严重面部或喉部损伤的患者不适合进行气管插管,甚至有危险。此时进行床旁气管切开术是挽救生命的重要措施。不稳定的气道是少数几种危及生命的急症之一, 此时需要动员所有力量尽快保证气道稳定。

通常,气管切开术应在灯光、吸引器、辅助呼吸设备齐全的手术室中进行。住院患者和急诊室患者最好转移到手术室进行监控。而重症监护室插管的成年患者可在床旁安全地进行气管切开术[8-10],与在手术室中进行气管切开术相比较, 两者的术后并发症的发生率无显著差异。

如果可能的话,气管切开术中麻醉医师最好在场。因为有些患者因慢性呼吸不足而使血二氧化碳水平增高,丧失主动呼吸功能而无法进行有效通气。这些患者需要密切监测各项生命体征, 一些更危重的患者可能还需进行辅助呼吸甚至心肺复苏。

手术技术

患者在手术台上取仰卧位,垫肩使颈部过伸。如果诊断或怀疑患者有颈椎损伤,则严禁颈部过伸以防止脊髓受压。气道阻塞的成年患者可能无法耐受仰卧体位, 行气管切开术时可使患者呈 45°半卧位。有严重颈部骨关节炎脊柱后侧凸或其他疾病的患者无法将颈部过伸,会给手术带来很大难度。局麻或全麻要根据情况而定。呼吸窘迫的患者必须在局部麻醉下进行手术,禁用抑制呼吸的镇静药物。其他情况下,如有气道保护,全身麻醉或局部麻醉加静脉镇静均可。儿童患者则常规在全身麻醉下进行手术。

在拟做切口的周围皮肤及皮下组织内局部注射 1%利多卡因加肾上腺素(1:100 000)。这样可以局部

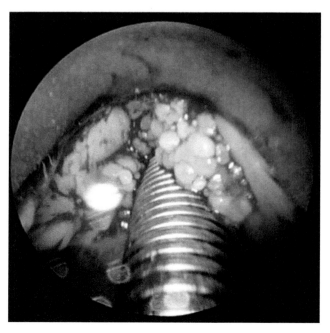

图 68.1 大的乳头状瘤堵塞了此儿童的呼吸道。

收缩血管,无论采用何种麻醉都有好处。然后用聚维酮碘(或其他消毒液)在面部、颈部、肩部以及上胸部消毒,最后铺巾。

于胸骨上切迹上约 1cm 或环状软骨下约 2cm 处做横行切口。锐性分离至皮下组织。用 4 个小拉钩拉开切口两侧组织以暴露手术野。识别并向外侧牵拉颈前静脉(图 68.2)。一般不结扎这些血管,除非不小心损伤了。沿中线分离颈前带状肌并向外侧牵拉(图 68.3A)。暴露甲状腺峡部及气管前壁(图 68.3B)。对成年患者,通常需将甲状腺峡部向上拉起以暴露其下的气管(图 68.3C)。如果暴露困难,需将甲状腺峡部切开,用直角钳夹住,再用 2-0 丝线或可吸收线缝合断端。对局部麻醉的患者,在气管切开前于气管内再次注射 1% 利多卡因,有利于获得更好的麻醉效果。用气管拉钩于第二气管环附近拉住并固定气管。婴儿和儿童,一般选择在第二和第三气管环或者第三和第四气管环之间做纵形切口而不移除软骨。然后于纵形切口外侧做牵张缝合(图 68.4)。

成年患者,去除第三或第四气管环的前面部分会有利于气管套管插入气管内。对于大多数老年患者,气管环已钙化,在气管环的正上和正下方部位做成横行切口之后必须用剪刀切除一小部分气管环。这样就在气管上开了一个矩形小窗(图 68.5)。如有必要,可用 Kerrison 咬骨钳去除多余软骨扩大开口。去除气管环前部以确保将气管套管放入气管内而非气管前面的假通道内[13]。

气管切开术后早期,气管切开窦道尚未完全形成,此时气管套管容易误置入假通道内,而牵拉缝合可以降低这种风险。牵拉缝合可以用带 2-0 丝线的结扎器均在气管内(图 68.6)。结扎器在较深的切口内比普通弯针易于操作。松开气管拉钩,结扎器从切口上气管环上面进入气管腔内,应仔细操作,勿穿透气管后壁。移出结扎器后用血管钳钳夹丝线。同法进行切口下方牵拉缝合。如有需要,切口两侧可进行如上操作。牵拉的作用既可以使切口外置,又可防止切缘回缩。气管套管置入气管腔内后,用胶带或缝线固定于患者胸前。

牵拉缝合完成后,放入气管套管。其步骤如下:首先使气管套管与气管成直角,然后一边插入一边使其平行于气管(图 68.7A),以减少套管插入时的阻力。插入气管套管时,其内要放置一个管芯,气管套管放好后要立即拔除管芯,然后放置一个稍小的内套管进去。当确定气管套管放置位置正确且呼吸通畅平稳时,拔除用来稳定气道的气管插管或支气管镜。

将气管套管固定翼缝合在皮肤上,用方结将寸带系在套管翼上绕颈部一周固定。寸带与颈部皮肤留有一指的距离,不要将寸带绕在敷料上,防止术后早期气管套管松动。如果寸带必须绕过颈部皮瓣切口或引起局部皮瓣血供障碍,可将固定翼用 2-0 丝线缝于皮肤即可,不用寸带固定(图 68.7B)。

当气管切开在一个较为理想的环境下进行时,有足够的时间使血管收缩,出血量会很少。术中用结扎或电凝的方法彻底止血对预防术后出血尤为重要。但需要注意的是,当电凝凝固靠近气管的出血点时有烧伤气道的风险。所以尽量使用吸入低浓度的氧气来避免该事故的发生,而且,不能在气管内电凝止血。

为了避免皮下气肿,禁忌缝合或填塞切口。切口要敞开或用用极少的敷料覆盖。

气管套管拔除后,切口愈合就成了主要的任务。通常,横行切口的瘢痕较纵形切口小一些。当皮下和深部组织重构和收缩以后,差别也就不那么明显了。

术后护理

选择合适的气管套管非常重要,其目的如下:①建立气道;②必要时提供人工正压通气的通道;

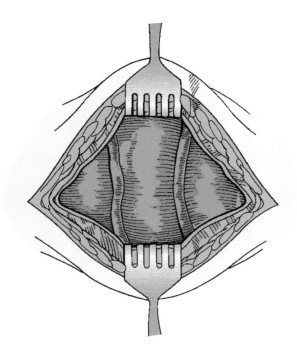

图 68.2 拉钩有助于更好地暴露手术术野。

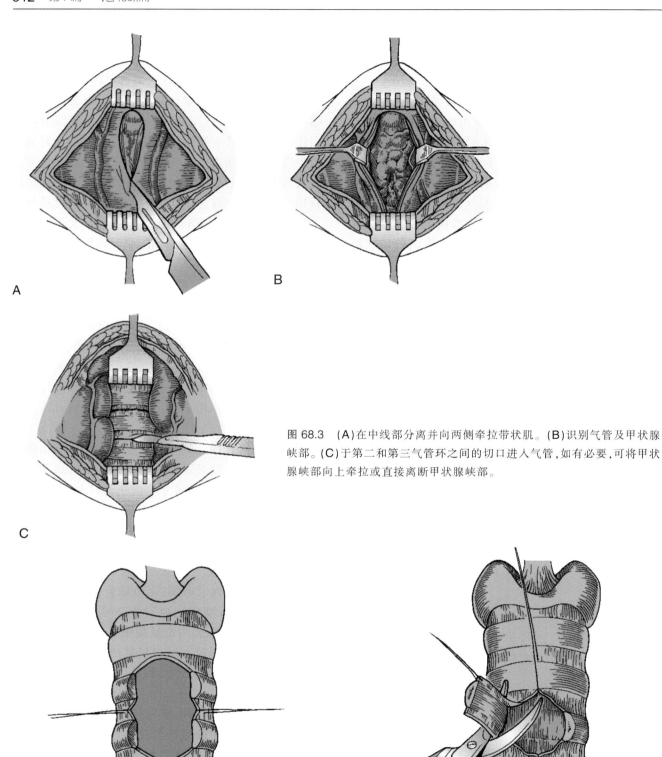

图 68.3 (A)在中线部分离并向两侧牵拉带状肌。(B)识别气管及甲状腺峡部。(C)于第二和第三气管环之间的切口进入气管,如有必要,可将甲状腺峡部向上牵拉或直接离断甲状腺峡部。

图 68.4 对于儿童,在切口两侧横向牵拉缝合。避免去除软骨。

图 68.5 去除部分气管环,以便在气管上形成一个小窗。

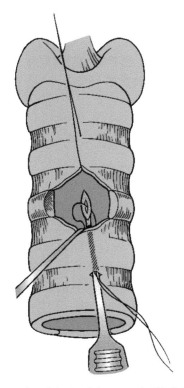

图 68.6 对于成年人,在切口上下两端进行牵拉缝合。

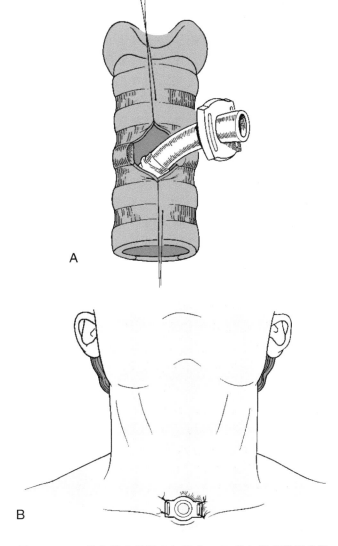

A

B

图 68.7 (A)将气管套管插入气管内。(B)将气管套管固定翼缝合固定于皮肤上。可选用寸带。

③封闭气管,减少来自套管上部或下咽的误吸;④建立气管支气管的呼吸通路。气管套管的选择要注意套管和套管固定翼的形状。如果是带套囊的套管,套囊须低压高容量以减少气管狭窄的风险。有内套管的套管可在有黏液栓堵塞时迅速拔出内套管而外套管留置原处,从而维持气道通畅,增加安全性。

　　术前应根据患者情况考虑气管套管的形状大小。例如,肥胖的患者气管前筋膜内存在较厚的软组织,这就要求准备较长的套管,以减少意外脱管及误置的风险。可提供近端或远端气囊的气管套管。还可用柔软、不耐热材料制成的带有可调式固定翼的套管,可用于解剖结构困难的气管切开术。术后的一些患者可能会从 Passey-Muir 阀(译者注:一种安置在气切套管外口的可调节单向气流阀)中获益。该阀门可使声门下产生压力,使吞咽变得容易一些。总之,气管切开必须根据患者不同的情况选择适当的气管套管。

　　通过术前训练,气管切开的术后护理很容易掌握。这可以使接受气管切开的儿童和成人患者很快适应这种新的呼吸方式。有证据表明,接受气管切开术的患者的生活质量会下降[15]。因此,家庭咨询对帮助患者度过术后时间显得尤为重要。高水平的护理

是成功度过该段时期的关键性因素。

　　术后早期,患者采取半福勒位以便深呼吸及吸痰来减轻咳嗽刺激。密切监测生命指征,如血压、呼吸频率和脉率,这些指征的改变提示一些刚开始或正在进展的呼吸道问题,或者提示套管痰栓或脱管。同样,激动、焦虑和烦躁会提示组织缺氧。气道内吸痰能保证肺部清洁与气管套管的通畅。早期每天尽可能抽吸 3~4 次。但在气道内吸痰时会导致人工辅助呼吸的患者产生组织缺氧及心律不齐的风险,这是由于含氧丰富的空气被抽空及吸痰管直径过于粗大的缘故。此时可用小管径吸痰管,短时间抽吸(<12s),或让患者在抽吸前后呼吸至少 5 次来维持血氧饱和

度在 100% 水平。相对于这种开放式吸痰方式,还有一种鞘内多功能闭合式吸痰技术[16]。

气道加湿可使分泌物易于排出并可防止分泌物结痂积聚而阻塞气道。加湿通常采用气道面罩而不用 T 型管,这是因为 T 型管可在患者翻动身体时产生扭矩作用于气管套管而损伤组织。

精心的局部切口护理不容忽视。气管切开部位需经常用盐水或双氧水清洗,以避免皮肤破损及切口感染。术后早期每天清洗 3~4 次。固定气管套管的寸带亦应经常更换。套管固定翼下方的皮肤应保持干燥,可将纱布垫于其下防止皮肤磨损。气管套管周围窦道至少需 48~72 小时才能形成,所以更换套管需待气管切口窦道形成后才能进行。早期意外脱管会因组织塌陷、气管封闭而变得异常凶险。更换气管套管需要一些灵活性,只有在需将带套囊的套管换成非套囊的套管或带套囊的套管放置失败时才在早期更换。最初 48 小时换管时需要:①最佳的患者体位;②辅助设备;③照明充足;④气管拉钩;⑤吸引器。除此之外,气管套管交换管在换管时也起着非常重要的作用。气管套管交换管是一个半柔软的中空管道,换管时可将交换管事先插入到待更换的气管套管内,拔出待更换的套管后交换管可引导新的气管套管插入到气管内。如果重新放置气管套管困难,可将该交换管暂时留置气管内,保持气道畅通。

内套管要保持清洁并经常转动以防止黏液栓的形成。在成年人,可按以下步骤安全拔出气管套管。首先用间接或纤维喉镜检查上呼吸道是否处于最佳状态,然后在患者清醒状态下堵住气管套管口(告知患者如果出现缺氧或呼吸急促时立即拔出塞子)。如果患者在此状态下能持续耐受 24 小时,可将气管套管拔出,用纱布覆盖气管切口并用胶带固定。期间应充分评估气道状况,此时喉内缩肌也会由松弛而逐渐紧张。如果患者不能持续耐受,要仔细查找阻塞原因。

儿童拔管时需用内镜观察气道是否存在炎性肉芽。在气道状况允许的情况下去除肉芽,可使气管套管易于拔出。

并发症

气管切开的并发症可分为术中并发症、术后早期并发症及术后晚期并发症。在适宜的条件下,如适宜的灯光、吸引装置、辅助呼吸装置,可以降低或避免大多数并发症。对于住院及呼吸道急症患者,气管

切开手术最好在手术室进行,但对于那些严重呼吸窘迫的患者,应保证在进手术室之前随时可以进行气管插管。对于重症监护室内插管的患者,只要灯光、吸引器、辅助呼吸装置设备齐全,也可以安全地进行床旁气管切开术。

术中并发症

出血

出血可能与患者术前口服抗凝药物、阿司匹林、非甾体抗炎药物有关。这些药物可以导致术中及术后早期切口出血过多。凝血功能障碍的患者,如患有血友病、白血病及肝脏疾病的患者,也可发生过度出血。除非在紧急情况下(术中进行),术前应采取各种措施来纠正患者凝血功能障碍。术中止血当然也要一丝不苟的进行。

术中注意操作可有效降低气管切开过程中的出血风险。局部麻醉药里放血管收缩剂;尽量在解剖中线进行切开;逐层仔细分离;维持适宜的光线有利观察软组织向两边回缩等均有助于减少术中出血。出血多来自于颈前静脉、甲状腺峡部及高位无名动脉,需进行仔细识别、结扎或电凝。如意外损伤无名动脉,需专业的血管外科医师进行修补。气管套管的置入可引起患者阵发性咳嗽,咳嗽可引起出血。小心牵拉组织,及时吸除出血,适宜的灯光可使分离、结扎血管操作变得容易。出血时尽量避免填塞压迫止血,因为咳嗽时可引起空气通过填塞物到皮下而引起皮下气肿。

气管食管瘘

术中气管食管瘘通常是在紧急情况下行气管切开时穿透气管后壁造成的。如果这种情况被及时发现,应先行建立气管通道,然后开放颈部,分别缝合气管和食管的切口。

气胸

患者在缺氧状态下极易发生气胸。也可因胸膜被穿破而引起,后者常发生在儿童。因为儿童肺尖突入颈部而极易因气管切开而损伤。另外,气管套管插入气管前壁与前纵隔软组织之间时会产生一个"假性通道"(图 68.8)。此时易导致气胸的产生,这种情况极少发生,因为充分的牵拉暴露及气管牵张缝合可以避免上述情况的发生。

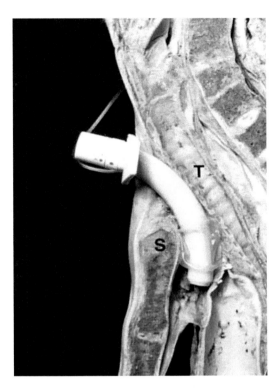

图 68.8　在胸骨（S）和气管（T）之间假性通道的形成机制。(From Myers EN, Stool SE, Johnson JT: Complications in tracheostomy. In Myers EN, Stool SE, Johnson JT [eds]: Tracheostomy. New York, Churchill Livingstone, 1985, p 150.)

纵隔气肿

纵隔气肿多发生在儿童且通常在普通胸部 X 线片上被发现。这种并发症可能是因为过多地切除气管组织或者因气道阻塞而使患者用力呼吸，剧烈的咳嗽，使来自气管切口的空气进入到颈部较低的部位而引起纵隔气肿。纵隔气肿的患者通常没有任何症状，不必进行治疗。

慢性缺氧和血二氧化碳浓度高的患者易发生心肺骤停。麻醉医生需警惕发生这种必须进行心肺复苏的事件。突然解除上呼吸道阻塞可能会导致充血性心力衰竭，这是由于呼吸道阻塞的解除而使呼气末压力降低，使肺间质液体渗入肺泡所致。

烧伤

烧伤在气管切开术中是非常罕见但却是一种灾难性事故。体外烧伤可能是因为使用含酒精的溶液消毒皮肤后不久进行电凝止血所致，尤其是多毛的患者，身体上的汗毛会阻止酒精溶液的挥发干燥。因此，使用电凝止血前一定要确保手术区域充分干燥

或者避免使用含酒精的溶液消毒。

在含有高浓度氧气时，不管是通过面罩给氧还是麻醉时通过气管插管给氧，使用电凝止血都有产生烧伤的风险。所以，氧气浓度应控制在最小的安全范围，且绝不允许在气道内使用电凝止血。一旦发生气道烧伤，应立刻关闭氧气，撤换气管插管，喷水，最后用支气管镜评估损伤的严重程度，同时可应用一些抗生素和糖皮质激素等药物，让患者在重症监护室中密切观察。当然，最好的治疗就是采取各种措施来避免这样的事故发生。

术后早期并发症

套管阻塞

黏液栓或血凝块可以阻塞气管套管。这种并发症具有潜在的致命性。通过精心的护理、加湿和频繁的吸痰可以避免气管套管的阻塞。使用含有内套管的气管套管进行规律的检查、清洗和吸痰是非常关键的。如果阻塞的套管不能被及时疏通，那可能就要抛弃并更换套管了。

套管误置

气管套管的误置可以发生在任何时候，同样具有潜在的致命性。在气管切开的术后早期，套管周围的软组织尚未形成固定的窦道，套管误置是异常凶险的。容易导致套管误置的患者因素包括肥胖、剧烈咳嗽和烦躁。物理因素包括气管切口位置错误产生假通道（如图 68.8）、寸带松弛而引发皮下气肿、不恰当的固定气切寸带和运用大量纱布。将气管套管的固定翼缝合固定在切口周围皮肤上可有效减少上述问题。

刚行气管切开的患者有呼吸窘迫症状或突然能够说话时应高度怀疑导管误置。牵拉缝合可使导管误置的处理变得简单。该并发症被确定后，轻轻牵拉缝合丝线，方向与患者颈部平行，可以将气管拉近皮肤，然后将气管套管置入并确定通气量是足够的。如果上述措施失败或患者的解剖结构复杂的话，最好的处理方式便是重新插管。用吸痰管抽吸以便寻找气管套管口并将套管插入到气管。

术后出血

肾上腺素被代谢以后，血管收缩减轻或术中血管未进行结扎，这些情况可以引起术后出血，此时可

采取分离结扎血管来进行止血。对于术后渗血可采用止血纱布等止血材料进行止血，凝血功能障碍应及时发现和治疗。如果术后出血严重，应将患者推进手术室探查切口，彻底止血。填塞压迫出血点会引起皮下气肿，因此是术后止血的禁忌。

切口感染

气管切口周围可在 24~48 小时内滋生各种微生物，如假单胞菌、大肠杆菌和革兰阳性球菌[15]。阻止细菌的生长是不可能的。同时，气管套管也会被各种细菌包围，如表皮葡萄球菌，会散落聚集在套管上面的生物膜中，套管越长，生物膜也就越厚。生物膜对于细菌来讲就像是一层盔甲，保护细菌不受局部或全身抗生素的破坏。气管感染并不常见。可选择一些针对耐药细菌的抗生素。对于住院患者，常规每 2 周更换一次气管套管可有效阻止肉芽组织和生物膜的形成[16,17]。

保持清洁是最基本的原则，包括吸痰、清洗、更换敷料及寸带，必要时可更换套管（可将结痂和坏死性碎片一并去除，从而减少细菌附着）。牵拉缝合的丝线需在第一次换管后拆除。感染体周围蜂窝织炎并不常见，一旦发生，立即采用细菌敏感的抗生素并清创和积极进行切口周围护理。

基础疾病和（或）误吸可引起气管支气管炎。其治疗措施包括吸痰、肺功能锻炼和合理运用抗生素。

坏死小口感染很少发生，但可以使大块包括气管壁在内的组织缺失。进一步发展可以导致颈动脉裸露，及其相关风险。治疗包括积极的切口清创以及应用防腐抗菌材料和特效抗生素。偶尔还需要用局部皮瓣对关键组织结构进行软组织覆盖[16]。

皮下气肿

气管切开过程中或其后不久空气可进入到皮下组织而引起皮下气肿。容易引起该并发症的因素有剧烈的咳嗽、使用非套囊气管套管、缝合切口或气管套管过紧以及填塞压迫切口。皮下气肿通常较轻，可通过颈部、胸部和面部触诊到捻发音而确诊。皮下气肿常可以通过使用带套囊的气管套管和不填塞切口而避免。如果皮下气肿比较严重，需打开切口、取出任何填塞物。除此之外，不必进行任何治疗，因为皮下积气可以被组织逐渐吸收。

术后晚期并发症

肉芽组织被认为是术后晚期并发症或气管切开

后遗症，报道的发生率为 3%~80%[17]。其常见于儿童患者，尤其是使用有窗孔套管的患儿。肉芽组织可导致气管内易出血，并可使更换套管及拔管变得危险，完全堵塞气道时可产生严重的致命性后果。细菌感染、胃食管反流、缝合材料和滑石粉等被认为容易刺激组织产生肉芽的因素。虽然传统治疗建议使用类固醇软膏、抗生素软膏以及硝酸银等，但当肉芽较大，尤其是产生气道阻塞时，要考虑是否需要使用激光手术切除。

长期留置气管套管，对机体是一个异物，会刺激组织炎性反应而加速肉芽组织的生长，使分泌物增多，使细菌形成生物膜[16]。每 2~3 周换管一次可以显著减少上述情况的发生[17]。

套囊过度膨胀或大小不合适，以及气管套管的位置不正确等可将气管后壁压向留置的鼻胃管，进而引起气管食管瘘。如果气管后壁在手术过程中被穿破后感染，也会引起气管食管瘘。气管食管瘘一旦发生，需将颈部打开，逐一缝合气管后壁及食管，可将肌肉等软组织覆盖缺损。一般来讲，误吸主要是由气管切开而非气管食管瘘引起。改良钡餐实验也证实了这一点。

无名动脉破裂主要发生在气管切开后的前 3 周内而且是致命的。该并发症可发生在任何年龄段，主要原因：①气管切开位置低于第三气管环，套管前端凹缘戳破无名动脉（图 68.9A）；②解剖结构异常的无名动脉走行位置过高；③使用过长或过于弯曲的套管戳破气管壁，而血管壁正位于其下方（图 68.9B）；④气管切开时颈部过伸；⑤膨胀的套囊压迫过久；⑥气管感染[13]。

无名动脉破裂出血之前通常会有"前哨出血"，其出血停止后几天内会再次出现出血。无名动脉破裂出血的患者会从气管套管内咳出大量鲜红色血液。诊断明确后及时使用套囊膨胀压迫，同时按压胸骨上部，这样至少可以达到暂时止血的目的。可能需要输出，因此应明确血型并进行交叉配血。开胸结扎无名动脉是挽救生命所采取的关键措施。

晚期并发症还有气道狭窄和气管软化采取以下措施可有效降低晚期并发症的产生：①在第一至第三气管环之间进行气管切开；②使用合适且型号小的套管；③尽量使套囊膨胀压力最小化；④缩短套囊膨胀压迫时间。

气管皮瘘、凹陷性瘢痕以及喉气管狭窄已在第 45 章和第 51 章中讨论。

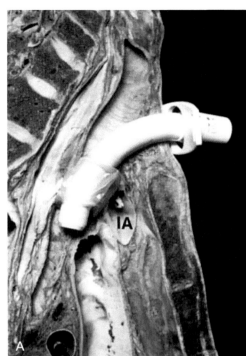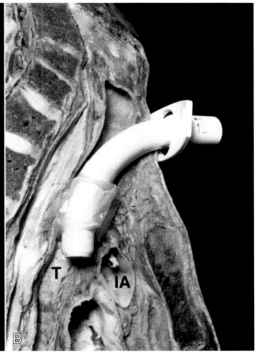

图 68.9 （A）来自气管套管前端凹缘的压力致使无名动脉（IA）破裂的机制。（B）来自气管套管前端的压力作用于气管前壁（T），致使无名动脉（IA）破裂的机制。（From Myers EN, Stool SE, Johnson JT: Complications in tracheostomy. In Myers EN, Stool SE, Johnson JT [eds]: Tracheostomy. New York, Churchill Livingstone, 1985, p 167.）

在 ICU 经皮扩张气管切开术

危重症患者因其多系统疾病和需要多方位护理而成为一个特殊的群体。这些患者时常需要进行气管切开且具有很高的危险性[16]。因此,其适应证、手术技术及护理需要进行特殊考虑。移动这些危重症患者需要额外的人力并承担各种不同的风险,如意外脱管、生命体征变化需要药物进行特殊干预等[16]。内镜下经皮扩张气管切开术尤其适用于在重症监护室中的患者。因为此项技术安全、简单,且能在床旁进行操作,有效减少手术室所需相关费用。

在重症监护室床旁进行传统气管切开手术(ST)时需从手术室搬运器械托盘、吸引器、灯光设备以及电极,这些会使没有手术室经验的护理人员感到不便。其风险包括视野不清、氧气浓度等于或超过 30%时引起瞬间燃烧。

Seldinger 在 1953 年描述了导丝引导下的导管替代穿刺针进行经皮动脉造影的技术,以此做为基础,开发出多种经皮气管切开技术。尽管早期的手术方式大多已被遗弃,但是人们在这方面的兴趣却一直在延续。在 1985 年,Ciaglia 介绍了床旁经皮扩张气管切开术[18],此后该术式迅速在重症监护室被重症监护医师及麻醉医师接受。这种术式是基于气管穿刺后的逐步扩容技术。早期,其安全性受到人们的普遍质疑,因为该术式的操作是盲目的。直到 Marelli 及其同事首次报道了 61 例内镜下经皮扩张气管切开的患者之前[19],该术式确实是"盲目"操作的。作者用 500 多例患者的经验证明,在支气管镜的可视和辅助下,内镜下经皮扩张气管切开术(PDT)的安全性和经济性完全可以替代传统的手术室气管切开术,而且并发症发生率相当甚至更低[20]。

患者选择

必须要强调的是,经皮扩张气管切开术仅适用于监护下插管的成年患者。而该类患者几乎占了目前所有气管切开患者的 2/3。

术前必须确认患者在解剖在身体状况方面都适合行此手术,患者采取颈过伸位[20,21]。经皮扩张气管切开术的禁忌证包括:①胸骨上迹上无法触及环状软骨;②颈中线可见走行较高的无名动脉或较大的甲状腺。上述两类患者气管切开时需采用手术室传统气管切开术式。在患者术前条件允许的情况下应尽可能纠正有凝血功能障碍患者的凝血功能。理想状态下,血小板应不低于 50 000,INR 不大于 1.5。患者呼气末正压通气 (PEEP) 的压力大于或等于 15cmH₂O 时有产生皮下气肿及肺气肿等并发症的风险，该类患者气管切开必须采用手术室传统气管切开术式。此前曾行气管切开术的患者，只要没有禁忌证，均可采取经皮扩张气管切开术[20]。

非插管患者急性气道阻塞是经皮扩张气管切开术的绝对禁忌证。这种术式要求气道通畅来保证支气管镜通过气管插管或喉罩来暴露术野。儿童气道解剖结构和直径与成年人不同，而且支气管镜穿过小口径的气管插管(ET)后难以维持正常的气道通气量，这些因素使得经皮扩张气管切开术完全不适用于儿童[21]。

术前计划

术前检查至少应包括最近胸片以及血红蛋白、凝血酶原时间、部分凝血活酶时间及血小板检测。即使血红蛋白较低也不必进行交叉配血试验。插管设备应放在手边以防手术过程中意外脱管时使用。应特别注意肥胖或颈部短粗的患者，他们过于肥厚的皮下组织会使意外脱管的风险增大。使用加长的气管套管可避免该风险的发生[22]。

手术人员

除了参加手术的外科医师外,还需要一位住院医师或者重症监护护士来操控纤维支气管镜,一位呼吸技师吸痰、调节呼吸机和固定气管插管,一位护士给药、监测重要的生命体征以及递送必要的手术材料或器械。手术器械放置在患者的右侧,呼吸机放置在患者的左侧,纤维支气管镜则放置在患者的头端。

手术器械

目前，最简单、最有价值的设备是 Ciaglia Blue Rhino 经皮气管切开导管套装（Cook Critical Care Inc, Bloomington IN）。该装备依赖于带有亲水涂层的锥形气管打孔扩张器的扩张作用。气管套管的型号取决于导丝扩张器的型号:26F 的扩张器需插入 6号 Shiley 气管套管;28F 的扩张器需插入 8 号 Shiley 气管套管。Shiley Per-Fit 气管套管已上市,特意设计为锥形,更利于插入。其型号可在手术中进行选择。

其他所需器械包括手术刀、弯血管钳、直剪、持针器、不可吸收线、水性润滑剂、3 只 10mL 注射器、1只型号合适的气管套管。这些器械放置在患者病床上面的器械托盘上,以备手术中使用。带有进气口的支气管镜,其型号大小要与气管内套管相匹配,同时

支气管镜本身也可以进行辅助通气。如果气管内套管的内径小于 8mm，就要选择儿童支气管镜与之相匹配。几乎所有的支气管镜都可以用在喉罩通气的患者。如果可能的话，将可视系统接到支气管镜上，充分呈现手术医师在气管内的操作步骤。

麻醉

涉及气管的任何手术，对患者都是一个极大的刺激，因此需要进行充足的局部麻醉并辅以静脉镇静。用 1% 或 2% 利多卡因加肾上腺素(1:100 000)在切口位置及气管前组织进行局部浸润麻醉,用 2%~4% 利多卡因通过支气管镜注射到气管内可有效降低气管的咳嗽反射。静脉镇静的药物选择需要结合患者及医疗机构的情况来决定，最常使用的药物包括有丙泊酚(可持续输注或单次给药)、咪达唑仑和芬太尼。泮库溴铵之类的肌松剂可作为患者躁动时的辅助用药。麻醉医师根据医院政策决定用药,但患者,尤其是老年患者,需要密切监护,掌控用药,因为即使是小剂量的用药也可导致患者血压、心律剧烈波动[20]。

手术步骤

充分镇静后,考虑到支气管镜辅助通气作用,呼吸机可调整至输送纯氧。整个手术过程中要持续监测心率、血压、氧饱和度等重要生命体征。Ciaglia Blue Rhino 导管套装中的手术器械在图 68.10 中示出。这些手术器械按照预期的使用顺序放在托盘上面(图 68.11)。只要没有禁忌证(如颈椎骨折),患者体位和传统气管切开时患者体位一致,颈部过伸位。触诊患者颈部的重要解剖标志,如甲状腺、环状软骨和胸骨切迹。然后在患者颈部及上胸部进行消毒、铺巾,用 2% 利多卡因加肾上腺素(1:100 000)在切口位置进行局部浸润麻醉。

在第一和第二气管环之间，相当于胸骨切迹上约 1 横指或环状软骨下约 2 横指处，做 1.5~2cm 皮肤切口,该切口足可以使气管套管插入气管内。用弯血管钳横向逐层分离皮下组织以便准确触及环状软骨和气管环。不要对甲状腺峡部进行分离或其他操作。

患者吸痰后，将 1~2mL 2% 利多卡因慢慢滴入气管插管,以减少患者咳嗽反射。松弛各种固定带以便操控气管插管。将带有吸引孔的大小合适的纤维支

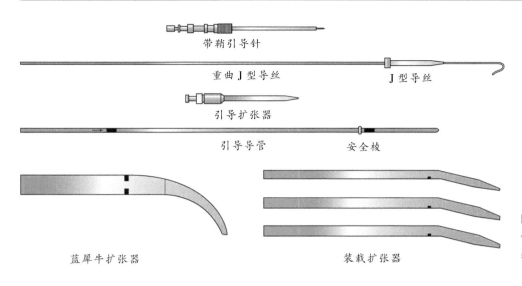

带鞘引导针

重曲 J 型导丝   J 型导丝

引导扩张器

引导导管   安全梭

蓝犀牛扩张器   装载扩张器

图 68.10 库克牌蓝犀牛经皮气管切开导入套装。单一扩张器套装器械。

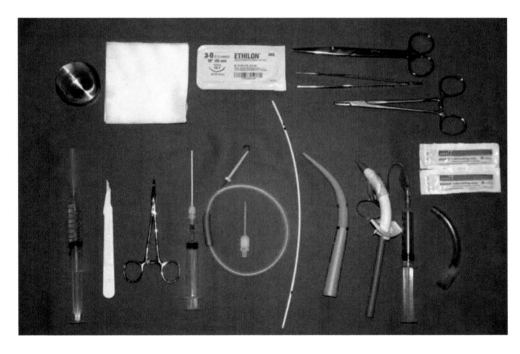

图 68.11 库克套装：按使用顺序，从左到右：(1)局部麻醉注射器，(2)手术刀，(3)弯血管钳，(4) 装有 16 号引导针的注射器，(5)J 型导丝，(6)14F 引导扩张器，(7)引导导管，(8)单一扩张器，(9)装有装载扩张器的气管插管、内套管和水性润滑凝胶。上部：活化亲水涂层用生理盐水，纱布，丝线，直剪，有齿镊，持针器。

气管镜通过连接装置插入到气管插管中，向下插入直至其头端与气管插管头端相齐平。在纤维支气管镜插入气管插管的过程中，可以通过切口看到纤支镜的亮光。此时一定要确保气管插管固定并防止脱管。慢慢地整体回拉气管插管(气囊暂时放气)和纤维支气管镜，直至切口正好被照亮和(或)纤维支气管镜下可以看到气管壁被手指按压的塌陷。每一步操作都应在纤维支气管镜可视下进行。在气管插管和支气管镜放置妥当以后，触诊气管环，在第一和第二或第二和第三气管环之间插入 14 号或 16 号带特氟龙鞘的引导针(图 68.12)。在支气管下明确引导针

位置，调整至软骨间中线位置。仔细操作不要刺破气管后壁。然后拔出引导针，将 J 型导丝通过留置的引导针鞘穿入到气管内(图 68.13)。撤出引导针鞘后，通过导丝将 14F 引导扩张器置入(图 68.14)。然后移除引导扩张器，很容易在气管环之间通过导丝放置 12F 引导导管。引导导管和 J 型导丝作为一个整体(图 68.15)，通过其进一步扩张，用一种锥形软尖并带有亲水涂层(蘸取生理盐水可使其活化)的扩张器进一步扩张切口。像执笔一样握持这个扩张器，经引导导管和导丝弧形扩张进入气管内，在扩张的过程中，有可能损伤气管前壁(图 68.16)。稍微的过度扩

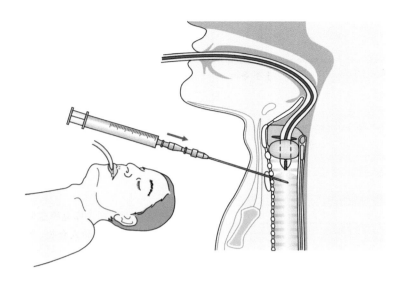

图 68.12 在位于气管内导管中的纤维支气管镜的监视下，将 16 号引导针从第一和第二气管环或第三和第三气管环之间穿入到气管内。注意此时带球囊的气管内导管恰好位于声襞之下。纤维支气管镜稍微露出气管内导管。

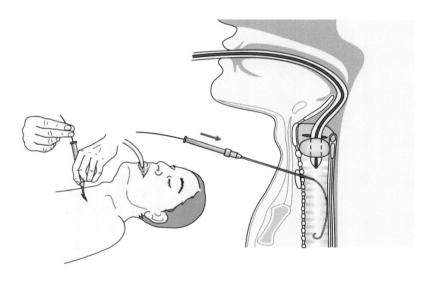

图 68.13 拔出 16 号引导针,将 J 型导丝通过留置的导管鞘穿入到气管内。

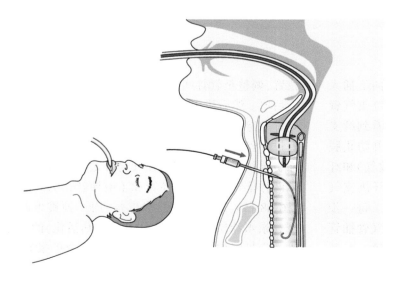

图 68.14 拔出引导针导管鞘，代之以 14F 的引导扩张器。这可使下一步放置 12F 引导导管的操作变得容易。

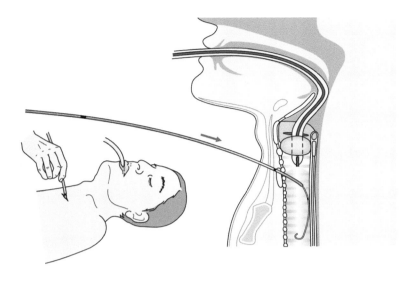

图68.15 拔出14F引导扩张器,将12F引导导管通过导丝插入到气管内。注意引导导丝上的箭头和小嵴(靠近皮肤)。J型导丝和引导导管作为一个整体进一步扩张气管切口。

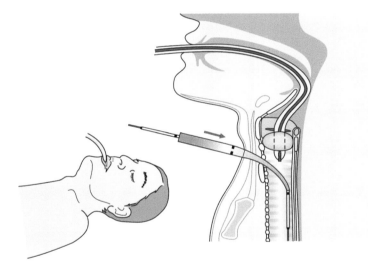

图68.16 将尖头锥形单一扩张器蘸取生理盐水以活化亲水涂层,用持笔法将其沿J型导丝和引导导管插入气管。稍微过度扩张可有效易于气管插管的置入。

张可使放置气切套管变得容易,将提前安装了大小合适的引导扩张器的气切套管通过引导导管和导丝置入气管内(图68.17)。在此置入的过程中,主要在引导扩张器和气切套管接口处与气囊插入时会遇到阻力。

拔出引导扩张器、引导导管和J型导丝(图68.18),用气切套管替代。膨胀套囊并通过气切套管进行机械通气,四角缝合并用寸带固定气管套管。将出血及分泌物吸出气管。待机械辅助呼吸稳定后拔出气管插管。在拔出气管插管及纤维支气管镜时检查声带是否完好。

气管套管的型号是基于临床情况和患者的性别(对于女性,可预先准备小的6号导管)来决定的。对于颈部短而粗的患者,必须使用稍长的气管套管以防止套管误置入气管前软组织内。

根据气管软骨的钙化程度,与扩张器毗邻的气管环在扩张的过程中可能会发生骨折。这与在开放的气管切开手术中有意切断一个或更多的气管环类似。这样做没有临床意义,也不会增加气管软化或气道狭窄的风险[20]。

术后注意事项

术后需密切监测重要生命体征的变化,如高血压、心动过速、氧饱和度下降等。由于手术本身刺激的结果,镇静剂的作用更明显,可导致高血压并需要药物进行干预。要进行抽吸以清除气管内的分泌物或血液,防止氧饱和度下降。术后应拍摄胸片,排除肺气肿及纵隔气肿。

许多患者因气管切开的位置或者肺部基础疾病

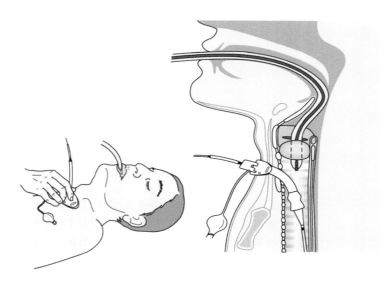

图 68.17　将装有合适大小装载扩张器的气管插管沿 J 型导丝和引导导管插入气管。

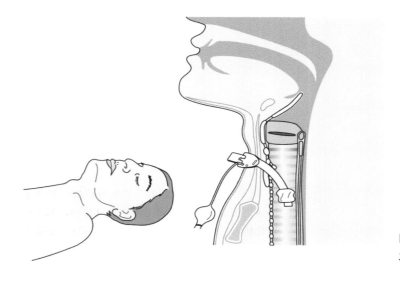

图 68.18　拔出装载扩张器、J 型导丝和引导导管，代之以气管插管内套管。

会有大量的分泌物。而带有内套管的气管套管可使清洁护理变得容易。当分泌物阻塞套管时可迅速拔除内套管，从而增加气管切开的安全性。内镜下经皮扩张气管切开术只扩张极少部分切开组织，使其形成一个小的通道刚好允许气管套管插入。该项技术没有行气管水平牵拉缝合。也正是因为这个因素，如果在术后 7 天内脱管，此时管道仍相对不成熟，需进行再次插管。尽管没有专门的报道，但紧急情况下撤换气管套管可以引起出血、形成假性通道、纵隔气肿、体内缺氧甚至死亡。

并发症

　　术中和术后并发症发生风险与传统气管切开手术相似。下文将讨论发生率的明显差异。文献报道的内镜下经皮扩张气管切开术并发症的发生率约为 9%[20]。相比之下，重症监护室的患者在手术室进行开放性气管切开手术，报道的并发症发生率为 14%~66%[5,11,12,20]，床旁行气管切开术报道的并发症发生率为 4%~41%[8-10,20]。可见，持续的内镜下可视性操作在对手术安全和降低并发症方面起了至关重要的作用[20,21]。

　　体重指数（BMI）大于等于 30 的肥胖患者是发生并发症的高危人群。那些被美国麻醉医师协会评价为"更糟糕"的肥胖患者，其并发症发生风险将会进一步增加。该类人群因其肥厚的皮下组织而最常见的并发症是意外脱管，用近端延长的套管可有效避免这类脱管并发症的发生。目前尚无数据表明施行开放性气管切开手术的肥胖患者并发症的发生率，同样，也没有证据表明传统的气管切开手术可降低肥胖患者术后并发症的发生率[20]。内镜下经皮扩张气管切开术则有一个已知的数据，手术人员经过适当的培训，精心挑选颈部解剖结构正常的患者 30~40 位。传统及经皮气管切开各种并发症(如出血，感染)的比较数据表明，经皮扩张气管切开术较传统气管切开术的术后出血和感染的发生率明显降低[20]。

去氧饱和

在气管切开的文献中鲜有报道，因此去氧饱和的风险尚不明确。短暂的轻度去氧饱和事件可能发生在气管套管插入的过程中，尤其是肺功能不好而需要高浓度氧气吸入的患者。在操作过程中给患者吸入纯氧以及在术前、术中彻底吸痰可以有效降低去氧饱和事件的发生。

出血

经皮扩张气管切开术较传统气管切开术出血的发生率低，这可以用该项技术的特性以及气管套管对创建的小通道的填塞压迫作用来解释[20,21]。

感染

和传统气管切开术相比，经皮扩张气管切开术感染的风险也较低。因其创面及通道较小，与传统气管切开术中锐性软组织切面相比，有利于细菌生长繁殖的区域大为减少。

气管套管意外脱出

真正气管套管意外脱出的发生率，无论是在经皮扩张气管切开术后还是开放性气管切开术后都很少在文献中被提及。通过以下方法可降低该并发症的发生：气管套管原则上需在呼吸治疗师的帮助下(如果需要的话)由医师进行固定和操控，且需在支气管镜插入以后进行以上操作。

气管后壁损伤

有时过度积极进针可刺破气管后壁，但是其临床意义不大，仅仅只需将针回拉到合适的位置即可。仔细关注操作细节(导丝、引导导管和扩张器位置要合适)可有效避免气管后壁损伤。更重要的是，在整个操作过程中，要通过纤维支气管镜使气管后壁持续暴露在视野中[20]。

技术性故障

穿刺位置丢失和 J 型导丝意外脱出这些都是可能发生的技术性故障。在这些情况下，需根据情况重新进行操作。有时会因阻力而使扩张困难，此时需确认切口及软组织通道大小。通常情况下，切口及通道需容得下手术医师的食指，如果不能，则要另加扩张延伸切口或通道。如果引导针前端插入气管环而使扩张困难，则需将引导针在气管环之间从新放置。如果气切套管不能插入到气管内，则通道需要重新扩张。操作过程中的每一步过度用力往往都会引起一些并发症和或损坏器械,应当尽量避免。技术性故障可能只是延长操作时间而很少影响患者安全及预后[20]。

假性通道、肺气肿和纵隔气肿

这些可能的致命性并发症可以完全在持续性纤维支气管镜可视操作下避免[20]。禁忌在扩张和气管套管插入过程中过度用力，需过度用力时往往提示有技术性故障。

气切套管意外脱出

由于通道较小,气切套管意外脱出并不常见。但那些肥胖或颈部短粗的患者因其皮下组织脂肪肥厚而使气切套管在气管内的长度过短，因此气切套管脱出的风险较高。而采用近端延长的气切套管可以有效避免该类并发症[20]。

其他注意事项

与传统气管切开手术相比，经皮扩张气管切开手术操作迅速[20-22]。从一个接受培训者的角度来讲，大多数住院医师认为内镜下经皮扩张气管切开术比传统的气管切开手术要相对容易，而且比在手术室中进行的开放性气管切开手术有明显的成本优势[20-22]。但由于其套装的成本[20],经皮扩张气管切开术的花费可能比床旁气管切开术稍高一些。但其简单的器械设备、便利性以及灵活安排床旁经皮扩张气管切开等组成的显著优势可抵消微小的成本差异。

总结

经过几个世纪的发展，气管切开术已然发展成为一种安全的术式并在外科医师医疗手段中占有独特的地位。密切关注操作细节可有效降低并发症的发生风险。

对于重症监护室中插管的成年患者，除了可以进行开放性气管切开手术，内镜下经皮扩张气管切开术也是一个安全而有吸引力的选择。尽管运用各种技术，肥胖患者意外脱管的可能性仍比较大，所以对这些肥胖患者应使用加长的气切套管。在经皮扩张气管切开术中强制使用纤维支气管镜，明显减少或消除了如肺气肿、纵隔气肿、假性通道甚至死亡等致命性并发症，内镜下经皮扩张气管切开术至少和传统气管切开术一样安全。此外，该术式快捷、简单、方便，可以不在手术室中进行。

不论使用何种手术方式，持续的高标准护理是防止术后并发症的关键因素。要及时更换有污渍的气管套管固定带，定期清洁伤口，注意皮肤与固定翼的接触部位，减少可能的皮肤磨损、破坏及切口感染。持续加湿并用合适的设备吸痰，规律的清洗或更换内套管来有效防止黏液栓的形成。

精要

- 用气管插管来稳定气道或者导入纤维支气管镜确保气管切开有序进行。
- 需要长期进行辅助呼吸的患者，应尽早将气管插管转换为气管切开来避免喉或声门下狭窄。
- 在术后早期，牵拉缝合在开放性气管切开中维持气道而防止气管套管误置具有非常重要的意义。
- 肥胖的患者需选用加长的气切套管来减少意外脱管的风险。
- 术前和(或)出院前培训对患者来讲可使气管切开术后护理变得相对简单。
- 在所有的经皮扩张气管切开术中需强制性使用纤维支气管镜。
- 内镜下经皮扩张气管切开术因其安全、简单、可以在床旁操作和不必因将患者移入手术室而过分搬动患者等优势，尤其适合于重症监护室中成年患者。

隐患

- 气管切开前没有稳定气道会导致术中或术后并发症的发生甚至死亡。
- 延迟将长期气管插管转换为气管切开可能会

导致喉或声门下狭窄。

- 开放性气管切开术中如果没有进行气管牵拉缝合，在术后早期，会使重新放置误置的气管套管变得困难。
- 没有充分的灯光和吸引设备，没有牵拉组织的器械，以及没有在中线处进行切开、操作，可能会导致主要动脉和神经的损伤。
- 除非麻醉医师在场或被提醒，一般不主张对患有慢性气道阻塞的患者，气管切开时进行心肺复苏。
- 内镜下经皮扩张气管切开术，如果没有经过充分的培训，没有充分评估和挑选患者，没有有效地关注操作细节，可能会增加并发症发生的风险。

(张立红 译)

参考文献

1. Gordon BL: The Romance of Medicine. Philadelphia, FA Davis, 1947, p 461.
2. Frost EAM: Tracing the tracheostomy. Ann Otol 85:618, 1976.
3. Jackson C, Jackson CL: The Larynx and Its Diseases. Philadelphia, WB Saunders, 1937.
4. Jackson C: High tracheostomy and other errors. The chief causes of chronic laryngeal stenosis. Surg Gynecol Obstet 32:392, 1923.
5. Zeitouni A, Kost K: Tracheostomy: A retrospective review of 281 patients. J Otolaryngol 23:61-66, 1994.
6. Eavey RD: The evolution of tracheostomy. In Myers EN, Stool SE, Johnson JT (eds): Tracheostomy. New York, Churchill Livingstone, 1985, pp 1-11.
7. Davis HW, Johnson JT: Decision making in airway management of children and adults. In Myers EN, Stool SE, Johnson JT (eds): Tracheostomy. New York, Churchill Livingstone, 1985, pp 13-39.
8. Futran ND, Dutcher PO, Roberts JK: The safety and efficacy of bedside tracheostomy. Otolaryngol Head Neck Surg 109:707-711, 1993.
9. Wease GL, Frikker M, Villalba M, Glover J: Bedside tracheostomy in the intensive care unit. Arch Surg 131:552-555, 1996.
10. Upadhyay A, Maurer J, Turner J, et al: Elective bedside tracheostomy in the intensive care unit. J Am Coll Surg 183:51-55, 1996.
11. Stauffer JN, Olson DE, Petty TL: Complications and consequences of endotracheal intubation and tracheostomy: Prospective study of 150 critically ill adult patients. Am J Med 70:65-76, 1981.
12. Dayal VS, Masri WE: Tracheostomy in the intensive care setting. Laryngoscope 96:58-60, 1986.
13. Myers EN, Stool SE, Johnson JT: Technique of tracheostomy. In Myers EN, Stool SE, Johnson JT (eds): Tracheostomy. New York, Churchill Livingstone, 1985, pp 113-124.
14. Lindholm CE: Choice of tracheostomy. In Myers EN, Stool SE, Johnson JT (eds): Tracheostomy. New York, Churchill Livingstone, 1985, pp 125-146.
15. Gilony D, Gilboa D, Blumstein T, et al: Effects of tracheostomy on well-being and body image perceptions. Otolaryngol Head Neck Surg 133:366-371, 2005.

16. Kost KM: Tracheostomy in the intensive care unit setting. In Myers EN, Johnson JT, Murray T (eds): Tracheostomy: Airway Management, Communication, and Swallowing. San Diego: Singular Publishing, 1998, pp 75-96.

17. Yaremchuk K: Regular tracheostomy tube changes to prevent formation of granulation tissue. Laryngoscope 113:1-10, 2003.

18. Ciaglia P, Firsching R, Syniec C: Elective percutaneous dilatational tracheostomy. A new simple bedside procedure; preliminary report. Chest 87:715-719, 1985.

19. Marelli D, Paul A, Manolidis S, et al: Endoscopic guided percutaneous tracheostomy: Early results of a consecutive trial. J Trauma 30:433-435, 1990.

20. Kost K: Percutaneous tracheostomy. Laryngoscope 115(suppl):1-30, 2005.

21. Kost KM: The optimal technique of percutaneous tracheostomy. Int J Intens Care 8:82-88, 2001.

22. Barba CA, Angood PB, Kauder DR, et al: Bronchoscopic guidance makes percutaneous tracheostomy a safe cost-effective, and easy-to-teach procedure. Surgery 118:879-883, 1995.

第 **69** 章

喉气管分离

Eugene N. Myers

喉的三大生理功能包括保护、支持呼吸道和发声。当喉的保护功能严重受损到出现严重误吸的程度时，患者会出现进食困难、营养不良，而且更易于罹患反复发作的有致死风险的吸入性肺炎。

保护功能是喉最重要的生理功能之一，一旦影响到该功能，会导致患者慢性误吸甚至吸入性肺炎[1]。常见的病因包括：①慢性退行性的中枢神经系统疾病，包括中风；②食管功能障碍[2]；③肌源性疾病[2]；④需要综合治疗来控制的喉及口咽部晚期恶性肿瘤[1]。

Takamizawa 等[3]报道了 11 例顽固性吸入性肺炎的儿童患者，这些患儿年龄从 3 个月到 16 岁不等，均存在严重的慢性神经功能障碍，无法进行言语交流。Yamana 等[4]报道了 9 例顽固性吸入性肺炎患者，年龄从 4 岁到 71 岁不等，其中 6 位患者进行了气管切开术，但即使使用带套囊的气管套管也无法阻止误吸的发生。其中 3 位患者同时存在严重的胃食管反流病。

Broniatowski 等[5]指出，美国每年预计有 50 万患者存在与中风相关的吞咽障碍问题。其中约半数的患者存在误吸现象，而误吸有可能导致吸入性肺炎甚至致死。导致误吸的原因有很多，包括食团蠕动延时，不协调的喉部上抬，声门闭合时机不当或不协调。

难治性误吸患者大多要接受气管造口术。许多患者对保守治疗有效，如：调整饮食，改变体位，代偿以及使用假体[1]。

当保守治疗不能有效控制误吸或者吸入性肺炎难以控制时，可以考虑辅助的手术治疗，如[6]：

- 气管造口术
- 环咽肌切开术
- 胃造口术
- 空肠造瘘术

- 声带注射术
- 甲状软骨声带成形术

遗憾的是，这些辅助性治疗方法通常不能完全预防顽固性吸入性肺炎。

许多文献也报道了成功率不一的多种喉封闭方法[6]：

- 喉支架置入
- 声门上封闭
- 声门封闭
- 气管食管分流——林德曼术式（Lindeman's procedure）
- 喉气管分离
- 喉切除术

喉分流技术（LDT）最早由 Lindeman 在 1975 年提出（图 69.1）[7]。该技术的改良进一步推进了喉气管分流技术（LTS）的发展[8,9]。

Snyderman 和 Johnson[10]描述了对慢性误吸的理想化手术治疗的特点：

- 简单
- 低患病率
- 有效
- 可靠
- 保留发声和吞咽功能
- 可逆

除无法保留发声功能之外，LTS 符合上述所有特点。由于操作简单，LTS 比 LDT 更受青睐。顽固性吸入性肺炎的患者，身体的一般状况较差。由于 LTS 不需要气管食管分流，操作时间更短，甚至可以在局麻下完成，这对于呼吸障碍的患者更有意义[4]。

Eilbing 等[11]赞同 LTS 手术。Takamizawa 等[3]对

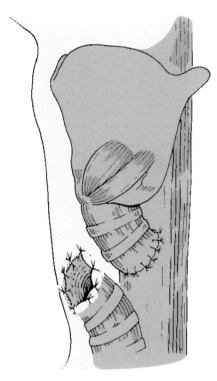

图 69.1　Linderman 术式。将近端气管移接至食管。(From Eibling DE, Bacon GW, Snyderman CH: Surgical management of chronic aspiration. Adv Otolaryngol Head Neck Surg 6:107, 1992.)

11 例患有严重神经功能障碍的患儿进行了 LTS 手术。术后所有患者误吸的平均频率从 30 分钟一次降至了 4.5 小时一次。11 例患者中,10 例患者肺炎痊愈,另外 1 例患者术后也仅发作了一次肺炎。其中两例术前几乎不能进食的患者,术后也可以进食普食。Yamana 等[4]报道了 9 例顽固性吸入性肺炎的患者,LTS 术后均未再发生过误吸。

我最近治疗的一位吞食腐蚀性物质企图自杀而导致严重口咽部狭窄的老年女性,术前患有严重的慢性吸入性肺炎,LTS 术后未再发生误吸或肺炎。

Broniatowski 等[5]报道了他们应用"动态喉气管封闭"治疗误吸的经验,研究对象为两例应用改良吞钡实验确诊为慢性误吸的中风患者。他们将 Huntington 医学研究所的双极螺旋电极连接到已植入在左侧喉返神经上的接收-刺激器。该装置在术中和术后都成功的被触发,证明了误吸在低电流刺激下可以被有效地阻止。这项开拓性的工作表明,对于广大神经功能不协调的患者,误吸在不损伤气道的情况下即可得到有效控制,这种方法也比手术治疗更符合生理。

遗憾的是,LTS 和 LDT 都使声带失去了发声的动力[11]。因此患者和医生不得不面对艰难的抉择:保留经口进食功能还是保留发声的动力源。通常来讲,最后的决定取决于顽固性吸入性肺炎是否已经威胁到生命。

Darrow 等[12]对一组 LTS 术后的患者进行了气管-食管穿刺术,术后患者在治愈误吸的同时,再次获得了发声功能。Lombard 和 Carrau[1]在 2001 年报道了气管-食管穿刺术,在 LTS 术后行这种手术既可以防止误吸,又可以保留喉发音功能。

病例选择

反复发作的吸入性肺炎是一种可致死的疾病,多见于中枢神经系统功能障碍和口腔、口咽部结构异常的患者。由于临床表现多样、基础病变不同、残留的咽功能水平不一, 导致顽固性误吸患者的处理很困难(表 69.1)。治疗手段也往往不同:包括手术治疗和保守治疗(表 69.2 和表 69.3)。当慢性误吸保守治疗无效时,应采取手术治疗。无论采用哪种术式,都需要切断咽部和喉部之间的联系。

LTS 适用于:不能经口进食和可能存在致命性吸入性肺炎的急性/慢性误吸的患者。由于术后将失去发音功能,是否接受 LTS 手术有时很难抉择。LTS 成功后,患者将恢复吞咽功能,不会误吸。前面所述的一些新的进展,如动态喉气管封闭、气管-食管穿刺术,或许可以同时避免误吸和保留发音功能。

应该指出的是, 有些患者应慎重考虑这些治疗,尤其是相对敏感的患者、曾患过急性喉功能障碍或严重误吸但仍对治愈有较高期望值的患者。我们几年前治疗过一个严重误吸的恶化性多发性硬化的患者,由于气管造口术不能有效地控制误吸, 接受了 LTS 治疗,术后误吸得到了有效地控制,之后又成功地进行了气管吻合手术。图 69.2 给出了详细的治疗流程图。

术前计划

最理想的情况下,LTS 应该在气管造口术前进行。遗憾的是,潜在的误吸或相关的神经肌肉障碍常常迫使气管造口术在早前就已实施。此外,误吸的严重性及其对疾病的影响, 在气管切开术前往往没有被充分考虑, 直到术后观察到大量的气管分泌物才被重视。气管造口术后气管近端残端较短,使 LTS 手术难度增加,对术后重建也造成了一定困难。

表 69.1	误吸相关的疾病

手术相关
颅底
头颈部
　甲状腺癌
　声门上喉部分切除术
　口咽大部切除术
　颈动脉内膜剥脱术
　脊柱前路融合固定术
意识减弱
酒精或镇静药物过量
颅脑外伤
全身麻醉
胃肠道疾病
食管憩室
食管肿瘤
神经系统及神经肌肉疾病
脑血管意外
颅内肿瘤
肌萎缩性脊髓侧索硬化症
帕金森病
重症肌无力
多发性肌炎/皮肌炎
格林-巴利综合征
肌张力障碍/迟发性运动障碍
声带麻痹
进行性肌营养不良
脑膜炎

表 69.2	误吸的非手术疗法

不经口进食
鼻饲或胃造口术
吞咽治疗
姿势性进食

表 69.3	误吸的手术疗法

辅助疗法
气管切开
环咽肌切开术
胃造口术/空肠造口术
甲状软骨成形术/声带改良术
根治疗法
喉支架
声门上闭合术
声门闭合术
食管气管分流术——气管分流术(Lindeman 手术)
喉气管分离术
全喉切除术

　　尽管患者常常病重或已经入住 ICU，我们一般仍在围术期应用抗生素。通常患者体内的多重病原微生物滋生，因此需要复合应用抗生素。因此，围术期抗生素治疗是否有效值得商榷。当患者家属咨询有关患者术后吞咽功能恢复效果时，注意应谨慎承诺。在匹兹堡大学的系列研究中[11]，不足 50% 的患者 LTS 术后可以不用肠内营养。此外，患者和家属必须

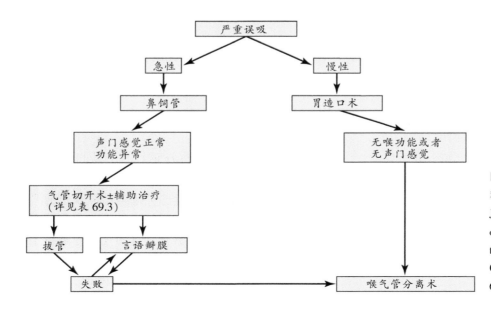

图 69.2　误吸患者的评价和管理流程示意图。(From Snyderman CH, Johnson JT, Eibling DE: Laryngotracheal diversion and separation in the treatment of massive aspiration. Curr Opin Otolaryngol Head Neck Surg 2: 66, 1994.)

认识到大约 1/3 的患者在近端残端有发生皮肤瘘的风险[13]。

手术技术

患者取气管造口术体位并铺单。若患者曾接受过气管造口术,于侧面加宽切口,从皮肤直至气管将前次气管造口术的瘢痕和肉芽组织切除。没有接受过气管造口术的患者则按照标准流程进行——水平切口,逐层切开皮下组织,分离带状肌,通过中线暴露气管。对于既往接受过气管切开术的患者,必要时可以将甲状腺峡部分离以使近端气管断端充分暴露。

切开位置可在此前的气管切开术部位或者在第三或第四气管环之间。胸腔前后径增大的老年患者,喉部位置可能较深,不易牵拉。对于这类患者,分离的位置需要更高至在第二气管环间隙。高位的分离会使手术操作容易,但是若后期再尝试吻合时,过短的近端残端将增大吻合难度。对于大部分已接受过气管切开术的患者,近端气管通常指的是造瘘口上方一个或者两个气管环。

确定好气管位置后,在造瘘口两侧环形切开气管。如果患者事先没有留置气管套管,则须将气管套管插入远端气管,以保证术中通气。切开气管,应注意要紧沿气管壁切开,以免损伤喉返神经。切开后壁时,注意不要损伤食管,可以通过钝性分离气管后壁或者将气管两侧壁切口延伸直到在后壁中线汇合。注意气管横断切口要在一个整齐的横截面上,否则近端残端缝合会比较困难(图 69.3)。

气管切断后,将上、下两断端游离。注意不要过度分离进入到周围软组织中,以免损伤喉返神经。切开筋膜,暴露近端气管最下方的软骨环。用骨膜剥离器将此气管环剥离出来,注意不要损伤到气管内面的黏膜。移除这个软骨环可以松解下面的软骨膜,有利于黏膜缝合(图 69.4)。依次如前法剥离第二个到最后一个气管软骨环(通常是第一或第二气管环),使黏膜松弛,降低黏膜缝合时的张力(图 69.5)。

像咽闭合术那样连续内翻缝合黏膜(见图 69.5)。以间断缝合对断端进行加强,避免气管近端盲端漏(图 69.6)。

有些医师常采用带蒂带状肌瓣缝合声门下关闭近端气管,但这样并不能完全预防瘘管产生。合适的无张力的黏膜内翻缝合是手术的关键。

将气管远端缝合于颈前皮肤,形成气管造瘘口。

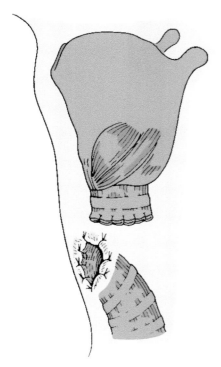

图 69.3　喉气管分离术。将近端气管闭合成盲端。(From Eibling DE, Bacon GW, Snyderman CH: Surgical management of chronic aspiration. Adv Otolaryngol Head Neck Surg 6:108, 1992.)

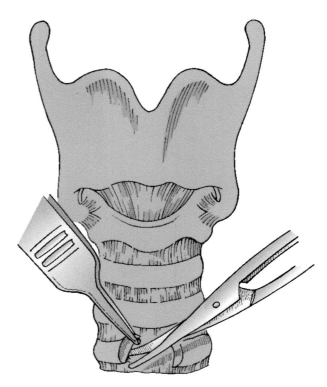

图 69.4　分离气管后,剥离出一个软骨环,可以更好的帮助黏膜闭合。

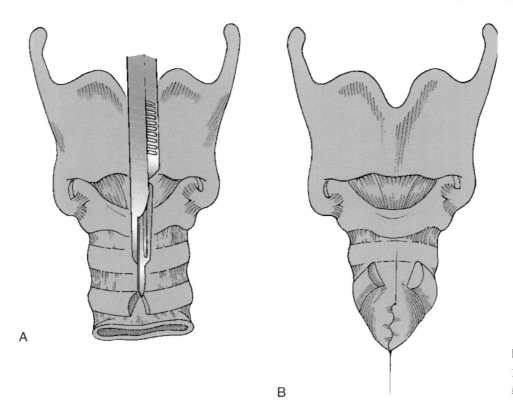

图 69.5 断端闭合：将断端上方的一个软骨环切断(A)，将断端以内翻连续紧密缝合(B)。

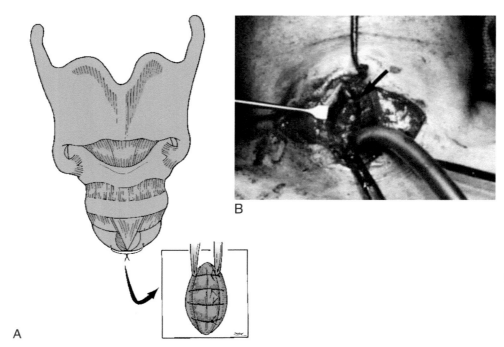

图 69.6 加固断端闭合：(A)用血管钳固定切断的气管环，用缝合线再加固一遍。(B)声门下气管断端闭合的手术照片。

使用半褥式缝合把皮肤从外侧部缝向中部，像全喉切除术的气管造瘘术那样(图 69.7)。在伤口的一角放置小的烟卷式引流(Penrose drain)，缝合气管造瘘口周围皮肤。留置带气囊的气切套管防止皮肤边缘分泌物流入气管造成误吸。

术后护理

术后第二天拔除引流管，2~3 天后将气管套管更换成全喉套管。根据患者术后身体状况、误吸的严

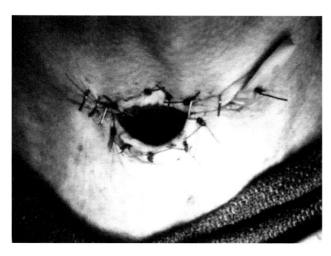

图 69.7　缝合后:注意留置烟卷式引流管 24 小时,以避免黏膜下分泌物积聚。

重程度以及经口进食的耐受程度和伤口的愈合情况,最早 3~5 天后患者可开始进食。术后护理和喉切除术相似,行气管造瘘护理常规。

并发症

　　术后护理首先要告知护理人员该患者的手术情况。LTS 术后颈前部畸形要少于全喉切除术,有些人会误将气管造瘘口误认为常规的气切术后与喉相通的瘘口。这会导致气道护理失当,如放入发音钮或者试图通过喉部插管。有必要在患者床旁放置一个标识卡片,标示患者所行术式。尤其是需要将患者转移到其他医疗机构时。

　　在匹兹堡大学接受治疗的患者中,约 1/3 的喉气管分离术后患者出现了暂时性瘘。尤其是之前接受过气管造口术的患者中更为常见,一般是近端气管残端黏膜缝合困难所致。不足一半的患者术后可以进食[13]。由于神经性疾患来接受手术的患者,吞咽障碍不能被视为该手术的并发症。该手术的困难在于对适应证的把握,而不是手术本身。

精要

- 对于存在慢性误吸的患者,LTS 是一个可以挽救生命的术式。
- 如果误吸的病因得到了解决,可以逆转行 LTS 术式(如,多发性硬化恶化的患者病情缓解)。
- 某些患者中可以行气管-食管穿刺术来部分保存患者的发音功能。

- 不能耐受全身性麻醉的患者可以在局麻下行 LTS。
- 如果患者情况许可,可以在 LTS 几天后就开始进食。

隐患

- 一些患者尽管 LTS 手术很成功,然而由于存在自身的神经系统病症,吞咽功能仍不能得到改善。
- 如果 LTS 操作不当,可能会出现近端气管愈合不佳和瘘。
- 在病因没有去除的患者,逆行 LTS 可能会导致慢性误吸复发。
- 严重慢性误吸的患者长期依赖带套囊的气切套管,可能会导致反复发作的吸入性肺炎。
- 不能接受失声的患者不适合行 LTS。

(张立红 译)

参考文献

1. Lombard LE, Carrau RL: Tracheo-tracheal puncture for voice rehabilitation after laryngotracheal separation. Am J Otolaryngol 22:176-178, 2001.
2. Falestiny MN, Yu VL: Aspiration pneumonia. In Carrau RL, Murry T (eds): Comprehensive Management and Swallowing Disorders. San Diego, CA, Singular Publishing Group, 1998, pp 383-388.
3. Takamizawa S, Tsugawa C, Nishijima E, et al: Laryngotracheal separation for intractable aspiration pneumonia in neurologically impaired children: Experience with 11 cases. J Pediatr Surg 38:975-977, 2003.
4. Yamana T, Kitano H, Hanamitsu M, Kitajima K: Clinical outcome of laryngotracheal separation for intractable aspiration pneumonia. ORL J Otorhinolaryngol Relat Spec 63:321-324, 2001.
5. Broniatowski M, Grundfest-Broniatowski S, Tyler DJ, et al: Dynamic laryngotracheal closure for aspiration: A preliminary report. Laryngoscope 111:2032-2040, 2001.
6. Eibling DE: Laryngotracheal separation. In Myers EN (ed): Operative Otolaryngology–Head and Neck Surgery. Philadelphia, WB Saunders, 1997, pp 586-591.
7. Lindeman RC: Diverting the paralyzed larynx: A reversible procedure for intractable aspiration. Laryngoscope 85:157-180, 1975.
8. Lindeman RC, Yarington CT, Sutton D: Clinical experience with the laryngotracheal anastomosis for intractable aspiration. Ann Otol Rhinol Laryngol 85:609-612, 1976.
9. Baron BVC, Dedo HH: Separation of the larynx and trachea for intractable aspiration. Laryngoscope 90:1927-1930, 1980.
10. Snyderman CH, Johnson JT: Laryngotracheal separation for intractable aspiration. Ann Otol Rhinol Laryngol 97:466-470, 1988.
11. Eibling DE, Snyderman CH, Eibling C: Laryngotracheal separation for intractable aspiration: A review of 34 patients. Laryngoscope 105:1-3, 1995.
12. Darrow DH, Robbins KT, Goldman SN: Tracheoesophageal puncture for voice restoration following laryngotracheal separation. Laryngoscope 104:1163-1166, 1994.
13. Snyderman CH, Johnson JT, Eibling DE: Laryngotracheal diversion and separation in the treatment of massive aspiration. Curr Opin Otolaryngol Head Neck Surg 2:63-67, 1994.

第 **70** 章

气管狭窄的治疗

Ryan J. Soose, Ricardo L. Carrau

气管狭窄是一种罕见的疾病，可由多种原因引起，包括先天性疾病、医源性和外伤性、自身免疫性疾病、感染以及肿瘤。其发病机制包括主要是由于气管壁或其软骨支架的损伤，导致瘢痕形成以及失去支撑作用，进而发生气道塌陷和狭窄。喉气管软骨支架由软骨膜提供血供。软骨缺血的情况下失去机械完整性，出现软骨塌陷，并由此导致气道狭窄。此外，失去血供的软骨很快会出现坏死，犹如一块异物，继而发生炎症反应，导致组织破坏和瘢痕形成。

喉气管狭窄发病机制的进一步讨论不属于本章的讨论范围。下面仅对其最常见病因做简要讨论。

病例选择

外伤

喉气管复合体受下颌骨、胸骨和颈部屈曲结构的保护。但是，暴力、机动车辆事故和运动损伤使外伤后喉气管狭窄的发生率大大提高。外伤后的喉气管狭窄发生率为 0%~59%。即使进行了较及时且充分的修复，支撑结构的创伤破坏、软骨膜缺失或喉气管分离通常也会伴发某种程度的气管狭窄[1]。

气管内插管

成人和儿童中长期或反复气管内插管后的喉气管狭窄发生率为 3%~8%[2,3]。据报道，这个概率在低体重新生儿和伴有呼吸窘迫综合征的患者中高达 44%[2,4]。在低体重新生儿或其他高风险人群中早期行喉内镜检查和气管切开术可以降低插管相关的喉气管狭窄风险[4]。

多种因素参与了气管插管后喉气管狭窄的发生。插管持续时间、气管套管管径的大小、套囊压力和摩擦力、重复插管、插管引起的异物反应、消毒时有毒物质、套囊的使用方式、插管途径（经鼻或口腔气管插管）、护理技术（吸痰，固定方式）和不同性别之间的解剖差异，均属于插管后与气管狭窄相关的重要因素。

Nordin 和 Lindholm[5]，在兔子模型中证实了损伤程度与插管时间和导管管径存在相关性。他们认为，插管套囊对气管组织的压力要比插管持续时间更重要。喉黏膜微循环在 30mmHg 的压力下就会停滞，小管径、高压力的套囊要比大管径、低压力的套囊更容易引起黏膜缺血性损伤。但是过大管径的插管同样可破坏黏膜微循环，产生和小管径插管套囊一样的损伤。

Whited[6]在狗模型中证实了气管插管是如何引起声门下溃疡、声门下和气管周围组织损伤的。随后，Whited[7]又在一个前瞻性临床研究中证实了他在动物实验中的这个发现，即损伤程度和插管类型和插管持续时间有关。气管插管 2~5 天的患者慢性喉气管狭窄的发生率为 0%~2%，插管 5~10 天的患者为 4%~5%，而时间超过 10 天的则为 12%~14%。他认为，气管插管超过 10 天的患者应行气管切开术。预防喉气管狭窄需要注意的是，气管切开方式和生物力学因素也和狭窄发生有关。

Bryce[8]也证实了插管时间和喉部损伤有关。其中重复插管引起的损伤最为严重。他的发现表明，软骨膜炎是狭窄发生的一个最重要的因素。

年龄是影响狭窄位置和程度的另一个重要因素。新生儿倾向于出现声门下狭窄[2]，而成人则在后连合更容易形成瘢痕[3,6]。混合性狭窄约占任何年龄段喉部狭窄的1/3。

感染、自身免疫性和肉芽肿性疾病

肺结核、组织胞浆菌病、芽生菌病、麻风病和梅毒在世界上的一些地区较为流行。上述疾病均可引起黏膜红斑和水肿，继发软骨膜炎、软骨坏死和瘢痕组织形成。复发性多发软骨膜炎和 Wegener 肉芽肿之类的疾病可以破坏软骨结构，从而导致气道塌陷。Wegener 肉芽肿患者中声门下狭窄的发生率为10%~20%，其治疗主要依赖药物治疗（如环磷酰胺，类固醇）。手术治疗可在药物治疗失败后以及疾病的缓解期考虑应用，通常包含气道扩张和局部药物辅助，如局部注射类固醇和丝裂霉素 C[10,11]。

胃食管反流

持续暴露于胃蛋白酶和胃酸（即胃反流物）下，可产生黏膜和黏膜下损伤，导致瘢痕组织形成[12]。应该对患有或高发喉气管狭窄的人群仔细观察胃食管反流的情况，根据病情选用质子泵抑制剂或者大剂量 H₂-受体阻断剂进行治疗。对复发性或持续性喉气管狭窄的患者，应考虑胃食管反流的可能性，并进行相应治疗。

患者评估

临床评估

气管狭窄后的功能异常及临床症状个体差异较大。气管狭窄的患者可能出现气短、运动时呼吸困难、喘鸣、声音嘶哑、吞咽困难、误吸，分泌物清除障碍，或者以上几种症状同时存在。儿童患者通常有复发性哮吼或心肺疾病的病史。

一般情况下，可弯曲的纤维内镜检查对于评估气道狭窄位置、程度以及声带活动性非常重要。对儿童环状软骨切除术的一项回顾性研究，经过多变量分析后发现，单侧或双侧声带运动障碍是气道重建后拔管失败的唯一重要危险因素[13]。喉镜的动态图像和静态图片为医患沟通以及其他喉科专家的复查提供了客观依据（图70.1）。通过声门上局部滴入或雾化利多卡因，可以使内镜越过声门后观察到近端气管。这样可以较好地评估狭窄程度，但是大多情况下仍然无法确定狭窄长度，因为内镜通常无法越过

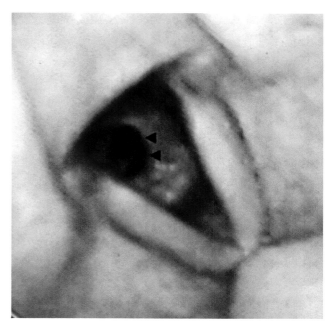

图 70.1 纤维喉镜显示声门下和气管近端狭窄（箭头所示）。

狭窄区域。在诊室中，不推荐内镜越过较严重的狭窄区域（狭窄大于50%或者 Cotton 分类中高于 II 级）。这种情况下可能会导致进一步的医源性气道狭窄以及增加气道的不安全性。

全身麻醉下的直接喉镜和硬式支气管镜检查是对诊室检查的补充。对狭窄范围和严重程度的定量、治疗的疗效评估，均有报道进行了描述[14]。Caretta 等[15]对12位接受气道重建的患者，对比了术中和术前的喉镜及 CT 检查。他们发现，硬式内镜是准确评估术前狭窄长度、范围和位置的最可靠方法。在患者自主呼吸的情况下，使用内镜还可确诊气管软化症。

现在已有可以提高诊断率和检测患者气道狭窄的微创方法，其前景较好。但是，它们在临床上的应用还不确定。Nouraei 等[16]开发并测试了可以用来定量了解喉气管狭窄程度和临床状况的模型，该模型基于流速-容量圈原理。

影像学检查

干板 X 线照相术可以提供更详细的黏膜情况，但是该技术需要较长的射线暴露时间，因此在美国较少采用。对于患儿，软组织 X 线成像技术对于狭窄的定位和分级比较适用。透视对于吸气时塌陷的气管软化区域评估是最有价值的。

CT 能够较好地确定软骨支架的完整性。三维重建螺旋 CT 可以对狭窄的程度、形状和位置进行评估

（图 70.2）。在进行螺旋 CT 时,患者以恒定的速度通过扫描仪,因此可以在一次屏气过程中连续扫描,这样可以避免在多次呼吸时扫描产生的伪影。三维重建使虚拟内镜成为了可能[17]。

磁共振成像(MRI)对于评估大范围喉气管狭窄较好,且无射线暴露。MRI 可以在矢状面和冠状面直接成像,可能对拟定治疗计划有帮助。缺点是由于行 MRI 时患者必须保持平躺并且长时间制动,患儿和气管狭窄的患者很难做到。此外,心脏和呼吸运动可造成 MRI 伪影。另外,超声对于评估声门下气道管径也是一种方便,耐受性较好和无创性的方法[18]。

手术技术

保障呼吸道通畅是纠正喉气管狭窄的核心。手术中,可以用气管插管、硬式支气管镜、喷射通气或者气管切开术来维持气道通畅。

可用面罩通气给氧或是狭窄部位可以快速扩张插管的患者,可选择经鼻或经口气管插管。对于患有薄的喉蹼的患者,可采用内镜引导下插管——手术操作损伤范围小(即术后水肿概率小)。对于不能进行气管插管的患者,推荐在局麻下行气管切开术。气管切开术的开口位置应选在不影响手术的位置。推荐在气道狭窄的位置进行气管切口,以避免损伤正常气管。这个区域通常在进行外科重建时会被切除。

不主张采用射流压力通气(如 Venturi 系统),因为狭窄限制了流出,可能会导致张力性气胸。部分患者,可通过硬式支气管镜避过狭窄部位以保持流出畅通。

手术中仔细处理周围组织对于预防术后水肿和气道受限很重要。术前全身应用皮质醇类药物可以减轻术后水肿,但尚缺乏科学证实。此外,可以在扩张前通过喉部注射器或者连接有 12 寸导管的 22 号蝶形针来注射长效皮质醇类药物。激素可以阻止细胞内螯合作用并稳定细胞膜,进而阻止溶酶体的释放,预防组织水肿和组织破坏。激素还可以抑制胶原合成,增强胶原降解,减少成纤维细胞的有丝分裂和主动转运。临床经验表明,病灶内注射可能会软化瘢痕带和瘢痕粘连。

由于喉气管手术介于清洁手术和污染手术之间,建议围手术期可预防性应用抗生素。活动性软骨膜炎则需要长期的抗生素治疗,其目的是控制感染,避免软骨膜炎、软骨坏死、肉芽组织形成和瘢痕增生这个恶性循环发生。

喉气管狭窄的手术方式取决于手术医生的技能。其治疗已经从"观望"理念发展到更积极的治疗方法,包括气管切开术、扩张术、内镜下微创治疗、同期或二期经颈入路重建技术。为了提高手术疗效,也尝试了抗生素、支架和皮质类固醇类药物的使用。遗憾的是,不管是单一治疗还是联合疗法,拔管率都不

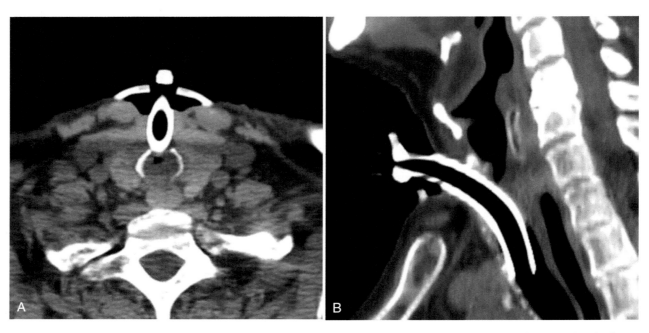

图 70.2　1 例喉气管狭窄患者的轴位(A)和矢状位(B)CT 扫描(软组织窗)。气管切开术打开了狭窄部位远端的气道。

能达到 100%。

值得注意的是,对不同治疗方法的临床研究,由于其回顾性和非随机性的研究特点及缺少标准化定义,其结果尚缺乏可信性。关于采取不同的手术方法和辅助措施(如支架和激素)的报道,出现了矛盾的研究结果和结论。

扩张

对于有先天性薄的喉蹼患者,扩张是最有效的治疗手段。后天性狭窄表现为结缔组织透明变性、胶原蛋白交联,也就是说不可压缩性和瘢痕增生。因此,后天性狭窄通常更不易被扩张。

对于软性瘢痕、不成熟的瘢痕以及与 Wegener 肉芽肿[19]相关的瘢痕,或是作为其他技术(如激光手术)的辅助治疗,后天性狭窄扩张的成功率会改善很多[20]。此外,扩张对于不完全狭窄的患者是有效的,甚至可以避免气管切开[21]。扩张还可以作为气管支架置入前的气道准备。当医疗条件不足时,扩张也可作为患者的姑息治疗。该技术最大的缺点是它需要重复性扩张。总之,以扩张法为主要治疗的患者中大约 3/4 出现复发性狭窄,需要再次干预[22,23]。

我们通常在支撑喉镜全视野下采用扩张气囊(CRE, Boston Medical)进行气管扩张[21]。插管时通过支撑喉镜(如 Dedo 喉镜)将支气管镜插入气管内,从而保证手术过程中的气道通畅。

支架

随着科技的进步,人们设计出了新的可靠且容易置入的支架[24]。最受欢迎的支架有硅胶(如 Dumon, Montgomery)或可以扩张的金属网制作的支架。硅胶支架为气道阻塞提供了一种姑息治疗方法,但是由于其阻碍了正常的黏膜纤毛清除功能,可能导致分泌物潴留。硅胶支架引起的其他问题还包括移位、错位和肉芽组织形成。由合金制成的金属支架多被用于治疗由瘢痕、组织缺失和肿瘤引起的后天性喉狭窄,这些支架包括:由不锈钢制成的 Palmaz 和 Gianturco 支架,钴制成的 Wallstent 支架和钛或镍钛制成的 Strecker 和 Ultraflex 支架。金属支架通过套囊扩张或记忆反弹来进行扩张。通过记忆效应扩张的支架可降低过度扩张和气管穿孔的风险。

不适合手术的严重气管狭窄患者,气管支架是一种理想的选择。大部分气管扩张术中,支架可以用于支撑移植物、皮瓣(Montgomery T 形管,Eliachar 支架,Montgomery 喉支架),或是保留瘘口(Montgomery T 形管)。最佳支架置入时间目前还没有定论。大部分医师认为支架需要置入 2 周到 10 个月。一般来说,2~6 周即可。

置入支架尽管比经颈入路的手术创伤性小,但还是存在一些严重的并发症,包括支架脱位、肉芽组织阻塞、黏膜缺血性坏死或侵蚀造成的穿孔[21,24]。Nouraei 等[25]发现,支架上特殊细菌定殖(金黄色葡萄球菌和铜绿假单胞菌)和气道肉芽肿化的发生有显著相关性。近端声门下区域狭窄是支架植入的相对禁忌证。由于接近声带,支架可能会引起喉部不适、咳嗽和发音困难。

内镜下显微手术

内镜下显微手术的成功率取决于狭窄的病因、位置和程度(即狭窄的直径、长度);因此,选择合适的患者非常重要。对于多发性狭窄伴有软骨支架缺失的、气管或声门下狭窄超过 1cm 的、气道环形损伤伴有细菌感染的患者,内镜下显微手术的成功率将会很低[26]。

局部使用丝裂霉素 C 或许可以扩大手术适应证[27-29]。丝裂霉素 C 作为一种烷化剂,通过抑制 DNA 和蛋白合成达到抑制成纤维细胞增生的作用,作为喉气管狭窄内镜治疗的安全有效的辅助药物治疗,可以降低再狭窄率[30]。Eliasher 等[28]在狗模型上进行了相关研究,在急性喉部损伤后局部使用丝裂霉素 C,喉气管狭窄的发生率从 85% 降低到了 27%。Rahber 等[29]报道了局部使用丝裂霉素 C(4 分钟内给药 0.4mg/mL)辅助内镜下激光手术来治疗喉气管狭窄的研究。12 名患有声门下或者气管狭窄(或两者都有)患者中有 9 名(75%)患者通过该方法成功拔管。同样,在关于局部使用丝裂霉素 C 的一个回顾性研究中,接受内镜显微手术的患者同时给予丝裂霉素 C,术后的无症状时间窗比单独接受内镜手术治疗的患者更长(分别为 23.2 个月和 4.9 个月)[31]。

内镜显微手术切除,对于薄喉蹼和不太严重的狭窄是一种比较理想的治疗方法。将喉蹼多个部位楔形切除或者放射状切开的方法既可以扩大气道,同时能够保留足够的上皮预防再次狭窄(图 70.3)[20]。局部给予丝裂霉素 C 可加强疗效[27-31]。

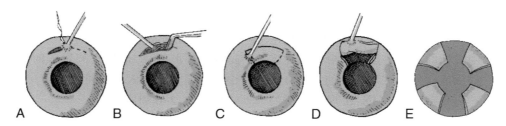

图 70.3　(A-E)使用激光放射状切除气管或声门下纤维网。在气道周径的每 1/4 做一个楔形切口来扩张气道,同时保留足够的上皮细胞来预防二次狭窄。(A to C,From Bluestone CD, Stool SE [eds]: Atlas of Pediatric Otolaryngology. Philadelphia, WB Saunders, 1995, p 509.)

经颈手术

对于较厚的 (大于 1cm) 和复发性的喉气管狭窄,最好采取经颈的手术径路。经颈入路包括气管切开术、T 管植入、袖式切除和端端吻合术、喉气管成形术。应用最广的术式之一是自体移植以扩张气道,移植物可以使用中隔软骨、会厌软骨或肋骨。我们更推荐用肋骨,肋骨数量多,较厚,易于雕刻成型(图70.4)。此外,扩张气道还包括肌骨膜瓣[32]或肌皮瓣[33,34]的使用。倡导经颈入路手术的人认为,这些方法通过利用局部推进皮瓣,可以精确地切除瘢痕组织,容易获得一期愈合,降低二次手术的概率。

后天获得性气管狭窄可能是节段性或环形。狭窄纠正术应致力于解决狭窄区域,而不伤及周围正

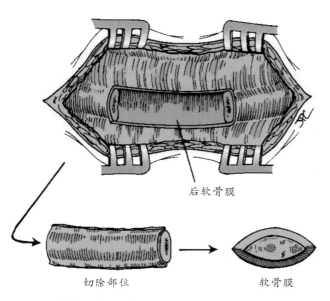

后软骨膜

切除部位　　　软骨膜

图 70.4　行水平切口,截取第六肋骨。保留内层软骨膜并且注意避免损伤胸膜导致气胸。然后对软骨进行雕刻塑形。(From Bluestone CD, Stool SE [eds]:Atlas of Pediatric Otolaiyngology. Philadelphia, WB Saunders, 1995, p 470.)

常组织。对于任何气管狭窄重建手术,手术成功有以下几个必要原则:①手术期间保证气道通畅;②暴露充分;③保留正常组织;④促进愈合,防止复发。成功的一期愈合需要充分的血供和无张力吻合。

哪种术式最适合于大范围气管狭窄的治疗,目前还没有定论,必须个体化来看待。最具有挑战性和争议性的气管狭窄包括:狭窄范围累及气管 50% 的长度,气管内部或外部恶性肿瘤阻塞的狭窄,喉部狭窄,气管软化性狭窄,四个或更多气管环切除后的复发性狭窄。

通过软骨自体移植的喉气管重建术

气管和声门下联合狭窄可以通过环状软骨前后裂开加移植物来达到重建,手术方法有前方移植、后方移植、或者两者兼有。一般来说,中度狭窄通常采取前方的加宽重建,伴有明显的软骨缺失或存在后方的声门狭窄者除外。后方加宽重建术很少单独使用,常联合气管前方加宽术,用于重度狭窄(大于管腔的 75%)的治疗。但是,对于一些特定的儿童患者也可以内镜下置入后方移植物。

在颈前部沿颈纹做水平切口,切开皮下组织和颈阔肌,于颈阔肌深面翻皮瓣,上达舌骨,下至锁骨,沿颈白线切开带状肌,暴露喉气管复合体。行垂直喉裂开术,并切开第一、第二气管环(图 70.5)。可横向切开环甲膜,以利于环状软骨切开后向两侧移位以及移植物植入。切开黏膜,保留前连合,暴露喉和气管的后方黏膜。切记将声带前方腱膜(前连合)缝至甲状软骨前缘。裂开后方的环状软骨板,同时保留环杓关节和环后黏膜的完整性。如果存在声门下瘢痕和狭窄,行黏膜下瘢痕切除术。将软骨移植物植入环后区域(图 70.6)。在移植物中间穿 Kirschner 线用于缝合固定。前方移植方法同上(图 70.7)。另外,前方移植可用固定板来固定, 像 Zalzal 和 Cotton 描

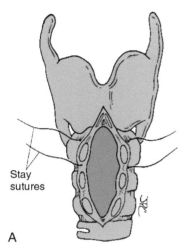

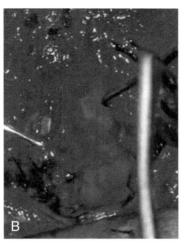

Stay sutures

图 70.5　(A)裂开前方的环状软骨；(B)垂直切开喉部和上方的气管。(A,From Bluestone CD, Stool SE [eds]: Allas of Pediatric Otolaiyngology. Philadelphia, WB Saunders, 1995, p 470.)

述的那样[35]。用可吸收线缝合带状肌和颈阔肌。留置软橡胶引流管(如 Penrose)。间断缝合皮肤,然后加压包扎。

如果条件允许,应采用同期喉气管重建,将前方的环状软骨及后方的声门下黏膜同时切除(参与了瘢痕化的过程)[36-40]。然后切开气管,使缺口大小形状可以与移植物相匹配,由气管软骨代替前方的环状软骨,将后方的环状软骨板与气管膜部相连。

肌骨膜瓣

正如 Friedman 和 Mayer 所述[32],胸锁乳突肌肌骨膜瓣是扩宽前方的环状软骨和颈部气管较好的移

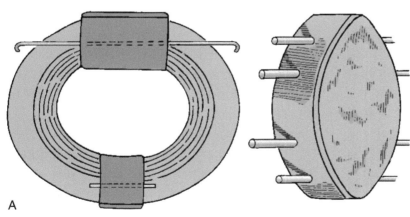

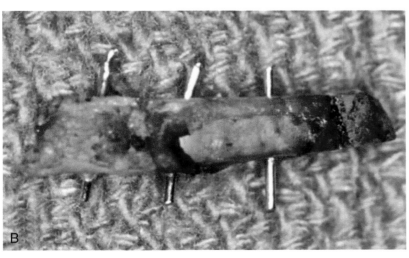

图 70.6　(A)从轴面周可以看到穿线已穿过游离的软骨移植物,前方和后方的软骨移植物已到位。(B)从软骨移植物中穿过 Kirschner 线(24 号)来固定。前方可以应用固定板加固。

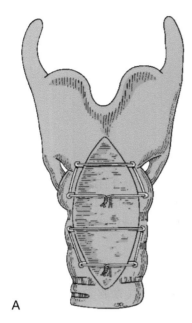

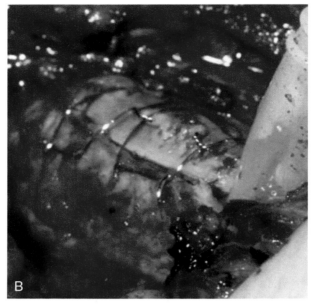

图 70.7　软骨移植物的示意图(A)和临床图片(B)展示了气管重建术前方的穿线方法。

植物。手术和暴露方法如前所述。打开颈部,观察颈阔肌下瓣膜的情况,暴露左侧胸锁乳突肌的胸锁骨起点。如果有必要的话(如脖子较长的),在靠近患者锁骨的部位行第二个水平切口。切断胸锁乳突肌的胸骨端,剥离锁骨端骨膜,然后上操作为肌骨膜瓣(图 70.8A 到 C)。瓣膜中有足够的锁骨骨膜来覆盖所有的气管缺口。把肌骨膜瓣移到气管切口处,使之达到无张力闭合。将肌骨膜瓣与 Montgomery T 形管上方的环状软骨和气管边缘缝合(参见图 70.8D,E)。分层缝合切口,留置软橡胶引流,加压包扎。骨膜最终将会钙化,从而维持管腔的机械稳定性。该技术的显著优势是无需肋软骨。缺点是胸锁乳突肌旋转而产生的块状畸形,尽管随着时间会慢慢消退,但是仍有些患者无法接受。

袖状切除和端端吻合术

对于狭窄比较严重或伴有大量软骨环缺失或者两者兼有的患者,可能需要行狭窄袖状切除。前面已经提到如何暴露喉气管复合体(喉气管重建的第一段),以及如何切开气管前面组织(图 70.9)。如有必要,可彻底切除狭窄气管段及其周围组织,但要尽可能保留正常气管环(图 70.10)。单纯切除气管软骨环的话,则无须动环甲关节——喉返神经入喉处,没有必要对喉返神经进行解剖。

保留气管血供至关重要。从甲状腺动脉分出的多个分支在后侧方进入气管,为包括 6 个软骨环在内的气管提供血供[41,42]。胸腔部气管的血供分别来自

锁骨下、右侧胸廓内动脉和支气管动脉。

气道功能通过气管远端的通气导管来维持。可用无菌软管将通气导管和麻醉通气通路连接,这样可省去将气管插管置换成通气导管这一步。将气管膜部和后方的食管分离,或是从气管前方和侧向钝性分离来移动气管(不累及血供)。如有必要,从舌骨上方横断舌骨上肌群[43]。使用 3-0 铬肠线(锥形针)将黏膜与黏膜下软骨缝合(图 70.11)。移除通气导管,将气管插管经口插入气管。用聚丙烯 I 号缝线将颏部到胸骨部位缝合来保持头部处于屈曲状态。

若需切除的气管狭窄部位较长,可采用滑动气管成形术[44,45]。该术式从气管狭窄段中央将其横断分为两截,再分别垂直切开前后壁,将它们滑行至一起进行侧向吻合术[42]。气管狭窄段的长度缩短一半,而周径加倍,横截面的管腔是原来的 4 倍。

对于狭窄部位涉及环状软骨的患者,则行环状软骨气管切除术。切除前方和侧方的环状软骨和声门下黏膜[46-50]。保留后方的环状软骨板和环甲关节。若存在后方声门下黏膜瘢痕,可同法切除。横向切除气管远端,使其与环状软骨相匹配,以气管膜部代替后方的黏膜。

尽管手术技术不断发展,如滑行气管成形术和颈部、胸腔联合入路可以松解支气管和气管近端,但是仍然有相当一部分患者由于狭窄范围过大而无法通过传统的手术径路治疗。此外,胸颈联合入路破坏性较大,涉及移动右肺门和肺部的大血管,以及肺部韧带和左主支气管的分离和再植,尽管疗效很好,但

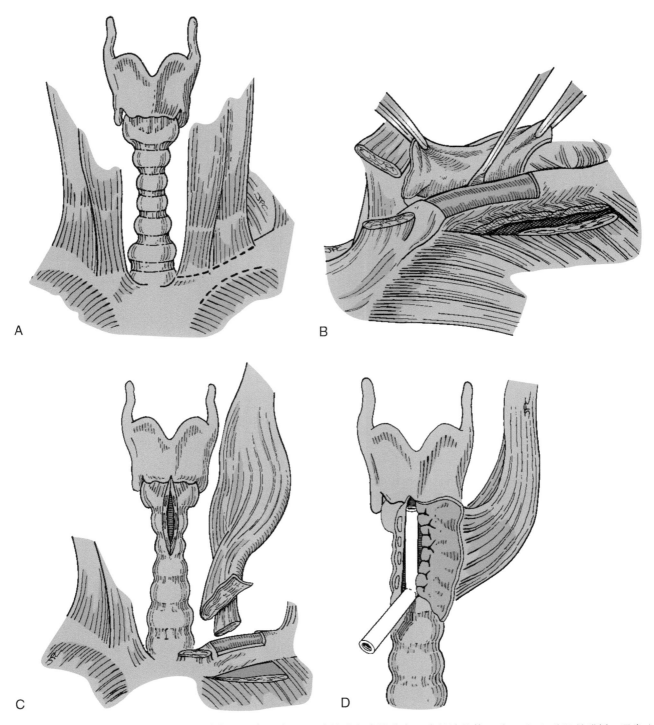

图 70.8 (A)手术暴露狭窄区域和胸锁乳突肌的胸锁端。(B)将骨膜和胸锁乳突肌胸锁端整体上移。(C)上移肌骨膜瓣。通常去除提供胸锁乳突肌下部血供的甲状腺胫骨骨干分支来增强膜瓣的活动性。(D)将肌骨膜瓣缝合到缺损处。用 Montgomery T 型导管来维持管腔形状,保证气道正常工作。(待续)

并发症也很常见。

对于这些患者,同种移植和自体移植可以列入考虑[51-55]。移植成功与否,主要取决于充分的血管供应、无张力性吻合和无排异反应。Hashimoto 等[52]评估了免疫抑制下移植的可行性。Kunachak 等[54]对 4 例患者进行了放射处理下的同种气管移植,其中有 3 例患者拔管成功, 这 3 例患者都是经传统气管重建术治疗失败的。也有人认为可采用伴或不伴血管的

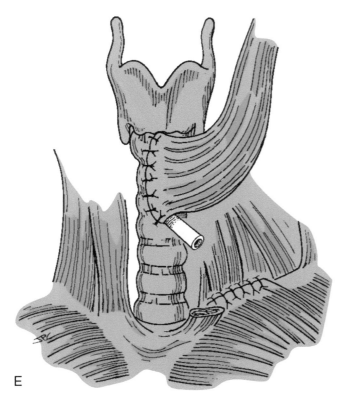

E

图 70.8(续)　(E)肌骨膜瓣已经缝合到缺损处。

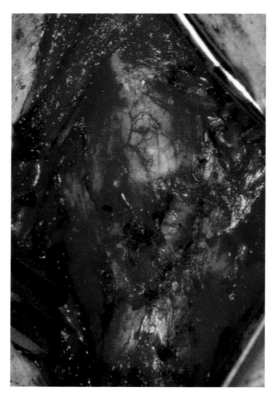

图 70.9　暴露气管狭窄。

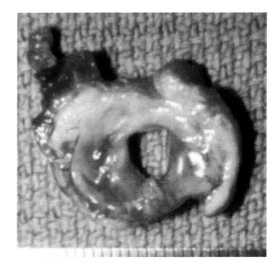

图 70.10　袖式切除(标本)。

皮瓣进行自体移植。

术后护理

术后需将患者送至术后观察室或重症监护室密切监测及护理。端端吻合术术后,一定要保持屈颈姿势来减少术后张力。也可以使用 Prolenne I 号线缝合颏部和胸骨部位,将病床抬高 30°以减少胃食管反流以及促进通气。通过面罩给氧或气管切开面罩给氧,以帮助预防结痂以及促进气管支气管的分泌物排除。不建议将 T 形导管连至气切套管上供氧,这样会牵扯气切套管,产生疼痛和咳嗽。此外,这种牵引可能会破坏骨膜,导致伤口被气管分泌物污染。

术后患者禁食 24 小时或采用鼻胃管吸除胃内容物,来减少术后恶心呕吐的发生率。

术后 72 小时后可将气切套管更换为小一号的或无套囊套管。颈部入路手术,如喉裂开术后,应保留有套囊的气管切开套管 5~7 天,以预防大范围皮下气肿以及分泌物污染颈部伤口。

在确保患者可以自主呼吸,不会误吸阻塞气道后,方可拔除气切套管。拔管的指征包括:可以耐受堵管试验,无大量气管分泌物,无窒息,无其他误吸症状。纤维喉镜检查是一个重要的辅助检查,可用来确认气道功能、吞咽功能、愈合情况。

对需要长期佩戴气管套管或 T 形管的患者,应该进行气道护理的培训。患者的护理人员和家属必须对可能的并发症有一定的了解,且能够熟练处理紧急情况,如气管套管移位和再次置入。

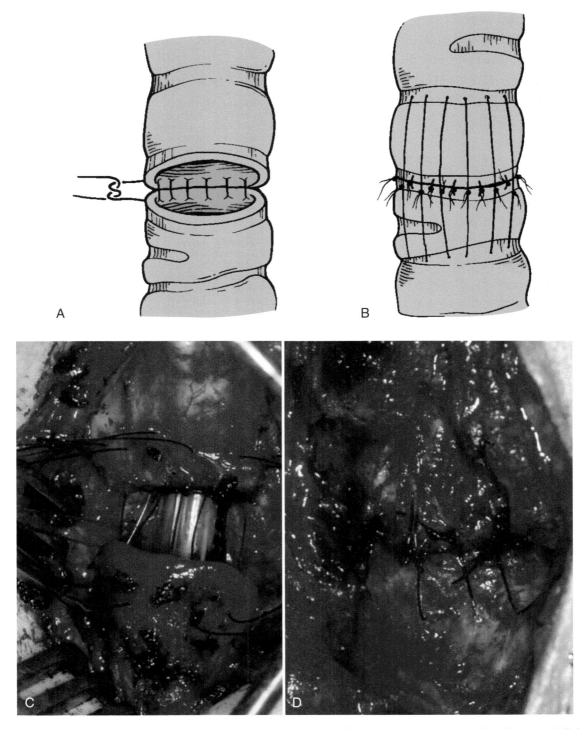

图 70.11　(A,B)黏膜的垂直褥式缝合,将线结留在管腔外。(C)膜气管的连续缝合,将线结留在管腔外。(D)端端吻合。

并发症

　　早期并发症主要包括声门水肿、结合处水肿及表面感染并发症。可能会导致插管时间延长。部分患者还可能出现气管切口缝合处肉芽,需要多次支气管镜检查来确认愈合情况。Grillo 等[47]描述了一些术后出现吞咽困难或吸气困难的患者,这 8 位患者手术范围都较大,其中 4 位患者进行了舌骨上喉松解术,其中一位患者接受了胃造瘘术治疗,一些患者术后出现了声音质量下降和喉结变小。

Grillo 等的研究中发现的最主要问题是缝合处出现的肉芽组织,从而不得不重复进行支气管镜检查,有时需要内镜下肉芽组织底部注射激素治疗[47]。自从可吸收 Vicryl 缝线出现之后,接触性肉芽肿的发生率大大降低了或消失了。

精要

- 气管狭窄的病因很多,但其发生机制都涉及到肌肉和(或)软骨的损伤,从而导致瘢痕组织增生、支撑结构的缺失以及炎症反应。
- 气管插管引起的气管狭窄有很多因素参与,其中套囊压力也许是最重要的原因。
- 对于喉气管狭窄的任何手术操作,维持气道通畅至关重要。
- 对于薄的喉蹼或其他支撑软骨尚好,病变较轻的气管狭窄,应首选内镜下显微手术,可联合局部注射激素或丝裂霉素 C。
- 不适合重建手术的患者可考虑重复扩张或支架植入。

隐患

- 围术期胃食管反流控制不佳,可能会导致复发性或持续性喉气管狭窄。
- 在诊室内使用纤维喉镜检查严重的气管狭窄时,可能会导致气道受损或不安全。
- 对于严重或者复发性气管狭窄,内镜下治疗大多无效,通常需要软骨移植、气管成形术或端端吻合术。
- 对于有严重并发症或全身情况较差的患者,气管支架可能是一种创伤较小的选择,但气管支架也可以引起严重的并发症,如支架脱位或移位、肉芽组织引起的气管阻塞和穿孔。
- 气管切除和重建中如果不能保证良好的血供,可能会导致术后并发症,如伤口开裂和再次狭窄。

(张立红 译)

参考文献

1. McCaffrey TV: Management of laryngotracheal stenosis on the basis of site and severity. Otolaryngol Head Neck Surg 109:468-473, 1993.
2. Papsidero HJ, Pashley NRT: Acquired stenosis of the upper airway in neonates. Ann Otol 89:512-514, 1980.
3. Whited RE: A retrospective study of laryngotracheal sequelae in long-term intubation. Laryngoscope 94:367-377, 1984.
4. Sisk EA, Kim TB, Schumacher R, et al: Tracheotomy in very low birth weight neonates: Indications and outcomes. Laryngoscope 116:928-933, 2006.
5. Nordin U, Linholm CE: The trachea and cuff-induced tracheal injury: An experimental study on causative factors and prevention. Acta Otolaryngol 96(Suppl 345):1-71, 1977.
6. Whited RE: A study of postintubation laryngeal dysfunction. Laryngoscope 95:727-729, 1985.
7. Whited RE: A study of endotracheal tube injury to the subglottis. Laryngoscope 95:1216-1219, 1985.
8. Bryce DP: The surgical management of laryngotracheal injury. J Laryngol Otol 86:547-587, 1972.
9. Caldarelli DD, Friedberg SA, Harris AA: Medical and surgical aspects of the granulomatous diseases of the larynx. Otolaryngol Clin North Am 12:767-781, 1979.
10. Alaani A, Hogg RP, Drake Lee AB: Wegener's granulomatosis and subglottic stenosis: Management of the airway. J Otolaryngol Otol 118:786-790, 2004.
11. Mair EA: Caution in using subglottic stents for Wegener's granulomatosis. Laryngoscope 114:2060-2061, author reply 2061, 2004.
12. Gaynor EB: Gastroesophageal reflux as an etiologic factor in laryngeal complications of intubation. Laryngoscope 98:972-979, 1988.
13. White DR, Cotton RT, Bean JA, et al: Pediatric cricotracheal resection. Arch Otolaryngol Head Neck Surg 131:896-899, 2005.
14. Nouraei SAR, McPartlin DW, Nouraei SM, et al: Objective sizing of upper airway stenosis: A quantitative endoscopic approach. Laryngoscope 116:12-17, 2006.
15. Carretta A, Melloni G, Ciriaco P, et al: Preoperative assessment in patients with postintubation tracheal stenosis. Surg Endosc 20:905-908, 2006.
16. Nouraei SAR, Winterborn C, Nouraei SM, et al: Quantifying the physiology of laryngotracheal stenosis: Changes in pulmonary dynamics in response to graded extrathoracic resistive loading. Laryngoscope 117:581-588, 2007.
17. Glueckner T, Lang F, Bessier S, et al: 2D and 3D CT imaging correlated to rigid endoscopy in complex laryngo-tracheal stenoses. Eur Radiol 11:50-54, 2001.
18. Lakhal K, Delplace X, Cottier J, et al: The feasibility of ultrasound to assess subglottic diameter. Anesth Analg 104:611-614, 2007.
19. Lebovics RS, Hoffman GS, Leavitt RY, et al: The management of subglottic stenosis in patients with Wegener's granulomatosis. Laryngoscope 102:1341-1345, 1992.
20. Shapshay SM, Beamis JF Jr, Hybels RL, et al: Endoscopic treatment of subglottic and tracheal stenosis by radial laser incision and dilatation. Ann Otol Rhinol Laryngol 96:661-664, 1987.
21. De Mello-Filho FV, Moody-Antonio S, Carrau RL: Endoscopically placed expandable metal tracheal stents for the management of complicated tracheal stenosis. Am J Otolaryngol 24:34-40, 2003.
22. Clement P, Hans S, de Mones E, et al: Dilatation for assisted ventilation-induced laryngotracheal stenosis. Laryngoscope 115:1595-1598, 2005.
23. Herrington HC, Weber SM, Andersen PE: Modern management of laryngotracheal stenosis. Laryngoscope 116:1553-1557, 2006.
24. Carrau RL: Use of stents in head and neck surgery. Curr Opin

Otolaryngol Head Neck Surg 13:105-106, 2005.

25. Nouraei SAR, Petrou MA, Randhawa PS, et al: Bacterial colonization of airway stents. Arch Otolaryngol Head Neck Surg 132:1086-1090, 2006.

26. Simpson GT, Strong MS, Healy GB, et al: Predictive factors of success or failure in the endoscopic management of laryngeal and tracheal stenosis. Ann Otol Rhinol Laryngol 91:384-388, 1982.

27. Perepelitsyn I, Shapshay S: Endoscopic treatment of laryngeal and tracheal stenosis: Has mitomycin C improved the outcome? Otolaryngology Head Neck Surg 131:16-20, 2004.

28. Eliashar R, Eliachar I, Esclamado R, et al: Can topical mitomycin prevent laryngotracheal stenosis? Laryngoscope 109:1594-1600, 1999.

29. Rahbar R, Shapshay SM, Healy GB: Mitomycin: Effects on laryngeal and tracheal stenosis, benefits, and complications. Ann Otol Rhinol Laryngol 110:1-6, 2001.

30. Ubell ML, Ettema SL, Toohill RJ, et al: Mitomycin-C application in airway stenosis surgery: Analysis of safety and costs. Otolaryngol Head Neck Surg 134:403-406, 2006.

31. Simpson CB, James JC: The efficacy of mitomycin-C in the treatment of laryngotracheal stenosis. Laryngoscope 116:1923-1925, 2006.

32. Friedman M, Mayer A: Laryngotracheal reconstruction in adults with the sternocleidomastoid myoperiosteal flap. Ann Otol Rhinol Laryngol 101:897-908, 1992.

33. Eliachar I, Welker KB, Roberts JK, et al: Advantages of the rotatory door flap in laryngotracheal reconstruction: Is skeletal support necessary? Ann Otol Rhinol Laryngol 98:37-40, 1989.

34. Stein JM, Eliashar R, Eliachar I, Strome M: Effect of mechanical reinforcement on stability of the rotary door flap laryngotracheal reconstruction: A canine study. Laryngoscope 110:2135-2142, 2000.

35. Zalzal GH, Cotton RT: A new way of carving cartilage grafts to avoid prolapse into the tracheal lumen when used in subglottic reconstruction. Laryngoscope 96:1039, 1986.

36. Gustafson LM, Hartley BE, Liu JH, et al: Single-stage laryngotracheal reconstruction in children: A review of 200 cases. Otolaryngol Head Neck Surg 123:430-434, 2000.

37. White DR, Cotton RT, Bean JA, Rutter MJ: Pediatric cricotracheal resection: Surgical outcomes and risk factor analysis. Arch Otolaryngol Head Neck Surg 131:896-899, 2005.

38. Amoros JM, Ramos R, Villalonga R, et al: Tracheal and cricotracheal resection for laryngotracheal stenosis: Experience in 54 consecutive cases. Eur J Cardiothorac Surg 29:35-39, 2006.

39. Van den Boogert J, Hoeve LJ, Struijs A, et al: Single-stage surgical repair of benign laryngotracheal stenosis in adults. Head Neck 26:111-117, 2004.

40. Grillo HC, Mathisen DJ, Ashiku SK, et al: Successful treatment of idiopathic laryngotracheal stenosis by resection and primary anastomosis. Ann Otol Rhinol Laryngol 112:798-800, 2003.

41. Salassa JR, Pearson BW, Paayne SW: Gross and microscopical supply of the trachea. Ann Thorac Surg 24:100-107, 1977.

42. Miura T, Grillo HC: The contribution of the inferior thyroid artery to the blood supply of the human trachea. Surg Gynecol Obstet 123:99-102, 1966.

43. Montgomery WW: Suprahyoid release for tracheal anastomosis. Arch Otolaryngol 99:255-260, 1974.

44. Grillo HC: Slide tracheoplasty for long-segment congenital tracheal stenosis. Ann Thorac Surg 58:613-621, 1994.

45. Acosta AC, Albanese CT, Farmer DL, et al: Tracheal stenosis: The long and the short of it. J Pediatr Surg 25:1612-1616, 2000.

46. Pearson FG, Brito-Filomeno L, Cooper JD: Experience with partial cricoid resection and thyrotracheal anastomosis. Ann Otol Rhinol Laryngol 91:322-328, 1986.

47. Grillo HC, Mathisen DJ, Wain JC: Laryngotracheal resection and reconstruction for subglottic stenosis. Ann Thorac Surg 53:54-63, 1992.

48. Couraud L, Jougon JB, Velly JF: Surgical treatment of non-tumoral stenoses of the upper airway. Ann Thorac Surg 60:250-256, 1995.

49. Rutter MJ, Hartley BE, Cotton RT: Cricotracheal resection in children. Arch Otolaryngol Head Neck Surg 127:289-292, 2001.

50. Wolf M, Shapira Y, Yoav TP, et al: Laryngotracheal anastomosis: Primary and revised procedures. Laryngoscope 111:622-627, 2001.

51. Nakanishi R, Hashimoto M, So T, et al: Successful tracheocarinal transplantation. J Cardiovasc Surg 40:591-596, 1999.

52. Hashimoto M, Nakanishi R, Umesue M, et al: Feasibility of cryopreserved tracheal xenotransplants with the use of short-course immunosuppression. J Thorac Cardiovasc Surg 121:241-248, 2001.

53. Grillo HC: Tracheal replacement. Ann Thorac Surg 49:864-865, 1990.

54. Kunachak S, Kulapaditharom B, Vajaradul Y: Cryopreserved, irradiated tracheal homograft transplantation for laryngotracheal reconstruction in human beings. Otolaryngol Head Neck Surg 122:911-916, 2000.

55. Mello-Filho FV, Mamede RM, Velludo ML: Trachea neovascularization: A method involving mobilization of complete tracheal neovascularized segment using a sternohyoid muscle flap. Laryngoscope 106:81-85, 1996.

第71章

气管皮肤瘘和凹陷性瘢痕的治疗

Eugene N. Myers

气管皮肤瘘是气管切开术的并发症，大多会出现凹陷性瘢痕。气管皮肤瘘是指皮肤切口创缘和气管黏膜创缘上皮化所致遗留在颈前的皮肤瘘口。形成气管皮肤瘘的原因主要包括以下几方面：颈前带状肌分离过多、留置套管时间过长、感染、皮下组织保留不足，这些因素都可促进上皮细胞向气管黏膜移行，从而造成皮肤瘘或凹陷性瘢痕。研究表明，气管切开维持时间与气管皮肤瘘发生率呈正相关，气管切开带管超过1年的患者中皮肤瘘发生率约为50%[1,2]。

气管皮肤瘘可致患者死亡率升高，尤其是肺功能较差的患儿。White和Smitheringale报道了婴儿洗澡时从气管皮肤瘘呛入液体从而导致吸入性肺炎甚至死亡的病例。此外，气管内排出的黏液或痰液显著影响个人卫生，以至于进一步加重患者的心理精神负担。过大的皮肤瘘还会影响患儿的发音功能[3]。

永久性气管皮肤瘘对肺功能会造成一定影响，尤其是对于患有潜在肺部疾病的患者[4]。Eaton等[5]指出儿童的永久性气管皮肤瘘可能是很多疾病的病因，如影响个人卫生、误吸、呼吸道感染、言语功能障碍等。

很多气管切开术，由于情况危急而采取垂直的切口，可能会导致二次愈合的伤口存在明显的凹陷性瘢痕或者瘢痕疙瘩。

Jackson和Babcock[6]于1934年首先报道了气管皮肤瘘闭合术，他们采用耳郭软骨作为内衬加强的双蒂皮瓣。Pressman报道了一例气切术后凹陷性瘢痕修复的病例，通过断开胸锁乳突肌起点，翻转至缺损部位来修复[7]。Bishop等建议翻转气管切开切口下方胸骨舌骨肌和气管切开切口下方皮瓣来关闭气管切开后所致的皮肤瘘[8]。Lewis等报道了皮下Z字成

形术，联合使用脂肪和颈阔肌来提供额外的软组织及降低缝合处张力[9]。

气管切开时，向两侧牵拉带状肌后放入气管套管。带管时间较长的患者，一旦发生了感染和纤维化，气管切开侧边的带状肌将出现瘢痕。拔管后，气管瘘口表面，皮肤愈合后会形成一个没有气管皮肤瘘的凹陷性瘢痕。

此前关于处理气管皮肤瘘的方法报道，包括分层闭合的一期瘘管切除术和二期愈合的瘘管切除术。也有人报道了在儿童患者中使用电灼术治疗皮肤瘘的方法[5]。当皮肤瘘过大，一期不能闭合时，则行二次手术。Lee等报道了对两例行气管切开的部分喉切除术的患者，使用翻转皮瓣和V-Y前徙皮瓣关闭较大的气管皮肤瘘的方法[10]。

该方法强调将带状肌恢复到其自然解剖位置，以避免上述的二次手术。Kulber和Passy报道了一种类似的方法，将带状肌重新恢复到中线，避免皮肤直接与气管黏膜愈合[11]。

White和Smitheringale认为，皮肤上皮细胞向气管黏膜迁移以及大面积肉芽组织消退可导致气管造瘘口处形成较厚的结缔组织。指出"这样会导致气管切开术后拔管困难，还会引起儿童发音障碍"[3]。行支气管镜检查时很容易忽视这种气管内瘢痕增生。相应的手术治疗包括拔管后或者气管切开闭合后行窦道检查[12]。White和Smitheringale推荐了适用于儿童的几种气管造瘘口闭合方法[3]。其中一种是，切除皮肤瘘，皮肤瘘的基底部采用荷包缝合法以闭合瘘口，再将2~3层带状肌在中线缝合，再对皮下组织和皮肤进行闭合。此外，还介绍了一种上皮化组织的切除操作，在支气管镜下切除视野所及的所有气管内

增生物,以及随后尽早更换和移除小的气切套管。

病例选择

气管皮肤瘘口闭合术的适应证包括:①气切术后曾长期带管的患者;②拔管后遗留有明显的凹陷性瘢痕,吞咽时可上下移动;③伴或不伴皮肤瘘口。对于患有肺炎或经常从皮肤瘘口误吸的儿童患者,术后可明显改善误吸状况并可能改善发音。对于成人患者和老年患者,手术可改善卫生状况。

术前计划

为减少术后并发症,行气管皮肤瘘闭合术前需要确保气管管径大小,尤其是在儿童患者中。皮肤瘘持续存在的一个可能原因是由于患者气道管径较小,致使皮肤瘘口成为辅助气道,对于此类患者,气管皮肤瘘闭合术后可能会出现缺氧症状。

气管皮肤瘘闭合术前应该首先用喉镜和气管镜评估气管管腔是否足够大。特别应该注意气管造瘘口上方,该区域是肉芽最容易形成的部位,儿童患者较易在此处形成气道阻塞。对于成人患者气管皮肤瘘闭合术一般不影响气道通气。CT 是用来评估气管管腔的另外一种方法,特别是在麻醉下进行关闭手术时,术前应做好评估。

手术技术

对于成人患者,可以在静脉复合局部麻醉下行

皮肤瘘闭合术。将患者置于颈部过伸位,在气管皮肤瘘处梭形切开(图 71.2)皮肤及皮下组织,切除下方的瘢痕,修剪瘘管表面管状皮肤,内翻缝合休整后的瘘口边缘,使皮肤面朝向管腔,建立由鳞状上皮组成的管腔内衬,留下足够的皮肤修补气管前壁缺损(图 71.3)。

术中如发现带状肌与瘢痕组织粘连于气管侧方。将带状肌从瘢痕组织中分离(图 71.4),置于气管正上方,使其恢复到正常解剖位置。随后在中线处使用可吸收缝线缝合带状肌(图 71.5)。该方法可以有效地把气管黏膜和皮肤分开并防止凹陷瘢痕的形成。依次缝合皮下组织,注意避免张力过大。使用 6-0 铬制羊肠线缝合皮肤切口。可采用 Z 字成形术使

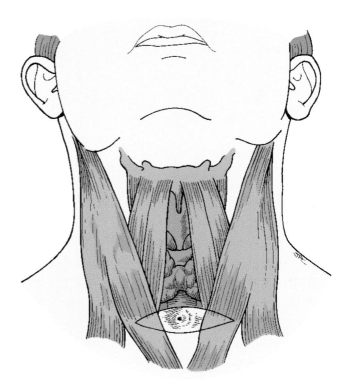

图 71.2 沿气管皮瘘水平切开瘢痕。

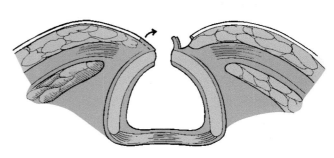

图 71.3 去除多余的瘢痕,翻转皮肤瘘周围皮肤,作为气管前壁内衬。

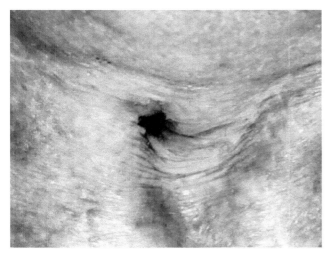

图 71.1 由于长期使用气管套管造成的气管皮肤瘘。

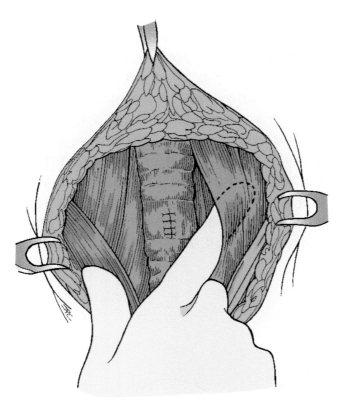

图 71.4　将带状肌从气管和瘢痕组织之间分离开来。

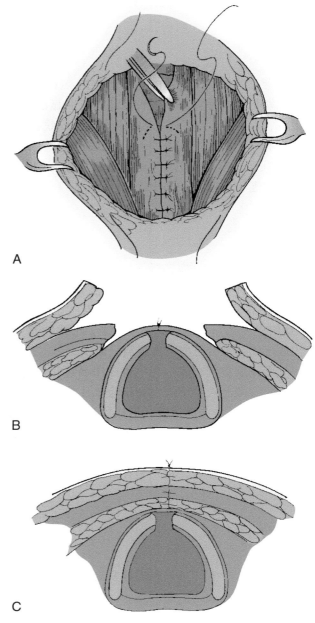

A

B

C

图 71.5　(A–C)带状肌被重新定位到了中线并缝合在一起,然后缝合皮下组织和皮肤。

形成的瘢痕小而光滑。可使用蝶形胶布牵拉,固定包扎,以达到张力最小化。

对于没有表面皮肤瘘口的气切术后单纯凹陷性瘢痕的患者,可使用改良版气管皮肤瘘口闭合术。除无须切除皮肤瘘口之外,余手术步骤大体相似,关键步骤是将带状肌恢复至自然解剖位置以消除或预防凹陷性瘢痕的形成。

术后并发症主要包括纵隔气肿、气胸和需要再次气管切开的肺功能不全[13]。对于一期手术和伴气管前壁大面积缺损的气管皮肤瘘患者需谨慎这些并发症的出现。对于气管前壁大面积缺损的患者作者做了如下改良:以椭圆形切除气管皮肤瘘口和表面瘢痕,分离皮肤瘘管道至气管前壁。若气管前壁缺损直径大于4mm,用3号或4号金属气管套管置入先前的气管切口。提拉带状肌,在气管套管附近中线处用4-0可吸收缝线缝合。在皮缘周围进行潜行分离,使用5-0尼龙线缝合气切套管周围皮肤。术后第一天在恢复室堵管,术后第二天拔管。中间区域的瘘将需要二期愈合。

儿童患者可在全麻下进行气管皮肤瘘口闭合术,包括一期切除皮肤瘘管和二期闭合。这种处理办法可以快速闭合瘘管,形成防水保护层,使患者在术后可以正常洗浴和游泳。气管皮肤瘘口闭合术尤其适用于婴幼儿及儿童,避免过多的牵拉气管以及过久的麻醉时长,来减少水肿和气道阻塞的发生率。皮肤表面瘢痕也可以二期修整。

术后护理

由于皮肤瘘处可能产生致病微生物,因此围术

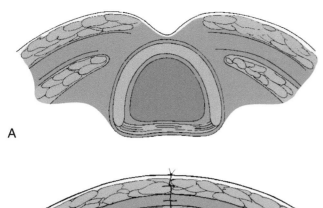

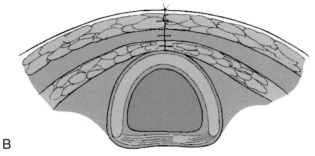

图 71.6 (A,B)单纯凹陷性瘢痕也可通过类似的方法处理。

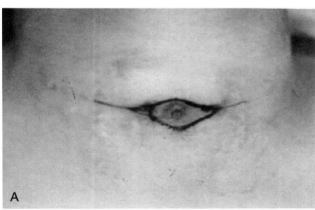

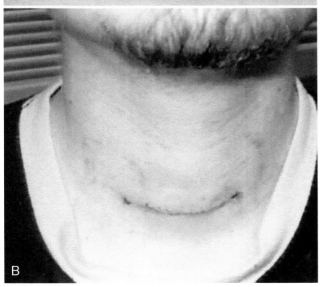

图 71.7 改良气管皮肤瘘口闭合术的效果。(A)术前。(B)术后。

期要给予抗生素预防感染。一般情况下,成年患者可住院观察一晚,第二日出院。皮肤用可吸收 6-0 肠线缝合,表面贴附创可贴,7~10 天后拆线,以达到伤口处理最小化。对于婴幼儿和儿童患者,为确保其正常呼吸,术日当晚应在重症监护室进行监测。患者床旁应备气管切开包。

并发症

成人患者未观察到任何并发症。关于儿童患者术后气道窘迫所致的严重并发症时有报道,大多需要重新打开伤口,重建气道。

Wheeler 等报道了 4 例皮肤瘘闭合术后 24 小时内出现严重呼吸窘迫症的患儿,最大的只有 31 个月[15]。这些患儿本身患有肺部疾病,气道跨壁压的增大以及剧烈的咳嗽可能会加大并发症的发生率。作者同时指出应注意防范肺气肿继发的心包膜腔填塞和气腹。

Keenan 等也报道了 4 个病例,前两个在气管皮肤瘘口闭合术一期手术后出现了并发症[16]。第一个患者在尝试进行分层闭合时出现了呼吸窘迫,他们被迫修改了手术方法,即只做了简单的皮肤瘘管切除,分期手术行完全闭合。

精要

- 儿童患者在气管皮肤瘘闭合术前应内镜下评估气道情况。
- 气管皮肤瘘闭合术前可行 CT 检查,评估气道。
- 患者应在静脉镇静药物联合局部麻醉下进行气管皮肤瘘口闭合术,一是出于安全考虑,二是为了避免拔管后出现皮下气肿。
- 该手术的要点是游离带状肌,并将其恢复至正常生理解剖位置,以帮助闭合气管皮肤瘘和凹陷性瘢痕。
- 儿童患者,有术后并发呼吸窘迫的风险,术后应在重症监护室进行监测。
- 成年患者术后应留观一晚,确保呼吸稳定后方可出院。

隐患

- 儿童患者术后有并发呼吸窘迫的风险。
- 气管皮肤瘘口处易滋长细菌，围术期应常规应用抗生素预防感染。
- 仅将带状肌在中线处对位缝合对凹陷性瘢痕的改善效果不佳，应特别注意从瘢痕和气管间游离带状肌。
- 气管皮肤瘘管关闭不严和表皮层残留是皮肤瘘复发的危险因素。

（张立红 译）

参考文献

1. Joseph HT, Jani P, Preece JM, et al: Paediatric tracheostomy: Persistent tracheo-cutaneous fistula following decannulation. Int J Pediatr Otorhinolaryngol 22:231-236, 1991.
2. Wetmore RF, Handler SD, Potsic WP: Pediatric tracheostomy. Experience during the past decade. Ann Otol Rhinol Laryngol 91:628-632, 1981.
3. White AK, Smitheringale AJ: Treatment of tracheocutaneous fistulae in children. J Otolaryngol 18:49-52, 1989.
4. Licameli GR, Marsh BR, Tunkel DE: A simple method for closure of tracheocutaneous fistula in children. Arch Otolaryngol Head Neck Surg 123:1066-1068, 1997.
5. Eaton DA, Brown OE, Parry D: Simple technique for tracheocutaneous fistula closure in the pediatric population. Ann Otol Rhinol Laryngol 112:17-19, 2003.
6. Jackson C, Babcock WW: Plastic closure of tracheocutaneous fistula. Surg Clin North Am 14:199-221, 1934.
7. Pressman JJ: The repair of depressed tracheostomy scars. Arch Otolaryngol 74:150-152, 1961.
8. Bishop JB, Bostwick J, Nahai F: Persistent tracheostomy stoma. Am J Surg 140:709-710, 1980.
9. Lewis VL Jr, Manson PN, Stalnecker MC: Some ancillary procedures for correction of depressed adherent tracheostomy scars and associated tracheocutaneous fistulae. J Trauma 27:651-655, 1984.
10. Lee BJ, Goh EK, Wang SG, Hwang SM: Closure of large tracheocutaneous fistula using turn-over hinge flap and V-Y advancement flap. J Laryngol Otol 116:627-629, 2002.
11. Kulber H, Passy V: Tracheostomy closure and scar revisions. Arch Otolaryngol 96:22-26, 1972.
12. Friedberg J: Tracheotomy revisions in infants: To facilitate extubation and restore phonation. Int J Pediatr Otorhinolaryngol 13:61-68, 1987.
13. Drezner DA, Cantrell H: Surgical management of tracheocutaneous fistula. Ear Nose Throat J 77:534-537, 1998.
14. Myers EN, Stool SE: Complications of tracheotomy. In Myers EN, Stool SE, Johnson JT (eds): Tracheotomy. New York, Churchill Livingstone, 1985, pp 147-169.
15. Wheeler WB, Kurachek SC, Lobas JG, Lipscomb TS: Respiratory complications of tracheocutaneous fistula closure. Crit Care Med 19:580-582, 1991.
16. Keenan JP, Snyder GG 3rd, Lehmann WB, Ruiz JW: Management of tracheocutaneous fistula. Arch Otolaryngol 104:530-531, 1978.

第 72 章

全喉切除术后气管造瘘口狭窄

Eugene N. Myers

全喉切除术后的气管造瘘口狭窄是一种少见却棘手的并发症,即使在造瘘口成形时十分注意,仍不能完全避免。气管造瘘口狭窄通常发生在全喉切除术后的数月内,也可能在几年后。Wax 等将气管造瘘口狭窄定义为术后患者需要佩戴 3 个月以上的气管套管(通常是全喉套管)或者需要行造瘘口修整术[1]。Giacomarra 等则将气管造瘘口狭窄定义为患者静息或运动状态下存在的呼吸功能不全和(或)非层流所致的气管分泌物清除障碍[2]。尽管肺功能相对较好的患者可以维持足够的运动耐量,但是许多肺气肿或者慢性阻塞性肺疾病的患者[3]在气管造瘘口狭窄的情况下,很可能发生呼吸功能不全[4]。造瘘口狭窄会影响黏膜纤毛运动,引起分泌物潴留,甚至导致肺部感染反复发作。严重的造瘘口狭窄很危险,黏液片或者黏液栓可以完全堵塞造瘘口,造成窒息,尤其是在伴发气管炎和支气管炎的情况。气管造瘘口狭窄还会影响气管-食管造瘘穿刺术后发声假体的置入和正常使用。

病因

以下因素可能会导致气管造瘘口狭窄:
- 放疗;
- 再次裂开伤口;
- 初次造口时瘘口周围皮肤及脂肪组织切除不足;
- 气管血供不足;
- 术后感染;
- 增生性瘢痕;
- 多余瘢痕组织形成;
- 造瘘口周围癌症复发。

气管造瘘口狭窄的预防,术前应详细规划,术中应谨慎操作,术后需细致护理。高危因素的患者则更需要重视这一问题。

在肿瘤根治需要扩大切除气管环时,应谨慎设计皮瓣以降低张力,减少气管皮肤裂开的风险,避免向心性瘢痕和狭窄的形成。

因气道阻塞在术前几天或几周内提前行气管切开术的患者,气管造瘘口周围皮肤通常会出现炎症反应以及细菌感染。这种情况下,术中应该将气管造瘘口的周围皮肤和其下的一个气管环切掉,以避免术后感染。过度肥胖的患者可能会有大量脂肪组织向气管造瘘口膨出,造成假性狭窄。

对于还需术后放疗的伴发造瘘口狭窄的患者,特别当放疗区域包括了造瘘口的位置时,例如癌症侵及声门区,有造瘘口周围复发风险时,放疗可能会导致瘘口狭窄。局部皮瓣转位有助于防止这种向心性瘢痕的形成,减少造瘘口狭窄的发生。

预防造瘘口狭窄,相关手术技巧比较重要,比如:仔细预估所需的皮肤和黏膜组织,减少造瘘口边缘张力和回缩力,扩大造瘘口直径,分散瘢痕挛缩力等[5]。

以下是一些技术上的改进[4,6-8]:
- 将气管切面做成斜切面来增加造瘘口直径,形成一个椭圆形而不是圆形的瘘口;
- 切除造瘘口周围脂肪组织;
- 使用全层贯穿褥式缝合或者垂直褥式缝合使皮肤完全覆盖气管软骨切缘。

Clairmont[9], Jatho[10], Isshiki 和 Tanabe[11], Trail[12], Hartwell 和 Dykes[13]等报道了在气管切开术一期行造瘘口成形时使用 Z 改形、V-V 改形和 V-Y 改形等一系列皮瓣设计技术,这些技术有着相似的功效——

扩大造瘘口,改变瘢痕收缩力的方向。Vlantis 也报道了一种在一期行造瘘口成形时预防造瘘口狭窄的方法[14]。他们研究了 10 年间行相关手术的 260 例患者,只有 6%的患者术后出现了造瘘口狭窄。有趣的是,其中有 76%的患者有过术前放疗史,73%的患者在手术时进行了发音重建。据称此方法简单有效,在充分利用气管软骨原本的支撑作用的基础上,仅应用了最基本的手术技术。

术后发生的造瘘口狭窄,可以选择保守治疗或手术治疗。保守治疗包括逐步使用更大的气管套管扩张以及持续使用造瘘口支架等。这些方法对部分患者效果欠佳,因为造瘘口可能会在套管或都支架撤除的几个小时内再次狭窄。对于接受大剂量放疗的患者,保守治疗是有效的,因为对大剂量放疗后的组织二次手术,会加重周围皮肤缺失或造成再狭窄。造瘘口扩张装置的另一缺点是对气管-食管穿刺术发声重建患者发声喉的使用造成妨碍。

Sani 报道了用二氧化碳激光治疗气管造瘘口狭窄的造瘘口成形术[15];沿造瘘口边缘烧灼出一个三角形区域,烧灼后裸露的区域会二期愈合。在该项研究的 8 名患者中,有 3 名进行了多次手术,最终有 7 名患者获得了良好效果,无须再次放管。

Bretteville 等报道了 20 名全喉切除术后气管造瘘口狭窄的患者[16],狭窄发生率在他们治疗的 280 名患者中占 7%。他们的方法是局麻下行多重 Y-V 整形术,切除瘢痕组织,做一个小的,平行于气管边缘的尖形皮瓣。不移除任何组织,所有裸露区域均以皮肤或者黏膜覆盖。

许多作者都报道了修整气管造瘘口的方法。Montgomery[4]把常见的狭窄分类为:①垂直裂隙型,②向心型,和③下方遮盖型,并分别介绍了修正方法。Converse[17],Maruyama 等[18]也报道了各种 Z 字成形术的变型以解决造瘘术的狭窄问题。Giacomarra 等介绍了一种综合应用放射切除技术,V 形皮瓣和交叉皮瓣来修正造瘘口狭窄的技术[2]。Wax 等采用推进皮瓣、Z 字改形术和 V-Y 改形术等一系列方法对气管造瘘口狭窄的 43 名患者进行了治疗。初次治疗时这三种方法的成功率都在 90%以上[19]。11 名失败患者中有 1 名患者采用其他方法二次治疗成功。

病例选择

术后出现气管造瘘口狭窄的患者,通常先采用

塑料支架或者全喉套管等一系列治疗。采用和狭窄造瘘口紧密贴合的无套囊套管,放置一周后,再植入大一号的套管,应用这种柔和地逐步扩张的方法,直到造瘘口可以容纳下 8 号全喉套管,之后患者应持续佩戴 6 个月。白天佩戴后壁开孔的硅胶扩张管,以便使用发声喉。6 个月后如果患者气道宽度足够,则无须进行手术。如果造瘘口再次狭窄,应该询问患者是否愿意接受手术。接受过大剂量放疗的患者应该尽可能采取保守治疗,因为放疗会影响愈合,造成组织缺失和再次狭窄。所有治疗方案均应以防止造瘘口周围癌症复发为前提。

手术方法

瘢痕回缩力在圆形伤口愈合时会促进形成狭窄。产生狭窄的最常见原因是造瘘口向心回缩的瘢痕带(图 72.1)。瘢痕带下方的气管口径通常是正常的。二次手术的目的是切除向心性瘢痕,预防复发。所有术式的共同特点是:①消除向心性收缩力;②争取一期愈合(如皮肤-黏膜)。

在局麻或者全身麻醉下,患者垫肩取仰卧位。沿气管造瘘口和瘢痕组织周围切口,夹起瘢痕组织,将气管拉至切口处。造瘘口下方 1~2cm 的气管已骨骼化,因此可以将气管复位。将造瘘口下方和胸骨表面的皮肤游离 2~3cm,切除皮下组织和脂肪组织。该区域多余的皮肤也要切除,以便为气管造瘘口下方提供一定的张力,促进造瘘口扩宽。随后切除瘢痕组织(图 72.2)。仔细用 3-0 铬肠线间断缝合气管造瘘口和周围皮肤,确保皮肤覆盖住软骨边缘并和气管黏

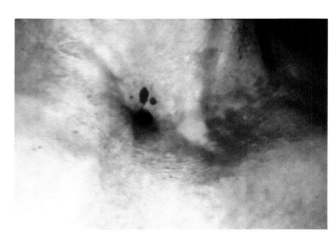

图 72.1　气管造瘘口狭窄。

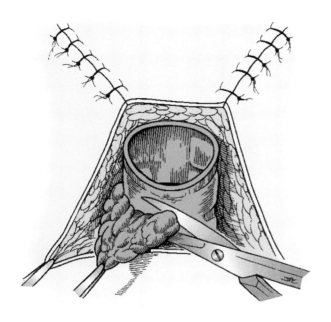

图 72.2 切除造瘘口周围的皮肤和脂肪组织。

膜相连续。缝合范围为气管造瘘口的 3 点至 9 点钟位。游离环绕气管后壁的颈部皮肤，切除脂肪组织和多余的皮肤。垂直切开气管后壁的膜部，深入气管内约 1cm，以扩大管腔的直径(图 72.3)。继续把气管和其下方皮肤缝合在一起。

这时，由于气管后壁被切开，管腔扩大，造瘘口直径已经得到相当程度的扩大。在气管后方的皮肤做切口来制备一个小的皮瓣(图 72.4)。将皮瓣转位，插入到气管后壁的切口内，用 3-0 铬肠线将其缝合(图 72.5)。这种皮瓣其实是 Z 形改形术的一种变型。这种方法中断了瘢痕向心收缩力，以预防再次狭窄，是这一技术最重要的方法。

全喉切除术时可以使用这项技术。对于手术后的后继治疗范围包括造瘘口和上纵隔的患者来说，术前进行造瘘口狭窄的风险评估尤为重要。但是，这项技术可能也会影响气管-食管造瘘患者的发音重建。对于这类患者，可以采用上述同样的技术，通过切开下方的气管软骨环，在造瘘口的下方制备皮瓣并插入气管软骨环内的方法得以解决。

术后护理

患者术后早期应每隔几个小时用过氧化氢的棉球擦拭切口，以保持造瘘口周围清洁无结痂。然后涂抹抗生素软膏。持续几周，直到缝线被完全吸收，气管造瘘口愈合。

造瘘口完全愈合后，患者只在夜间睡眠时才佩戴全喉套管，其余时间可以不用套管。但造瘘口有狭窄倾向时，要延长套管佩戴时间。

并发症

接受大剂量放疗的患者，造瘘口周围皮肤可能会受损伤。对于这类病例，放疗是本手术的相对禁忌证。而对于这些患者，逐步增大全喉套管的保守治疗方法。

精要

- 预防造口狭窄，可以采取以下方法：
  - 柔和处理周围组织；
  - 气管切开术时同时行造瘘口成形；
  - 仔细缝合使皮肤和气管黏膜相连续；
  - 消除造瘘口边缘的张力和回缩力；
  - 确保造瘘口口径充足。
- 对气管造瘘口狭窄的患者应首先采用使用气管套管或硅胶支架等一系列保守治疗。
- 应该通过检验、影像学和(或)活检来除外造瘘口处癌复发引起的狭窄。
- 采用的术式应该尽可能简单且符合公认的手术原则。

隐患

- 造瘘口修整手术前应该除外造瘘口癌复发引起的造瘘口狭窄。
- 套管或支架扩张法是解决造瘘口狭窄的良好方法，因此在手术治疗前应尽可能先尝试保守治疗，尤其是对于需要接受后续放疗的患者。
- 手术方法尽可能简洁，注意保证造瘘口周围皮肤的血供。
- 接受过放疗的患者可能会出现愈合不良和再狭窄。
- 营养不良会导致伤口愈合不佳。

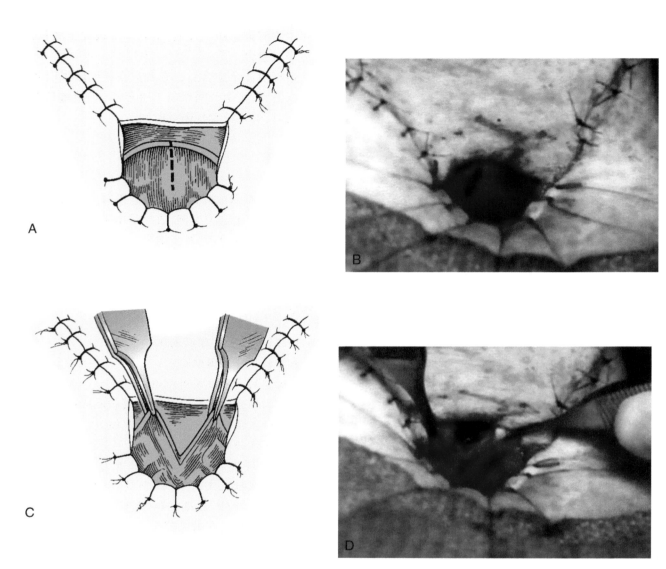

图 72.3　(A,B)在气管后壁进行切口。(C,D)拉开两侧断端。

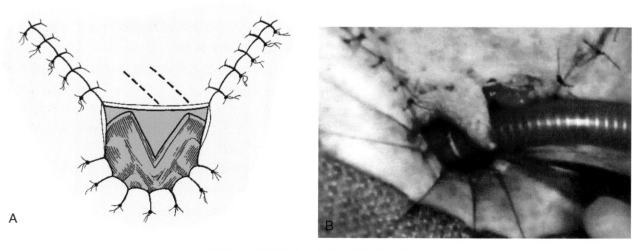

图 72.4　气管后方多余的皮肤制作皮瓣。

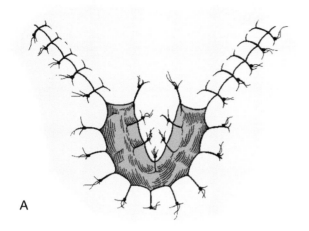

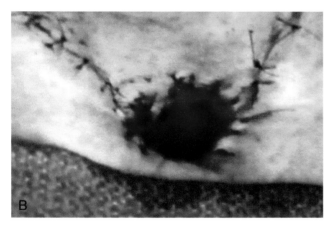

图 72.5　将皮瓣转位插入气管切口处，缝合造瘘孔周围皮肤闭合。

参考文献

1. Wax MK, Touma J, Ramadan HH: Tracheostoma stenosis after laryngectomy: Incidence and predisposing factors. Otolaryngol Head Neck Surg 113:242-247, 1995.
2. Giacomarra V, Russolo M, Tirelli G, Bonini P: Surgical treatment of tracheostomal stenosis. Laryngoscope 111:1281-1284, 2001.
3. Bain J: Late complications of tracheostomy and prolonged endotracheal intubation. Int Anesthesiol Clin 10:225-244, 1972.
4. Montgomery W: Stenosis of tracheostoma. Arch Otolaryngol 75:76-79, 1962.
5. Myers EN, Gallia LJ: Tracheostomal stenosis following total laryngectomy. Ann Otol Rhinol Laryngol 91:450-453, 1982.
6. Montgomery W: Surgery of the Upper Respiratory System, 2nd ed, vol 2. Philadelphia, Lea & Febiger, 1979.
7. Nauman HH: Kopf und Hals-chirurgie, band I. Stuttgart, Thieme Verlag, 1972.
8. Barbosa JF: Surgical Treatment of Head and Neck Tumors. New York, Grune & Stratton, 1974.
9. Clairmont A: Tracheostoma construction during laryngectomy: Techniques to prevent stenosis. J Laryngol Otol 92:75-78, 1978.
10. Jatho K: Das kanul en freie tracheostoma nack kehlkopf total extirpation. Laryngol Rhinol 55:631-636, 1976.
11. Isshiki N, Tanabe M: A simple technique to prevent stenosis of the tracheostoma after total laryngectomy. J Laryngol Otol 94:637-642, 1980.
12. Trail M, Chambers R, Leonard J: Z-plasty of tracheal stoma at laryngectomy. Arch Otolaryngol 88:110-112, 1968.
13. Hartwell SW, Dykes ER: Construction and care of the end tracheostomy. Am J Surg 113:498-500, 1967.
14. Vlantis AC, Marres HAM, van den Hoogen FJA: A surgical technique to prevent tracheostomal stenosis after laryngectomy. Laryngoscope 108:134-137, 1998.
15. Sani A: Carbon dioxide laser stomaplasty for tracheostomal stenosis. J Laryngol Otol 112:467-468, 1998.
16. Bretteville G, Söberg R, Boysen M: An improved technique for treating tracheostomal stenosis following laryngectomy. Clin Otolaryngol 17:44-48, 1992.
17. Converse JM: An operation for relief of stenosis of the stoma following total laryngectomy. Arch Otolaryngol 52:950-951, 1950.
18. Maruyama Y, Kubota J, Nakajima H: A 5-flap procedure for repair of stenosed tracheostoma. Acta Chir Plast 22:107-110, 1980.
19. Wax MK, Touma BJ, Ramadan HH: Management of tracheostomal stenosis. Laryngoscope 109:1397-1401, 1999.

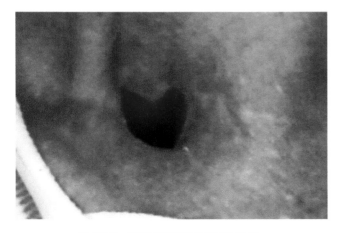

图 72.6　使用皮瓣进行二次造瘘后。

（张立红　译）

第8篇

颈部

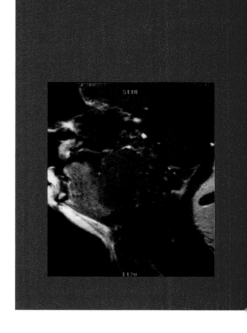

第**73**章

头颈部肿块细针抽吸活检的门诊诊断方法

Robert L. Ferris

目前,细针抽吸活检已经成为头颈部肿块诊断的标准技术[1]。由于颈部肿块包括多种良性和恶性肿瘤,对于临床医生和病理学者而言,准确地诊断面临着挑战。细针抽吸活检技术由于高度的诊断准确性,已逐渐替代了传统的手术活检。细针抽吸活检特别适用于涎腺包块的取样[2]、经典甲状腺乳头状癌和髓样癌的鉴定、胶样甲状腺肿和滤泡样新生物的鉴别[3,4]以及证实临床上可疑淋巴结是否来自于已证实的或可疑的恶性肿瘤。

针刺活检已有 100 多年的历史了,在 20 世纪 20 年代内美国 Memorial Sloan-Kettering 医院的 Hayes Martin 医生将其普及推广[5]。然而,由于他是在局部麻醉下使用大口径的粗针来进行穿刺活检,这项技术在美国没有被广泛使用;直到小口径的细针被引进后,这项技术才被广泛使用起来。细针在局部麻醉下被刺入肿块,细胞组织被吸出后就可以进行细胞学诊断。直到最近,病理学者才开始应用细胞学来诊断恶性肿瘤。这种技术是根据细胞的分化和炎症反应来区分良恶性肿瘤,而不依靠外科手段。因此,细针吸取组织活检适用于头颈部可扪及的肿块,特别适合经过抗生素治疗而持续存在的肿块。

细针抽吸活检具有安全性、准确性、性价比高、副作用小以及患者易接受的特点。手术前已明确诊断,可以和患者一起讨论,制订恰当的治疗措施。这种方法的假阳性率和假阴性率都非常低,而检测恶性肿瘤的准确性却很高。在实际检测中,由于抽吸的组织偏少,有 10% 的病例不能明确诊断。对于这些病例,若临床提示异常,则应该再次进行细针抽吸活检或切除病理检查。阴性的诊断结果不能排除恶性肿瘤;如果怀疑有恶性的可能性,应该再次进行细针抽吸活检或开放式的切开肿块进行活检。最近的大量研究表明,对于上皮组织来源或淋巴组织来源的恶性肿瘤,细针抽吸活检具有很高的敏感性和特异性,可以指导后续的治疗。在头颈部所有肿块中,近 95% 的病例,包括 95% 的良性病例和 87% 恶性病例,能够被准确诊断[6,7]。

细针抽吸活检经常应用于淋巴结活检中,82%~96%的病例能够获得诊断,特别适应于既往未放射治疗区域的复发性或转移性肿瘤的诊断[7,8]。在转移癌或复发的淋巴瘤中,细针抽吸活检具有很好的检测价值,但在淋巴瘤的首次诊断中对其价值存在争议。随着新的细胞免疫方法的出现,如通过流式细胞仪,通过带有荧光抗体的细胞表面标记物来标记细胞,就可以筛选出特定性的细胞亚型[9]。足够的细针抽吸活组织检本组织标本,通过至少两次在 Hanks 碱性盐溶液或 RPMI 培养液中漂洗,就可以通过流式细胞仪要进行的免疫表型分型来进行诊断。免疫表型分型就是使用各种各样的单克隆抗体结合细胞表面特定的抗原,通过流式细胞仪检测细胞的分化、线性化(B 或 T 细胞)以及是否存在携带有轻链或重链的单克隆产物[10]。由于免疫球蛋白多克隆形态与双轻链蛋白产物的比是 2:1 κ:λ,免疫表型分型也能够证实淋巴结的活性。在淋巴瘤的分型诊断中,如果免疫表型分型的结果可疑,利用基因重排技术可以极大地提高淋巴瘤诊断的准确性[6]。大量的细胞表面抗原受体基因的基因重排是淋巴瘤病变中最早出现的基因改变。通过 DNA 迹技术或 PCR 可以检测出这些基因重排。即使在细针吸取组织活检之后再进行开放式的淋巴结活检,反应性、炎症性以及转移性病变切除后其诊断也难以明确。

在细针抽吸活检中,出现阴性诊断结果并不能排除淋巴瘤,要结合临床资料来进行评估。如果临床上高度支持淋巴瘤的诊断,同时淋巴结的大小没有改变,甚至增大,要考虑进行开放式的淋巴结活检。45%的非霍奇金淋巴瘤,如大细胞性、免疫母细胞性、小细胞无分裂性以及淋巴母细胞性淋巴瘤仅仅通过细胞形态学检查就能够明确诊断。细针抽吸活检具有很高的诊断准确性,90%~96%的转移癌和80%~90%淋巴瘤能够得以诊断。

儿童淋巴结细针抽吸活检一般都是反应性或炎症性的[11]。对儿童,可以进行细针抽吸活检,但 2~3 岁以下儿童,操作时要对儿童制动。对于 2~7 岁儿童,可以进行镇静。大一点儿童,一般都可以配合进行细针抽吸活检而无须镇静或其他麻醉措施。如果考虑到患者的配合或安全因素,可以对患者进行一般的静脉麻醉。在操作中,如果怀疑有炎症或者吸出的是脓性分泌物,需要进行微生物学检查。对于特殊的,还要进行细胞学涂片检查。对于分枝杆菌,一般的细胞学涂片检查为阴性,而需要特殊的抗酸染色

才能够显示出典型的串珠状微生物。PCR 在明确分枝杆菌的类型时也是必需的。

对于细针抽吸活检操作,患者偶尔有恐惧心理,但一般没有明显的操作禁忌。局部的小血肿经常出现,但大量的出血,如导致呼吸道受压的出血极其少见。颈部搏动性的肿块一般表明是颈动脉球或颈动脉体瘤,外科医生都不愿对后者进行穿刺。然而,使用细针能够明显减少这种并发症,特别是这种肿块能够从外部按压。以前常常担心通过针道而导致癌细胞的种植,但这主要还是因为大孔径的穿刺针而引起。

在标本不足的情况下,病理学者或和细胞病理学者应一道来做细针抽吸活检,以便对标本充足性进行实时定性和定量分析。对标本充足性进行评估的好处就是,一旦第一次进针抽吸的组织不够,可以再次进针抽吸,这样就减少了不满意抽吸标本的数量。根据初始诊断印象,标本进行针对性的检测。在很多医疗机构,细针抽吸活检常在门诊由尚未成为病理学者的临床医师来完成穿刺和评估标本是否足够。在这种情况下,应至少进行 4 次进针抽吸来准备足够好的标本进行研究。在任何条件下,临床医生与病理学者进行很好地沟通是很重要的,因为病理学者需对穿刺的结果进行诊断。细胞学诊断与组织病理学诊断相一致有助于提高病理学者细胞学诊断的水准。对于滤泡病变的甲状腺组织,只有对切除的结节进行多个切片,才能诊断或排除是否存在血管或包膜外侵犯,这对于诊断是滤泡样腺瘤还是滤泡癌是必需的。评定细胞的的标本质量的建议表格见表73.1。虽然这个表格是匹兹堡大学为甲状腺细胞学进行分析所设计,但它也适用于各种肿块。

细针抽吸活检前的准备

需要以下设备(图 73.1):20 mL 注射器;合适的注射器支架;标有患者姓名的玻片;1~1.5 英寸,21号和 25 号针头;95%酒精或者固定液来固定玻片;酒精棉签和纱布垫;以及一瓶平衡盐溶液用于冲洗针头。

在准备阶段,需要询问患者的既往史、进行直接的体格检查以及获得患者的知情同意书。患者取舒适的体位(图 73.2)。对于甲状腺穿刺,需要垫肩以更好地暴露颈部。穿刺者一般站在穿刺部位的对侧比较舒适。一般而言,穿刺者和病理报告者是不同的两

表 73.1	足以进行分析的甲状腺细胞学检查报告

非常满意

组织标本符合下列一种诊断类型

满意度稍差

组织标本至少有少量细胞结构,但不能满足下列诊断类型的所有要求

不满意

组织标本不能满足下列诊断类型条件

推荐的半定量充足性分级

背景分级

0——背景血染,少或者没有胶原

1——背景血染,少或者没有胶原以及巨噬细胞和(或)炎症成分

2——至少在一张涂片上可见边界清楚、具有典型皱纹/裂纹的分隔的水样胶原;有或没有血染背景;有或没有巨噬细胞和炎症成分

3——大量的涂片上可见大量边界清楚、具有典型皱纹/裂纹的分隔的水样胶原;有或没有巨噬细胞和炎症成分;少量血或无血

细胞构成分级

0——在两张涂片上不足 8~10 个细胞碎片(每个碎片至少有 10 个细胞)

1——在两张涂片上不少于 8~10 个细胞碎片(每个碎片至少有 10 个细胞)

2——50%所看涂片上有细胞碎片(每个碎片至少有 50 个细胞)

3——100%所看涂片上有细胞碎片(每个碎片至少有 50 个细胞)

细胞保存分级

0——所有涂片保存较差,在涂片制作过程中,由于组织涂片过厚、血染、空气干燥过程中造成的物理降解而使得涂片很难进行组织学评估

1——大部分涂片保存较差,在涂片制作过程中,由于组织涂片过厚、血染、空气干燥过程中造成的物理降解而使得涂片很难进行组织学评估

2——大部分涂片保存较好,在涂片制作过程中,由于组织涂片过厚、血染、空气干燥过程中造成的物理降解而使得涂片很难进行组织学评估

3——所有涂片保存很好,在涂片制作过程中,没有因为组织涂片过厚、血染、空气干燥过程中造成的物理降解而使得涂片很难进行组织学评估。

半定量充足性评分(将每个分级得分进行相加)

4 分或低于 4 分 = 不足——重新进行细针抽吸活检

5 分 = 欠佳——组织涂片诊断的灵敏度低于标准。要考虑进行额外的研究,如再次进行细针抽吸活检

6~7 分 = 满意——标本的质量能够进行敏感性研究

8~9 分 = 非常满意——标本的质量非常有利于敏感性研究

Courtesy Paul Ohori, MD.

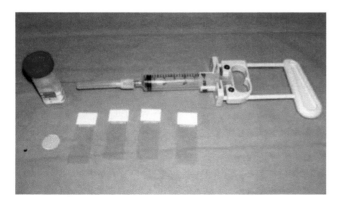

图 73.1　细胞学载玻片、固定液,20mL 带固定器的注射器,以及 22 号及 25 号注射针头。

个人,他们之间的交流是非常重要的。因此,在病历中记录这些有关的既往病史是必需的, 包括以前尝试做的活检和治疗。进针穿刺的次数以及穿刺时的大体描述也应该记录在病历上。另外,对于囊性肿块穿刺时也要记录穿刺抽出的液体量。这种带有穿刺液的注射器需要送去做细胞学检查, 离心后将细胞块进行石蜡包埋以进行显微镜检查。

细针抽吸活检技术

将含有 1mL 空气的注射器放置在合适的固定支

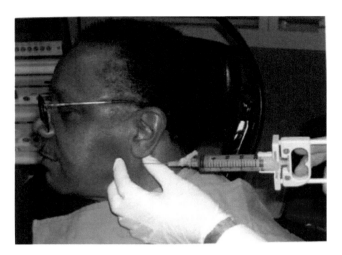

图 73.2　患者取头靠托头器的舒适体位。穿刺医师站在包块的对面，可以用手来固定包块。穿刺针刺入包块，来回搅动 15~20 次后，针头里就可以见到组织。如果出血较多，停止或减少回抽的力量，继续对包块进行穿刺。

架上[12]。穿刺部位用酒精棉签局部消毒。由于穿刺针很细，有无局部麻醉都是可以的，大多数患者都能忍受这种穿刺。当然，我们也可以用 1% 利多卡因和 1:100 000 的肾上腺素进行局部浸润麻醉。用左手的两个手指固定住肿块，绷紧皮肤以减少疼痛。针头刺入肿块后回抽注射器产生真空。在甲状腺穿刺中，当针头在肿块内时，要求患者不要吞咽。穿刺针在 2~3mm 范围内上下来回抽动（图 73.3）。保持穿刺针在肿块内的方向不变是很重要的。在肿块内控制好针头能够避免穿刺到血管，造成穿刺并发症和影响穿刺标本的质量。一旦穿刺物进入针芯，注射器真空状态就得以释放，穿刺针就可以从肿块中抽出，压迫穿刺点止血。

对于儿童的甲状腺结节，这种穿刺吸取技术可以与非吸取技术交替使用。即使用不带注射器的穿刺针刺入肿块，或者连接注射器但不回抽。如果怀疑是囊肿，则可能需要接上注射器。对于甲状腺病变或者是出血标本，不带负压的针头刺入肿块有时候也是可以的，并且也会有足够的组织进入针芯足以进行细胞学分析。穿刺针在小范围内也可以上下来回抽动，甚至可以旋转针头。在 15~20 次的搅动后，针头回撤，组织能够通过针筒流到玻片上。至少应进行 4 次穿刺。

标本的处理

吸出的组织挤到两张玻片上，用针头的斜面接

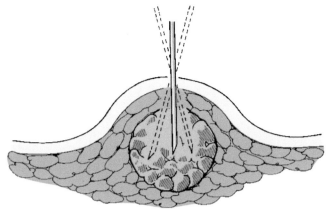

图 73.3　穿刺针在包块内左右移动，间距 2~3mm。

触已经标记好患者姓名的玻片上。用两块涂有组织标本的玻片相互刮片，使组织均匀地涂在玻片上，把其中一片在空气中晾干，另一片立即用 95% 酒精浸泡固定或者离 8~10 英寸距离处喷洒酒精固定。针头用平衡盐水冲洗。不推荐使用生理盐水。这些标本可以用显微生物学研究或者通过流式细胞仪来进行免疫表型鉴定。当患者在门诊时，每一次抽吸的标本都得进行涂片，并及时读片。如果对细针抽吸活检结果不很满意，我们可以及时再次穿刺抽吸，以免患者下次再来进行穿刺。

最近，超声引导下进行细针抽吸活检已经被外科医生所接受。这种技术特别适用于检测已知恶性肿瘤转移或者复发性疾病，或者通过定位肿块的三维结构来获得细胞组织学标本。这种方法的好处是提高了标本的质量和数量，以及避免了由于需要预约放射科而造成的耽搁。

对于颈部囊性病变，首要原则是吸完囊液并且吸出所有残存的肿块以及囊壁以防止遗漏囊性癌。特殊情况下，CT 引导下细针抽吸活检对于特定的样本，例如不能在在体表外扪及的囊肿中的实性壁结节，是很有效的。当然，在一般情况下，吸取的囊性肿块能够被有经验的细胞病理学家所诊断。颈部囊性包块的诊断包括很多种疾病，如良性的有鳃裂囊肿、甲状舌管囊肿、甲状腺囊肿、甲状旁腺囊肿以及 Warthin 瘤；恶性的囊性包块包括甲状腺乳头状癌、腮腺黏膜表皮样癌以及囊性鳞状细胞癌的淋巴结转移。

对于腮腺包块来说，细针抽吸活检也是非常的适合，因为开放性活检或粗针活检都可能会导致面神经损伤或者肿瘤细胞的皮肤或者软组织种植而增加术后复发风险。临床检查怀疑为新生物的病变一

般是腮腺周围淋巴结、局部涎腺炎、良性淋巴上皮病变或囊肿。腮腺淋巴上皮病变或淋巴瘤的细针抽吸活检对于获得性免疫缺陷综合征患者来说，可以避免手术而造成的巨大风险。涎腺的细针抽吸活检具有90%的敏感性和80%的特异性。假阳性率在不同的组别中，为0%~4.7%。

总之，在门诊，对于颈部包块，细针抽吸活检是一项非常有用的方法。临床医生和病理科医生应互相交流、共同协作，来进行最佳的细胞学诊断，为患者服务。头颈部肿块的细针抽吸活检是一项最佳的诊断手段；在目前的医疗环境中，这是一项既快速又经济的理想方法。

精要

- 能够区分良恶性颈部包块，快速评估，避免不必要的手术诊断，并发症低，性价比高，这些优点使得头颈部包块的细针抽吸活检成为标准诊断方式。
- 甲状腺滤泡样病变的细针抽吸活检不能区分良恶性新生物。
- 颈侧的囊性结节显示为大量增殖的鳞状细胞，考虑为甲状腺的转移性乳头状癌或者为来源于舌根或扁桃体的转移性鳞状细胞癌。

隐患

- 细胞涂玻片固定前在空气中暴露过长时间会导致空气干燥伪影，从而限制了标本的质量。
- 使用较高负压吸引的注射器会导致血性细胞标本，从而造成细胞病理学家对标本的诊断困难。

- 在可疑临床治疗评估中不要过于依赖一次阴性的细针抽吸活检，对于恶性可能性大的颈部包块，应该进一步进行细胞学或组织学分析。

（孙敬武 何双八 译）

参考文献

1. McGuirt WF: The neck mass. Med Clin North Am 83:219-234, 1999.
2. Layfield LJ, Glasgow BJ: Diagnosis of salivary gland tumors by fine-needle aspiration cytology: A review of clinical utility and pitfalls. Diagn Cytopathol 7:267-272, 1991.
3. Gharib H, Goellner JR: Fine-needle aspiration biopsy of the thyroid: An appraisal. Ann Intern Med 118:282-289, 1993.
4. Singer PA: Evaluation and management of the solitary thyroid nodule. Otolaryngol Clin North Am 29:577-591, 1996.
5. Martin H: Surgery of Head and Neck Tumors. New York, Harper & Row, 1957.
6. Vianello F, Tison T, Radossi P, et al: Detection of B-cell mono-clonality in fine needle aspiration by PCR analysis. Leuk Lymphoma 29:179-185, 1998.
7. Prasad RR, Narasimham R, Sankaran V, Veliath AJ: Fine-needle aspiration cytology in the diagnosis of superficial lymphadenopathy: An analysis of 2,418 cases. Diagn Cytopathol 15:382-386, 1996.
8. Ellison E, LaPuerta P, Martin SE: Supraclavicular masses: Results of a series of 309 cases biopsied by fine needle aspiration. Head Neck 21:239-246, 1999.
9. Cannon CR, Richardson LD: Value of flow cytometry in the evaluation of head and neck fine-needle lymphoid aspirates: A 3-year retrospective review of a community-based practice. Otolaryngol Head Neck Surg 124:544-548, 2001.
10. Nayak JV, Cook JR, Molina JT, et al: Primary lymphoma of the larynx: New diagnostic and therapeutic approaches. ORL J Oto-rhinolaryngol Relat Spec 65:321-326, 2003.
11. Ramadan HH, Wax MK, Boyd CB: Fine-needle aspiration of head and neck masses in children. Am J Otolaryngol 18:400-404, 1997.
12. Dusenbery D: The technique of fine-needle aspiration of palpable mass lesions of the head and neck. Op Tech Otolaryngol Head Neck Surg 7:61-67, 1997.
13. Kraft M, Lang F: A modified technique of ultrasound-guided fine-needle aspiration in the diagnosis of head and neck lesions. Laryngoscope 116:497-498, 2006.
14. Ferris RL, Branstetter BF, Nayak JV: Diagnostic utility of positron emission tomography–computed tomography for predicting malignancy in cystic neck masses in adults. Laryngoscope 115:1979-1982, 2005.

第 74 章

甲状舌管囊肿

Eugene N. Myers

甲状舌管囊肿(TGDC)是上颈部中线最常见的包块类型。尽管甲状舌管囊肿可以发生在甲状舌管的任意部位，但最常见的表现为上颈部中线区邻近舌骨或甲状舌骨膜的包块。甲状舌管囊肿也可出现在下颌区或下颈部[1]。由于甲状腺的发育处于颈部中线位置，甲状舌管囊肿很少出现在颈侧的位置。近年来，文献报道了6例甲状腺内的甲状舌管囊肿(2例儿童[2]和4例成人[3,4])。

妥善处理甲状舌管囊肿必须充分了解甲状腺的胚胎学和发育解剖学[5]。甲状腺的原基发生在2.0~2.5mm胚芽的中线上，从咽底对应于成人盲孔位置处向下凸出[6]。在发育过程中，甲状腺沿颈前中线逐渐下降，其轨迹就形成了甲状舌管，维持与舌的基部相连。舌骨在胚胎第二个月时将甲状舌管分为上下两个部分，当甲状腺下降至其位于颈根部气管前的最终位置时，甲状舌管就退化被吸收。甲状腺下降后舌骨上升至第二气管环并向前突出。舌骨在其发育过程中的旋转导致甲状舌管在舌骨下缘被拉向头侧后方。Sistrunk医生从发育解剖学出发认为，去除舌骨体是防止甲状舌管囊肿复发的根本。甲状舌管吸收过程失败或者延其路径的上皮残留是甲状舌管囊肿产生的基础。甲状舌管残留与皮肤并无联系是因为在某些鳃裂畸形缺乏胚胎学联系。

颈部中线包块的鉴别诊断包括：

- 甲状舌管囊肿；
- 皮样囊肿；
- 脂肪瘤；
- 纤维瘤；
- 颈部淋巴结病。

在一项包含有1316例病例的文献中，31%的患者为10岁以下的儿童，20.4%的患者在10~20岁之间，13.5%的患者在20~30岁之间，34.6%患者在30岁以上[7]。我们回顾了Pittsburgh大学的研究，结果显示在104名甲状舌管囊肿患者中有45名18岁以上成年人[8]。在Allard的一项包含1747名患者的队列研究中，男性患者870名、女性患者877名[7]，甲状舌管囊肿的患病率在性别间基本相当。约有0.6%的甲状舌管囊肿患者为60岁以上[9]，仅有8例为70岁以上[10-12]。虽然很罕见，但癌症相关的甲状舌管囊肿也有报道[13]。这些作者建议切除成人患者的可疑甲状舌管囊肿的诊断，因为其有相当高的恶变率。细针抽吸活检有助于术前确诊癌变。

病例选择

对颈部中线包块可实施诊断性及治疗性手术切除。甲状舌管囊肿的手术指征如下：

- 未确诊的颈部包块；
- 影响外观；
- 包块既往有感染史；
- 可能存在恶变的甲状舌管囊肿。

初诊时，甲状舌管囊肿可能较小或非常大（图74.1）。有些患者可能存在急性感染或反复感染病史。在有些病例中，由于医生未能意识到存在甲状舌管囊肿感染，而对局部脓肿进行切开引流、包扎及抗生素治疗，继而出现感染或复发。如果患者既往接受过切开引流或者施行过非标准Sistrunk术式的不完全肿块切除，则可能有包块反复流脓的病史。

甲状舌管残留来源的癌症最初于1925年由Ashurst和White报道[14]。此后100多例类似病例被

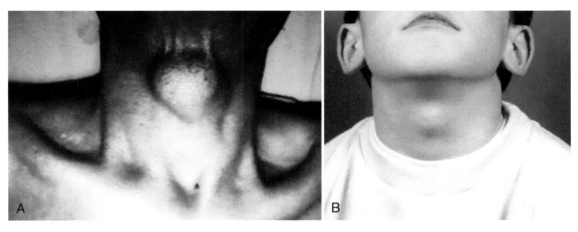

图 74.1 初诊时甲状舌管囊肿可以是大的(**A**)或者小的(**B**)。

报道[7]。Rampaul 和他的共同作者发现过去的 85 年里有文献报道的类似病例有 160 例[15]。这组患者的年龄在 6~91 岁之间,平均年龄 39.2 岁。多数患者在 30~60 岁之间。其中,女性患者较男性多。很少有这类癌症在术前被诊断出来,然而,影像学上甲状舌管囊肿内的钙化表现提示乳头状癌(图 74.2),因为这些区域的钙化是砂粒体,是乳头状癌的一种组织学

特征。第一例被报道的有砂粒体的良性甲状舌管囊肿是一个 3 岁患儿[16]。这说明甲状舌管囊肿影像学表现的钙化可能是癌变的特殊放射学标志[17]。甲状舌管囊肿癌变通常由包块切除后组织学诊断。病理学诊断包括乳头状腺癌、滤泡状腺癌、乳头状滤泡状混合性腺癌、腺癌、鳞状上皮癌[7]。

甲状舌管囊肿恶变由于十分少见(<1%),治疗上仍存在争议。一旦诊断为甲状舌管囊肿癌变需进行 ^{131}I 放射性核素扫描。如果甲状腺显示正常,则不必要行甲状腺切除术。首先使用甲状腺激素抑制促甲状腺激素,继而系统随访监测甲状腺球蛋白水平。Sistrunk 式甲状舌管囊肿切除被认为肿瘤学上适合治疗不伴有包膜外侵犯的分化型甲状腺癌、淋巴结转移或甲状腺异常。如果甲状腺腺体中发现冷结节,则需行甲状腺切除及中央区淋巴结清扫。如果发现颈转移则需行颈清扫。超声引导下细针穿刺可能在诊断甲状舌管囊肿癌变方面有效。

甲状舌管囊肿可以有一系列临床症状,如颈部包块、吞咽困难、咳嗽、梗阻感、上呼吸道梗阻。气道梗阻是甲状舌管囊肿严重但少见的并发症,可能是由于会厌前间隙受侵所致。Lübben 和同事们报道了一名 62 岁男性,因会厌前间隙的一个 5×3×2cm 两叶状包块向喉侵犯,造成进行性呼吸梗阻[18]。作者同时指出有三例甲状舌管囊肿侵犯喉的病例曾被 Slornik 等人报道过[19]。Brown 和共同作者报道了一例 37 岁患者,主诉咽痛、窒息感和静息时呼吸困难[20]。CT 提示甲状舌管囊肿侵犯喉前部填充了会厌前间隙。我们接触的患者中没有发生呼吸梗阻的情况[8]。

甲状舌管囊肿平均大小为 1~2cm,但最大可达

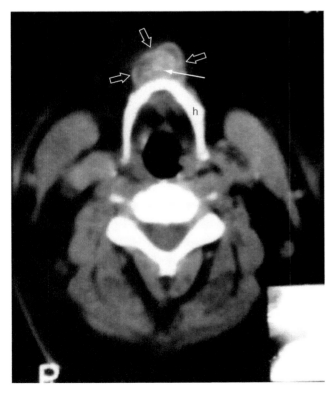

图 74.2 影像学检查甲状舌管囊肿(空心箭头)出现钙化(长箭头)提示需怀疑甲状舌管囊肿乳头状癌。

10cm。肿物除感染情况下一般无压痛、表面皮肤可移动不与包块粘连。其特征性表现为包块随着吞咽及舌头移动而移动。这是因为甲状舌管囊肿与舌骨相连。如果患者颈部中线区包块不随吞咽移动，则需考虑除甲状舌管囊肿外其他病理类型。如果包块无感染病史，那么检查者可以通过以大拇指和食指捏起包块触及延向舌骨的甲状舌管而确诊甲状舌管囊肿（图 74.3）。

术前计划

病史采集和查体对甲状舌管囊肿的诊断和治疗方案的制订有重要作用。然而还有一些辅助检查可以帮助诊断颈部中线包块：超声检查，高分辨 CT，磁共振成像，放射性核素扫描，细针抽吸活检。

放射性核素检查有助于发现有功能的甲状腺组织并将它们与无功能的异常组织区分开来。在 1/3 患者中放射性碘扫描可以定位有功能的甲状腺组织，甲状腺扫描在确认甲状舌管囊肿外存在有功能的甲状腺组织方面是十分可靠的。核素扫描并非用于诊断甲状舌管囊肿本身，而是用于避免将异位甲状腺组织误诊为甲状舌管囊肿。提倡对疑似甲状舌

管囊肿患儿术前行常规性甲状腺放射扫描，他们认为在下颈部没有正常甲状腺组织情况下，异位甲状腺表现为颈部中线区肿物的频率较高[21]。切除被误诊的异位甲状腺可能导致术后甲状腺功能减退。有文献报道误切除颈前包块后出现黏液性水肿，包块被证实为唯一有功能的甲状腺组织。Radkowski 及同事[22]报道的 8 例有异位甲状腺或甲状腺结节患者中，5 例术前病史提示既往甲状腺功能减退表现，他们认为详细的病史采集和查体可确定是否存在提示甲状腺功能减退的症状，包括疲劳、慢性便秘、生长发育延迟、过度嗜睡等，可以帮助发现异位甲状腺的患者，这些患者术后有发生黏液性水肿的风险。如果存在可疑甲状腺功能减退，建议检查甲状腺功能。任何甲状腺功能异常都应进一步行术前核素扫描以排除异位甲状腺组织。作者列出了一个颈前肿物处置方案（图 74.4）。

Ahuja 和同事们[23]提倡高分辨率超声作为理想的初筛检查，尤其对于儿童患者，因为这种方法不需接受辐射或镇静，简便易行且能为外科医生提供必要的术前资料。作者对 23 例甲状舌管囊肿患儿进行了超声检查，并得出结论：儿童甲状舌管囊肿并非单纯表现为囊肿而有多种复杂的超声表现，包括：无回声（13%），伪实性（56.5%）及异质性（30.5%）包块[23]。

CT 与 MRI 在诊断发现甲状舌管囊肿中的成功应用也被广泛报道[24,25]。King 等[26]研究了 MRI T1、T2 及 T2 脂肪抑制序列在甲状舌管囊肿患者中的应用。5 名患者接受了对比增强 MRI 扫描。他们认为，甲状

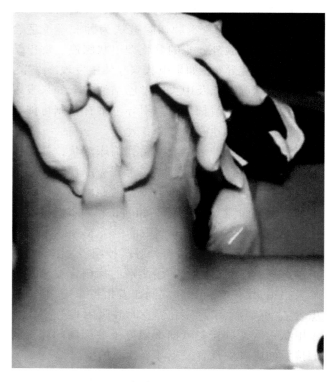

图 74.3　甲状舌管可在囊肿深部触及。

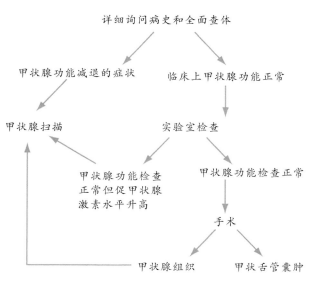

图 74.4　颈部中线包块诊疗流程。

舌管囊肿通常表现为 T1 像高信号(由于囊液中含有大量蛋白质物质)。通常可以看到延伸向舌根部的轨迹,根据其与带状肌和舌骨间关系可以明确诊断。喉内侵犯的甲状舌管囊肿在成人的发生率比既往报道的更高。

细针抽吸活检(FNAB)因其简便、廉价及低并发症发生率近年来逐渐流行[27]。FNAB 并不用于甲状舌管囊肿常规诊疗。尽管甲状舌管囊肿机乳头状癌的诊断标准已明确,FNAB 并不能术前诊断甲状舌管囊肿来源的乳头状癌。

Astl 和同事们[28]描述了他们在 3 例甲状舌管囊肿和甲状腺癌患者中的经验并回顾了相关文献。他们使用常规查体、超声检查及细针抽吸活检作为术前评估。诊断和治疗过程包括甲状舌管残体切除(Sistrunk 手术或 Schlange 手术)及全甲状腺切除术。对甲状舌管残体来源癌及伴有甲状舌管残体的甲状腺癌患者行术后放疗或放射性碘治疗。尽管这种治疗方案有待商榷,大部分患者都同意他们所建议的相对激进的而非破坏性治疗方案。

另一方面,Patal 和同事们[29]回顾了近期文献报道的 57 例可评价的甲状舌管囊肿来源的分化良好的甲状腺癌以及 5 例他们自己的病例。大部分甲状舌管囊肿恶变患者接受了 Sistrunk 手术(90%)。乳头状癌是最常见的病理类型 (92%),62 例患者中有近一半在诊断为甲状腺癌后进行了甲状腺全切。27%甲状腺切除标本中发现了恶性肿瘤。16 例患者术后进行了 ^{131}I 治疗(26%)。所报道的患者没有一例与该病相关的死亡。单因素分析显示,甲状舌管囊肿的首次手术切除范围是预测总体无病生存率的唯一因素。Sistrunk 手术结合甲状腺全切对预后并无显著影响。Sistrunk 手术对于大部分诊断为甲状舌管囊肿癌变但临床及放射学检查甲状腺正常的患者已经足够了。Sistrunk 手术的切除范围足够,其结果已非常理想,而风险组的概念应被用于识别哪些患者能从更激进的治疗方式中获益。

手术方式

1893 年,Schlange 描述了包括切除囊肿及与其相连的舌骨中间部分的手术[30]。Sistrunk 手术扩展了 Schlange 手术范围,切除包括舌根部的一部分,这种手术自 1920 年被发表以来一直是甲状舌管囊肿的标准手术方式[31]。Sistrunk 手术结果理想,复发率在

1.5%~4%之间[32]。这一手术是基于对甲状舌管囊肿胚胎学和发育解剖学的准确理解。手术切除囊肿及与之相连的舌骨体中间部分和理论上包含甲状舌管残体的部分肌肉,一直向上解剖至舌盲孔区域的发源处。Brereton 和 Symonds[32]报道了 50 例未切除舌骨或舌骨以上导管周围肌肉解剖不充分的患者,其复发率为 38%。Marianowski 等报道了一组 74 例术前诊断为甲状舌管囊肿,并行 Sistrunk 手术的患者,57 例患者组织学均确诊为甲状舌管囊肿,确诊甲状舌管囊肿病例的复发率为 15%。影响复发的 4 个独立因素包括:术前感染次数,既往手术史,年龄(<2 岁),组织学表现为多囊性病变。

术中患者取仰卧位,常规麻醉,用折叠的毯子垫肩使颈部后伸,儿童可使用毛巾。在颈上部中线主要皮纹处做横行切口以减轻瘢痕(图 74.5A)。

如果存在瘘口或囊肿既往有感染史,皮肤与之粘连,则需做椭圆形切口将瘘口或感染粘连皮肤一同切除。切口需达到脂肪及皮下组织层以下。舌骨下方的皮瓣无需过多翻起,但舌骨上方皮瓣必须翻起以切除足够多的范围。辨识并解剖带状肌,部分带状肌可能已被囊肿分开。钝性拉钩牵开带状肌,通过锐性及钝性分离将囊肿与甲状软骨及甲状舌骨膜分离,蒂向上连于舌骨(图 74.5B)。对无感染的患者,结构易辨识,便于直接切除。然而,对于既往有囊肿感染的患者,组织间隙消失,出血可能会更明显。解剖时尽量靠近中线的囊肿可以避免损伤重要结构,确保囊肿完整切除。

用挟钩抓住舌骨体,用锋利的刀片或锐利的剥离子对舌骨体表面的肌肉和软组织进行锐性分离。应尽量避免对舌骨体上方及下方的锐性分离,以免横断甲状舌管 (图 74.5C)。充分游离出舌骨体骨质后,用小而锋利的骨剪横断舌骨(图 74.5D)。用钳子向前牵拉切断的舌骨体。经口置入一个弯头拉钩(婴儿 Deaver 拉钩)使拉钩末端位于会厌谷。拉钩上端施加的压力使舌根部暴露于术区,从而达到准确解剖舌骨上肌群的目的(图 74.5E)。甲状舌管舌骨后部分与舌根部组织一起切除,其中包括舌盲孔 (图 74.5F)。如果不慎进入会厌谷,应用不可吸收性缝合线间断缝合封闭缺损。

充分冲洗术区,尤其当术中操作侵入口咽部时更要妥善冲洗。切口一侧留置一根 Hemovac 引流管,深入术腔 1cm。逐层缝合带状肌及皮下组织,皮肤用 6-0 可吸收缝线缝合,切口用无菌敷料加压包扎。

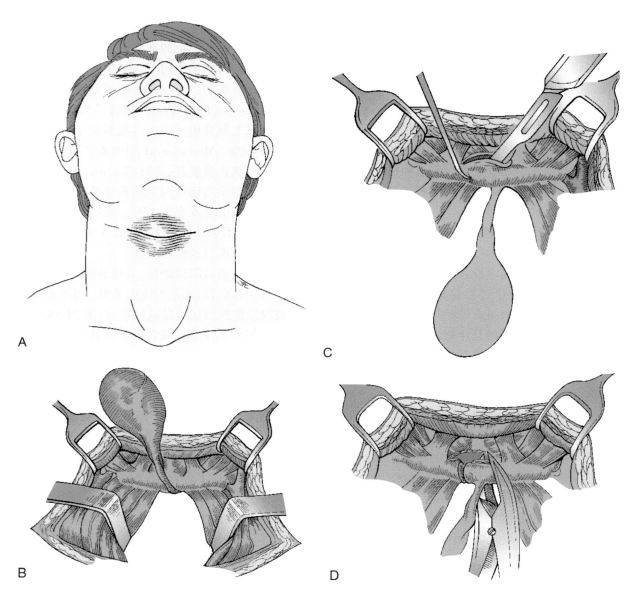

图 74.5 （A）切口位于颈部中线主要皮纹处。（B）确认囊肿,分离带状肌,囊肿蒂位于舌骨。（C）用把持钩抓住舌骨,分离出舌骨体骨质。（D）骨剪横断舌骨。（待续）

切下的标本应包括囊肿、舌骨体中间部分、从舌根部延伸的核心肌肉束包括或不包括舌盲孔区的黏膜(图 74.5G)。标本病理学检查主要为单层或呼吸柱状上皮细胞,鳞状上皮细胞是另一种重要构成细胞,20%的标本含有甲状腺组织。Waddell 和同事们[33]研究了 61 例颈部包块临床诊断为甲状舌管囊肿患者的病理。他们的研究表明,虽然大部分标本包含甲状舌管残体,仅有一半的标本被描述为真性囊肿,正常甲状腺组织在 25%甲状舌管残体中出现。作者指出,以"甲状舌管残体"来命名可能会更准确,其包含的含义更广(表 74.1)。

术后护理

在引流液少于 10mL 时拔出 Hemovac 引流管,一般在术后 24~48 小时内。患者拆除颈部敷料后可出院。除非术中进入口腔或术前有感染脓肿形成病史,甲状舌管囊肿切除术后不常规使用抗生素。若术区被囊液污染,则有使用抗生素的指征[34]。围手术期抗生素仅使用 24 小时。患者多数在术后第一天出院[34]。

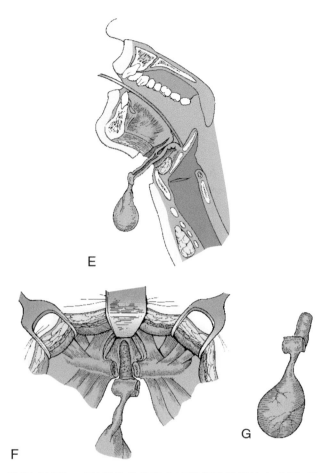

E

F

G

图 74.5（续）　(E)弯头拉钩放入口腔将舌根部拉入术区,切除甲状舌管。(F)甲状舌管舌骨后部分随部分肌肉组织一同切除,向上包括舌根部及舌盲孔区域。(G)切除的标本必须包括囊肿、舌骨体中间部分以及舌骨部肌肉。

表 74.1	每种病理类型的样本数量	
	n	%
囊肿	28	46
瘘管	24	39
纤维条索	5	8
脓腔	2	3
淋巴结	1	2
表皮样囊肿	1	2

并发症

　　并发症少见,可能出现的术后并发症包括术后血肿、积液或切口感染。血肿形成时需将患者送回手术室清除血肿,确认并妥善止血。气道梗阻尚未发现。

　　Hoffman 和 Schuster 研究了波士顿儿童医院收治的 90 例患者[5]。作者总结了切除甲状舌管囊肿的最佳时机为初次手术时。既往不完全或不成功的切除是复发的主要风险因素。这一点由研究中两组患者复发率对比可以看出。波士顿儿童医院这批 90 例甲状舌管囊肿患者中,术后复发接受根治性再次手术者复发率为 30%,而同一术者进行初次手术的患儿复发率仅为 6.2%。作者的第二个观点认为,没有确实的证据表明甲状舌管囊肿穿过舌骨体中心部分。尽管 Sistrunk 手术包括切除舌骨体是根据胚胎学证据上甲状舌管横穿舌骨,但并不一定如此。Hoffman 和 Schuster 报道的切除舌骨上软组织很重要,因为这一区域可能出现甲状舌管囊肿的副管或主干及咽部黏膜膨出的分支。他们建议广泛切除舌根部与舌骨体上方之间的核心肌肉束。他们的 90 例患者中存在解剖变异的占 7.8%。他们同时指出,对复发病例最佳治疗方案是扩大的二次切除,进一步切除

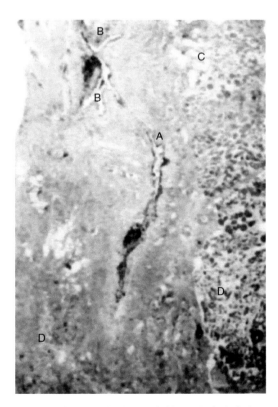

图 74.6　甲状舌管纵向切片显示主管(A)和多个支囊(B)。同时可见黏膜腺体(C)远离主管而邻近与甲状舌管一同切除的横纹肌组织 (D)。 (Reprinted with permission from Hoffman MA, Schuster SR: Thyroglossal duct remnants in infants and children: Reevaluation of histopathology and methods for resection. Ann Otol Rhinol Laryngol 97:484, 1988.)

部分舌骨或适量舌骨上软组织。Ducic 和同事们[35]指出,对于分支的甲状舌管囊肿,在切除主干部分的同时分支可能会被遗留。复发的患者中组织学常可表现为多囊性。所有复发病例均可通过扩大切除手术治愈。他们同时发现,Sistrunk 手术后的复发率与近期(6 个月)囊肿感染史有关。在 Sistrunk 手术失败的患者中舌骨水平甲状舌管囊肿分支的比例远较成功者高。

甲状舌管囊肿复发患者表现为既往手术区域皮肤复发肿胀、压痛及颜色改变(图 74.7)。有些患者可能出现皮肤瘘管及溢液。这并不一定发生于颈部中线区域,而可能在颌下或颏下等其他区域。这时需要

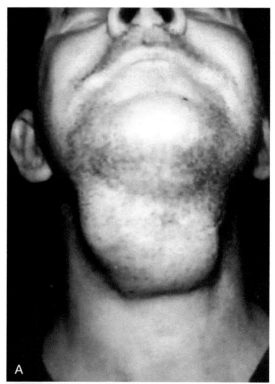

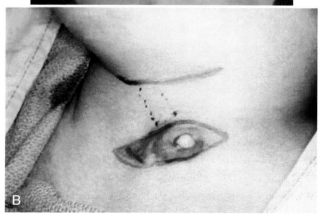

图 74.7 (A,B)甲状舌管囊肿复发。

做包括瘘口的椭圆形切口,同时应切除瘘管至舌骨区域软组织。我们的经验是,复发患者通常未切除舌骨体,在舌骨体已切除的复发病例中,需切除如前所述的核心组织包括舌根部以切除分支的管道。

精要

• 术前超声检查为明确发现甲状舌管囊肿时是否存在甲状腺提供重要信息。这一技术尤其推荐儿童中使用,可以使其免于放射暴露。

• 切除甲状舌管囊肿、舌骨中间部分已及部分舌根部(Sistrunk 手术)因其低并发症发生率和低复发率,仍是理想手术方式。

• 甲状舌管囊肿来源癌常是甲状腺切除术中的意外发现。术前扫描发现钙化提示但不能诊断癌症。

• ^{131}I 检查应在病理学诊断甲状舌管囊肿癌后进行。如果甲状腺未见明显异常则不需行进一步手术。

隐患

• 术前评估的不完善可能会导致唯一功能的甲状腺被切除。

• 没有切除舌根中段和充分切除舌根软组织,甲状舌管囊肿术后的复发率高。

• 术中进入咽腔可能导致术后感染。

• 切口如果没有设计在皮肤自然的褶皱内,瘢痕会比较明显。

• 甲状舌管囊肿会发生癌变,即使是在儿童,所以手术不应延误。

(孙敬武 何双八 译)

参考文献

1. Gupta P, Maddalozzo J: Preoperative sonography in presumed thyroglossal duct cysts. Arch Otolaryngol Head Neck Surg 127:200-202, 2001.
2. Sonnino RE, Spigland N, Laberge JM, et al: Unusual patterns of congenital neck masses in children. J Pediatr Surg 24:996-969, 1989.
3. Hatada T, Ichii S, Sagayama K, et al: Intrathyroid thyroglossal duct cyst simulating a thyroid nodule. Tumori 86:250-252, 2000.
4. Roy D, Roy PG, Malik VK, Seenu V: Intrathyroidal thyroglossal duct cyst presenting as a thyroid nodule. Int J Clin Pract 57:637-638, 2003.

5. Hoffman MA, Schuster SR: Thyroglossal duct remnants in infants and children: Reevaluation of histopathology and methods for resection. Ann Otol Rhinol Laryngol 97:483-486, 1988.

6. Marianowski R, Ait Amer JL, Morisseau-Durand M-P, et al: Risk factors for thyroglossal duct remnants after Sistrunk procedure in a pediatric population. Int J Pediatr Otorhinolaryngol 67:19-23, 2003.

7. Allard RHB: The thyroglossal duct cyst. Head Neck Surg 5:134-146, 1982.

8. Androulakis M, Johnson JT, Wagner RL: Thyroglossal duct and second branchial cleft anomalies in adults. Ear Nose Throat J 69:318-322, 1990.

9. Murphy JP, Budd DC: Thyroglossal duct cysts in the elderly. South Med J 70:1247-1248, 1977.

10. Katz AD, Hachigian M: Thyroglossal duct cysts. Am J Surg 155:741-744, 1988.

11. Sammarco GJ, McKenna J: Thyroglossal duct cysts in the elderly. Geriatrics 14:98-101, 1970.

12. Van Der Wal N, Wiener JD, Allard RHB, et al: Thyroglossal duct cysts in patients over thirty years of age. Int J Oral Maxillofac Surg 16:416-419, 1987.

13. Ducic Y: Thyroglossal duct cysts in the elderly population. Am J Otolaryngol 23:17-19, 2002.

14. Ashurst APC, White CY: Carcinoma in an aberrant thyroid at the base of the tongue. JAMA 85:1219-1220, 1925.

15. Rampaul R, Maharaj D, Naraynsingh V, et al: Papillary thyroid adenocarcinoma arising in a thyroglossal duct remnant following excision of a thyroglossal cyst: The importance of the Sistrunk procedure. Int J Clin Pract 53:316-317, 1999.

16. Ayala C, Healy GB, Robson CD, Vargas SO: Psammomatous calcification in association with a benign thyroglossal duct cyst. Arch Otolaryngol Head Neck Surg 129:241-243, 2003.

17. Glastonbury CM, Davidson HC, Haller JR, Harnsberger HR: The CT and MR imaging features of carcinoma arising in thyroglosssal duct remnants. AJNR Am J Neuroradiol 21:770-774, 2000.

18. Lübben B, Alberty J, Lang-Roth R, et al: Thyroglossal duct cyst causing intralaryngeal obstruction. Otolaryngol Head Neck Surg 125:426-427, 2001.

19. Slotnick D, Som PM, Giebfried J, Biller HF: Thyroglossal duct cysts that mimic laryngeal masses. Laryngoscope 97:742-745, 1987.

20. Brown EG, Albernaz MS, Emery MT: Thyroglossal duct cyst

21. Tunkel DE, Domenech EE: Radioisotope scanning of the thyroid gland prior to thyroglossal duct cyst excision. Arch Otolaryngol Head Neck Surg 124:597-601, 1998.

22. Radkowski D, Arnold J, Healy GB, et al: Thyroglossal duct remnants: Preoperative evaluation and management. Arch Otolaryngol Head Neck Surg 117:1378-1381, 1991.

23. Ahuja AT, King AD, Metreweli C: Sonographic evaluation of thyroglossal duct cysts in children. Clin Radiol 55:770-774, 2000.

24. Weissman JL: Nonnodal masses of the neck. In Som PM, Curtin HD (eds): Head and Neck Imaging, 3rd ed. St Louis, Mosby–Year Book, 1996, pp 794-822.

25. Harnsberger RH: Handbook of Head and Neck Imaging, 2nd ed. St Louis, Mosby–Year Book, 1995, pp 199-223.

26. King AD, Ahuja AT, Mok CO, Metreweli C: MR imaging of thyroglossal duct cysts in adults. Clin Radiol 54:304-308, 1999.

27. Yang YJ, Haghir S, Wanamaker JR, Powers CN: Diagnosis of papillary carcinoma in a thyroglossal duct cyst by fine-needle aspiration biopsy. Arch Pathol Lab Med 124:139-142, 2000.

28. Astl J, Dušková J, Kraus J, et al: Coincidence of thyroid tumor and thyroglossal duct remnants. Review of the literature and presentation of three cases. Tumori 89:314-320, 2003.

29. Patel SG, Escrig M, Shaha AR, et al: Management of well-differentiated thyroid carcinoma presenting within a thyroglossal duct cyst. J Surg Oncol 79:134-139, 2002.

30. Schlange H: Uber die Fistula colli congenital. Arch Klin Chir 46:390-392, 1893.

31. Sistrunk WE: The surgical treatment of cysts of the thyroglossal tract. Ann Surg 71:121-126, 1920.

32. Brereton RJ, Symonds E: Thyroglossal cysts in children. Br J Surg 65:507-508, 1978.

33. Waddell A, Saleh H, Robertson N, et al: Thyroglossal duct remnants. J Laryngol Otol 114:128-129, 2000.

34. Dedivitis RA, Camargo DL, Peixoto GL, et al: Thyroglossal duct: A review of 55 cases. J Am Coll Surg 194:274-277, 2002.

35. Ducic Y, Chou S, Drkulec J, et al: Recurrent thyroglossal duct cysts: A clinical and pathologic analysis. Int J Pediatr Otorhinolaryngol 44:47-50, 1998.

第 **75** 章

鳃裂囊肿与瘘管

Eugene N. Myers

鳃裂残留在成人及儿童中都常见。鳃器是在胚胎发育 4~7 周出现的暂时结构[1]。鳃裂残留大体上可以分为囊肿、窦道、瘘管。根据鳃弓的来源,这些异常可以表现为包块或窦道,出现在耳前区到锁骨上窝的颈前中线外侧及胸锁乳突肌内侧的任何位置。

了解鳃弓器的胚胎发育学,对外科医生处理腮裂残留会有所帮助[2,3]。了解鳃器的个体发育,有助于更准确地判断鳃裂囊肿的走行和重要的毗邻解剖关系。在妊娠 4~6 周,胚胎头部腹外侧出现 5 对隆起(鳃弓),每个隆起内部对应一个囊袋。在外形上,鳃弓被 4 个沟所分隔。内部囊袋由内胚层而来,外部的沟槽由外胚层而来,而鳃弓来源于中胚层。每个弓有对应的颅神经、动脉及软骨成分。在发育过程中,每个鳃弓的成分逐渐成熟,发育为分化良好的解剖结构。鳃囊闭合不全或鳃沟未闭造成了发育异常。

瘘管或引流道简化了诊断。鳃裂残留可以表现为出现在耳前到锁骨上窝之间任何地方的一个光滑、质硬、无痛性包块。这一区域包块的鉴别包括以下方面:良性感染性颈部淋巴结病变,结核分枝杆菌感染(淋巴结结核),淋巴管瘤(囊状水瘤),血管瘤,皮样囊肿,神经纤维瘤,脂肪瘤,良恶性涎腺新生物,血管畸形,动脉体瘤,转移癌。

鳃裂异常可以出现在任何年龄,性别间无明显差异。好发部位与所涉及的鳃裂有关。一篇 5 年的回顾分析包含了 71 例接受鳃裂异常手术的患者,其中发病年龄范围从出生到 16 岁(平均年龄 4.1 岁)。患有鳃裂瘘管者最早在 3 月龄时被发现。在儿童中性别分布为 1:1[4]。我们的一篇综述包含了 59 名成人患者,平均年龄为 40 岁,年龄分布为 18~83 岁,男女比例为 1:1.5[5]。

第一鳃裂畸形

第一鳃沟形成外耳道及鼓膜外侧,而第一咽囊(咽鼓管及咽隐窝)形成中耳、乳突气房、咽鼓管。第一鳃弓的中胚层衍生物包括下颌骨、锤骨头、砧骨及咀嚼肌[6]。耳前瘘管、窦道、囊肿在儿童中十分常见,这些疾病为第一鳃裂及鳃弓发育缺陷所致[7]。

第一鳃裂/鳃弓结构畸形可以被分为缺失、狭窄及重复。手术治疗外耳道发育不全、狭窄或听小骨畸形需重建声音传导机制,第 111 章会详细讲述。我们这里仅讨论对第一鳃弓畸形的外科治疗。

先天性耳前瘘管及副耳源于第一鳃弓吸收不全。在胚胎 6 周时,在第一鳃裂口周围形成 6 个小丘,由第一、二鳃弓的中胚层各形成三个[8]。第一鳃弓仅分化形成耳屏,而耳廓的其他部分由第二鳃弓分化而来。耳前瘘管通常在耳屏前或耳轮脚前[9]。

耳前瘘管通常有局部溢出病史。溢液的位置高度提示诊断(图 75.1)。手术时机取决于患者年龄和感染的发生。手术切除应在感染完全控制后进行。手术切除的指征包括反复感染和美观考虑。因为大多数窦道是无症状的,不需要治疗。

第一鳃裂异常少见,仅占鳃裂异常的 10%[10,11]。体表部分(包块、窦口)常在舌骨以上,管道穿过腮腺,与面神经形成多种解剖位置关系,可以在面神经主干的深面或表面,或在分支间走行[12]。如果有内口,通常位于外耳道或中耳,也有描述与听小骨相关的[13]。Blevins 和共同作者[14]报道了 4 例同时存在外耳道闭锁和复外耳道。三例患者存在无症状的单侧外耳道闭锁以及来源于第一鳃裂的耳前病变,还有一例

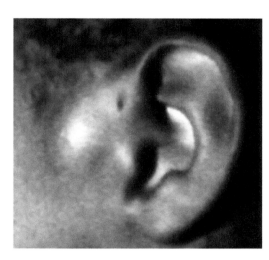

图 75.1　耳前瘘管,既往手术没有完全切除,现在表现为窦道前方脓肿。

患者表现为变异的 Treacher Collins 综合征,因溢液的耳下瘘管纳入评价。Yalcin 和同事[15]报道了一例第一鳃裂瘘管伴胆脂瘤和外耳道闭锁。

第一鳃裂残留表现为反复发作的耳前或颈部出现的感染性包块。这些包块常自发破裂成为引流窦道。由于误诊,治疗可能并不合适,从而导致复发并可能出现医源性面神经损伤。第一鳃裂异常多发于靠近腮腺的位置(图 75.2,图 75.8B)。很多被诊断为腮腺囊肿的病变可能来源于第一鳃裂。另外,无中耳活动性病变的外耳道流脓提示第一鳃裂残体感染。如果囊肿已经被切除,可能存在其他地方出现持续性溢液或反复感染。CT 在定位囊肿方面有辅助作用。Danial 和同事们[17]回顾了蒙特利尔儿童医院的

15 例患有腮腺区非恶性肿瘤患者。他们报道的这些包块中,第一鳃裂囊肿最为常见,其次为淋巴管瘤和皮样囊肿。

一些作者试图对第一鳃裂畸形进行分类。Work 提出第一鳃裂畸形可以根据胚胎学来源分类[18]。Ⅰ 型异常仅来源于外胚层,Ⅱ 型异常由外胚层和中胚层形成。一些作者修订了 Work 的分类。Belenky 和 Medina 按解剖学而非组织学分类[19]。Belenky-Medina 分类指出,Ⅰ 型异常为耳前区囊肿或窦道,窦道在面神经外侧或上面,平行且终止于外耳道但无开口;Ⅱ 型异常为囊肿、窦道或瘘管始于下颌角下方向前上走行终端位于外耳道骨部与软骨部交界处,可能与外耳道相通。Ⅱ 型异常走行于面神经外侧,部分可能通过面神经中部或分叉走行于面神经两侧。据 Belenky 和 Medina 报道,Ⅰ 型和 Ⅱ 型异常均包括外胚层及中胚层来源组织[19]。

Belmont 和 Grundfast 评价了 14 例治疗第一鳃裂异常患者的数据[20]。他们提出一个统一意见,认为部分异常源于第一鳃裂腹侧融合不全,而其他异常源于第一鳃裂背侧成管不足。患有后一种异常的患者实际上是重复的外耳道。Belmont-Grundfast 模型可能进一步解释了第一鳃裂异常的分化。然而,临床问题仍未解决。部分鳃裂异常明显存在瘘管或窦道,囊肿出现的概率是瘘管及窦道的 2 倍。

目前仍无确切方法可以在术前判断窦道或瘘管与面神经的关系。Solares 和同事们[21]报道了一组 10 例第一鳃裂异常接受手术的患者,其中 7 人的窦道在面神经的深面,2 人位于面神经的浅面,1 人位于

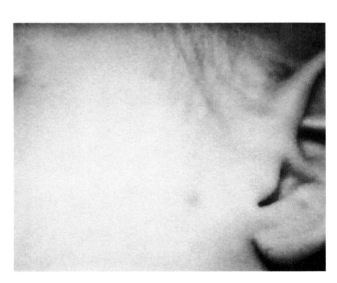

图 75.2　第一鳃裂窦道伴有持续溢液病史。

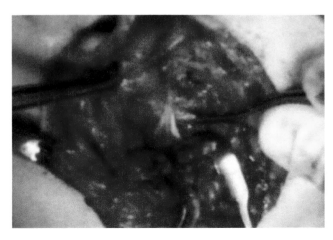

图 75.3　第一鳃裂囊肿,管道走行于面神经主干深面,与外耳道相通。

面神经分支之间。D'Souza 和同事们[22]分析了 158 例患者，发现瘘管相比窦道更多走行于面神经深面；病损开口位于外耳道者，窦道走行多在面神经浅面。因此，所有第一鳃裂异常患者在切除囊肿时都应考虑解剖面神经，只有熟悉面神经解剖的医生才能进行第一鳃裂异常切除的手术。

第二、三鳃裂异常

绝大多数(>90%)鳃裂异常源于第二鳃弓器。临床上第三鳃弓器残余少见且症状与第二鳃弓器残余相似。两者的内口及解剖结构存在差异。第二鳃弓瘘管源于扁桃体窝，走行于舌咽神经和舌下神经的上方及外侧，穿行于颈内、外动脉间，止于上颈部。第三鳃弓窦道始于梨状窝尖，穿过甲状舌骨膜，走行于舌咽神经后下方、舌下神经上方，经颈内动脉后方止于颈部。这种畸形通常与甲状腺关系密切，当感染时，可能诱发甲状腺炎。第二、三鳃裂囊肿通常都位于胸锁乳突肌前缘前中交界处。偶有第二鳃裂囊肿位于颈后三角区(图 75.4)。

我们建议在囊肿无感染时完整切除第二或三鳃裂残体。术前抗生素、高分辨率 CT、细针穿刺、吞钡食道造影、增强瘘管造影可单独或结合使用，用于对第二或第三鳃裂残体患者的术前评估。甲状腺内或周围出现的颈部脓肿提示急性化脓性甲状腺炎或第三、四鳃裂异常所致的梨状窝瘘管[23]。颈部脓肿可能是第三鳃弓囊肿的典型感染表现。感染可能通过梨状窝瘘管形成。如果不能发现并切除瘘管，脓肿可能反复发作。作者提出吞钡非对比增强 CT 技术。他们强调，这一技术并非用于诊断，而是为了更好地显示瘘管及其与周围组织关系，以帮助外科医生完整的

切除瘘管。

在复发瘘管或颈部感染病例中，增强食道造影和内镜检查可以更好地检查下咽以发现瘘管的内口。当发现梨状窝尖有瘘管内口时，可以诊断为第三鳃裂残余，应在直接喉镜下置入探针或 Fogarty 导管以便于解剖瘘管。Kim 和同事们[24]报道了使用硬化剂治疗第三、四鳃裂囊肿的成功案例，具体方法为在支撑喉镜下将三氯醋酸注入瘘管中，目前尚未出现严重并发症。

组织学分析鳃裂残体显示第一和二/三鳃裂残体存在区别。第一鳃裂囊肿包含外胚层和中胚层分化来的组织，囊肿壁由角化的复层扁平上皮组成并包含有肾上腺素组织(涎腺、汗腺、毛囊等)。中胚层来源的组织如软骨等也可能在囊肿中找到。第二鳃裂囊肿壁排列为复层扁平上皮，其中淋巴细胞聚集，通常包括有生发中心(图 75.5)。既往切除史可能导致发现巨细胞异物反应、胆固醇结晶及慢性炎症纤维化。

病例选择

切除耳前、耳后或颈侧包块可作为诊断性手术，也可以是治疗性手术。切除疑似鳃裂残体的指征包括反复感染症状、美观要求、近期明显增大、组织学检查取材。耳前瘘管仅在反复感染时才需要切除，因为大部分情况下这种瘘管是无症状的。初诊鳃裂囊肿的大小和位置表现多样(图 75.4,图 75.6)。许多患者有与上呼吸道或鼻窦鼻腔感染相关的颈部包块增大病史。有些患者因抗生素治疗、切开引流效果欠佳就诊。适当治疗后完整切除囊肿及瘘管以避免复发。对于有的患者手术比较困难，如近期感染发作或者

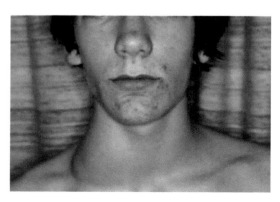

图 75.4　15 岁患儿,颈后三角区不典型表现的第二鳃裂囊肿。

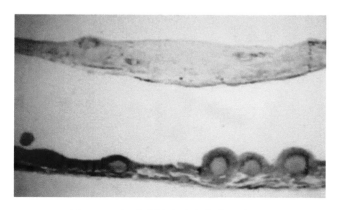

图 75.5　鳃裂囊肿囊壁内的淋巴滤泡。

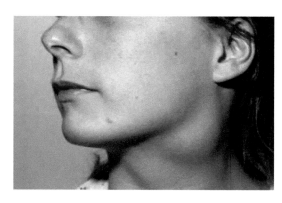

图 75.6　颈前三角 Ⅱ 型鳃裂囊肿典型表现。

因既往感染未能彻底手术而残留带上皮的鳃裂残体者。

鳃源性癌或者说鳃裂残体原发癌的概念仍存在争议。我们研究中的 56 例接受鳃裂残体切除术的成人患者中并未发现癌。

颈部转移性淋巴结囊性变常被误认为是第二鳃裂脓肿。Thompson 和 Heffner[26]研究了 136 例鳞状细胞癌颈部转移淋巴结囊性变的病理,64%原发于腭扁桃体或舌根。许多位于扁桃体的原发灶不易被发现,因为这些原发灶可能较小或位于扁桃体窝深处。对于这些病例的准确诊断有赖于细针穿刺活检、直接喉镜、扁桃体切除术,而非扁桃体随机活检。

Singh 和同事[25]综述了鳃源性癌的相关争议、该病的诊断标准,并提出了 2 例符合诊断标准的病例。然而在我们批判地看这篇文章时,发现治疗时并未行扁桃体切除术,因此,无法排除转移癌的可能。我们认为,在颈部外侧表现为囊性包块的转移性鳞状细胞癌,其原发灶多位于舌根或扁桃体,而非原发性

鳃裂源性癌。患者的术前评估要求详尽的头颈部检查,以避免落入切除颈部鳃裂囊肿而发现实为鳞状细胞癌的尴尬[27]。

囊肿与深部组织的联系、来源部位和大小决定了相应症状的程度。瘘管或窦道可能存在间歇性的溢液,如第一鳃裂异常可以从外耳道到胸锁乳突肌前缘表现为瘘口或皮肤溢液。大多数患者表现为颈前三角质硬、无痛性包块,可以出现在耳前到锁骨上窝区域的任何部位。大的囊肿可能引起吞咽困难、呼吸困难、喘鸣。感染可能造成包块体积增大、剧痛、脓肿形成并发生破溃或呼吸道梗阻。

术前准备

鳃裂残体通常可通过病史和体格检查进行诊断。仔细询问病史一般可以发现颈部包块大小和局部症状存在波动性。上呼吸道感染诱发囊壁淋巴细胞聚集可能是疼痛、红肿的形成机制。

Tsai 和同事们[28]最近报道一例产前诊断鳃裂囊肿的病例。由于这个囊肿可能在分娩过程中造成了呼吸道梗阻,建议早期手术切除。三维超声检查在产前发现了包块,这一技术以往未曾报道过。产后 3 天发现气管偏移,术中切除一个 3cm 大小包块。

成人颈部外侧包块一定要询问头颈部鳞状细胞癌的相关风险因素(如抽烟、饮酒)。对于这类患者需详细检查上呼吸消化道包括鼻咽部以明确可能存在的黏膜病变。转移鳞状细胞癌通常源于扁桃体,在成人可能表现类似于鳃裂囊肿,因此需要在不切除转移癌的情况下详细检查[29]。

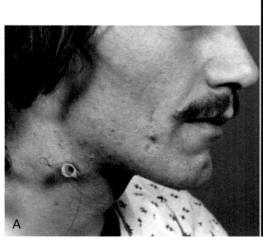
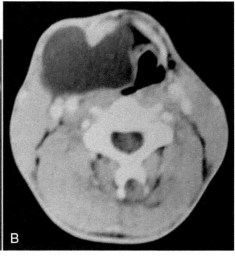

图 75.7　(A)第二鳃裂囊肿感染局部切口引流并留置 Penrose 引流。(B)图 A 中患者的 CT 扫描。

颈部先天性病变并非颈深部感染最常见原因，但临床表现与其他颈深部感染相同[30]。作者指出当感染的根本原因是先天病变时，复发会更常见。复发多数由于最初对潜在的病理认识不足所致。这篇文章的主要价值在于作者强调初期评价时进行 CT 扫描可以早期为真正的潜在病变提供证据，这些信息可以指导对病例的处理。

高分辨 CT 可能有助于判断包块大小、深度、精确位置及周围结构的准确定位，尤其是面神经。PET 或 PET-CT 扫描是一项重要的诊断性研究手段。在成人患者颈部囊性转移性淋巴结和第二鳃弓囊肿鉴别起决定性作用。

如果进行了细针穿刺活检术，活检发现上皮细胞或在囊液中发现上皮碎片可以明确诊断为鳃裂囊肿。然而，完全抽出囊内容物可能会增加手术切除的难度，导致并发症的发生。超声成像因为囊肿的典型自然特征有助于诊断。超声形态学上发现通常表现为圆形包块伴有特征性低回声，内部无分隔，无回声增强和放大[31,32]。

手术切除急性感染的鳃裂囊肿时，由于组织水肿和局部炎症导致组织间隙不清，操作技术上比较困难。细针穿刺感染组织可以检查药敏。在更为严重的病例中，术前患者接受 7 天的大剂量敏感抗生素静脉治疗和 4 周的口服抗生素治疗。这一治疗方案可以避免切开引流，但可能使接下来的手术切除变得更为复杂。这些颈部包块可以长得很大，导致颈部不对称，呼吸困难，吞咽或发音困难。

手术方式

所有鳃裂残体手术的基本原则是完整切除囊肿、窦道和所有瘢痕组织，因为其中可能包含有上皮残余。第一鳃沟残体切除的主要问题在于辨认并保留面神经（图 75.8）。

耳前瘘管、囊肿

切除耳前囊肿、瘘管通常在患者全麻仰卧位下进行，在成人可以静脉诱导下局麻下完成该操作。尽可能在耳前皮肤皱褶处做垂直的椭圆形切口（图 75.9）。如果存在既往手术瘢痕，应一同切除。

切除应沿着耳轮软骨进行，如果存在以往的手术瘢痕，周围的软骨应一并切除。切除全部瘘管及囊肿，应深达颞肌筋膜以保证完全切除。

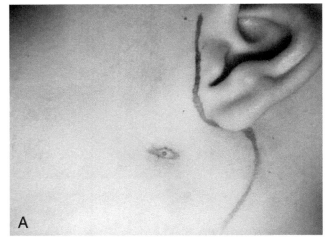
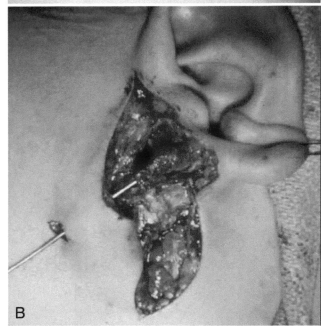

图 75.8　第一鳃沟残留的两岁患儿。(A)窦口周围皮肤切口。(B)分离保留面神经位于外耳道软骨部后方。

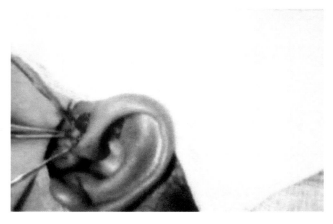

图 75.9　耳前皮纹处纵向椭圆形切口。分离向深部沿耳廓软骨向下至颞肌，然后切除囊肿，一期缝合切口。

损伤面神经的风险制约了切除操作，并导致切除不全从而引起复发。面神经主干的体表标志为耳屏，所以切除部分距离面神经尚有一定距离。

第一鳃弓残留

第一鳃弓残留切除术时患者全麻取仰卧位。应告知麻醉医生避免肌松药物的使用。具有手术史或感染史的患者术中应使用神经电生理监测。应先行腮腺腺叶切除术以预先暴露保护面神经，切口始于耳屏前皮纹，向下绕耳垂向后绕下颌角，再向前止于下颌骨体以下 2cm 处。如果囊肿或窦道既往有切开史，病损可能与表面皮肤粘连。做椭圆切口，将瘘口或既往手术瘢痕处皮肤一并包含在内并切除（图75.10A）。颈阔肌浅面掀翻皮瓣至腮腺前缘前方，在下方，胸锁乳突肌前缘、乳突尖、二腹肌后腹需显露，辨识并离断耳大神经。在部分病例中，耳大神经可能可以保留。

自胸锁乳突肌表面游离腮腺尾端翻向乳突尖，解剖腮腺与外耳道间无血管层，在胸锁乳突肌乳突附着处深面显露二腹肌后腹，解剖外耳道软骨部（软骨指示点）。面神经沿鼓乳缝经茎乳孔穿出颞骨，茎乳孔位于茎突外侧、乳突内侧。面神经主干位于外耳道软骨指示点深面 10mm，前/下 6~8mm 处。依据第一鳃裂残体的位置和走行，可能需要切除部分腮腺。

确认面神经主干后，向前解剖至分叉处。这时注意力转移到解剖囊肿或窦道的末端。通过锐性分离，将整个管道及其周围的部分正常组织游离出来。此时面神经与残体间的关系可以明确。既往感染破溃使得这一区域的解剖变得困难并增大了面神经损失的潜在风险。在这类病例中，应使用神经电生理监测。使用泪道探针和牵开器可以在解剖时辅助确认第一鳃裂瘘管。神经在充分游离后通常可以被移动或牵拉，这样可以更好地暴露并切除瘘管（图 75.10B）。当瘘管深至面神经主干时通常会遇到这种情况。

瘘管解剖至外耳道附近。术中可能需切除部分外耳道软骨以完整切除窦道（图 75.10C）。如果切除了外耳道软骨和皮肤，需二期行修补。如果瘘管在鼓环中间并侵犯鼓膜，则要行鼓室成形术。切口分两层缝合，留置 1/8 英寸闭式吸引。深部组织用 4-0 或 3-0 线缝合，皮肤用 6-0 肠线缝合，表面无菌敷贴加固。

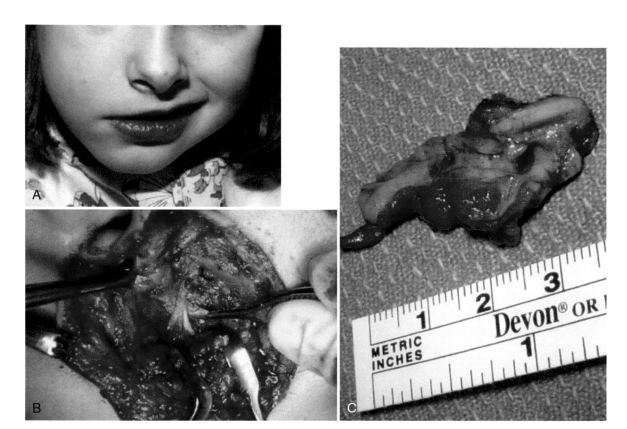

图 75.10 （A）复发第一鳃弓囊肿患者。既往切开引流耳后脓肿时造成面神经损失。（B）面神经必须辨认清楚，这样当瘘管在面神经深面时可以切除瘘管。（C）包含有鳃裂囊肿和外耳道的大体标本。

Isaacson 和 Martin[33]描述了一种改良术式,使用的切口更小。面神经主干和分支通过电生理方法确认而不是进行传统的腮腺浅叶切除术。

第二鳃裂残余和第三鳃裂残余

第二、三鳃裂残余切除需在全麻神经监护下进行,术中避免使用肌松剂。患者取平卧位,颈部过伸并偏向一侧以暴露颈部包块。切口线应在过伸转向前画好,以避免错位。在囊肿附近皮纹处做皮肤切口(图 75.11)。如果存在窦口和既往手术瘢痕,应包含在切口中,随病损一并切除。切开皮肤、皮下组织和颈阔肌层。皮瓣分别向上、下翻起以保护面神经下颌缘支。结扎颈外静脉,确认并游离耳大神经。

从胸锁乳突肌的颈深筋膜浅层表面锐性及钝性分离囊肿(图 75.12)。将胸锁乳突肌拉向后方,暴露并保留副神经。牵拉囊肿时应轻柔,避免使囊肿破裂污染术区。

用剪刀锐性解离囊肿的附属筋膜和后内侧的粘连组织。用血管钳或 Kitner 海绵(小花生)从囊肿深面的颈动脉鞘和舌下神经上钝性分离囊肿(图 75.13)。当囊肿体积过大、张力过大并挡住下方颈鞘结构时,可以用细针或穿刺针对囊肿做部分减压。

游离好囊肿下部后,向上沿管道走行分离。管道在舌下神经上方向上延伸,解剖过程中可能会出现

舌静脉丛出血。此处需精细操作,钳夹失误可能导致这一层次中的舌下神经或喉上神经损伤。沿管道走行向上分离,管道走行于颈内外动脉之间,可能在颈内动脉前方(第二鳃弓)或后方(第三鳃弓)(图 75.13)并向深部经过二腹肌后腹进入咽部。如果没有发现内口,管道可在此处经外部结扎切除。Talaat 描述了经颈部暴露经口切除完整第二鳃裂瘘管的"抽拉"技术[34]。

有时,病损仅为窦道而非囊肿。窦道可能很长,下颈部切口可能无法完全暴露并切除病损。这种情

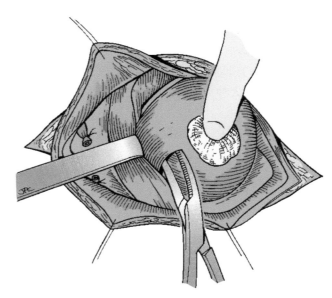

图 75.12　囊肿从颈筋膜上分离下来,胸锁乳突肌被拉向后方。

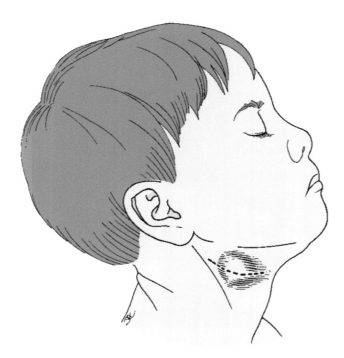

图 75.11　切口位于皮纹处。

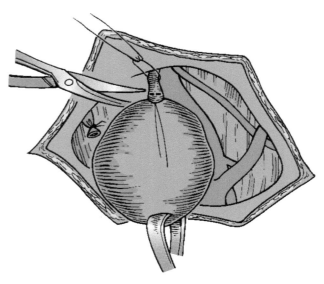

图 75.13　从颈鞘分离囊肿并分离瘘管至扁桃体。

况下，我们认为必须在上颈部沿舌骨水平皮纹做第二切口。上切口可以更好地解剖窦道向上延伸的部分，一旦从上方切断瘘管，可从下切口完整抽出病变组织。这种阶梯术可以充分暴露鳃裂残体而无需过度牵拉皮瓣(图 75.14)。

当患者有颈部反复发作脓肿病史时，特别是既往有此处手术史时，应考虑到第三鳃弓残余伴梨状窝瘘管。梨状窝瘘管可以与第三、四鳃弓相关，其鉴别仅可通过手术探查判定[35]。Huang 和同事们[36]描述了一例 5 岁患儿患有第三鳃裂囊肿感染发展为咽后脓肿。大剂量抗生素及切开引流效果均不佳后，医生怀疑存在梨状窝瘘管，直接喉镜检查后证实了医生的怀疑。这一罕见的第三鳃裂残余相关咽后脓肿以往仅被报道过两次。梨状窝瘘管的诊断依靠吞钡，CT 扫描和直达喉镜检查。内镜下在窦道内植入 Fogarty 静脉套管针可以在术中辅助定位瘘管 (图 75.15)[37,38]。

完全切除病变的必要性已无需强调。大部分第三鳃弓残余的患者有颈部反复脓肿形成和多次根治手术病史。复发通常是由于未能辨识并恰当切除与梨状窝相通的瘘管。瘢痕和筋膜间隙消失也是影响手术的重要因素。当根治性切除第三鳃弓囊肿时，必须确认并保护喉返神经以避免声带麻痹。有时需行甲状腺腺叶切除术以保护喉返神经并完整切除囊肿，尤其是既往有感染或手术病史时。应尽量保护甲状旁腺。在确认喉返神经后，切除瘘管，瘘口在梨状窝处行荷包缝合并翻折以避免复发[35,38]。

如果术区与咽腔相通，需用抗生素妥善冲洗术区并静脉应用敏感抗生素。单独造孔向术区留置一根 Hamovac 负压引流管，逐层缝合切口。颈阔肌层用 3-0 肠线行间断内翻缝合，皮肤以 6-0 快速吸收缝线缝合。切口表面用无菌敷贴加固后敷料加压包扎。

Edmonds 和同事们[39]的结论是，完整切除囊肿、管道及瘘管是避免复发的必要条件。对疑似鳃裂异常者应术前行直接喉镜检查梨状窝。在根治术时，尤其在复发病例，应在经外侧颈部径路手术同时结合内镜照明梨状窝窦道。

Cote 和 Gianoli[40]在阐述第四鳃弓残体方面做了勇敢尝试。他们描述了一例第四鳃弓残余，向胸部走行，在左侧绕行主动脉深面，在右侧绕行锁骨下动脉深面，然后折返至舌下神经浅面走行，然后下降在下颈部形成外口。但他们的文章中存在两点问题值得商榷。第一，他们的图片中并未真正显示他们所描述

的瘘管穿行方式。第二，他们没有提出治疗方案，看上去似乎需要结合颈部入路并打开纵隔和胸腔方能完全切除这一病变。

Jordan 和同事[41]报道了内镜下梨状窝瘘管灼烧术以治疗第四鳃裂窦道。他们用这一技术成功地治疗了 7 例患者从而避免了开放式手术。他们指出了第三、四鳃裂异常的区别以及胚胎学的理论基础。

术后处理

闭式负压引流在持续引流少于 10mL/天时可以拔出，通常是在术后的第一个 48 小时内。加压包扎敷料在出院前去除。无菌敷贴保留在位，1 周后第一次复查时去除。

并发症

切口并发症少见，但可能包括血肿、积液和感染。恰当的负压引流使皮瓣贴合并消除死腔可以避免血清或液体积聚。血肿是技术原因造成的，通常需要返回手术室重新探查切口，消除血肿并彻底止血。

第一鳃裂残体相关的并发症包括血肿、感染、一过性面瘫，面神经损伤和复发。应尽可能在第一次手术时完整切除囊肿，因为这一区域再次手术的潜在风险很高。精细手术操作、正确辨识面神经以及妥善止血可以避免不良事件的发生。

第二、三鳃裂囊肿与颈鞘以及第 9、10、11、12 组颅神经关系密切。既往感染或手术引起的纤维化可以使囊肿与这些组织粘连，从而增大解剖难度，增加损失风险。术中未能发现病变突入咽腔可以导致切口感染和复发瘘管形成。

精要

- 鳃裂系统精细的胚胎学知识是成功处理这类疾病的基础。
- CT 扫描和超声成像的应用增加了诊断和治疗的准确性。
- 对有反复颈部感染病史的患者，尤其是左颈部感染的，应行直接喉镜、吞钡食道造影和 CT 扫描检查，这些检查有助于诊断第三鳃裂残余伴梨状窝瘘管。
- 耳前区反复感染，尤其在儿童，伴有鼓膜完整

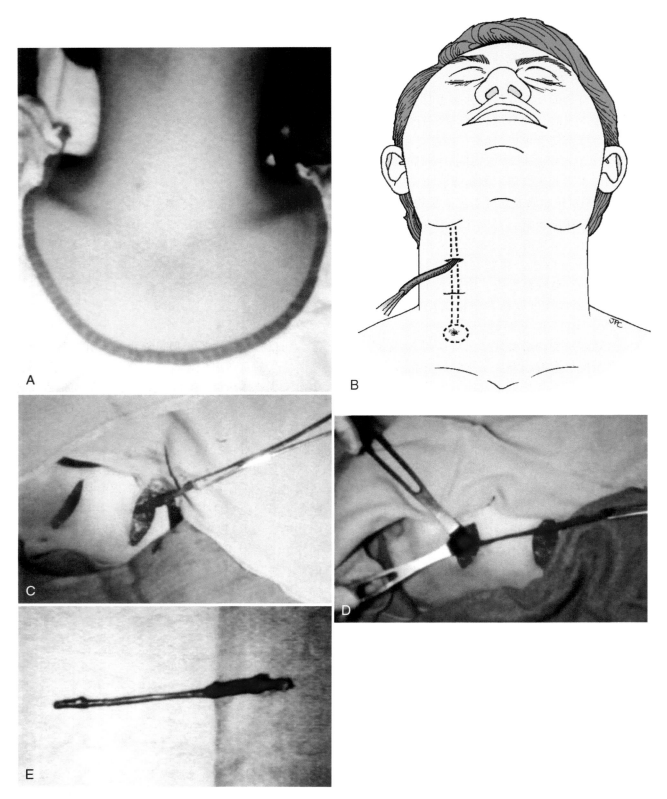

图 75.14　(A) 15 岁患儿自幼右侧颈部引流性窦道。(B–D) 台阶切口在切除颈部下方鳃裂窦道时是必要的。(E) 包括完整窦道以及含瘘口的颈部椭圆形皮肤的标本。

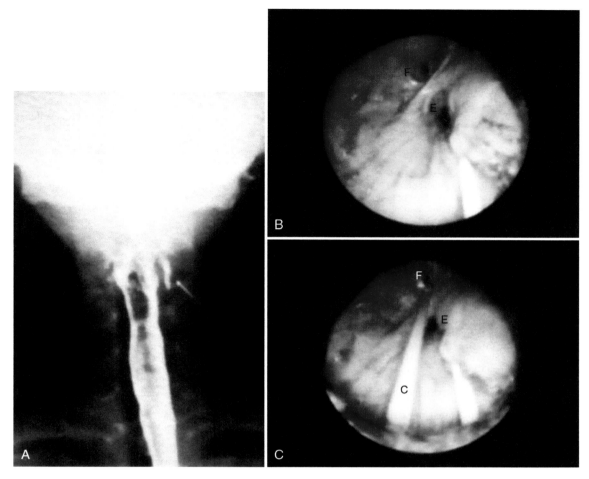

图 75.15　(A)食道吞钡造影显示梨状窝瘘管(箭头)。(B)喉镜检查确认瘘管。E:食道。F:梨状窝瘘管。(C)通过喉镜,在梨状窝瘘管(F)中放入 Fogarty 套管针以便于切除瘘管。C:Fogarty 套管针。

的外耳道溢液提示第一鳃弓畸形。

· CT 扫描、术中面神经监测和腮腺手术经验是处理第一鳃弓囊肿的必要条件。

· 可以用 CT、PET 和细针穿刺活检等检查来鉴别第二鳃弓畸形和颈部淋巴结囊性转移。

(孙敬武　罗静　译)

隐患

· 对于腮裂系统胚胎学的理解不足,可导致对于本病的误诊误治。

· 没有进行 CT 和超声检查会延误本病的准确诊断和定位。

· 没有腮腺手术经验的外科医生进行第一鳃弓畸形的切除手术,会有面神经损伤的危险。

· 既往有过感染或手术过得第一鳃弓畸形属于困难手术病例,面神经电生理监测可以避免头颈部许多结构的损伤。

参考文献

1. Stulner C, Chambers PA, Telfer MR, Corrigan AM: Management of first branchial cleft anomalies: Report of two cases. Br J Oral Maxillofac Surg 39:30-33, 2001.
2. Chandler JR, Mitchell B: Branchial cleft cysts, sinuses, and fistulas. Otolaryngol Clin North Am 14:175-186, 1981.
3. Rood SR, Johnson JT, Lipman SP, Myers EN: Diagnosis and Management of Congenital Head and Neck Masses. Self-Instruction Package. Alexandria, VA, American Academy of Otolaryngology—Head and Neck Surgery, 1981.
4. Kenealy JF, Torsiglieri AJ, Tom LWC: Branchial cleft anomalies: A five-year review. Trans Pa Acad Ophthalmol Otolaryngol 42:1022-1025, 1990.
5. Androulakis M, Johnson JT, Wagner RL: Thyroglossal duct and second branchial cleft anomalies in adults. Ear Nose Throat J 69:318-322, 1990.

6. Karmody CS: Developmental anomalies of the neck. In Bluestone CD, Stool SE (eds): Pediatric Otolaryngology. Philadelphia, WB Saunders, 1990, pp 1303-1316.
7. Nofsinger YC, Tom LWC, LaRossa D, et al: Periauricular cysts and sinuses. Laryngoscope 107:883-887, 1997.
8. Moore K: The Developing Human. The Clinically Oriented Embryology. Philadelphia, WB Saunders, 1988, pp 170-184.
9. Wood-Jones F, I-Chuan W: The development of the external ear. J Anat 68:525-533, 1934.
10. Olsen KD, Maragos NE, Weiland LH: First branchial cleft anomalies. Laryngoscope 90:423-436, 1980.
11. Ford GR, Balakrishnan A, Evans JNG, Bailey CM: Branchial cleft and pouch anomalies. J Laryngol Otol 106:137-143, 1992.
12. May M, D'Angelo AJ: The facial nerve and the branchial cleft: Surgical challenge. Laryngoscope 99:564-565, 1989.
13. Tom LCW, Kenealy JFX, Torsiglieri AJ: First branchial cleft anomalies involving the tympanic membrane and middle ear. Otolaryngol Head Neck Surg 105:473-477, 1991.
14. Blevins NH, Byahatti SV, Karmody CS: External auditory canal duplication anomalies associated with congenital aural atresia. J Laryngol Otol 117:32-38, 2003.
15. Yalçin S, Karlidag T, Kaygusuz I, Demirbag E: First branchial cleft sinus presenting with cholesteatoma and external auditory canal atresia. Int J Pediatr Otorhinolaryngol 67:811-814, 2003.
16. Triglia JM, Nicollas R, Ducroz V, et al: First branchial cleft anomalies. A study of 39 cases and a review of the literature. Arch Otolaryngol Head Neck Surg 124:291-293, 1998.
17. Daniel SJ, Al-Sebeih K, Al-Ghamdi SA, Manoukian JJ: Surgical management of nonmalignant parotid masses in the pediatric population: The Montreal Children's Hospital experience. J Otolaryngol 32:51-54, 2003.
18. Work WP: Newer concepts of first branchial cleft anomalies. Laryngoscope 82:1581-1593, 1972.
19. Belenky WM, Medina JE: First branchial cleft cyst anomalies. Laryngoscope 90:28-39, 1980.
20. Belmont JR, Grundfast KM: First branchial cleft anomalies. A unifying concept. Paper presented at the Eastern Section Meeting of the Triological Society, January 29, 1988, New York.
21. Solares A, Chan J, Koltai PJ: Anatomical variations of the facial nerve in first branchial cleft anomalies. Arch Otolaryngol Head Neck Surg 129:351-355, 2003.
22. D'Souza AR, Uppal HS, De R, Zeitoun H: Updating concepts of first branchial cleft defects: A literature review. Int J Pediatr Otorhinolaryngol 62:103-109, 2002.
23. Stone ME, Thompson Link D, Egelhoff JC, Myer CM III: A new role for computed tomography in the diagnosis and treatment of pyriform sinus fistula. Am J Otolaryngol 21:323-325, 2000.
24. Kim KH, Sung MW, Roh JL, Han MH: Sclerotherapy for congenital lesions in the head and neck. Otolaryngol Head Neck Surg 131:307-316, 2004.
25. Singh B, Balwally An, Sundaram K, et al: Branchial cleft cyst carcinoma: Myth or reality? Ann Otol Rhinol Laryngol 107:519-524, 1998.
26. Thompson LDR, Heffner DK: The clinical importance of cystic squamous cell carcinomas in the neck. A study of 136 cases. Cancer 82:944-956, 1998.
27. Gourin CG, Johnson JT: Incidence of unsuspected metastases in lateral cervical cysts. Laryngoscope 110:1637-1641, 2000.
28. Tsai PY, Chang CH, Chang FM: Prenatal imaging of the fetal branchial cleft cyst by three-dimensional ultrasound. Prenat Diagn 23:599-610, 2003.
29. Briggs RD, Pou AM, Schnadig VJ: Cystic metastasis versus branchial cleft carcinoma: A diagnostic challenge. Laryngoscope 112:1010-1014, 2002.
30. Nusbaum AO, Som PM, Rothschild MA, Shugar JMA: Recurrence of a deep neck infection. Arch Otolaryngol Head Neck Surg 125:1379-1382, 1999.
31. Reynolds JH, Wolinski AP: Sonographic appearance of branchial cysts. Clin Radiol 48:109-110, 1993.
32. Warren MJ, Spencer K, Nayagam M: Sonographic appearance of branchial cysts. Clin Radiol 49:359-360, 1994.
33. Isaacson G, Martin WH: First branchial cleft cyst excision with electrophysiological facial nerve localization. Arch Otolaryngol Head Neck Surg 126:513-516, 2000.
34. Talaat M: Pull-through branchial fistulectomy: A technique for the otolaryngologist. Laryngoscope 101:501-502, 1992.
35. Rosenfeld RM, Biller HF: Fourth branchial pouch sinus: Diagnosis and treatment. Otolaryngol Head Neck Surg 105:44-50, 1991.
36. Huang RY, Damrose EJ, Alavi S, et al: Third branchial cleft anomaly presenting as a retropharyngeal abscess. Int J Pediatr Otorhinolaryngol 54:167-172, 2000.
37. Liu KKW, van Hasselt A: Pyriform sinus fistula—the role of endoscopy in its management. Otolaryngol Head Neck Surg 108:373-379, 1993.
38. Godin MS, Kearns DB, Pransky SM, et al: Fourth branchial pouch sinus: Principles of diagnosis and management. Laryngoscope 100:174-178, 1990.
39. Edmonds JL, Girod DA, Woodroof JM, Bruegger DE: Third branchial anomalies. Avoiding recurrences. Arch Otolaryngol Head Neck Surg 123:438-441, 1997.
40. Cote DN, Gianoli GJ: Fourth branchial cleft cysts. Otolaryngol Head Neck Surg 114:95-97, 1996.
41. Jordan JA, Graves JE, Manning SC, et al: Endoscopic cauterization for treatment of fourth branchial cleft sinuses. Arch Otolaryngol Head Neck Surg 124:1021-1024, 1998.

第 **76** 章

咽旁间隙肿瘤的处理

Eugene N. Myers, Jonas T. Johnson

咽旁间隙 (PPS) 肿瘤的治疗是临床上一项具有挑战性的工作。由于 PPS 解剖结构复杂,内部组织成分多样,所以 PPS 内的肿瘤类别也相对多样。这也对临床外科操作提出了挑战。由于近年来 CT 扫描的广泛应用使我们对 PPS 的解剖结构有了深入了解,所以现在 PPS 的手术是本专业比较活跃的区域[1]。因为只有当影像检测的技术变得可靠时,PPS 的手术才能安全进行。

解剖

PPS 常被形容为一个底在颅底而尖部朝向舌骨

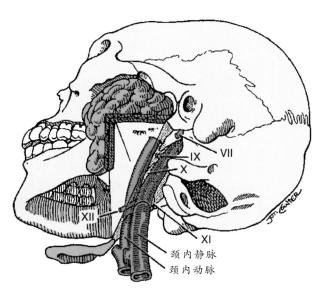

图 76.1　咽旁间隙图解。(Reprinted with permission from Carrau RL, Myers EN, Johnson JT: Management of tumors arising in the parapharyngeal space. Laryngoscope 100:583–589, 1990.)

的倒三棱锥形结构(图 76.1)。外界为下颌骨,内界为颊咽筋膜和咽缩肌。由于 PPS 的两侧都为骨性结构,所以其内发生的肿瘤只能向咽侧的软组织方向生长,表现为推挤咽侧壁及扁桃体的咽部黏膜下包块。

随着影像技术的发展,我们现在以茎突及其附着结构如茎突舌骨肌及茎突咽肌为界,将 PPS 分为茎突前间隙和茎突后间隙(图 76.2)。如此分类对 PPS 肿瘤的鉴别诊断及治疗提供了非常有用的信息。

茎突前间隙包括腮腺深叶、翼肌、脂肪及淋巴等组织;茎突后间隙则包含颈动脉鞘及其内的颈内静脉、颈内动脉,第Ⅸ~Ⅻ脑神经、颈交感链,颈深淋巴结及脂肪等诸多重要组织结构。

通过分析术前影像及结合病史体征,临床医生可在术前比较准确地判断 PPS 的肿瘤性质[1]。来自茎突前间隙的肿瘤大部分为涎腺来源,最常见的为来自腮腺深叶的多形性腺瘤经过茎突下颌管到达茎突前间隙(图 76.3)。精细的 CT 扫描清晰地显示了腮腺深叶的肿瘤通过茎突下颌管向内侧侵犯,替代了咽旁间隙的正常组织。也有少数涎腺肿瘤原发于茎突

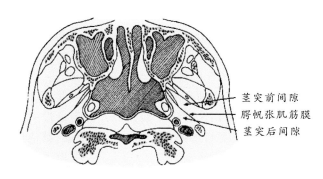

图 76.2　腭帆张肌筋膜将咽旁间隙分为茎突前和茎突后两部分。

579

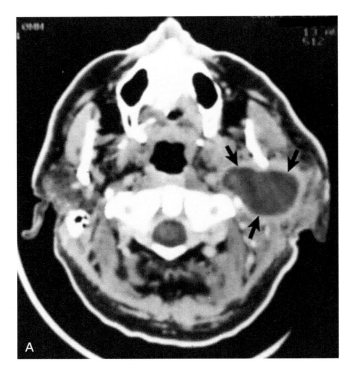

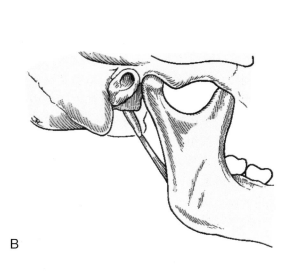

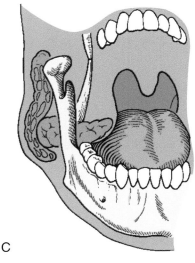

图 76.3 (A)轴位 CT 扫描显示一来源于腮腺深叶的多形性腺瘤通过茎突下颌管进入咽旁间隙（箭头）。(B)茎突、茎突下颌韧带及下颌骨之间的关系。(C)图解显示一来源于腮腺深叶的多形性腺瘤通过茎突下颌管进入茎突前间隙间隙。

前咽旁间隙（图 76.4）。

　　茎突后间隙的肿瘤基本都是神经源性的。最常见的为副神经节瘤（PGL），包括颈动脉体瘤和颈静脉球体瘤。迷走神经及颈交感干的神经鞘膜瘤也常发生于此[2]。最近 PPS 的神经节瘤也被报道过[3]。

　　还有很多其他种类的原发肿瘤也可发生于 PPS（图 76.1）。尽管 PPS 肿瘤类型大部分都为良性（图 76.5），但也不乏恶性肿瘤（表 76.2）。据报道，其他部位的恶性肿瘤可转移至 PPS。Aygenc 等报道了两例甲状腺乳头状癌转移至 PPS[4]。作者认为其转移的途径是经过了旁边的咽后淋巴结再进入 PPS。此与

Rouvier 的观点相一致。

　　Chiesa 和 De Paoli 报道了鼻咽癌转移至 PPS 的病例[5]。Umeda 等报道了上颌骨鳞状细胞癌转移至 PPS[6]。Raut 等报道了一例在原发灶出现 15 年后转移至 PPS 的病例[7]。

病例选择

　　PPS 肿瘤的表现多种多样，取决于其所在的部位及病理类型。

　　茎突前间隙的肿瘤最常表现为无明显变化的口

表 76.1	切除的咽旁间隙肿瘤的病理类型
病理类型	例数
副神经节瘤	69
多形性腺瘤	32
鳞状细胞癌	10
神经鞘瘤	7
涎腺导管癌	3
肉瘤	3
施万细胞瘤	3
腺癌	2
腺样囊性癌	2
多形性腺瘤癌变	2
脂肪瘤	2
淋巴管瘤	2
淋巴瘤	2
脑膜瘤	2
血管瘤	1
血管外皮细胞瘤	1
平滑肌肉瘤	1
脂肪肉瘤	1
淋巴上皮癌	1
黏液表皮样癌	1
肌上皮瘤	1
神经纤维瘤	1
嗜酸细胞乳头状囊腺瘤	1
甲状腺癌	1
Warthin 瘤	1

From the Department of Otolaryngology, University of Pittsburgh.

表 76.2	咽旁间隙恶性肿瘤的病理类型
肿瘤类型	例数
颈动脉体瘤	2
神经源性肉瘤	2
恶性混合瘤	1
腺样囊性癌	1
神经纤维肉瘤	1
平滑肌肉瘤	1
脂肪肉瘤	1
纤维肉瘤	1
甲状腺转移癌	1
恶性脑膜瘤	21
淋巴瘤	1

From the Department of Otolaryngology, University of Pittsburgh.

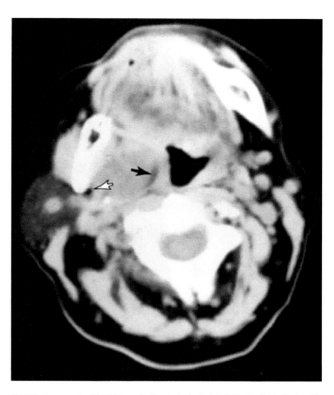

图 76.4　CT 扫描显示一个位于茎突前间隙的多形性腺瘤。肿瘤向内压迫脂肪(实心箭头)。脂肪层将肿瘤与腮腺分隔(空心箭头)。

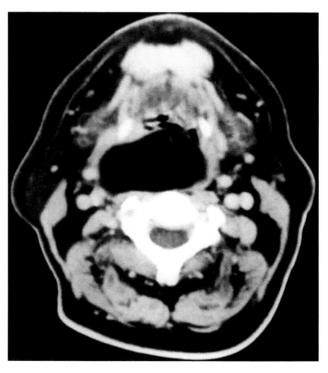

图 76.5　轴位 CT 扫描显示一个咽旁及咽后间隙的脂肪瘤。

咽外侧壁包块，伴或不伴有腮腺及颈部的包块（图76.6）。由于肿瘤的生长，体积变大，后期有可能出现呼吸及吞咽困难等一系列临床症状。黏膜下包块常常是无症状的，一般为常规体检时被发现。腮腺来源的包块常常表现为口咽部的新生物。如果患者出现疼痛及神经受累症状一般提示为原发或转移的恶性肿瘤。

茎突后间隙的肿瘤一般常表现为颈部包块。PPS后部的肿瘤也可出现神经方面的症状。例如，迷走神经来源的肿瘤可出现声带麻痹导致的声嘶及误吸。来自于颈交感干的肿瘤可导致 Horner 综合征。

术前评估

所有怀疑为 PPS 的患者都要进行详细的病史询问及体格检查（表76.3）。一般同其他的头颈部肿瘤相同，但要强调颅神经症状的检查。对于怀疑为 PGL 尤其是多发性的患者要注重追问其家族史。对有心悸、面色潮红和难控性高血压的患者也应追问其家族史，而且此类患者应在术前评估其有无嗜铬细胞瘤的可能[8]。体格检查应包括头颈部的视诊，以及直接或间接喉镜检查以判断声带的运动，并通过口内及口外进行肿瘤的触诊。我们不提倡在术前进行穿刺或切除活检。

影像学检查

所有怀疑为 PPS 肿瘤的患者都应行影像学检查。在熟悉 PPS 解剖的前提下，进行影像学检查可以

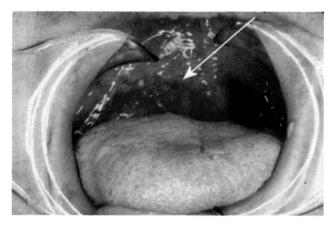

图76.6　咽旁间隙肿瘤向内压迫扁桃体和悬雍垂的典型表现。

明确 PPS 肿瘤是属于茎突前或茎突后间隙的。在我们科室，除了怀疑有颅内侵犯的肿瘤，其进行 MRI 检查更有价值，其余所有的患者一般都进行增强 CT 扫描。

在术前判断肿瘤是位于茎突前还是茎突后间隙是非常关键的一点，因为这直接关系到肿瘤可能的病理类型以及手术方法的制定。在大多数情况下，我们一般用影像学代替了术前的病理检查。表76.4和表76.5说明了术前影像学检查和我们在术中发现之间的关系[8]。

最近，有一些其他类型的影像学检查手段应用于临床。Brink 等报道了 FDG-PET 检查在肾上腺恶性肿瘤诊断中的高准确性，而后者常常与颈动脉体瘤有关[9]。作者同时发现，在副节瘤的诊断中，

表76.3	咽旁间隙肿瘤的症状和体征	
症状/体征	例数	%
颈部包块	76	47.5
声嘶或声带麻痹	16	10.0
听力减退	13	8.1
口咽部包块	11	6.9
吞咽困难	10	6.3
疼痛	9	5.6
耳鸣	9	5.6
耳漏/耳胀满感	7	4.4
舌下神经麻痹	6	3.8
呼吸困难/鼻后滴注	5	3.1
头痛	4	2.5
面部无力/麻痹	3	1.9
头昏	2	1.3
张口困难	2	1.3
出血	1	0.6
霍纳综合征	1	0.6
睡眠呼吸暂停	1	0.6
三叉神经功能障碍	1	0.6
体重减轻	1	0.6

From the Department of Otolaryngology, University of Pittsburgh.

表76.4	咽旁间隙肿瘤术前影像与术中发现之间的关系

CT 扫描
- 96%病例（43/45）能判断其与茎突的关系
- 88%的病例（14/16）能准确判断其是否来源于腮腺
- 能准确判断肿瘤与血管的关系

表 76.5	手术标本于血管造影间的关系

血管造影
- 所有的血管源性肿瘤都进行
- 对有血管病变的肿瘤准确率可到 93%(26/28)，比 CT 扫描高

FDG-PET 的敏感性稍低于 DOPA-PET 和 MIBG 闪烁扫描法。所以作者认为联合 18F-DOPA-PET 或 123I-MIBG 和 MRI/CT 检查可以提高诊断的准确性。

　　非腺体来源的 PPS 肿瘤常有一脂肪带将其与腺腺深叶隔开，这在鉴别诊断上非常有价值。因为非腺腺来源的 PPS 肿瘤常可通过颈部进路切除，而腺腺深叶来源的 PPS 肿瘤常常需行腺腺-颌下进路切除以避免损伤面神经。

手术入路

茎突前间隙肿瘤的处理

　　临床上有多种手术入路用于 PPS 肿瘤的处理（表 76.6）。

　　经口腔入路一般用于茎突前间隙肿瘤[10]。此种入路由于没有给手术医师一个充分的术野，导致其不能充分辨识肿瘤周围重要的组织结构。而且经口腔入路还存在口腔分泌物感染和肿瘤种植的风险。由于以上的这些弊端，现今已经不提倡经口腔入路切除 PPS 肿瘤。

　　茎突前间隙肿瘤理想的手术入路为经颈部颌下入路（图 76.7）。顺颈部皮纹行切口，切开皮下组织和颈阔肌。辨认面神经下颌缘支并保护好。分离辨认胸锁乳突肌前缘和二腹肌后腹。游离颌下腺周围组织，面动脉切断并双重结扎。将颌下腺向前牵拉，其蒂部

表 76.6	用于咽旁间隙肿瘤的手术入路

手术入路
- 经口入路
- 经颈上颌下入路
- 经颈入路
- 经颌下入路
- 经腺腺入路
- 颞下窝入路

为下颌下神经节和颌下腺导管。据 Malone 等报道不需切除颌下腺[11]，但一定要将其向前牵拉以便于充分暴露茎突前间隙的尖端。一旦颌下腺被游离并牵拉，常常就可看见肿瘤。沿其周围交替性运用锐性和钝性分离常可将其完整分离。Cohen 等报道了其运用的特殊方法以提高经颈部入路的暴露范围[12]。作者建议分离茎突下颌韧带并将下颌骨向前移位，如此可提高 50%的暴露范围。Orabi 等也推崇茎突下颌韧带切断[13]。如果有必要，茎突的肌性结构和二腹肌后腹都可切除以获得更好的术野暴露。

　　位于茎突前间隙的肿瘤常为多形性腺瘤，一般不会侵犯周围组织。但为了防止复发，在手术中应尽量保留肿瘤包膜的完整性。肿瘤切除后，伤口深面放置负压引流并从切口后端引出。最后缝合伤口并加压包扎。

病例报告

　　采用腺腺-颌下入路手术切除一个来自于腺腺深叶的 PPS 肿瘤患者（图 76.8）。患者为 45 岁男性，在被诊断为来源于腺腺深叶的 PPS 肿瘤前，以睡眠呼吸暂停和鼾声巨大治疗了 2 年。体格检查通过口腔可见一巨大包块完全占据咽腔后部，扁桃体及悬雍垂被推挤至对侧，气道基本被堵塞。患者同时被检查到腺腺内也有一巨大包块。MRI 矢状位扫描提示一巨大包块完全占据口咽腔，轴位扫描则可发现包块来自于腺腺深叶并被茎突下颌韧带压迫，突入 PPS。行扩大的腺腺-颌下入路切口，掀起皮瓣。以胸锁乳突肌前缘、乳突和外耳道软骨为解剖标志寻找面神经主干。顺面神经主干向前分离暴露所有面神经分支，沿包膜分离并游离肿瘤，腺腺浅叶翻向前方并保留。结扎面动脉并将颌下腺翻向前。当完全分离了面神经各个分支之后，切除腺腺深叶并钝性分离通过颌下间隙进入 PPS。通过此三维入路可完整切除肿瘤。在直视下可见肿瘤有完整包膜并被茎突下颌韧带压迫。在止血及放置引流完毕后，将腺腺浅叶恢复原位以保持面部的完整轮廓。最后分层关闭伤口，放置负压引流并包扎。

　　尽管还有文献详细描述了下颌骨移位以更好的暴露 PPS，但我们认为骨移位应只适用于某些极个别病例。下颌骨移位可以通过劈开或是将下颌骨牵拉向前而实现。Teng 等阐述了一种可以避免唇、颏及口底切开的皮下下颌骨移位的方法，以避免下颌骨

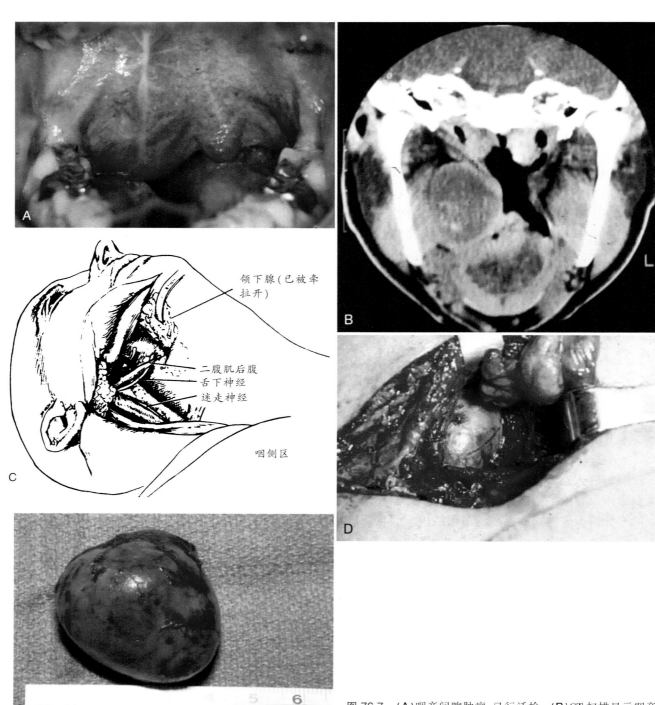

图 76.7 (A)咽旁间隙肿瘤,已行活检。(B)CT 扫描显示咽旁间隙肿瘤。(C)经颈入路至茎突前间隙的图解。颌下腺向前牵拉。(D)经茎突前间隙看到肿瘤。(E)肿瘤完全切除。

正中劈开。他将此方法应用于通过传统经颈进路无法充分暴露的 PPS 肿瘤。

茎突后间隙肿瘤的处理

茎突后间隙的肿瘤大部分是神经源性的。其中大部分为副节瘤(PGL)(表 76.1)。副节瘤中最常见为颈动脉体瘤(CBT)。通过影像学检查,我们常可在术前判断肿瘤是否为 CBT、迷走神经血管球瘤或是神经鞘膜瘤。增强 CT 扫描对于鉴别诊断非常有用。CBT 位于颈动脉体的分叉部,而迷走神经血管球瘤因来源于迷走神经所以位于颈动脉后方。

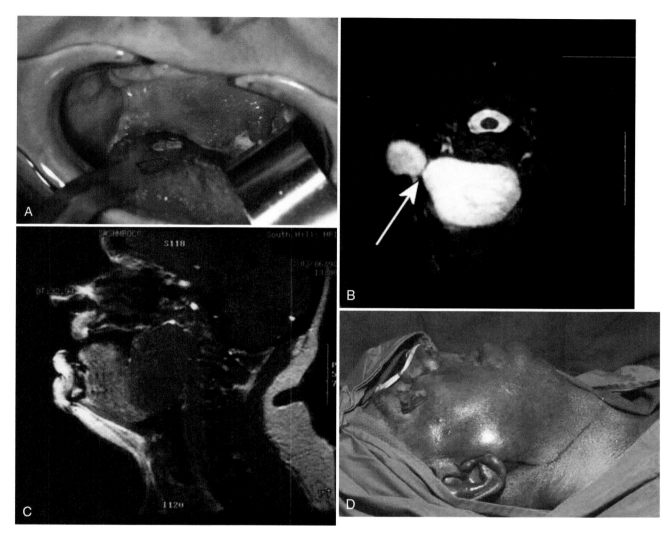

图 76.8　(A)一巨大的咽旁间隙肿瘤推挤悬雍垂至对侧扁桃体。(B)轴位 MRI 扫描显示一来源于腮腺深叶的肿瘤生长进入咽旁间隙。黑线(箭头)显示茎突下颌韧带受压。(C)矢状位 MR 扫描显示气道几乎被完全堵塞。(D)巨大的腮腺包块。已标注出切口。(待续)

在 CT 扫描影像中，神经鞘瘤和 CBT 都可能看到血管。如果通过解剖部位无法准确判断病变类型，则可以通过血管造影来明确诊断(图 76.9)。传统的血管造影通过股动脉给予造影剂来显像，但我们更加提倡通过 MR 血管成像(MRA)进行诊断，尽管它也有可能出现误诊。最近我们有一个患者通过病史、体检包括 MRA 扫描在术前诊断为 CBT。但不幸的是，在术中我们发现患者其实为颈内动脉的动脉瘤。而这种情况通过传统的血管造影就可以避免 (图 76.10)[15]。

CBT 的 Shamblin 分型对于临床判定治疗方案非常有帮助(图 76.11)[16]。Shamlin Ⅰ 型和 Ⅱ 型一般可通过手术安全的从动脉上切除肿瘤。然而 Shamlin Ⅲ 型想要将肿瘤从动脉上完全分离出则非常困难。

因为此时肿瘤不仅仅是包裹动脉，而且常常已经侵犯了动脉的肌层。在这种情况下强行从动脉上剥离肿瘤有可能造成动脉壁的破裂。对于 Shamlin Ⅲ 型的 CBT，一般行肿瘤并动脉的切除然后通过自体静脉或人工血管行血管重建。

PGL 中有一种家族式的亚型(PGL1)。这种亚型的 PGL 常为多发并累及颈动脉体，所以常发生单侧或双侧的 CBT 并伴有周围一些无名血管的 PGL。这种家族性的 PGL 除了具有多发这一特点外还常常具有恶性倾向和伴发嗜铬细胞瘤。

家族性 PGL 为常染色体显性遗传疾病。Baysal 等在《科学》杂志上报道了家族性 PGL 患者携带了由 SDHD 基因突变而来的 PGL1 基因[17]。在此种家族性 PGL1 患者中，父亲可将此遗传基因传递给儿子，而

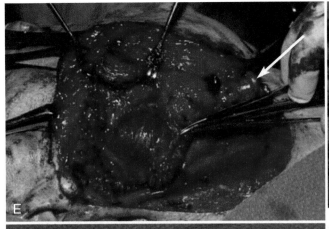

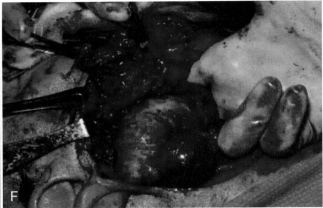

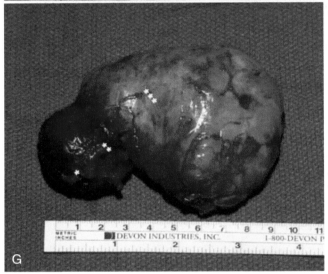

图 76.8(续) (E)面神经被从腮腺深叶上游离,颌下腺被向前牵拉(箭头)。(F)通过颌下间隙的钝性分离进入咽旁间隙游离肿瘤。(G)标本显示肿瘤来源于腮腺深叶(左),压迫茎突下颌韧带,以及肿瘤的咽旁间隙部分(右)。

儿子可有 50% 的可能患上 PGL。基因也可传递给女性后代并导致肿瘤发生[18],但女性后代并不能将致病基因传递给后代。有 PGL 的家族性患者都应行基因检测。如患者没有上述基因,则无需其他更多检测。如基因检测为阳性,则应行 MRI 扫描。如 MRI 发现肿瘤存在则可行手术切除。如 MRI 扫描为阴性,则应每年重复检查以尽早发现肿瘤,以便能安全的去除肿瘤。更多的信息请参见我们的网站:http://www.upmccanccercenter.com/paraganglioma/study.html。

手术适应证

最近发现的小的肿瘤应手术切除,不论生长速度如何,也不论有无累及后组颅神经。Shamlin Ⅰ型和Ⅱ型的 CBT 一般可通过手术安全切除,但 Shamlin Ⅲ型 CBT 的手术则需要切除动脉。如果患者年龄较大、有严重的全身疾患、拒绝手术或是球囊实验失败,则可考虑每年行 CT 观察随访或是选择放射治疗。

我们一般在术前未行血管栓塞,因为一般在颈动脉未被包绕的的情况下,我们可通过颈动脉壁外膜下层平面将肿瘤从动脉肌层分离。我们认为,术前栓塞引起的炎症反应有可能导致颈动脉壁外膜下层消失从而使分离肿瘤变得非常危险。

任何被诊断为副节瘤的患者都应追问关于儿茶酚胺分泌的相关病史,如突然的皮肤潮红,心悸和难控性的高血压等。患者在术前应行 24 小时尿儿茶酚胺测定。如果怀疑伴发嗜铬细胞瘤,则应在颈部手术前先处理以避免手术中出现致命的高血压危象。如果患者儿茶酚胺分泌异常但没有伴发嗜铬细胞瘤,则有可能是一种少见的儿茶酚胺分泌型的 PGL。则手术麻醉应提前制定计划以防术中的高血压危象。

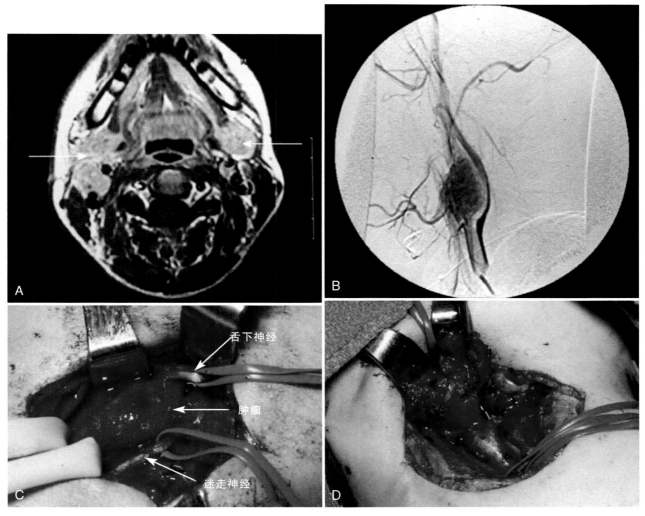

图 76.9 (A)MR 扫描显示一双侧颈动脉体瘤的 23 岁女性患者(箭头)。(B)同一患者的血管造影。(C)术野显示。颈动脉及副神经和舌下神经被分离辨认；动脉圈套器牵拉血管以保证安全。(D)行动脉壁外膜下层平面的分离,向上分离直到颈动脉分叉部。然后结扎颈外动脉。

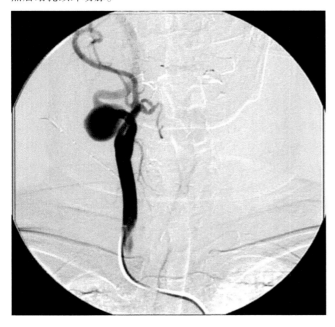

图 76.10 MRA 扫描一颈部包块被误诊为颈动脉体瘤。患者实为颈内动脉的动脉瘤。

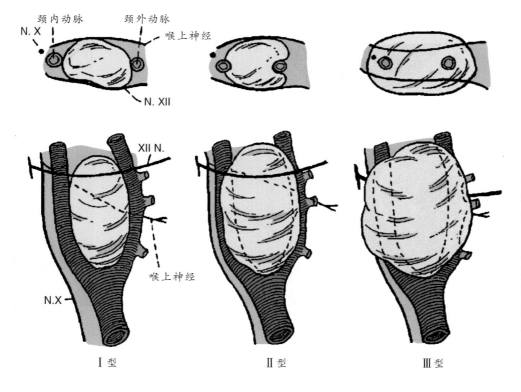

图 76.11 颈动脉副节瘤。Shamblin 分类: I 型——肿瘤较小,容易切除; II 型——中等大小且与动脉粘连较紧; III 型——肿瘤大且侵犯动脉外膜,一般动脉需切除重建。(Reprinted with permission from Shamblin WR, ReMine WH, Sheps SG, et al: Carotid body tumors. Am J Surg 122:733–739, 1971.)

手术技术

茎突后间隙的肿瘤一般可通过颈部入路切除。做沿颈部皮纹的横行切口,切开皮肤及皮下组织,然后掀起皮瓣辨认胸锁乳突肌并向外侧牵拉。没有必要分离颌下三角的组织结构。

颈动脉体瘤

一旦胸锁乳突肌向外侧牵拉开,则可见颈鞘。辨认颈内静脉并游离颈动脉。迷走及舌下神经也被游离保护(图 76.9)。动脉圈套器放到这些结构周围以起到辨认和牵拉的作用。辨认颈总动脉并游离,将烟卷式引流管放置于动脉旁。常常有一大的静脉丛从颈动脉分叉部走向胸腔。当于此静脉丛中更清楚一点辨认出颈动脉时, 即可行动脉壁外膜下层平面的分离。向上分离直到颈动脉分叉部。此时应沿着颈外动脉向上分离至距分叉部 1~2cm(图 76.13)。然后钳夹切断颈外动脉,以丝线结扎并缝扎断端。有些巨大的 CBT 常常向深部生长达椎前筋膜 (图 76.12)。如不结扎切断颈外动脉则此深部平面很难暴露游离(图 76.13)。最后将肿瘤从颈内动脉上分离切除。辨认并牵拉颈内静脉和动脉周围的诸神经结构可获得一个非常清晰、安全和相对无血的操作术野,有利于安全切除肿瘤。

迷走神经血管球瘤

迷走神经血管球瘤一般靠近但并未累及颈动脉。非常重要的一点是在手术开始时就必须辨认并从肿瘤旁游离颈动脉。以橡皮筋环绕颈动脉,一可起牵拉的作用, 二则当术中动脉破裂时可起到控制出血的作用。辨认舌下神经并将之从肿瘤上游离。将一小的血管环放于其上以起到辨认和牵拉的作用。在下颈部辨认出迷走神经并向上分离, 轻柔地将动脉和舌下神经向旁牵拉开以暴露肿瘤。肿瘤一般为纺锤形,沿肿瘤包膜仔细向上分离,游离肿瘤周围的动脉和其他结构。一旦游离迷走神经至肿瘤完全暴露,则可切断迷走神经以去除肿瘤。去除肿瘤时应包括肿瘤远端的一部分神经结构,因为其已经为病变的神经结构。由于切断了迷走神经,会导致患者术后出现声带麻痹、失声以及潜在误吸,所以我们常规在术中给予患者行 I 型甲状软骨成形术(图 76.14)。这种处理可以避免患者术后的功能障碍,同时保留了言语和吞咽功能[19]。

神经源性肿瘤

最常见的神经源性肿瘤为迷走神经和颈交感干的神经鞘膜瘤。其手术方法同 PGL 手术一致,同

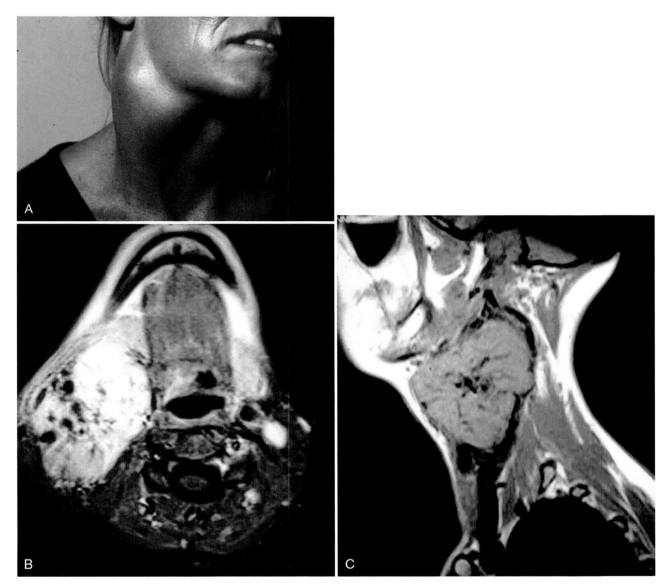

图 76.12　(A)一名颈部包块患者,在 10 年时间内包块体积不断增大。(B)MRI 显示一大的颈动脉体瘤,其中有多处流空。(C)矢状位显示肿瘤已生长至椎前筋膜层。

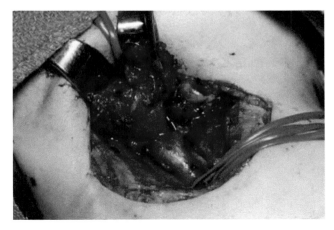

图 76.13　行动脉壁外膜下层平面的分离切除动脉体瘤。注意结扎颈外动脉。

样是辨认肿瘤,分离周围结构,切除病变。迷走神经的神经鞘膜瘤同上面描述的迷走神经血管球瘤手术方法完全一致。在术中同样要行甲状软骨成形术。

颈交感干的神经鞘膜瘤一般位于颈动脉分叉部的后方,处理方法同上面描述的类似,都是分离肿瘤周围的神经及血管结构,游离并牵拉动脉,安全切除肿瘤。手术患者将难以避免地出现霍纳综合征。此类肿瘤在术前常可通过影像学检查而得以明确诊断,所以必须在术前向患者详细告知术后可能出现霍纳综合征的风险。

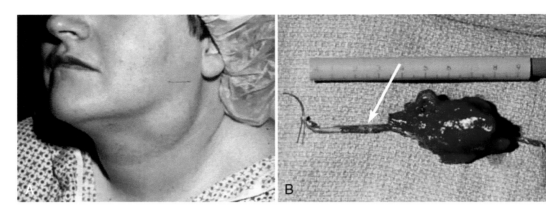

图 76.14 （A）迷走球瘤患者。（B）迷走球瘤明显包括迷走神经（箭头）。

并发症

茎突前间隙

茎突前间隙手术最常出现的并发症为面神经麻痹。如果肿瘤起源于胚胎残留组织，一般不会有明显并发症发生。但若肿瘤为腮腺深叶来源进而生长扩展至 PPS，则术中不正确的分离或是对神经过度的牵拉都有可能损伤到面神经。若面神经的完整性得以保留，只是因为牵拉而导致的神经麻痹，一般可在 3 个月内恢复功能[12]。对面神经损伤患者，眼部的护理很有必要。术后应立即给予眼内滴药。若估计患者恢复需持续较长时间，则应行上眼睑金坠植入术。

第一咬综合征

在茎突前间隙术后的患者中有可能出现第一咬综合征[20]。表现为每次进食食物，第一口时腮腺区出现痉挛性疼痛。疼痛持续数秒，随着进食缓解至消失。此综合征没有比较好的药物治疗，手术治疗一般行中耳进路鼓岬的 Jacobson 神经丛切断术。

茎突后间隙

通过仔细的术前评估，判断颈动脉被肿瘤包裹和侵犯的情况可将颈动脉损伤的风险降到最低。当出现以上情况时，即使动脉壁外膜下层平面的分离非常小心仔细都是很危险的。

舌下神经不经意的损伤一般不严重，并不需要行神经重建。然而迷走神经的损伤则必须马上行甲状软骨成形术。如果同时出现舌下及迷走神经的损伤而未行甲状软骨成形术，则患者将会出现发音虚弱和误吸等问题。

精要

- 茎突前间隙的肿瘤常为腮腺来源的。
- 茎突后间隙的肿瘤常为神经源性的。
- 现代影像学的进步可让手术医师在不行术前病检的情况下制定详细的手术计划。
- 在切除腮腺深叶来源的肿瘤时必须解剖游离面神经的各个分支。
- 当术中出现迷走神经切除或损伤时，常规行甲状软骨成形术。

隐患

- 由于肿瘤侵犯动脉壁，在动脉壁外膜下层平面分离切除 Shamlin Ⅲ 型颈动脉体瘤必将导致大出血。
- 若患者为分泌性的 PGL 或是嗜铬细胞瘤而术前未行儿茶酚胺的测定，则术中可能出现高血压危象。
- 颈动脉体瘤切除中如果损伤了后组颅神经则可导致患者术后的声嘶和误吸。
- 术前未明确肿瘤为腮腺深叶来源则有可能在术中损伤面神经。
- 术前经口腔活检可导致黏膜感染并使后期颈部入路的手术变得困难。

（盛建飞 华清泉 译）

参考文献

1. Som PM, Biller HF, Lawson W, et al: Parapharyngeal space masses: An updated protocol based upon 104 cases. Radiology 153:149-156, 1984.
2. Hamza A, Fagan JJ, Weissman JL, Myers EN: Neurilemomas of the pharyngeal space. Arch Otolaryngol Head Neck Surg 123:622-626, 1997.
3. Albonico G, Pellegriono G, Maisano M, Kardon DE: Ganglioneuroma of parapharyngeal region. Arch Pathol Lab Med 125:1217-1218, 2001.
4. Aygenc E, Kaymakci M, Karaca C, Ozdem C: Papillary thyroid carcinoma metastasis to the parapharyngeal space. Eur Arch Otorhinolaryngol 259:322-324, 2002.
5. Chiesa F, De Paoli F: Distant metastases from nasopharyngeal cancer. J Otolaryngol 63:214-216, 2001.
6. Umeda M, Minamikawa T, Yokoo S, Komori T: Metastasis of maxillary carcinoma to the parapharyngeal space: Rationale and technique for concomitant en bloc parapharyngeal dissection. J Oral Maxillofac Surg 60:408-413, 2002.
7. Raut V, Sinnathuray AR, McClean G, Brooker D: Metastatic breast carcinoma in the parapharyngeal space. J Laryngol Otol 115:750-752, 2001.
8. Myers EN, Johnson JT, Curtin HD: Tumors of the parapharyngeal space. In Myers EN, Suen JY, Myers JN, Hanna EY (eds): Cancer of the Head & Neck, 4th ed. Philadelphia, WB Saunders, 2003, pp 511-530.
9. Brink I, Hoegerle S, Klisch J, Bley TA: Imaging of pheochromocytoma and paraganglioma. Fam Cancer 4:61-68, 2005.
10. Goodwin WJ Jr, Chandler JR: Transoral excision of lateral pharyngeal space tumor presenting intraorally. Laryngoscope 98:266-269, 1988.
11. Malone JP, Agrawal A, Schuller DE: Safety and efficacy of transcervical resection of parapharyngeal space neoplasms. Ann Otol Rhinol Laryngol 110:1093-1098, 2001.
12. Cohen SM, Buckey BB, Netterville JL: Surgical management of parapharyngeal masses. Head Neck 27:669-675, 2005.
13. Orabi AA, Riad MA, O'Regan MB: Stylomandibular tenotomy in the transcervical removal of large benign parapharyngeal tumours. Br J Oral Maxillofac Surg 40:313-316, 2002.
14. Teng MS, Genden EM, Buchbinder D, Urken ML: Subcutaneous mandibulotomy: A new surgical access for large tumors of the parapharyngeal space. Laryngoscope 113:1893-1897, 2003.
15. Song AY, Myers EN, Gupta N: A case of mistaken identity: Intraoperative discovery of an extracranial internal carotid artery aneurysm. Ann Vasc Surg 19:896-899, 2005.
16. Shamblin WR, ReMine WH, Sheps SG, Harrison EG Jr: Carotid body tumor (chemodectoma): Clinicopathologic analysis of ninety cases. Am J Surg 122:732-739, 1971.
17. Baysal BE, Ferrell RE, Willett-Brozick JE, et al: Mutations in SDHD, a mitochondrial complex II gene in hereditary paraganglioma. Science 287:848-851, 2000.
18. Baysal BE, Myers EN: Etiopathogenesis and clinical presentation of carotid body tumors. Microsc Res Tech 59:256-261, 2002.
19. Netterville JL, Jackson CG, Civantos F: Thyroplasty in the functional rehabilitation of neurotologic skull base surgery patients. Am J Otol 14:460-464, 1993.
20. Chiu AG, Cohen JI, Burningham AR, et al: First bite syndrome: A complication of surgery involving the parapharyngeal space. Head Neck 24:996-999, 2002.

第 **77** 章

颈深部脓肿

Jonas T. Johnson

颈深间隙感染或经由颈深间隙传播的感染通常称为颈深部感染。颈深部感染应与颈部皮肤或颈浅层感染相鉴别。要理解颈深部感染需要熟练掌握颈筋膜层、筋膜间隙的解剖，以及各筋膜层间可能存在的潜在传播途径。

颈部器官由连续的结缔组织包裹。这种连续的结缔组织称为颈筋膜层。颈深间隙实际上是一种潜在的间隙，内含脂肪、血管、淋巴组织。颈深部感染通常就是微生物在这些潜在间隙内传播所致。

最常见的感染机制为细菌传播，可通过血行传播，或者更常见的为淋巴系统传播。当局部免疫不足以彻底清除细菌，淋巴结化脓性改变可进展为形成该区域的脓肿。尽管颈深部间隙经常被认为是潜在间隙，应重视形成颈深部间隙的筋膜组成。当筋膜腔的压力足够大时，病变将沿着阻力最小的方向扩散到其他的解剖区域。颈深部感染可导致气道阻塞、血管受侵、血栓形成、假性动脉瘤或其破裂、爆发性组织坏死或者败血症。

病例选择

颈深部感染的患者通常伴有颈部肿胀及该区域的定位性疼痛，这与感染及淋巴结炎有关。气道受压的风险可能正在或即将发生，败血症可能会爆发。降低患病率及抢救率需要对病情进行紧急评估及治疗。

颏下–下颌下间隙

下颌下间隙感染与下颌下导管的堵塞有关。颏下感染常是牙源性感染，通常为第一磨牙根周炎所

致。颏下脓肿最初形成于下颌舌骨肌上部或下部层面(图 77.1)。下颌舌骨肌上部感染导致前部口底红肿、水肿，如舌体抬高、构音障碍、口水外流 (图 77.2)。口底感染进一步扩散可致舌体后移(口底蜂窝织炎)，最终阻塞气道。因气管插管非常困难，暴发性口底蜂窝织炎需要行气管切开术，以保证在外科介入前的气道安全。

下颌舌骨肌下极感染可能来源于下颌下三角及下颌下腺，或向上述区域扩散。下颌下肿胀及疼痛是诊断要点。病情可进一步表现为下颌下明显的波动感，这可能已经是一个晚期表现，外科介入可能在这之前就可以进行。

咽旁间隙

尽管感染的原发病灶可能不确定，咽旁间隙感

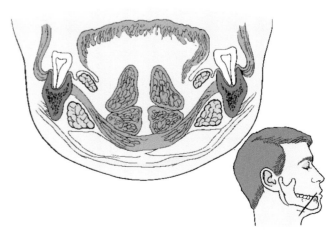

图 77.1　下颌舌骨肌将颏下间隙分为相邻的两个独立区域。插图所示为轴位断层片。

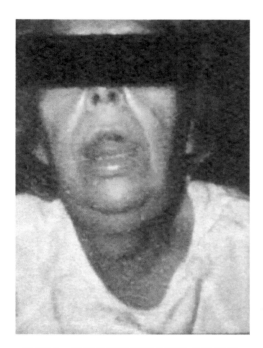

图 77.2 牙源性舌下感染表现为舌体突出。

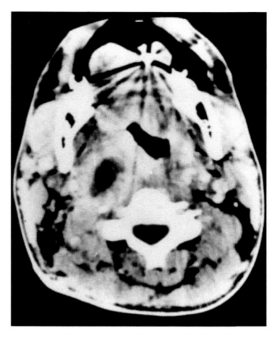

图 77.3 咽旁间隙脓肿显示该脓肿的部位，表现为厚壁含液化腔的脓肿。

染通常是扁桃体炎或牙源性感染的进一步发展。初发表现包括张口困难、疼痛、吞咽困难及转颈受限，肿块形成后可导致构音障碍。

咽旁间隙是颈深部的潜在间隙，位于颈鞘前方，翼肌内侧，咽侧壁及扁桃体外侧，上起颅底，下至舌骨。咽旁间隙脓肿可致张口受限，扁桃体及咽侧壁向中线移位（图 77.3）。这个表现可能与扁桃体周围脓肿难以鉴别。咽旁间隙感染伴随颈部巨大肿块及转颈受限是与扁桃体周围脓肿的鉴别点（图77.4，77.5）。因该区域表面被覆胸锁乳突肌，咽旁脓肿通常没有波动感。因此，外科介入无需等到波动感形成才开始。

咽后间隙

咽后淋巴系统收集鼻腔及鼻咽部的淋巴回流。因此，鼻窦炎为咽后间隙感染的常见病因。其症状包括疼痛、吞咽困难、构音障碍及颈部僵硬。实际上，椎前筋膜的刺激可表现为假性脑膜炎。

咽后间隙是位于咽后壁后方及椎前筋膜翼筋膜前方的一个潜在间隙。经典的解剖描述咽后间隙在中线有脊缝分隔两侧，但感染所导致的组织水肿可越过中线。咽后间隙局限于颈鞘内侧，当组织压力增大时，可与咽旁间隙自由相通。咽后间隙脓肿表现为咽后壁向前方移位，吞咽困难，因累及口咽腔及下咽腔可出现构音障碍。咽后间隙上起颅底，向下可达胸

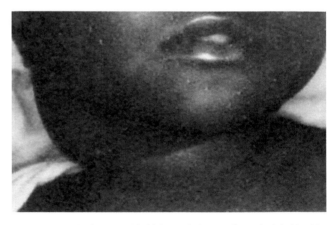

图 77.4 患儿表现为颈部特征性肿大和咽旁脓肿引起的颈部异位。

腔中段约气管分叉水平。因此，咽后脓肿可累及纵隔膜。

咽后间隙感染在颈部侧位片上可显示。正常咽后软组织影厚度在第二颈椎水平平均约 4mm。当软组织影厚度大于 7mm，在成人及儿童均为病理性增厚。在成人中，咽后软组织影厚度不超过第二颈椎椎体宽度的 1/3。在幼儿中，咽后软组织影厚度可与第二颈椎椎体宽度相等（图 77.6）。

在下颈部（第六颈椎水平），咽后软组织影在 15

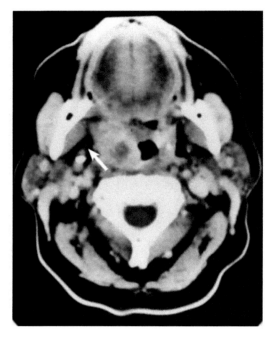

图 77.5　扁桃体周围脓肿伴扁桃体软组织向中线移位。相邻咽旁脂肪组织（箭头）未受累。

岁以下大于 14mm 或在成人中大于 22mm 均认为是异常的。因为婴儿体位难以固定而导致该区域的软组织影增厚，婴儿中测量咽后壁的厚度是不现实的。

椎前间隙

椎前间隙感染通常只由脊椎骨髓炎所致。早前常指结核性感染，在本组病例中也有葡萄球菌感染所致骨髓炎，常为小而深的创伤或颈椎外科手术后感染所致。

椎前间隙是一个潜在间隙，位于中线脊椎前方，前壁为翼状筋膜，后壁为椎前筋膜（图 77.7）[1]。其感染通常起源于脊椎本身，典型病例就是来源于脊椎的结核性骨髓炎。医源性感染可继发于颈部感染的扩散，最常见为金黄色葡萄球菌感染。椎前间隙向上达颅底，向下达骶骨，为颈部感染由颈部向腹部扩散的通道。

颈深部感染的病因学分析

颈深部感染最常由上呼吸道的局限性活动性细菌感染发展而来，其中牙源性感染最常见，扁桃体炎、咽炎、鼻窦炎也经常被证实为原发感染灶。尽管如此，仍然有约 50% 的颈深部感染找不到原发感染灶[2,3]。

早在 20 世纪 70 年代，颈深部感染的细菌学说就已经建立了。最初的报道指出，最常见的病原微生物为金黄色葡萄球菌及葡萄球菌属[1,4]。近些年来，在颈深部感染的深入研究中，厌氧菌也被证实为是重要的病原体（口咽部超过 90% 的定植菌为厌氧菌，特别是在牙源性颈深部感染中已被证实）。

有研究指出，金黄色葡萄球菌在小于 1 岁的婴

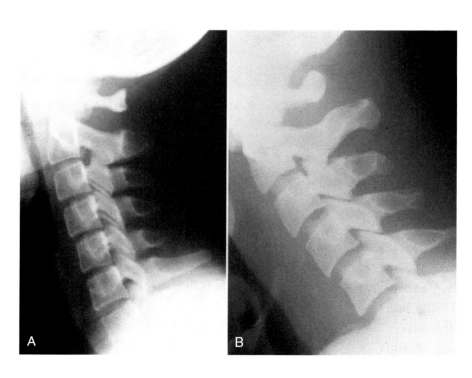

图 77.6　（A）颈椎侧位片显示正常咽后软组织厚度；（B）咽后脓肿表现为咽后软组织凸出。

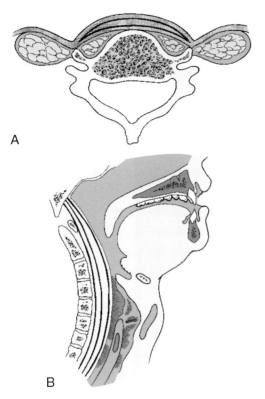

图 77.7　(A)轴位图解显示椎前潜在间隙,翼状筋膜将椎前间隙与咽后间隙分离;(B)矢状位图解显示椎前与咽后间隙的关系。

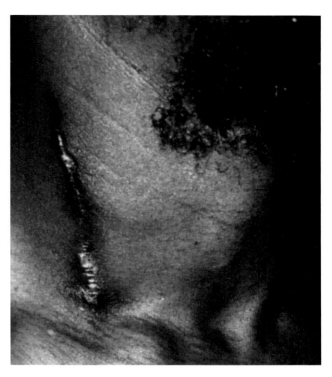

图 77.8　静脉药物滥用与脓毒血栓性静脉炎及颈深部感染有关。

儿中是主要病原体。年长儿童中最常见的病原体是葡萄球菌属[5]。近来有报道指出,耐甲氧西林金黄色葡萄球菌在社区获得性葡萄球菌感染中的比例上升。

　颈深间隙感染通常因外伤引起。如颈前钝性外伤,可导致咽腔肌肉撕裂,直接引起深部组织间隙的细菌感染。另外,患者曾被鱼刺或鸡骨等异物刺伤下咽腔黏膜也是其中一个原因。医源性颈深部感染可由气管内插管损伤或内镜检查引起。更常见的是,颈段或胸段食管穿孔可导致胸腔或纵隔感染。经颈内静脉不当使用麻醉剂与颈深部感染及颈内静脉血栓有关(图 77.8)[6,7]。

术前评估

　对怀疑有颈深部感染的患者应行 CT 检查。CT 可用于病变的定位,并判断感染是否从局限的蜂窝织炎进展到脓肿。CT 可清楚显示脓肿部位(77.9)。中央低密度影、边缘高密度影的肿块影像提示中央坏死并脓肿形成。相反,炎性肿块密度均匀,提示感染仍在蜂窝织炎阶段。这一点非常重要,特别是在儿童中,因为蜂窝织炎只需静脉使用抗生素就已足够,而脓肿则需要外科介入切开排脓[8]。

　所有患者均须补液,并规范静脉使用抗生素。抗生素应覆盖最可能的病原微生物。在革兰染色试验及药敏试验结果出来之前,可经验性使用抗生素。对可疑感染部位的细菌培养及革兰染色试验取材操作要求很严格。另外,在抗生素规范使用前,和细菌培养及药敏试验一样,脓肿腔的细针细胞学穿刺可为细菌革兰染色试验提供组织标本。推荐使用有效抗β内酰胺酶的抗生素,联合应用抗厌氧菌抗生素。

　注意气道情况。如果患者有分泌物潴留、流口水或呼吸急促,应及时行预防性气管切开术。当诊断为牙源性感染时,应及时请口腔科会诊。某些情况下,眶周脓肿切开排脓或拔牙可有效控制感染。

手术入路

　诊断为颈深部感染的患者应密切注意气道的安全性。对病变侵犯咽旁间隙或咽后间隙的患者应加倍小心,应当监测血氧饱和度,规范使用静脉抗生素。推荐使用广谱抗革兰阳性菌抗生素,联合应用抗

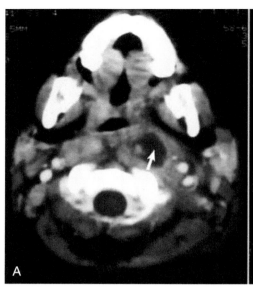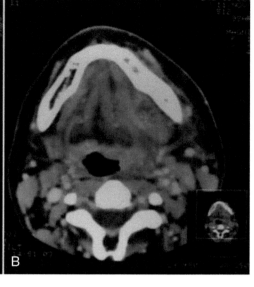

图 77.9 　(A)咽旁间隙巨大囊腔提示咽旁脓肿；(B)咽旁蜂窝织炎在咬肌间隙早期脓肿的表现。

厌氧菌抗生素。对有静脉药物滥用史及艾滋病或者胰岛素依赖型糖尿病的患者，抗菌谱应覆盖耐甲氧西林葡萄球菌及革兰阴性厌氧菌如克雷伯杆菌[6,7,9]。当 CT 提示蜂窝织炎，应定期复查治疗效果。治疗效果不佳是外科介入干预的指征之一。

当诊断为颈深部脓肿，应当行脓肿切开引流术。许多学者报道了有关脓肿细针穿刺和静脉大剂量使用抗生素治疗颈深部局限性感染的相关经验[9-11]。有学者建议，可在 CT 引导下合理置入粗引流管或双腔引流管[12]。引流管应定期抽吸或冲洗以保证其通畅。这些技术的使用要求患者配合良好。若病情继续进展，则需要更积极的治疗，如开放性手术和切开引流术。大多数学者认为，有气道风险的患者不宜行穿刺治疗，应尽可能建立通畅气道并行切开引流术。

颈深部脓肿的治疗原则是行切开引流。下颌下间隙可直接经皮或经口切开。切口的选择通常反映了该脓肿的特殊部位。向下颌舌骨悬韧带发展的脓肿可经口底充分引流。一般来说，下颌舌骨肌前后的脓肿需行下颌下区皮肤的颈横切口。需注意避免损伤面神经。脓肿可直接被打开。使用手指钝性分离有助于充分打开各个分隔的脓腔，以确保充分冲洗引流。脓液标本通常行革兰染色试验及药敏试验。

咽旁间隙脓肿需经皮肤切开(图 77.10)。通常，上颈部沿皮纹的颌下水平横行切口可充分暴露术腔，术后切口瘢痕隐蔽，有利于美观。切口通常平颈动脉分叉水平，胸锁乳突肌位于切口后方。大血管也在切口后方，而脓腔在切口深面。咽旁间隙通过二腹肌前后腹入路最易到达。向前掀起颌下腺，结扎面动

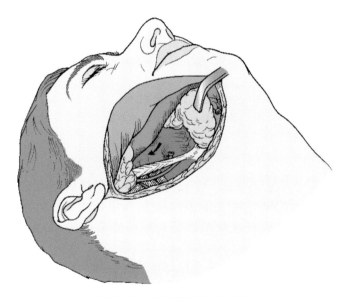

图 77.10 　咽旁间隙手术入路。

脉，将脓腔扩大，小心清除所有分隔的脓腔，充分冲洗引流。咽旁间隙不应经口引流，因该方式不利于术者辨别及保护重要的神经血管结构。

在某些情况下，咽后间隙的局限性脓肿可经口引流。其风险当然是脓液误吸入气管。因此，该方式要求患者采取头低脚高的仰卧位，切开脓肿，扩大、冲洗、引流。经口入路时脓腔很难留置引流管，这种方式只适合小的、非常局限的脓肿。

对于大的、危及生命的咽后脓肿，需采取经皮肤入路。沿皮纹取大约平脓肿中央水平的切口，大多数情况下为舌骨水平切口。向上、向下掀起皮瓣，向后拉开胸锁乳突肌及颈鞘，暴露咽后间隙，直接扩大脓

腔,充分暴露所有分隔的脓腔。术腔应充分冲洗,留置中号引流管,确保术后引流通畅。

对大多数需要进行咽旁或咽后间隙切开引流的患者,要谨慎考虑气管切开术。因为行气管内插管非常困难,当术前存在气道风险,应行气管切开术。术后数天伤口肿胀,要求长时间的气道安全保障。当感染控制后即可短时间内拔除气管套管。

颈筋膜坏死非常罕见。多种微生物混合感染可导致潜在的致命性感染,包括革兰阳性菌及厌氧菌,协同作用导致急性爆发性感染可引起组织坏死。以前,因为有产气型微生物感染,有颈筋膜坏死的患者会出现软组织气肿[13-18]。这时行切开引流,不会发现有脓液出现,取而代之的,是探查时会闻到因广泛感染的灰褐色组织液产生的恶臭,肌肉和筋膜可能出现直接坏死。这种有可能致命的情况,单纯行切开引流是不合适的。对于筋膜坏死的患者,必须要进行全部感染区域的扩大切开引流,去除坏死组织,开放术腔。应使用广谱抗生素,密切注意病情变化,积极护理。可考虑及时行高压氧舱治疗。当坏死组织进一步发展时,必须再次手术清创治疗。重复清创并不少见。术腔必须要开放,直到所有坏死组织都清除干净,术腔内有健康的新生肉芽组织生长。直到感染被控制后才能考虑外观的美观问题,术腔愈合前清创不当及误伤血管组织都可能会致命。

弛张热是提示脓毒性血栓性颈内静脉炎的一个症状。CT 可辨别已形成血栓的静脉,表现为特征性的圆形,有血管壁而无管腔。血栓性颈静脉炎最常见于因颈内静脉不当使用注射药物所致颈深部感染的患者[7,19]。外科医生应当充分评估患者是否感染耐甲氧西林葡萄球菌。在切开排脓时,可结扎并切除已形成血栓的静脉。相关神经病变,最常见为迷走神经或颈丛神经损伤所致的病变,在感染控制后可得到改善,也有可能遗留永久性的神经功能障碍。

颈深部感染可导致颈动脉血管系统受感染侵蚀[20]。这种情况非常少见,当切开排脓时,如果发现颈部有血凝块,就警示术者已有血管受侵蚀的可能。颈动脉近心端和远心端控制对防止危及生命的大出血是有必要的。颈动脉的假性动脉瘤或其他受影响的血管在 CT 增强扫描上可显示。如果判断颈外动脉的某个分支受侵,可将该受侵血管结扎。其他情况下需结扎颈总动脉。情况允许的话,行介入动脉血管造影可为该决定提供有益信息。

术后护理

患者恢复期需要继续使用静脉抗生素。细菌培养和药敏试验非常重要,医生可根据上述结果调整抗生素用药。可通过胃管加强营养支持。

术腔和引流管需要定期检查。当引流量减少时,可拔除引流管,切口可在二期愈合时缝合。当疼痛和水肿消失后,可拔除气管套管。

如果所有脓腔没有充分引流,会导致持续疼痛、发热、淋巴结炎及功能障碍。病变清除不彻底可能导致未被引流的脓肿继续残留。术后复查 CT 有助于辨别上述情况。如果证实有小的脓腔残留,可用手重新扩大术腔引流。如果不成功,就需要再次于手术室迅速清除残留脓腔。

颈深部感染所致的纵隔炎是一个潜在的致命性并发症。其特征性的临床表现有发热、大汗、气促及败血症。CT 定位感染病变的范围有助于制定合理的引流方式。这种情况需要加强与胸外科医生的合作。

第三或第四鳃裂囊肿感染可表现为气管旁脓肿或单侧细菌性甲状腺炎。在急性期,可予以抗生素治疗。食道吞钡有助于判断是否存在可能在下咽窦道。行瘘管切开探查,封闭咽部瘘管。当瘘管穿过甲状腺时,需行单侧甲状腺腺叶切除。

坏死性筋膜炎或血栓性颈内静脉炎的误诊是一个致命性错误,在本章手术入路的内容中已有详细描述。

精要

- 革兰阳性菌(链球菌和葡萄球菌)是颈深部感染最常见的致病菌。
- 咽后间隙可延伸至胸腔。
- 椎前间隙可延伸至骶骨。
- 在病原体确定前要使用广谱抗生素。
- 抗感染治疗无效是颈深部感染切开排脓的指征。

隐患

- 皮下气肿可能提示坏死性筋膜炎。
- 经鼻引流极少使用。
- 皮下血肿是坏死性筋膜炎或血管受侵的征象。

- 脓肿未充分引流，可能导致持续的败血症，需增加额外引流。
- 血栓性颈内静脉炎通常伴有弛张热。

（许珍　华清泉　译）

参考文献

1. Rabuzzi DD, Johnson JT, Weissman JL: Diagnosis and management of deep neck infections. Self-instructional package. Alexandria, VA, American Academy of Otolaryngology–Head and Neck Surgery Foundation, 1993.
2. Parhiscar A, Har-El G: Deep neck abscess: A retrospective review of 210 cases. Ann Otol Rhinol Laryngol 110:1051-1054, 2001.
3. Sethi DS, Stanley RE: Parapharyngeal abscesses. J Laryngol Otol 105:1025-1030, 1991.
4. Peterson LJ: Contemporary management of deep infections of the neck. J Oral Maxillofac Surg 51:226-231, 1993.
5. Coticchia JM, Getnick GS, Yun RD, Arnold JE: Age-, site-, and time-specific differences in pediatric deep neck abscesses. Arch Otolaryngol Head Neck Surg 130:201-207, 2004.
6. Lee KC, Tami TA, Echavez M, et al: Deep neck infections in patients at risk for acquired immunodeficiency syndrome. Laryngoscope 100:915-919, 1990.
7. Williams MF, Eisele DW, Wyatt SH: Neck needle foreign bodies in intravenous drug abusers. Laryngoscope 103:59-63, 1993.
8. McClay JE, Murray AD, Booth T: Intravenous antibiotic therapy for deep neck abscesses defined by computed tomography. Arch Otolaryngol Head Neck Surg 129:1207-1212, 2003.
9. Olsen WL, Jeffrey RB Jr, Sooy CD, et al: Lesions of the head and neck in patients with AIDS: CT and MR findings. AJR Am J Roentgenol 151:785-790, 1988.
10. deMarie S, Tjon A, Tham RTO, et al: Clinical infections and nonsurgical treatment of parapharyngeal space infections complicating throat infection. Rev Infect Dis 11:975-982, 1989.
11. Baatenburg de Jong RJ, Rongen RJ, Lameris JS, et al: Ultrasound-guided percutaneous drainage of deep neck abscesses. Clin Otolaryngol 15:159-166, 1990.
12. Broughton RA: Nonsurgical management of deep neck infections in children. Pediatr Infect Dis J 11:14-18, 1992.
13. Cole DR, Bankoff M, Carter BL: Percutaneous catheter drainage of deep neck infections guided by CT. Radiology 152:224, 1984.
14. Lalwani AK, Kaplan MJ: Mediastinal and thoracic complications of necrotizing fasciitis of the head and neck. Head Neck 13:531-539, 1991.
15. Kaddour HS, Smelth GJ: Necrotizing fasciitis of the neck. J Laryngol Otol 106:1008-1010, 1992.
16. Tovi F, Fliss DM, Zirkin HJ: Necrotizing soft-tissue infections in the head and neck: A clinicopathological study. Laryngoscope 101:619-625, 1991.
17. Gallia L, Johnson JT: Cervical necrotizing fasciitis. Otolaryngol Head Neck Surg 89:935-937, 1981.
18. Kunse S, Eibling DE, Yu VL, et al: Gangrenous cellulitis associated with gram-negative bacilli in pancytopenic patients: Dilemma with respect to effective therapy. Am J Med 85:490-494, 1988.
19. Chowdhury K, Bloom J, Black MJ, al-Noury K: Spontaneous and nonspontaneous internal jugular vein thrombosis. Head Neck 12:168-173, 1990.
20. Langenbrunner DJ, Dajani S: Pharyngomaxillary space abscess with carotid artery erosion. Arch Otolaryngol 94:445-457, 1971.

第 **78** 章

颈清扫

David E. Eibling

　　颈部处理是头颈部肿瘤诊疗的关键。颈淋巴结在头颈部肿瘤的生物学行为中占有重要地位。原发灶的肿瘤细胞通常经过相互吻合的淋巴管网络汇入各区淋巴结。在逃过主动免疫及增殖的淋巴结中，可在其淋巴液中找到肿瘤细胞。远处转移在头颈部鳞状细胞癌中很晚出现。由于存在颈淋巴结转移，所以行颈淋巴结功能性清扫是有益的。不幸的是，伴有颈淋巴结转移的肿瘤增殖通常会导致局部病灶无法控制并最终导致死亡。伴有颈淋巴结转移的肿瘤患者，其治愈率下降 50%，并对疾病的复发负有主要责任。针对原发灶的治疗，其治疗方案必须包括对颈部转移灶的治疗。无论临床是否可见，如果忽视了颈淋

巴结的情况，都无法正确评估肿瘤患者的发病率和生存率。

　　头颈部肿瘤的分期系统(除甲状腺肿瘤)均体现了颈淋巴结的情况。患者的预后与淋巴结是否转移以及转移的程度密切相关[1,2]。严格的分级区别在于是否存在颈淋巴结的转移、以及淋巴结转移的数量和大小。早期原发肿瘤(T1~2)伴有单发的、较小的淋巴结转移(N1)其分级为 3 期，多个淋巴结转移或单个转移淋巴结大于 3cm(N2~3)其分级为 4 期，标志着疾病预后不良(图 78.1)。尽管没有临床表现，如果已存在转移灶，同样预示着患者预后不良，因为这种转移灶在后期会增大为肿块而被发现。肿瘤从包膜

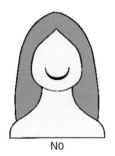
N0

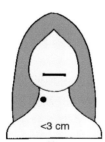
<3 cm
N1

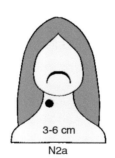
3-6 cm
N2a

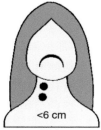
<6 cm
N2b

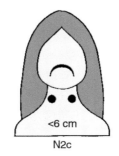
<6 cm
N2c

>6 cm
N3

图 78.1 头颈部肿瘤分期系统。

内突破到包膜外提示更差的预后，比生长部位更能反映它的生物学行为 (图 78.2)[3]。

临床分期应包括影像学检查，并与体格检查相互补充。淋巴结活检或细针细胞学穿刺病理结果为最终诊断[4]。

头颈部的非鳞状细胞癌包括恶性黑色素瘤、腮腺癌及甲状腺癌。与其他组织类型相比，甲状腺癌的淋巴结转移对预后的判断没有重大意义。甲状腺癌的分期系统基于对原发灶的评估，对于淋巴结转移只是判断有或无，淋巴结的大小本身没有实际意义。

鉴于头颈部鳞状细胞癌有多种类型，目前的分期系统还缺乏对肿瘤生物学行为的预测。尽管其他部位的肿瘤已有常规的肿瘤标志物应用，作为头颈部肿瘤亦有相似的肿瘤标志物如 ECS 应用，但头颈部肿瘤的标准分期系统尚未将肿瘤标志物纳入评估指标。

颈淋巴结隐匿性转移

在确诊为头颈部原发肿瘤的患者中，超过 50% 会出现显著的颈淋巴结转移。不幸的是，在没有临床表现或影像学证据显示淋巴结受累的患者中，有 20%~30% 存在病理确诊的转移癌。肿瘤转移的病理学诊断可以在手术成功切除肿瘤后行淋巴结病检时确认，也可在没有原发灶复发的情况下出现颈部肿瘤时确诊。原发肿瘤的部位和临床分期可预示这种"隐匿性"转移的部位和规律，组织学诊断需依赖特殊的活检技术。成功的治疗方案必须包括对触诊阴性的淋巴结的治疗，因为它们和临床转移阳性的淋巴结一样，可能存在显微转移。是否切除触诊阴性的淋巴结取决于患者和外科医生接受隐匿性疾病未治风险的意愿和概率。

颈部解剖中切除的淋巴结为肉眼下的肿大淋巴结，影像学提示的肿大淋巴结，或淋巴结转移癌高危区域的正常大小淋巴结。切除潜在转移但触诊阴性的淋巴结不仅对治疗目的来说是有益的，对确定病理学分期和是否需要后期进一步治疗也是有效手段。颈部治疗方式的选择依赖于原发肿瘤的部位和分期、隐匿性转移的概率、原发肿瘤的治疗方式以及患者的期望值。

根治性颈清扫术

经典的颈部淋巴结根治性清扫包括切除颈部所有现有的淋巴结及淋巴导管。1906 年 Crile[5]首次在他的文章中系统描述了颈清扫标准术式的流程。颈淋巴结根治性清扫不仅包括淋巴结及淋巴管周围脂肪组织，也包括胸锁乳突肌、下颌下腺、腮腺尾叶、颈内及颈外静脉、颈丛神经、副神经，无论上述结构是否受累。这些结构均遵循哈氏观点完整切除。这个流程基本与这些附加结构的切除相关，特别是第 11 对颅神经、胸锁乳突肌、颈内静脉，甚于颈淋巴结本身。直到 20 世纪 70 年代前，在美国颈淋巴结根治性清扫是最广泛应用的颈淋巴结清扫术式[6]。然而，为了保护非淋巴管结构如肌肉、神经、血管，该术式已在很大程度上被改良后的术式取代。

功能性颈清扫术

颈部淋巴由颈筋膜包裹，包括包裹下颌下腺、颈鞘、胸锁乳突肌、颈深部肌肉和神经的筋膜。Suarez 第一次报道了将这种解剖结构应用于改进经典的颈淋巴结清扫，只切除淋巴结。Ferlito 和他的同事[7]以及 Bocca 和 Pignataro[8]提出了"功能性颈清扫"的概念，1967 年在英文文献中描述了这个术式。目前我们把这个术式描述为切除所有的淋巴结构，但保护非淋巴结构，称为"改良的颈淋巴结清扫"[9]。

颈淋巴结被分为群组，一般被称为"部位"或区域，是颈淋巴结清扫各种术式的基础，只切除有风险的淋巴结。尽管这些区域（及群组）不是直接由解剖结构区分的，解剖结构也定义了一个便捷的分类系统(图 78.3)。

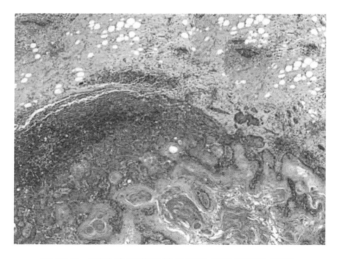

图 78.2　颈动脉区淋巴结包膜外侵犯周围软组织。

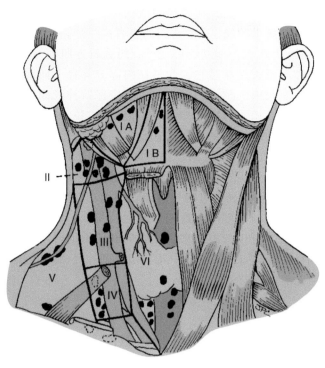

图 78.3　颈淋巴结分区。择区性颈清扫根据淋巴结分区进行切除。

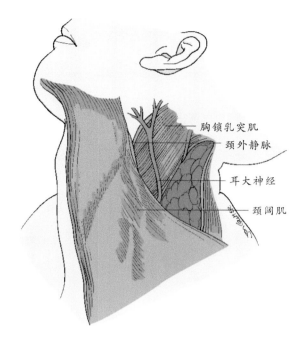

图 78.4　图示颈阔肌、颈外静脉和耳大神经。

胸锁乳突肌
颈外静脉
耳大神经
颈阔肌

解剖结构

对颈部解剖的基本回顾有助于理解颈部手术的手术入路，特别是颈清扫的各种术式。以下讨论颈部主要的肌肉、神经及血管。

颈阔肌

颈阔肌位于皮下组织层以下，自下颌骨至上胸部。由后下向前上倾斜覆盖，汇入浅层肌腱。低位颈前中线缺少颈阔肌，颈外静脉和耳大神经后方覆盖不明显（图 78.4）。颈阔肌深面是一层疏松间隙，有助于掀起皮瓣，在口内关闭技术中可单独应用也可与上覆皮肤一起形成皮瓣。

胸锁乳突肌

胸锁乳突肌自前下向后上方倾斜覆盖，止于乳突尖。从肌纤维的走向上很容易与颈阔肌辨别。其表面自后向前有耳大神经和颈外静脉跨过，紧贴颈阔肌。掀皮瓣时如果上述结构在胸锁乳突肌表面，在颈部改良功能性清扫中胸锁乳突肌有助于分离颈深筋膜（图 78.5）。胸锁乳突肌后缘构成 Ⅱ 区至 Ⅳ 区的后

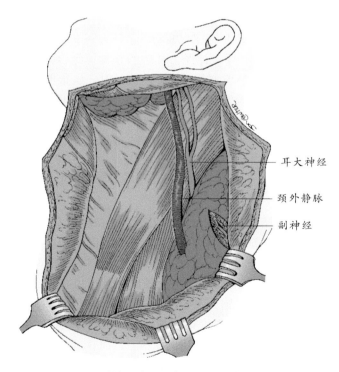

图 78.5　副神经位于后方的颈后三角浅层走行。

耳大神经
颈外静脉
副神经

界及 Ⅴ 区的前界（图 78.6）。

耳大神经

耳大神经绕过胸锁乳突肌后缘，向上前方斜跨胸锁乳突肌表面，大多数平行与（于）颈外静脉，少数

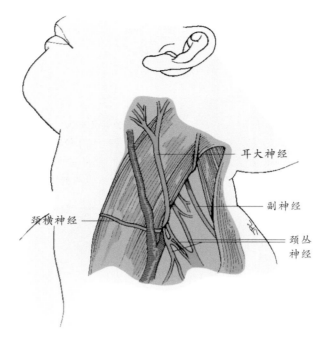

图 78.6 图示颈丛神经和耳大神经位于胸锁乳突肌后缘,副神经位于斜方肌前缘。

位于颈外静脉后方(见图 78.4)。它分为两支,前支进入腮腺腺体内。耳大神经为耳廓的感觉神经,切断或损伤后会导致感觉减退,在某些患者中症状很明显。我们在择区性颈清扫中尝试保留耳大神经,而在根治性颈清扫或改良根治性颈清扫中不可能保留耳大神经。在本文图解中,耳大神经被离断,这个并不总是需要的。

副神经

副神经(第 11 组颅神经)多数自二腹肌后腹水平跨过颈内静脉,然后越过 ⅡB 区的淋巴组织(位于颈内静脉后方的 Ⅱ 区部分),多数情况下进入胸锁乳突肌,支配肌肉活动。偶尔从颈内静脉下方穿过,极少情况下颈内静脉分叉包绕副神经。尽管经典的解剖提出,在 30% 的患者中该神经穿过血管下方,有经验的外科医生认为这个比例更少。然而在部分患者,在二腹肌水平盲目切除该神经外侧所有组织可能导致颈内静脉损伤。这些解剖知识点对保留颈内静脉的步骤很重要。

当副神经穿入胸锁乳突肌,在清扫中有一个血管蒂可能导致麻烦的出血。在择区性或改良型颈清扫中,这些血管在确认后最好结扎。第 11 组颅神经在 Erb'点穿出肌肉,横跨 V 区,在浅面到达斜方肌前缘(见图 78.6)。斜方肌功能障碍与手术操作有关。如

果要保护副神经,在改良颈清扫中应分离 V 区颈筋膜以游离出神经。在颈清扫的患者中,尽管神经已被保护,仍然有一些功能障碍[10]。到达斜方肌前缘后,该神经不直接穿过它,而是在内部分支自上向前缘走行。肌肉的颈清扫困难在于本应保留神经而不小心切除了相邻的神经。副神经在后上方位于更浅层,掀皮瓣的时候易受损伤。它经常直接穿过肿大的颈淋巴结表面,行淋巴结活检时可以小心分离出来。在局麻下对颈后三角的肿块取活检时需特别注意避免损伤副神经。局麻可能导致运动神经功能障碍,以致触及副神经时可能出现斜方肌运动受限。该神经有可能被无意中分离出来,直到局麻药消退时才意识到已受损。如果颈清扫中要求切除副神经,行神经修复是有益的[11]。

斜方肌

斜方肌起自枕后上项线、枕外隆凸、项韧带,为颈清扫后界标志,止于锁骨外 1/3。掀皮瓣时斜方肌辨认困难,因为它的位置表浅,并位于颈后方。及早辨认副神经,沿副神经周围清扫有助于辨认斜方肌。在颈清扫辨认该肌肉时,易将肩胛提肌误认为斜方肌。这种错误有可能导致误断副神经及支配肩胛提肌的神经,进而导致肩部运动障碍。斜方肌在上臂包扎中协助维持肩部稳定性。神经损伤后手臂常不能提起至水平线。功能性损伤表现为肩部下垂及肩胛骨"羽翼"样改变(图 78.7)。表现最突出的并不是活动度下降的程度,而是因功能丧失所致的颈部强烈不适和肩锁点扭曲。斜方肌功能缺失和肩部疼痛联合起来称为"肩部综合征",在下颈部清扫的患者中有很高的发病率。

肩胛舌骨肌

肩胛舌骨肌分为前腹和后腹,后腹位于臂丛表面,横跨颈动脉和静脉(图 78.8)。前腹在颈淋巴结 Ⅲ、Ⅳ 区之间紧贴于颈内静脉浅面,随后直接到达舌骨。及早辨认该肌肉有助于辨认和保护臂丛及膈神经。与二腹肌一样,它通常标识为"住院医师之友"。

二腹肌

二腹肌的后腹起自舌骨大角止于乳突尖深面。它在颞骨乳突部形成一个压迹称为"二腹沟"。二腹肌后腹表面的唯一重要解剖结构为面神经的下颌缘支(稍后会讲到)。该肌肉,通常被称为"住院医师之

友"，直接位于颈外动脉、舌下神经、颈内动脉、颈静脉的浅面(图 78.9)。在成人中，副神经越过颈静脉，并直接进入二腹肌后腹的深面。在择区性颈清扫中，确定由胸锁乳突肌的前缘深面、二腹肌后腹形成的三角区，有助于清扫局限于后上部分 ⅡB 区的淋巴结。

二腹肌前腹将下颌下三角区 ⅠB 与颌下三角区 ⅠA 分开。前口底、舌或面部皮肤病损的患者，清扫二腹肌前腹前方的颌下淋巴结非常重要。移除该肌肉、筋膜、淋巴结后，即可在二腹肌前腹的后方辨认下颌舌骨肌，是清扫下颌下三角区的重要步骤。暴露二腹肌前腹也有助于辨认二腹肌后腹，在不做 Ⅰ 区清扫时可有效节省时间。

面神经

面神经自茎乳孔发出后即在二腹肌前上方走行，在腮腺实质内向外、前方走行。颈面干在发出分支前行经面后静脉外侧。下颌缘支在向上进入颈阔肌之前，恰在覆盖颌下腺表面的筋膜深面前行。通常有不止一个分支，最下面的分支可环绕在颌下腺下方。颈横神经的感觉支与其伴行，通常辨认较困难。颈支在下方直进入并支配颈阔肌，在颈清扫中不必

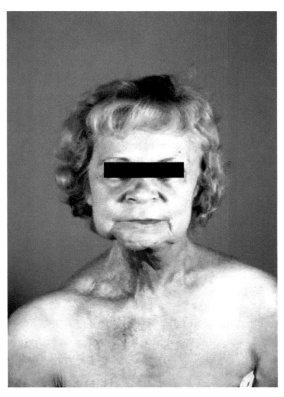

图 78.7　左侧斜方肌麻痹的患者。表现为肩部下垂,因副神经损伤所致。

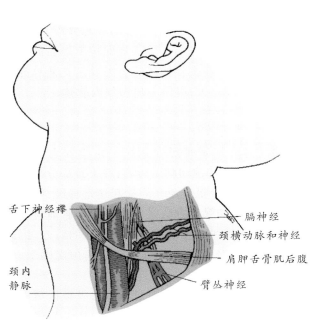

图 78.8　下颈部图示:肩胛舌骨肌、颈横动脉、臂丛、颈内静脉。

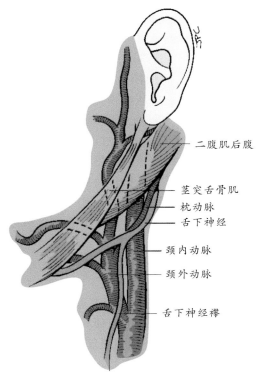

图 78.9　上颈部图示,包括二腹肌,颈内、外动脉和舌下神经。

保留。保护面神经的下颌缘支是颈清扫中的一个重要组成部分。需避免神经不必要的损伤,因其会导致明显的下唇及口角功能障碍。然而,在Ⅰ区颈淋巴结清扫过程中需将该神经在下颌骨表面跨越面动静脉浅面的区域,与位于动、静脉前后的淋巴结游离。尽管可以在低位分离结扎动、静脉后将其与浅层组织上翻有助于保护该区域的神经,但对于位于静脉后方的神经并没有额外的帮助,且容易造成Ⅰ区外侧淋巴结的遗留。另外神经损伤亦可能与口底肿瘤和口腔外侧壁病变侵犯有关。一旦该神经被确认,可向后追溯至向上进入腮腺的部位。在此处的外下方的组织可以安全予以分离,以暴露二腹肌的后腹。这样有助于安全实施择区性颈清扫。

舌下神经

舌下神经自颈静脉孔附近发出,在颈内静脉下方走行,越过颈内外动脉,发出舌下神经襻。然后向下绕过二腹肌后腹,在颌下腺底部穿过。在穿过二腹肌处,该神经被许多静脉形成的静脉鞘包围,称为舌静脉丛。进入下颌下三角后在下颌下三角底部筋膜的下方与颌下腺导管伴行,在进入舌肌前穿过下颌下三角。在控制二腹肌后腹前后的静脉丛出血时若不当钳夹,会误伤到舌下神经。另外在清扫下颌下三角底部筋膜时,如果神经与颌下腺导管存在纤维性粘连,应特别注意避免损伤神经。

臂丛及膈神经

颈清扫时损伤周围神经会导致许多并发症,特别是长期的后遗症。臂丛或膈神经损伤是这种误伤的最严重损伤之一。要小心解剖清扫,如果神经定位困难,麻醉时不应使患者处于过度肌松状态,以便术中通过有意或无意刺激该神经得以定位。臂丛于前中斜角肌穿出,向下深入锁骨及肩胛舌骨肌后腹下方。颈横动静脉就位于神经浅面,小心操作可保护上述血管,分离上行分支以便下使下方血管移位(图78.8)。

膈神经由颈丛组成(第3、4、5对颈神经的前支组成,支配膈肌运动),术中必须予以保护,避免肺功能障碍。在Ⅳ、Ⅴ区清扫中要尽早辨认膈神经,因其跨越前斜角肌表面后立即位于颈丛前方,并毗邻颈横动静脉。该神经位于前斜角肌筋膜下方,因此当从肌肉表面提起该筋膜时,有可能连同神经一起被提起,并错将其当作手术标本切除。另外因膈神经走行于前中斜角肌间,故损伤最常见的原因是在切除颈丛时不当地分离颈丛脊椎分支。通常发生在解剖斜角肌时,无意中提起并切除了颈丛。这种损伤可通过保持在筋膜表层之上操作予以避免,同时注意应在颈神经发出分支并进入切除的标本后再予解剖分离。尽早辨认膈神经并保持在视线之内有助于保护神经的完整性。

颈丛的皮支是Ⅱ区至Ⅳ区后界的标志。这些神经从颈丛发出后应当被辨认并保持完整性。这样即保证了颈丛及其分支,特别是膈神经,不被切除。尽管在经典颈清扫中常规要求解剖这些结构,但是自颈丛发出后,皮支仍需被再次分离。如果在择区性颈清扫中颈神经被无意中分离,则必须予以确认并随颈丛保留在原处,以避免颈丛的不当切除。

颈内静脉

颈部的静脉解剖变异很大,体现在血管直径相对不一和颈内静脉及其分支的解剖变异。在一些病例中可以观察到左右颈内静脉的直径明显不同。例如,有很多小分支和少许大分支;其中较为重要的是面总静脉,大约位于锁骨和二腹肌之间上2/3部位,单独或与甲状腺上静脉一起汇入颈内静脉。在保留静脉的清扫中要小心从静脉表面切除筋膜,避免撕裂小的分支。小静脉撕裂后常会导致较多的出血,并浪费时间去尝试保护静脉。尽管术中有时会保留下颌后静脉,但由于该区域有大量的静脉分支,在分叉处经常伴有阳性淋巴结,故常规保护下颌后静脉有可能带来舌下神经损伤的风险。另外结扎面总静脉时,应保留一段主干,以避免损伤颈内静脉。

颈动脉

颈动脉和迷走神经在颈鞘中位于颈内静脉深面。迷走神经可从颈动脉上游离,在下颈部分离结扎颈内静脉前,一定要避免一同提起迷走神经,防止其被误扎。最好的保护方法是结扎颈内静脉前再次确认。从后向前看颈交感干位于颈鞘深面的后方。因此应避免在颈动脉深面分离解剖或提起颈交感干,否则会导致霍纳综合征。

在颈动脉体区域清扫时可能因触及该区域的颈动脉压力感受器引起心动过缓或高血压。如果发生上述情况,应停止在动脉周围清扫,并在颈动脉外膜下注射不含肾上腺素的1%利多卡因,可缓解或预防上述情况的发生。头颈部肿瘤的患者常伴有相关的血管性疾病,因此应当避免过多的颈动脉操作,否则有可能引起包括心跳骤停等一系列危象。可从血管鞘间隙上切除与颈动脉粘连的肿瘤。这种清扫要求有高水平的外科技巧及判断以保证最理想的预后。

甲状腺上动脉是颈外动脉系统的第一个分支,稍向上方环绕走行后,向下供应甲状腺上极的血供。该处与喉上神经邻近,保护该动脉不仅有助于辨认甲状腺上极,也有助于保护喉上神经。

颈外动脉的分支位于舌下神经的深面,邻近舌静脉。在解剖舌下神经和分离舌静脉时,要特别注意避免血管侧壁损伤,可能导致术后出血。

胸导管

胸导管上升至左侧下颈部后立即汇入颈内静脉的后方。该导管在转向前外侧进入颈内静脉前可在锁骨上方走行数厘米(图78.10)。该薄壁导管丛的解剖变异很大,不可能单独的辨认和结扎其分支。在经口禁食至少8~12小时的患者中回收的淋巴液是否浑浊非常重要;在择区性清扫中辨别乳糜漏可能非常困难。胸导管通常位于膈神经和颈横动静脉前方。避免乳糜漏的可行办法是整体结扎淋巴管根部。为保证安全避免损伤重要结构,术中需首先确定颈动脉、迷走神经、颈内静脉、膈神经。缝扎是避免线结松动导致的乳糜漏的可靠方法。如果发生乳糜漏,需要用外科显微镜查找漏口的位置并予修复。有报道指出,使用生物胶对此有良好的效果[12]。

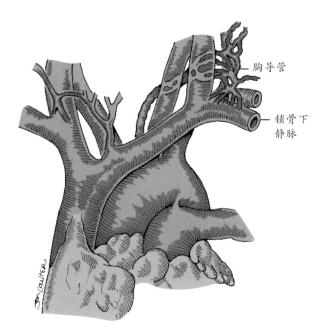

胸导管

锁骨下静脉

图78.10 下颈部的胸导管和血管结构。

淋巴结分区

颈部解剖容易通过三角分区来理解:颏下区、下颌下区、颈前三角区、颈后三角区。颈部主要的淋巴结位于颈前三角区,且邻近颈动脉鞘,从二腹肌后腹开始向下到胸廓入口处。其余的淋巴结则分布于其他颈部三角区。淋巴结群被分为区域或"部位"(图78.3)。Ⅰ区包括颏下三角区和下颌下三角区,分别称为ⅠA和ⅠB区。尽管很相似,但外科定位和影像学定位不尽相同。例如,影像学分区中Ⅲ、Ⅳ区之间是环状软骨的下缘。然而,胸壁结构和颈部位置的随体位的变化可导致实际淋巴结群部位发生变异。Ⅱ区包括颈静脉二腹肌区,自二腹肌后腹水平至舌骨水平。Ⅲ区自舌骨至环状软骨水平。Ⅳ区淋巴结在环状软骨水平以下至锁骨水平,与纵隔淋巴结相延续。Ⅴ区淋巴结包括颈后三角区淋巴结及锁骨上淋巴结,位于胸锁乳突肌后方,有副神经穿行。Ⅵ区是颈前中央组淋巴结群,包括气管前及气管旁淋巴结,位于甲状腺下方,并邻近胸腺。

淋巴结回流

临床经验表明,根据原发肿瘤特性淋巴结转移部位通常遵循一定的规律。在无淋巴结转移临床表现的颈部疾病中,大标本连续组织病理切片中可以体现肿瘤转移特征[13]。口腔前部恶性肿瘤首先转移至Ⅰ、Ⅱ、Ⅲ区淋巴结。尽管少见,在口腔舌部前部病损中,肩胛舌骨肌深面Ⅲ区下部的淋巴结,有可能是唯一受侵的淋巴结。原发于口咽部、下咽部和声门上区的肿瘤,最初通常转移至Ⅱ、Ⅲ、Ⅳ区,Ⅰ区淋巴结很少发生转移。甲状腺肿瘤可转移至Ⅱ区至Ⅳ区,以及气管旁淋巴结和Ⅴ区淋巴结。明显可触及的Ⅴ区淋巴结可能是甲状腺恶性肿瘤转移的仅有的临床证据。这种预测有助于针对不同患者选择相应的改良颈清扫术。

前哨淋巴结活检

有证据表明不同部位的头颈部原发肿瘤引流区域淋巴结是特定的,这些淋巴结是原发肿瘤发生淋巴结转移所必经的第一批淋巴结,称为前哨淋巴结。这些淋巴结中有无肿瘤,可预测其他颈部淋巴结有无转移。尽管目前已作为黑色素瘤[14]和乳腺癌的治疗标准,但前哨淋巴结活检在头颈部鳞状细胞癌中尚处于研究阶段[15]。前哨淋巴结的辨认和仔细检查在确认有无原发灶远处转移方面有很高的可靠性，但亦应注意其样本的可靠性并不是绝对的[16]。这项技术的应用存在着一些内在因素的挑战。首先是必须保证有合适的显影材料，并在正确的时间内注入原发灶周围区域以及能够良好的显影。术中探查器有助于辨认淋巴结。许多手术医生用亚美兰沿硫磺色胶质注射来使前哨淋巴结着色[15]。

一旦切除淋巴结，需要细致的病理组织学检查来确定是否有肿瘤转移的显微学证据。由于连续病理切片较为耗时，因此到目前为止，前哨淋巴结活检并不作为术中常规应用的技术。在未来通过 PCR 技术或辅助前哨淋巴结取样来帮助术中发现阳性的前哨淋巴结是可能的。

在一部分头颈肿瘤患者中，最大的问题是可能存在多个前哨淋巴结，这样势必要求切除数个淋巴结，并需要在多个部位采取多个切口，导致更大范围的清扫和更长的手术步骤。因此，目前头颈部鳞状细胞癌的前哨淋巴结活检只在少数试验性研究里应用。

颈清扫的分类

颈清扫可分为三种基本类型：根治性颈清扫、择区性颈清扫、扩大性颈清扫。根治性颈清扫通过经典的根治性颈清扫术切除所有淋巴结，可保留在根治性颈清扫中切除的部分或所有非淋巴结结构。在过去，改良颈清扫被认为是按区域进行。现行的分类系统则明确了按区域切除淋巴结及相关结构的保护（图 78.11）。

择区性颈清扫旨在是切除特定区域的淋巴组群。淋巴结群的选择依赖于原发灶的部位和分期。尽管这种操作最初仅用于临床上无颈部转移表现的治疗中，但目前亦适用于某些伴有临床转移的淋巴结清扫。25 年前 Byers 及其同事的临床病理学研究提出了对伴有高危隐匿性转移性风险的病例行特殊淋巴结群切除的标准[13]。前颈清扫（或肩胛舌骨肌上部颈清扫）包括切除 Ⅰ 至 Ⅲ 区的淋巴结，特别是用于原发于口腔的肿瘤。Ⅱ 区至 Ⅳ 区清扫适用于原发于声门上区的肿瘤和下咽部肿瘤。Ⅱ 区至 Ⅴ 区清扫适用于头皮后方的肿瘤，包括 Ⅴ 区后方斜方肌下面的枕下淋巴结。这种"颈侧后方清扫"是扩大颈清扫的一种，有时甚至不包括 Ⅰ 区淋巴结的切除。

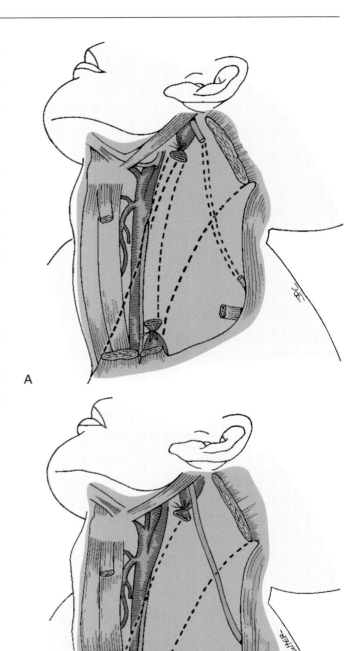

图 78.11　（A）根治性颈清扫术——胸锁乳突肌、颈内静脉、副神经随标本一起切除。（B–D）三种类型的改良性颈清扫术，保留一个或多个结构。（B）保留副神经。（待续）

扩大颈清扫包括气管旁淋巴结的清扫，即 Ⅵ 区淋巴结的清扫，适用于原发于声门下喉肿瘤和甲状腺肿瘤。

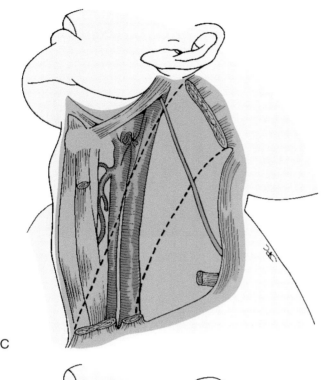

C

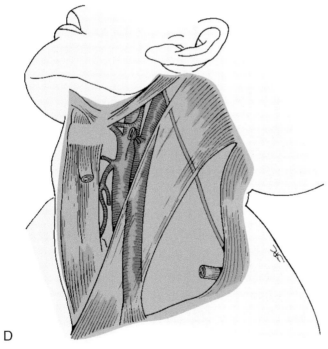

D

图 78.11（续）　改良性颈清扫术,保留颈内静脉和副神经(C)及副神经、颈内静脉和胸锁乳突肌(D)。

影像学分期

在大部分头颈部肿瘤中，影像学评估不是颈清扫的先决条件。然而,可疑淋巴结会在预先没有准备切除的区域出现。在多数医疗中心,术前影像学开始成为患者的术前评估标准,如图 78.12 所示阳性淋巴结的确定标准。 CT 使颈部影像学检查的准确率提高 10%~15%,但仍不能达到 100% 的可靠程度[17]。因存在着隐匿性淋巴结转移的可能性，故术者不应完全被 CT 扫描的阴性结果所误导。

某些研究机构将 MR 扫描作为金标准,但很多医生感觉 MR 比 CT 扫描更难以解读。一项多中心追踪研究结果表明,MR 和 CT 之间不存在显著差异。对于头颈部不明转移的患者,PET/CT 扫描开始成为一种普遍应用的评估工具。由于显影要求转移灶要有一定的大小,针对颈部表现阴性的患者,到目前为止 PET/CT 对原发灶的评估经常是无益的。

病例选择

鉴于近 10 多年非手术治疗的不断进展,对于头颈部肿瘤患者是否采取手术治疗，选择变得更加困难。以往为了提高患者生存率往往会放弃器官保护的原则。这些患者的治疗通常包括颈部的非手术治疗及伴随的原发灶治疗。即使对于经非手术治疗后颈部转移控制无效者,尚可采取挽救性颈清扫,并有益于患者的生存质量。手术切除的标本,经病理学检查大约 50% 的病例中不能被证实肿瘤存在，但是在术前无法确诊的情况下,仍是有手术指征的。对于某些患者,术前 PET/CT 检查可能有助于治疗方案的制定。

更难抉择的是，针对颈部分期已达 N2~3 期,但患者仍强烈希望保留器官的情况。此时会存在不同的观点[18-20],在这些病例中,大约 20%~30% 的手术标本中会有组织学阳性发现,然而尚不清楚,肿瘤持续增殖的风险到底如何。看来这些患者仍需依赖于术后 PET/CT 的定期检查。

针对不同患者选择合适的颈淋巴结治疗的手术方式应依据多方面因素,包括:原发灶的部位,患者的身体状况,既往的治疗,以及治疗的预期目标。对于晚期颈部病变,根治性颈清扫,或改良颈清扫的选择,取决于在技术上是否可以全部切除。但是,对于上述患者,即使术前经过 CT 和 MRI 检查,判断能否完全切除仍是一个困难的问题。颈内动脉被肿瘤包裹(图 78.13)常常是颈清扫的禁忌证,除非术者做好切除肿瘤后颈动脉移植的准备，同时术前评估显示患者可以耐受手术。尽管可以通过颈动脉造影判断

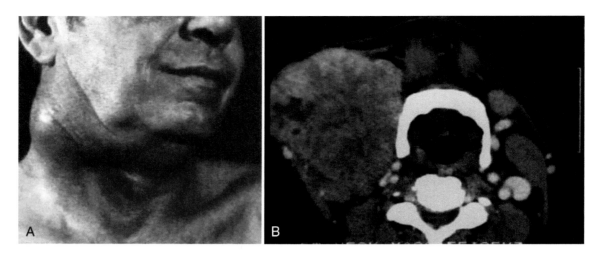

图 78.12　(A)患者右颈部巨大肿块,由梨状窝癌转移所致。(B)该患者的轴位 CT 扫描。该图像显示肿大的淋巴结伴中央坏死、边缘不清,为恶性病变的标准表现。

一侧颈动脉阻断后颅内血供情况是否允许切除颈动脉,但不幸的是,除了极少数其他结构没有被肿瘤侵犯的患者,此类患者即使可以耐受手术,其长期预后同样不佳。同样,当肿瘤侵犯至颈深部肌肉时,也不建议行根治性颈清扫。

改良的根治性颈清扫适用于可触及颈部包块的患者。同保留颈内静脉一样,保留副神经也是最常见的改良方式。保留胸锁乳突肌存在较多的问题,因为在行广泛的改良颈清扫时,若保留胸锁乳突肌的完整,会造成 V 区的清扫困难。

择区性颈清扫即选择清扫具有高危转移风险的淋巴结群,适用于那些没有颈部表现但有隐匿性转移风险的患者。因为不是清除所有的淋巴结,手术方式可根据不同的患者而有所调整[21]。择区性颈清扫最好适用于没有临床转移证据的患者,或者只有单发的、小的、活动的淋巴结。

某些原发性的肿瘤很容易出现双侧淋巴结受累。研究证实,在声门下型喉癌[1]和下咽癌[22]的患者中,在保留双侧静脉的情况下,颈部复发率仍处于较低水平。我们的经验是,术后规范的辅助放疗对伴有隐匿性转移的患者并无益处。基于这个原因,对于位于特定部位的原发性鳞状细胞癌的患者,如选择手术治疗,我们推荐行双侧择区性颈清扫。

或许择区性颈清扫最主要的作用在于为组织学分期提供信息。晚期患者或伴有预后差的征象,如有多个阳性淋巴结或淋巴结包膜受侵,可选择辅助放疗,某些患者亦可选择化疗。

如果颈清扫切除的标本为不受累的淋巴结或是1~2 个不含鳞状细胞癌的小淋巴结,则不需要行辅助放疗。单一方式的治疗可显著降低发病率,且有助于术后恢复。

我们相信,针对颈部未发现可触及的淋巴结的鳞状细胞癌的患者,择区性颈清扫应常规应用。

术前准备

选择患者是术前准备最严格的组成部分。要求评估患者的病变类型、伴随的疾病以及治疗的目标。潜在疾病的治疗通常应与医学顾问密切合作。有明显消瘦和低蛋白血症的患者将很难治愈,因此术前应给予营养支持。在多数情况下,需要使用鼻胃管或胃管进食。在之前没有经手术治疗而准备行挽救性颈清扫的患者中,营养状态通常是一个很大的问题。尽管之前的化疗并不影响伤口的愈合,但患者的营养状态受损则会造成愈合困难。医生通常一致认为,先前的放疗会影响伤口愈合,与此相比,其实更重要的问题是术后更易出现的各种并发症。

术前准备包括获得患者的知情同意。应对患者合理解释为什么要做颈清扫,以及其他可以选择的治疗。可考虑告知放疗可以控制 80%~90%的无颈部表现的肿瘤,但并不能提供病理学分期依据,而颈清扫可以。大剂量的放疗相比择区性颈清扫或改良颈清扫(或者经典的根治性颈清扫)有更多的远期并发症。当其他方案可供选择时不宜采用放疗,但重复癌患者可考虑使用放疗。我们推荐放疗用于有器官保护协议的患者,或生物学分期晚期需要使用辅助治

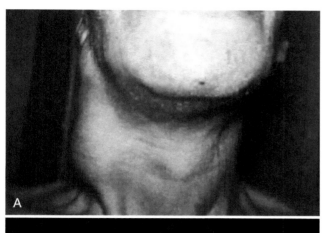

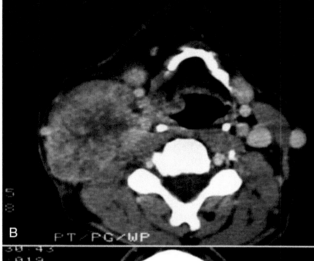

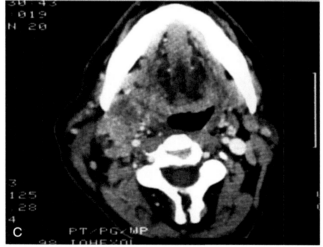

图 78.13　照片 (**A**) 和颈部轴位 CT 扫描 (**B,C**) 显示患者右颈部淋巴结肿大。CT 显示右侧颈动脉被包裹，侵犯胸锁乳突肌和颈深部肌肉。

疗的患者。对于无颈部表现的患者，放疗并不是常规选择的治疗手段，除非原发肿瘤已被放疗良好的控制。

　　如果手术涉及上气道消化道，在术前要求围手

术期使用抗生素。同样也推荐在未被污染的病例中使用抗生素。Carrau 及其同事证实这些患者中10%有术后伤口感染的风险[23]。

手术技术

　　颈清扫的方法因病灶部位、原发肿瘤的治疗方式以及颈清扫类型的不同有所变化。手术方法可分为经典的根治性颈清扫、改良的根治性颈清扫和择区性颈清扫。

　　手术步骤的有序性有助于住院医师针对不同手术技术的学习应用。或许这是颈清扫中最重要的，因为井然有序的操作有助于确认并保护重要的组织结构，从而保证手术安全顺利的进行。表 78.1 和表 78.2列举了有关根治性颈清扫、改良根治性颈清扫、择区性颈清扫的手术步骤。当然手术顺序根据术中情况可能有所变化。然而，术前认真复习上述手术步骤或并将其记在笔记本上无论是对住院医师还是对有经验的术者都是有帮助的。

根治性颈淋巴结清扫术

　　继 1906 年 Crile 第一次描述根治性颈淋巴结清扫术以来，该术式已逐步标准化。有趣的是，Crile 最初提议应常规保留未受侵犯的结构，如胸锁乳突肌及第 XI 对颅神经。然而近些年来，标本的整块切除成为标准术式。早期的手术方式，因皮肤切口的交界处通常位于颈动脉附近因而极易造成颈动脉损伤。而目前明智的方式则是避免采用窄小的皮瓣，以及避免使皮肤切口交界点位于动脉之上。扩大的裙式切口被广泛运用于喉切除术中，尽管为了保证颈部后区的淋巴结清扫，经常需要将切口向后上延伸。在我们的团队中，对于单侧颈淋巴结清扫，一般采用"曲棍球棒"式切口，而双侧颈淋巴结清扫则采用裙式切口 (图 78.14)。

　　切开皮肤，颈阔肌下翻皮瓣。注意保护胸锁乳突肌表面的颈外静脉及耳大神经 (图 78.15)。在皮瓣的上方，下颌缘支大约位于下颌角前缘 1cm 处并向前外走行于颌下腺及面动、静脉的浅面 (图 78.16)。操作中注意辨认神经，向前、后解剖分离后，将神经随皮瓣一同翻起，可最大程度减少神经的误伤。将分离的面动静脉与皮瓣缝合后，一同向上牵拉即可有效的保护该神经分支。通常该神经有多个分支，其中上

表 78.1	根治性颈淋巴结清扫手术步骤

围手术期抗生素的应用？

常规垫肩

常规消毒、铺巾

切口

皮肤切口交叉处应避免在颈动脉上方

避免皮瓣过度窄小

切口深度达颈阔肌下

颈阔肌下翻辮

保留胸锁乳突肌表面的耳大神经及颈外静脉

辨认并保护下颌缘支

清扫 Ⅰ 区

切除下颌下淋巴结和颌下腺

在二腹肌上方结扎面动脉

包括颏下脂肪垫

暴露斜方肌前缘

于锁骨上方 1~2cm 切断胸锁乳突肌下端

探查并分离肩胛舌骨肌

横断肩胛舌骨肌后腹

钝性分离探查臂丛及膈神经

钝性分离并横断颈后三角

沿斜方肌前缘切开深筋膜

切断胸锁乳突肌上端

向前翻转标本

再次确认并保护臂丛、膈神经

辨认颈神经并在标本的高位予以切断

辨认颈动脉及迷走神经

将颈部解剖标本复位，辨认、切断并结扎颈内静脉

切勿切断迷走神经！

再次确认膈神经及迷走神经；夹闭、切断并结扎淋巴管断
　端，防止乳糜漏

继续自颈动脉、迷走神经周围向上方翻起标本

辨认并保护舌下神经

在二腹肌水平结扎颈内静脉上端

再向前翻转标本

结扎舌静脉

保护甲状腺上动脉及喉上神经

连同颈前静脉、筋膜一起切下标本

冲洗术腔

确保无活动性出血

留置引流管

关闭术腔

局部加压包扎

表 78.2	择区性颈淋巴结清扫手术步骤

颈阔肌下翻辮

保留胸锁乳突肌表面的颈外静脉及耳大神经

不必过分向后翻辮

如行 Ⅰ 区清扫：

辨认并保护下颌缘支

暴露二腹肌前腹

暴露下颌舌骨肌

向前上牵拉下颌舌骨肌

辨认舌神经、舌下神经

分离颌下腺导管及血管

切除颌下腺

辨认二腹肌后腹

辨认二腹肌后腹（如果不行 Ⅰ 区清扫，通常位于颌下腺深
　面）

沿二腹肌后端分离至胸锁乳突肌

切开胸锁乳突肌表面筋膜，包括颈外静脉及耳大神经

打开胸锁乳突肌，将肌肉与筋膜分离

辨认副神经

沿副神经追踪至二腹肌

提起副神经

游离神经后方脂肪组织

观察颈内静脉及副颅神经走行部位

由副神经下方进入颈后三角区

在肩胛舌骨肌表面切开深筋膜

辨认颈丛神经的走行方向

保护颈丛神经及膈神经

辨认颈动脉鞘

打开颈内静脉表面筋膜

小心辨认、结扎颈内静脉分支

翻起、夹闭、并结扎淋巴管断端

观察迷走神经及膈神经的走行方向

沿肩胛舌骨肌、颈动脉、颈内静脉继续解剖分离

保护甲状腺上动脉及舌下神经

分离舌静脉

切除标本

支对保持唇部功能至关重要。只要解剖层面正确，所有的分支均可以被同时向上翻起。当然，如果下颌缘支被转移的淋巴结侵及或靠近这些淋巴结，则必须予以切除。

颌下区（Ⅰ区）的清扫相对来说是最容易的。一些外科医生会常规先行 Ⅰ 区淋巴结清扫，而另外一些医生则在最后再行该区清扫。

将颌下腺连同周围的淋巴结一并完整切除视为

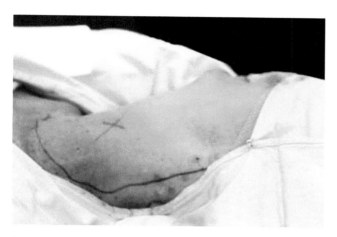

图 78.14　"曲棍球棒"式切口用于单侧根治性或择区性颈淋巴结清扫。

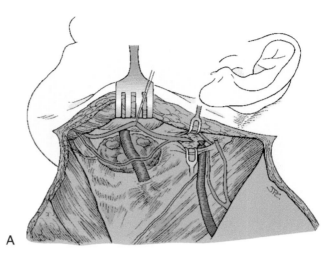

A

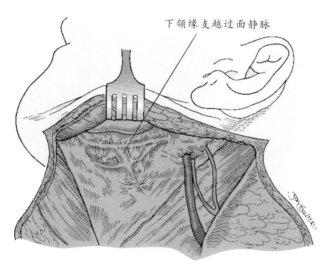

下颌缘支越过面静脉

图 78.15　下颌缘支(箭头)越过面动静脉浅层。注意神经附近的血管前后淋巴结。

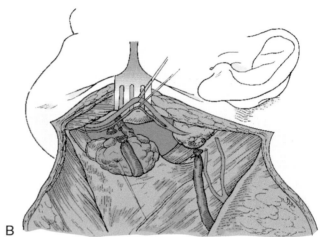

B

图 78.16　从颌下腺后方解剖下颌缘支以便保护。注意：耳大神经所有分支均被切断。实际操作中，后支通常可以保留。

Ⅰ区清扫。首先切开腺体表面的筋膜，辨认出二腹肌前腹，清除颏下脂肪垫，自下颌舌骨肌外侧面将筋膜、淋巴结一同翻起(图 78.17)。当确认面神经下颌缘支后，进一步分离外上方的筋膜与血管。注意颏下脂肪垫应与标本一同切除，方法是，在脂肪垫二腹肌前腹附着处的内侧予以钳起，于颏下三角内向中线及前上方将其清除。继续向前牵拉下颌舌骨肌，暴露出舌神经和下颌神经节(图 78.18)。在腺体与舌神经之间的下颌神经节附着处将二者分离并结扎，然后再分离、结扎颌下腺导管。将颌下腺与其外侧面的血管前淋巴结一同向下牵拉，并保留附着于颌下腺下方筋膜的完整，这样可以使Ⅰ区清扫的组织作为整

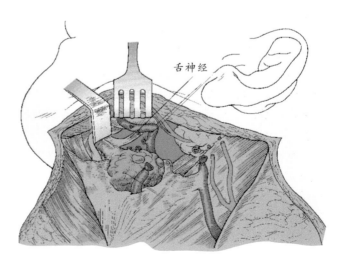

舌神经

图 78.17　向外上牵拉下颌舌骨肌，暴露舌神经、颌下神经节及 Wharton 导管。

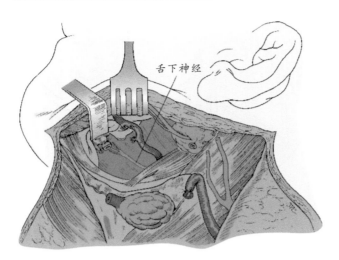

图 78.18 结扎颌下腺导管。注意保护舌神经和舌下神经。可以选择性保留面动脉,通常并不困难。

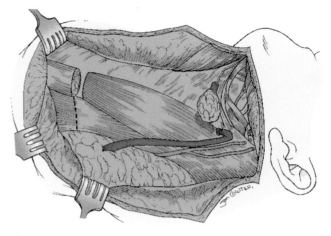

图 78.19 于锁骨上 1 横指处切断胸锁乳突肌下端。

个颈清扫标本的一部分暂予保留。如图 78.18 所示,面动脉可予以保留。

后方皮瓣应在相当于颈阔肌的平面向后翻至斜方肌前缘。由于该区域的颈阔肌存在缺如,很容易造成无意中解剖过深或误入斜方肌深部损伤副神经。用 Lahey 钳提起皮瓣边缘,并将手指放在皮瓣外侧,以便感知解剖的深度,从而避免分离过深(损伤神经)或过浅(造成皮瓣穿孔)。辨认斜方肌前缘是该步骤的关键点。斜方肌前缘通常比想象的更加靠后和表浅,术中刺激副神经常有助确认斜方肌的位置。

如果拟行改良的颈淋巴结清扫术,此时是辨认副神经并沿其追踪至颈后的斜方肌和胸锁乳突肌的理想时机(见图 78.5)。若决定施行根治性颈清扫,则在距离锁骨上 1 横指处分离胸锁乳突肌的胸骨头(图 78.19)。通常肌肉残端存在一个易出血点,必须予以夹闭。同样,于锁骨上方横断胸锁乳突肌的锁骨头,注意保护胸锁乳突肌下方后外侧的颈外静脉(图78.20)。胸锁乳突肌下端被切断后,即可容易地显露跨越颈内静脉的肩胛舌骨肌。通常建议结扎颈前静脉后,在此位置将颈深筋膜浅层予以纵行切开。

继续沿肩胛舌骨肌向后分离,位于肌肉外侧的神经、血管和筋膜均可予以切开,无须担心损伤重要的结构。对于该区较粗的静脉应予结扎(见图78.20)。此时可以将肩胛舌骨肌表面的筋膜向前翻至中线部位,这样即确定了前方的清扫范围。向后分离肩胛舌骨肌至其肩胛骨附着处。应用电凝止血以避免出血的肌肉断端回缩。然后解剖、分离肩胛舌骨肌后腹深面的筋膜(图 78.21)。

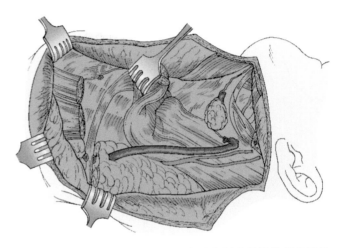

图 78.20 切断胸锁乳突肌锁骨头及肩胛舌骨肌外侧的锁骨上组织。保护位于肩胛舌骨肌肌肉深面的臂丛、颈动脉鞘与膈神经。

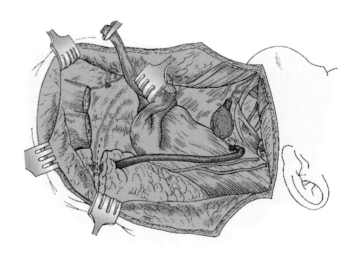

图 78.21 切断肩胛舌骨肌后腹,暴露臂丛。切开位于肩胛舌骨肌深面的筋膜。

钝性分离并切开锁骨上方的脂肪垫，暴露臂丛及膈神经(图 78.22)。辨认臂丛是至关重要的，此时应暂停其他清扫步骤，直到双侧臂丛及膈神经(位于前斜角肌表面)均被确认后方可继续手术。在邻近膈神经处可以发现颈横动静脉，并恰好在臂丛外侧平面向后延伸。为防止难以控制的出血，应注意切勿损伤该血管。术者应注意避免将膈神经从斜角肌表面分离，否则极易造成误伤，同时亦应避免在臂丛及膈神经附近过度使用电凝设备。

一旦确认臂丛及膈神经，即可向斜方肌前缘方向用手指钝性分离，钳夹锁骨上方的脂肪垫，并予切断、缝合结扎(图 78.23)。注意该区域务必妥善结扎，否则极易造成难以控制的出血。

继续沿斜方肌前缘向上解剖至胸锁乳突肌水平。若需保留副神经，操作时应注意避免误伤神经；若行根治性颈清扫，该神经作为标本的一部分需一并切除。然后在乳突尖部切断胸锁乳突肌上端，并将标本向前翻转后继续向前解剖(图 78.24)。术中至关重要的是，除需保护颈丛根部外，还应注意保留深筋膜的完整，以保证肩胛提肌有良好的神经支配。

一旦遇到由颈丛发出的神经，在追踪一小段距离后予以切断(图 78.25)。此操作步骤的重要之处在于确认并保护膈神经，避免无意中切断这个颈丛的重要分支。在向外清扫脂肪组织时，应至少在距颈丛 1cm 处切断颈神经，其目的在于避免膈神经的损伤。结扎伴随血管，避免使用电凝以防止误伤臂丛及膈神经。同时应注意保护在前中斜角肌间位于颈丛和膈神经内侧的颈丛神经分支。切断颈丛或损伤其根

部是严重的技术性错误，可以通过保留深筋膜并在距丛 1cm 处切断颈神经以避免膈神经的损伤 (图 78.26)。

一旦切断颈神经，便可自后向前后方寻找颈动脉鞘，此时手指触诊很有用。小心解剖颈动脉鞘内侧面，防止损伤颈交感链。辨认颈内静脉、颈内动脉及迷走神经，然后沿颈鞘上自二腹肌后腹水平，下达锁

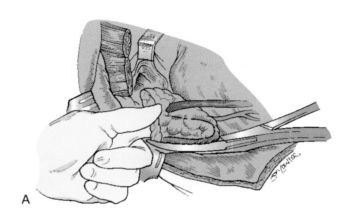

A

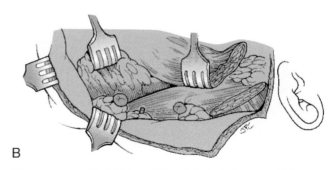

B

图 78.23　(A)暴露斜方肌前缘，分离脂肪淋巴组织结构。一旦确认臂丛，用血管钳夹持牵拉纤维脂肪组织，并用手指钝性分离。如果需要可牺牲副神经。反之将其向上牵拉，在其下方切除标本。(B)向上解剖，切断胸锁乳突肌上端。

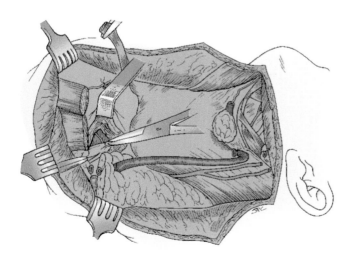

图 78.22　钝性分离暴露臂丛神经干。膈神经穿过斜角肌前面。

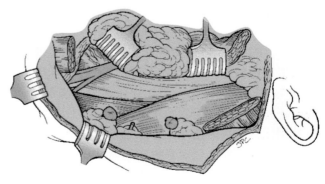

图 78.24　切断胸锁乳突肌上端后，使标本向前翻转。暴露颈深部肌群。由此点继续向前方解剖。

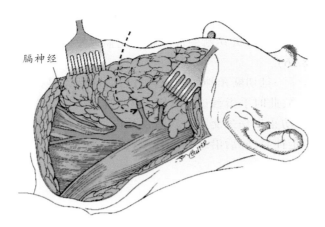

膈神经

图 78.25　暴露离开颈丛的颈神经。避免将颈丛从其深部肌肉上剥离。

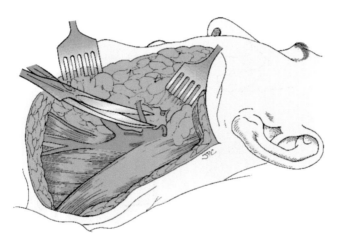

图 78.26　距离颈丛至少 1cm 处切断颈神经，以防止误伤膈神经。

骨上 3~4cm 处清扫 Ⅱ~Ⅳ 区(图 78.27)。注意此处不宜过度向下清扫，尤其是左侧，以免损伤胸导管，导致术后乳糜漏。为防止该并发症的发生，下方游离的淋巴组织的蒂部钳夹后要整块切断。为便于操作，可将颈部标本复位至原解剖位，在锁骨上 2cm 处暴露颈内静脉，分离切断静脉(如事先计划施行切断)(图 78.28)。注意避免撕裂静脉分支引起的出血。如果计划保留颈内静脉，则仅分离静脉表面的筋膜及切断其分支。若拟切除颈内静脉，不仅需要行静脉结扎，同时还应常规缝扎血管断端以防结扎线脱落。操作时特别注意勿将迷走神经和颈总动脉一起切断。在切断颈内静脉前，一定要再次确认邻近颈内动脉的迷走神经和淋巴组织蒂。当切断静脉后，需将手指放入膈神经、迷走神经与淋巴组织蒂之间，然后钳夹、切断及结扎淋巴组织蒂(图 78.29 和图 78.30)。在此

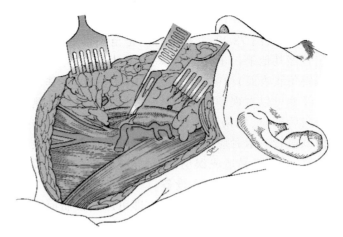

图 78.27　暴露颈动脉鞘。在左侧避免过度向下方分离以(免)误伤胸导管。

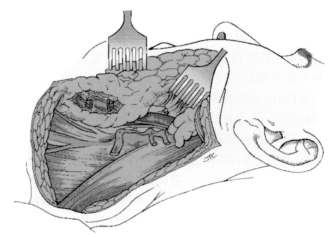

图 78.28　在切断结扎淋巴管蒂部之前，先结扎颈内静脉。最好先将颈部组织向后翻回至原解剖位置，并于前方游离颈内静脉。

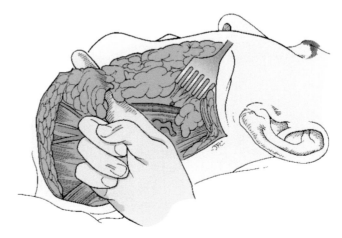

图 78.29　隔离淋巴导管蒂部。确认颈动脉鞘，然后将手指穿过已形成的隧道，注意保护下方的膈神经及迷走神经。一旦所有结构被辨认清楚，即可完整夹闭、结扎淋巴导管。

操作过程中,明智之处在于,一定要请麻醉医师提供暂时的正压通气,以判断、确保无乳糜漏的征象。

　　沿颈内动脉及迷走神经由下至上继续清扫。分离并切断舌下神经襻(图 78.31)。沿舌下神经襻向上解剖可帮助寻找确认舌下神经,该神经必须予以保留,除非被肿瘤侵犯(图 78.32)。分离、结扎舌静脉,注意勿损伤舌下神经。在二腹肌后腹水平结扎颈内静脉上端。另外在上方无瘤体的情况下,亦可以先结扎颈内静脉上端,之后再结扎其锁骨端。一般情况下,在切断副神经,确认二腹肌,并将其向上牵拉后,自后外侧暴露、游离及切断颈内静脉(图 78.33)。

　　当沿着颈内动脉继续清扫时,如果因刺激颈动脉压力感受器出现心率过缓和低血压时,可在颈动脉球外膜处注射利多卡因(不含肾上腺素)。至此,清扫标本仅仅在舌骨水平与颈部相连,很容易切除。如果最初未先行 I 区清扫,此时可继续清扫,最后切下标本。

　　充分止血,冲洗术腔,留置引流管。逐层缝合切口,用可吸收线缝合颈阔肌以防止术后瘢痕挛缩。术后应常规行负压引流,除非施行双侧颈清扫或应用带血管蒂皮瓣重建,否则应同时进行环状加压包扎。

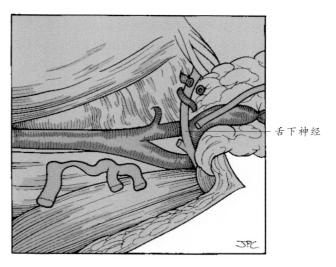

图 78.32　确认舌下神经。借助舌下神经襻寻找、确认舌下神经。注意结扎舌静脉切勿损伤舌下神经。

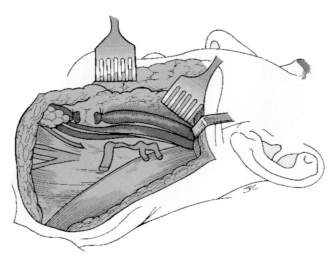

图 78.30　切断、结扎淋巴导管蒂部,游离标本下部分。

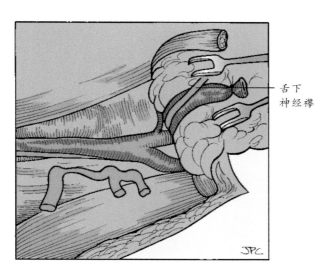

图 78.31　连同颈内静脉和舌下神经襻一起自下而上翻起标本。

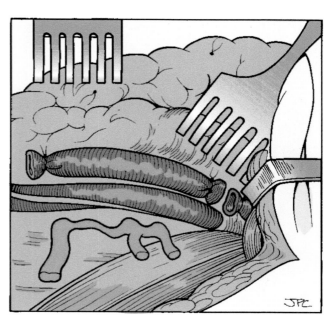

图 78.33　在二腹肌水平切断颈内静脉。

改良的颈淋巴结清扫术

改良的颈淋巴结清扫术存在很多不同的方式。如果保留胸锁乳突肌，则手术的开始与择区性颈清扫类似，游离并保留胸锁乳突肌及副神经，向上牵拉胸锁乳突肌，清扫V区淋巴组织。若切除胸锁乳突肌，则手术开始类似于根治性颈清扫。确认位于颈后三角的副神经，然后在胸锁乳突肌与斜方肌之间解剖游离该神经，并继续向前在胸锁乳突肌内解剖分离之，此时可见副神经将胸锁乳突肌分为上下两部分(图 78.34)。切断副神经的胸锁乳突肌分支，然后提起神经主干(图 78.35)。之后的步骤与根治性颈清扫相同，但保留斜方肌处的副神经。沿斜方肌前缘向上清扫并越过胸锁乳突肌的嵌入部分(图 78.36)，在副神经下方清扫颈后上象限(图 78.37)。若保留颈内静脉，则在颈丛神经后由后方暴露颈内静脉，但不予切断，并采用择区性颈清扫的方式分离并切除静脉表面的筋膜。

改良的根治性颈清扫术在保留副神经及颈内静脉的同时，可有效地切除临床阳性的淋巴结。当然临床判断是必须的，若发现阳性淋巴结紧密比邻或侵犯神经或静脉，则应立即改行根治性颈清扫，以确保安全切缘。

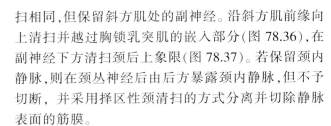

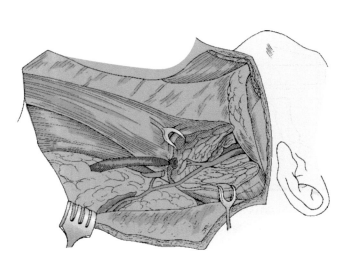

图 78.34 在颈后三角确认副神经，并解剖出胸锁乳突肌，继之暴露斜方肌至二腹肌间的副神经。

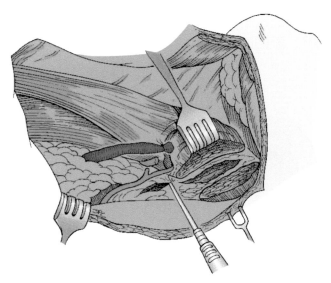

图 78.36 切开斜方肌前的纤维脂肪组织，暴露其与胸锁乳突肌交汇处。

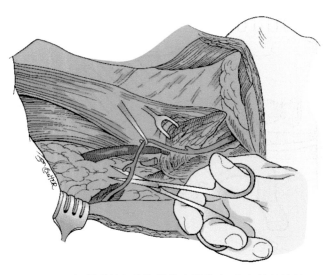

图 78.35 切断副神经的胸锁乳突肌分支，向上抬起神经。

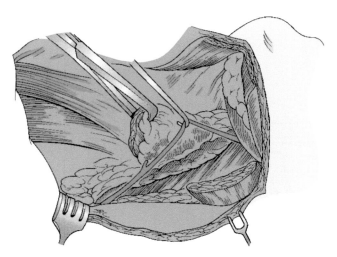

图 78.37 将标本的后上部穿过已抬起的副神经下方，向前下牵拉。

如果计划行双侧颈清扫，则通常先处理对侧以便尽可能保留颈内静脉。如果因为操作或肿瘤侵犯等原因必须切除对侧颈内静脉，则需尽可能保留同侧颈内静脉。若双侧颈内静脉均需被切除，我们建议行静脉重建以减少术后风险的发生率。

择区性颈清扫

择区性颈清扫的开始步骤与根治性颈清扫类似，颈阔肌下翻起颈部皮瓣。但是对于颈部淋巴结阳性患者需将颈阔肌与标本一同切除以获得足够的安全界。通常采用"曲棍球棒式"切口，纵切口位于胸锁乳突肌后，横切口位于锁骨皮肤皱褶处，以便尽可能减少皮肤瘢痕（图 78.38）。分离胸锁乳突肌表面筋膜，保留颈外静脉及耳大神经（图 78.39）。若计划行 I 区清扫，需首先确认下颌缘支并将其与下方的血管、淋巴结分离。同根治性颈清扫相似，向上翻转皮瓣。辨认下颌缘支并向后分离至腮腺，这样有助于切开腮腺下方、胸锁乳突肌前缘表面的筋膜。若不需要行 I 区清扫，则不必解剖下颌缘支，术者可以在颌下腺深面确认二腹肌后腹，并向后解剖至胸锁乳突肌

上方深面的二腹肌附着处（图 78.40）。

若计划清扫颌下三角内容物，因为已经解剖出二腹肌后腹、下颌缘支等结构，故此时是手术操作的最好时机。借助上述解剖结果，向上牵拉下颌缘支（见图 78.16），而面动静脉可以切断结扎，亦可以予以保留。切开颌下腺表面筋膜，暴露二腹肌前腹，进一步清扫颏下脂肪垫及淋巴结，并将其向下翻转。游离二腹肌前腹外侧面筋膜，暴露下颌舌骨肌。电凝该区域的小血管，确认下颌舌骨肌后缘，将其向前上牵拉，即可暴露舌神经及其至颌下腺的分支（见图 78.17）。切断该分支，进一步分离并结扎颌下腺导管。

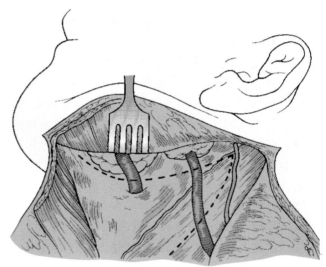

图 78.39　不行 I 区清扫时的筋膜切开线。

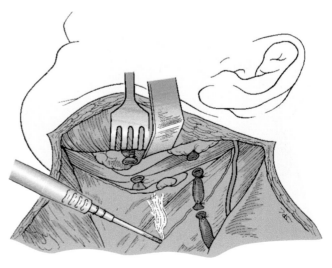

图 78.40　确认二腹肌后腹及胸锁乳突肌构成的夹角，切开胸锁乳突肌筋膜。通常保留耳大神经，而切除颈外静脉。

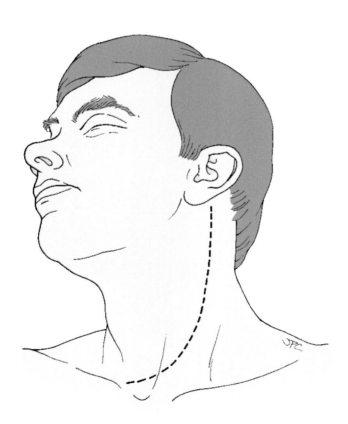

图 78.38　"曲棍球棒"式切口或半裙式切口。

注意防止误伤位于颌下三角底部筋膜深处的舌下神经(见图78.18)。向后下方牵拉颌下腺,会再次遇到暴露面动脉的近心端,可以根据具体情况予以切断或予以保留。

牵起胸锁乳突肌切开表面的筋膜,并从肌肉表面予以剥离(见图78.40和图78.41)。若拟保留耳大神经,此时应将其游离并向后方牵拉。耳大神经后支通常能够予以保留,但前支的保留则具有一定的挑战性。用Allis钳提起筋膜,牵拉肌肉,应用电刀或锐性剥离将筋膜从胸锁乳突肌表面分离,其技巧较保留筋膜更易操作。继续沿胸锁乳突肌表面上至二腹肌、下至肩胛舌骨肌水平继续分离筋膜,同时分离结扎碰到的进入胸锁乳突肌的供应血管。

在距二腹肌后腹下2横指处可见副神经进入胸锁乳突肌(图78.42)。如果患者未被完全肌松并使用电凝分离,肌肉收缩有助于辨认该神经。此时应清楚地辨认胸锁乳突肌与二腹肌后腹间的夹角。为便于有效地确认及保护副神经至胸锁乳突肌的分支,邻近的血管当然应予分离结扎。继之沿副神经表面向上分离至潜入二腹肌后腹深面处,同时分离包含淋巴结的脂肪组织,注意此处该神经紧邻颈内静脉的外侧,故应从神经外侧分离标本(图78.43)。通常枕动脉刚好位于二腹肌后腹下缘深面及神经外侧。据报道,部分病例副神经有时于颈内静脉的深面走行,此时在理论上有可能误伤颈内静脉,应特别引起注

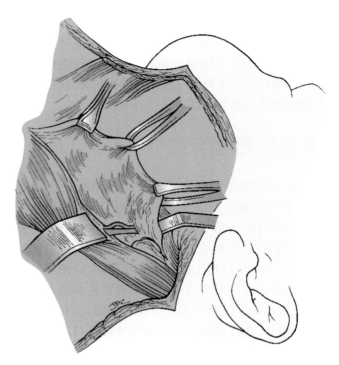

图78.42 辨认进入胸锁乳突肌的副神经。通常该区域附近有较多的小血管。若术中未使用肌松剂副神经很容易辨认。

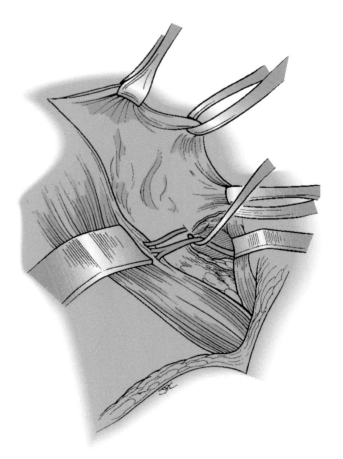

图78.43 向上解剖副神经至二腹肌后腹。

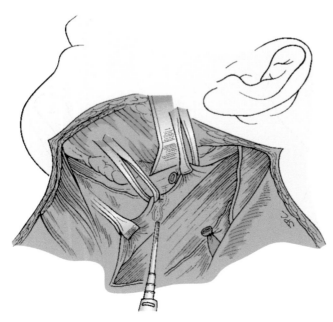

图78.41 从肌肉表面展开筋膜。实际上,由筋膜很容易展开肌肉。

意。

　　当清楚确认二腹肌及颈后三角，即可使用锐性或电凝进行清扫该区域的淋巴组织。用 Allis 钳提起纤维脂肪组织(图 78.44)，并向下牵拉，清扫二腹肌、胸锁乳突肌与其深部肌群间的淋巴脂肪组织（图 78.45)。结扎二腹肌下缘处的枕动脉分支。向下将标本与胸锁乳突肌深面游离，直至其后缘副神经穿出处，然后将标本自颈深肌群表面分离，并将其向前下牵拉穿过副神经下方向中线方向翻转(图 78.46)。

　　切开胸锁乳突肌深面的筋膜，分离胸锁乳突肌后缘前方的脂肪组织，暴露颈神经(图 78.47)。此时应特别注意保护自胸锁乳突肌后缘穿出的副神经，同时保持在颈神经的前方分离以免损伤颈丛。一般没有必要切断颈神经，因为它提供了该区域后界深面良好的参考标志。沿此平面继续向前分离至位于肩胛舌骨肌和二腹肌之间的颈动脉鞘及颈内静脉。进一步切开颈内静脉表面筋膜，周围的淋巴组织即可与颈内静脉分离，将标本向前翻转，暴露颈内静脉

（图 78.48)。此时需切断颈襻，某些情况下，应注意操作失误会造成膈神经的损伤，利用神经刺激器可以快速准确地确认神经是否为颈襻。另外，手术过程中要始终保持谨慎，避免无意中损伤副神经。

　　当颈内静脉被完全暴露后，需结扎其众多细小分支。面总静脉根部通常较为粗大，某些情况下需要予以结扎。应注意的是结扎时应避免过分接近颈内静脉，以免造成颈内静脉狭窄(图 78.49)。如果出现静脉撕裂，需要用 6-0 血管线缝合补救。保持血管和筋膜的适当张力，用手术刀锐性分离可有效防止出血。如果需要进一步清扫Ⅳ区淋巴结，则应确认位于肩胛舌骨肌下方和淋巴导管前方的颈内静脉 (见图 78.27)。游离淋巴导管，并予以夹闭切断，以避免乳糜漏，尤其是在左颈手术时。注意避免损伤臂丛、膈神经、颈动脉和迷走神经。

　　由下至上清扫颈动脉鞘周围的淋巴组织。通常保留舌下神经襻，以作为寻找、定位舌下神经的重要标志。分离并切断位于舌下神经周围的舌下静脉血管丛(见图 78.32)。确认及保留甲状腺上动脉有助于保护喉上神经。最后沿舌下神经、二腹肌向前分离，

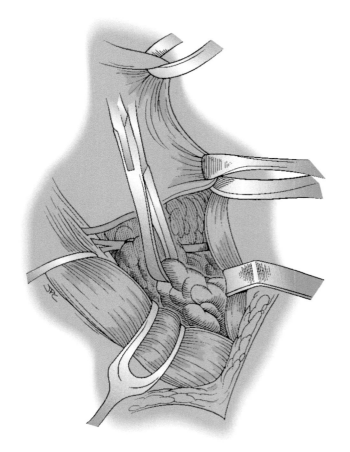

图 78.44　夹持并牵拉位于二腹肌后腹与胸锁乳突肌夹角处下方的纤维脂肪组织。

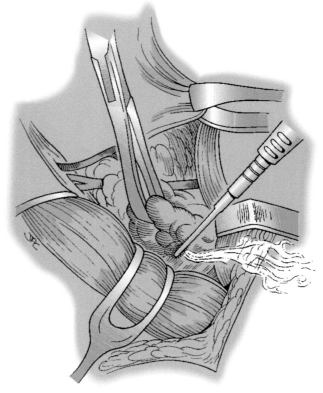

图 78.45　切断纤维脂肪组织后上方的蒂部，将组织与二腹肌及胸锁乳突肌分离，并继续向深部解剖至颈深肌群表面。

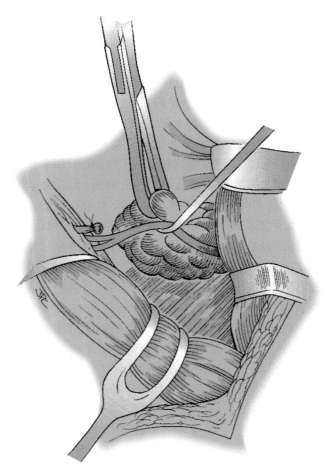

图 78.46 将清扫的标本经过已抬起的副神经下方向前牵拉。

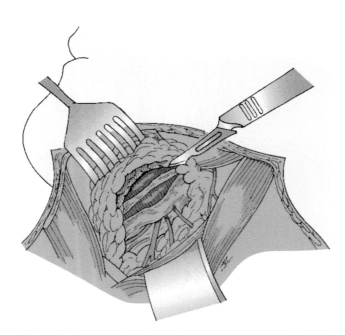

图 78.48 暴露颈内静脉,保持血管和筋膜的适当张力,用手术刀锐性分离,剔除静脉表面的筋膜、淋巴组织及淋巴结。注意避免撕裂细小血管分支。

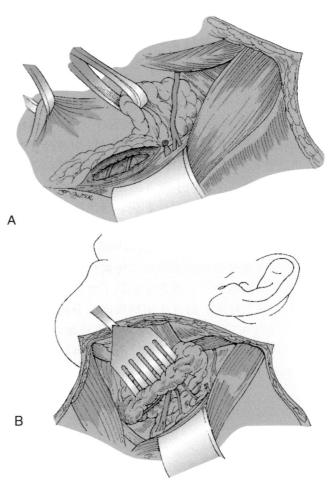

A

B

图 78.47 (A)切开胸锁乳突肌深面筋膜,暴露颈神经。注意:颈清扫的后下界限并无绝对客观的标准。(B)沿颈神经向前清扫,其附近即为颈丛,应予保护。

切除标本。

标本取下前最好先由病理医师定位及标志清楚,以防标本取下后出现淋巴结分区定位错误。充分止血,冲洗术腔,留置引流,逐层关闭术腔。

后外侧颈清扫术

扩大的颈清扫术常联合根治性颈清扫术或择区性清扫术。扩大的颈清扫包括切除咽后淋巴结、气管旁淋巴结、枕下淋巴结及耳后淋巴结。"后外侧颈清扫术"[24]是扩大颈清扫最常见的手术方式。

在后上颈部存在两组完全不同的淋巴结群。其中一组恰好位于乳突外侧或后方,另一组,即枕下淋巴结群,位于斜方肌在下项线的附着处。这些淋巴结在头皮病损时首先被侵犯,因此发生于头皮后部皮肤的恶性肿瘤需行该区淋巴结清扫。

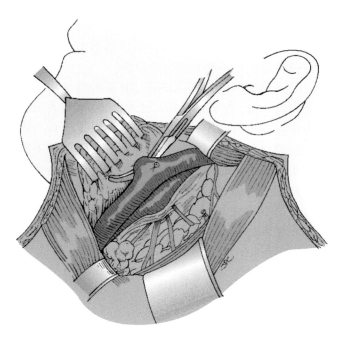

图 78.49　切断、结扎面总静脉，注意与颈内静脉间应保留一段距离，避免因结扎造成颈内静脉狭窄。

后外侧颈清扫术病例选择

病变侵犯头皮，例如恶性黑色素瘤或鳞癌等，根据原发病变的部位，可转移至枕下、耳后淋巴结或耳前、腮腺淋巴结。因此，针对这些病例颈清扫的范围在以往颈清扫的基础上，还应包括上述一个或两个区域的淋巴结清扫。

手术技术

皮肤切口应较常规颈清扫切口进一步向后延伸，以便暴露颈部后上区域及项区。为了能充分暴露颈后区域，患者的体位尤其重要。皮瓣需向后翻至斜方肌表面，达项线和棘突。将斜方肌从项线和棘突分离，下至第三、四颈椎。结扎枕动脉分支。颈后三角清扫由此向颈后区域延伸，即将斜方肌、肩胛提肌表面的脂肪和淋巴组织一并清除。在其他各种形式的颈清扫中，应尽可能保留副脊神经，除非已被肿瘤侵犯。

接下来的步骤和前述常规颈清扫术类似。在大多数病例中，Ⅰ区清扫并不是必须的。然而，位于颈上深、颈中深淋巴结及Ⅴ区的淋巴结通常需要予以清扫。

术后护理

所有形式的颈清扫都需留置引流管。双侧颈清扫通常每侧各留置 2 根引流管，一共 4 根。一般使用 1/8 英寸的 Hemovacs 或 Jackson-Patt 引流管。我们发现，对于维持引流管的通畅，护理经验较引流管管腔的大小和品牌的选择更为重要。每班护士至少对引流管吸引 1 次。引流管接口预先用聚维酮-碘酊溶液消毒，保证在无菌状态下并用 10mL 注射器抽吸。维持持续负压引流状态直至拔除引流管。

除非双侧颈清扫或皮瓣重建患者，我们一些医生术后采用加压包扎。功能性引流及加压包扎能有效帮助皮瓣贴附，减少术后积液、血肿和皮瓣水肿的发生。除非敷料湿透或被污染，不需要取出或予以更换。通常 5 天后或拔除引流管后去除敷料。当 24 小时引流量少于 10mL 时，可拔除引流管。设立最小引流阈值可避免过早拔除引流管。术前及术后 24 小时使用抗生素。颈部引流期间不常规使用抗生素，因为尚无证据支持引流管可继发伤口感染。

切除副神经的患者应尽早行肩部物理康复。包括初期的范围活动锻炼以防止肩部纤维化。治疗应在患者出院前开始，并指导患者行家庭锻炼。

颈清扫的并发症

影响颈清扫并发症的包括术前、术中和术后因素。这些因素通常是处理不够完善。因此，建立完善的头颈手术标准化方案可有效减少并发症的的发生，或减少对患者造成的不利影响。术前一些不利因素有可能导致并发症的出现：

1. 选择治疗方案不甚合理。常见的是根据原发肿瘤的部位及分期，应行颈清扫术，但并未施行。

2. 手术指证要求施行双侧颈清扫，但仅选择单侧颈清扫，以致出现对侧不能接受的复发率。

3. 当从颈部开放上气道消化道时，术前未预防性使用抗生素。

4. 选择不恰当的皮肤切口，尤其是在双侧颈清扫时。

术中失误

术中意外失误将是灾难性的。损伤臂丛、膈神经或颈动脉将导致术后残疾甚至死亡。在根治性颈清扫术中应及早确认臂丛和膈神经,并注意加以保护。在择区性颈清扫术中,应始终沿颈神经解剖平面操作,以避免该神经的损伤(见图78.47和图78.48)。在任何位置,术者如果对膈神经或臂丛的位置存在疑虑,应停止进一步操作,首先确定肩胛舌骨肌的位置,并于肌肉深面分离筋膜,确定膈神经和臂丛。尽管很多单侧膈神经损伤患者可以存活,但正常的术后恢复并不顺利。大部分头颈外科患者,尤其是接受上气道-消化道手术,同时罹患慢性阻塞性肺病的患者,即便仅损伤单侧膈神经,仍无法耐受。在根治性颈清扫术切断颈神经后,小仔细解剖颈动脉鞘可有效保护颈动脉。沿着切断的颈神经向前解剖,会发现颈内动脉比预期的更加靠后,尤其是在老年动脉扩张患者中。

乳糜漏同样亦是灾难性的,且多发生在颈内静脉后下方清扫时误伤淋巴导管。整体结扎淋巴导管蒂部可有效避免乳糜漏的发生,尤其是在左侧,相比解剖出部位隐蔽的胸导管后再行结扎更加可靠(见图78.29和图78.30)。若术中出现乳糜漏,需仔细寻找漏口。需要强调的是,对于禁食患者,其乳糜液不一定是乳白色。此时应用手术显微镜有助于寻找漏口。术中使用纤维胶可有效减少术后乳糜漏的发生率[12]。

颈内静脉中段的损伤一般不是问题,除非双侧颈内静脉均被切除。当然有时因为病变的侵犯范围需要切除双侧颈内静脉,但不应是技术原因的需要。向下分离颈内静脉时应注意避免损伤甲状腺中静脉。颈内静脉下段的大出血也是灾难性的,锁骨后无法控制的出血需请胸外科医师协助补救。颈内静脉上段的出血一般不会太过严重,因为二腹肌后腹可起到压迫作用,使出血容易被控制。我们认为,如果对侧静脉必须予以牺牲,那么静脉重建是可行且具有手术适应证。尽管绝大多数双侧颈内静脉切断的患者术后恢复并无明显障碍,但血管重建对于减少术后功能障碍似乎是有价值的。

沿颈动脉球解剖可导致术中心动过缓。注射利多卡因(不含肾上腺素)可有效中止该反应从而继续后续操作。颈外动脉系统的损伤一般不会出现太大问题。然而,颈内动脉的损伤则可因急性失血或继发性远端的栓塞而出现严重的并发症。颈静脉的空气栓塞发生率很低,除非操作时头部被抬起。此时心前区可以闻及特征性的"涓涓声"同时伴有血压降低。若怀疑发生空气栓塞,应立即将患者翻转至左侧并行中心静脉吸引。若未行中心静脉置管,则需立即置

管。若患者濒临死亡,则需紧急左心室穿刺吸气,或许能够挽救患者生命。术前仔细评估和术中规范的操作通常会避免这些并发症的出现。

下颌缘支的损伤是可以通过解剖游离并向上翻起予以避免的。在后部分离时应小心谨慎,因为该神经发出后在下方的走行可能较预期的更低。自二腹肌表面游离腮腺尾端并将其上翻,有助于保护下颌缘支免受损伤。如果腮腺尾端需要被切除,那么在盲目切除腮腺之前,应先解剖神经直至腮腺内。

气管切开之切口通常会与颈部切口相互沟通,为防止手术伤口被污染,需要应用可吸收线将皮瓣与下方组织结构缝合,以防术腔污染。

术后并发症的处理

大部分的术后并发症缘于病例选择、术前计划及手术操作欠合理。遗憾的是,无论手术团队的水平多高,术后并发症总是难以避免的。但认识各种并发症的特性有助于减轻患者长时间的困扰。

乳糜漏

颈部引流量过大,尤其是出现在左侧,提示有乳糜漏的存在。当24小时引流量为1~2L时,应考虑出现了乳糜漏或涎漏。初期的治疗包括加压包扎和中链甘油三酸酯饮食。静脉高营养有时是必须的。

乳糜漏一旦确认需立即治疗。尽管早期探查是重要的治疗手段,但经引流管灌注入纤维素胶可能对某些患者有一定效果。由于确定淋巴瘘管通常非常困难,对绝大多数术者来说必须应用手术显微镜或手术放大镜。在探查术前嘱患者立即行高脂饮食有助于查找漏口。一旦确认漏口,应用5-0或6-0的尼龙线缝扎,然后再用粗线将一块组织与淋巴管壁一起缝扎。此外,采用纤维素胶覆盖术区可以减少术后复发。颈肩部应常规使用粘性弹力绷带加压包扎。

某些患者可能需要开胸结扎胸导管。近年来随着胸腔镜的应用,可以避免开胸手术[25]。

血肿或积液

术后立即出现的血肿缘于术中止血不彻底。尽管理论上引流管可以引出积血,但出血量超过引流管引流能力时,可造成血肿。由于血凝块堵塞引流管,造成引流管失去作用,此时试图经引流管吸出血块注定失败,故必须尽快施行手术探查。重新打开伤

口,冲洗术腔,清除血凝块,确认出血点,缝扎血管,重新置入引流管。应注意的是,在绝大多数情况下,术中很难发现出血点,但是通过仔细查找,在少数病例中或许能够发现一处或多处出血点。探查术中建议麻醉师最好使血压缓慢上升至一定高度,以避免因血压偏低和血管收缩使得出血暂时停止,给寻找出血点带来困难。

术后继发性血肿多发生在出血过多或术腔渗血引流不畅的情况下。其中最主要的原因是术中止血不够彻底以及已无引流功能的引流管放置时间过长或被血块堵塞。此并发症的避免依赖于颈清扫时有效可靠的止血。若关闭术腔后意识到血凝块存在或引流管引流不畅,应立即打开切口,清洗术腔,清除血凝块,确认出血点,再次缝合、结扎,并重新更换、放置引流管。护理人员应充分意识到引流是否持续通畅和记录引流量的重要性。最初 24~48 小时利用高负压的壁式引流,之后定期用注射器抽吸以防残渣聚集堵塞引流管。

术腔积液一般发生在术后恢复期。最常见的原因是引流不畅或过早拔除引流管。若引流不充分则可导致术后积液。留置引流管延期 1~2 天较提前 1 天拔除可以明显减少术后积液的发生。拔管的指证是 24 小时引流量少于 10mL。有些患者可能带管出院,应详细告知引流管的护理方法,并在随访期间去除引流管,这样可以大大降低术后积液的发生率,当然对一些施行双侧颈清扫的患者必须延期拔管。当持续引流超过 10~14 天时,引流管与皮瓣可能会出现粘连,此时应拔除引流管并行局部加压包扎。

皮瓣缺损

皮瓣缺损对于根治性颈清扫来说是灾难性的,因其会导致重要的结构,尤其是颈动脉直接暴露。一旦出现颈动脉外露,尤其是术前接受放疗者,应立即尽早修补遮盖,而不应在出现并发症后再作处理。预防的方法包括:行皮肤切口时,避免出现过长、过窄,以及缺乏血运的皮瓣;如果无肿瘤侵犯,应尽可能保留颈阔肌;避免不必要的结扎、阻断皮瓣的血供,比如面动脉(肿瘤学允许的情况下);避免长时间牵拉皮瓣,如将皮瓣长时间地缝合于无菌巾上,这样会造成皮瓣静脉的扭曲、闭塞,导致局部淤血、降低皮瓣的活性。术中明智的方法是,在处理其他解剖部位的病变时,定期将皮瓣复位,同时用浸湿盐水的敷料覆盖皮瓣以防脱水、干燥,可以有效避免上述情况的发生。

如果出现皮瓣缺损,必须保证施行保守性措施。通常情况下虽然皮肤的表皮层则极易出现坏死,但位于深面的真皮层仍存有活性。然而,如果颈动脉外露,由于皮瓣全层缺失,必须采取修补措施,包括利用带蒂胸三角肌皮瓣、胸大肌皮瓣及斜方肌皮瓣进行修补。

双侧颈内静脉切除

通常认为,保留一侧颈内静脉可有效避免术后颈内静脉后遗症的发生。如果可能,术中应尽力保留一侧颈内静脉。但若术中无法保留双侧颈内静脉,我们有时采用术中血管重建术中会发现对侧颈内静脉在未被肿瘤侵犯的部分血管的直径恰好合适,方便利用其进行移植修补。如果牺牲双侧颈内静脉,患者术后会出现明显的头颈部水肿。由于术后经常会出现上气道梗阻,必须重视气管切开后的气道护理。床头应适当抬高,并留意监测抗利尿激素异常分泌综合征。尽管有报道称,术后有发生"中风"、"失明"、甚至"死亡"的可能性,但大多数患者除了颈内静脉回流受阻的症状外,常会伴有低血容量、低血压的情况。但似乎亦有可能,在早期的一些报道中,有关双侧颈内静脉结扎后伴发的术后严重并发症 (如死亡等),可能继发于抗利尿激素异常分泌综合征和水潴留有关。另外,双侧颈清扫患者(甚至包括颈内静脉保留者)一定要避免颈部加压包扎,以免阻断保留的颈内静脉。在术中结扎较粗的静脉分支时,还要注意应远离颈内静脉,防止造成静脉狭窄(图 78.50)。

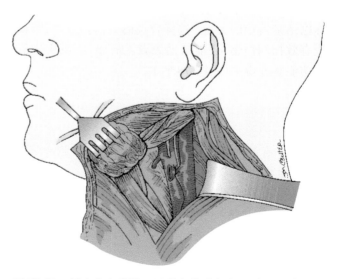

图 78.50　标本向上翻转,且前方的清扫与根治性颈清扫方式类似。

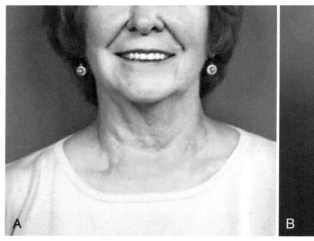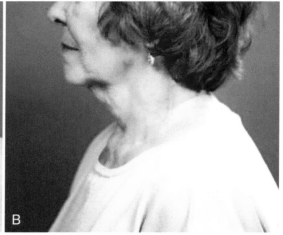

图 78.51　择区性颈清扫术后 6 个月情况。

肩部疼痛综合征

肩部疼痛是颈清扫的常见后遗症，尤其是副神经损伤的患者。失去了斜方肌的支持可致肩部下垂（见图 78.7），并导致肩部活动障碍和疼痛。并可继发局部纤维化，进一步影响肩部功能。

早期的物理治疗对于术后康复尤其重要，对出院患者应进行理疗指导，同时密切随访。

总结

颈淋巴结转移是对头颈部鳞癌患者生存影响最大的变量因素。颈部的处理应严格遵循治疗规范。不同方式的颈淋巴结清扫术是头颈外科医师重要的治疗组成部分。清除临床转移的淋巴结或疑似转移的淋巴结是治疗的关键。选择合适的颈清扫方式，不仅能有效控制病情，还能帮助患者术后康复，减少术后的功能和外观缺失（图 78.51）。

精要

- 对伴有颈淋巴结转移癌的患者，影像学检查有助于医生制定合理的治疗方案。
- 在所有伴有颈部淋巴结转移的头颈部鳞癌患者，应综合权衡应用择区性颈清扫术的利弊。
- 对于早期癌症患者，应尽可能选择单一的治疗方式。
- 如果原发病变选择手术治疗，颈部病变亦最好采取外科方式治疗。

隐患

- 选择适应证不合理，是头颈手术最常见的误区。
- 显著消瘦的患者影响术后恢复，术前应予营养支持治疗。
- 对于重度乳糜漏患者，若缺乏合理的体液、电解质管理，将使患者失去恢复的机会。
- 如果应用胸大肌肌皮瓣替代颈部坏死的皮瓣失败，可能造成颈动脉爆裂。
- 继发于颈清扫术后的血肿缘于术中止血不彻底，而非引流管阻塞。

（许珍　祝园平　华清泉　译）

参考文献

1. Lutz C, Johnson JT, Wagner R, Myers EN: Supraglottic carcinoma: Patterns of recurrence. Ann Otol Rhinol Laryngol 99:12-17, 1990.
2. Layland MK, Sesions DG, Lenox J: The influence of lymph node metastasis in the treatment of squamous cell carcinoma of the oral cavity, oropharynx, larynx, and hypopharynx: N0 verses N+. Laryngoscope 115:629-639, 2005.
3. Johnson JT, Barnes EL, Myers EN, et al: The extracapsular spread of tumors in cervical lymph node metastases. Arch Otolaryngol 107:725-729, 1981.
4. van den Brekel MW, Castelijns JA: What the clinician wants to know: Surgical perspective and ultrasound for lymph node imaging of the neck. Cancer Imaging 23:5 Spec No A:S41-S49, 2005.
5. Crile G: Excision of cancer of the head and neck with special reference to the plan of dissection based on one hundred and thirty-two operations. JAMA 22:1780-1786, 1906.
6. Beahrs OH, Gossel JD, Hollingshead WH: Techniques and surgical anatomy of radical neck dissection. Am J Surg 90:490-516, 1955.

7. Ferlito A, Rinaldo A, Osvaldo Suárez: Often-forgotten father of functional neck dissection (in the non–Spanish-speaking literature). Laryngoscope 11:1177-1178, 2004.

8. Bocca E, Pignataro O: A conservation technique in radical neck dissection. Ann Otol Surg 81:975-987, 1967.

9. Medina JE: A rational classification of neck dissections. Otolaryngol Head Neck Surg 100:169-176, 1989.

10. Cappiello J, Piazza C, Giudice M, et al: Shoulder disability after different selective neck dissections (levels II-IV versus levels II-V): A comparative study. Laryngoscope 115:259-263, 2005.

11. Novak CB, MacKinnon SE: Patient outcome after surgical management of an accessory nerve injury. Otolaryngol Head Neck Surg 127:221-224, 2002.

12. Akaogi E, Mitsui K, Sohara Y, et al: Treatment of postoperative chylothorax with intrapleural fibrin glue. Ann Thorac Surg 48:116-118, 1989.

13. Byers RM, Wolf PF, Ballantyne AJ: Rationale for elective modified neck dissection. Head Neck Surg 10:160-167, 1988.

14. Fincher TR, O'Brien JC, McCarty TM, et al: Patterns of drainage and recurrence following sentinel lymph node biopsy for cutaneous melanoma of the head and neck. Arch Otolaryngol Head Neck Surg 130:844-848, 2004.

15. Pitman KT, Johnson JT, Eddington H, et al: Lymphatic mapping with isosulfan blue dye in squamous cell carcinoma of the head and neck. Arch Otolaryngol Head Neck Surg 124:455-459, 1998.

16. Kontio R, Levio I, Leppanen E, Atula T: Sentinel lymph node biopsy in oral cavity squamous cell carcinoma without clinically evident metastasis. Head Neck 26:16-21, 2004.

17. Som P, Curtin HD, Mancuso AA: Imaging-based nodal classification for evaluation of neck metastatic adenopathy. Am J Roentgenol 174:837-845, 2000.

18. Moore MG, Bhattacharyya N: Effectiveness of chemotherapy and radiotherapy in sterilizing cervical nodal disease in squamous cell carcinoma of the head and neck. Laryngoscope 115:570-573, 2005.

19. Kutler D, Patel S, Shah J: The role of neck dissection following definitive chemoradiation. Oncology 18:993-1003, 2004.

20. McHam S, Adelostein D, Rybicki L, et al: Who merits a neck dissection after definitive chemoradiotherapy for N2-N3 squamous cell head and neck cancer? Head Neck 25:791-798, 2003.

21. McGuirt WF, Johnson JT, Myers EN, et al: Floor of mouth carcinoma. The management of the clinically negative neck. Arch Otolaryngol Head Neck Surg 121:278-282, 1995.

22. Johnson JT, Bacon GW, Myers EN, Wagner RL: Medial versus lateral wall pyriform sinus carcinoma: Implications for management of regional lymphatics. Head Neck 16:401-405, 1994.

23. Carrau RL, Byzakis J, Wagner RL, Johnson JT: Role of prophylactic antibiotics in uncontaminated neck dissections. Arch Otolaryngol Head Neck Surg 117:194-195, 1991.

24. Goepfert H, Jesse RH, Ballantyne AJ: Posterolateral neck dissection. Arch Otolaryngol 106:618-620, 1980.

25. Gunnlaugsson CB, Iannettoni MD, Yu B, et al: Management of chyle fistula utilizing thorascopic ligation of the thoracic duct. ORL J Otorhinolaryngol Relat Spec 66:148-154, 2004.

第 **79** 章

经颈入路的颈椎手术

Carl H. Snyderman, Amin B. Kassam

耳鼻喉科医生经常会涉及颈椎入路手术。这种术式通常应用于治疗颈椎疾病，主要是整形外科或神经外科医生开展这类手术。而头颈外科医生很少涉及颈椎疾病，如颈椎感染、原发性或转移性肿瘤的诊治。这种手术对于外科医生潜在的好处主要包括：提高手术效率，降低损伤迷走神经或食道的风险，减少医疗事故以及后续可能出现的发音和吞咽问题。

熟悉这些手术入路对于治疗不涉及脊椎的疾病，如深颈部感染、咽后壁淋巴结转移、环咽肌失弛缓症、岑克尔憩室（食管的压出性憩室），也很重要。颈椎手术入路可分为颈前入路、颈侧入路、经口和经鼻入路等。本章的重点是介绍经颈入路的颈椎手术。经口和经鼻入路的上颈椎手术在第 106 章介绍。

解剖

颈部有 7 个颈椎，各颈椎在颈部位置取决于颈部的长度。各颈椎与喉软骨、舌骨的对应位置是有用的解剖标志（图 79.1）。一般 C1 和 C2 对应上颌骨水平，C3 和 C4 对应舌骨和甲状软骨上缘水平。C5 和 C6 对应环状软骨水平。C7 对应为颈部的下限但在一些患者中 C7 可能在锁骨下平面。颈椎前方由椎旁肌（头长肌和颈长肌）覆盖。椎旁肌在中线有一个明显的分离。脊椎的角度通常在 C5-C6 水平最明显。颈椎前方上有咽腔，下有食管。颈椎侧方有颈动脉鞘（图 79.2）。喉上神经穿过颈深部在甲状舌骨膜的水平横跨颈动脉，并与甲状腺上动脉紧密关联。喉返神经位于气管食管沟，在椎前筋膜前面环甲关节处进入喉腔。在颈椎侧方椎动脉从颈侧椎管内穿过。

在咽后区有三个筋膜层：口咽层、翼筋膜层和椎前筋膜层[1]。咽后间隙位于口咽层和翼筋膜之间，前界是口咽筋膜，后界为翼筋膜。"危险空间"前界是翼筋膜，后界是椎前筋膜。椎前间隙位于椎体及椎前筋膜之间。咽后淋巴结位于咽后间隙翼筋膜的前方，咽侧后淋巴结（Rouviere 淋巴结）位于第一颈椎（寰椎）的横突水平颈内动脉内侧。第一颈椎（寰椎）的横突、颈交感干、上颈交感神经节与翼筋膜是寻找咽后淋巴结重要的解剖标志（图 79.3）。

颈动脉椎体间隙是颈动脉和椎动脉之间的手术窗（图 79.4）[2]。第一颈椎横突是脊柱的一个明显突起，并且比胸锁乳突肌的上附着点要更深（颈部较瘦的人明显）。它是定位颅神经（X，XI，XII）的重要标志，这些神经在侧柱的前方，从侧方观察，颈椎上部被胸锁乳突肌上缘和斜方肌侧缘覆盖。斜方肌附着

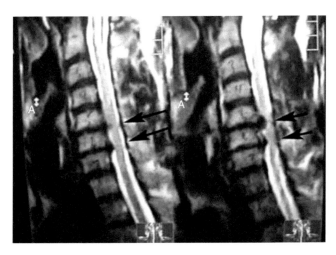

图 79.1　术前 MRI（矢状位）显示颈椎与喉的关系，C5-C6 及 C6-C7 水平脊髓明显受压。

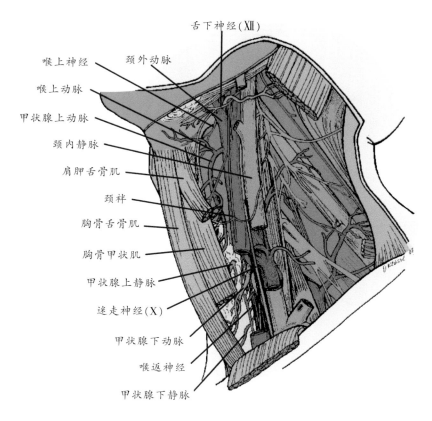

图 79.2　前入路的关键解剖关系包括,颈椎,颈鞘,喉,食管,上部的喉上神经和喉上动脉,下方的喉返神经。

舌下神经(XII)

喉上神经
喉上动脉
甲状腺上动脉
颈内静脉
肩胛舌骨肌
颈袢
胸骨舌骨肌
胸骨甲状肌
甲状腺上静脉
迷走神经(X)
甲状腺下动脉
喉返神经
甲状腺下静脉

颈外动脉

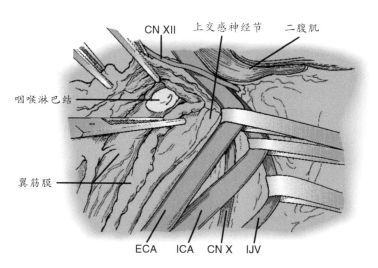

CN XII　　上交感神经节　　二腹肌

咽喉淋巴结

翼筋膜

ECA　ICA　CN X　IJV

图 79.3　寻找咽后间隙淋巴结的重要标志有:寰椎横突、交感干、上交感神经节及翼筋膜(左颈)。CN:颈神经,ECA:颈外动脉,ICA:颈内动脉,IJV:颈内静脉。

在脊柱椎体侧突上。颈鞘和交感神经链在前方。

病例选择

颈椎病是颈前入路最常见的适应证。由于脊髓受压,患者可能会有顽固性疼痛、感觉减退以及运动受限。当内固定金属开始感染或移位时有时需要行修复手术。体积较大的金属件也可能导致术后吞咽困难,需通过移除来改善吞咽功能。12%~30%的年长患者在第 4 至第 6 颈椎平面发现较大的骨赘生物,可能伴有吞咽困难和误吸(图 79.5)[3]。用骨赘生物难以解释患者的症状,因为吞咽困难往往有多种原因。前纵韧带广泛的钙化合并吞咽困难可发展为福雷斯捷病或扩散性自发性骨肥厚(图 79.6)[4]。钙化可跨越多个层面。很少的情况下,椎体感染(邻近感染导致的骨髓炎或椎体本身的血行感染,如结核病)可能需要手术。恶性肿瘤转移到椎体常需要行姑息手术,但可能同时需要做颈椎固定手术。

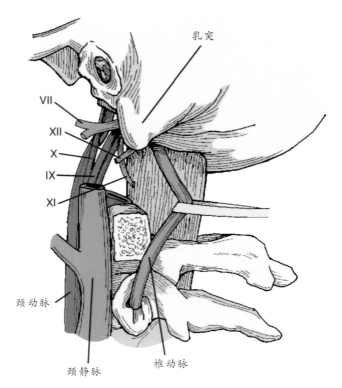

图 79.4   左侧颈动脉椎体间隙。椎动脉向后牵拉，颈内静脉结扎。

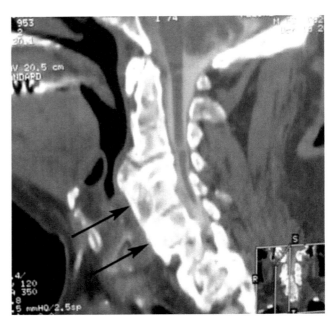

图 79.6   福雷斯捷病，或者弥漫性特发性骨组织增生，以前纵韧带广泛钙化为特点。

喉与颈鞘间的同一种手术入路用于治疗其他颈部疾病。颈深部感染可能导致咽后脓肿。尽管大部分食管憩室病变都是内镜下行环咽肌切开术，但颈前入路可为环咽肌及下咽缩肌切除提供必要的暴露。软腭、咽喉、甲状腺、颅底的肿瘤可能转移到咽深淋巴结[5]。鳞癌转移到咽后间隙淋巴结后生存率非常低[6]，而此区域的其他类型肿瘤(如鼻咽神经胶质瘤，甲状腺癌)行淋巴结清扫，仍然可使患者获益。

外侧入路多用于肿瘤。肿瘤可能原发生于脊柱组织，或为脊椎转移性肿瘤(图 79.7)。最常见的需要手术治疗的肿瘤有软骨肉瘤、脊索瘤、脑膜瘤。

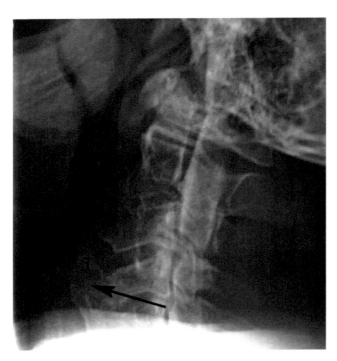

图 79.5   颈椎侧位片显示于颈 4 水平有一大的骨赘生物 (箭头所示)。

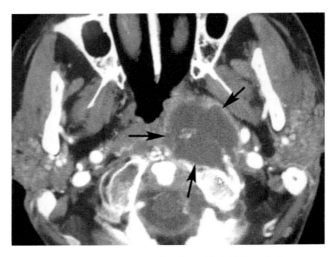

图 79.7   脊索瘤侵犯颈椎(箭头所示是肿瘤边缘)。

术前评估

依据病变部位选择 CT 或 MRI 进行脊柱成像。CT 多用于评价骨组织病变(骨质破坏或骨赘形成),MRI 更适合于了解突出的椎间盘压迫韧带 (脊髓等软组织)的程度(图 79.1)。颈部的侧位成像可充分评估椎体错位情况,如向前突出可压迫食管。如果怀疑贯穿(完全压迫)食管,行食管钡剂 X 线片检查可见钡剂受阻。食管 X 线检查或改良的吞钡检查也对评估其椎间盘压迫的严重程度和骨赘形成导致的吞咽困难诊断有利。此外,在全面的神经学评估方面,脊髓受压迫情况可通过检查神经生理监测 (肌电描记躯体感觉诱发电位)证实。对于怀疑是肿瘤导致咽后淋巴结转移的患者,行 PET/CT 有助于明确诊断和确定病变范围。

颅神经的功能应在术前充分评估,尤其是喉返神经的功能。如果患者有单侧声带麻痹病史或单侧声带麻痹症状,多选择在该侧进行手术,以免损伤健侧喉返神经而影响声带的功能。

术前准备

脊椎的软骨和骨性标志在解剖学上的关系可通过颈椎侧位 X 线片、CT 或 MRI 矢状位成像评估(见图 79.1 和 79.5)。高位颈椎通过其与舌骨的关系进行定位, 中位颈椎通过其前方的环状软骨和甲状软骨定位。因为软骨性标志在 MRI 中不容易定位,会厌便成为很有用的定位标志。椎体前方的环状软骨是容易识别的低位颈椎(如 C6)定位标志。

检测脊髓功能的神经生理学检查可用于术前有脊髓压迫或者行脊柱手术的术中监测。如果术前评估有严重的脊髓压迫,应在麻醉诱导之后体位摆放之前进行基线检测, 在摆好体位后要重新评估以证实压迫没有加重,并在整个手术过程中应进行持续的监测(神经生理学)。

知情同意应该包括讨论手术潜在的风险、益处以及预期的手术结果。对于颈前入路,最大的风险就是损伤喉上或喉返神经引起的术后声嘶或误吸。还可能有少数患者会在术后出现一定程度的吞咽困难,并持续数月才缓解[7]。感染和术后出血的风险相对较小,食管或下咽穿孔发生率也很低,但是当形成的瘢痕或者错位的骨或者骨赘被切除后穿孔的风险

就会增加。对于颈侧入路,还会有后组颅神经及交感神经损伤(霍纳综合征)的风险。

运用神经导航系统术中成像有利于定位颈后入路的高位颈椎和颅底,但是对于低位颈椎的定位不适用。在导航系统的使用过程中,CTA 能清晰显示骨性解剖和椎动脉走行。

手术入路

手术入路的选择取决于病变位置和病理类型。颈前入路用于治疗颈椎病和其他大部分病变。在哪一侧做切口并不重要,应根据术野暴露程度、手术者左右手习惯、喉返神经的牵拉损伤史、食管移位以及患者手术史来选择切口偏左还是偏右。大部分右手习惯的医生发现右侧路径更容探测高位颈椎, 左侧入路易于暴露低位颈椎。颈横入路可在颈动脉鞘前或后方探测咽后淋巴结。颈侧入路主要用于肿瘤侵犯高位颈椎,尤其是椎动脉受侵犯时。

患者经口行气管内插管并固定于非手术侧。在围手术期可选择静脉内使用抗生素预防来自于皮肤菌群的感染,通常选择 1~2g 头孢唑林。用聚乙烯吡咯酮碘溶液消毒皮肤,对于颈前入路,通过使手术侧肩稍微向手术台脚端牵拉以充分暴露手术区。当患者脖子较短挡住了侧位 X 线成像,可用胶布将手术侧肩部向脚端牵拉固定(图 79.8)。对于颈侧入路,通过手术侧垫肩使患者身体及头部稍向对侧扭曲。应尽量避免过度扭曲,以免影响颈部的手术解剖。

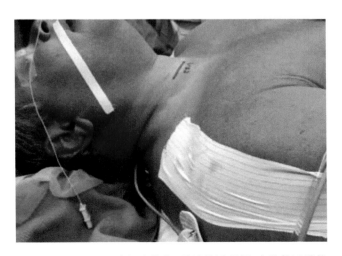

图 79.8　按颈前入路摆放体位,尽量伸展颈部,向肢体远端拉伸肩部并用胶布固定,避免影响颈椎 X 线成像。

颈前入路

切口的位置取决于涉及的手术需暴露的椎体水平。中高位颈椎选择沿 C2–C4 颈椎水平皮纹横向切开，中低位颈椎则选择 C5–C7 颈椎水平皮纹切开皮肤（图 79.9）。准备做切口的位置用 0.5% 利多卡因 10mL 加肾上腺素（1:200 000）浸润麻醉，并做好标记。做好术前准备后，用黏性薄膜覆盖手术区以免手术器械直接放置在手术消毒区，从而影响术中侧位 X 线或颈椎透视检查。

手术切口从颈中线延长到胸锁乳突肌前缘。掀起颈阔肌皮瓣（图 79.10），从中间继续解剖胸锁乳突肌和侧方的带状肌（图 79.11）。识别颈内静脉，从中间继续解剖（图 79.12）。对于颈部肌肉发达的患者有时必须切断肩胛舌骨肌以充分暴露低位颈椎。结扎肌肉时尽可能保留颈襻的分支。确认颈动脉鞘，从颈动脉鞘钝性分离出颈动脉。在颈动脉鞘和食管之间可有效分离出一个间隙，以暴露椎前筋膜（图 79.13）。

暴露的长度视辨认喉神经浅层及下方暴露情况而定。在浅层，小心沿颈鞘中段分离。喉上神经从颈动脉深面附近穿过，并和甲状腺上动脉紧密联系。一旦辨认出喉上神经，咽后间隙的清扫可在稍有向浅层折返的神经深面进行。偶尔需要辨认喉返神经。手术的层面应在神经和食管深面以避免损伤神经及食管。

用拉钩向中线拉开喉和食管，从中线用电刀切开椎前筋膜（图 79.14）。用牵开器从椎体表面拉开颈

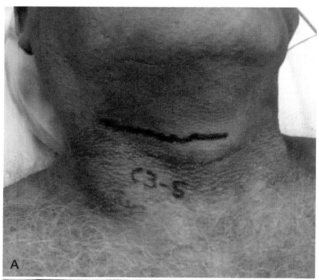

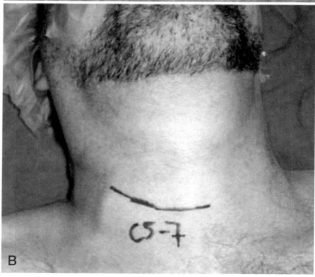

图 79.9　上位颈椎入口的皮肤切口 (A) 和低位颈椎入路皮肤切口 (B)。

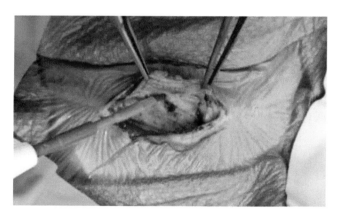

图 79.10　掀起颈阔肌下肌皮瓣。

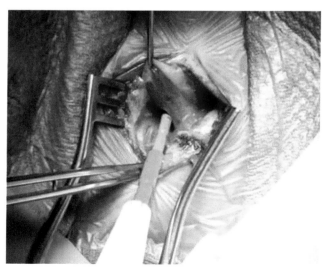

图 79.11　在胸锁乳突肌和肩胛舌骨肌之间进行分离。

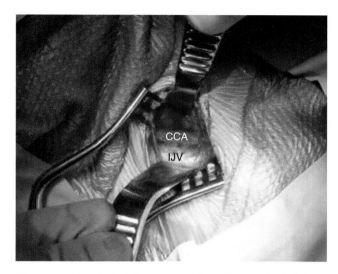

图 79.12　暴露颈内静脉(IJV)和颈总动脉(CCA)并将其拉向外侧。

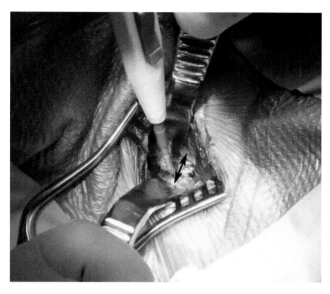

图 79.14　在中线处切开椎前筋膜，从椎体平面掀开颈长肌(箭头)。

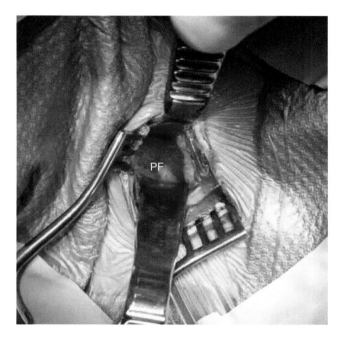

图 79.13　钝性分离咽喉间隙,将喉和食管向内侧牵拉以暴露椎前筋膜(PF)。

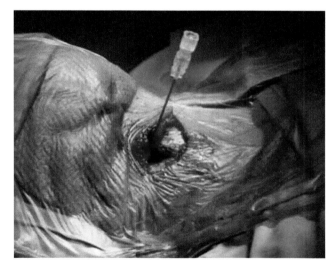

图 79.15　用脊椎穿刺针插入椎间隙来标记颈椎水平。

长肌,对椎体骨表面的血管电凝止血。应该避免过度分离以免损伤椎动脉。通过椎间盘间隙每间隔 1cm 颈椎穿刺(图 79.15)并拍摄侧位 X 线片(图 78.16)以确认颈椎水平。然后放置自固定牵开器(图 79.17)。由脊椎外科医生完成进一步减压及融合。

我们可以将这种方法用于咽后范围的其他疾病中。尽管咽后淋巴结可能靠近颈动脉鞘的前面或后面,但建议用前入路,因为此入路较少牵拉颈动脉鞘,损伤交感神经链的风险更小,并且更能充分暴露手术视野(见图 79.3)。从侧面牵拉胸锁乳突肌和颈动脉鞘,并向上方牵拉二腹肌和舌下神经。横向切断舌下神经的分支可能有助于动员舌下神经。确认喉上神经,在这些神经之间开窗。咽后淋巴结在寰椎横突水平位上交感神经节的前面[1]。

外侧入路

切口从耳廓后方延伸至上颈部(图 79.18)[2]。掀起颈阔肌皮瓣,沿着胸锁乳突肌的前后缘切开。前方

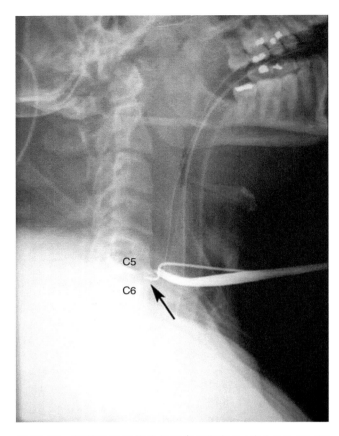

图 79.16　颈椎侧位 X 线片显示脊椎穿刺针（箭头）在 C5-C6 椎间段。

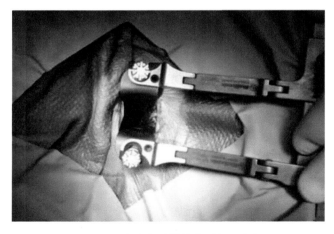

图 79.17　自动牵开器放在颈长肌之间。

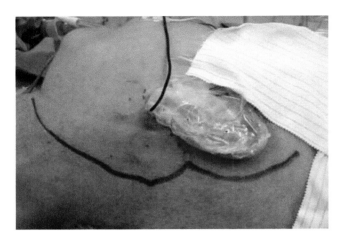

图 79.18　左外侧颈椎入路的皮肤切口。正在监测听觉脑干反应。

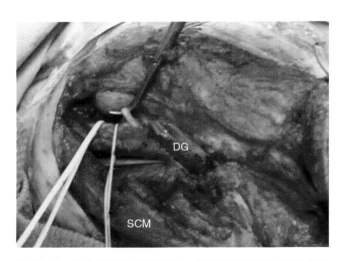

图 79.19　在胸锁乳突肌前面和二腹肌下面识别血管和神经结构：黄色血管环、颈动脉；蓝色血管环、颈内静脉；弯曲的血管钳，舌下神经。

脉丛和小的脂肪垫为定位椎动脉提供了重要的标记。更好的剥离椎动脉需要非常熟悉椎管的解剖，这一般由神经外科医生完成。如有必要，通过从中间延伸至颈动脉鞘，将从后分离的方法和从前分离的方法联系起来。

术后护理

　　术后护理重点是保留颅底神经的功能。短暂的声音嘶哑可能由于声带水肿。声嘶持续超过一个星期的患者应该接受进一步喉部检查，评估声带功能。相当大比例的颈椎手术后患者的喉返神经损伤未被发现[8]。也要注意患者的呼吸情况，如果已经发生完

确认颈动脉鞘和后组神经，牵拉血管（图 79.19）。在颈后三角，确认副神经。从乳突尖位置分离胸锁乳突肌和斜方肌，并且暴露其前后缘（图 79.20）。通常要结扎位于二腹肌窝下面扭曲的枕动脉。确认第一颈椎的横突，从侧面分离这些结构，避免损伤椎动脉。从横突平面分离椎旁肌，暴露椎动脉（见图 79.4）。静

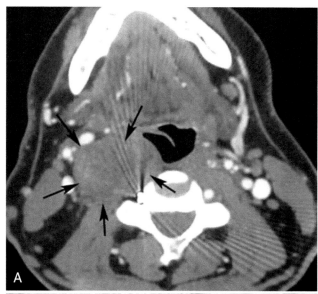

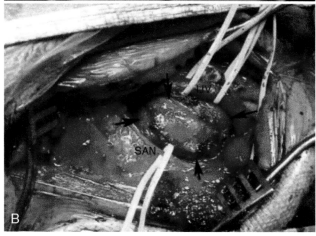

图 79.20 （A）右边咽旁间隙的脊索瘤（箭头）。（B）在颈内静脉和副神经脊髓之间的脊索瘤（箭头），胸锁乳突肌已经从乳突尖处分离。

全麻痹，可以选择观察，如果症状很明显，可以行声带注射治疗，并用喉部肌电图评价喉返神经损伤的等级。

预计会出现短暂的吞咽困难，并且在吞咽困难症状消失之前大多数患者可进软食。术后的吞咽困难一个月内的发生率是 50%，两个月内是 32%，6 个月内是 18%，1 年内是 13%[7]。其机制包括喉返神经的损伤、咽丛的损伤、咽部瘢痕和硬物阻塞。持续的吞咽困难应该做食管 X 线片检查。随访脊椎患者术后的数据以评价颈椎的情况。

下面的一些计费代码可能用于从前入路至颈椎

的方式：22554-62"颈椎融合，从颈部做切口，避开食管、气管和甲状腺，分离椎间肌肉"和 22585-62"每一个跨空间的处理都与原程序代码相结合"。下面的计费代码可能用于需要从外侧入路进入上面的颈椎和头盖骨的基部的新生物处理中：61597 "经髁入路用于暴露颅后窝、颈静脉孔或者中间的头盖骨基部"和 61615"切除新生物，颅后窝、颈静脉孔、枕骨大孔或者 C1-C3 椎体的血管性或者感染性损伤"。

并发症

皮肤切口的位置选择不当可以引起手术困难。切口过高，会增加损伤面神经下颌分支的风险。切口过低，易受胸锁乳突肌的外缘限制。如果分离过于靠近中线，结扎的肌肉和甲状腺将会影响此种进路方式。间或，遇到肿大的甲状腺，就需要从甲状腺侧叶边缘着手，如果剥离离侧部较远，从侧方剥离颈动脉有可能会损伤迷走神经和交感神经链（霍纳综合征）。如果没有发现，由于牵拉器的牵拉，颈动脉过度的内移可能导致颈动脉的损伤或者局部缺血。对于术后瘢痕导致颈动脉的内移的患者，这种失误所引起的风险更高。如果切口太浅，易损伤到食管和喉返神经。

继发于喉返神经损伤的声带麻痹可能是由于神经损伤(横断、电烙器热损伤)、过度的牵拉和气管套管气囊的过度膨胀。动物模型及临床研究已经证实，当放置牵开器时，气管套管气囊压力会急剧升高[9,10]。喉返神经易受到环甲软骨肌接合处喉入口位置的缺血性损伤。在放置牵开器时，重新调整套囊内压力，可以降低神经损伤发生的风险。要求麻醉师松开气囊来获得标志，然后向气囊充最小容量的气体，通常是 1~2mL 的少量气体。

总结

从前入路进入颈椎可以看到包含颈椎和咽后范围的病理过程。这种入路受上方的喉上神经和下方的喉返神经的限制。通过掌握解剖和减少牵拉可以避免致残的风险。为了消除新生物有时要从外侧入路进入上方颈椎。这个部位的关键性标志是椎动脉。

精要

- 喉上神经在颈动脉的深面,并且非常接近甲状腺上动脉。
- 从食管的深面剥离,可以避免直接损伤喉返神经。
- 肩胛舌骨肌的横断提高了在颈椎水平的暴露。
- 咽后淋巴结在寰椎横突的前面。
- 用外侧入路,椎动脉在颈椎横突的深面。

隐患

- 对于再次手术的患者,颈动脉已经移位,损伤和离断颈动脉的风险更高。
- 喉返神经的损伤大多由于过度的牵拉。
- 在放置牵开器后,要调整气管套管气囊的压力,防止喉返神经因缺血造成损伤。
- 如果剥离平面过深,将看不到咽后淋巴结(在危险空间内)。
- 剥离的位置靠近中间脊椎的横突时,有可能损伤颈动脉。

(胡志华　张志敏　管红霞　陈柳　华清泉　译)

参考文献

1. Ozlugedik S, Ibrahim Acar H, Apaydin N, et al: Retropharyngeal space and lymph nodes: An anatomical guide for surgical dissection. Acta Otolaryngol 125:1111-1115, 2005.
2. Kassam AB, Patel A, Welch W, et al: The carotid-vertebral space: An 'extended' lateral window to the ventromedial cranial base and lower craniocervical junction. Ear Nose Throat J 84:312-315, 2005.
3. Matan AJ, Hsu J, Fredrickson BA: Management of respiratory compromise caused by cervical osteophytes: A case report and review of the literature. Spine 2:456-459, 2002.
4. Sarzi-Puttini P, Atzeni F: New developments in our understanding of DISH (diffuse idiopathic skeletal hyperostosis). Curr Opin Rheumatol 16:287-292, 2004.
5. Shellenberger T, Fornage B, Ginsberg L, Clayman GL: Transoral resection of thyroid cancer metastasis to lateral retropharyngeal lymph nodes. Head Neck 29:258-266, 2007.
6. Amatsu M, Mohri M, Kinishi M: Significance of retropharyngeal node dissection at radical surgery for carcinoma of the hypopharynx and cervical esophagus. Laryngoscope 111:1099-1103, 2001.
7. Bazaz R, Lee MJ, Yoo JU: Incidence of dysphagia after anterior cervical spine surgery, a prospective study. Spine 27:2453-2458, 2002.
8. Jung A, Schramm J, Lehnerdt K, Herberhold C: Recurrent laryngeal nerve palsy during anterior cervical spine surgery: A prospective study. J Neurosurg Spine 2:123-127, 2005.
9. Apfelbaum RI, Kriskovich MD, Haller JR: On the incidence, cause, and prevention of recurrent laryngeal nerve palsies during anterior cervical spine surgery. Spine 25:2906-2912, 2000.
10. Kriskovich MD, Apfelbaum RI, Haller JR: Vocal fold paralysis after anterior cervical spine surgery: Incidence, mechanism, and prevention of injury. Laryngoscope 110:1467-1473, 2000.